Medicina perioperatoria
Terapia intensiva
Emergenza

Springer
Milano
Berlin
Heidelberg
New York
Hong Kong
London
Paris
Tokyo

A. Gullo (Ed)

Medicina perioperatoria
Terapia intensiva
Emergenza

Springer

Antonino Gullo
Dipartimento di Medicina Perioperatoria,
Medicina Intensiva ed Emergenza
Ospedale di Cattinara, Università degli Studi, Trieste

Si ringrazia Byk Gulden Italia S.p.A. per la collaborazione alla realizzazione e alla diffusione dell'opera

Collana *Anestesia e Medicina Critica* a cura di Antonino Gullo

Springer-Verlag Italia
una società del gruppo BertelsmannSpringer Science+Business Media GmbH

http://www.springer.it

ISBN 88-470-0215-X

Progetto grafico della copertina: Simona Colombo
Fotocomposizione e impaginazione: Valentina Greco
Stampato in Italia: Signum Srl, Bollate (Milano)

SPIN 10912782

Prefazione

In un periodo così critico per l'umanità, anche il sistema sanitario è uno specchio fedele delle condizione di precarietà e delle difficoltà per la comunità, a qualunque latitudine, di far fronte alle esigenze prioritarie riguardanti la salute e la disponibilità di "standards" di cure ottimali.

Pur tuttavia, si registrano numerosi tentativi a livello dei media e dei diversi gruppi di pressione, anche politica, affinché le comunità scientifiche suggeriscano le linee guida necessarie a mettere ordine in una funzione complessa, come quella sanitaria capace, tra l'altro, di consumare ingenti risorse finanziarie.

In particolare, Krause (Death of the guilds: professions, states, and the advance of capitalism, 1930 to present. New Haven: Yale University, 1996) in modo esemplare presenta la società attuale come una sorta di triangolo, rappresentato dallo stato, dal capitalismo, e dalle professioni. In questo disegno, ragionevolmente attuale, le professioni agiscono influenzando e controllando le altre due forze date dal capitalismo e dallo stato.

A questo punto sorge spontaneo un quesito: dal punto di vista del paziente, chi controlla la medicina? Infatti, se la comunità non è in grado di controllare il funzionamento del sistema sanitario ne consegue un grave indebolimento dello stato e del capitalismo; tutto ciò conduce ad un rapido deterioramento del sistema, con il rischio, in ogni caso, di fare lievitare i costi di gestione, conducendo ad una fuorviante allocazione delle risorse rispetto ai bisogni. Lo scenario appare carico di effetti negativi, sebbene rispecchi in modo fedele realtà attuali anche nell'ambito delle comunità con redditi maggiori.

Su questa base, appare chiaro il ruolo assunto dai diversi gruppi scientifici nel promuovere l'eccellenza nei settori di competenza. In particolare, negli ultimi 50 anni, l'anestesiologia ha contribuito validamente al progresso della medicina in settori di confine, non nel senso limitativo del termine, bensì quale contenitore di confronto interdisciplinare e interprofessionale.

Clinica, Didattica e Ricerca rappresentano una triade indissolubile per favorire il progresso della anestesiologia e delle altre discipline. La definizione di Medicina Perioperatoria rappresenta un' importante avanzamento culturale; tale definizione comprende gli aspetti inerenti la valutazione perioperatoria, la delicata fase intraoperatoria, il periodo postoperatorio identificabile con il concetto di "medicina del malato critico" ed infine il trattamento del dolore. Quanto detto per significare le diverse competenze richieste e la necessità di incrementare il processo di osmosi con le discipline mediche e chirurgiche, necessario a mantenere elevati indici di professionalità indispensabili per svolgere qualunque attività medica e sanitaria.

Con orgoglio, mi sento di potere affermare che Trieste ha rappresentato e rappresenta un importante laboratorio didattico e di formazione per diverse generazioni di specialisti di "Anestesiologia" del nostro paese. Questo volume, dal titolo : "Medicina Perioperatoria, Terapia Intensiva e Emergenza", è frutto della preziosa e intensa collaborazione tra docenti e cultori della disciplina provenienti da diverse Università e dagli Ospedali di riferimento, tutti impegnati nell'insegnamento teorico e tutoriale attraverso un percorso di eccellenza finalizzato alla formazione di specialisti del settore.

L'obiettivo è stato quello di offrire un agile testo di consultazione, utile per l'aggiornamento e necessario per il percorso formativo. Docenti e discenti hanno collaborato in modo incisivo per realizzare questo importante progetto. Siamo coscienti, infatti, che un reale progresso è possibile quando si realizzano una forte interazione e una condivisione di principi. Tutto ciò è stato possibile grazie alle risorse metodologiche disponibili, associate a capacità e dedizione di tutti. Bisogna tenere conto, infatti, che il raggiungimento di determinati obiettivi è, generalmente, frutto di un consenso altamente qualificato e qualificante tra i docenti e gli allievi, e il suo fine ultimo è il riconoscimento da parte della società del ruolo trainante della disciplina Anestesiologica.

Trieste, 20 dicembre 2002

Antonino Gullo
Direttore Scuola di Specializzazione
in Anestesia e Rianimazione,
Università degli Studi di Trieste

Indice

Cardiovascolare

Respiratorio

Elenco degli Autori

Acquarolo A.M.
Istituto di Anestesia e Rianimazione,
Università degli Studi, Brescia

Agnoletti V.
Dipartimento di Scienze Chirurgiche ed Anestesiologiche,
Università degli Studi, Bologna

Agosti A.
Dipartimento di Medicina Perioperatoria, Medicina Intensiva ed Emergenza,
Ospedale di Cattinara, Università degli Studi, Trieste

Aliverti A.
Dipartimento di Bioingegneria, Politecnico di Milano, Milano

Allaria B.
Servizio di Anestesia e Rianimazione,
Istituto Nazionale per lo Studio e la Cura dei Tumori, Milano

Alvisi R.
Dipartimento di Scienze Chirurgiche Anestesiologiche e Radiologiche,
Sezione di Anestesiologia e Rianimazione, Università degli Studi, Ferrara

Amà R.
U.O. Anestesia e Terapia Intensiva,
Azienda Ospedaliera G.M. Lancisi, Ancona

Antolini F.
Dipartimento di Medicina Perioperatoria, Medicina Intensiva ed Emergenza,
Ospedale di Cattinara, Università degli Studi, Trieste

Antonaglia V.
Dipartimento di Medicina Perioperatoria, Terapia Intensiva ed Emergenza,
Ospedale di Cattinara, Università degli Studi, Trieste

Bacchilega I.
Dipartimento di Scienze Chirurgiche e Anestesiologiche,
Università degli Studi, Bologna

Baiocchi M.
Dipartimento di Farmacologia e Anestesiologia,
Università degli Studi, Padova

Berlot G.
Dipartimento di Medicina Perioperatoria, Medicina Intensiva ed Emergenza,
Ospedale di Cattinara, Università degli Studi, Trieste

Bini G.
Istituto delle Emergenze Medico-Chirurgiche,
Università degli Studi, Ancona

Borghetto D.
Dipartimento di Anestesia e Rianimazione,
Ospedale S. Bortolo, Vicenza

Braschi A.
Servizio di Anestesia e Rianimazione I,
IRCCS, Policlinico "San Matteo", Pavia

Brisinda G.
Istituto Clinica Chirurgica,
Università Cattolica S. Cuore, Policlinico Universitario "A.Gemelli", Roma

Bucci Sabattini B.
Istituto di Anestesia, Rianimazione, Terapia Antalgica ed Iperbarica,
UOADU Anestesia e Rianimazione I,
Azienda Ospedaliera "Ospedale Maggiore della Carità", Novara

Campanile V.
Dipartimento di Medicina Perioperatoria, Terapia Intensiva ed Emergenza,
Ospedale di Cattinara, Università degli Studi, Trieste

Casarotti P.
Istituto di Anestesia, Rianimazione, Terapia Antalgica ed Iperbarica,
Università del Piemonte Orientale "Amedeo Avogadro",
Azienda Ospedaliera "Ospedale Maggiore della Carità", Novara

Chiaranda M.
Cattedra di Anestesiologia e Rianimazione,
Università degli Studi dell'Insubria, Ospedale di Circolo, Varese

Chierego M.L.
Dipartimento di Medicina Perioperatoria, Medicina Intensiva ed Emergenza,
Ospedale di Cattinara, Università degli Studi, Trieste

Ciani F.
Fisiopatologia Respiratoria,
Azienda Ospedaliera "Ospedali Riuniti di Trieste", Trieste

Cortale M.
Dipartimento di Chirurgia,
Ospedale di Cattinara, Università degli Studi, Trieste

Dan M.
Dipartimento di Anestesia e Rianimazione,
Ospedale S. Bortolo, Vicenza

Danese S.
Dipartimento di Scienze Anestesiologiche e Chirurgiche Specialistiche
SRAU Anestesia e Rianimazione "A",
Ospedale Civile Maggiore, Azienda Ospedaliera, Verona

Degrassi G.
Dipartimento di Medicina Perioperatoria, Terapia Intensiva, Emergenza,
Ospedale di Cattinara, Università degli Studi, Trieste

Della Corte F.
Istituto di Anestesia, Rianimazione, Terapia Antalgica ed Iperbarica,
Università del Piemonte Orientale "Amedeo Avogadro",
Azienda Ospedaliera "Ospedale Maggiore della Carità", Novara

Dezzoni R.
Dipartimento di Medicina Perioperatoria, Terapia Intensiva e Emergenza,
Ospedale di Cattinara, Università degli Studi, Trieste

Di Nino G.F.
Dipartimento di Scienze Chirurgiche ed Anestesiologiche,
Università degli Studi, Bologna

Di Vincenzo S.
Istituto delle Emergenze Medico-Chirurgiche,
Università degli Studi, Ancona

Facco E.
Dipartimento di Farmacologia e Anestesiologia,
Università degli Studi, Padova

Faustini M.
Istituto Nazionale per lo Studio e la Cura dei Tumori, Milano

Favaro M.
Servizio di Anestesia e Rianimazione,
Istituto Nazionale per lo Studio e la Cura dei Tumori, Milano

Fontanesi L.
Dipartimento di Medicina Perioperatoria, Terapia Intensiva, Emergenza,
Ospedale di Cattinara, Università degli Studi, Trieste

Frova G.
Dipartimento di Anestesia e Rianimazione,
Spedali Civili, Brescia

Galimberti G.
Dipartimento di Medicina Perioperatoria, Terapia Intensiva e Emergenza,
Ospedale di Cattinara, Università degli Studi, Trieste

Gritti G.
Servizio di Anestesia e Rianimazione
Ospedale Civile di Padova

Gullo A.
Dipartimento di Medicina Perioperatoria, Terapia Intensiva e Emergenza,
Ospedale di Cattinara, Università degli Studi, Trieste

Innocente F.
Dipartimento di Farmacologia e Anestesiologia,
Sezione di Anestesiologia e Rianimazione, Università degli Studi, Padova

Leykin Y.
Servizio di Anestesia e Rianimazione,
Azienda Ospedaliere S. Maria degli Angeli, Pordenone

Liguori G.
Dipartimento di Chirurgia,
Ospedale di Cattinara, Università degli Studi, Trieste

Lucangelo U.
Dipartimento di Medicina Perioperatoria, Terapia Intensiva, Emergenza,
Ospedale di Cattinara, Università degli Studi, Trieste

Luzzani A.
Dipartimento di Scienze Anestesiologiche e Chirurgiche Specialistiche,
SRAU Anestesia e Rianimazione "A",
Ospedale Civile Maggiore, Azienda Ospedaliera, Verona

Martorano P.P.
Istituto delle Emergenze Medico-Chirurgiche,
Università degli Studi, Ancona

Melloni C.
Servizio di Anestesia e Rianimazione,
Ospedale degli Infermi, Faenza, AUSL di Ravenna

Melotti R.M.
Dipartimento di Scienze Chirurgiche e Anestesiologiche,
Università degli Studi, Bologna

Mencherini S.
Servizio di Anestesia e Rianimazione I,
IRCCS, Policlinico "San Matteo", Pavia

Meroni M.
Dipartimento di Farmacologia e Anestesiologia,
Sezione di Anestesiologia e Rianimazione, Università degli Studi, Padova

Mosconi E.
Istituto di Radiologia,
Ospedale di Cattinara, Università degli Studi, Trieste

Muchada R.
Dipartimento di Anestesia e Terapia Intensiva,
Clinique Mutualiste "E. André", Lione, Francia

Munari M.
Dipartimento di Farmacologia e Anestesiologia,
Università degli Studi, Padova

Nadalin S.
Dipartimento di Medicina Perioperatoria, Terapia Intensiva e Emergenza,
Ospedale di Cattinara, Università degli Studi, Trieste

Ori C.
Dipartimento di Farmacologia e Anestesiologia,
Sezione di Anestesiologia e Rianimazione, Università degli Studi, Padova

Peratoner A.
Dipartimento di Medicina Perioperatoria, Terapia Intensiva ed Emergenza,
Ospedale di Cattinara, Università degli Studi, Trieste

Perego G.
Servizio di Anestesia e Rianimazione,
Istituto Nazionale per lo Studio e la Cura dei Tumori, Milano

Petrini F.
Cattedra di Anestesia e Rianimazione,
Università G. D'Annunzio, Chieti

Petrini S.
Dipartimento di Scienze Chirurgiche Anestesiologiche e Radiologiche,
Sezione di Anestesiologia e Rianimazione, Università degli Studi, Ferrara

Polati E.
Dipartimento di Scienze Anestesiologiche e Chirurgiche Specialistiche,
SRAU Anestesia e Rianimazione "A",
Ospedale Civile Maggiore, Azienda Ospedaliera, Verona

Pozzi Mucelli R.
Istituto di Radiologia,
Ospedale di Cattinara, Università degli Studi, Trieste

Resta M.
Servizio di Anestesia e Rianimazione,
Istituto Nazionale per lo Studio e la Cura dei Tumori, Milano

Rossi A.
U.O. Anestesia e Terapia Intensiva,
Azienda Ospedaliera G.M. Lancisi, Ancona

Rossi S.
Dipartimento di Anestesia e Rianimazione,
Ospedale S. Bortolo, Vicenza

Sallusti R.
Dipartimento di Medicina Perioperatoria, Terapia Intensiva e Emergenza,
Ospedale di Cattinara, Università degli Studi, Trieste

Samolsky-Dekel B.G.
Dipartimento di Scienze Chirurgiche ed Anestesiologiche,
Università degli Studi, Bologna

Sganga G.
Istituto Clinica Chirurgica,
Università Cattolica S. Cuore, Policlinico Universitario "A.Gemelli", Roma

Sorbara C.
U.O. Anestesia e Terapia Intensiva,
Azienda Ospedaliera G.M. Lancisi, Ancona

Stocchetti N.
Istituto di Anestesia e Rianimazione, IRCCS, Ospedale Maggiore Policlinico,
Università degli Studi, Milano

Tomasini A.
Dipartimento di Medicina Perioperatoria, Medicina Intensiva ed Emergenza,
Ospedale di Cattinara, Università degli Studi, Trieste

Viviani M.
Dipartimento di Medicina Perioperatoria, Terapia Intensiva e Emergenza,
Università degli Studi, Trieste

Volta C.A.
Dipartimento di Scienze Chirurgiche Anestesiologiche e Radiologiche,
Sezione di Anestesiologia e Rianimazione, Università degli Studi, Ferrara

Zamperetti N.
Dipartimento di Anestesia e Rianimazione,
Ospedale S. Bortolo, Vicenza

Zannier G.
Servizio di Anestesia e Rianimazione,
Azienda Ospedaliere S. Maria degli Angeli, Pordenone

Elenco delle principali abbreviazioni usate nel testo

5-HT	5-idrossitriptamina
ABF	Aortic Blood Flow
Acc	Accelerazione
ACT	Tempo di coagulazione attivato
ALI	Acute Lung Injury
AMPA	Acido alfa-amino-3-idrossi-5-metil-4-isoxazolproprionico
Ao	Aorta
APC	Proteina C attivata
APS	Acute Postoperative Service
APTT	Tempo di tromboplastina parziale attivato
ASA	American Society of Anesthesiology
ASE	American Society of Echocardiography
AVA	Area valvolare aortica
$AVDO_2$	Differenza artero-venosa di O_2
BAC	Bypass aorto-coronarico
BAEPs	PE acustici
BIS	Bispectral Index Scale
BiVAD	Carico di lavoro di entrambi i ventricoli
BK	Bradichinina
BV	Volume ematico
CABG	Coronary Artery Bypass Grafting
CBF	Flusso ematico cerebrale
CBV	Volume ematico cerebrale
CDC	Center of Disease Control
CEC	Circolazione extracorporea
CFU/ml	Colonie formanti unità per ml
CID	Coagulazione intravasale disseminata
$CMRO_2$	Consumo di ossigeno cerebrale
CMS	Stimolazione magnetica cervicale
CO	Gittata cardiaca
COSD	Comitato ospedale senza dolore
CPAP	Pressione positiva continua nelle vie aeree
CPK-mb	Creatinfosfochinasi miocardica
CPRE	Colangiopancreatografia retrograda endoscopica
CSA	Anestesia spinale continua
CV	Volume di chiusura
CVP	Pressione venosa centrale
CVR	Resistenze vascolari cerebrali

DAP	Pressione arteriosa diastolica
DBS	Stimolazione mediante Double burst
DDG	Diluizione del verde indocianina
DEA	Dipartimento emergenza
DPO	Dolore acuto postoperatorio
DT	Tempo di decelerazione dell'onda E del flusso transmitralico
DTC	Doppler Trans-Cranico
Ea	Elastanza arteriosa
ECW	Liquido extracellulare
EDA	Area telediastolica
EDAI	Area telediastolica indicizzata
EDD	Diametro telediastolico
EDP	Pressione telediastolica
EDV	Volume telediastolico
EEG	Elettroencefalogramma
EELV	End Expiratory Lung Volume
EF	Frazione di eiezione
EGA	Controllo emogas analitico
EMG	Elettromiografia
ESA	Area telesistolica
ESD	Diametro telesistolico
ESP	Pressione telesistolica
ESPVR	Rapporto pressione/volume di fine sistole
ESV	Volume telesistolico
ET	Tempo di eiezione
EVLW	Acqua extra-vascolare polmonare
FAC	Fractional area change
FANS	Farmaci antinfiammatori non steroidei
FAST	Focused Abdominal Sonography for Trauma
FC	Frequenza cardiaca
FDP	Prodotti di degradazione del fibrinogeno
FEC	Flusso ematico cerebrale
FEV_1	Volume espirato in 1 secondo
FIO_2	Frazione inspiratoria di O_2
FOT	Tecnica delle oscillazioni forzate
FRC	Capacità funzionale residua
GCS	Scala del coma di Glasgow
GEDV	Volume totale di fine diastole
GOCA	Gas exchange-organ failure-cause-associated diseases
GOS	Glasgow Outcome Scale
Hb	Emoglobina
He	Elio
HFJV	High Frequency Jet Ventilation
HFO	High Frequency Oscillation
HFPPV	High Frequency Pressure Ventilation
HFV	Ventilazione ad alta frequenza

HICPAC	Healthcare Infection Control Practices Advisory Committee
HR	Frequenza cardiaca
I=V/R	Intensità della corrente=voltaggio/resistenza elettrica
IABP	Intra-aortic Balloon Pump
IAP	Pressione intra-addominale
ICARE	Intensive Care Antimicrobial Resistence Epidemiology
ICP	Pressione intracranica
ICW	Liquido intracellulare
INR	International Normalized Ratio
IOP	Pressione intraoculare
IOT	Intubazione orotracheale
IPI	Indice di patogenicità intrinseca
IRV	Ventilazione a rapporto invertito
ISI	International sensitivity index
ITBV	Volume ematico intratoracico
IVCT	Tempo di contrazione isovolumetrica
JCAHO	Joint Commission on Accreditation of Healthcare Organizations
JHRCS	Johns Hopkins Risk Classification System
LAP	Pressione atriale sinistra
LMA	Maschera laringea
LPD	Lavaggio peritoneale diagnostico
LVAD	Assistenza ventricolare sinistra
LVEDA	Area telediastolica ventricolare sinistra
LVEDV	Volume telediastolico ventricolare sinistro
LVEF	Frazione di eiezione ventricolare sinistra
LVESA	Area telesistolica ventricolare sinistra
LVESWS	Stress telestolico della parete ventricolare
LVET	Tempo di eiezione ventricolare sinistro
LVETi	Tempo di eiezione ventricolare sinistro indicizzato alla FC
LVSWI	Indice di lavoro distolico ventricolo sinistro
MA	Milliamperes
MAC	Concentrazione alveolare minima
MAP	Presione arteriosa media
MAV	Malformazione artero venosa
MEAC	Minima concentrazione analgesica efficace
MEP	Pressione espiratoria massima
MF	Maschera facciale
MIDA	Myocardial Ischemia Dynamic Analysis
MMG	Meccanomiografia
MTOS	Major Trauma Outcome Study
MTT	Tempo di transito medio
NYHA	New York Heart Association
NICO	Non-Invasive Cardiac Output
NIPPV	Ventilazione non invasiva con pressure di supporto
NMDA	N-metil-D-aspartato
NNIS	National Nosocomial Infections Surveillance System

OPCABG	Off-pump Coronary Artery Bypass Grafting
Pa	Arteria polmonare
PA	Pressione arteriosa sistemica
Pab	Pressione addominale
Pabw	Pressione sulla parete addominale
PAC	Cateterismo dell'arteria polmonare
$PaCO_2$	Pressione arteriosa di CO_2
PACU	Post Anesthesia Care Unit
PAD	Pressione diastolica arteriosa
PADSS	Postanesthesia Discharge Scoring System
PAI-1	Plasminogen activating inhibitor type 1
Palv	Pressione alveolare
PAM	Pressione arteriosa media
Pao	Pressione all'apertura delle vie aeree
PaO_2	Pressione arteriosa di O_2
PaO_2/FiO_2	Rapporto tra pressione parziale di O_2 arteriosa e frazione inspiratoria di O_2
PAOP	Pressione di occlusione dell'arteria polmonare
PAP	Complessi plasmina-antiplasmina
PAQt	Flusso arterioso polmonare
PAS	Pressione sistolica arteriosa
Paw	Pressione nelle vie aeree
Pawm	Pressione media via aeree
Pbs	Pressione sulla superficie corporea
PCA	Analgesia controllata del paziente
PCBF	Flusso ematico capillare polmonare
PCS	Pulmonary Contusion Score
PCV	Ventilazione a pressione controllata
Pcw	Pressione sulla parete toracica
PCWP	Pressione polmonare d'incuneamento
Pdi	Pressione transdiaframmatica
Pdi max	Pressione transdiaframmatica massima
PE	Potenziali evocati
PEEP	Pressione positiva di fine espirazione
Pel,L	Pressione di richiamo elastico del polmone
PEM	PE motori
PEP	Periodo di pre-eiezione
PEP/ET	Periodo di pre-eiezione/tempo di eiezione
PEPi	Tempo di preeiezione indicizzato alla FC
Pes max	Pressione esofagea massima
PES	PE somestetici
Pes	Pressione esofagea
Pes/SV	Rapporto tra la pressione di fine sistole e il volume di eiezione sistolica
PET	Tomografia ad emissione di positroni
$PetCO_2$	Pressione di CO_2 di fine espirazione
PEV	Potenziali evocati visivi
PFO	Forame ovale pervio
Pga	Pressione gastrica
PIC	Pressione intracranica
PImax	Pressione inspiratoria massima
PIP	Pressione inspiratoria di picco

PL	Pressione transpolmonare
PNT	Pneumotacografi
PONV	Nausea e vomito post-operatorio
PPC	Pressione di perfusione cerebrale
Ppl	Pressione pleurica
Prs	Pressione sistema respiratorio
PT	Tempo di protrombina
PTC	Conteggio posttetanico
$PtiO_2$	Pressione tissutale di ossigeno
PTP	Potenziamento post-tetanico
PTT	Tempo di tromboplastina parziale
PV	Picco di velocità
Pva	Onda 'a' del flusso nelle vene polmonari
PVd	Componente diastolica del flusso venoso polmonare
PVs	Componente sistolica del flusso venoso polmonare
QS	Sistole elettromeccanica
rCBF	Flusso ematico cerebrale regionale
RMN	Risonanza magnetica nucleare
Rt	Resistenze vascolari totali
RV	Volume residuo
RVAD	Carico di lavoro del ventricolo destro
RVIDd	Diametro diastolico ventricolare destro
SaO_2	Saturazione arteriosa di O_2
SAP	Pressione arteriosa sistolica
SDD	Decontaminazione selettiva del tratto digerente
SENIC	Study on the Efficacy of Nosocomial Infection Control
SEP	Potenziali evocati somatosensoriali
SFAR	Société Francaise d'Anesthesie et de Réanimation
SIAARTI	Società Italiana di anestesia, analgesia, rianimazione, terapia intensiva
SjO_2	Saturazione venosa giugulare di O_2
SNC	Sistema nervoso centrale
SPECT	Single photon emission computed tomography
SpO_2	Saturazione periferica di O_2
SPV	Variazione di pressione sistolica
SSA	Anestesia spinale a bolo singolo
ST	Stimolo singolo
STI	Intervalli di tempo sistolico
SV	Gettata sistolica cardiaca
SVa	Gettata sistolica aortica
SVR	Resistenze vascolari sistemiche
TAC	Tomografia assiale computerizzata
TAT	Complessi Trombina-Antitrombina
TBW	Volume totale dei fluidi corporei
TC	Tomografia assiale computerizzata
TCT	Thrombin clotting time
TE	Tempo espiratorio
TED	Ecodoppler transesofageo

TEE	Ecocardiografia transesofagea
TFPI	Tissue factor pathway inhibitor
TI	Tempo inspiratorio
TIPO	Terapia intensiva post-operatoria
TIVA	Total Intravenous Anesthesia
TLC	Capacità polmonare totale
TNF	Tumor necrosis factor
TOF	Stimolazione mediante treno di quattro
TPS	Tiopentone sodico
TSVR	resistenze vascolari sistemiche
TSVRa	Resistenze vascolari sistemiche relative al flusso aortico
TT	Tempo di trombina
TTI	Indice tensione-tempo
TTS	Trauma Thoracic Severity Score
URTI	Infezione delle alte vie respiratorie
VA	Valvola aortica
VAD	Dispositivi di assistenza ventricolare
VAE	Embolia venosa gassosa
VAP	Polmoniti associate alla ventilazione artificiale
VAS	Scala analogico visiva
VC	Capacità vitale
Vcfc	Accorciamento circonferenziale medio della fibra miocardica
Vci	Vena cava inferiore
Vcs	Vena cava superiore
VD	Ventricolo destro
Vd	Volume di distribuzione del farmaco
VEP	PE visivi
VILI	Ventilation-Induced Lung Injury
VMC	Ventilazione meccanica convenzionale
VO_2	Consumo globale di O_2
VPAF	Ventilazione percussiva ad alta frequenza
VRE	Enterococchi vancomicina resistenti
WP	Wedge Pressure

MEDICINA PERIOPERATORIA: ASPETTI CLINICI E DI MONITORAGGIO

Capitolo 1

Medicina perioperatoria

M.L. Chierego, S. Nadalin, R. Sallusti, A. Agosti, A. Gullo

Introduzione

Il concetto di Medicina Perioperatoria si è ampiamente evoluto negli ultimi decenni. Il campo di attività nel quale il Medico Anestesista si trova ad operare si è modificato in modo sostanziale. Sono molto lontani i tempi nei quali la figura dell'anestesista era definita semplicemente come colui che "addormenta il paziente" per un intervento chirurgico: è ora di riconoscere pienamente a questo tipo di attività un ruolo ben più ampio ed importante [1, 2]. La figura professionale dell'anestesista è passata infatti da un ruolo iniziale di colui che utilizzando con grande dimestichezza i farmaci, le tecniche per abolire lo stato di coscienza, il controllo del dolore intra- e post-operatorio ha ampliato le proprie competenze per la gestione di condizioni cliniche complesse anche al di fuori dell'attività svolta nel Complesso Operatorio [3]. La conoscenza approfondita degli aspetti di fisiopatologia d'organo e sistemici è andata di pari passo con l'esperienza clinica acquisita per il controllo delle funzioni vitali, il mantenimento dell'omeostasi e il trattamento delle situazioni che pongono il paziente in potenziale o reale pericolo di vita. Inoltre, lo sviluppo di conoscenze di farmacologia clinica e la capacità di gestire condizioni critiche, e la padronanza nell'utilizzo di sistemi di monitoraggio sempre più sofisticati hanno permesso la maturazione di un'esperienza professionale fuori dal comune [2, 3].

Il progresso delle tecniche di analgesia e di blocco dei nervi periferici ha portato la figura professionale dell'anestesista ad un ruolo sempre più importante in campi quali l'ostetricia, l'ortopedia e la medicina perioperatoria pediatrica e neonatale [2]. Si è cercato inoltre di enfatizzare l'importanza delle capacità di comunicazione che l'anestesista deve avere nei confronti del "suo" paziente [4] incentivando un contatto più stretto e continuo con i malati, che non si limiti alla sola fase intraoperatoria [5, 6]. Proprio perché il contatto con il paziente è normalmente molto breve, grandi capacità di comunicazione oltre che il possesso di doti umane fuori dal comune sono qualità fondamentali per l'anestesiologo clinico [4, 5].

Lo sviluppo della "day-surgery" e della gestione della stessa ha permesso all'anestesista di assumere un ruolo chiave non solo dal punto di vista clinico ma anche dal punto di vista organizzativo e nella gestione delle risorse.

È opportuno tenere conto dell'importante ruolo svolto dall'anestesista nel cercare di fare fronte con impegno ai cambiamenti, talora radicali, imposti dalla Società, che hanno indotto una revisione dei modelli organizzativi e un adattamento secondo le mutate esigenze della comunità. Questi radicali mutamenti della figura professionale dell'anestesista, sono stati raggiunti con l'evoluzione della Medicina Perioperatoria; rapidamente, all'interno delle strutture ospedaliere sia in

Europa che negli Stati Uniti, è stata riconosciuta l'attività di tipo dipartimentale dell'anestesia e tale concetto è stato pertanto accettato da medici, manager e dalla comunità. Ad esempio, tra i numerosi aspetti emergenti un ruolo centrale è assunto dalla necessità di provvedere al trattamento del dolore post-operatorio. Infatti, tale attività si inserisce in un contesto di più ampio respiro in grado di garantire una maggior sicurezza per il paziente nella delicata fase dell'immediato periodo post-operatorio. La "recovery room" rappresenta un sistema di cure intermedie indispensabile per il controllo di tutti gli aspetti che coinvolgono il paziente post-chirurgico [2]. In diverse circostanze il processo di dipartimentazione dell'anestesia ha generato un forte impulso per la ricerca di soluzioni razionali e più funzionali; questi cambiamenti epocali confermano l'interesse prioritario di mantenere un percorso unitario e di interazione con le altre discipline per finalizzare gli obiettivi nel campo della Medicina Perioperatoria. I punti chiave che caratterizzano tale processo comprendono il confronto tra i diversi momenti decisionali e la co-responsabilità nella gestione del paziente. Per contribuire a questo sviluppo l'anestesista deve essere formato secondo principi professionali di eccellenza anche sugli aspetti non strettamente clinici.

La funzione manageriale, per il controllo delle risorse umane e tecnologiche, è un punto importante; in questo contesto, il controllo del budget è un elemento chiave. Tra l'altro, assume un peso rilevante il controllo della spesa farmaceutica e la programmazione del rinnovo tecnologico; d'altro canto, il salario del personale rappresenta il 70% circa dei costi totali di gestione della spesa sanitaria, mentre, il budget per l'anestesia incide solo per il 5% circa rispetto alla previsione di spesa totale. La valutazione di questi fattori è importante per la necessaria pianificazione e regolazione del sistema allo scopo di ottimizzare il rapporto costo/efficacia delle cure.

Mentre i costi di gestione dell'anestesia possono essere calcolati facilmente, è importante considerare i molteplici fattori che possono contribuire ad incrementare i costi dei "tempi non operativi".

In ogni caso, gli obiettivi della Medicina Perioperatoria sono molteplici; in particolare, appaiono preminenti la riduzione dei costi della degenza ospedaliera con la riduzione del numero delle giornate di ricovero, la riduzione della morbilità e mortalità. Infine, un rigoroso processo di audit deve poter garantire una migliore qualità delle cure e di qualità di vita dei pazienti; tale processo deve assicurare il contenimento della spesa sanitaria e nel contempo permettere il ripristino di condizioni di salute ottimali nel minor tempo possibile [7]. La Medicina Perioperatoria è dunque una realtà consolidata e sempre più integrata in quanto funzione interdisciplinare e multiprofessionale.

Valutazione clinica preoperatoria

La medicina perioperatoria comprende tutti gli aspetti che coinvolgono il paziente chirurgico dal momento in cui viene presa la decisione di operarlo fino alla dimissione dall'ospedale. Questo concetto ha portato ad un significativo incremento nella qualità delle cure perioperatorie fornite al paziente [8]. L'accresciuto interesse per la sicurezza dei malati ha determinato una maggiore attenzione nella valutazione dei rischi perioperatori anche in termini di morbidità e mortalità. Le informazioni raccolte durante la valutazione preoperatoria sono utili non solo allo scopo di individuare un preciso percorso anestesiologico ma anche per identificare gli eventuali fattori di rischio che potrebbero generare complicanze (principalmente cardiorespiratorie) legate all'anestesia [9].

Roizen e coll. [10] hanno suddiviso gli scopi della valutazione preoperatoria nei seguenti punti:

- ottenere informazioni accurate sulla storia clinica del paziente, sulle sue condizioni fisiche e neurologiche, per definire a quali esami di laboratorio o consulenze specialistiche il paziente debba sottoporsi;
- scegliere il percorso terapeutico ideale in accordo con le preferenze del paziente e con i fattori di rischio presenti;
- informare il paziente sulla tecnica anestesiologica da attuare, che è comunque da mettere in relazione alle condizioni generali del paziente e alla tipologia dell'intervento chirurgico. In particolare, è di importanza prioritaria, poter illustrare al paziente il significato e le tecniche disponibili per il controllo del dolore post-operatorio al fine di ridurre l'ansia del malato e renderlo più disponibile a collaborare;
- ottenere il consenso informato all'anestesia;
- rendere efficiente e meno costoso tutto il periodo perioperatorio.

La consultazione perioperatoria è comunque una situazione unica, nel corso della quale il medico specialista è chiamato ad identificare aspetti inerenti le condizioni cliniche del paziente ed in particolare le situazioni borderline che possono assumere un'importanza rilevante nel corso dell'intervento in programma e nella fase postoperatoria [11].

La visita clinica può essere effettuata su prenotazione all'interno di strutture organizzate per la valutazione clinica preoperatoria (ambulatori) dei pazienti non ancora ricoverati in ospedale, oppure per la visita preoperatoria durante la degenza degli stessi. In alcuni casi la valutazione può essere fatta tramite un'intervista telefonica, pratica utile nei bambini ma che può comportare frequenti rinvii.

La tradizionale valutazione effettuata il giorno prima dell'intervento chirurgico è in fase di abbandono a causa del poco tempo a disposizione per preparare il paziente all'intervento chirurgico per il giorno successivo [12].

Se un paziente viene ricoverato lo stesso giorno dell'intervento, l'anestesista esegue la visita preoperatoria direttamente nella presala. Per quei pazienti portatori di patologie concomitanti questo non da tempo sufficiente all'eventuale ripetizione di indagini di laboratorio o rivalutazioni dopo un'eventuale modificazione della terapia. Pertanto, questo modo di procedere non è contemplato in sistema organizzativo efficente. La valutazione clinica del paziente in ambulatorio si è dimostrata essere il metodo migliore per minimizzare i ritardi all'intervento o il rinvio dello stesso e porta sicuramente ad un miglior utilizzo delle risorse [10, 12]. L'unico svantaggio dato da questa pratica è che l'anestesista, che valuta il paziente in ambulatorio, difficilmente sarà presente in sala operatoria il giorno dell'intervento per ovvi motivi organizzativi [13].

Numerosi studi hanno dimostrato che il rendimento di un team anestesiologico è migliore se lo stesso team utilizza linee guida comuni per la valutazione clinica del paziente nel preoperatorio [14]. Allo stesso modo la possibilità di visitare il paziente con calma e serenità all'interno di un ambulatorio di anestesia rafforza la consapevolezza dei pazienti sul ruolo dell'anestesista come figura professionale determinante in tutto il periodo di degenza ospedaliera [15].

È da tenere presente comunque che la consultazione anestesiologica, tranne in particolari condizioni, più che avere indicazioni assolute ha il significato della raccomandazione. Questa funzione non ha il compito di sostituirsi all'autorità del medico responsabile del malato. Il team chirurgico e anestesiologico si assumeranno, ciascuno per la propria funzione, le responsabilità della cura e del trattamento del paziente [16].

Fattori che influenzano il rischio perioperatorio

Come dimostrato da Pedersen e coll. [17] in uno studio pubblicato nel 1990, i fattori che influenzano la mortalità perioperatoria sono prevalentemente: l'età del paziente, le malattie concomitanti, e il tipo di chirurgia. Ad esempio, un paziente portatore di uno scompenso cardiaco cronico che ha meno di 50 anni e che va incontro ad un intervento in regime di elezione ha un rischio di mortalità intraospedaliera dello 0,1%. Al contrario, per un paziente di 70 anni con uno scompenso cardiaco cronico e un'insufficienza renale che vada incontro ad un'intervento addominale in urgenza la mortalità si aggira intorno al 76%.

La classificazione dello stato fisico secondo la Società Americana degli Anestesisti (ASA) è da anni utilizzata per riferire in modo oggettivo delle condizioni cliniche di base dei pazienti. Pubblicata in una prima versione nel 1941, è stata poi modificata nel 1963 ed ora conosciuta da tutti come "Classificazione dello stato fisico secondo l'ASA" (Tab. 1).

Con questa classificazione è possibile suddividere i malati in 5 categorie in modo tale da correlare la severità della patologia in atto con la morbilità e mortalità perioperatoria. L'ASA, tuttavia, non consente di stratificare il rischio operatorio. Infatti, malati classificati ASA 1 e 2 non sono immuni da complicanze anche mortali in corso di anestesia [3, 18, 19].

Tabella 1. Classificazione dello stato fisico secondo l'ASA [19]

Stato	Descrizione
Classe 1	Soggetto sano
Classe 2	Malattia sistemica lieve fino a moderata
Classe 3	Malattia sistemica grave non invalidante
Classe 4	Malattia sistemica grave con pericolo di vita
Classe 5	Paziente moribondo la cui aspettativa di vita non è superiore alle 24 ore con o senza intervento
Emergenza (E)	Paziente che richiede un intervento chirurgico di emergenza. Si aggiunge (E) allo stato di classificazione ASA

Tabella 2. The Johns Hopkins Risk Classification System (JHRCS)

Categoria 1	Minimo rischio per il paziente indipendentemente dal tipo di anestesia Procedura non invasiva in assenza o con minima perdita di sangue Eseguita principalmente in ambulatorio
Categoria 2	Procedura ad invasività minima o moderata Perdite stimate inferiori a 500 ml Rischio medio per il paziente indipendente dall'anestesia
Categoria 3	Procedura da moderatamente a significativamente invasiva Perdite stimate 500-1000 ml Rischio moderato per il paziente indipendente dall'anestesia
Categoria 4	Procedura altamente invasiva Perdite stimate superiori a 1500 ml Rischio elevato per il paziente indipendente dall'anestesia
Categoria 5	Procedura altamente invasiva Perdite stimate superiori a 1500 ml Rischio critico per il paziente indipendente dall'anestesia Monitoraggio intensivo post-operatorio

Nel 1995 il "Johns Hopkins Medical Institutions" ha definito un sistema di classificazione che valuta il rischio del paziente correlato al tipo di chirurgia, alle condizioni cliniche del malato e al tipo di anestesia. Questo sistema di classificazione viene definito come JHRCS (Johns Hopkins risk classification system) e divide le procedure chirurgiche in base alla loro invasività. Si distinguono 5 categorie definendone per ciascuna l'entità del rischio (Tab. 2) [20].

Rischio cardiologico

Goldman [21] nel 1977 ha sviluppato un indice multifattoriale in grado di essere correlato allo sviluppo di complicanze cardiache nel periodo perioperatorio. Secondo questo indice i pazienti possono essere suddivisi in 4 categorie.

Il rischio di complicanze cardiologiche cresce con il punteggio attribuito al paziente. I fattori di rischio di maggiore importanza sono il ritmo di galoppo, l'aumento della pressione venosa giugulare, l'infarto miocardio insorto nei 6 mesi precedenti all'intervento chirurgico, le aritmie cardiache, l'età del paziente e gli interventi svolti in regime di urgenza. Le malattie cardiache concomitanti non sono considerate fattori di rischio rilevanti (Tab. 3).

Tabella 3. Goldman Cardiac Risk Index (CRI)

1. S3 ritmo di galoppo o distensione della vena giugulare	11 punti	
2. IMA nei 6 mesi precedenti	10 punti	
3. Polso aritmico	7 punti	**Classe 1:** 0-15 pt
4. Contrazioni premature ventricolari > 5 / min	7 punti	**Classe 2:** 6-12 pt
5. Chirurgia addominale, toracica e dell'aorta	5 punti	**Classe 3:** 13-25 pt
6. Età superiore ai 70 anni	4 punti	**Classe 4:** > 25 pt
7. Stenosi severa della valvola aortica	3 punti	
8. Intervento chirurgico in emergenza	4 punti	
9. Condizioni cliniche generali critiche	3 punti	

Detsky e coll. [22] nel 1986 hanno pubblicato una versione modificata dell'indice di Goldman. In questa versione i pazienti vengono suddivisi in tre categorie di rischio principali. I fattori maggiormente presi in considerazione sono: l'angina, la stenosi aortica, l'infarto del miocardio nei 6 mesi precedenti, l'edema polmonare insorto la settimana precedente e la chirurgia d'urgenza. Prause e coll. [23] hanno studiato la correlazione esistente tra mortalità perioperatoria, classificazione ASA e l'indice di Goldman. Di tutti i pazienti arruolati, in quelli deceduti entro quattro settimane dall'intervento, i dati raccolti si correlavano in modo statisticamente significativo sia con l'entità del rischio sia con la percentuale di mortalità postoperatoria.

Il Collegio americano dei Cardiologi in collaborazione con l'American Heart Association Task Force [24] suddividono le malattie cardiache in fattori di rischio cardiovascolare, secondo un criterio di maggiore, medio e minore per l'insorgenza di infarto miocardio, scompenso cardiaco e morte nel periodo perioperatorio. In particolare, i fattori di rischio considerati maggiori sono l'angina instabile, lo scompenso cardiaco congestizio, le gravi aritmie e le valvulopatie. Inoltre, queste linee guida stratificano le procedure chirurgiche secondo il possibile rischio cardiovascolare per il paziente.

Rischio respiratorio

È chiaro che i pazienti sofferenti di asma o broncopatia cronica ostruttiva sono considerati a rischio di un'esacerbazione della patologia respiratoria quando sottoposti a procedimento anestesiologico e chirurgico. In particolare, si registra un'elevata incidenza di atelettasia nel periodo intra- e post-operatorio e di polmonite, in particolare nei soggetti allettati o che necessitano di ventilazione assistita per parecchi giorni nella fase postoperatoria.

L'abitudine al fumo e l'obesità aggravano il rischio di sviluppare complicanze polmonari nella fase intra- e postoperatoria.

Garson e coll. [25] nel 1990 hanno dimostrato che l'incapacità ad eseguire due minuti di prova da sforzo mediante biciclo con una frequenza cardiaca superiore a 99 battiti su minuto poteva essere considerato predittivo di complicanze cardiopolmonari.

In un altro studio Epstein e coll. [26] hanno testato un indice di rischio cardiopolmonare che risulta dalla combinazione dell'indice cardiaco di Goldman, dei fattori di rischio polmonari, del tipo di obesità, tosse produttiva, fumo, rapporto FEV1/FVC del 70% e $PaCO_2 \geq 45$ mmHg. Pazienti con 4 o più fattori di rischio cardiopolmonare sono risultati 22 volte più suscettibili di sviluppare complicanze cardiorespiratorie rispetto a quelli con un punteggio < 4 [26].

In sintesi, la valutazione del rischio di sviluppare complicanze polmonari si basa soprattutto sulla storia clinica del paziente, cercando di stabilire la frequenza e l'intensità degli episodi di broncospasmo, l'attuazione della terapia broncodilatatrice a breve e a lungo termine, la frequenza dei precedenti ricoveri ospedalieri e la necessità di intubazione e di ventilazione artificiale. Il livello della gravità della malattia respiratoria può essere evidenziato da altri elementi, quali: il numero dei ricoveri ospedalieri e la frequenza degli episodi di broncospasmo, la gravità dell'insufficienza respiratoria, il ricorso alla terapia steroidea, e la frequenza e la durata delle tecniche di supporto artificiale della ventilazione [25-27].

Esami di laboratorio

Un altro elemento importante è quello relativo alle indagini ed agli esami di laboratorio eseguiti in preparazione all'intervento chirurgico programmato.

Si stima che oltre il 50% dei costi relativi a queste indagini potrebbero essere risparmiati con un'attenta selezione dei pazienti e basandosi su elementi clinici che emergono dalla visita (Tab. 4) [28].

Tabella 4. Strategia semplificata degli esami preoperatori nei pazienti asintomatici [28]

Età	Uomini	Donne	Sedazione	Blocco nervoso periferico o e.v.
6 mesi	Nessuno	Ht	Nessuno	Nessuno
40 anni		Test gravidanza?		
40-50 anni	ECG	Ht, test gravidanza?	Nessuno	Nessuno
50-64 anni	ECG	Ht, test gravidanza?	Ht < 6 mesi	Nessuno
65-74 anni	Hb, ECG, BUN, glicemia	Hb/Ht, ECG, BUN, glicemia	ECG < 1 anno	
> 74 anni	Hb/Ht, ECG, BUN, glicemia, Rx torace?	Hb/Ht, ECG, BUN, glicemia, Rx torace?	Ht, ECG, BUN, glicemia, (tutti < 6 mesi)	Ht < 6 mesi, ECG < 1 anno

È fondamentale che ogni Dipartimento di Anestesia sia dotato di un apposito comitato in grado di promuovere la stesura di linee guida di valutazione preoperatoria. In particolare, i soggetti candidati ad intervento chirurgico, in regime di attività ambulatoriale, rappresentano un altro importante elemento che richiede una precisa organizzazione e gestione clinica. In genere, pur non esistendo restrizioni medico legali che impongono in modo dettagliato quali esami di laboratorio prescrivere, c'è una tendenza a sovrastimare la richiesta di esami preoperatori dando minore rilevanza a quanto emerge clinicamente dalla anamnesi e dalla visita del paziente [3, 10].

Comunque, non c'è evidenza di studi pubblicati sull'effettivo valore degli esami di laboratorio preoperatori [29].

In realtà si è osservato un enorme numero di risultati anormali anche in individui apparentemente sani. Un valore di emoglobina inferiore a 10-10,5 g/dL è stato osservato nel 5% dei pazienti; valori inferiori a 9 g/dL sono meno frequenti. Un basso numero di piastrine o di globuli bianchi è stato osservato solo nell'1% dei pazienti asintomatici.

Per quel che riguarda l'Rx torace sono state osservate anormalità in soggetti apparentemente sani nel 2,5-37% dei casi, mentre l'ECG preoperatoro ha mostrato alterazioni degne di attenzione nel 4,6-31,7% dei pazienti [29, 30].

Le alterazioni elettrocardiografiche sono frequenti ed aumentano con l'età del paziente. Nonostante ciò, lo "screening" elettrocardiografico di pazienti senza fattori di rischio cardiovascolari ha un basso valore predittivo per complicanze cardiache perioperatorie in chirurgia non cardiaca [31, 32].

Alla luce di queste affermazioni sembra più utile poter verificare se, quando e come l'anestesista riterrà utile modificare l'approccio clinico e strumentale del paziente operando. Infatti, le anormalità rilevate negli esami di routine raramente portano ad un cambiamento effettivo della gestione clinica del malato [10].

Pertanto i test di screening preoperatori eseguiti in modo indiscriminato in pazienti asintomatici aggravano le spese sanitarie.

Scelta della tecnica anestesiologica

La pratica dell'anestesia, in relazione alla chirurgia, sembra non avere limiti precisi, sia in rapporto all'età del paziente che alle sue condizioni cliniche mentre, la corretta valutazione preoperatoria è fondamentale per guidare la scelta anestesiologica e mantenere elevati standards clinici e di qualità delle cure. È stato dimostrato che la mortalità da arresto cardiaco intraoperatorio può essere prevenuta nel 50% circa dei casi, mentre nel 18% l'esito mortale è dovuto a negligenza dell'anestesista per errata valutazione preoperatoria [33]. In letteratura, la prima morte associata ad anestesia è stata descritta da Snow nel 1849 [34], da allora sono stati fatti molti passi per evidenziare fattori di rischio, complicanze e mortalità correlati con anestesia e intervento [35]. Cohen [36] e Tiret [37] riportano nel 1986 un rischio per il paziente di sviluppare complicanze del 10-20%. Lunn e Muskin [38] riportano nel 1982 un rischio di morte postoperatoria dell'1-2%. Tuttavia, la mortalità attribuibile alla sola anestesia è di 1:10000 [39]. È difficile stimare la percentuale di rischio operatorio attribuibile alla sola anestesia; di conseguenza, la stima del rischio anestesiologico si basa su un approccio indiretto. Complicanze cardiovascolari e polmonari sono considerate come le maggiori cause di morbilità intra- e postoperatoria nei pazienti con patologia cardiopolmonare preesistente. Il sito della chirurgia è stato a lungo ritenuto in grado di influenzare il rischio di complicanze. Le procedure addominali maggiori dovrebbero fare sempre parte di tale valutazione. Il tipo e la sede della chirurgia, tuttavia, non sono sempre inclusi nella valutazione del rischio (ad esempio, nella classe ASA). La scelta delle tecniche e degli agenti anestetici non fanno parte dei fattori di rischio, non si ritiene infatti che possano condizionare in modo determinante l'incidenza di complicanze. In pochi studi randomizzati l'anestesia regionale è stata ritenuta di beneficio nell'incidenza delle complicanze polmonari [40]. Molti altri studi non sono riusciti a mettere in luce dati significativi nell'incidenza di complicanze polmonari postoperatorie nei pazienti sottoposti ad anestesia loco-regionale piuttosto che generale. In condizioni standard la scelta dell'anestesia è in relazione all'esperienza dell'anestesista piuttosto che ad un deciso vantaggio di una tecnica rispetto ad un'altra. La mortalità da anestesia può dipendere da errore umano; ad esempio, dall'erronea somministrazione di farmaci e in particolare dal sovradosaggio. Nella pratica anestesiologica l'evento mortale, che solitamente avviene in modo improvviso e inaspettato, può essere conseguente alla gravità delle malattie concomitanti piuttosto che all'errato funzionamento dei sistemi di monitoraggio e delle apparecchiature di supporto dotati di sofisticati sistemi di sicurezza [41].

In generale, il rischio associato alla chirurgia aumenta con l'*età* del paziente, la *durata* della procedura, le *perdite ematiche* intraoperatorie, uno *stato nutrizionale* scarso e *patologie preesistenti* che predispongono il paziente a sviluppare complicanze cardiache, polmonari, neurologiche, renali, nutrizionali e psichiatriche.

Tecniche e farmaci: come orientarsi

Nel 1950 Rees e Gray suggerirono una definizione di anestesia generale che includeva narcosi, analgesia e miorisoluzione. Il termine analgesia risultò successivamente insufficiente per cui gli Autori proposero la triade narcosi, miorisoluzione e depressione dei riflessi. Il lavoro di Gray fu rivisitato da Pinsker nel 1986 che definì come componenti necessari e sufficienti dell'anestesia generale: la perdita di coscienza, la miorisoluzione e l'attenuazione della risposta allo stress. Qualsivoglia combinazione di farmaci che determini, in modo reversibile, perdita di coscienza, miorisoluzione e controllo dei riflessi neurovegetativi, pone le basi dell'anestesia generale. Caratteristiche fondamentali dell'anestesia sono la flessibilità e il controllo delle componenti dell'anestesia. L'anestesia moderna bilanciata si basa sulla combinazione di farmaci diversi, ognuno dei quali può essere utilizzato ad un dosaggio per il quale si realizzi un perfetto equilibrio tra dose ed effetto. I barbiturici e il propofol per l'induzione, gli oppiacei ad azione breve per il trattamento del dolore, i miorilassanti e gli agenti inalatori sono tutti farmaci utilizzati nella pratica clinica corrente. Quando gli anestetici inalatori vengono utilizzati nel mantenimento dell'anestesia, la loro concentrazione espiratoria può essere utilizzata per controllare le tre componenti dell'anestesia generale:

- MAC 95 = concentrazione dell'anestetico che consente di abolire la risposta riflessa all'incisione della cute nel 95% dei pazienti;
- MAC bar = corrisponde alla concentrazione alveolare di anestetico che consente di bloccare la risposta cardiovascolare che si produce con l'incisione della cute;
- MAC "awake" (o MAC-risveglio) = valore al quale i pazienti recuperano la coscienza (il malato risponde ad un comando); è compreso tra il 55% ed il 67% del valore del MAC dei vari anestetici.

Negli ultimi anni, sono stati introdotti due nuovi agenti anestetici inalatori, quali il sevofluorane e il desfluorane. La bassa solubilità ematica e tissutale di questi composti alogenati permette una rapida induzione e un altrettanto rapido risveglio dall'anestesia. La tossicità è molto bassa ed è garantita la stabilità emodinamica. Quando l'anestetico alogenato è somministrato in associazione con protossido di azoto e oppioidi, la concentrazione espiratoria di sevofluorane, richiesta per controllare le componenti dell'anestesia, è inferiore secondo un importante assunto farmacologico di somma con potenziamento degli effetti. Il protossido produce una riduzione del 76% del valore del MAC "awake" del sevofluorane. In contrasto, l'effetto del protossido è minore sul MAC e sul MAC bar (-39%). Gli oppioidi riducono di poco il MAC "awake" (dal 10% al 24%) mentre riducono il MAC bar (dal 57% all'83%). Questi risultati indicano che il protossido d'azoto è molto utile nel controllo dello stato di coscienza e può ridurre la concentrazione di alogenati richiesti per controllare la miorisoluzione e la risposta allo stress chirurgico. Alte dosi di analgesici non producono vantaggi sostanziali nel controllo dell'anestesia generale. Infatti, mentre piccole dosi di analgesici possono ridurre il MAC o il MAC bar degli agenti anestetici, dosi incrementali non produrranno un effetto simile. Ad esempio, un bolo di fentanyl non riduce il valore del MAC bar dell'isofluorane e del desfluorane come espresso da Daniel e coll. «*L'anestesia deve coprire i differenti livelli di stress determinati dalla procedura chirurgica o dalle manovre anestesiologiche*». Una anestesia moderna bilanciata non è altro che una tecnica razionale e un metodo scientifico che, combinando il protossido d'azoto con gli oppioidi e l'anestetico alogenato, ottiene il massimo effetto terapeutico e ridotti effetti collaterali.

Una tecnica anestesiologica entrata in uso a partire dagli anni '50 è la neuroleptoanestesia [42]. Questa tecnica si proponeva lo scopo di eliminare la percezione dello stimolo nocicettivo a livello della corteccia cerebrale senza alterare le funzioni cognitive. La procedura caratterizzata dalla somministrazione endovenosa di un agente neurolettico (droperidolo) e di un oppioide (fentanyl) si estese velocemente in molti campi dell'anestesia. Uno dei vantaggi principali della tecnica era l'eccellente stabilità cardiocircolatoria. L'esperienza clinica ha però messo in luce un corretto controllo delle componenti dell'anestesia gravato da numerosi effetti collaterali: tempo di recupero prolungato, depressione respiratoria, rigidità muscolare, aumentata resistenza delle vie aeree, nausea, vomito, ritenzione d'urina, depressione cardiovascolare parziale e dimissione ritardata. Attualmente la tecnica rivisitata nei dosaggi dei farmaci è ancora in uso nelle sale operatorie. In particolare, la tendenza attuale è di utilizzare dosaggi di droperidolo notevolmente ridotti, e di associare al fentanyl il protossido di azoto per tutta la durata dell'intervento.

Una tecnica di più recente introduzione è la TIVA (total intravenous anesthesia)

[43]. Il propofol, in associazione con il protossido di azoto o con un oppioide, consente una rapida induzione del piano anestetico, permette di modificarlo rapidamente in fase intraoperatoria e, indipendentemente dalla durata dell'intervento, determina un rapido risveglio e una riduzione nella nausea e vomito post-operatorio. Possiede un'emivita contesto sensibile nettamente inferiore agli altri ipnotici, per durata d'infusione. Una concentrazione ematica di 3-4 microgr/ml è considerata adeguata per il mantenimento dell'anestesia. L'oppioide associato più frequentemente al propofol nella TIVA è il remifentanil. Il remifentanil ha una potenza 30-40 volte maggiore rispetto all'alfentanil. Il remifentanil raggiunge l'effetto picco in 60 secondi e possiede un'emivita contesto sensibile di 3,65 minuti dopo 4 ore di infusione [44]. Il rapido metabolismo di questo farmaco determina una caduta del livello analgesico non appena l'oppioide viene sospeso. Si consiglia quindi di iniziare la copertura analgesica per il periodo post-operatorio prima della fine dell'intervento, in modo che sia garantito al paziente, in fase di risveglio, una buona analgesia con farmaci a più lunga emivita.

L'anestesia generale è sostituita, in tutti i campi e in tutte le situazioni cliniche in cui risulti possibile, dall'utilizzo di tecniche di anestesia loco-regionale, eventualmente associate ad una sedazione. Questa tendenza si giustifica con la richiesta di tempi di ripresa del paziente il più rapidi possibile. Qualora la tecnica loco-regionale non possa sostituirsi all'anestesia generale, trova, comunque, una sua collocazione, mediante l'utilizzo del catetere peridurale, per il trattamento del dolore post-operatorio.

Scelta del monitoraggio

Una delle funzioni principali dell'anestesista in sala operatoria è quella di monitorare e documentare l'andamento di determinati parametri del paziente. Infatti, il controllo delle funzioni vitali in sala operatoria è fondamentale al fine di diminuire la morbidità intra- e postoperatoria. La scelta del monitoraggio è governata dallo stato del paziente e dalla tipologia dell'intervento in programma [45]. Possiamo distinguere un monitoraggio di base e un monitoraggio specifico. Nel 1986 l'ASA ha adottato degli standard per il monitoraggio di base dei seguenti parametri: ossigenazione, ventilazione, circolazione e temperatura corporea. Pazienti senza patologie concomitanti, sottoposti a chirurgia a bassa o moderata invasività, non richiedono un monitoraggio invasivo. Il controllo ECG continuo in associazione con la misurazione non invasiva della pressione arteriosa, l'ossimetria, la capnografia e il controllo della temperatura corporea rappresentano il monitoraggio di base richiesto dall'ASA; tali standard sono vigenti anche nel nostro paese in accordo alle linee guida della Società Italiana degli Anestesisti (S.I.A.A.R.T.I.). Questo monitoraggio standard viene applicato in tutte le procedure anestesiologiche, tipo: sedazione, anestesia regionale e anestesia generale. Il valore del monitoraggio dipenderà dall'accuratezza nell'informare sullo stato del paziente consentendo un intervento tempestivo. La pulsossimetria, per esempio, è un indice della desaturazione del paziente che precede l'evidenza clinica consentendo di intervenire precocemente. Un monitoraggio che il medico deve sempre eseguire si basa sull'osservazione del malato al fine di evidenziare cambiamenti del colore (cianosi) e del turgore della cute, segni di movimento, di sudorazione profusa (che può indicare un piano anestetico inadeguato) e un'escursione simmetrica del torace. Il controllo del diametro pupillare è un ulteriore parametro di valutazione dell'adeguatezza del piano anestetico. Inoltre, toccando la cute si potrà avere indicazione sulla temperatura corporea e sullo stato d'idratazione del paziente. L'osservazione del campo chirurgico e l'entità delle perdite ematiche possono dare informazioni sullo stato della perfusione periferica.

Elettrocardiografia

Prevede la visualizzazione continua dell'ECG, e fornisce informazioni sulla frequenza cardiaca, la presenza di aritmie, segni di ischemia, difetti della conduzione ed alterazioni elettrolitiche. Possono essere utilizzate 5 derivazioni: I, II, III, aVF e V5. La II derivazione consente di identificare aritmie, perché descrive l'onda P. La derivazione in V5 rappresenta la derivazione precordiale migliore nell'identificare l'ischemia miocardica e, quando combinata con la II derivazione, permette l'individuazione dell'80% degli eventi ischemici. Se il paziente è esposto ad un aumentato rischio di sviluppare ischemia cardiaca, può essere aggiunta la derivazione precordiale V4. La combinazione di queste tre derivazioni, II, V5 e V4, ha dimostrato una sensibilità del 96% di identificare un'ischemia del miocardio.

Monitoraggio non invasivo della pressione arteriosa

La misurazione della pressione sanguigna (almeno ogni 5 minuti) è un importante indicatore dell'adeguatezza della circolazione durante l'intervento chirurgico. Viene posizionato un oscillometro al braccio del paziente che fornisce la misurazione della pressione arteriosa sistolica, diastolica e media. La cuffia del bracciale deve corrispondere approssimativamente al 40% della circonferenza del braccio. La frequenza delle misurazioni viene decisa dal medico.

Saturimetria pulsatile

La pulsossimetria, grazie ad un sensore posto sul dito o sul lobo dell'orecchio, fornisce una stima della saturazione arteriosa di ossigeno dell'emoglobina (SaO_2), consentendo un monitoraggio in tempo reale, accurato, continuo e non invasivo [46, 47]. Tale strumento, pur non sostituendosi all'emogasanalisi, permette di identificare una situazione di ipossiemia prima che si manifesti clinicamente [48]. La cianosi, ad esempio, risulterebbe clinicamente evidente solo per una saturazione arteriosa del 75%. Non fornisce indicazioni sul livello della CO_2, sull'adeguatezza della ventilazione o della performance del polmone.

Il pulsossimetro è costituito da due diodi (LEDs) e da un fotodetettore, posizionato dalla parte opposta rispetto ai diodi. Tale metodica analizza su due lunghezze d'onda (660 e 940 nm) i cambiamenti nello spettro di assorbimento dell'emoglobina ossigenata e deossigenata nel sangue arterioso pulsante (Fig. 1) [49, 50]. Elettronicamente viene calcolato il carico di luce assorbita, che (in accordo con la legge di Beer) è direttamente correlato al livello di emoglobina saturata e desaturata.

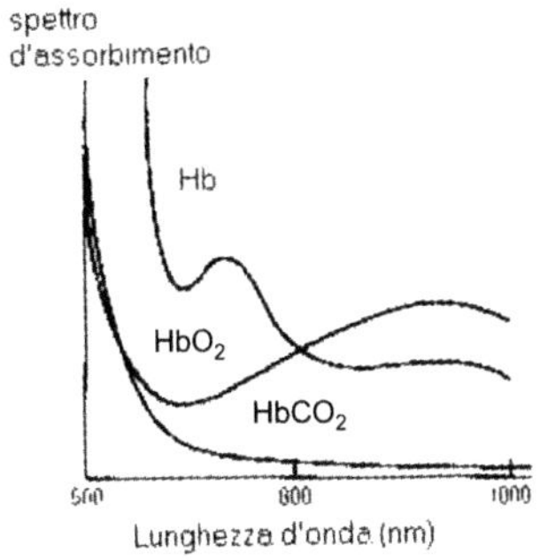

Fig. 1. Spettro dell'assorbimento ottico dell'Hb, dell'HbO_2 e dell'$HbCO_2$

La maggior parte dei saturimetri presentano un'accuratezza del ± 2% in un range di SaO_2 compreso tra 70% e 100% e del ± 3% per saturazioni comprese tra il 50% e il 69% [51]. La misurazione della SaO_2 è fisiologicamente correlata alla tensione arteriosa di ossigeno (PaO_2) in accordo con la curva di dissociazione dell'emoglobina. Per la conformazione sigmoide della curva di dissociazione dell'emoglobina, l'ossimetria è relativamente insensibile nell'identificare l'ipossiemia in pazienti con un'alta PaO_2 di base [52-54]. La conoscenza dei limiti della tecnica (Tab. 5) è importante al fine di evitare una scorretta interpretazione della misurazione. La presenza di carbossiemoglobina o di metemoglobina non viene registrata dallo strumento che fornirà un dato errato. La somministrazione endovenosa di blu di metilene determina la lettura di una saturazione del 65% per 1-2 minuti. Inoltre, poiché la lettura dello strumento dipende dal flusso pulsatile è indispensabile che la perfusione a livello del sito di misurazione sia efficace. La lettura del pulsossimetro è inaffidabile in presenza di ipotermia, malattie vascolari periferiche, durante la somministrazione di sostanze vasopressorie, in corso di arresto cardiaco o per una frequenza cardiaca minore di 30 o maggiore di 200. La pressione arteriosa sistolica deve essere maggiore di 80 mmHg. Se il pletismografo non mostra sul video la curva della pulsazione arteriosa, la misurazione non sarà accurata. Qualora ci sia un problema di lettura dello strumento si prova a cambiarne la posizione e si cerca di riscaldare le estremità in modo da migliorare la perfusione.

Tabella 5. Limiti tecnici della saturimetria pulsatile

Posizionamento scorretto
Artefatti di movimento
Congestione venouas
Bisturi elettrico
Coloranti endovenosi (blu di metilene, indaco di carminio, verde indocianina)
Smalto
Anemia severa
Emoglobinopatie
Perfusione scarsa
Luce dell'ambiente
Pelle scura

Capnografia

La capnografia viene comunemente usata come controllo dei livelli di CO_2 durante anestesia. La tecnica più utilizzata è la spettroscopia a raggi infrarossi che determina la concentrazione della CO_2 dalla mistura dei gas espirati. Generalmente la $PetCO_2$ sottostima la $PaCO_2$ di 2-4 mmHg. La natura del gradiente $P(a\text{-}et)CO_2$ è complesso [55], ed è frequentemente inaspettatamente alto o perfino negativo. Numerosi Autori [56, 57] ritengono che durante anestesia in soggetti "sani" (in assenza di patologie polmonari) la relazione tra le due misurazioni si mantenga sufficientemente costante da poter utilizzare la $PetCO_2$ come misura continua e indiretta della CO_2 arteriosa. Questo monitoraggio ha lo scopo di identificare tempestivamente situazioni di ipoventilazione alveolare e di broncospasmo senza ricorrere in prima battuta all'emogasanalisi [58].

Il capnogramma fornisce un'indicazione del livello della $PaCO_2$ mentre la capnografia, valutando la morfologia della curva e la sua ampiezza permette di individuare situazioni che richiedono un intervento da parte dell'anestesista (Fig. 2).

L'elevazione del segmento A-B indica un rirespiro della CO_2 conseguenza o della saturata capacità della calce sodata o di valvole unidirezionali non funzionanti (Tab. 6). La presenza di incisure lungo il segmento C-D può indicare un tentativo di respirazione spontanea da parte del paziente. L'andamento del plateau viene alterato da patologie come la broncopatia cronica ostruttiva e il broncospasmo. La CO_2 espirata si modifica per azione di tre parametri:
- portata cardiaca;
- ventilazione;
- consumo cellulare.

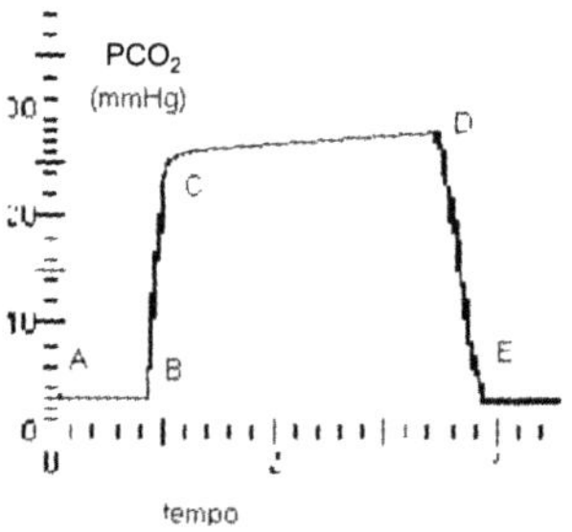

Fig. 2. Curva capnografica

Tabella 6. Le 4 fasi della curva capnografica

Segmento A-B	Inizio dell'espirio
Segmento B-C	La CO_2 inizia ad essere eliminata, commistione del gas proveniente dagli alveoli, ricco di CO_2, con quello dello spazio morto
Segmento C-D	La CO_2 espirata proviene solo dagli alveoli e si raggiunge il "plateau alveolare". Il "punto D" corrisponde al picco di eliminazione, che viene raggiunto alla fine dell'espirio ($PetCO_2$)
Segmento D-E	Brusca diminuzione della CO_2 espirata. Raggiunto il punto E inizia un nuovo inspirio

Tabella 7. Fattori che modificano la CO_2 espirata

Cause di diminuzione della CO_2 espirata

1. Diminuzione della portata cardiaca
   - Arresto cardiaco
   - Ipotensione
   - Embolia polmonare
2. Diminuzione della produzione di CO_2
   - Ipotermia
   - Blocco neuromuscolare
3. Aumento della ventilazione minuto

Cause di aumento della CO_2 espirata

1. Aumento della produzione di CO_2
   - Rilascio di un clamp vascolare o di un laccio emostatico in ortopedia
   - Procedure in laparoscopia
2. Aumento della portata cardiaca
   - Ipertermia maligna
   - Febbre
3. Diminuzione della ventilazione minuto

Fattori in grado di modificare uno di questi parametri determineranno un cambiamento anche nella CO_2 espirata (Tab. 7).

La capnografia è un monitoraggio essenziale per i pazienti che si sottopongono ad anestesia generale. Utile per la diagnosi e il "management" dell'intubazione esofagea, endobronchiale, ostruzione delle vie aeree, broncospasmo, stati ipermetabolici, embolia polmonare e venosa e shock cardiogeno. Tale tecnica è importante nell'identificare problemi meccanici nei circuiti anestetici.

Temperatura

Una lieve ipotermia, cioè una riduzione della temperatura corporea di 1-3 °C, è frequente che si verifichi in corso di anestesia. Il calo della temperatura corporea è una conseguenza dell'inibizione della termoregolazione indotta dagli agenti anestetici, come pure dall'ambiente freddo della sala operatoria e dalla perdita di calore dovuta all'esposizione chirurgica dei tessuti. L'ipotermia può essere responsabile del ritardo nella fase di risveglio dall'anestesia e di una sensazione di malessere riferita dal paziente nell'immediato post-operatorio. I soggetti ad alto rischio per ipotermia perioperatoria comprendono anziani, pazienti ustionati, neonati e pazienti con lesioni del midollo spinale [59]. Il brivido determina un aumento del consumo di ossigeno del 400%. L'ipotermia pone i pazienti con bassa riserva miocardica a rischio d'ischemia miocardica perioperatoria. Inoltre, l'ipotermia determina un'alterazione nel metabolismo dei farmaci, uno spostamento della curva di dissociazione dell'emoglobina, una alterata funzionalità delle piastrine, nonché rappresenta un fattore di rischio indipendente per lo sviluppo di complicanze infettive nel periodo post-operatorio.

Il termometro può essere posizionato a livello esofageo, timpanico, rettale o è disponibile in arteria polmonare nei pazienti con Swan-Ganz. A nostro giudizio, il termometro posizionato nel terzo distale dell'esofago permette di avere una stima affidabile della temperatura del core senza essere invasivo.

Blocco neuromuscolare

Il monitoraggio della funzione muscolare è richiesto qualora vengano utilizzati bloccanti neuromuscolari, al fine di valutare l'intensità del blocco, stabilire gli intervalli più idonei per le dosi di richiamo, identificare la natura del blocco (depolarizzante, non depolarizzante o duplice), per valutare il momento in cui si richiede la somministrazione dell'anticolinesterasico, giudicare il grado di recupero della funzione neuromuscolare e fare diagnosi tra apnea di tipo centrale e periferico. Il metodo migliore per studiare la trasmissione neuromuscolare durante l'anestesia è di stimolare un nervo motore periferico facilmente accessibile e di misurare la risposta (elettrica o meccanica) dei muscoli tributari del nervo stimolato. Gli elettrodi sono tipicamente posizionati a livello ulnare o a livello facciale, e la risposta a uno stimolo elettrico rilasciato dallo stimolatore viene valutata con la contrazione dell'adduttore del pollice e del muscolo orbicolare della bocca. L'entità del blocco neuromuscolare viene misurata valutando la contrazione muscolare ottenuta in risposta ad una stimolazione sopramassimale (50 mA) del nervo. I modelli più comuni di stimolazione elettrica sono: (1) "train of four" (TOF); (2) stimolazione tetanica; (3) potenziamento post-tetanico; (4) "double burst stimulation". La risposta motoria dipende non solo dal grado del blocco ma anche dal tipo di miorilassante utilizzato. Infatti, i miorilassanti depolarizzanti e non depolarizzanti hanno un diverso effetto sul "pattern" di risposta del blocco neuromuscolare. Per di più, gruppi muscolari diversi hanno una suscettibilità diversa al blocco neuromuscolare [45].

Diuresi

Il monitoraggio della diuresi con catetere vescicale consente di evitare la ritenzione di urina, la distensione della vescica e fornisce un'indicazione sull'emodinamica del paziente. Se la diuresi oraria è di 0,5-1 ml /kg/h il volume intravascolare e l'amministrazione perioperatoria dei fluidi può ritenersi adeguata. Si consiglia il cateterismo vescicale in tutte le procedure di durata superiore alle 3 ore.

Monitoraggio invasivo della pressione arteriosa

L'incannulamento arterioso continuo consente una valutazione continua della pressione arteriosa e fornisce un accesso vascolare per effettuare prelievi di sangue arterioso. Il cateteri utilizzati hanno un diametro di 18-20 gauge. L'arteria radiale rappresenta il vaso maggiormente impiegato per la sua accessibilità e per la presenza di collaterali sanguigni. Le complicanze maggiori associate a questa tecnica sono: l'ischemia della mano da inadeguatezza dei circoli collaterali, disfunzione del nervo mediano, formazione di ematomi e trombosi. La misurazione cruenta è soggetta a molte fonti di errore. Nella pratica clinica, i sistemi catetere-trasduttore smorzati tendono a sovrastimare la pressione sistolica di 15-30 mmHg. Al contrario, le bolle d'aria provocano un eccessivo smorzamento con sottostima della pressione sistolica. Le indicazioni ad un monitoraggio invasivo della pressione arteriosa sono: procedure chirurgiche maggiori, intracraniche e cardiache, o la necessità di istituire un'ipotensione controllata. Un paziente che presenti una patologia cardiovascolare con caratteristiche instabili, aritmie o malattie polmonari severe, rappresenta ulteriori indicazioni all'utilizzo di un monitoraggio invasivo. Talvolta l'impossibilità di un monitoraggio non invasivo, per problemi tecnici o anche per la necessità di effettuare ripetuti prelievi arteriosi in corso di intervento, impone la scelta di questa metodica invasiva.

Monitoraggio venoso centrale

La pressione venosa centrale è un indice della pressione in atrio destro, e la normale morfologia dell'onda comprende tre picchi (onde a, c, v) e due depressioni (x, y). L'accesso più diffuso è la vena giugulare interna destra. Tale metodica consente di conoscere il volume ematico del paziente e di instaurare una corretta fluidoterapia.

Cateterismo arterioso polmonare

L'utilizzo di questa tecnica altamente invasiva dipende dalle patologie di base del paziente e dall'intervento in programma.

Ecocardiografia transesofagea

Questa metodica richiede personale con un addestramento avanzato ed esperienza. La tecnica è moderatamente invasiva e può associarsi a complicanze. In particolare, se ne sconsiglia l'utilizzo nei pazienti portatori di varici esofagee, diverticoli esofagei ed irradiazione del mediastino.

Elettroencefalogramma

Il monitoraggio è utile nell'identificare un'ischemia cerebrale in sala operatoria in corso di ipotensione controllata o durante endoarteriectomia carotidea. Consente una valutazione intraoperatoria degli effetti farmacologici e permette di identificare foci epilettogeni. Comunque, bisogna riconoscere che gli sforzi di usare l'EEG come monitoraggio della profondità dell'anestesia sono stati un insuccesso per la varietà dei farmaci utilizzati in anestesia, e perché qualche anestetico si comporta diversamente da quelli che sono gli effetti rivelati all'EEG.

Lo sviluppo dei sistemi di monitoraggio nasce dall'esigenza di garantire un'adeguata sicurezza al paziente da sottoporre ad intervento chirurgico permettendo all'anestesista di arrivare ad una rapida diagnosi dell'evento potenzialmente pericoloso ed adottare dei tempestivi procedimenti terapeutici. Infatti, gli incidenti gravi in corso di anestesia sono legati per il 67% ad errore umano che, in più di 2/3 dei casi, è legato all'uso errato delle attrezzature di supporto respiratorio e di controllo della funzione cardiovascolare, mentre nel 37% dei casi è presente un malfunzionamento delle apparecchiature [60].

L'utilizzo di un monitoraggio invasivo prevede una valutazione dei rischi e benefici correlati al suo utilizzo. Bisogna evitare che il monitoraggio invasivo sia causa di morbidità e mortalità.

Si deve ricordare che i sistemi di monitoraggio per quanto evoluti non curano il paziente. Quindi, il monitoraggio è accurato in proporzione alle capacità del medico che lo usa, che ne sa interpretare i dati e assumerne opportune scelte terapeutiche.

Ruolo della "recovery room" e trattamento del dolore acuto post-operatorio

La ripresa del paziente dopo l'intervento chirurgico condotto in anestesia generale o con tecnica di anestesia loco-regionale è ritenuta una condizione di stress. Prima della istituzione di appositi locali dove controllare i pazienti nella fase iniziale postoperatoria sono stati riportati numerosi casi di morte precoce. Per prevenire le complicanze ed aumentare la qualità del controllo post-operatorio è cresciuto l'interesse sulla vigilanza dei pazienti nella fase postoperatoria. Il controllo post-operatorio è preferibile che avvenga in ambienti in grado di assicurare la massima sicurezza possibile per il malato sia in termini di competenze che di disponibilità di tecnologie adeguate. Un contributo essenziale alla continuità dell'attività medico-anestesiologica è fornito dalla presenza di una sala post-operatoria o "recovery room", una soluzione architettonica situata nelle immediate vicinanze delle sale operatorie, dotata di servizi di supporto dedicati, di strumentazione adeguata e della possibilità di controlli strumentali e di laboratorio per garantire metodologie di sicurezza per il paziente [61-63]. Diffusasi nel secondo dopoguerra come "sala di risveglio" per le sole fasi di riemersione narcotica dall'anestesia generale, oggi costituisce una struttura e denominazione superata perché come sala post-operatoria deve accogliere anche pazienti nelle fasi post-sedazione "vigile", post-sedazione "profonda", nelle fasi post-ansiolisi e pazienti sottoposti a tecniche di blocco di anestesia loco-regionale.

La denominazione della sala di risveglio come "*sezione di anestesia perioperatoria*" è probabilmente più corretta rispetto a definizioni precedenti in quanto oggi, oltre che come sala di risveglio, viene utilizzata per la preparazione dell'intervento, nell'immediata fase pre-operatoria (esecuzione di blocchi regionali), per la preparazione dei pazienti ad alto rischio, per dosare i farmaci analgesici ed infine per l'assistenza a pazienti trattati in regime di "day-surgery" o per la necessità di un monitoraggio intensivo di breve durata.

La "recovery room" permette di colmare una lacuna assistenziale nella sequenza delle competenze anestesiologiche perioperatorie, consentendo all'anestesista di gestire meglio l'attività clinica e le proprie responsabilità, in una fase critica dell'evento chirurgico, nella quale tali responsabilità si intersecano con quelle degli altri operatori.

I principali obiettivi della "recovery room" sono:

1. smaltimento dell'effetto farmacologico degli anestetici generali;
2. recupero dell'attività motoria in caso di anestesia loco-regionale;
3. stabilizzazione dei parametri vitali;
4. stabilizzazione della temperatura corporea;
5. controllo del bilancio idro-elettrolitico;
6. intervento intensivo in caso di complicanza acuta;
7. impostazione di una adeguata analgesia post-operatoria.

Le complicanze di più frequente riscontro nell'immediato periodo post-operatorio interessano il sistema cardiovascolare e respiratorio. Le complicanze respiratorie, evenienza relativamente frequente nella sala di risveglio, sono da mettere in relazione a fenomeni ostruttivi a carico delle vie aeree, ipoventilazione e ipossiemia. L'ipertensione è una condizione relativamente frequente nella fase postoperatoria. La crisi ipertensiva può manifestarsi in un quadro di ipertensione essenziale non adeguatamente controllato dalla terapia farmacologica oppure come risposta al dolore, alla distensione vescicale o a stimoli abnormi come la presenza di un tubo endotracheale percepito dal paziente in fase di risveglio. L'associazione ipossiemia, ipercapnia e acidosi metabolica ricorrono con relativa frequenza e possono agire da stimoli irritativi per l'insorgenza di accessi ipertensivi. L'ipertensione severa può portare a complicanze, come l'emorragia cerebrale, l'ischemia miocardica, lo scompenso cardiaco o aggravare il sanguinamento in sede d'intervento. L'utilizzo di farmaci α e β bloccanti è una scelta terapeutica corretta; in particolare, il labetalolo viene considerato il trattamento di scelta per ridurre il consumo di ossigeno del miocardio e prevenire la tachicardia riflessa. Il nitroprussiato sodico, la nitroglicerina e l'esmololo rappresentano efficaci presidi terapeutici per il trattamento dell'ipertensione nella fase postoperatoria [64].

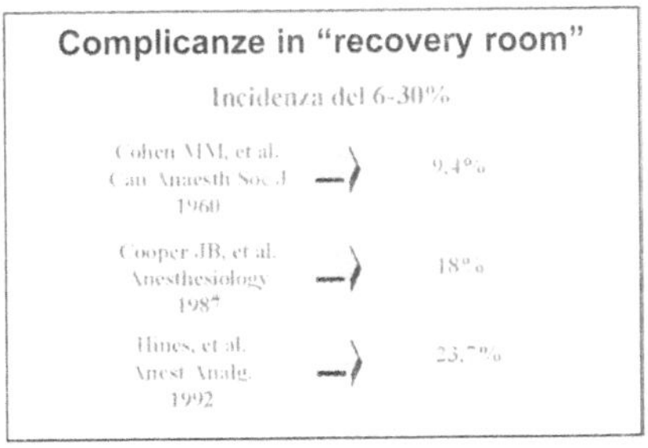

Riguardo la nausea ed il vomito, molti Autori sono concordi nel ritenere che l'esecuzione di una anestesia loco-regionale comporti una minore incidenza di PONV rispetto all'anestesia generale, a condizione che si ponga la massima attenzione nel controllo del livello del blocco anestetico (sopra o sotto T5), nell'evitare ipotensioni prolungate, dosaggio e scelta corretta di oppioidi per via intratecale, per controllare il dolore post-operatorio. L'esecuzione di blocchi periferici, regionali o di tecniche di infiltrazione locale può ridurre significativamente l'incidenza di PONV anche se non abolirla. Inoltre, si è osservato che anche mantenendo costanti tipo e dose di farmaci, il solo "fattore umano" legato all'anestesista stesso è in grado di mutare l'incidenza di PONV in base alla maggiore o minore abilità tecnica, tempestività di intervento ed esperienza acquisita.

I disturbi mentali (disorientamento, confusione) sono occasionalmente osservati in pazienti anziani sottoposti ad anestesia generale: perdite di memoria, difficoltà d'attenzione hanno uguale incidenza durante anestesia spinale ed epidurale nonostante la conservazione della coscienza. Nelle prime ore o giorni postoperatori si verificano alcuni disturbi minori delle funzioni mentali che tendono a risoluzione completa e spontanea nelle ore o giorni successivi. Molti interventi chirurgici ortopedici particolarmente demolitivi caratterizzati da un rilevante sanguinamento intra- e post-operatorio necessitano di un monitoraggio emodinamico ed emocoagulativo.

Inoltre, tali interventi sono caratterizzati da dolore post-operatorio importante che necessita di un adeguato trattamento anche con oppioidi maggiori che richiedono nelle prime ore almeno, una stretta sorveglianza.

La chirurgia protesica dell'anca e del ginocchio, la chirurgia vertebrale ed in particolare quella a carico del distretto vertebrale cervicale richiedono un rigoroso controllo clinico ed un monitoraggio delle funzioni vitali nelle prime fasi del post-operatorio.

Inoltre, anche la chirurgia neoplastica, soprattutto se maggiore, comporta le medesime problematiche degli interventi demolitivi, tenendo conto che spesso le condizioni dei pazienti sono compromesse da trattamenti precedenti. L'interessamento di distretti vitali pone spesso indicazione per un trattamento intensivo post-operatorio.

Non è possibile definire a priori il tempo di permanenza di un paziente nell'unità di cure postoperatorie per la variabilità delle condizioni cliniche precedenti all'intervento e a causa di problematiche intraoperatorie. D'altra parte, vari studi sul flusso e la permanenza dei pazienti in "recovery-room", hanno evidenziato accanto a criticità cliniche anche problematiche organizzative; prime tra tutte l'assistenza infermieristica postoperatoria, rilevando che la precocità di dimissione è condizionata dalla qualità e dal numero del personale di assistenza. Uno studio prospettico ha tentato di identificare indicatori clinici preoperatori del prolungamento della permanenza; solo nell'11,2% dei casi la prolungata permanenza è stata condizionata dall'età, dalla sintomatologia dolorosa, cardiovascolare e respiratoria [65-67].

Il dolore acuto post-operatorio

Il dolore acuto post-operatorio è una complessa reazione fisiologica alla lesione tissutale, alla distensione dei visceri o alla malattia. In passato i pazienti consideravano il dolore come una parte imprescindibile dell'intervento chirurgico. Con il progredire delle conoscenze riguardanti l'epidemiologia e la fisiopatologia del dolore, si è prestata più attenzione alla gestione dell'analgesia nel tentativo di migliorare la qualità delle cure [68].

Il trattamento del dolore post-operatorio è ormai entrato nella routine clinica [69]. In particolare, molte strutture ospedaliere sono dotate di un servizio per il trattamento del dolore e in diverse situazioni è disponibile un team in grado di trattare il dolore post-operatorio in modo continuativo nelle 24 ore ("acute pain service", APS). Il trattamento del dolore post-operatorio è molto importante, non solo per ragioni etiche e umanitarie, ma anche perché riduce il decorso post-operatorio, permette una dimissione anticipata dall'ospedale e impedisce lo svilupparsi di uno stato di ipereccitabilità del midollo spinale, responsabile di iperalgesia e di sindromi dolorose spontanee; si parla del fenomeno del "wind up", un meccanismo in grado di indurre modificazioni plastiche neuronali tali da creare una memoria neurochimica del dolore [70, 71].

Nonostante ciò, non è ancora diventata abitudine corrente e ubiquitariamente diffusa il trattamento della sintomatologia algica. Le motivazioni di tale condotta possono essere:
- un'inadeguata conoscenza dei danni del dolore post-operatorio che induce una "risposta da stress" organica con ripercussioni a livello di diversi organi ed apparati;
- un'errata considerazione del dolore post-operatorio come conseguenza obbligata ed insuperabile dell'intervento chirurgico;
- una scarsa conoscenza dei dosaggi efficaci e della durata d'azione dei farmaci analgesici;
- la paura degli effetti collaterali dei farmaci ed in particolare la depressione respiratoria e l'assuefazione da oppioidi;
- la scarsa padronanza delle tecniche di controllo del dolore.

La "reazione da stress" è caratterizzata da profonde alterazioni neuroendocrine dovute principalmente alla stimolazione dell'ipotalamo, l'organo direttamente coinvolto nella trasmissione nocicettiva. Le principali manifestazioni sono determinate dall'increzione di ormoni catabolici e dall'inibizione di sostanze anabolizzanti come il testosterone e l'insulina e danno origine alla mobilizzazione dei substrati con conseguente iperglicemia e negativizzazione del bilancio azotato. L'ipermetabolismo fornisce all'organismo una maggiore disponibilità energetica immediata ma, nel tempo, comporta un'eccessiva perdita di proteine con conseguente riduzione della massa muscolare e ritardo del recupero funzionale e induce un'immunodepressione, secondaria alla riduzione dell'attività leucocitaria e della sintesi di immunoglobuline che può portare ad una maggiore suscettibilità alle infezioni. Nei pazienti neoplastici, la manipolazione chirurgica del tumore può comportare rilascio di cellule neoplastiche, e la situazione di stress può inficiare l'attività citotossica delle cellule T killer.

Contemporaneamente alla risposta ipotalamica, si attiva una reazione del sistema nervoso simpatico con una azione diretta sul sistema cardiovascolare: si osserva un aumento dei livelli di angiotensina II con ritenzione idro-salina, una vasocostrizione generalizzata e conseguente incremento del lavoro cardiaco; le catecolamine circolanti inducono un'incremento della frequenza cardiaca, della contrattilità miocardica e delle resistenze vascolari sistemiche con conseguenti ipertensione, tachicardia e disritmia e con la possibilità di danno miocardico o di scompenso del circolo nei pazienti suscettibili [72].

Da un punto di vista respiratorio, le modificazioni neuroendocrine provocano un aumento del contenuto idrico extracellulare polmonare con alterazione del rapporto ventilazione-perfusione; inoltre, in seguito a procedure chirurgiche sul torace e sull'addome, il dolore può provocare un incremento nella tensione muscolare scheletrica con conseguente riduzione della capacità polmonare totale ed ipoventilazione. Alla fine, tali alterazioni si traducono nell'insorgenza di atelettasie con conseguente aggravamento del rapporto ventilazione-perfusione e quindi ipossiemia.

A livello enterico, le modificazioni neuroendocrine sono responsabili dell'inibizione riflessa della funzione gastrointestinale con conseguente ileo post-operatorio e con comparsa di nausea, vomito e quindi grave disconfort per il paziente.

Gli effetti mediati dallo stress sulla coagulazione si possono riassumere in alterazioni della viscosità ematica, della funzionalità piastrinica e della fibrinolisi. Tutto ciò comporta uno stato di ipercoagulabilità, che in pazienti costretti all'immobilità aumenta notevolmente l'incidenza di eventi tromboembolici.

Infatti, la percezione del dolore determina una risposta da stress che coinvolge vari organi e apparati. La richiesta di analgesia dipenderà in gran parte dalla sede dell'intervento e dall'entità del trauma chirurgico. Si ritiene che la chirurgia maggiormente dolorosa sia quella toracica e la chirurgia dei quadranti superiori dell'addome. La scelta della tecnica di analgesia da utilizzare sarà condizionata dalla tipologia dell'intervento (chirurgia maggiore, media, minore), delle patologie concomitanti del paziente, dalla disponibilità dei farmaci e dalla familiarità del medico con quel metodo di analgesia [73].

Recentemente si è focalizzata l'attenzione sull'ampia variazione individuale della sensazione dolorosa nella sua tipologia e entità in risposta ad uno stimolo standardizzato.

Parallelamente si riscontra una grande variabilità della risposta ai diversi approcci terapeutici. Tali differenze sono in parte il risultato delle differenze genetiche interindividuali ma in parte sono anche dovute a fattori di modulazione non fisiologici che fanno da contorno ad ogni condizione di dolore: l'ansia, la paura, il senso del controllo, il substrato etno-culturale e le precedenti esperienze dolorose individuali.

Il trattamento del dolore post-operatorio viene solitamente modulato in base all'entità della chirurgia attuata, in base allo stato clinico e psicologico del paziente e regolato nel tempo in base al decremento dello stesso con il passare del tempo.

La terapia è solitamente plurifarmacologica per garantisce maggior efficienza e, contemporaneamente, maggior sicurezza: se i farmaci utilizzati hanno un meccanismo d'azione diverso e effetti collaterali alquanto differenti, la somministrazione combinata a dosaggio ridotto comporta una riduzione della dose totale dei singoli farmaci, e dell'incidenza e severità degli effetti collaterali; in presenza di sinergismo d'azione, invece, l'effetto finale risulta essere più che semplicemente additivo.

L'analgesia postoperatoria può essere effettuata attraverso una tecnica di analgesia periferica (per via spinale, peridurale, periferica con blocco o con infiltrazione) o attraverso la somministrazione di farmaci per via generale (per via parenterale, intramuscolare, sublinguare o orale) o attraverso una loro associazione sfruttando, ad esempio, il sinergismo tra un anestetico locale infiltrato localmente alla ferita chirurgica, che blocca la trasmissione neuronale dei canali al sodio, e un oppioide che agisce sui canali al potassio [74, 75].

Le classi di farmaci utilizzate sono:
- anestetici locali;
- FANS;
- oppioidi;
- adiuvanti (α2-agonisti e corticosteroidi).

FANS

I farmaci antiinfiammatori non steroidei (FANS) sono agenti con azione similare ma con diversa struttura chimica. La maggior parte di questi composti modula la sintesi delle prostaglandine tramite l'inibizione dell'enzima cicloossigenasi, che catalizza una delle prime tappe della conversione dell'acido arachidonico in prostaglandine. Attraverso la riduzione della sintesi prostaglandinica, gli inibitori delle cicloossigenasi bloccano la risposta nocicettiva ai mediatori endogeni della flogosi come la bradichinina, l'acetilcolina e la serotonina. L'enzima ciclo-ossigenasi è codificato da due geni: l'enzima COX-1, che riveste un ruolo importante nella conversione di prostaglandine a funzione protettiva, come per la produzione del muco gastrico o per il mantenimento del flusso ematico renale; e il COX-2, che è il maggior isoenzima associato alla flogosi. Il rapporto di inibizione tra COX-1 e COX-2 da parte dei FANS determinerà la comparsa di effetti indesiderati: l'aspirina e l'indometacina inibiscono maggiormente la COX-1, e saranno gravati dai maggiori effetti indesiderati rispetto, ad esempio, all'ibuprofene che agisce prevalentemente sulla COX-2 (Tab. 8) [76].

I FANS sono farmaci di prima scelta per il controllo del dolore acuto da lieve a moderato e sono raccomandati per il controllo del dolore superficiale della cute e delle mucose; in associazione agli anestetici locali, gli oppioidi e gli α_2-agonisti possono essere utilizzati per il dolore severo. Il massimo effetto analgesico dei FANS si ottiene nei casi in cui il dolore è associato alla flogosi: in questi casi l'analgesia ottenuta è sovrapponibile a quella ottenuta con gli oppioidi.

Tra i FANS merita una menzione particolare il ketorolac: ha un effetto inibitorio sia sull'enzima COX-1 che COX-2, non ha attività oppioide (infatti non si lega ai recettori μ, κ, δ e anche se utilizzato per lunghi periodi la brusca sospensione non determina sintomi da astinenza), ma ha un maggior effetto analgesico rispetto all'acido acetil-salicilico, al fenilbutazone, al naproxene e all'indometacina. Il trattamento prolungato con ketorolac a dosaggi elevati aumenta però la possibilità di effetti collaterali gastroenterici e renali e d'attività antipiastrinica con prolungamento del tempo di sanguinamento [77].

Il paracetamolo possiede attività analgesica ed antipiretica ma non antinfiammatoria; viene ben assorbito per via orale, e metabolizzato a livello epatico. Ha pochi effetti collaterali e viene largamente utilizzato nel post-operatorio a un dosaggio da 500 a 4000 mg/die. Il sovradosaggio per periodo prolungati può provocare epatotossicità per superamento della normale via metabolica e formazione di metabolici tossici.

Di recente introduzione nella pratica clinica è il concetto di "preemptive analgesia" che consiste nella somministrazione preoperatoria di FANS che, inibendo la produzione di prostaglandine, sembra ridurre l'iperalgesia primaria e secondaria e quindi il dolore post-operatorio [78].

Tabella 8. Dosaggi equiparati dei FANS

Farmaco	**Dosaggi negli adulti**	**Dosaggio nei bambini**
Aspirina	658/975 mg ogni 4 ore	10/15 mg/kg ogni 4 ore
Ibuprofene	400 mg ogni 4-6 ore	10 mg/kg ogni 6-8 ore
Ketoprofene	25-75 mg ogni 6-8 ore	–
Naprossene	550 mg poi 275 mg ogni 6-8 ore	5 mg/kg ogni 12 ore
Ketorolac	30-60 mg i.v. o i.m. poi 15/30 mg ogni 6 ore i.v. o i.m.; 10 mg ogni 6-8 ore per os	–

Oppioidi

La morfina e i suoi derivati agiscono come agonisti mediante interazione stereoselettiva con recettori di membrana saturabili, distribuiti nel SNC prevalentemente a livello della sostanza grigia periacqueduttale e periventricolare, del nucleo reticolare gigantocellulare, del talamo mediale, della formazione reticolare mesencefalica, dell'ipotalamo laterale e del midollo spinale. Si distinguono 5 recettori degli oppioidi (δ, η, κ, s, ε). Sono stati poi proposti dei sottotipi per i recettori η, κ e s. I recettori η1 mediano l'analgesia sopraspinale, il rilascio di prolattina e l'euforia. I recettori η2 mediano la depressione respiratoria e la dipendenza fisica. I recettori δ e κ sono parzialmente responsabili dell'analgesia spinale. La miosi e la sedazione sono il risultato dell'attività del recettore k, mentre l'attività dei recettori s provoca disforia e allucinazioni. Gli agonisti puri presentano affinità per i recettori η1, η2, δ e κ, spiegando l'effetto analgesico centrale e spinale, così come gli effetti indesiderati dose relativi e la potenziale dipendenza.

Le differenze che si riscontrano nell'azione di questi farmaci sono il risultato non solo della selettività recettoriale, ma anche della lipofilicità di questi agenti. Le proprietà farmacologiche degli oppioidi misti agonisti-antagonisti sono il risultato della loro affinità per le sottoclassi recettoriali degli oppioidi. A tal proposito distinguiamo due gruppi: il primo è caratterizzato da un'alta affinità recettoriale η con una attività minore o similare a quella della morfina (ad esso appartengono la buprenorfina e la dezocina); nel secondo troviamo agenti che posseggono solamente una moderata affinità a livello dei recettori η con azione prevalente a livello dei recettori k e s (a questo gruppo appartengono la pentazocina, il butorfanolo, e la nalbufina, tutti caratterizzati da profondi effetti sedativi e da potenziali azioni psicomimetiche).

Il tramadolo è un oppioide sintetico del gruppo dell'aminocicloesanolo; è un analgesico ad azione centrale con proprietà agoniste sui recettori degli oppioidi ed effetti sulla neurotrasmissione noradrenergica e serotoninergica; non inibisce comunque la produzione di prostaglandine e quindi non provoca sanguinamento gastrointestinale e tossicità renale. Paragonato ad altri agonisti oppioidi, sembra avere una minore incidenza di depressione cardiorespiratoria ed un più basso potenziale di dipendenza. Il tramadolo somministrato per via orale, parenterale o rettale ha dimostrato di possedere una buona efficacia analgesica sul dolore di origine più varia.

La durata media dell'effetto analgesico del tramadolo è di circa 6 ore dopo ogni singola dose, l'onset time dell'effetto analgesico si situa nella larga maggioranza dei pazienti tra i 10 e i 20 minuti.

Nel dolore post-operatorio moderato il tramadolo, somministrato per via endovenosa, in dosi di 50-150 mg ha un'efficacia analgesica pari a quella della morfina in dosi di 5-15 mg; somministrato per via intramuscolare, l'effetto di 50 mg di tramadolo è risultato similare a quello ottenuto con pentazocina e nefopam, ma inferiore alla buprenorfina; per via orale 50 mg di tramadolo sono risultati essere equivalenti a 50 mg di pentazocina.

Per via epidurale, con la somministrazione di 100 mg di tramadolo si è avuta un'analgesia migliore e di più lunga durata (9,4 vs 6 ore) rispetto alla somministrazione epidurale di 10 ml di bupivacaina 0,25% in interventi di chirurgia addominale.

Nei pazienti con clearance della creatinina < 30 ml/min è raccomandata la somministrazione ogni 12 ore di massimo 200 mg/die; nei pazienti epatopatici la dose è ulteriormente ridotta a 50 mg ogni 12 ore [79].

Nonostante la sintesi di nuove molecole oppioidi, per il dolore severo i farmaci ancor oggi più utilizzati sono la *morfina* e la *meperidina* o simili.

La somministrazione intramuscolare è una pratica diffusa e poco costosa senza rischi di overdose per il graduale raggiungimento dell'"onset" del dolore ma con dolore all'iniezione stessa e con scarsa maneggevolezza della posologia.

La somministrazione endovenosa porta ad un'immediata analgesia ma ha lo svantaggio delle fluttuazioni dei livelli ematici e della necessità di uno stretto controllo di personale specializzato.

Un progresso nel controllo del dolore post-operatorio con oppioidi per via endovenosa è rappresentato dall'introduzione di dispositivi per la somministrazione continua e con possibilità di bolo a richiesta (metodica PCA) che garantiscono livelli plasmatici di farmaco costanti e consentono di minimizzare le differenze farmacocinetiche e farmacodinamiche individuali soddisfacendo le richieste personalizzate dei pazienti.

Più recentemente è stata proposta la somministrazione di oppioidi altamente liposolubili attraverso la cute intatta con un sistema di membrane permeabili per regolarne la diffusione (transdermal therapeutic system, TTS): lo scopo di questa via di somministrazione è quello di dare un'analgesia prolungata attraverso livelli plasmatici costanti di farmaco. All'estrema semplicità di uso si contrappone un lungo periodo di latenza prima del raggiungimento di un'analgesia efficace e il perdurare di un'alta concentrazione plasmatica del farmaco anche dopo la rimozione del TTS.

Per quanto riguarda l'uso degli oppioidi per via spinale, basse dosi antagonizzano i riflessi polisinaptici nocicettivi attraverso l'azione su recettori localizzati nella sostanza gelatinosa, in vicinanza delle terminazioni afferenti primarie. L'effetto degli oppioidi dipende non soltanto dalle loro affinità per un particolare recettore ma anche dalla possibilità a raggiungere il sito d'azione penetrando attraverso le lamine superficiali del corno posteriore, dalle dosi somministrate e dalle vie di somministrazione. Oltre a ciò, sono rilevanti anche le caratteristiche fisico-chimiche, prima fra tutte la liposolubilità, direttamente collegata al tempo di latenza e alla potenza.

La depressione respiratoria è l'effetto collaterale più frequente nell'utilizzo di oppioidi per via intratecale e la sua incidenza è influenzata dall'età dei pazienti, dalla presenza di malattie polmonari, dalla contemporanea somministrazione di narcotici per via parenterale e dalle dosi impiegate. L'insorgenza può essere precoce o tardiva: per la morfina è un effetto sempre tardivo sia per la somministrazione subaracnoidea che per quella epidurale, compreso tra le 6 e le 10 ore, con un ritorno alla norma intorno alle 23 ore; per la meperidina si osserva dopo 1 ora dalla somministrazione ed è probabilmente dovuta all'assorbimento vascolare attraverso le vene epidurali e alla rapida distribuzione al cervello tramite le vene basi-vertebrali; per il fentanyl epidurale si osserva invece dopo 30-120 minuti dalla somministrazione, dovuta alla migrazione cefalica dell'oppioide nel liquor.

La somministrazione di oppioidi, in particolare di morfina, 0,25-1,5 mg, per via subaracnoidea, ha trovato applicazione nel dolore acuto ma il tempo di latenza per il raggiungimento dell'effetto analgesico è realtivamente lungo, 45-60 minuti, cosa inaccettabile nei pazienti con dolore acuto. Per quanto riguarda la somministrazione epidurale, la morfina è stata largamente utilizzata a dosaggi variabili (3-10 mg) anche in relazione alla posizione lombare o toracica del catetere epidurale, evidenziando una durata di azione di 12-24 ore. La morfina può essere somministrata anche in infusione continua ad una velocità di 4-6 ml/h (soluzione 0,1 mg/ml) e con tale modalità si sono ottenuti buoni risultati anche in pazienti sottoposti a chirurgia maggiore.

Anche il fentanyl somministrato per via epidurale ha assicurato un buon grado di analgesia caratterizzato da un rapido inizio di azione ma da una breve durata.

L'associazione degli oppioidi con gli anestetici locali permette di ridurre gli effetti collaterali di alte concentrazioni di anestetici locali (blocco motorio, possibili effetti cardiovascolari e tossici) e di evitare la possibilità di incompleta analgesia in caso di basso dosaggio; inoltre, l'utilizzo di oppioidi a breve latenza d'azione consentono un più rapido inizio dell'effetto analgesico [80].

Anestetici locali

Gli anestetici locali sono usati nel trattamento del dolore acuto sia per ottenere dei blocchi nervosi periferici, che centrali, da soli o in associazione agli oppioidi.

Gli anestetici locali maggiormente utilizzati sono quelli a lunga durata di azione, ad esempio, la bupivacaina a concentrazione variabile dallo 0,125% allo 0,25% e la ropivacaina a concentrazione variabile dallo 0,1% allo 0,2%. Basse dosi di anestetico locale, in eventuale combinazione con oppioidi, sono solitamente ben tollerate, sebbene si possano realizzare sia il blocco simpatico che un certo grado di blocco motorio.

Le vie di somministrazione sono quelle intratecali, spinale continua ed epidurale continua, per le quali si rimanda agli specifici capitoli, e quella periferica. Esiste una larga varietà di blocchi nervosi utilizzabili per il confort post-operatorio, tra i quali l'infiltrazione locale della ferita, il blocco dei nervi intercostali e paravertebrali, l'analgesia intrapleurica. Il vantaggio maggiore è la mancanza di effetti sistemici quali la depressione respiratoria, la sedazione prolungata, la disforia [81].

Possono essere attuate infiltrazioni locali o plessiche, estemporanee o continue attraverso un catetere lasciato in sede connesso ad un elastomero con PCA associata cosicché il paziente può gestire il rilascio dell'anestetico a seconda della dolorabilità [82].

Alfa2-agonisti

L'azione antalgica degli α2-agonisti è mediata attraverso i recettori pre e postsinaptici a livello delle vie noradrenergiche coinvolte nel controllo del dolore, a livello delle corna dorsali del midollo e a livello sovraspinale.

La clonidina somministrata per via epidurale non garantisce un completo "pain-relief" dopo chirurgia maggiore, eccetto in quei casi in cui si ricorre a dosi superiori ai 300 mg che sono, tuttavia, gravate da importanti effetti indesiderati quali l'ipotensione, la bradicardia e l'eccessiva sedazione. Associata alla morfina per via epidurale, incrementa significativamente l'analgesia in pazienti sottoposti a chirurgia addominale maggiore, mentre somministrata per via spinale aumenta la densità del blocco anestetico.

Corticosteroidi

Nel controllo del dolore acuto e subacuto esplicano il massimo effetto nei casi in cui il dolore è associato ad edema, o quando c'è infiltrazione tumorale o compressione nervosa. Essi agiscono tramite l'effetto antiinfiammatorio e mediante una riduzione dell'eccitabilità neuronale con azione diretta sulla membrana cellulare. Effetti indesiderati possibili legati ad una somministrazione prolungata sono l'immunodepressione, la gastrolesività, la ritenzione di liquidi, l'ipertensione, l'iperglicemia, la sindrome di Cushing e in alcuni casi disturbi psichiatrici.

L'ASA in data 12 ottobre 1988 (con rielaborazione nell'ottobre 1994) ha stabilito gli standard per il controllo post-operatorio con lo scopo di ottimizzare la qualità di cura; tuttavia, tali prescrizioni non possono garantire nessun outcome specifico sul paziente.

Le linee guida raccomandano che:

1) tutti i pazienti sottoposti ad anestesia ricevano un adeguato controllo post-operatorio;
2) il paziente deve essere accompagnato nella sala risveglio da personale dell'equipe di anestesia; durante il trasporto deve essere monitorato e sorvegliato ed in casi di necessità deve essere attuata una terapia adeguata;
3) il personale delle sale risveglio deve ricevere adeguate consegne del paziente;
4) le condizioni del paziente devono venire rivalutate all'arrivo in "recovery-room" e poi costantemente controllate;
5) deve essere completata una cartella con le condizioni preoperatorie e con il decorso anestesiologico e chirurgico;
6) in medico responsabile, dopo corretta valutazione, può stabilire la dimissibilità del paziente dalla sala post-operatoria.

Anche il gruppo di studio S.I.A.A.R.T.I. per la Sicurezza in Anestesia e Terapia Intensiva, ha elaborato nel 1994 un documento con lo scopo di contribuire ad ottimizzare le cure postoperatorie attraverso un protocollo di massima da adattare alle specifiche esigenze di ogni struttura. Il lavoro riporta sia gli standard per la sorveglianza post-operatoria dei pazienti sia le raccomandazioni per l'organizzazione di un'area post-operatoria attrezzata e, prendendo atto della disomogeneità della situazione italiana sia in ordine al personale medico ed infermieristico, sia in ordine alle strutture edilizie e tecnologiche, sottolinea che le raccomandazioni non devono essere considerate un obiettivo da ottenere immediatamente, bensì un traguardo da raggiungere.

Simili indicazioni sono state elaborate dalle Società anestesiologiche delle altre nazioni, a conferma dell'importanza e dell'universalità dell'argomento: i documenti sottolineano la necessità di una corretta valutazione clinica e di una attenta gestione del paziente operato, al fine di ridurre i potenziali tassi di morbilità e mortalità, sempre associati all'atto anestesiologico e chirurgico in quanto correlato ad alterazioni delle funzioni fisiologiche nell'intero periodo perioperatorio.

La "recovery-room" può garantire un reale incremento dei livelli di assistenza al paziente chirurgico in senso di confort e sicurezza ma come tale costituisce nell'immediato un costo aggiuntivo. In questo senso, tuttavia, il problema deve essere discusso relativamente alla razionalizzazione delle strategie, perché per ragioni mediche e medico legali la "recovery-room" rappresenta una risposta inevitabile all'enorme incremento della chirurgia maggiore e dei pazienti in condizioni critiche, situazioni nelle quali la sicurezza deve avere assoluta priorità sugli aspetti economici.

I criteri di dimissione

La dimissione dall'area di risveglio viene decisa dall'anestesista dopo aver verificato:
- stato di coscienza: il paziente deve essere sveglio, vigile e deve rispondere all'anestesista in relazione ai seguenti criteri:
- presenza dei riflessi e di una buona protezione delle vie aeree;
- ventilazione adeguata, un buon colorito cutaneo e una buona saturazione d'ossigeno in aria ambiente;
- stabilità cardiovascolare con valori pressori sovrapponibili a quelli preoperatori, una buona perfusione cutanea e l'assenza di aritmie cardiache inspiegabili;
- assenza di perdite ematiche importanti dai drenaggi o da altre sedi chirurgiche;
- buon grado di analgesia;
- recupero dell'attività motoria dopo un blocco centrale, anche se questo è un punto non condiviso da molti Autori [83, 84].

A tal riguardo, Alexander e coll. [85] hanno studiato la dimissibilità dei pazienti dalla "recovery-room" basandosi sul fatto che la stabilità emodinamica si ristabilisce prima della ripresa della funzionalità sensoriale e motoria: per molti pazienti la dimissione con il test dell'ortostatismo può significativamente diminuire il tempo di permanenza in "recovery room". Il test dell'ortostatismo si basa sulla stabilità dei valori pressori in due misurazioni successive che dimostrano una diminuzione inferiore al 10% al passaggio da clinostatismo a ortostatismo. Con questo criterio il 67%

dei pazienti arruolati è stato dimesso 76 ± 6 minuti prima dei pazienti sottoposti ai criteri di dimissione classici di stabilità emodinamica in posizione supina, di recupero del livello sensoriale a T10 e di motilità dell'alluce [85, 86].

Riguardo il recupero sensoriale, Yukioka e coll. [87] hanno confrontato la capacità dei pazienti non pesantemente sedati di determinare il livello cefalico di anestesia dopo puntura spinale o peridurale con il metodo "pin-prick"; poiché hanno trovato un'ottima corrispondenza, hanno suggerito di adottare la valutazione soggettiva per determinare la dimissibilità dalla "recovery room" [87].

I pazienti ai quali sono stati somministrati farmaci come analgesici, vasopressori, antiaritmici, ecc. devono essere trattenuti per almeno 30 minuti oltre la loro somministrazione per il controllo dell'efficacia del trattamento e dei possibili effetti collaterali.

Per quanto riguarda la deambulazione, Pflung e coll. [63], riscontrando che dopo puntura subaracnoidea la sequenza di ritorno dell'attività neurologica comprende prima l'attività del sistema nervoso simpatico, poi la sensazione "pin-prick" ed infine la funzione motoria somatica seguita dalla propriocezione del piede, hanno indicato i criteri per un sicuro recupero della deambulazione:

- ritorno della sensazione "pin-prick" nell'area perianale innervata dalle terminazioni S4-S5;
- flessione plantare del piede con forza pari al preoperatorio;
- ritorno della propriocezione dell'alluce.

In caso di insorgenza di complicazioni gravi l'anestesista deve optare per il trasferimento del paziente in Unità di Terapia Intensiva [88, 89].

Per i pazienti in regime di "day-hospital", la "recovery room" può rappresentare l'unico "step" di sorveglianza postoperatoria in quanto unica forma di ospitalità loro fornita.

In questo caso, l'anestesista sottoscrive la dimissione valutando accuratamente il recupero generale allo stato pre-ricovero, dopo che il chirurgo ha verificato l'assenza di sanguinamento, la pulizia delle medicazioni, la pervietà dei drenaggi, ecc.

È comunque necessario disporre di un servizio per il ricovero ospedaliero dei pazienti ambulatoriali qualora ne insorga la necessità: l'incidenza di ospedalizzazione si aggira attorno all'1% con picchi maggiori nei centri di riferimento per i bambini, per gli anziani o per i pazienti classificati ASA III; complicanze gravi e potenzialmente letali hanno un'incidenza di 1 su 12 000 indipendentemente dall'intervento subito [90].

Le raccomandazioni ASA per la dimissione dei pazienti ambulatoriali prevedono:

1) segni vitali stabili per almeno un'ora;
2) buon orientamento nel tempo e nello spazio;
3) terapia antalgica sufficiente tramite analgesici orali;
4) recupero della capacità di vestirsi e di deambulare come nel periodo preoperatorio;
5) nausea, vomito e stordimento minimi;
6) assunzione di liquidi per bocca tollerata senza vomito;
7) sanguinamento tramite drenaggio minimo;
8) capacità della minzione intatta;
9) presenza di un accompagnatore che può assicurare il controllo delle condizioni del paziente a domicilio;

10) le istruzioni riguardanti l'assistenza post-operatoria devono essere consegnate al paziente e alla persona accompagnatrice per iscritto oltre che essere spiegate verbalmente;
11) fornire un recapito in caso di urgenza;
12) terapia antalgica adeguata per almeno il primo giorno post operatorio;
13) il paziente deve essere avvertito verbalmente e per iscritto che non deve guidare entro le prime 24 ore postoperatorie e non deve assolutamente assumere alcolici, sedativi o farmaci non prescritti e consigliati.

D'altra parte molti lavori dimostrano come il giudizio clinico dello specialista, una volta soddisfatti i criteri standard, sia il fattore più importante per determinare la dimissibilità del paziente e che solo con tale valutazione è possibile ridurre le complicanze a domicilio e le ospedalizzazioni successive.

Nonostante i miglioramenti nel monitoraggio e nella conduzione dell'anestesia, la letteratura riporta un'incidenza di complicanze in "recovery room" variabile tra il 7% e il 30%. Le principali complicanze sono: nausea e vomito, ipertensione e ipotensione arteriosa, bradicardia, agitazione e disorientamento, brivido, dolore e complicanze respiratorie [91-95].

Tabella 9. Fast-track criteria

Parametro/categoria	Punteggio
Livello di coscienza	
Sveglio e orientato	2
Risvegliabile con minima stimolazione	1
Risponde solo allo stimolo fisico	0
Attività fisica	
Capace di muovere tutte le estremità a comando	2
Difficoltà al movimento degli arti	1
Impossibilità a muovere gli altri	0
Stabilità emodinamica	
Variazioni di pressione arteriosa entro il 15% del valore basale	2
Variazioni di pressione arteriosa tra 15% e 30% del basale	1
Variazioni di pressione arteriosa oltre il 30% del basale	0
Stabilità respiratoria	
Capace di inspirare profondamente	2
Tachipnea, ma tosse efficace	1
Dispnea con tosse inefficace	0
Ossigenazione periferica	
Saturazione arteriosa > 90% in aria ambiente	2
Fabbisogno di ossigeno supplementare	1
Saturazione arteriosa < 90% con ossigeno supplementare	0
Dolore post-operatorio	
Nessuno o modesto fastidio	2
Dolore moderato o severo controllato con analgesici endovena	1
Dolore grave e persistente	0
Sintomatologia emetica postoperatoria	
Nessuna o nausea modesta, senza vomito	2
Vomito o conati di vomito transitori	1
Nausea da moderata a severa e vomito persistente	0
Punteggio totale: 14	
Punteggio accettabile: 12 (in nessuna categoria < 1)	

È stata inoltre formulata una scheda di valutazione definita "Fast-track criteria" (Tab. 9) per valutare la possibilità per un paziente in "day-surgery" di essere trasportato alla zona di ricovero saltando l'area di sorveglianza postoperatoria. Tale schema si basa sul punteggio di Aldrete ma, accanto ai classici parametri considerati quali attività, respirazione, circolazione, coscienza, colorito, si considera anche il livello di dolore post-operatorio e l'insorgenza di nausea e vomito che sono dimostrati essere causa preminente di maggiore impegno assistenziale e di intensità della terapia nella "day-surgery" [96].

I risultati preliminari di uno studio condotto da Duncan [97] su 100 pazienti sottoposti a piccola chirurgia dimostrano un'incidenza di mortalità pari tra il gruppo con applicazione dei "Fast-track criteria" e il gruppo con ammissione in "recovery room"; inoltre, tale scelta ha consentito nell'83% dei pazienti una dimissione anticipata rispetto al gruppo di controllo [97-99].

Le specialità chirurgiche

La richiesta di standard di cure sempre più avanzate, specifiche per il tipo di chirurgia e per i problemi che si accompagnano ad ogni intervento chirurgico, ha portato il medico anestesista a specializzarsi e svolgere attività sempre più dedicate nelle diverse specialità chirurgiche.

Chirurgia addominale maggiore

Questo tipo di chirurgia rappresenta un pilastro della medicina perioperatoria. In particolare, per l'ampio spettro di scenari che vanno dalla semplice biopsia agli interventi nei vari distretti addominali sia per patologia benigna che neoplastica, al trapianto renale, di pancreas, di fegato e multiviscerale.

Nel caso di patologia cirrotica a carico del fegato è necessario tenere conto della condizione cardiovascolare iperdinamica. L'aumentata portata cardiaca e le ridotte resistenze periferiche rappresentano un fattore costante in questo tipo di malati. La fase iperdinamica non si accompagna ad un aumento del consumo di ossigeno e il risultante aumentato trasporto di ossigeno ai tessuti determina un aumento della saturazione di ossigeno del sangue venoso misto.

La funzione cardiaca tende a peggiorare nelle fasi avanzate con riduzione della frazione di eiezione e conseguente tachicardia. La progressiva ipossiemia è causa di alterazioni profonde a carico della funzione respiratoria e renale con una progressiva riduzione del flusso ematico a livello della corticale a causa della vasocostrizione importante delle arteriole afferenti.

La gravità della patologia di base determina un deterioramento della bilancia emostatica e del metabolismo epatico che richiede una precisa valutazione preoperatoria; in particolare, l'aumentata produzione di glucagone e di ormone della crescita può spiegare l'intolleranza al glucosio che può manifestarsi in questo tipo di malati. La riduzione importante dei livelli di albumina nel sangue è causa di edema diffuso di tipo anasarcatico e di alterato metabolismo dei farmaci.

L'evoluzione di questa patologia determina un quadro di encefalopatia che può caratterizzarsi per i segni neurologici alterazione della personalità, con disturbi della parola, fino ad una condizione di confusione mentale ingravescente che può esitare in uno stato di coma profondo.

Infine, una emorragia gastrointestinale improvvisa può scompensare una condizione subclinica di encefalopatia e condurre ad una rapida compromissione delle funzioni generali che rendono più severa la prognosi [100].

Chirurgia laparoscopica

La medicina perioperatoria ha fatto registrare importanti progressi con una significativa riduzione della morbilità e mortalità intra e postoperatoria; in particolare, le innovazioni tecnologiche sono state in grado di ridurre il grado di aggressività delle manovre chirurgiche con l'introduzione delle tecniche di laparoscopia e di videochirurgia. La rapida diffusione di questa tecnica in ginecologia, urologia e chirurgia generale è dovuta alla minima invasività, ridotta morbosità postoperatoria [101, 102] e minor degenza ospedaliera [103].

Gli organi addominali sono visualizzati mediante insufflazione intra-addominale di CO_2 (pneumoperitoneo). La CO_2 risulta relativamente innocua per il peritoneo ed altamente solubile nel sangue. La pressione intraddominale viene generalmente mantenuta tra 15 e 18 cmH_2O.

Comunque, gli interventi in laparoscopia non sono scevri da complicanze; infatti, il team chirurgico e anestesiologico devono operare in perfetta sintonia allo scopo di controllare la situazione clinica e ridurre le alterazioni emodinamiche e respiratorie che l'utilizzo di queste tecniche può comportare.

L'insufflazione di 25-30 litri di CO_2 nei primi 30 min può causare effetti cardiorespiratori negativi. Ad esempio, in corso di colecistectomia per via laparoscopica e di altre procedure chirurgiche addominali alte è necessario mantenere la posizione di Trendelenburg (fino a 30°); tale condizione riduce il ritorno venoso e nei pazienti ipovolemici può essere causa di importante instabilità emodinamica.

Le complicanze intraoperatorie sono da correlare agli effetti emodinamici [104-106] e respiratori indotti dal pneumoperitoneo [107, 108], e all'ipercapnia (Tab. 10), indotta dalla CO_2 insufflata. La comparsa di complicanze è influenzata dalla posizione del paziente sul letto chirurgico [109-111] (Trendelenburg, Trendelenburg inverso), dalla durata della procedura, dal volume di gas usato per la procedura, dall'età del paziente e dalla presenza di concomitanti patologie cardio-polmonari [112]. L'aumento della pressione intra-addominale determina un aumento del ritorno venoso nella fase iniziale, a causa dell'aumento della pressione venosa splancnica, successivamente si ha una diminuzione del ritorno venoso per aumento delle pressioni addominale e toracica. L'aumento delle resistenze vascolari sistemiche (SVR) deriva dall'aumento delle resistenze venose, dalla compressione dell'aorta addominale e dall'aumento del post-carico dovuto a fattori umorali come le catecolamine, la vasopressina e il sistema renina-angiotensina. L'effetto complessivo è una diminuzione dello stroke volume e della gittata cardiaca. L'importanza di questi effetti dipende dall'entità del gas insufflato (Tab. 10), dalla funzione emodinamica di base e dallo stato del volume intravascolare [107]. Baraka [113] descrive il caso di un paziente di 75 anni, iperteso in trattamento con captopril e nadololo andato in contro a un collasso cardio-vascolare dopo rimozione troppo rapida del pneumoperitoneo alla fine dell'intervento. D'altro canto, nei malati con scarse riserve funzionali cardiovascolari l'insufflazione addominale può determinare un aumento del postcarico con conseguente insufficienza di pompa. Quindi, la tecnica laparoscopica deve essere praticata con particolare attenzione in pazienti cardiopatici al fine di ridurre le fluttuazioni emodinamiche [113].

L'insufflazione in peritoneo, oltre a determinare effetti emodinamici, impedisce il movimento del diaframma [108, 114], causando una diminuzione del volume minuto espirato contrapposto ad un aumento del carico di CO_2 da eliminare [115]. Blobner e coll. [116] riferiscono un aumento della $PaCO_2$ del 40%, con raggiungimento del plateau dopo 40 minuti (Tab. 11). In particolare, è stata dimostrata una riduzione della capacità funzionale residua con tendenza alla atelettasia e una aumentata alterazione del rapporto ventilazione/perfusione. L'ipercapnia acuta determina acidosi respiratoria, induce modificazioni a carico dell'apparato cardio-circolatorio e del SNC [117, 118]. Secondo uno studio di Iwasaka e coll. [115] la compliance polmonare si riduce del 40% con un aumento della pressione di picco e di plateau, in paziente correttamente miorilassato. Wittgen [108] afferma che, indipendentemente da ventilazione ed ossigenazione adeguate, pazienti con patologia cardiaca [119] o respiratoria hanno una differente risposta all'insufflazione peritoneale di CO_2. In questi pazienti, infatti, la frequenza di acidosi respiratoria [120] e di ipercapnia è più elevata. Questa tecnica chirurgica è sconsigliata nei soggetti con insufficienza respiratoria assoluta (enfisema scompensato) o relativa (grave obesità o grave anemia). Nonostante la tecnica laparoscopica venga considerata a bassa morbidità è importante, alla luce di quanto sopra esposto, un attento monitoraggio della $PaCO_2$.

In questa condizione è indicato un attento controllo della funzione circolatoria e respiratoria con un aumento della ventilazione minuto del 15% circa allo scopo di controllare l'ipercapnia. In alcune circostanze una comunicazione pleuroperitoneale può essere aggravata dalla insufflazione del peritoneo con pneumotorace ipertensivo e conseguenti sequele emodinamiche [121].

Tabella 10. Effetti emodinamici dell'ipercapnia indotta dalla tecnica laparoscopica

Ipercapnia	**Effetti emodinamici**
> 9,3 kPa	⇑ SVR, ⇑ MAP, ⇑ CVP, ⇓ stroke volume
6,7-9,3 kPa	miocardio-depressore diretto, vasodilatatore ed ⇑ stimolazione simpatica
6-6,7 kPa	effetti emodinamici non significativi

Tabella 11. Cause di ipercapnia e acidosi in laparoscopia

1. Assorbimento della CO_2 dal peritoneo
2. Diminuzione della compliance polmonare
3. Insufficiente ventilazione

Chirurgia vascolare maggiore

Questo tipo di chirurgia ha fatto registrare importanti progressi per gli specialisti del distretto vascolare intracranico, cardiaco, intratoracico, dell'aorta addominale e dei distretti vascolari degli arti.

La chirurgia vascolare comprende una ampia gamma di procedimenti che vanno dalla condizione salva vita per la chirurgia riparativa in seguito a rottura di un aneurisma dell'aorta toracica o addominale, la chirurgia di elezione per endoarterectomia in pazienti asintomatici con stenosi dell'arteria carotide, interventi di bypass aortoiliaco in pazienti sofferenti di una claudicatio cronica. Nelle condizioni di elezione si richiede una attenta valutazione della funzione cardiovascolare e lo stato della circolazione coronarica; a questo proposito, è ancora aperto il dibattito sulla necessità di ricorrere all'angioplastica coronarica e al bypass aorto-coronarico prima di intraprendere l'intervento di chirurgia vascolare maggiore; infatti, molti di questi pazienti sono sofferenti per una vasculopatia generalizzata su base aterosclerotica con ipertensione arteriosa, cardiopatia ischemica, diabete e la concomitante presenza di patologia, anche severa, a carico di altri apparati come quello respiratorio e renale; tutti questi elementi fra loro associati in modo variegato sono in grado di aumentare il rischio di morbilità e mortalità postoperatoria.

È importante il monitoraggio degli episodi di ischemia a carico del miocardio; per i pazienti a rischio è necessario un ricovero in terapia intensiva nelle prime 24-48 ore; la stabilità emodinamica, l'assenza di deficit neurologico, il controllo del sanguinamento e la copertura analgesica sono elementi decisivi per favorire una rapida ripresa dei malati nella fase postoperatoria.

Le variazioni della pressione arteriosa rappresentano un evento frequente nella chirurgia vascolare maggiore; in particolare, mentre l'ipotensione può determinare un deficit di perfusione importante e generalizzato, la crisi ipertensiva può essere pericolosa nei pazienti già sofferenti di precedenti insulti ischemici ed emorragici a livello cerebrale.

In alcuni pazienti può essere necessario il reintervento chirurgico per problemi legati alla tenuta della protesi e per il progressivo peggioramento della perfusione; l'uso del monitoraggio del flusso ematico distrettuale con tecnica Doppler e gli esami arteriografici rappresentano importanti misure di controllo ai fini diagnostici e di trattamento. L'insufficienza renale è una complicanza relativamente frequente nella chirurgia vascolare mentre i segni di infezione della protesi, la peritonite e la sepsi possono presentarsi come complicanze rapidamente evolutive e in grado di determinare l'exitus per una condizione di disfunzione multiorgano [122].

Anestesia in otorinolaringoiatria

In questa disciplina, l'anestesista si può trovare ad affrontare variegate situazioni sia per quando riguardo la tipologia di interventi, sia il tipo di pazienti candidati sia per quanto riguarda le patologie su cui intervenire [123].

La chirurgia otorinolaringoiatrica, operando sul capo e collo, agisce in un distretto corporeo conteso contemporaneamente da diversi specialisti, quali l'anestesista per la protezione e il controllo delle vie aeree ed il chirurgo sia specialista che generale.

La tipologia di interventi è estremamente varia: accanto ad interventi chirurgici particolarmente estesi e demolitivi che richiedono anche 8-10 ore di sala operatoria, ad esempio, laringectomie con svuotamento latero-cervicale per patologia neoplastica, ve ne sono altre di durata ed invasività molto contenute, ad esempio tonsillectomie o microlaringectomie che non per questo richiedono un impegno anestesiologico inferiore. Infatti, anche questi interventi richiedono un piano anestetico con profondità tale da consentire la manipolazioni delle vie aeree in assenza di attività riflessa, ma con contemporanea conservazione della ventilazione spontanea e possibilità di rapida superficializzazione per consentire il risveglio alla fine del contenuto tempo chirurgico.

L'anestesista si deve confrontare con pazienti di un "range" d'età estremamente ampio, intervenendo sia su neonati e bambini per lo più sani o talora portatori di patologie congenite, sia su giovani adulti e addirittura su grandi anziani, spesso affetti da patologia maligna.

Le patologie da trattare possono essere sia a carattere benigno che maligno, può essere utile conoscere la sede, l'invasività e l'estensione della lesione nonché il grado di vascolarizzazione per la difficoltà che talora provocano alla gestione delle vie aeree.

Uno degli scopi principali della visita preoperatoria è quello di predire un'eventuale intubazione difficile sia con una raccolta anamnestica adeguata sia con un attento esame obiettivo. Anamnesticamentre è importante indagare le precedenti intubazioni e le difficoltà eventualmente riscontrate, la tecnica utilizzata e il tempo di ventilazione con tubo endotracheale poiché lunghi periodi d'intubazione e ancor più una precedente tracheotomia, risultano più spesso correlati con esiti stenotici del canale tracheale e quindi richiedono minor traumatismo nella manovra e l'utilizzo di dispositivi endotracheali di calibro ridotto.

È importante indagare un precedente trattamento radioterapico poiché tali sedute spesso inducono fibrosi laringea con difficoltà alla dislocazione dei tessuti molli, edema delle corde vocali persistente per mesi, anchilosi funzionale per fibrosi dei muscoli pterigoideo e massetere o per trisma con coinvolgimento degenerativo dell'articolazione temporo-mandibolare.

I principali parametri che hanno una rilevanza statistica nella determinazione della difficoltà di intubazione sono:
- visibilità delle strutture faringee (test di Mallampati);
- misura della distanza interdentaria;
- misura della distanza mento-tiroide;
- misura della distanza mento-ioide;
- misura del prognatismo mascellare e la sua correggibilità;
- misura della distanza mento-giugulo;
- motilità globale del collo.

Lo spostamento grave dalla normalità di un solo di questi parametri o la deviazione contenuta e contemporanea di più valori indica con buona approssimazione la possibilità di difficoltà di gestione delle vie aeree.

Il paziente otorinolaringoiatrico è gravato da maggior percentuale d'intubazione difficile ed anche quello per il quale più spesso si deve ricorrere all'intubazione in fibroscopia a paziente sveglio.

Inoltre, i problemi di gestione della via aerea sono tipici dell'intero periodo perioperatorio poiché alla patologia di base viene a sommarsi la reazione edemigena, secretoria ed emorragica conseguente all'intervento stesso che talora compromette la pervietà della via aerea.

L'anestesista deve acquisire sempre nuove esperienze, per l'utilizzo di moderne tecnologie e materiali specifici, quali particolari tubi endotracheale armati per evitarne l'inginocchiamento, preformati per l'intubazione rinotracheale, modelli dedicati alla chirurgia laser, dispositivi e canule tracheostomiche.

Un altro importante aspetto della preparazione preoperatoria è costituito dalla scelta della premedicazione poiché, accanto all'azione ansiolitica, spesso si vuole ottenere una diminuzione della secrezione gastrica per la protezione dall'aspirazione, un effetto antiscialogogo principalmente per facilitare l'attività chirurgica, un'attività antiemetica poiché la chirurgia otorinolaringoiatrica è caratterizzata da un'incidenza di PONV variabile dal 45% per l'adenotonsillectomia al 100% per l'otoplastica.

Durante la fase intraoperatoria l'accesso alle vie aeree e alla testa è impedito dal campo chirurgico per cui ci si deve assicurare della corretta connessione del paziente al ventilatore e del buon posizionamento della testa senza eccessive estensioni o rotazioni per evitare danni iatrogeni. Importante la protezione degli occhi soprattutto negli interventi con l'utilizzo del laser.

L'interazione anestesista-chirurgo nell'esecuzione di anestesia topica può consentire una diminuzione dei farmaci somministrati per via endovenosa ma contemporaneamente può scatenare effetti secondari a livello sistemico per il rapido assorbimento attraverso le mucose. Ad esempio, un'adeguata anestesia locale delle regioni del retrobocca e dell'aditus ad laringem in narcosi profonda consentono un successivo alleggerimento del piano anestetico e quindi una diminuzione del rischio di apnea e di aspirazione per mancata protezione delle vie aeree, ancor prima dell'inizio dell'intervento di microlaringoscopia; tuttavia l'utilizzo di simpaticomimetici ad azione vasodilatante locale può comportare effetti avversi, in particolar modo nel paziente coronaropatico può indurre uno spasmo coronarico [124].

Molti interventi richiedono l'utilizzo del microscopio e quindi necessitano di un campo visivo immobile ed esangue: in quest'ottica, un regime di ipotensione controllata assicura la qualità dell'intervento, garantendo una migliore operabilità, un contenimento dei tempi chirurgici e una limitazione delle perdite ematiche [125].

La fase postoperatoria è caratterizzata da una sintomatologia algica importante anche per gli interventi di minore entità: si preferisce una "pre-emptive" analgesia attuata sia per via locale che con somministrazione generale. Localmente si può provvedere alla deafferentazione specifica attraverso blocco periferico oppure attraverso infiltrazione del campo chirurgico con anestetico locale prima del risveglio; a ciò si può associare una miscela antalgica endovenosa con FANS e oppioidi che garantisce un controllo anche del dolore viscerale [126].

Trauma e chirurgia d'urgenza

In numerose circostanze il trauma richiede la messa in atto di misure di rianimazione e di stabilizzazione del paziente. La clinica e le indagini diagnostiche hanno come obiettivo di perfezionare la diagnosi e provvedere in modo mirato alle necessità di correzione chirurgica. Nelle strutture più avanzate i vari specialisti collaborano allo scopo di assicurare al paziente un trattamento completo. Il trauma team è in genere coordinato da un leader responsabile, di diversa estrazione, in grado di coordinare l'interazione tra i vari specialisti.

Nel paziente traumatizzato deve essere sospettata, fino a prova contraria, la lesione del rachide, in particolare nei così detti traumi chiusi. La raccomandazione principale è di immobilizzare il paziente e di verificare se sono presenti segni di deficit motori focali. Il soccorritore deve mettere in atto tutte le precauzioni possibili allo scopo di evitare danni conseguenti ad improprie manovre di mobilizzazione del rachide. L'indagine radiologica del rachide va eseguita in posizione laterale.

Nelle prime fasi di trattamento del paziente traumatizzato è opportuno tenere conto di possibili lesioni occulte a carico del distretto toracico e addominale. In queste circostanze la semeiologica clinica può risultare negativa, in particolare, nelle situazioni in cui il paziente è in stato di shock oppure in conseguenza di un trauma cranico con compromissione dello stato di coscienza.

In determinate situazioni la somministrazione di sedativi, di potenti analgesici e di miorilassanti può rivelarsi non indicata e ritardare un corretto inquadramento clinico. La radiologia convenzionale e in particolare la TC e l'angiografia sono in grado di definire tipo ed entità della lesione. In caso di trauma grave la condizione clinica del paziente, di per sé critica, può aggravarsi per l'insorgenza di ipotermia, alterazioni della bilancia emostatica e dell'equilibrio idroelettrolitico e acido-base.

D'altro canto, importanti alterazione neuro-umorali sono in grado di sviluppare una reazione infiammatoria generalizzata e conseguente liberazione di particolari mediatori con effetti sistemici importanti anche ai fini della sopravvivenza. La stretta collaborazione tra i vari specialisti impegnati nel trattamento di questo particolare tipo di malati rappresenta l'elemento più rilevante per il successo delle cure nel campo della traumatologia d'urgenza [127].

Anestesia in chirurgia toracica

La chirurgia toracica e polmonare rappresentano un settore che si caratterizza per le importanti ripercussioni a carico di sistemi vitali come quello cardiovascolare e respiratorio. La valutazione preoperatoria dovrebbe mettere in luce l'estensione, la gravità della patologia ed il coinvolgimento cardio-vascolare. La presenza di malattie concomitanti importanti richiede una serie di misure per pianificare al meglio la fase intra e postoperatoria. Una buona fase preoperatoria è in grado di modificare in modo significativo l'outcome del paziente.

Fase preoperatoria

La maggior parte delle procedure di chirurgia toracica consiste in resezioni per tumori o masse dei bronchi e dei polmoni. La visita anestesiologica rappresenta un momento molto importante al fine di inquadrare i fattori di rischio del paziente, le patologie concomitanti ed instaurare dei provvedimenti atti a ridurre la morbilità e mortalità perioperatoria.

La maggior parte dei pazienti sono fumatori e presentano un deficit della funzione ventilatoria. L'incidenza di complicanze è direttamente proporzionale al grado di disfunzione respiratoria preoperatoria. I fumatori sono esposti a un rischio di complicanze 6 volte maggiore rispetto ai non fumatori; mentre, i pazienti con malattie respiratorie croniche hanno un rischio di complicanze 20 volte maggiore rispetto ai soggetti sani.

La visita preoperatoria di un paziente candidato ad intervento di chirurgia toracica, non potrà quindi prescindere dall'analisi dei seguenti aspetti:
- individuazione delle malattie concomitanti;
- valutazione dei test di funzionalità respiratoria;
- giudizio di operabilità;
- eventuale terapia preoperatoria o ottimizzazione di terapia già in atto.

Il fumo rappresenta, dunque, un fattore di rischio maggiore per il paziente in tutto il periodo perioperatorio. Smettere di fumare 24 ore prima dell'intervento non migliora lo stato delle secrezioni né riduce l'irritazione cronica delle mucose respiratorie. Però, già dopo 24-48 ore è stata osservata una diminuzione della carbossiemoglobinemia con un conseguente aumento dell'emoglobina disponibile al trasporto di ossigeno. I pazienti con una componente broncospastica devono essere individuati per instaurare una terapia con farmaci β2-simpaticomimetici. Ad esempio, il paziente sofferente di asma bronchiale può beneficiare del trattamento con steroidi; mentre il malato con patologia ostruttiva deve essere trattato in modo da rendere le vie aeree il più possibile libere da secrezioni. La fluidificazione delle secrezioni e l'assunzione di antibiotici dipenderà dal quadro clinico di presentazione. Un adeguato programma di ginnastica respiratoria può essere un'importante misura preoperatoria, in grado di influenzare positivamente il decorso post-operatorio.

Il giudizio di operabilità, dal punto di vista fisiologico, costituisce uno dei più importanti aspetti della valutazione preoperatoria. La valutazione fisiologica richiede una valutazione attenta dei sistemi cardiovascolare e polmonare, in quanto le complicanze cardiache e respiratorie sono le più comuni cause di morbilità e mortalità postoperatorie.

I test fisiologici della funzione polmonare andrebbero fatti prima di ogni intervento chirurgico sul torace, sono indispensabili se si deve eseguire una resezione polmonare.

Il primo stadio nella valutazione respiratoria, dopo la visita clinica, è rappresentato dalla spirometria. La funzione ventilatoria si correla soprattutto con la probabilità di insufficienza ventilatoria postoperatoria, ipercapnia ed acidosi respiratoria. Il valore del volume espiratorio forzato in 1 secondo (FEV_1) e il rapporto tra questo e la capacità vitale forzata (FEV_1/CVF) sono due indici molto importanti di ostruzione delle vie aeree. La spirometria fornisce una misura della capacità di recupero del malato dopo resezione polmonare o pneumonectomia. Si calcola il FEV_1 atteso dopo asportazione della massa, del lobo o del polmone interessato dalla malattia. Block e coll. [128] hanno dimostrato che una FEV_1 residua postoperatoria calcolata superiore a 800 cc è compatibile con una ragionevole riserva ventilatoria e la capacità di vivere in modo confortevole con un'attività normale [128]:

$$FEV_1 \text{ post-operatorio} = FEV_1 \text{ preop x NL\% / } FEV_1 \text{ normale}$$

dove NL% corrisponde al parenchima funzionante dopo resezione.

I criteri di valutazione della funzione polmonare per vari tipi di resezione sono:
- la massima capacità respiratoria (MBC);
- il volume espiratorio forzato in 1 sec (FEV_1);
- flusso massimo a metà espirazione (FEV 25-75).

Sono, inoltre, utili alcuni rapporti polmonari:
- rapporto tra volume espiratorio forzato in 1 secondo e capacità vitale forzata (FEV_1/FVC), espresso in %;
- rapporto fra volume residuo e capacità polmonare totale (RV/TLC), espresso in %;
- capacità di diffusione.

L'esame dei rapporti è di aiuto, soprattutto per determinare l'operabilità per pneumonectomia.

Il valore minimo di funzione polmonare richiesto per vari tipi di resezione associato a bassa morbilità e minima mortalità segue il seguente schema:
- Criteri minimi per una pneumonectomia:
  - MBC > 50% del valore previsto;
  - FEV_1 > 2 L (> 55%);
  - FEV 25-75 >1,6 L;
  - FEV_1 residuo previsto post-operatorio > 0,8 L;
- Criteri minimi per una lobectomia:
  - MBC > 40% del valore previsto;
  - FEV_1 > 1 L (> 40-70%);
  - FEV 25-75 > 0,6 L;
- Criteri di non operabilità (non toracotomia):
  - MBC < 35%;
  - FEV_1 < 0,6 L (≥ 40%);
  - FEV 25-75 < 0,6 L.

Il secondo stadio nella valutazione respiratoria prevede il controllo dell'emogasanalisi. Il riscontro di valori di $PaCO_2$ persistentemente elevati obbliga a proseguire l'iter diagnostico con indagini di terzo livello. Viene valutato il rapporto ventilazione/perfusione mediante radioisotopi xenon o tecnezio in grado di identificare la percentuale di funzionamento di ciascun polmone o di un lobo polmonare.

Alla valutazione della funzionalità polmonare segue, ed è elemento fondamentale per stabilire l'operabilità del paziente, la valutazione della funzione cardiovascolare. "*Il cuore è l'organo che più frequentemente pone i limiti dell'operabilità*" [129]. Ogni paziente con una storia di angina o di infarto del miocardio pregresso, dovrebbe essere sottoposto ad un test cardiaco da sforzo e ad una scintigrafia del cuore sotto sforzo con tallio. Se l'angina è stabile, il test da sforzo negativo o scintigrafia negativi e se lo sforzo non provoca aritmie, il paziente tollererà bene la resezione polmonare. Se il test da sforzo è positivo e le lesioni polmonari sembrano anatomicamente e fisiologicamente asportabili, il paziente viene inviato ad eseguire una coronarografia, per stabilire se la cardiopatia è correggibile. La resezione polmonare verrà rimandata a 6 settimane dopo l'esecuzione del bypass. Infine, se il pregresso IMA è più recente di tre mesi, si attende; se è trascorso più tempo dall'episodio infartuale, si prende in considerazione l'intervento chirurgico solo in presenza di patologia tumorale.

Prima di ogni intervento sul torace le aritmie e l'ipertensione dovrebbero essere adeguatamente trattate. Logue ritiene che tutti i coronaropatici andrebbero digitalizzati prima di ogni intervento chirurgico sul torace al fine di evitare aritmie e depressione cardiaca nel post-operatorio [129].

Fase intraoperatoria

Il "management" intraoperatorio richiede un'estrema vigilanza atta ad individuare prontamente e a trattare tempestivamente disturbi emodinamici e ventilatori. La gestione del paziente richiede un monitoraggio di base associato alla controllo della pressione arteriosa con metodologia invasiva. Emogasanalisi seriate sono necessarie per confermare l'adeguatezza della ventilazione e dell'ossigenazione.

L'intubazione endobronchiale selettiva viene utilizzata quando si vuole escludere in modo selettivo la ventilazione di un polmone. Le indicazioni alla ventilazione monopolmonare sono classificabili come assolute e relative. Le indicazioni assolute sono rappresentate (1) dalla necessità di prevenire la disseminazione di sangue o di secrezioni e (2) controllare la distribuzione della ventilazione ad un solo polmone, necessaria, ad esempio, nel paziente con fistola broncopleurica acuta. La richiesta da parte del chirurgo dell'intubazione selettiva è sempre più frequente, e deriva dalla necessità di avere un migliore campo operatorio. Infatti, l'esposizione chirurgica può risultare difficoltosa in corso di pneumonectomia e resezione del lobo superiore. La richiesta dell'intubazione selettiva per lobectomia inferiore o media è meno giustificata.

Il tubo endotracheale a doppio lume più usato è il tubo di Carlens che permette una intubazione selettiva del bronco sinistro. Altri tubi endotracheali selettivi sono quello di Robertshaw e di While. Il "tubo Univent" è un tubo endotracheale a singolo lume con incorporato un sistema d'esclusione endobronchiale mobile.

Fisiologia della posizione in decubito laterale e ventilazione monopolmonare La maggior parte degli interventi in chirurgia toracica vengono eseguiti in posizione laterale con esposizione del polmone malato. Il paziente anestetizzato e posizionato in decubito laterale, col torace aperto e paralizzato, ha uno squilibrio del rapporto ventilazione/perfusione che consiste in una buona ventilazione ma scarsa perfusione del polmone soprastante e in una scarsa ventilazione ma buona perfusione di quello sottostante. La distribuzione del flusso è regolata principalmente e semplicemente da effetti gravitazionali. Se il polmone che sta in alto non viene ventilato, il flusso di sangue a questo polmone diventa di shunt. Un singolo polmone iperventilato riesce ad eliminare abbastanza CO_2 ma non riesce ad assorbire abbastanza O_2 per compensare il polmone non ventilato. Il polmone non ventilato è comunque perfuso e questo crea uno shunt transpolmonare. I fattori che condizionano l'entità dello shunt sono:

- grado di vasocostrizione attiva del polmone ipossico;
- grado di compressione chirurgica;
- condizione preoperatoria e intraoperatoria del polmone inferiore;
- metodo usato per ventilare il polmone inferiore.

La vasocostrizione ipossica allontanando il sangue dal polmone chirurgico minimizza l'entità dello shunt.

In corso di pneuomonectomia il clippaggio dell'arteria polmonare determina un miglioramento della PaO_2 grazie alla riduzione dello shunt. Aumenteranno anche la pressione di picco delle vie aeree e la pressione arteriosa polmonare media.

La ventilazione consigliata in monopolmonare prevede il mantenimento dei seguenti parametri:

- volume corrente 8-10 ml/kg;
- $PaCO_2$ a 40 mmHg.

In corso di intervento, si consiglia di mantenere il più a lungo possibile la ventilazione bipolmonare e di aumentare la FiO_2 solo quando necessario.

Se si verifica ipossiemia:

- introdurre la PEEP;
- alternare per brevi periodi la ventilazione bipolmonare.

Tipi di intervento

Toracotomia L'incisione postero-laterale eseguita per la toracotomia rappresenta una delle incisioni chirurgiche più dolorose. Determina una riduzione della capacità vitale del 25-50% per le prime 24 ore postoperatorie, indipendentemente dal corretto "management" della sintomatologia dolorosa. La compliance polmonare e la capacità funzionale residua sono ridotte di 1/3. La toracotomia si associa a un rischio significativo di insufficienza cardiorespiratoria o morte. I pazienti con affezioni cardiopolmonari pregresse, obesità, età avanzata o già sottoposti a resezione polmonare sono esposti ad un alto rischio perioperatorio. Trattando i fattori di rischio si può ridurre la mortalità perioperatoria.

Mediastinoscopia Generalmente costituisce una procedura diagnostica per l'identificazione di masse mediastiniche, adenopatie mediastiniche e per stabilire l'operabilità di neoplasie polmonari. Tale approccio prevede l'esecuzione di una piccola incisione soprasternale che consente l'accesso al mediastino anteriore e medio. L'introduzione del mediastinoscopio è un momento delicato in quanto lo strumento può andare a comprimere o perforare la trachea, i bronchi principali o l'arteria polmonare. L'accertamento preoperatorio di una massa mediastinica sintomatica deve mettere in allerta l'anestesista. La semplice induzione dell'anestesia può determinare, con il rilasciamento dei tessuti, una modificazione dei volumi intratoracici con possibile ostruzione delle vie aeree e collasso circolatorio. La procedura se non intercorrono complicanze, si accompagna a una limitata sintomatologia dolorosa e il paziente viene dimesso dopo 24 ore dalla procedura.

Toracoscopia L'inserimento di un endoscopio nello spazio pleurico è utilizzato per la diagnosi di malattie della pleura, versamenti, malattie infettive, per la stadiazione delle malattie e per le biopsie. A seconda della durata della procedura e dello stato fisico del paziente può essere praticata un'anestesia loco-regionale o un'anestesia generale. Qualora si opti per un'anestesia generale si consiglia l'utilizzo di un tubo endotracheale a doppio lume per facilitare la procedura chirurgica. Il pneumotorace spontaneo parziale che interviene quando lo strumento viene inserito nella pleura è ben tollerato dal paziente sveglio poiché la cute e la parete toracica collabiscono sul toracoscopio limitando il grado di collasso del polmone. La toracoscopia può essere utilizzata anche nel trattamento di patologie della pleura nonché per l'esecuzione di lobectomie. In queste situazioni un'anestesia generale con tubo endotracheale a doppio lume si rende obbligatoria. Il chirurgo per vedere bene il campo necessita di un polmone ben collassato. Inoltre, è da tener presente che la cavità pleurica se insufflata con CO_2 non si espande e non favorisce la visualizzazione delle strutture interne a differenza di quello che succede in laparoscopia addominale.

Fase postoperatoria

La fase postoperatoria può determinare una serie di complicanze del tipo insufficienza respiratoria, edema polmonare da riespansione, erniazione cardiaca in conseguenza della mancanza di una porzione di pericardio, torsione di un lobo polmonare conseguente alla resezione di un altro lobo, emorragia, rottura bronchiale e pneumotorace. La comparsa di aritmie è una condizione relativamente frequente dopo lobectomia o pneumomectomia; la fibrillazione atriale può richiedere la cardioversione, l'uso della digitale e dei calcio antagonisti. L'uso dei β-bloccanti è controindicato per la concomitante presenza di importante patologia bronchiale cronica.

Alcune condizioni cliniche predispongono a complicaze infettive e atelettasiche nel post-operatorio [130, 131]. C'è una chiara evidenza che la mortalità e morbilità postoperatorie siano ridotte da un'accurata preparazione del paziente. In particolare, si identificano fattori pre-, intra e postoperatori che incidono sul rischio di sviluppare complicanze, il loro trattamento preoperatorio si associa ad una diminuzione della morbilità e mortalità.

L'incidenza di complicanze è correlata anche al tipo di incisione chirurgica. Infatti, il taglio toracotomico è estremamente doloroso, la motilità del torace è inibita, la tosse inefficace e il rischio di infezioni aumenta. Inoltre, durante l'intervento il polmone non declive può essere alterato dalla manipolazione chirurgica o ridotto nella funzionalità a causa della resezione di porzioni funzionanti, mentre il polmone declive può sviluppare edema e atelettasie.

Le polmoniti possono essere dovute a lesioni dell'albero tracheo-bronchiale, provocate dal tubo endotracheale, e dalla ridotta clearance mucociliare secondaria all'effetto dell'ossigeno e degli anestetici gassosi. L'atelettasia è una conseguenza delle modificazioni della meccanica polmonare che si instaurano durante la fase intra- e postoperatoria.

La diminuzione dei volumi polmonari può raggiungere il 45% nei primi 2 giorni del decorso post-operatorio. Il volume respiratorio si riduce ed aumenta la frequenza respiratoria. I sospiri spontanei si riducono per frequenza e profondità. Ne deriva una riduzione nella produzione di surfactante con un aumento delle secrezioni; il polmone perde volume e compliance. L'alterazione del rapporto ventilazione/perfusione favorisce lo sviluppo di aree di collasso. Inoltre, il dolore e la sedazione determinano una ridotta mobilità del torace. La toracotomia è l'intervento che maggiormente si accompagna a complicanze polmonari. Il rischio di insufficienza ventilatoria aumenta quando la toracotomia comporta anche la resezione di parenchima polmonare. Resecando un vasto territorio vascolare, il paziente rischia di sviluppare ipertensione polmonare e cuore polmonare cronico.

Il trattamento del dolore è un aspetto di importanza prioritaria in grado di facilitare la ripresa funzionale del paziente e una sua pronta riabilitazione [132]. La migliore tecnica di controllo del dolore per questi pazienti è rappresentata dalla peridurale eseguita a livello T4-T9.

Anestesia in cardiochirurgia

La gestione perioperatoria del paziente cardiochirurgico richiede una conoscenza approfondita della fisiopatologia delle differenti cardiopatie di pertinenza chirurgica, della farmacologia degli agenti anestetici, vasoattivi e cardioattivi, nonché una famigliarità con gli squilibri associati all'utilizzo della circolazione extracorporea (CEC) e con le specifiche tecniche chirurgiche.

Valutazione preoperatoria

Per delineare il grado di funzionalità ventricolare destra o sinistra vengono utilizzati dati di ordine anamnestico-clinico (fattori di rischio per malattia coronarica, ipertensione, pregresso infarto miocardico, presenza di angina e sue caratteristiche, segni di scompenso congestizio, dispnea, ecc.), funzionale (ad esempio, secondo le quattro classi della New York Heart Association, NYHA), di laboratorio (sostanzialmente non dissimili da quelli effettuati per altri tipi di chirurgia) e strumentali (ECG, ergonometria, eco-color-Doppler, cinecoronarografia, cateterismo cardiaco per una valutazione emodinamica, radioisotopi per la determinazione di zone di miocardio ibernato potenzialmente recuperabile, ecc.).

La terapia abitualmente assunta dal paziente (Ca-antagonisti, β-bloccanti, nitrati, digitale, antiaggreganti piastrinici, ecc.), se efficace e ben tollerata, è in genere continuata fino al giorno stesso dell'intervento.

Monitoraggio

Un monitoraggio emodinamico completo è indispensabile in ogni procedura cardiochirurgica.

Per lo meno due derivazioni, usualmente la II e la V5, dovrebbero essere continuamente monitorate all'*ECG*, dopo aver ottenuto un tracciato di base come riferimento. La derivazione II può essere commutata in altre derivazioni ogni qual volta vi sia un dubbio di ischemia. Inoltre, monitorando le derivazioni di aree che alla coronarografia si sono rivelate a rischio, si può aumentare la sensibilità dell'ECG per la rilevazione di ischemia [133]. I monitor ECG più moderni, che permettono l'analisi computerizzata del tratto ST, possono seguire tracce addizionali (ad esempio, aVF, V4 e V4R) fino a 8-12 derivazioni contemporaneamente, e possono permettere un migliore e precoce rilevamento di un'eventuale ischemia miocardica, una valutazione della sua severità e la sua progressione con la terapia.

Una misurazione accurata della *pressione sistemica* è necessaria sia per calibrare la profondità del piano di anestesia, sia per la somministrazione di eventuali farmaci vasoattivi. Una pressione sistemica con metodica non invasiva dovrebbe essere rilevata come ripiego in caso di dubbio. Le arterie femorali non dovrebbero essere utilizzate perché potrebbero essere necessarie per l'inserzione della cannula arteriosa del sistema per il bypass cardiopolmonare o del contropulsatore aortico, nel caso di uno svezzamento difficoltoso dalla CEC.

Il *catetere venoso* centrale rappresenta ormai una routine in cardioanestesia, sia per i rilevamenti pressori sia per l'infusione di farmaci e fluidi. Un catetere bilume in genere è in grado di soddisfare entrambe le necessità.

La decisione di utilizzare o meno di routine il *catetere arterioso polmonare* è controversa, ma secondo le Linee Guida Pratiche della Società Americana degli Anestesisti sul suo utilizzo [134], questo dovrebbe essere posizionato in caso di (1) FE < 0,4, (2) discinesie significative della parete del ventricolo sinistro, (3) LVEDP > 18 mmHg a riposo, (4) infarto del miocardio recente o angina instabile, (5) complicanze postinfartuali quali disfunzione ventricolare sinistra sistolica, aneurisma del ventricolo sinistro, rigurgito mitralico e scompenso cardiaco con segni congestizi, (6) procedura chirurgica in regime di emergenza (tempo permettendo), (7) procedure chirurgiche combinate e (8) reinterventi. Speciali cateteri polmonari che permettono la misurazione della gittata cardiaca in continuo e/o un "pacing" temporaneo endocardiaco possono risultare utili nelle procedure più complesse.

Il monitoraggio della *diuresi* e della *temperatura corporea*, gli *esami di laboratorio* e l'*osservazione del campo chirurgico* non differiscono sostanzialmente dalle analoghe accortezze in corso di altra chirurgia, ma un'attenzione particolare dovrebbe essere posta al rilevamento di un eventuale sanguinamento eccessivo.

L'*ecocardiografia transesofagea intraoperatoria* (TEE) permette di delineare in maniera eccellente la cinetica ventricolare globale e segmentaria, e di valutare il precarico del ventricolo. Sonde multiplanari rendono possibile un esame accurato dell'anatomia cardiaca, specialmente quando si rendano necessari una chirurgia valvolare o un'aneurismectomia. Le tecnologie più recenti (acquisizione tridimensionale, tecniche contrastografiche ed intensificanti, ecc.) promettono una migliore valutazione della funzionalità ventricolare attraverso la TEE [135]. Questa tecnica è in grado di rilevare le disfunzioni diastoliche più precoci e le discinesie sistoliche segmentarie della parete ventricolare che si hanno già dai primi secondi dopo una riduzione del flusso coronarico, ancora prima che una qualsiasi modifica appaia al tracciato sul monitor dell'ECG [136].

Bisogna tener presente che le discinesie sistoliche segmentarie della parete ventricolare in corso di intervento possono essere dovute a variazioni di precarico e postcarico, ai valori di ematocrito, ai livelli di catecolamine e alla conduzione elettrica miocardica. Ossia, la tecnica della TEE è altamente sensibile, anche se non specifica per l'ischemia miocardica [137]. Le Linee Guida Pratiche della Società Americana degli Anestesisti in riferimento al TEE [138] considerano il suo uso perioperatorio in pazienti con un profilo di rischio elevato come un'indicazione di classe II (tecnica supportata da una debole evidenza scientifica e dal consenso degli esperti).

Circolazione extracorporea (CEC)

La *risposta neuroendocrina* alla CEC in corso di chirurgia cardiaca può essere varia ed influenzata dalla scelta, profondità e durata dell'anestesia, e dal tipo di perfusione utilizzata (pulsatile vs nonpulsatile, normotermia vs ipotermica, cristalloide vs sanguigna). La CEC è associata ad un aumento significativo dei livelli plasmatici di ormoni dello stress, tipo: cortisolo, catecolamine, angiotensina, vasopressina, in parte anche per la riduzione del loro metabolismo indotta dall'ipotermia (quando presente) e per il bypass del circolo polmonare, dove molti di questi fattori vengono normalmente degradati.

In particolare, un'esposizione prolungata ad alti livelli di catecolamine prima e durante la circolazione extracorporea può giocare un ruolo importante in una difficoltosa uscita dalla stessa alla fine della procedura chirurgica. Il meccanismo invocato è una "down-regulation" ed il disaccoppiamento dei recettori β-adrenergici, anche se in maniera meno significativa rispetto a ciò che avviene in corso di scompenso cronico [139]. La condotta anestesiologica può solo parzialmente controllare la risposta ormonale allo stress indotto dalla circolazione extracorporea.

I sistemi del complemento, della coagulazione, della fibrinolisi e della kallicreina risultano altresì attivati dal contatto del sangue con le superfici interne dell'apparecchiatura per la CEC. Il traumatismo meccanico attiva le piastrine ed i neutrofili, portando ad una risposta infiammatoria sistemica che talvolta può essere così intensa da sviluppare quadri di edema generalizzato, ARDS ed insufficienza renale acuta. La CEC, inoltre, altera i recettori glicoproteici di superficie delle piastrine, risultando in una disfunzione delle stesse ed in un aumentato sanguinamento post-operatorio o in altri disordini emocoagulativi.

I pazienti che emergono dalla circolazione extracorporea presentano emodiluizione, kaliuresi, normo- o ipocalcemia, ipomagnesemia e spesso un gradiente termico tissutale conseguenza di un riscaldamento incompleto dopo perfusione ipotermica. Possono essere presenti SVR basse, normali o elevate a seconda della tecnica utilizzata per lo svezzamento dalla circolazione extracorporea. Il clampaggio aortico, la riperfusione, la manipolazione meccanica del cuore e la riduzione della pressione oncotica plasmatica da emodiluizione possono tutti favorire la formazione di edema miocardico. Se durante le fasi di sospensione dalla CEC i pazienti ricevono un'eccessiva trasfusione dal reservoir della pompa-ossigenatore, possono presentare segni di sovraccarico di fluidi e/o congestione polmonare.

Nei pazienti con una funzionalità ventricolare preoperatoria conservata, alla rimozione del clampaggio aortico inizia la riperfusione, il lavaggio della soluzione cardioplegica, il miocardio inizia a riscaldarsi e gradualmente ritorna alla sua normale cinetica. Di solito un'ora dopo viene fatto un primo tentativo di svezzamento dalla CEC. La performance contrattile globale del ventricolo nel torace ancora aperto migliora nei minuti immediatamente successivi alla separazione dalla CEC, ma quasi invariabilmente ad un certo punto entro la prima ora inizia a decadere. I meccanismi chiamati in causa possono essere secondari all'effetto di tamponamento creato dalla chiusura del torace, un riscaldamento incompleto con un abbassamento ulteriore della temperatura durante il trasporto in Terapia Intensiva, una microembolizzazione di aria o coaguli, l'edema miocardico o un danno da riperfusione che ancora continua. Le funzionalità di entrambi i ventricoli, sistolica e diastolica, decadono fino ad un minimo approssimativamente 4-6 ore dopo la separazione dalla CEC. La performance sistolica, la frazione di eiezione e l'indice cardiaco quindi migliorano gradatamente, per ritornare a livelli preoperatori nel giro di 24 ore nella fase postoperatoria [140].

In pazienti con una disfunzione ventricolare preoperatoria, un ritorno ad un cosiddetto "livello di base" può essere ritardato o non verificarsi affatto, poiché l'insulto ischemico del recente arresto cardioplegico ed il danno da riperfusione hanno aggravato il quadro patologico sottostante.

In seguito a CEC, l'età avanzata, il sesso femminile, una bassa FE con alte pressioni di riempimento del ventricolo sinistro ed una camera ventricolare dilatata rilevate in corso di cateterismo cardiaco durante la valutazione preoperatoria, una lunga durata del CPB e/o del clampaggio aortico durante la procedura chirurgica, sono tutti fattori che possono portare a prevedere la necessità di un supporto farmacologico inotropico nell'immediato post-operatorio [141]. Particolarmente quando il tempo di bypass cardiopolmonare è stato superiore ai 150 minuti in pazienti con una LVEF > 0,45, il ricorso ad un supporto farmacologico si è dimostrato necessario in più dell'80% dei casi.

L'intervento di bypass aorto-coronarico (coronary artery bypass grafting, CABG) senza il ricorso alla circolazione extracorporea (off-pump coronary artery bypass grafting, OPCABG) è stato proposto quale alternativa terapeutica per i pazienti ad alto rischio operatorio. Gli esiti a breve termine dopo interventi di OPCABG in pazienti ad alto rischio sembrano migliori di quelli dopo CABG convenzionale (on-pump), suggerendo che l'OPCABG è un'alternativa sicura alla "on-pump" CABG, può offrire una buona protezione miocardica ed essere perfettamente applicabile anche a pazienti con una LVD preoperatoria severa [142, 143].

Protezione miocardica

Un certo grado di danno miocardico si verifica praticamente in tutti i pazienti sottoposti a chirurgia cardiaca e sembra essere maggiormente correlato ad una protezione del miocardio non ottimale durante la CEC, ma anche alla condotta anestesiologica ed alla procedura chirurgica.

Una protezione miocardica insufficiente di solito si rivela al momento della separazione dalla CEC con uno stato di bassa portata cardiaca, segni di ischemia all'ECG, aritmie e fallimento dello svezzamento dalla CEC. A rischio maggiore sono i pazienti con malattia coronarica severa ed ipertrofia ventricolare e quelli rientranti nella IV classe funzionale NYHA.

L'ischemia completa secondaria al clampaggio aortico ed a tempi di CPB prolungati, la condizione di bassa pressione arteriosa risultante in una bassa pressione di perfusione coronarica, l'embolizzazione coronarica di aria, microtrombi, grasso, aggregati piastrinici o calcici, l'eccessiva compressione o distorsione dei vasi coronarici da manipolazione chirurgica del cuore prima e dopo il clampaggio, sono tutti fattori che possono condurre alla deplezione di fosfati altamente energetici, all'accumulo di calcio intracellulare, al metabolismo anaerobio ed alla progressiva acidosi e perdita dell'integrità della cellula miocardica.

Le tecniche che più comunemente vengono impiegate per ridurre al minimo il fabbisogno energetico cellulare del miocardio e per conservare i depositi energetici utilizzano l'*ipotermia* e la *cardioplegia potassica*. La prima abbassa drasticamente il metabolismo basale cellulare ed il consumo d'ossigeno, la seconda abolisce del tutto la spesa energetica conseguente alle attività ventricolari elettrica e meccanica.

La temperatura centrale corporea è generalmente abbassata a 20-28 °C, laddove la temperatura del miocardio viene mantenuta a 10-15 °C. Le soluzioni cardioplegiche iperpotassiche possono, tra l'altro, contenere glucosio come substrato energetico, sostanze tamponanti il pH, sostanze osmoticamente attive quali albumina o mannitolo, citrato per ridurre la concentrazione di calcio e nitroglicerina per favorire la distribuzione della soluzione stessa. Altre tecniche di protezione miocardica possono prevedere la fibrillazione ventricolare ipotermica, il clampaggio aortico intermittente alternato a periodi di riperfusione, e la cardioplegia normotermica.

Durante l'arresto cardioplegico, compito dell'anestesista è il monitoraggio dell'ECG per l'eventuale ritorno di un'attività elettrica spontanea, delle pressioni dell'arteria polmonare (se il parametro è disponibile) e del cuore stesso per l'evidenza di distensione, e del campo chirurgico per il ritorno di contrazioni cardiache. In effetti, la fibrillazione ventricolare accresce il consumo di fosfati altamente energetici, laddove una distensione ventricolare non solo aumenta la richiesta di ossigeno, ma ne riduce la disponibilità ostacolando il flusso ematico subendocardico.

Un "timing" improprio nell'uso dei farmaci inotropi e/o un'eccessiva infusione di calcio possono contribuire al danno miocardico. La somministrazione di isofluorano prima di un clampaggio aortico, che sia prevedibilmente prolungato in pazienti sottoposti a procedure complesse di CABG, può ottimizzare l'effetto protettivo sul miocardio della cardioplegia, in particolar modo se quest'ultima non può essere somministrata in maniera adeguata [144].

Cardiopatia ischemica

La prevenzione ed il trattamento dell'ischemia miocardica prima della CEC in pazienti sottoposti ad intervento di CABG sono in grado di ridurre l'incidenza dell'infarto miocardico nel periodo perioperatorio.

L'ottimizzazione del bilancio di ossigeno miocardico si ottiene diminuendone il fabbisogno (riduzione della tensione di parete, della contrattilità e della frequenza cardiaca) ed aumentandone l'apporto (sostegno del circolo coronarico con il controllo della pressione arteriosa sistemica diastolica e del tempo diastolico, contenuto arterioso, estrazione miocardica), attraverso una combinazione di agenti anestetici, sedativi, miorilassanti, vaso- e cardioattivi.

Non esiste evidenza scientifica che la scelta dell'anestetico influenzi l'outcome dopo CABG, ma questa dovrebbe essere effettuata sulla base dell'estensione dello stato miocardico preesistente e delle proprietà farmacologiche dei singoli agenti. Un risveglio ed un'estubazione precoci ("fast-track", entro 1-8 ore in pazienti selezionati) possono ridurre il tempo di permanenza in Terapia Intensiva e quindi i costi totali di ricovero. A tale scopo si utilizzano anestetici inalatori (isofluorano) in combinazione con basse dosi di oppioidi (fentanyl o sufentanyl), o un'anestesia totalmente endovenosa che utilizzi farmaci a breve emivita (midazolam, propofol, alfentanyl).

Nel trattamento di un'eventuale ischemia intraoperatoria, la nitroglicerina è il farmaco di scelta come coronarodilatatore, e per le sue proprietà venodilatatrici (riduzione del ritorno venoso, delle pressioni di riempimento ventricolari e quindi della tensione di parete). La fenilefrina aumenta il consumo di ossigeno, ma questo effetto è sopraffatto dall'aumentata pressione di perfusione coronarica, e quindi dalla migliore disponibilità di ossigeno, che questo farmaco produce. I Ca-antagonisti come il verapamil sono utili nel trattamento delle tachiaritmie sopraventricolari, ma i suoi effetti depressivi sul miocardio ne possono limitare l'utilizzo in alcuni pazienti. La nifedipina ed il diltiazem sono dilatatori coronarici e sono utilizzati per controllare l'angina e prevenire lo spasmo coronarico e dei "grafts" nel periodo post-operatorio immediato. Il target resta comunque un cuore "lento, normoteso e perfuso".

Valvulopatie

Tutte le valvulopatie hanno come comune denominatore un sovraccarico in pressione o volume delle camere cardiache.

La *stenosi aortica* porta all'ipertrofia ventricolare concentrica che rende il miocardio a rischio di ischemia anche in assenza di malattia coronarica. In condizioni di impedimento cronico all'efflusso ventricolare, il contributo del "booster" atriale è di primaria importanza per il mantenimento di adeguati volumi di riempimento ventricolari e d'eiezione. La conduzione anestesiologica deve mirare a mantenere un ritmo sinusale normale e prevenire l'ipotensione, soprattutto quella associata a bradicardia.

L'*insufficienza aortica* comporta un sovraccarico cronico in volume del ventricolo sinistro che risulta in un'ipertrofia di tipo eccentrico, con minime alterazioni delle pressioni di riempimento. Il mantenimento di un volume d'eiezione adeguato è quindi subordinato ad una riduzione non eccessiva del postcarico ed all'aumento della frequenza cardiaca.

Nella *stenosi mitralica*, l'aumento del volume e della pressione atriale sinistra si ripercuote a monte sul circolo polmonare, fino a portare a quadri tardivi d'ipertensione polmonare ed ipertrofia del ventricolo destro. La prevenzione di tachiaritmie è essenziale per garantire adeguate pressioni di riempimento ventricolare, continuando l'eventuale somministrazione preoperatoria di digitalici o β-bloccanti, ma soprattutto con una profondità del piano di anestesia tale da sopprimere la risposta simpatica.

L'*insufficienza mitralica*, con un cronico sovraccarico dell'atrio sinistro, impone una conduzione anestesiologica che diminuisca il postcarico e sostenga il ritmo cardiaco verso i limiti più alti, in modo da mantenere volumi di eiezione ventricolare soddisfacenti.

Anestetici e miorilassanti

La scelta dell'agente anestetico è in genere meno importante del modo in cui questo viene poi utilizzato.

Il *protossido d'azoto* non trova indicazione nel paziente cardiochirurgico per la sua azione miocardiodepressiva e di aumento delle resistenze vascolari polmonari. Da proscrivere poi dopo CEC per il rischio di aumentare il volume di eventuali bolle aeree.

Tra gli *anestetici inalatori alogenati*, l'isofluorano è di gran lunga quello più utilizzato in sicurezza, perché combina una modesta depressione miocardica e riduzione delle resistenze vascolari sistemiche, a patto che venga utilizzato a basse concentrazioni e come completamento ad un'anestesia basata sull'impiego di benzodiazepine, propofol od oppioidi, e in condizioni di pieno controllo emodinamico da parte dell'anestesista.

Il *tiopentone sodico* può essere utilizzato a bassi dosaggi come induttore in pazienti con una buona funzionalità ventricolare sinistra, laddove una combinazione di *ketamina* e *midazolam* in un rapporto 20:1 per l'induzione ed il mantenimento dell'anestesia è associata ad un'emodinamica relativamente stabile anche in pazienti con funzione ventricolare compromessa, buona amnesia ed analgesia e minima depressione respiratoria postoperatoria.

Il *propofol* può essere utilizzato come induttore in pazienti con una funzione ventricolare sinistra conservata, ma il suo impiego forse più comune è il mantenimento dell'anestesia durante la CEC.

Gli *oppioidi* possono essere utilizzati ad alto dosaggio come unico agente anestetico per l'induzione ed il mantenimento dell'anestesia (fentanyl 50-100 μg/kg, sufentanyl 15-30 μg/kg di dose totale) per l'assenza di azione inotropa negativa. Tuttavia, in pazienti con una buona funzionalità ventricolare sinistra è spesso necessario associare altri agenti anestetici per produrre un'amnesia ed una perdita di coscienza adeguate (benzodiazepine) e per controllare la risposta in ipertensione allo stimolo chirurgico ed alla CEC (anestetici volatili e vasodilatatori). Una bradicardia eccessiva può accompagnare l'utilizzo di oppioidi quando miorilassanti non depolarizzanti (vecuronio, soprattutto) vengano somministrati.

A tal proposito, il *pancuronio* potrebbe rappresentare il miorilassante di scelta, in associazione ad alte dosi di oppioidi, per i suoi effetti vagolitici.

Supporto farmacologico

L'inotropo ideale dovrebbe evitare l'aumento della frequenza cardiaca e delle pressioni di riempimento diastoliche e dovrebbe mantenere una pressione di perfusione coronarica ottimale. Dal momento che tutti i farmaci inotropi aumentano il consumo di ossigeno da parte del miocardio, è auspicabile un'ottimizzazione del trasporto di ossigeno attraverso il monitoraggio della gittata cardiaca, della concentrazione di emoglobina, della saturazione arteriosa in ossigeno e del flusso coronarico (ad esempio, con la nitroglicerina). Ogni aumento delle pressioni di riempimento diastoliche in caso di disfunzione diastolica o venocostrizione ad opera di inotropi con azione vasocostrittrice dovrebbe essere trattato con i vasodilatatori come la nitroglicerina.

Gli agenti inotropi agiscono per la maggior parte elevando la disponibilità di calcio intracellulare durante la sistole ventricolare come risultato finale di uno stimolo dell'attività dell'adenil-ciclasi che aumenta i livelli di cAMP (ad esempio, i farmaci agonisti dei recettori β-adrenergici), dell'inibizione dell'attività della fosfodiesterasi III che impedisce la degradazione del cAMP (ad esempio, milrinone), o dell'inibizione della Na-K ATPasi (ad esempio, digitale). La forza di contrazione delle miocellule dipende poi dal numero dei siti specifici della troponina C legati dal calcio e dall'azione della tropomiosina, che normalmente previene l'interazione tra actina e miosina.

L'utilizzo dei farmaci inotropi dopo l'ischemia conseguente all'arresto cardiaco e durante lo svezzamento dalla CEC deve avvenire al momento più opportuno. Un loro uso prematuro può pregiudicare una buona funzionalità ventricolare aumentando il consumo di ossigeno del miocardio, favorendo l'edema miocardico e riducendo la compliance ventricolare. Il miocardio "stunned" appare rispondere propriamente allo stimolo inotropo dai 30 ai 60 minuti dall'inizio della riperfusione [145-147].

Di frequente, nelle condizioni di bassa gittata successive alla CEC, si verificano uno "shifting" nel volume intravascolare e mutamenti dei livelli circolanti di catecolamine endogene. In queste situazioni una terapia combinata permette una selettività maggiore ed effetti collaterali minori durante il recupero del miocardio "stunned". La scelta tra tutti i farmaci vasoattivi implica un monitoraggio completo del paziente ed è basata su specifiche misurazioni emodinamiche e sugli effetti voluti in quel determinato paziente.

I vasodilatatori possono essere utilizzati con sicurezza in pazienti ipotesi se le pressioni di riempimento e la gittata cardiaca sono attentamente monitorati. Nei pazienti con ischemia miocardica, gli inotropi possono essere somministrati senza timore se non abbassano la pressione sistemica diastolica e non aumentano la frequenza cardiaca. Sia la dobutamina che il nitroprussiato diminuiscono le resistenze vascolari sistemiche, polmonari e la pressione polmonare d'incuneamento (PCWP), ma il nitroprussiato diminuisce anche la pressione arteriosa sistemica, mentre la dobutamina l'aumenta. In più, per lo stesso incremento di gittata ottenuto, il nitroprussiato diminuisce la PCWP più della dobutamina. Nell'uso combinato di un inotropo e di un vasodilatatore, quest'ultimo aumenta il volume d'eiezione riducendo il postcarico mentre il primo produce lo stesso effetto promovendo la contrattilità miocardica. Entrambe le classi di farmaci abbassano le pressioni di riempimento e mantengono o innalzano la pressione arteriosa sistemica diminuendo le resistenze vascolari sistemiche e polmonari. In alcuni pazienti, un farmaco "inodilatatore" quale il milrinone può raggiungere da solo gli stessi obiettivi, laddove in altri pazienti esso può essere aggiunto ad un simpaticomimetico per produrre un effetto sinergico sulla performance cardiovascolare.

Supporto meccanico

Tra tutti i pazienti sottoposti a chirurgia cardiaca, dal 2% al 6% di essi sviluppa uno shock cardiogeno secondario alla cardiotomia [148], con le caratteristiche emodinamiche di uno stato di bassa portata cardiaca o dello shock cardiogeno. Lo svezzamento dal bypass cardiopolmonare è possibile nel 75-85% di questi pazienti solamente con un supporto meccanico circolatorio [149].

I pazienti con infarto acuto del miocardio complicato da LVD presentano una sopravvivenza fino alla dimissione ospedaliera dal 5% al 21% [150], ma se vengono trattati precocemente con il *pallone-contropulsatore aortico* (intra-aortic balloon pump, IABP) e poi rivascolarizzati attraverso un CABG, possono raggiungere una sopravvivenza a breve termine dell'88-93% [151]. Anche i pazienti con complicanze meccaniche acute postinfartuali possono trarre beneficio dall'inserzione precoce del contropulsatore aortico e da una chirurgia immediata. Ad esempio, l'IABP riduce lo "shunt" sinistro-destro nei difetti del setto interventricolare postinfartuali e conserva la perfusione coronarica, riducendo la mortalità ospedaliera al 25-47% in queste circostanze è [152-154]. Nei pazienti con rigurgito mitralico secondario a disfunzione o rottura postinfartuali dei muscoli papillari, l'IABP migliora il circolo coronarico, la funzionalità globale del ventricolo sinistro e riduce la frazione di rigurgito e la PCWP [155].

In circa il 13% dei casi l'utilizzo dell'IABP è associato ad una procedura di CABG [156] e la sua efficacia risulta maggiore nei pazienti con disfunzione ventricolare sinistra severa [157] e nei casi di reintervento di CABG [158]. Il contropulsatore aortico agevola il dislocamento del cuore per l'esposizione dei vasi posteriori durante CABG senza circolazione extracorporea (OPCABG) nei pazienti ad alto rischio con patologia del tratto prossimale dell'arteria coronaria sinistra (stenosi > 75%), angina a riposo refrattaria alla terapia, angina postinfartuale, disfunzione ventricolare sinistra (LVEF < 0,35) o angina instabile, con risultati comparabili con quelli ottenuti in pazienti a basso rischio [159].

Controindicazioni assolute all'utilizzo del contropulsatore aortico sono l'insufficienza aortica, la dissezione aortica e l'innesto protesico in aorta toracica da meno di 12 mesi [160]. In presenza di un aneurisma dell'aorta addominale o di una severa patologia calcifico-degenerativa del tratto aortoiliaco o femorale (ad esempio, la sindrome di Leriche), l'inserzione dell'IABP attraverso l'arteria femorale dovrebbe essere assolutamente evitata.

L'incidenza di complicanze derivate dall'utilizzo dell'IABP varia dal 5% al 47% in generale [161, 162], ma nel 4-17% dei casi sono serie ed includono ischemia dell'arto inferiore che richiede una trombectomia o l'amputazione, dissezione aortica, lacerazione o perforazione nel tratto aortoiliaco, infezione profonda nel sito d'inserzione e sepsi.

Circa l'1% dei pazienti presentano una disfunzione ventricolare sinistra postcardiotomica refrattaria sia al supporto farmacologico inotropo che all'utilizzo del contropulsatore aortico e non possono essere svezzati dal bypass cardiopolmonare. Questi pazienti possono essere ancora sostenuti da *dispositivi meccanici di assistenza ventricolare* (ventricular assist device, VAD) se non presentano controindicazioni quali un'urea plasmatica > 100 mg/dL, una creatinina sierica > 5,0 mg/dL, una malattia cronica polmonare o epatica, metastasi tumorali, sepsi, deficit neurologici o una procedura cardiochirurgica tecnicamente incompleta [163, 164].

I dispostivi meccanici di assistenza ventricolare sono pompe collocate in parallelo per sgravare il carico di lavoro del ventricolo destro (RVAD), del ventricolo sinistro (LVAD) o di entrambi i ventricoli (BiVAD), con l'obiettivo di agevolare il recupero del miocardio e nello stesso tempo mantenere la pressione di perfusione sistemica. Con le tecniche di RVAD il sangue viene prelevato dall'atrio destro e reinfuso in arteria polmonare. Mentre con la tecnica di LVAD il sangue viene prelevato dall'atrio sinistro o dall'apice cardiaco e reinfuso in aorta ascendente.

I dispositivi possono essere distinti in tre categorie: (1) le *pompe centrifughe* sono rapidamente disponibili, semplici da usare e relativamente poco costose, ma forniscono un flusso non pulsatile, richiedono una coagulazione sistemica piena ed una supervisione costante; (2) le *pompe pneumatiche pulsatili* sono dispositivi più complessi azionati ad aria compressa, sono molto più costosi delle pompe centrifughe, ma sono in grado di fornire un flusso pulsatile senza traumatismo per gli elementi cellulari del sangue, richiedono una supervisione minima, ma al momento permettono una mobilità limitata del paziente; (3) *le pompe elettriche pulsatili* forniscono solamente un'assistenza ventricolare sinistra (dall'apice all'aorta) ma sono dispositivi facilmente portatili e sono considerati una sorta di ponte in attesa del trapianto di cuore.

Il supporto meccanico ventricolare nel contesto dello shock cardiogeno postcardiotomia è più frequentemente richiesto dopo rivascolarizzazione miocardica. Con un LVAD in sede, la CEC viene discontinuata e l'obiettivo è quello di mantenere un indice cardiaco > 2,2 L/min/m^2. I tassi di sopravvivenza più bassi si hanno in pazienti sottoposti ad un tempo prolungato di CEC o che hanno richiesto tardivamente l'inserzione di un VAD a causa di un collasso emodinamico fuori dalla sala operatoria. Il sanguinamento si verifica come complicanza nel 14-50% dei pazienti che hanno richiesto l'utilizzo di una VAD, principalmente a causa di shock cardiogeno postcardiotomico. Eventi tromboembolici si verificano nel 6-47%, l'insufficienza renale nel 5-29% ed episodi infettivi fin nel 59% dei pazienti che hanno ricevuto un supporto ventricolare meccanico [165].

Considerazioni postoperatorie

Una riesplorazione chirurgica del paziente si rende necessaria in circa il 4-10% dei casi, solitamente nelle prime 24 ore. La causa più comune è un *sanguinamento* nelle prime due ore > 250-300 ml/h (10 mL/kg) e > 100 ml/h successivamente, in assenza di difetto di emostasi. Un *tamponamento cardiaco* deve sempre essere preso in considerazione nella diagnosi differenziale di una bassa gittata cardiaca non altrimenti spiegabile.

La riduzione del dosaggio di oppioidi nell'enfasi di un rapido risveglio ed estubazione precoce immediatamente dopo l'intervento ha posto il problema del bisogno di continuare diversamente il controllo del *dolore post-operatorio*. La somministrazione di oppioidi per vie epidurale o subaracnoidea può rappresentare una valida alternativa alla via endovenosa, senza trascurare il sempre maggiore ricorso all'utilizzo dei FANS.

Anestesia in neurochirurgia

Negli ultimi decenni sono stati fatti molti passi avanti nel trattamento delle lesioni neurologiche da sottoporre ad intervento chirurgico [166-168]. L'introduzione di nuove tecniche di neuroanestesia, la necessità di controllare in terapia intensiva il paziente neurochirurgico, la disponibilità di ausili tecnologici quali tomografia computerizzata, risonanza magnetica, neuroradiologia interventistica hanno radicalmente modificato il trattamento di questi pazienti. Comunque, nonostante i passi avanti delle metodiche d'intervento, dei farmaci e dei monitoraggi, la morbidità e la mortalità in seguito ad emorragia subaracnoidea, stroke, trauma e lesioni neoplastiche rimangono elevate. Questo può essere in parte attribuito alla complessità delle patologie che interessano il sistema nervoso centrale che richiederanno ancora molti sforzi per essere comprese.

Sebbene molti elementi della neuroanestesia siano comuni all'anestesia generale, scenari clinici peculiari impongono la presenza di un anestesista dedicato. La posizione del paziente per intervento sulla fossa cranica posteriore, ad esempio, pone a rischio di embolia gassosa venosa (VAE); lo stesso rischio, anche se con un'incidenza minore, si associa alla posizione prona. Il mantenimento di valori di $PaCO_2$ nei limiti della normalità, e la promozione del flusso ematico cerebrale intorno all'encefalo ischemico o potenzialmente ischemico, è un importante principio durante anestesia per intervento di aneurisma cerebrale (specialmente durante l'ipotensione indotta o il clippaggio temporaneo dell'aneurisma), endoarterectomia o durante la rimozione di malformazioni artero-venose (MAV). La presenza di ipertensione intracranica ha delle implicazioni sulle tecniche anestesiologiche usate. L'iperventilazione è un'importante manovra di emergenza che diminuisce la pressione intracranica riducendo il flusso ematico cerebrale (CBF) e il volume ematico cerebrale (CBV) [169]. Può prevenire l'erniazione cerebrale nei pazienti con un ematoma che si espande velocemente prima di una craniotomia decompressiva, l'entità della diminuzione della pressione intracranica dipende largamente dalla complicanza. Comunque, è importante nei pazienti in cui il trauma induca una diminuzione della massa sanguigna cerebrale, tener conto della diminuzione della $CMRO_2$ e della conseguente risposta vascolare regionale e sistemica alla CO_2. In questi pazienti anche una moderata ipocapnia può ulteriormente favorire l'ischemia, ridurre la saturazione venosa giugulare di O_2, e causare un'acidosi lattica cerebrale, senza una vantaggiosa caduta della pressione intracranica.

L'approccio al paziente neurochirurgico richiede la conoscenza della neurofisiologia, della circolazione cerebrale e degli effetti dei farmaci sulla pressione intracranica, sul flusso cerebrale e sul metabolismo cerebrale (Tabb. 12-14).

Tabella 12. Autoregolazione cerebrale

Meccanismo metabolico
- Il CBF si modifica del 2-4% per ogni mmHg di variazione della $PaCO_2$ (i vasi di resistenza si modificano in maniera inversamente proporzionale alla $PaCO_2$).
- Il CBF aumenta di 4-5 volte per PaO_2 di 15-20 mmHg (i vasi di resistenza si dilatano per $PaO_2 < 50$ mmHg) [170]

Meccanismo miogenico
- Le resistenze vascolari cerebrali variano in maniera inversamente proporzionale alla pressione di perfusione cerebrale (CPP) (CBF costante in range di CPP tra 50 e 160 mmHg) [171]

Tabella 13. Parametri cerebrali fisiologici

CBF	45-55 ml/100 g/min
$CMRO_2$	3-3,5 ml/100 g/min (50 ml/min)
Consumo glucosio	5,5 mg/100 g/min (77 mg/min)
Consumo calorico	0,25 kCal/min
PIC	8-12 mmHg

Tabella 14. Fattori che influenzano il CBF

Metabolici e chimici
- CMR
  - Anestetici
  - Temperatura
- $PaCO_2$
- PaO_2
- Farmaci vasoattivi
  - Anestetici
  - Vasodilatatori
  - Modulatori della pressione

Miogenici
- Autoregolazione-PAM

Reologici
- Viscosità ematica

Cenni di fisiopatologia del SNC

L'encefalo costituisce il 2% del peso corporeo totale, consuma il 20% dell'ossigeno ed il 25% del glucosio utilizzati dall'organismo. In condizioni normali, il glucosio è l'unico substrato energetico utilizzato dalla cellula cerebrale. La velocità di consumo di O_2 è di circa 50 ml/min (3,5 ml/100 g/min). La possibilità di stoccaggio di O_2, glucosio e fosfati energetici, all'interno del tessuto, dello spazio extracellulare e dei vasi intracranici, è pressoché nulla. Dopo un improvviso arresto di circolo, i 7-10 ml di O_2, presenti nel sangue e nei tessuti, vengono consumati in 12 secondi, mentre le riserve dei fosfati energetici si esauriscono dopo 3 minuti. Di qui la dipendenza assoluta del metabolismo dal flusso ematico cerebrale. In condizioni normali il flusso ematico cerebrale (CBF) è di circa 55 ml/100 g/min e corrisponde al 12-15% della gittata cardiaca. Studi sperimentali hanno individuato la soglia ischemica a 20 ml/100 g/min di CBF. Al di sotto di questa soglia compare un'alterazione del metabolismo cellulare con riduzione delle riserve di ATP, incremento della concentrazione di lattati e conseguente caduta del pH intracellulare (Fig. 3). Quando il CBF scende sotto il valore di 10 ml/100 g/min si verifica edema cellulare (per ingresso di sodio nelle cellule), inizialmente ancora reversibile. Un flusso ematico cerebrale di 8-15 ml/100 g/min deve essere corretto al massimo in 1-2 ore affinché i danni non si stabilizzino (*penombra ischemica*). Il più importante fattore di controllo del CBF è l'attività metabolica cerebrale, che è correlata all'attività neuronale.

L'albero vascolare cerebrale ha la capacità di mantenere costante il flusso ematico in presenza di variazioni più o meno marcate della pressione di perfusione cerebrale (PPC) grazie al *meccanismo dell'autoregolazione* [172]. Tale capacità si attua attraverso una modificazione delle resistenze vascolari cerebrali (CVR), principalmente mediante variazioni del calibro delle arterie e delle arteriole. La pressione di perfusione cerebrale, ferme restando le resistenze arteriose cerebrali, è data dalla differenza tra la pressione arteriosa sistemica media (PAM) e la pressione endocranica (PIC), secondo la formula:

$$PPC = PAM - PIC$$

L'autoregolazione è alterata dagli anestetici volatili in modo dose-dipendente; per livelli profondi di anestesia il CBF dipende dalla pressione. L'autoregolazione può essere persa anche in presenza di tumore cerebrale, infarto, ematoma subdurale, ipossiemia, ipercapnia > 80 mmHg, e per l'utilizzo di farmaci, ad esempio, la ketamina o il nitroprussiato.

Nel sistema intracranico sono presenti componenti a volume differente. Avendo la cavità cranica una parete inestensibile, la somma dei volumi dei diversi componenti non può essere che costante (dottrina di Monroe-Kellie - 1783-1842) [173, 174]:

$$Vol_{encefalo} + Vol_{sangue} + Vol_{LCR} = Vol_{intracranico}$$

Questi diversi elementi si trovano in una condizione di equilibrio, espressa dalla pressione di stato del sistema, detta pressione intracranica (PIC), che, in condizioni normali, è inferiore a 15 mmHg. Nel caso di una variazione di volume di uno dei componenti, il compenso avverrà mediante una variazione di segno opposto degli altri due. Dato che i liquidi sono incomprimibili, una compensazione potrà avvenire solamente per una riduzione nella produzione di liquido cefalo-rachidiano (LCR), per un suo spostamento a livello spinale o per una riduzione del volume ematico cerebrale (CBV). Una volta esaurite o eliminate le possibilità di compenso, si assisterà ad un aumento dei valori della pressione intracranica. La relazione, tra la pressione ed il volume intracranico, è rappresentata da una curva di tipo esponenziale. In condizioni normali, piccole variazioni di volume determinano modesti incrementi dei valori di pressione endocranica. Quando i meccanismi tampone (riduzione del CBV e del volume del liquor) si sono esauriti, piccole variazioni di volume determinano grandi modificazione della pressione endocranica.

Flusso ematico cerebrale/consumo cerebrale di ossigeno (CBF/CMR) e farmaci anestetici

In neuroanestesia, è particolarmente importante la valutazione degli effetti dei farmaci sull'emodinamica cerebrale. L'autoregolazione cerebrale, la risposta a variazioni della $PaCO_2$ e il CBV possono essere alterati da numerosi processi patologici e da farmaci vasodilatatori, tra i quali gli anestetici volatili. Il CBF non più mantenuto nella normalità dai sistemi di compenso peggiora l'outcome di ischemia; inoltre, in assenza dell'autoregolazione, si può verificare un aumento del CBV e quindi della PIC. Gli anestetici endovenosi mantengono l'autoregolazione cerebrale e la risposta alla CO_2 e tendono a determinare una parallela diminuzione del CMR e del CBF. L'unica eccezione è rappresentata dalla *ketamina* che determina un aumento del CMR e del CBF. I *barbiturici* riducono il CMR ed il CBF in modo dose-dipendente. Con i dosaggi clinici usuali si ha una diminuzione dei paramentri del 30%. L'isoelettricità all'EEG, ottenuta con alte dosi di barbiturico, determina una riduzione del CMR e del CBF del 50%. Dosi aggiuntive di tiopentone non determinano ulteriori effetti. Le *benzodiazepine* hanno lo stesso comportamento dei barbiturici ma hanno un minore effetto massimo. Si registra una riduzione del CMR/CBF del 25% dopo somministrazione di 15 mg di diazepam, una riduzione del 30-34% dopo la somministrazione di midazolam 0,15 mg/kg. La risposta alla CO_2 risulta conservata. L'autoregolazione cerebrale e la reattività alla CO_2 risultano conservate durante anestesia con *propofol* 250-300 µg/kg/min [175, 176]. Il propofol non ha effetti cerebrali vascolari diretti. La riduzione del CBF osservata durante anestesia con propofol è una conseguenza dell'accoppiamento del flusso con il metabolismo [177]. L'effetto determinato sul CBF e sul metabolismo cerebrale dal propofol è simile a quello indotto dai barbiturici [178, 179]. Quando l'EEG diventa isoelettrico, ulteriori dosi di propofol non si accompagnano a ulteriori riduzioni del metabolismo cerebrale. Gli effetti dei *narcotici* sul CMR e sul CBF sono limitati. Il fentanyl e il remifentanil non sembrano determinare vasodilatazione cerebrale e mantengono intatta la reattività alla $PaCO_2$ [180, 181]. Gli agenti *anestetici inalatori* determinano un aumento dose-dipendente del CBF. L'accoppiamento CBF/$CMRO_2$ risulta alterato ma non abolito dagli anestetici volatili come alotano, isofluorano, e desflurano [182]. Come dimostrato da Drummond e coll. [182] l'effetto dell'agente volatile sui vasi cerebrali dipende dall'equilibrio tra l'azione diretta vasodilatante e l'effetto indiretto vasocostrittore secondario alla riduzione del metabolismo (accoppiamento flusso-metabolismo) [183]. Hansen e coll. [184], hanno confermato nei topi che la differenza nell'effetto vascolare cerebrale tra l'isoflurano e l'alotano è attribuibile all'equilibrio tra l'intrinseco effetto vasodilatatore e l'azione sul metabolismo cerebrale. Infatti, l'isoflurano ha intrinsecamente un effetto vasodilatatore maggiore dell'alotano ma a dosi equipotenti produce un minore aumento del CBF per un effetto depressore maggiore sul metabolismo cerebrale. Quindi, l'effetto dell'anestetico volatile sul CBF dipenderà in parte dal grado di attività metabolica presente in quel momento. La valutazione del solo effetto vasodilatatore svolto dagli agenti volatili è stata presa in considerazione da Matta e coll. [185] che hanno valutato la vasodilatazione indotta da isoflurane, desflurane e alotano in pazienti con EEG isoelettrico indotto con il propofol. Il desflurane e l'isoflurane hanno mostrato un potere vasodilatante cerebrale diretto maggiore dell'alotano. L'isoflurane ha un effetto vasodilatante intrinseco maggiore anche del sevoflurane [186]. Matta ha messo a confronto l'effetto determinato dai due anestetici inalatori dopo aver indotto il silenzio EEG con propofol. Lo studio dimostra come il sevoflurane abbia un effetto vasodilatante cerebrale diretto inferiore rispetto a desflurane, isoflurane e alotano. Sebbene negli ultimi anni l'uso del sevoflurane nella pratica anestesiologica sia aumentato, il suo uso in neuroanestesia rimane ancora oggetto di discussioni [187-189]. I vantaggi del sevoflurane sono correlati alla rapida variazione del piano anestetico, e al rapido recupero post-operatorio. L'autoregolazione cerebrale e la risposta alla CO_2 sono intatte durante anestesia con sevoflurane [190-192]. Artru e coll. [192] non hanno registrato alcun aumento della pressione intracranica per anestesie con sevoflurane 0,5, 1 e 1,5 di MAC. L'utilizzo di sevoflurane a 1,5 MAC ha determinato nello studio presentato da Heath e coll. [193] una riduzione del consumo di ossigeno cerebrale del 25%. Gli effetti presentati trovano riscontro negli studi svolti su animali. In topi anestetizzati con protossido di azoto e morfina, l'aggiunta di sevoflurane 1 MAC non influenza il CBF. Determinando invece una riduzione del consumo cerebrale di ossigeno del 50% [194]. Risultati simili sono stati ottenuti nel cane dove il sevoflurane a 2,15 di MAC ha effetti minimi sul CBF mentre determina una riduzione dell'estrazione di ossigeno del 30% [195]. In corso di anestesia sperimentale sugli animali il sevoflurane si è dimostrato, al pari dell'isoflurano, in grado di determinare un aumento del CBF e della pressione intracranica e di diminuire l'estrazione cerebrale di ossigeno in associazione con l'appiattimento del tracciato EEG [195]. Grazie al suo leggero effetto vasodilatante, il sevoflurane mantiene conservata l'autoregolazione cerebrale, i vasi cerebrali mantengono la capacità di rispondere a variazioni della pressione di perfusione, capacità abolita per dosi equipotenti di isoflurane e desflurane [196-198]. I cambiamenti indotti dal protossido d'azoto sull'autoregolazione sono correlati alla capacità di vasodilatare, che non è ben soppressa da basse concentrazioni di sevoflurane. Queste considerazioni presentate da Bedforth e coll. [199] hanno importanti implicazioni, in quanto in molte situazioni cliniche il protossido viene associato al sevoflurane. L'uso combinato del sevoflurane a 1 MAC e del protossido determinano una vasodilatazione influenzata dal predominare dell'effetto vasodilatatorio del sevoflurane quando usato a basse concentrazioni. A concentrazioni maggiori l'effetto vasocostrittore del sevoflurane è maggiore e minore risulta la vasodilatazione determinata dai due agenti. I vasi cerebrali rispondono ai cambiamenti di pressione di perfusione anche per 1,5 di MAC di sevoflurane, risulta abolito il controllo della pressione di perfusione per uguali concentrazioni di MAC di isoflurane e desflurane, presumibilmente come conseguenza della vasodilatazione [200]. Il protossido d'azoto aumenta il metabolismo cerebrale e la velocità del CBF [201].

Il desflurane è un anestetico volatile relativamente nuovo, con un coefficiente di solubilità nel sangue più basso del sevoflurane, proprietà che consente rapide modificazioni del piano dell'anestesia [202, 203]. Rapidi aumenti nella concentrazione inspirata possono causare un aumento transitorio della frequenza cardiaca e della pressione arteriosa. Queste risposte sono state attribuite ad un'irritazione del tratto respiratorio che porta ad un aumento del tono simpatico [204]. Inoltre, tale agente causa una diminuzione delle resistenze cerebrali dose-dipendente [205-207]. Strebel e coll. [208] hanno dimostrato che il desflurane a concentrazioni maggiori di 0,5 MAC produce una riduzione dose-dipendente dell'autoregolazione cerebrale statica e dinamica. Tuttavia, in quello studio, veniva usato del protossido d'azoto al 70%. Bedforth e coll. [209] hanno proposto di valutare l'effetto sulla circolazione cerebrale del desflurane, usato come unico agente anestetico. Il desflurane viene somministrato a concentrazioni espirate di 7,4% pari a 1 MAC e a concentrazioni di 10,8% pari a 1,5 MAC. A 0,5 MAC l'autoregolazione risulta ritardata ma preservata, a MAC di 1 e 1,5 l'autoregolazione risulta seriamente ridotta. Gli oppioidi attenuano la risposta simpatica all'utilizzo del desflurane [209], in particolare, Bedforth e coll. [210] riferiscono una diminuzione nell'aumento del CBFV grazie al sulfentanil somministrato prima dell'agente volatile. Molti pazienti che vanno incontro ad anestesia generale possono sopportare i cambiamenti del CBF, tuttavia, i pazienti con compliance intracerebrale diminuita come conseguenza di un trauma cranico o di una lesione occupante spazio, potrebbero essere a rischio di iperemia e quindi di aumento della pressione intracranica. Per questi pazienti sarebbe meglio optare verso un agente anestetico che non determini una stimolazione cardiovascolare e non alteri i sistemi di compenso cerebrali.

"Management" anestetico

Le procedure neurochirurgiche tendono ad essere lente e richiedono posizioni inusuali dei pazienti. Il neuroanestesista adattandosi allo sviluppo di tecniche chirurgiche sempre nuove deve essere in grado non solo di addormentare il paziente ma anche di svegliarlo e tenerlo sveglio durante l'intervento e di svegliarlo subito alla fine dell'intervento.

La valutazione preoperatoria include un completo esame neurologico, con la valutazione dell'estensione del deficit neurologico focale e della presenza o assenza di sintomi associati ad un aumento della pressione intracranica; particolare attenzione deve essere posta ai pazienti con basso livello della coscienza. La localizzazione della lesione determinerà sia la presentazione clinica sia il trattamento anestesiologico.

La premedicazione in neuroanestesia non risulta standardizzata, in particolar modo non viene eseguita in pazienti in cui si osservi un abbassamento del livello della coscienza.

Anestesia nei tumori cerebrali I meningiomi, i gliomi e le eventuali lesioni metastatiche aumentano di volume fino a quando non vengono esauriti i meccanismi di compenso. Un ulteriore aumento del volume del tumore si manifesterà con un aumento della pressione intracranica. Le lesioni sovratentoriali si associano a problemi nel trattamento degli aumenti della pressione intracranica. I pazienti con tumori infratentoriali possono presentare una depressione dello stato di coscienza secondaria all'aumento della PIC da idrocefalo ostruttivo o segni di compromissione del tronco encefalico, con depressione della ventilazione e paralisi dei nervi cranici. L'aumento della pressione intracranica viene di norma controllato con la somministrazione di un diuretico osmotico. Il mannitolo dovrebbe essere somministrato lentamente perché può inizialmente determinare un aumento della pressione intracranica. I corticosteroidi diminuiscono l'edema intorno alle lesioni ma sono necessari molti giorni o comunque ore prima che sia visibile un effetto sulla pressione intracranica. Alcuni agenti farmacologici (TPS, propofol) hanno un effetto vasocostrittore cerebrale e possono diminuire la pressione intracranica.

La fluidoterapia intraoperatoria può essere mantenuta intorno ai 2 ml/kg/h, non si ritiene utile un atteggiamento volto alla restrizione idrica. Si sconsiglia l'utilizzo di soluzioni glucosate che porterebbero ad un peggioramento dell'ischemia in tessuti già sofferenti. Si consigliano eventualmente controlli dell'osmolarità plasmatica.

I sistemi di monitoraggio richiesti in neurochirurgia comprendono: ECG, ossimetria pulsatile, capnografia, pressione arteriosa invasiva, temperatura, pressione venosa centrale e Doppler precordiale o ecocardiografo transesofageo. Queste richieste si giustificano con l'alto rischio di danno cerebrale secondario associato a questo tipo di chirurgia.

Anestesia negli aneurismi intracranici Le scelte anestesiologiche durante questa patologia devono essere guidate dalla necessità di impedire la rottura dell'aneurisma. Per quel che riguarda il "momento giusto" per intervenire chirurgicamente si interviene entro 10 giorni dall'evento nei soggetti coscienti, mentre per i pazienti con compromissione della coscienza si attendono tre settimane. Complicanze dell'emorragia subaracnoidea, nonché segni di una prognosi infausta, sono il risanguinamento, il vasospasmo, l'aumento della pressione intracranica e l'idrocefalo.

La nimodipina viene somministrata di fronte a sospetto di vasospasmo cerebrale. L'emodiluizione, l'ipervolemia e l'ipertensione rappresentano i trattamenti di scelta, da usare contemporaneamente per mantenere la perfusione cerebrale in corso di vasospasmo.

L'utilizzo dell'ipotensione controllata durante procedura neurochirurgica è riservata a casi selezionati. Farmaci che possono essere utilizzati a questo scopo sono: labetalolo, esmololo, nitroprussiato sodico, nitroglicerina ed anestetici inalatori.

La mortalità perioperatoria è in stretto rapporto con le condizioni cliniche preoperatorie, per una classe quinta della scala di Hunt la mortalità è del 70-100%; mentre per una classe prima la mortalità è dello 0-5% (Tab. 15).

Anestesia per embolizzazioni L'embolizzazione delle malformazioni artero-venose può essere eseguita con una sedazione che consenta l'esecuzione di un esame neurologico, o in anestesia generale per interventi di lunga durata; lo scopo è quello di poter subito valutare lo sviluppo di complicanze, quali l'ischemia e l'emorragia.

Tabella 15. Classificazione di Hunt

Grado 1	Paziente asintomatico, o modesta cefalea, lieve rigor nucale
Grado 2	Cefalea modesta o grave, rigidità nucale, assenza di deficit neurologico centrale o dei nervi cranici
Grado 3	Sopore, confusione, deficit focale modesto
Grado 4	Stupore, emiparesi lieve o franca, segni iniziali di rigidità, da decerebrazione, disturbi vegetativi
Grado 5	Coma profondo, rigidità da decerebrazione, paziente moribondo

Alla fine dell'intervento neurochirurgico, la decisione di rimuovere il blocco neuromuscolare e di estubare il paziente è influenzato dall'estensione e severità dell'insulto chirurgico, dallo stato neurologico preoperatorio, durata dell'intervento, entità delle perdite ematiche intraoperatorie, e da fattori correlati al paziente come la stabilità emodinamica e la relativa normotermia. L'intervento in fossa cranica posteriore può essere complicato da una paralisi dei nervi cranici e del nervo laringeo ricorrente, particolare attenzione dev'essere posta nella valutazione della funzionalità di queste strutture nervose prima dell'estubazione.

Monitoraggio intraoperatorio

«*I pazienti neurochirurgici sono esposti ad un aumentato rischio di danno secondario al sistema nervoso centrale. Il pronto riconoscimento e trattamento di complicanze intraoperatorie risulta di particolare importanza per i neuroanestesisti*». Questo è quanto espresso da Werner [211] e supportato dai risultati del Closed Claims Study [212] della Società Americana degli Anestesisti in cui un outcome sfavorevole, dopo complicanze intraoperatorie, è risultato prevenibile con l'uso di tecniche di monitoraggio adeguate. Il Scientific Neuroanesthesia Research Group della German Society of Anesthesia and Intensive Care Medicine (DGAI) ha esaminato la diffusione, nella pratica clinica in neuroanestesia, dei sistemi di monitoraggio, confrontando i risultati di un questionario sottoposto ai Dipartimenti di anestesia in Germania nel 1991 e nel 1997. Nel 1997, come monitoraggio nella neurochirurgia tumorale e vascolare, il 100% degli istituti di anestesia in Germania utilizza: ECG, ossimetria pulsatile, capnografia, pressione arteriosa invasiva, temperatura e pressione venosa centrale; meno standardizzato risulta l'uso del Doppler precordiale e dell'ecocardiografia transesofagea (Tab. 16). Il monitoraggio intraoperatorio, nella pratica clinica nel 1997, sebbene molto più diffuso rispetto al 1991, non è risultato standardizzato, suggerendo limiti economici, mancanza di pratica e conoscenza di alcune tecniche [213].

Tabella 16. Diffusione in neuroanestesia in Germania dei sistemi di monitoraggio per la diagnosi di embolia [213]

Tecnica	1991	1997
Capnometria	94%	100%
Doppler precordiale		
Istituti universitari	89%	63%
Ospedali	67%	83%
Ospedali privati	61%	87%
Ecocardiografia transesofagea		
Istituti universitari	25%	50%
Ospedali	11%	25%
Ospedali privati	17%	40%

La capnografia viene comunemente usata come controllo dei livelli di CO_2 durante anestesia per interventi di craniotomia e procedure neurovascolari. La manipolazione intraoperatoria della $PaCO_2$, sebbene tradizionalmente considerata parte integrante del management neuroanestetico, può avere effetti non previsti e deleteri sull'emodinamica cerebrale. La riduzione della $PaCO_2$ è usata per ridurre il CBF e quindi per ridurre la pressione intracranica. Ci vogliono 30 secondi affinchè il CBF risponda ai cambiamenti della $PaCO_2$ [214]. L'anestesia con isoflurane si è dimostrata più efficace rispetto al sevoflurane nel rispondere ai cambiamenti di $PaCO_2$ [215].

L'ipercapnia intraoperatoria (che determina un aumento del volume ematico cerebrale secondario a vasodilatazione) e la profonda ipocapnia (che può determinare ischemia cerebrale) devono essere indagabili in modo affidabile. La diffusione della capnografia, ha portato molti anestesisti a non verificare l'ipocapnia con controlli emogasanalitici intraoperatori, considerando la capnografia affidabile e stima costante della $PaCO_2$ durante neurochirurgia. Alcuni Autori [216, 217] ritengono sufficiente un monitoraggio non invasivo in pazienti relativamente giovani che non presentino trauma toracico o patologia polmonare, ritengono che una volta stabilito il gradiente questo tenda a mantenersi costante. La maggior parte degli autori [218, 219], però, non ritengono stabile il gradiente e suggeriscono un monitoraggio invasivo in tutti i pazienti sottoposti a questa chirurgia. Il gradiente $P(a\text{-}et)CO_2$ può essere inaspettatamente alto o addirittura negativo, può cambiare in misurazioni successive e modificarsi cambiando la posizione del paziente sul letto operatorio. L'importanza di uno stretto controllo intraoperatorio della $PaCO_2$ durante neuroanestesia – più specificatamente, l'iperventilazione di routine, e la nostra fiducia sulla capnografia per guidare la fase intraoperatoria – è stata rivalutata. C'è una crescente comprensione [216, 218] degli effetti avversi dell'ipoventilazione e dell'ipocapnia, specialmente su un encefalo patologico o ischemico. Per questo, dagli studi più recenti [218, 219], si evince la necessità di un monitoraggio con metodica invasiva. Nonostante discordanti indicazioni sull'accuratezza del monitoraggio capnografico, rimane uno strumento indispensabile nel monitoraggio del paziente da sottoporre ad intervento neurochirurgico.

Posizionamento del paziente

Le procedure neurochirurgiche presentano spesso dei tempi lunghi. Alcune complicanze post-operatorie possono correlarsi a posizionamenti errati.

Posizione supina La posizione supina viene associata alla rotazione della testa nella chirurgia temporale, parietale ed occipitale. Un'estrema rotazione della testa può determinare un'ostruzione delle vene giugulari. Il posizionamento di un cuscino sotto la spalla omolaterale riduce il grado di rotazione del collo.

Nella craniotomia bifrontale o nell'approccio transfenoidale la testa viene mantenuta in posizione neutra.

Posizione prona Tale posizione è utilizzata nella chirurgia della colonna e in alcuni interventi eseguiti nella fossa cranica posteriore [220].

La fase di passaggio dalla posizione supina a quella prona è un fase molto delicata, può determinare alterazioni cardiocircolatorie significative (bradicardia, ipotensione) (Tab. 17). È importante, in questa fase, mantenere il monitoraggio ECG e della pressione cruenta e controllare che non ci siano dislocazioni o inginocchiamenti del tubo endotracheale [221].

Il posizionamento prono di pazienti in anestesia generale con lesione cervicale spinale può portare a serie complicanze neurologiche. Hirasaki e coll. [223] propongono il cambio di posizione a paziente sveglio. L'intubazione (naso-tracheale) viene eseguita, previa anestesia locale, sotto guida fibroscopica.

Nella posizione prona è importante controllare le possibili zone di compressione sul tavolo operatorio.

Tabella 17. Cambiamenti emodinamici dopo posizionamento del paziente e in anestesia generale

PAM	⇓
PAS	⇓
FC	⇑
Stroke volume index	⇓
IC	⇓
PCWP	⇓
RVS	⇑

Nella posizione prona è importante controllare le possibili zone di compressione sul tavolo operatorio:

- evitare la compressione dei bulbi oculari dato che può determinare ischemia retinica con cecità [223]. Esistono numerosi casi in letteratura di perdita della vista dopo chirurgia alla colonna, eseguiti in posizione prona. La maggior parte dei casi non sembrano direttamente correlati alla pressione negli occhi ma piuttosto ai cambiamenti emodinamici che hanno coinvolto la perfusione del nervo ottico [224, 225]. La pressione di perfusione oculare è definita come la differenza tra la pressione arteriosa media (PAM) e la pressione intraoculare (IOP). L'aumento della IOP può diminuire la pressione di perfusione dell'occhio, nonostante la PAM sia nei limiti della norma. La posizione prona determina di per sé un aumento della IOP. Nello studio di Lam e coll. [226] eseguito su volontari svegli la IOP in posizione seduta era di 13,5 ± 2,01 mmHg, in posizione prona diventava 20 ± 3,27 mmHg. Lo studio di Cheng e coll. [223] evidenzia la tendenza della IOP ad aumentare in relazione al tempo trascorso in posizione prona;
- la compressione della cute della fronte può determinare necrosi tessutale;
- altre zone pericolose sono l'ascella, il seno, le creste iliache, le ginocchia e i genitali esterni;
- è importante controllare che il torace e l'addome non siano compressi al fine di ridurre la pressione venosa all'interno della vena cava inferiore. La comunicazione tra la vena cava e il plesso venoso vertebrale spiega come una eccessiva pressione sulla cava possa portare ad un aumento del sanguinamento venoso nel campo chirurgico [227].

La possibilità di VAE in pazienti in posizione prona è remota ma si registrano casi in letteratura [228].

Posizione seduta La posizione seduta è stata introdotta nella pratica clinica nel 1913 da De Martel [229] ed il suo utilizzo è stato da subito controverso. Albin e coll. [230-232] ne hanno più volte messo in luce i problemi. Sebbene molti studi ne sostengano la relativa sicurezza [233], il suo uso è in diminuzione negli Stati Uniti e in Gran Bretagna [234, 235]. Molto diffusa in Germania [236, 237], ma in diminuzione negli ultimi tre anni e poco usata in Giappone [238]. Posizioni alternative per l'accesso alla fossa cranica posteriore e alla colonna includono la posizione prona e laterale. Molti neurochirurghi preferiscono la posizione seduta per gli interventi alla fossa cranica posteriore e alla colonna cervicale. Tale tecnica di approccio consente un ottimo accesso alle lesioni della linea mediana, migliora la decompressione venosa cerebrale, diminuisce la pressione intracranica e promuove per gravità il drenaggio venoso e del liquido cerebro-spinale [234]. Permette di vedere la faccia del paziente e quindi di osservare le risposte motorie alla stimolazione dei nervi cranici. La distanza verticale tra la testa e il cuore può variare dai 20 ai 65 cm, in relazione all'intervento in programma [231]. Complicazioni correlate all'uso di questa posizione includono l'instabilità emodinamica, la VAE con la possibilità di un'embolia paradossa, pneumoencefalo, quadriplegia e neuropatia periferica compressiva (Tab. 18) [239]. L'uso di questa posizione si associa a modificazioni fisiologiche cardiovascolari, respiratorie e cerebrali.

Tabella 18. Complicanze correlate all'uso della posizione seduta

- Embolia gassosa
- Embolia gassosa paradossa
- Instabilità cardiocircolatoria
- Macroglossia
- Pneumoencefalo
- Ematoma subdurale
- Neuropatia da compressione nervi periferici
- Tetraplegia-paresi

Instabilità cardiocircolatoria I problemi dell'instabilità cardiovascolare e ipotensione associati a questa posizione possono essere aggravati dagli effetti depressori dei farmaci induttori endovenosi e dei gas anestetici sulla contrattilità del miocardio durante anestesia generale e i cambiamenti nel ritorno venoso dopo ventilazione intermittente a pressione positiva. L'effetto idrostatico della gravità non permette solo il drenaggio del sangue e del CSF dal campo chirurgico, ma produce anche una diminuzione della pressione arteriosa sistemica per la capienza del distretto venoso in corrispondenza delle estremità [240]. Il volume di sangue che si accumula alle estremità può essere influenzato da fattori legati al paziente (BMI, stato del volume intravascolare, stato ipertensivo preesistente) e fattori correlati all'anestesia (modalità di ventilazione utilizzata). Più di 1500 ml di sangue possono essere sequestrati nel distretto venoso degli arti inferiori per effetto della gravità e aumento della diffusione attraverso le pareti capillari e la dilatazione venosa associata all'uso di anestetici inalatori. Albin e coll. [231] hanno riportato una riduzione della PAS di 10-20 mm Hg nel 32% dei pazienti in posizione seduta, in una serie di 180 pazienti sottoposti ad intervento neurochirurgico. Solo nel 2-5% dei casi si assiste ad una importante riduzione dei valori pressori (-50 mmHg). In quello studio fu notata una correlazione tra classe ASA e incidenza di ipotensione. Il posizionamento del paziente con la flessione dei fianchi, le ginocchia sollevate all'altezza del cuore e le gambe avvolte fino all'inguine sono tutti presidi che hanno minimizzato l'ipotensione correlata alla posizione del paziente [241]. I bendaggi compressivi alle estremità inferiori si associavano in uno studio a un incidenza del 5% di riduzione della pressione arteriosa sistemica del 20% [242]. Molti studi hanno valutato i cambiamenti emodinamici associati al passaggio dalla posizione supina a quella seduta. Ward e coll [243] hanno descritto una diminuzione della MAP del 3%. La frequenza cardiaca e le resistenze vascolari sistemiche aumentavano rispettivamente del 19% e del 10%, mentre l'indice cardiaco diminuiva del 10%. Anche l'inclinazione della testa può influenzare i cambiamenti emodinamici. Albin e coll. [244] hanno osservato cambiamenti emodinamici significativi per un'inclinazione della testa a 45°. Un'ora dopo il posizionamento della testa a 90°, la MAP era aumentata del 38%, le resistenze vascolari sistemiche erano aumentate dell'80%, mentre l'indice cardiaco presentava una riduzione del 20%. Lo stato del volume intravascolare e la stimolazione chirurgica possono attenuare i cambiamenti emodinamici avversi correlati alla posizione del paziente. La scelta dell'agente anestetico e la tecnica anestesiologica possono influenzare la performance cardiovascolare del paziente in posizione seduta [241].

Tabella 19. Fattori che influenzano l'importanza della VAE

- Il volume d'aria
- La velocità d'ingresso
- La pervietà del forame ovale
- La pressione atriale destra elevata
- L'uso di N_2O
- La depressione cardiocircolatoria da anestetico

Tabella 20. Condizioni favorenti la VAE

- Vene aperte
- PVC bassa
- Pressione I.V. negativa rispetto alla pressione atmosferica
- Tecnica chirurgica non adeguata

Un'anamnesi positiva per insufficienza cardiaca, severa coronaropatia e/o stenosi dei vasi epiaortici rappresenta una controindicazione relativa a tale posizione.

A livello emodinamico si assiste ad una riduzione del ritorno venoso, ad una riduzione della funzione ventricolare sinistra, dell'indice cardiaco e quindi della pressione arteriosa.

Quindi, per evitare gravi ipotensioni, è importante una ottimale idratazione preoperatoria ed il bendaggio compressivo degli arti inferiori.

L'uso di farmaci vasopressori è da proscrivere dato che determinano un aumento del lavoro cardiaco. La somministrazione di tali farmaci in infusione continua è indicato solo in caso di presenza di shock spinale.

La compressione del tronco cerebrale può determinare una severa bradicardia con conseguente calo pressorio che viene accentuato dalla posizione seduta.

Embolia gassosa La prevenzione ed il trattamento dell'embolia venosa o paradossa (Tabb. 19-22) nei pazienti in posizione seduta risulta di fondamentale importanza in neurochirurgia [245, 246]. Il Scientific Neuroanesthesia Research Group della German Society of Anesthesia and Intensive Care Medicine (DGAI) ha diffuso nel 1995 le linee guida [247] per una rapida diagnosi dell'embolia, suggerendo un monitoraggio con: ECG, capnografia, pulso-ossimetro, pressione arteriosa invasiva, pressione venosa centrale e Doppler precordiale; l'ecocardiografia transesofagea (TEE) viene indicata come opzionale (Tab. 21).

L'embolia venosa (VAE) si può verificare ogni volta che la pressione venosa nella sede dell'intervento è inferiore alla pressione atmosferica. Può avere effetti devastanti nei pazienti sottoposti a neurochirurgia in posizione seduta [248]. Per molti anni si è ritenuto che l'uso della PEEP potesse prevenire la VAE o l'embolia paradossa, tutto ciò è stato smentito da Giebler e coll. [249]. L'incidenza [250-252] di VAE è difficile da quantificare (dal 15% al 76%), varia in ragione dei sistemi utilizzati per la diagnosi. Mammoto e coll. [246] riferiscono la presenza di microbolle d'aria, in atrio destro, in tutti i pazienti sottoposti a neurochirurgia in posizione supina valutati con l'ecocardio transesofageo. L'incidenza varia dal 25% al 50% in studi eseguiti con l'ausilio del Doppler precordiale [232, 253]. Numerosi Autori [246, 254, 255] ritengono l'ecocardio transesofageo l'indagine intraoperatoria più accurata per la diagnosi di VAE e di embolia paradossa; tutti sono altresì concordi nel raccomandare l'utilizzo della $PetCO_2$ e del Doppler precordiale [256, 257] qualora l'TEE non sia disponibile [246].

Sebbene la VAE possa avvenire in qualsiasi momento, i momenti cruciali sono:
- l'incisione della cute e dello strato muscolare;
- l'esposizione dei seni venosi ossei;
- l'incisione della dura.

L'ingresso di grossi volumi d'aria determinano collasso cardiocircolatorio (Tab. 19). Mentre la presenza di piccole bolle d'aria hanno di solito uno scarso significato fisiologico. Infatti, l'aria viene rimossa dal polmone ad una velocità che dipende dall'incremento compensatorio della pressione dell'arteria polmonare. Superata questa fase di equilibrio tra ingresso e rimozione dell'aria si ha un ulteriore incremento della PAP che determina una riduzione della gittata cardiaca. Si ha, inoltre, un aumento dello spazio morto respiratorio determinato dall'effetto shunt; il risultato finale di tale situazione è la riduzione dell'$ETCO_2$ con conseguente incremento del gradiente $PaCO_2$-$ETCO_2$. L'ipossiemia è un fenomeno tardivo conseguente allo shunt polmonare.

Tabella 21. Tecniche per la diagnosi di VAE in ordine decrescente di sensibilità

Monitoraggio	Segni clinici associati
Ecocardiografiatransesofagea	Assenti
Doppler precordiale	Assenti
Pressione arteria polmonare	Minori (FC, PAM)
End-tidal CO_2	Minori (FC, PAM)
Pressione atriale destra	Significativi
ECG	Collasso cardiovascolare

Tabella 22. Trattamento in caso di VAE

1. Convertire la miscela anestetica in O_2 puro
2. Inondare il campo operatorio di soluzione fisiologica e coprirlo con garze imbevute
3. Modificare la posizione del paziente sul tavolo operatorio (posizione lat.)
4. Aspirare l'aria tramite il catetere posto in atrio dx
5. Somministrare plasma expander ed eventualmente efedrina

Embolia gassosa paradossa Si ha un passaggio d'aria tra l'atrio destro e quello sinistro attraverso il forame ovale pervio (Tab. 23). La presenza di un forame ovale pervio non è poco comune. Studi autoptici hanno mostrato una prevalenza del 27% in pazienti che non avevano avuto alcuna storia di malattie cardiache. Questa incidenza diminuisce con l'età, fino alla terza decade è del 34%, successivamente scende al 25% [258]. Il diametro medio del difetto è di 5-6 mm e tende ad aumentare con l'età. In circa il 5-10% dei pazienti NCH c'è una coincidenza tra pervietà del forame ovale e incremento della pressione atriale destra. In questi casi è utile cercare di aumentare la pressione a livello del cuore sinistro incrementando il volume circolante e riducendo l'altezza tra la testa ed il livello del cuore. La presenza di resistenze vascolari polmonari aumentate e di una pressione atriale destra elevata possono trasformare una VAE in un'embolia paradossa (PAE). Dati della letteratura riportano un'incidenza di PAE del 14% in pazienti neurochirurgici trattati con la posizione seduta [246, 259].

Pneumoencefalo Il trattamento del pneumoencefalo è salvavita nel momento in cui determini una pressione tale da portare all'erniazione cerebrale [260]. Questa condizione può crearsi se l'aria che entra nello spazio epidurale e durale è tale da causare un effetto massa. Questa complicanza è stata descritta in associazione con l'esplorazione della fossa cranica posteriore in posizione seduta, con un'incidenza del 3% [240]. Tale situazione è stata attribuita alla diminuzione del volume cerebrale secondaria all'uso del mannitolo, iperventilazione, rimozione di una lesione occupante spazio e contrazione del volume ematico circolante associata ad un'emorragia acuta [261]. Il drenaggio intraoperatorio del CSF per una ventricolostomia, incisione del ventricolo o drenaggio subaracnoideo può risultare in un collasso dei ventricoli. L'effetto gravitazionale della posizione seduta può aumentare la probabilità che entri aria nello spazio subdurale e che il CSF si perda attraverso il sito dell'incisione. Il lento ma continuo drenaggio del CSF favorito dalla posizione seduta fa sì che l'aria si possa accumulare nello spazio subdurale. Ovviamente, si sconsiglia l'utilizzo del protossido di azoto che può contribuire all'instaurarsi di un pneumoencefalo [262].

Tabella 23. Controindicazioni all'uso della posizione seduta

Assolute
- Shunt ventricolo-atriale aperto
- Pressione atriale dx > pressione atriale sx
- Forame ovale aperto
- Precedenti di ischemia in paziente in piedi e sveglio

Relative
- Età avanzata
- Ipertensione non controllata
- Broncopatia cronica ostruttiva

Macroglossia Nella posizione seduta, l'estrema flessione della testa con il mento che poggia sul torace e una intubazione oro-tracheale prolungata possono ridurre il drenaggio venoso e linfatico della lingua. La macroglossia postoperatoria può determinare ostruzione delle vie aeree, ipossiemia ed ipercapnia. I bambini sono particolarmente a rischio in quanto hanno la laringe anteriore alta, piccolo diametro tracheale e lingua relativamente larga. I casi di macroglossia postoperatoria in interventi eseguiti in posizione seduta riportano edema anche a carico delle altre strutture faringee, incluso palato molle, parete faringea posteriore e lingua [263]. Una flessione del collo prolungata, l'intubazione oro-tracheale e la lunga durata dell'intervento predispongono a questa complicanza.

Para-tetraplegia Si segnalano in letteratura rari casi di paraplegia postoperatoria in interventi eseguiti in posizione seduta. Si ritiene che il meccanismo responsabile sia la flessione del collo e della testa con pressione focale sul midollo spinale. Wilder [264] ipotizza che il midollo possa esssere tirato a livello della quinta vertebra cervicale da un'acuta flessione del collo. La perfusione midollare regionale può venire compromessa, soprattutto se la PAM è ridotta. Ernest, Albin e Bunegin [265] studiando un modello animale hanno dimostrato una diminuzione del flusso ematico al midollo spinale in soggetti in posizione seduta in cui avevano indotto un'ipertensione intracranica (Fig. 3).

Sequele neurologiche Danni ai nervi periferici sono stati segnalati in associazione con la posizione seduta in neurochirurgia. Il danno al nervo peritoneale comune che esita in un piede equino, è stato correlato all'iperflessione della coscia con conseguente stiramento o compressione del nervo sciatico [266]. L'incidenza di questa complicanza in una serie di 488 pazienti era inferiore all'1% [240]. Il danno al nervo laringeo ricorrente è stato descritto da Cucchiara in associazione all'uso della TEE [266]. Le dimensioni e la rigidità dello strumento, la flessione del collo e l'intubazione tracheale hanno favorito questa complicanza.

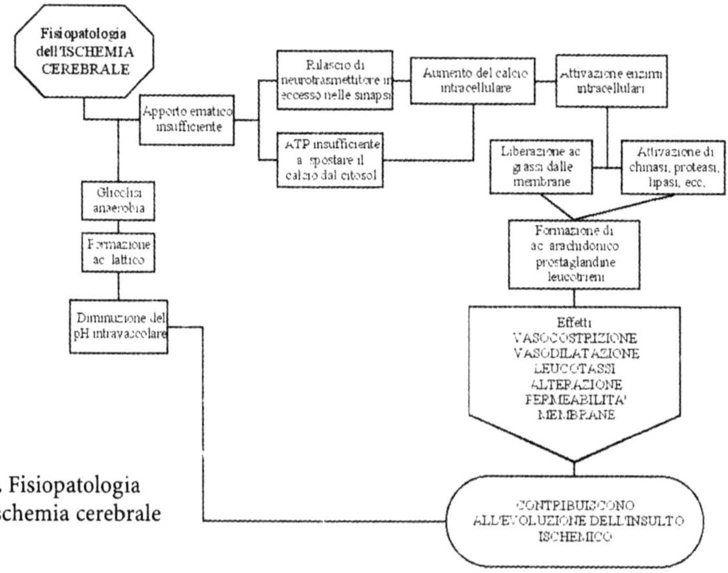

Fig. 3. Fisiopatologia dell'ischemia cerebrale

Anestesia in ostetricia

La gravidanza è un processo multiorgano le cui modificazioni fisiopatologiche sono determinate da alterazioni ormonali principalmente a carico dell'apparato cardiovascolare e respiratorio.

Per praticare un'anestesia su una paziente ostetrica, è necessario prevedere come tali variazioni possano influire sull'equilibrio fisiologico di un organismo sano o con patologia pregressa e come i farmaci e le tecniche utilizzate possano agire sul feto in modo tale da impostare la gestione perioperatoria della paziente in ordine alla preparazione, alla scelta della miglior tecnica di anestesia o di analgesia da applicare, all'organizzazione del controllo post-operatorio sia della madre che del neonato.

Lo stress cardiovascolare cui una donna è sottoposta inizia già a partire dal primo trimestre di gravidanza e aumenta progressivamente fino al parto: l'output cardiaco aumenta di circa il 30% principalmente per un aumento del volume ematico (circa del 30%) piuttosto che per un aumento della frequenza cardiaca (circa del 15%). Durante il travaglio di parto, si ha un ulteriore aumento del "cardiac output" e ancor più nel periodo postpartum dove si raggiungono valori aumentati di circa l'80% rispetto ai valori preparto a causa dell'autotrasfusione ematica dalla muscolatura uterina e quindi dell'aumento del precarico.

Un'altra condizione tipica della donna gravida è la "sindrome ipotensiva supina" caratterizzata da severa ipotensione accompagnata da nausea, vomito e disturbi discinetici, provocata da una compressione dell'utero gravidico sulla vena cava e conseguente severa diminuzione del precarico e del "output cardiaco".

La pressione arteriosa rimane per lo più stabile poiché la diminuzione delle resistenze vascolari periferiche compensa l'aumento del volume circolante.

Le pazienti senza disturbi cardiaci sopportano bene lo stress a cui è sottoposto il sistema cardiovascolare, mentre l'aumento del volume intravascolare e della portata cardiaca del peripartum può determinare un grave insulto ad un apparato cardiovascolare già compromesso.

La ventilazione/minuto a fine gravidanza aumenta di circa il 50% prevalentemente per un aumento del 40% del volume corrente (con conseguente riduzione del 15-20% della capacità funzionale residua) e solo parzialmente per l'esiguo aumento della frequenza ventilatoria pari al 15%. Durante il travaglio l'aumento della ventilazione/minuto può arrivare anche al 300% con conseguente spiccata ipocapnia e alcalemia che può, a sua volta, indurre ipoventilazione con conseguente ipossia fetale. La tendenza all'ipossia è peggiorata dall'aumento di consumo di ossigeno, pari a circa il 20% che aumenta progressivamente durante il travaglio, poiché determinato da un aumento del metabolismo materno e del lavoro respiratorio.

L'aumento della ventilazione al minuto giustifica una maggior rapidità all'induzione di anestesia generale inalatoria mentre la riduzione della capacità funzionale residua e la tendenza all'ipossia comportano rapide cadute della PaO_2 anche per brevi periodi di apnea prima dell'intubazione orotracheale [267].

Gli alti livelli progestinici influenzano il livello di idratazione delle mucose, che risultano edematose e il diametro dei capillari che rendono congeste le mucose con conseguente maggior facilità al sanguinamento durante le manovre d'intubazione e con conseguente riduzione dei singoli diametri delle strutture che obbliga alla scelta di dispositivi di più piccole dimensioni.

Più del 50% delle gravide presentano sintomi da reflusso gastroesofageo, determinato da alterazioni meccaniche ed ormonali quali l'insufficiente competenza dello sfintere esofageo inferiore per sua dislocazione ad opera dell'utero gravidico, il rallentamento dello svuotamento gastrico per diminuzione dell'attività peristaltica gastrica e l'aumento della produzione acida gastrica.

Per questi motivi, la donna gravida è ad alto rischio di sindrome da aspirazione (sindrome di Mendelson) e quindi deve essere trattata come una paziente a stomaco pieno quando i riflessi della deglutizione vengono aboliti da una sedazione profonda o dall'induzione dell'anestesia generale. La mortalità per una significativa aspirazione polmonare rimane alta e la somministrazione di terapia profilattica con H_2-antagonisti e metoclopramide rimane la miglior terapia.

Durante il primo trimestre di gravidanza la frazione di filtrazione glomerulare e il flusso ematico renale aumentano dal 50% al 60%, nell'ultimo trimestre si rinormalizzano mentre il progesterone induce dilatazione e atonia degli organi collettori con conseguente maggior predisposizione alle infezioni urinarie.

Le modificazioni ormonali indotte dall'aumento dei livelli di progesterone e di oppioidi endogeni causano un aumento di sensibilità ai farmaci anestetici con diminuzione del MAC degli agenti inalatori e con diminuzione dei volumi intratecali per maggior suscettibilità delle fibre nervose agli anestetici locali.

Per quanto riguarda gli effetti degli anestetici sul feto, il flusso utero-placentare è direttamente proporzionale alle pressione di perfusione media inversamente proporzionale alla resistenze vascolari uterine; i principali fattori che comportano una diminuzione del flusso ematico uterino diminuiscono la pressione di perfusione uterina (ad esempio, l'ipotensione e l'aumento di pressione nelle vene uterine) o aumentano le resistenze vascolari uterine (ad esempio, le contrazioni uterine spontanee o indotte da ossitocina e i farmaci simpaticomimetici).

Durante la gravidanza l'anestesiologo può intervenire sia per procedure chirurgiche non ostetriche, sia per attuare l'analgesia e l'assistenza durante il travaglio di parto, sia per l'esecuzione di un parto operativo chirurgico.

Se la procedura chirurgica consente un blocco epidurale, subaracnoideo o un blocco nervoso periferico, quest'ultime tecniche devono essere preferite alla anestesia generale poiché l'esposizione farmacologica fetale è minima specialmente se viene utilizzato il blocco subaracnoideo. Comunque, è più importante evitare l'ipossia, l'ipercapnia e l'ipotensione piuttosto che preoccuparsi dell'effetto locale e sistemico degli agenti anestetici [268].

Il travaglio di parto è sicuramente un evento particolarmente stressante per la donna e l'anestesiologo ha a disposizione una serie di tecniche e di farmaci in grado di ridurre e, in numerose circostanze abolire, la sintomatologia algica. Le tecniche più praticate sono quelle dell'anestesia loco-regionale ma, in caso di insuccesso o di gravi controindicazioni delle stesse, è possibile l'applicazione anche di tecniche con somministrazioni endovenosa di farmaci a demand, ad esempio, remifentanil con PCA endovenosa [269].

Le principali controindicazioni alla tecnica di analgesia loco-regionale sono:
- assenza di consenso;
- malattie neurologiche e neuromuscolari;
- compromissione cardiovascolare in cardiopatie congenite, pericardite costrittiva, sindrome da bassa gittata, shock grave;
- coagulopatie importanti e trombocitopenie gravi (<80000/mm^3);
- sepsi;
- inesperienza dell'operatore.

Le principali indicazioni sono, invece:
- richiesta delle partorienti;
- intolleranza al dolore;
- parto prematuro, oltre il termine, prolungato, gemellare o indotto;
- situazioni cliniche in cui sia necessario un rilasciamento dei muscoli pelvici per favorire la discesa del feto e le manovre di estrazione;
- riduzione dello stress della madre qualora affetta da patologie cardiovascolari, renali, epatiche, respiratorie o dismetaboliche;
- miopia grave con pregresso distacco di retina;
- preeclampsia.

La tecnica più utilizzata è quella epidurale con posizionamento del catetere a livello L2-L3 o L3-L4 e con la somministrazione frazionata o PCA di oppioidi e anestetici locali a bassa concentrazione.

Non vi sono evidenze che l'analgesia epidurale aumenti la lunghezza della prima parte del travaglio e l'incidenza di mal presentazione fetale, di parto strumentale o cesareo; d'altra parte, la seconda fase del travaglio può essere prolungata specialmente se il blocco epidurale è profondo e altera la funzione motoria dei muscoli addominali e perineali [270].

A livello fetale non si evidenzia alcuna differenza nella comparsa di alterazioni cardiotocografiche, di liquido tinto di meconio, di pH arterioso neonatale o di punteggio di Apgar [271].

Il parto operativo chirurgico si può eseguire oggi con diverse tecniche anestesiologiche del tipo blocco loco-regionale mediante tecniche di anestesia subaracnoideo, anestesia epidurale e anestesia combinata, per la discussione delle quali si rimanda allo specifico capitolo, e l'anestesia generale. L'anestesia generale nelle partorienti è associata ad un rischio più alto rispetto agli altri pazienti ed è per questa ragione che si preferisce, attualmente, l'anestesia regionale a quella generale nelle condizioni di elezione e di relativa urgenza; mentre un ruolo ancora importante ha l'anestesia generale nelle condizioni di emergenza. Accordando tale preferenza, la mortalità delle partorienti è passata da 37 casi per milione, come riportato dal Confidential Enquiries 1970-1972 a 1 per milione nel periodo 1994-1996 [272, 273].

Le condizioni cliniche nelle quali l'anestesia generale sembra maggiormente indicata rispetto a quella loco-regionale sono:
- ipovolemia ed emorragia;
- sofferenza fetale severa;
- rifiuto della paziente o incapacità di attiva collaborazione;
- disfunzioni cardiache che non possono tollerare l'ipotensione (stenosi aortica grave, sindrome di Eisenmenger);

- inesperienza del personale di anestesia con le metodiche regionali;
- tutte le condizioni in cui l'anestesia regionale è assolutamente controindicata (sespsi, coagulopatia, infezione nel sito di iniezione).

I vantaggi dell'anestesia generale sono:
- narcosi ed incoscienza;
- copertura analgesica totale;
- condizioni operatorie ottimali;

Gli svantaggi includono:
- mancata partecipazione materna al parto;
- minor partecipazione paterna al momento della nascita;
- difficoltà all'intubazione;
- sindrome di Mendelson;
- risposta stessogena all'intubazione;
- alterazioni cardiovascolari all'induzione;
- depressione farmacologia del feto;
- aumento della morbilità postoperatoria [274].

Quindi, al di là della scelta anestesiologica attuata, le gestione perioperatoria della donna gravida richiede una stretta comunicazione e cooperazione tra differenti team operativi sia per la gestione multidisciplinare della paziente ostetrica nel periodo pre e intra-operatorio, sia per la gestione e il trattamento del nascituro in sala parto o in sala operatoria e nelle ore immediatamente dopo la nascita [275].

Anestesia in pediatria

La valutazione anestesiologica del paziente in età pediatrica (0-14 anni) si basa su tre momenti: anamnesi, visita clinica, richiesta e valutazione dei dati strumentali e di laboratorio [276]. L'utilizzo di farmaci moderni ed il miglioramento delle tecniche di monitoraggio non esentano l'anestesista dal raccogliere un'accurata storia del paziente che valuti la presenza di condizioni mediche pre-esistenti, allergie a farmaci, precedenti interventi chirurgici ed anestesie, malattie ereditarie e familiari, morti improvvise (ipertermia maligna, sindrome della morte improvvisa del lattante), apnea da succinilcolina, asma o bronchiti asmatiformi [277]. L'attenta osservazione dell'attività spontanea del bambino costituisce una parte importantissima dell'esame fisico generale e dell'esame neurologico in particolare. La valutazione pre-anestetica dovrebbe includere l'auscultazione del torace e del cuore, l'esclusione di disturbi neuromuscolari e psichiatrici. Molto importante è la valutazione delle vie aeree. Una ridotta estensione della testa, un'elevata circonferenza della testa, un ridotto spazio mandibolare, una lingua larga e il prognatismo sono segni che possono associarsi ad una difficoltà d'intubazione. Anomalie congenite craniofacciali nei neonati, malattie e sindromi con instabilità o ridotta flessibilità della colonna vertebrale cervicale possono impedire la laringoscopia. Danni traumatici alla colonna cervicale, traumi da taglio alla laringe e pazienti ustionati, malattie infiammatorie acute e croniche come epiglottiti, tonsilliti, ascessi in regione retrofaringea o paratonsillare, malattie reumatiche o stomatiti gangrenose possono causare difficoltà all'intubazione [278]. Come nell'adulto, la valutazione preoperatoria del sistema cardiovascolare è centrale per il trattamento anestesiologico del paziente pediatrico. Informazioni non specifiche, come una storia di disturbi della crescita, di scarso appetito, diminuita tolleranza allo sforzo, unitamente al rilievo di cianosi, dispnea ed episodi di sincope devono insospettire e far ricercare un'eventuale malattia cardiaca [277]. Il riscontro di un soffio dolce, 1-2/6, non irradiato, che cambia intensità nel variare il decubito in un bambino nella norma per peso, altezza, sviluppo psicomotorio, in assenza di tratti malformativi può essere accettato come soffio innocente [277]. Tali soffi sono presenti nel 70% dei pazienti fino all'età scolare e non richiedono ulteriore approfondimento. Invece, il riscontro di una patologia cardiovascolare richiederà una valutazione preoperatoria completa, uno stretto monitoraggio intraoperatorio e un'attenta prevenzione delle complicanze associate alle malattie di cuore (profilassi antibiotica per l'endocardite, controllo delle linee venose al fine di evitare il passaggio di bolle d'aria). Particolarmente rilevante in un bambino è l'omeostasi idroelettrolitica. In particolare, specie per il neonato, va osservato lo stato di idratazione del paziente (fontanelle craniche rientranti, cute secca, lingua asciutta, globi oculari infossati e tachicardia sono segni di disidratazione). Un digiuno preoperatorio prolungato nei bambini determina disidratazione, ipoglicemia e malessere. Il digiuno preoperatorio è essenziale per ridurre il rischio di aspirazione polmonare ma non rappresenta una garanzia di stomaco vuoto con basso contenuto acido [279]. Numerosi studi hanno dimostrato che i fluidi somministrati fino a 2 ore dall'intervento migliorano l'emodinamica pre- e post-operatoria e le condizioni metaboliche del bambino, senza condizionare l'incidenza di aspirazione polmonare né il volume del succo gastrico [280-282]. L'incanulazione di un accesso venoso risulta più difficile in un paziente disidratato. I genitori devono essere accuratamente informati di tutte le procedure che verranno eseguite sul bambino nel periodo peri-operatorio al fine di ridurne l'ansia e l'effetto che questo stato psicologico può creare sul figlio. Per i bambini senza precedenti clinici non sono richiesti esami di laboratorio [283, 284]. In casi selezionati per patologie pre-esistenti (diabete mellito, insufficienza renale, patologie tumorali, prematuro, disordini metabolici o endocrinologici), o in pazienti a rischio di importanti perdite ematiche, verranno eseguiti gli opportuni test preoperatori. Va tenuto conto che i neonati ed in particolare nei pretermine, ripetuti prelievi possono indurre anemia. Un bambino adeguatamente premedicato tollererà meglio la separazione dai suoi genitori e renderà più facile l'induzione dell'anestesia. L'induzione può essere eseguita con midazolam somministrato per via orale o rettale. La preossigenazione con O_2 al 100% per 3-5 minuti deve essere eseguita anche nel bambino, prima della somministrazione di farmaci. Nel paziente in apnea la velocità nella desaturazione dipende dall'adeguatezza della pre-ossigenazione, dalla capacità funzionale residua (CFR) e dal consumo di ossigeno. Nel bambino, la CFR è minore rispetto agli adulti e il consumo di ossigeno è strettamente correlato al peso corporeo. I bambini con un'infezione del tratto superiore delle vie aeree sono a rischio di laringospasmo, broncospasmo e desaturazione durante la fase acuta e fino a 8 settimane dall'infezione [285-288]. Bambini che soffrono di infezione acuta delle alte vie respiratorie o con un precedente meno di quattro settimane prima dell'intervento sono soggetti a minori complicanze se ventilati a mano in maschera pittosto che intubati [289]. L'intubazione determina edema tracheale. La desaturazione nel bimbo che soffre di infezione delle alte vie respiratorie (URTI) compare generalmente nell'immediato periodo post-operatorio. Durante l'anestesia possono verificarsi complicanze respiratorie, quali broncospasmo, laringospasmo e barotrauma. L'uso perioperatorio di steroidi e nebulizzatori broncodilatanti prima dell'induzione dell'anestesia può ridurre l'incidenza di broncospasmo. I neonati prematuri hanno un rischio elevato di andare in contro ad apnea nelle prime 12 ore della fase postoperatoria. In particolare, prematuri con meno di 66 settimane dal concepimento hanno un rischio di apnea del 10%, mentre i pretermine con meno di 44 settimane dal concepimento hanno un rischio del 25%. L'uso di miorilassanti non depolarizzanti può associarsi in questi bambini ad un aumento dell'incidenza di apnea postoperatoria. L'utilizzo di una tecnica anestesiologica loco-regionale associata ad una sedazione è da preferire nei nati prematuri. La frequenza e la durata dell'apnea diminuisce dalla prima alla ventesima settimana postnatale. Questo coincide con la sostituzione età correlata dell'emoglobina fetale con quella adulta. L'anemia aumenta l'incidenza di apnea. Il neonato pretermine nasce con una minore concentrazione di emoglobina e una più alta percentuale di emoglobina fetale, per cui nei pretermine con ematocrito inferiore al 30% si consiglia di posticipare la chirurgia di elezione. Qualora non sia possibile posticipare l'intervento chirurgico è necessario uno stretto monitoraggio al fine di poter correggere prontamente stati di desaturazione. Le trasfusioni di sangue omologo espongono il bambino a rischi immunologici e di infezioni. Trasfusioni ripetute di emazie deprimono la produzione endogena di eritropoietina. L'utilizzo di eritropoietina ricombinante umana supplementare è accettato. La trasfusione può essere evitata quando la perdita ematica attesa è inferiore alla metà del volume ematico. L'utilizzo di sangue autologo è possibile nella chirurgia in elezione nei bambini di età maggiore ai 4 anni. Al fine di ridurre le trasfusioni è accettato l'utilizzo dell'emodiluizione normovolemica [277].

Anestesia loco-regionale

L'anestesia subaracnoidea e l'anestesia epidurale, ossia i blocchi neuroassiali che con somministrazione di anestetici locali per via intratecale inducono blocco simpatico, sensitivo e motorio, sono procedure largamente impiegate non solo per l'anestesia chirurgica ma anche quali tecniche analgesiche per il controllo del dolore acuto e cronico.

Il razionale per l'utilizzo di tali tecniche è la minima interferenza all'assetto fisiologico dei pazienti nel periodo intra e post-operatorio; talora per alcuni pazienti da sottoporre a procedure chirurgiche che possono essere eseguite con entrambe le forme di anestesia, la tecnica regionale deve essere preferita a quella generale. Infatti, il limitare l'anestesia alla sola zona suscettibile ad intervento chirurgico garantisce il mantenimento dell'omeostasi cardiocircolatoria e ventilatoria, un ottimo e rapido recupero post-operatorio con riduzione dello stress cui l'intero organismo viene sottoposto con l'atto anestesiologico [290].

Inoltre, in un momento nel quale oltre agli outcomes tradizionali quali morbilità e la mortalità, vengono presi in considerazione outcomes non tradizionali quali la soddisfazione del paziente e la qualità di vita nell'immediato post-operatorio, nonché l'aspetto economico dell'atto anestesiologico e chirurgico nel suo complesso, l'anestesia loco-regionale sembra soddisfare tutte queste esigenze.

Una corretta gestione preoperatoria del malato, intesa come adeguata selezione del paziente e preparazione all'atto chirurgico da attuarsi in un ambulatorio specifico da personale qualificato, può permettere l'applicazione delle tecniche stesse anche alla chirurgia ambulatoriale che consente la gestione del paziente con modalità differente da quella del ricovero ospedaliero.

Anestesia ambulatoriale

Quando si parla di "day-surgery", non si intende l'esecuzione in ambulatorio di piccoli interventi chirurgici in anestesia locale, cosa che già avviene praticamente in tutti gli ambulatori delle Divisioni chirurgiche, ma ci si riferisce all'esecuzione di interventi di media chirurgia, che normalmente vengono eseguiti in regime di ricovero ospedaliero, con programmazione di dimissione in giornata anche se, per la sicurezza del malato, può essere previsto il pernottamento in ospedale dello stesso [291-293].

Le principali esperienze nel settore indicano che il 50-60% degli interventi chirurgici potrebbe essere condotto evitando il ricovero ordinario: alcune nazioni come Stati Uniti [294], Inghilterra, Francia hanno ormai raggiunto tali percentuali di "day-surgery" mentre in Italia la media nazionale si aggira attorno al 20% dei pazienti sottoposti ad intervento chirurgico seconde le modalità prima accennate e pertanto la percentuale di attività del settore è in rapida ascesa; i motivi sono molteplici legati, in particolare, allo sviluppo di tecniche meno traumatiche ed a ridotta invasività, la disponibilità di farmaci più sicuri e meno cardiotossici, la possibilità di un approccio più diretto nei confronti del paziente e nei confronti dei familiari allo scopo di favorire la messa in atto di misure di precoce mobilizzazione del paziente, l'utilizzo di un appropriato trattamento analgesico e quindi una più precoce dismissione con contenimento dei costi di gestione [295].

Alcuni esempi di interventi di "day-surgery" sono:
- chirurgia generale: interventi ano-rettali, varici degli arti inferiori, colecisti per via laparoscopica, appendicectomie;
- ginecologia: interventi vulvo-vaginali, laparoscopie ed isteroscopie, "currettage" uterino;
- ortopedia: rimozione di mezzi di sintesi, sindrome del tunnel carpale, amputazioni, biopsie;
- urologia: chirurgia vescicale e del pene, interventi endoscopici, orchiectomie;
- ORL: laringoscopie, mastoidectomie, rinosettoplastiche, tonsillectomie, adenoidectomie;
- pediatria: biopsie, fimosi, orchidopessi [296, 297].

Inoltre, è l'anestesista che in fase preoperatoria ha il compito di scegliere, valutare, informare e preparare sia fisicamente che psicologicamente il paziente alla nuova strategia d'intervento.

Ancor più in questo contesto, quindi, l'anestesista, di concerto con il chirurgo e con il team di medicina perioperatoria, svolge un ruolo manageriale assicurando l'applicabilità di una modalità operativa che risulta vantaggiosa sia per il paziente, sia per l'organizzazione funzionale e la gestione delle risorse in ambito ospedaliero.

Al paziente consente una sostanziale riduzione del tempo di allontanamento dall'ambiente familiare e sociale ed in generale una riduzione del "disconfort" provocato dal ricovero ospedaliero; in particolare la "day-surgery" soddisfa i pazienti perché è dotata di un impatto più delicato sulla vita e sulle abitudini quotidiane. Si deduce che il maggior determinante della soddisfazione dei pazienti è risultato essere la preparazione preoperatoria per la completezza delle informazioni ricevute mentre le maggiori cause di insoddisfazione sono l'attesa per l'ingresso in sala operatoria (spesso eccedente le tre ore), la ridotta "privacy" e la preferenza per soluzioni di ricovero tradizionali. Le attese prolungate prima di entrare in sala operatoria sono spesso responsabili di elevati livelli di ansia ed alcuni consigliano di programmare l'orario di accesso alla struttura in tempi sequenziali e differenziati.

Il vantaggio gestionale, invece, consiste nell'offerta di una prestazione con rapporto costo-efficacia a favore dell'azienda che consente di eliminare i costi fissi legati al ricovero e al pernottamento, di gestire più agevolmente la disponibilità di posti letto per i malati più gravi, di ridurre le liste di attesa e di rivalorizzare il rapporto medico-paziente. C'è evidenza che la chirurgia ambulatoriale possa ridurre la spesa sanitaria tra il 25% al 75% sebbene eventuali terapie post-operatorie risultano più costose nella gestione domiciliare rispetto a quella intraospedaliera.

Visita preoperatoria

Per la preparazione di un paziente da sottoporre ad una tecnica loco-regionale sia in regime di ricovero e ancor più in regime di chirurgia ambulatoriale, è importante disporre di un ambiente appositamente dotato e con un minimo di attrezzature necessarie per approfondire la valutazione clinica del paziente e la sua corretta preparazione per l'intervento.

La visita anestesiologica dovrebbe essere l'ultimo "step" integrativo di valutazione e preparazione del paziente; al chirurgo spetta il compito della diagnosi chirurgica e della proposta dell'intervento; al medico di famiglia l'onere di un controllo accurato delle condizioni generali del paziente, di una diagnosi di pertinenza chirurgica; l'internista, in ospedale, dispone degli eventuali approfondimenti diagnostici, di concerto con il chirurgo e l'anestesista; l'anestesista sceglie le tecniche di anestesia e di controllo perioperatorio in base alle condizioni del paziente, alla tipologia del paziente e, molto importante, in relazione all'esperienza personale.

In genere, dopo la valutazione chirurgica, il paziente si reca nell'ambulatorio di anestesia con la documentazione clinica per l'inquadramento generale attraverso una attenta anamnesi e un approfondito esame obiettivo e la valutazione di eventuali patologie concomitanti seguendo modelli di screening prestabiliti.

L'esecuzione di esami di laboratorio è un punto molto dibattuto in quanto è razionale la loro prescrizione in funzione della situazione clinica del paziente e del tipo di intervento da eseguire. L'utilità globale di un test preoperatorio va valutata nella sua capacità di cogliere uno stato di malattia che comporti un reale rischio anestesiologico intra o post-operatorio; questo rischio, una volta conosciuto, deve poter essere ridotto dalla modulazione o dalla scelta di una condotta anestesiologica alternativa. In ogni caso sarà necessario ottenere dal paziente un duplice consenso sia per il tipo di intervento che per la tecnica anestesiologica da adottare.

L'ASA [298] e la S.I.A.A.R.T.I. [299] nel 1994 hanno formulato alcune linee guida nelle quali consigliano l'istituzione in ogni singola struttura ospedaliera di un apposito comitato per la stesura di protocolli per la valutazione preoperatoria del malato chirurgico in ordine agli esami di screening e di approfondimento da effettuare sia nel soggetto sano che nel paziente sofferente di deficit sistemici o a carico di vari organi anche di importanza vitale.

È prassi consolidata che l'anestesista illustri al paziente le tecniche di anestesia e gli accorgimenti da mettere in atto per offrire al paziente condizioni di maggiore sicurezza possibile; se è il caso, ciò dipendendo da vari fattori (età, emotività, livello culturale del paziente), vengono discusse con il paziente le possibili alternative e le modalità di esecuzione. Tra l'altro è importante, nel caso sia indicata l'anestesia loco-regionale, illustrare al paziente le modalità del blocco sensitivo-motorio, chiarire i possibili effetti collaterali e dare certezza in termini di sicurezza e di trattamento mirato.

Per l'esecuzione di un blocco regionale, in aggiunta alla valutazione generale, bisogna anamnesticamente ricercare la presenza di precedenti traumi o interventi chirurgici alla colonna vertebrale, di eventuali sintomi neurologici o di anamnesi positiva per patologie neurologiche, di malattie associate con coagulopatie o eccessivo sanguinamento, di precedenti esperienze con tecniche di anestesia periferica e di problemi ad esse associati. L'esame fisico deve comprendere un esame neurologico del tono muscolare e della sensibilità, un esame della schiena per valutare i punti di repere e le potenziali anomalie anatomiche o patologiche (ad esempio, gravi deviazioni scoliotiche, infezioni in sede di iniezione) [299-301].

È compito dell'anestesista provvedere anche all'ansiolisi non solo con terapia farmacologica ma anche con rassicurazioni e supporto psicologico; recenti esperienze dimostrano che il paziente registra un outcome migliore se viene attivamente coinvolto nella scelta della tecnica anestesiologica, in particolare, anche per quanto riguarda la gestione del dolore post-operatorio. Diversi studi hanno affrontato il tema complesso della relazione tra bisogno d'informazione, ansia preoperatoria e personalità dei pazienti: un determinato livello d'informazione non sortisce un effetto positivo uniforme su tutti i pazienti poiché, rispetto al bisogno d'informazione preoperatoria, si identificano due categorie di pazienti: i "copers", che per essere meno ansiosi hanno bisogno di molte informazioni, e gli "avoiders", per i quali il troppo sapere ha invece effetto ansiogeno [302].

Solo dopo aver illustrato dettagliatamente le possibili opzioni anestesiologiche ed i relativi rischi e benefici, il paziente potrà sottoscrivere un consenso veramente informato all'intervento.

Sull'utilità della visita preoperatoria in passato si è ampiamente discusso e i vantaggi ormai consolidati sono:
- riduzione della morbilità e mortalità;

- riduzione dei costi per l'accorciamento delle degenze e la contrazione degli esami preoperatori;
- riduzione delle liste d'attesa e delle cancellazioni delle stesse;
- riduzione dell'ansietà dei pazienti;
- maggior soddisfazione per i pazienti e per il personale.

Per l'esecuzione di un blocco centrale è notevolmente importante la valutazione dell'assetto emocoagulativo e di un'eventuale terapia anticoagulante o antiaggregante che va eventualmente sospesa o sostituita.

Ad esempio, la letteratura riporta un'incidenza di ematomi spinali di 1:150 000 anestesie epidurali e di 1:220 000 anestesie sottodurali con compressione mielica e paraplegia in 1:1.000 000 di pazienti.

L'incidenza negli Stati Uniti sembra molto diversa da quella europea: secondo Horlocker [300] dal 1993 al 1998 sono stati dichiarati 52 casi di ematoma spinale dei quali 12 in Europa e 40 negli Stati Uniti dove sembrano non esservi linee guida per l'esecuzione di blocchi centrali in presenza di anticoagulanti e dove le eparine a basso peso molecolare, di recente introduzione, vengono utilizzate ad elevati dosaggi.

È stata riscontrata una relativa sicurezza dell'esecuzione dei blocchi centrali in pazienti con assetto coagulativo moderatamente alterato, cioè INR $\leq$ 1,5 ma in questo caso l'approccio epidurale, poiché maggiormente traumatico, è sicuramente più rischioso di quello spinale (Tab. 24) [292, 303, 304].

Tabella 24. Tempo da interporre tra somministrazione di farmaci e blocco centrale

Tipo di farmaco	Sospendere prima del blocco	Riprendere dopo il blocco	Sospendere prima di rimuovere catetere	Riprendere dopo rimozione catetere
Anticoagulanti orali	24-72 ore	24 ore	36-48 ore	24 ore
Eparina BPM	10-12 ore	da 2 a 24 ore (*)	10-12 ore	da 2 a 24 ore (*)
Calceparina	4-6 ore	1-2 ore	4-6 ore	1-2 ore
Eparina	–	1 ore	4-6 ore	–
Antiaggreganti	da 12 ore a 7 gg	–	–	–

(*) il tempo varia a seconda dell'indaginosità della manovra con conseguente lesione locale e sanguinamento nella sede di iniezione. Protocollo interno MPTIE/TS

Per la valutazione del rischio anestesiologico, viene correntemente utilizzata la scala dell'American Society of Anesthesiology, ancor oggi validata da diversi studi che dimostrano la correlazione tra mortalità perioperatoria e classe ASA, assegnata in base al grado di compromissione globale dell'organismo. Nella pratica clinica spesso rischio anestesiologico e rischio chirurgico sono talmente embricati che la loro distinzione può risultare difficile se non impossibile. Si parla quindi di rischio dell'intervento chirurgico come interazione tra il rischio anestesiologico, ossia la possibilità che i farmaci e le tecniche impiegate nell'anestesia inducano alterazioni di funzionalità di organi o apparati integri o già compromessi, ed il rischio chirurgico, legato alle caratteristiche di invasività, tipologia di intervento e all'effetto demolitivo della tecnica chirurgica [305]. La combinazione di due tipi di classificazione, l'ASA e la JHRCS [306], nella valutazione preoperatoria può fornire una buona rappresentazione del rischio perioperatorio e suggerire un protocollo per la valutazione preoperatoria del paziente (Tab. 25).

L'adeguata selezione del paziente in sede di visita preoperatoria è il punto chiave per ottenere i migliori risultati in "day-surgery": è indispensabile ottenere le informazioni cliniche necessarie alla pianificazione dell'anestesia in funzione delle procedure programmate e valutare i fattori che potrebbero alterare la tecnica anestesiologica.

I pazienti selezionati rientrano in classe ASA I o II, anche se possono essere sottoposti ad intervento ambulatoriale pazienti di classe ASA III con condizioni cliniche stabili. Per quest'ultimi, alcuni studi rilevano un aumento dell'incidenza di complicanze postoperatorie mentre altri non individuano maggiori rischi se i pazienti sono in un buon compenso emodinamico nonostante le problematiche preesistenti [307].

La visita preoperatoria dovrà evidenziare eventuali motivi di esclusione dal trattamento ambulatoriale, che possono essere a carattere assoluto o a carattere relativo.

Tabella 25. Valutazione preoperatoria - combinazione ASA e JHRCS

CLASSE	Categoria chirurgica 1	Categoria chirurgica 2	Categoria chirurgica 3	Categoria chirurgica 4	Categoria chirurgica 5
ASA 1	Giorno intervento	Giorno intervento	Giorno intervento	Giorno precedente dal chirurgo	Giorno precedente dall'anestesista
ASA 2	Giorno intervento	Giorno intervento	Giorno precedente dal chirurgo	Giorno precedente dall'anestesista	Giorno precedente dall'anestesista
ASA 3	Giorno l'intervento dal chirurgo	Giorno l'intervento dall'anestesista	Giorno l'intervento dall'anestesista	Giorno l'intervento dall'anestesista	Giorno l'intervento dall'anestesista

Tra i criteri assoluti si ritrovano:
1. allergie gravi agli anestetici locali o ad altri farmaci;
2. casi di obesità grave per i rischi legati alle oggettive difficoltà tecniche e di gestione clinica;
3. fattori socio-familiari quali l'impossibilità di assistenza al rientro a domicilio;
4. incapacità di comprendere le modalità del trattamento e di accettare o aderire al programma terapeutico.

Tra i criteri relativi sono compresi:
1. età - viene convenzionalmente accettato il range d'età tra i 6 mesi e i 70 anni. I bambini possono presentare più facilmente complicanze respiratorie e prestano scarsa collaborazione; mentre gli anziani hanno tempi di ripresa postoperatoria sensibilmente allungati e comunque non facilmente predittivi;
2. gravidanza;
3. patologie associate di grado severo in fase di compenso (ipertensione, cardiopatia in genere, cardiomiopatia dilatativa, diabete, pneumopatia, insufficienza renale);
4. alcoolismo cronico;
5. epilessia non ben controllata [308, 310].

Si può quindi dire che esistono tre ordini di criteri di esclusione dalla "day-surgery":
- non idoneità per motivi chirurgici: le procedure non devono avere carattere di urgenza, essere eccessivamente lunghe, essere caratterizzate da eccessivo sanguinamento, necessitare di particolari cure postoperatorie o accompagnarsi da dolore non trattabile a domicilio [311];
- non idoneità per motivi medici (ad esempio, ASA III e IV instabile);
- non idoneità per motivi psichici (ad esempio, impossibilità di adesione alle raccomandazioni).

Le tecniche loco-regionali oggi maggiormente utilizzate sono:
- l'anestesia subaracnoide:
  - a puntura singola;
  - superselettiva;
  - continua;
- l'anestesia peridurale continua;
- le anestesie combinate:
  - anestesia spinale - anestesia peridurale;
  - anestesia spinale - anestesia generale;
  - anestesia peridurale - anestesia generale.

Anestesia subaracnoidea ed anestesia peridurale

Indicazioni

Laddove possibile, anatomicamente, funzionalmente e chirurgicamente, l'applicazione di una tecnica loco-regionale è sicura e confortevole e quindi deve essere considerata di prima scelta. Il mantenimento dello stato di coscienza, la pressocché totale prevenzione dello stress chirurgico, la semplicità d'esecuzione e la sua efficacia e riproducibilità, il gradimento del paziente, del chirurgo e dell'anestesista ed il basso costo sono tutti elementi a favore della superiorità, a parità di preparazione professionale anestesiologica, dell'anestesia loco-regionale su quella generale.

In un'anestesia spinale l'esposizione delle radici nervose alle piccole quantità di anestetico locale si traduce in un effetto anestetico rapido, omogeneo e facilmente prevedibile; in corso di un'anestesia peridurale dosi più elevate di anestetico locale penetrano nelle guaine perinervose nei metameri concomitanti al sito di iniezione e determinano così la loro attività anestetica o antalgica.

La cateterizzazione sia dello spazio subaracnoideo sia di quello peridurale presenta indubbi vantaggi prevalentemente, ma non solo, nel paziente ad alto rischio in quanto permette di somministrare dosi incrementali di anestetico locale per controllare l'estensione del blocco nervoso, di prolungare l'anestesia e l'analgesia anche nel post-operatorio, di ridurre al minimo gli effetti emodinamici a cui il paziente anziano risulta particolarmente esposto.

Mentre la cateterizzazione continua spinale viene oggi poco utilizzata per la sua invasività e le complicanze ad essa correlate, riscuote sempre maggiore approvazione la tecnica spinale selettiva, che consiste nell'iniezione di piccoli quantitativi di farmaco mantenendo il soggetto in una posizione di decubito tale da determinare un blocco metamerico utile per l'intervento programmato.

L'uso dell'anestesia subaracnoidea in "day-surgery" era in passato limitato dalla possibile insorgenza di complicanze sia intraoperatorie, come l'ipotensione, che soprattutto postoperatorie, come la cefalea, la ritenzione urinaria, il ritardo nel recupero motorio, che impediscono una dimissione precoce; l'introduzione di aghi atraumatici, di piccolo calibro (27-29 G) e la progressiva riduzione del dosaggio impiegato di anestetico locale sono i principali fattori che hanno determinato una drastica riduzione dell'incidenza di tali complicanze e conseguentemente una crescente applicazione della tecnica, particolarmente indicata per gli interventi di durata inferiore ai 60-90 minuti su addome inferiore, pelvi, perineo, organi genitali ed arti inferiori, in alternativa all'anestesia generale ed ai blocchi periferici.

L'anestetico ideale per questo tipo di anestesia non solo deve garantire una durata del piano anestesiologico adeguata all'intervento chirurgico, ma anche un rapido recupero del blocco sensitivo e motorio.

L'anestesia loco-regionale nell'anziano è particolarmente indicata nei casi di:

- severa patologia cardiorespiratoria; è comunque opportuno evitare la risalita del blocco al di sopra del 5° metamero dorsale e una riduzione della pressione arteriosa superiore al 20% poiché l'anziano è particolarmente sensibile al blocco simpatico e al conseguente ridotto ritorno venoso con caduta della pressione arteriosa ed insorgenza di alterazioni del ritmo. A tal riguardo, è necessario ricordare che l'anziano è anche maggiormente sensibile agli anestetici locali il cui dosaggio va conseguentemente ridotto di un terzo [312, 313]. La ventilazione ed il riflesso della tosse sono mantenuti nel post-operatorio sia per la mancata utilizzazione dei miorilassanti che possono presentare facile affaticabilità e debolezza, sia per il controllo del dolore trattato con tecnica periferica e senza somministrazione endovenosa di oppioidi;

- alterazione dello stato mentale; lo stato di coscienza non viene solitamente intaccato da un'anestesia loco-regionale senza significative riduzioni della pressione arteriosa. Talora ci possono essere delle manifestazioni di disorientamento e confusione mentale associate all'utilizzo di oppioidi per via intratecale;
- alterazioni metaboliche, come riduzione della risposta da stress all'intervento chirurgico;
- insufficienza epatica e renale compensate senza disturbi emocoagulativi;
- intubazione difficile per la presenza di processi artrosici e deformanti [314-317].

I vantaggi delle tecniche di anestesia loco-regionale

1) Eccellente miorisoluzione, migliore nell'anestesia subaracnoidea, dovuta all'interruzione dell'arco riflesso per il blocco delle fibre sensitive e di quelle motorie.

2) Assente o minima interferenza sull'attività metabolica a patto che non si verifichi ipotensione che in ogni caso necessita una pronta correzione.

3) L'anestesia epidurale estesa ai livelli mediotoracici non produce alcuna modificazione significativa dei livelli ematici di glucosio, lattato, alanina, glicerolo, e chetoni assicurando pertanto il mantenimento dell'omeostasi.

La stimolazione chirurgica porta ad uno aumento della concentrazione plasmatica di cortisolo, aldosterone, renina, vasopressina, ormoni della crescita, epinefrina, norepinefrina, glucosio e lattato ma molte di queste modificazioni endocrine e metaboliche possono essere prevenute da un'adeguata deafferentazione anestetica che non avviene durante anestesia generale bensì in quella regionale.

4) In corso di chirurgia maggiore non cardiaca sono più frequenti le alterazioni emodinamiche nei pazienti cardiopatici sottoposti ad un'anestesia generale non associata ad alcuna tecnica regionale. L'anestesia peridurale può migliorare l'outcome di pazienti coronaropatici in rapporto al blocco dell'innervazione simpatica del cuore; inoltre l'anestesia peridurale toracica sembra aumentare il diametro delle arterie coronariche stenotiche senza una dilatazione delle arteriole coronariche riducendo il dolore toracico ischemico nei pazienti a riposo [318, 319].

Gli effetti cardiovascolari dell'anestesia generale e di quella regionale nei pazienti sani non sono notevolmente diversi: entrambe le tecniche provocano una diminuzione della pressione sanguigna ma mentre l'ipotensione in anestesia generale è solitamente dovuta ad una diminuzione dell'"output" cardiaco, i blocchi neuroassiali diminuiscono le resistenze vascolari sistemiche in seguito ad un blocco simpatico.

Nel 1982 Reiz [318] confrontò gli effetti emodinamici occorsi in pazienti cardiopatici sottoposti ad anestesia generale da sola o associata ad analgesia peridurale riscontrando una pressione di occlusione dell'arteria polmonare maggiore di 18 mmHg nel 75% degli pazienti del primo gruppo e solo nel 17% dei pazienti sottoposti ad analgesia epidurale; una diminuzione delle resistenze vascolari coronariche maggiore del 25% nel 57% dei pazienti in anestesia generale rispetto al 13% dei pazienti del secondo gruppo; inoltre, ha notato un aumento del consumo di ossigeno maggiore del 25% nella totalità dei pazienti sottoposti all'anestesia generale mentre in un solo paziente sottoposto ad anestesia peridurale; l'Autore ha riportato che il 50% dei pazienti del primo gruppo mostrava una depressione del segmento ST-T maggiore di un millimetro contro il 13% dei pazienti del secondo gruppo e che aritmie ventricolari si manifestavano nel 36% dei pazienti in anestesia generale e solo nell'8% dei pazienti con catetere peridurale. Non è stata evidenziata alcuna differenza d'incidenza di infarto miocardico nel periodo perioperatorio e di mortalità nel primo mese tra i due gruppi.

5) Mantenimento della coscienza. Non c'è necessità di anestetici inalatori o farmaci endovenosi che aboliscono la coscienza se il blocco neuroassiale è stato correttamente eseguito per sedi di puntura, per tipo, concentrazione e volume di anestetico locale. Qualsiasi tecnica regionale può essere associata ad una sedazione a scopo ansiolitico per ottenere la massima collaborazione dal paziente sia nelle fasi di esecuzione dell'anestesia sia durante l'intervento chirurgico per il miglior confort del paziente e del chirurgo.

Diversi studi confrontano l'attività sedativa di una benzodiazepina, il midazolam, e del propofol notando che il tempo medio richiesto per ottenere il livello di sedazione è similare per entrambi i farmaci così come la qualità e la facilità di controllo della sedazione. Il risveglio, giudicato con la capacità di aprire gli occhi e di riferire la propria data di nascita, è più rapido dopo l'utilizzo del propofol piuttosto che dopo midazolam (2 minuti vs 10 minuti dopo la fine dell'infusione). L'amnesia pre e post-operatoria è migliore con il midazolam ma anche dopo sedazione con propofol nessun paziente ha ricordi degli eventi perioperatori, anche se nelle due ore successive all'intervento ottiene migliori risultati ai test psicomotori [319-322].

6) Minor incidenza di disturbi postoperatori quali nausea e vomito, sonnolenza, ipersecrezione, frequentemente osservati dopo anestesia con oppiacei, protossido d'azoto e agenti alogenati.

7) Ampio margine di sicurezza, a parità d'esperienza dell'operatore, certamente superiore a qualsiasi tecnica di anestesia generale, in termini di mortalità e morbilità anestetica [323, 324].

Rispetto alla tecnica peridurale, ove per ottenere un'analgesia profonda si impiegano dosi di anestetico locale per lo meno di dieci volte maggiori, l'anestesia subaracnoidea richiede una piccola quantità di farmaco virtualmente priva di effetti tossici sistemici.

8) Ridotta incidenza di trombosi venosa profonda rispetto alle tecniche di anestesia generale. Si nota una diminuzione del 50-60% di tali complicanze durante chirurgia dell'anca (dal 62% al 28,7%) [325] e durante prostatectomia in anestesia regionale; mentre, non vi sono riduzioni significative nella chirurgia addominale probabilmente a causa del blocco incompleto della risposta allo stress chirurgico [326].

Il meccanismo responsabile è probabilmente un aumento del flusso ematico alle estremità a seguito del blocco simpatico dell'anestesia regionale; inoltre, un fattore addizionale potrebbe essere l'aumento dell'attività del fibrinogeno durante tale anestesia. Recentemente, è stata fornita una razionale spiegazione che si basa sul fatto che dopo blocco anestetico spinale i livelli ematici di 6Keto-PGF1α, principale metabolita della prostaciclina, un potente antiaggregante piastrinico, risultano pressoché raddoppiati; dopo anestesia generale si assiste invece ad un aumento di solo il 25%.

9) Ridotte perdite ematiche rispetto all'anestesia generale.

Le perdite ematiche intraoperatorie sono inferiori di circa il 40% in corso di anestesia regionale rispetto all'anestesia generale. Numerosi studi hanno confrontato le perdite ematiche perioperatorie di vari interventi chirurgichi eseguiti in anestesia generale e in anestesia loco-regionale rilevando con quest'ultime tecniche una riduzione del 22-50% delle perdite totali durante artroprotesi d'anca; una riduzione del 37% durante prostatectomia radicale e del 18% durante prostatectomia transvescicale; una riduzione del 45% durante isterectomia addominale in anestesia spinale. Altri studi mostrano una sovrapposizione di risultati tra anestesia loco-regionale e generale in ipotensione controllata con nitroprussiato negli interventi di artroprotesi d'anca [327, 328].

10) La diminuzione del sanguinamento intraoperatorio durante anestesia regionale è determinata dall'ipotensione conseguente al blocco simpatico: non tanto la diminuzione dei valori pressori, quanto piuttosto la redistribuzione del flusso ematico lontano dal sito operatorio sembra correlata ad una riduzione delle perdite.

11) Minore incidenza di infezioni polmonari nel periodo post-operatorio nei soggetti sottoposti all'anestesia regionale.

Da un'ampia rivisitazione di "trials" clinici, si è notato che, in interventi addominali maggiori in anestesia bilanciata, gli anestetici locali in associazione con gli oppioidi per via peridurale riducono la depressione respiratoria dal 16,7% al 10,4% e le complicanze respiratorie mentre il solo uso di oppioidi non sortisce lo stesso effetto durante tali interventi mentre ne consente una diminuzione d'incidenza dal 31% al 14,6% in chirurgia toracica [303, 329]. In pazienti sottoposti a bypass aortocoronarico l'incidenza di complicanze respiratorie è del 16% nei pazienti con tecnica bilanciata contro il 21% dei pazienti sottoposti alla sola anestesia generale.

12) Riduzione delle complicanze chirurgiche postoperatorie come deiescenza delle anastomosi del colon e del retto.

13) Riduzione della durata dell'ileo dinamico in pazienti chirurgici e traumatizzati. La motilità gastrica e del tenue riprende solitamente entro le prime 24 ore postoperatorie mentre la peristalsi colica ricompare solo dopo 48-72 ore a causa di un ileo indotto, almeno parzialmente, dal dolore addominale che inibisce, mediante archi riflessi spinali, la contrazione delle fibrocellule muscolari lisce. Il blocco peridurale condotto con soli anestetici locali protegge la motilità intestinale sia bloccando completamente le afferenze nocicettive sia instaurando un lieve ipertono vagale che riducendo le richieste di oppioidi [303].

Esistono piccole differenze nella mortalità perioperatoria di pazienti relativamente giovani sottoposti a chirurgia d'elezione trattati con diverse tecniche anestesiogiche.

D'altra parte i risultati sono più dibattuti per i pazienti anziani, per esempio, sottoposti a intervento riparativo d'urgenza per fratture di gamba: infatti, nel primo mese post-operatorio si osserva una più bassa mortalità nei pazienti sottoposti ad anestesia spinale rispetto a quelli sottoposti ad anestesia generale mentre non vi sono differenze sostanziali nei primi due anni postoperatori.

Comunque, confrontando due gruppi di pazienti, il primo sottoposto ad anestesia generale e analgesia postoperatoria parenterale e il secondo ad anestesia ed analgesia peridurale, si nota una riduzione di tutte le complicanze post-operatorie nei pazienti sottoposti ad intervento con tecnica di anestesia regionale e quindi, indipendentemente dall'età, tale tecnica può essere la scelta più vantaggiosa nei pazienti a rischio in condizione d'elezione, d'urgenza ed ancor più, per la chirurgia in "day-surgery".

Gli svantaggi delle tecniche di anestesia regionale

1. Meno controllabile e modulabile rispetto all'anestesia generale; qualsiasi effetto collaterale provocato dal blocco neuroassiale persiste per tutta la durata del blocco anestetico.

2. I blocchi centrali a puntura singola presentano limitazioni di durata in rapporto al protrarsi degli interventi chirurgici.

3. Possibilità di risalita dell'anestetico ai segmenti toracici superiori e a quelli cervicali con conseguente insufficienza respiratoria. Se vengono interessate le fibre simpatiche da T1 a T4, si osserva una perdita del controllo cronotropo e inotropo del miocardio con conseguente bradicardia e diminuzione della gittata cardiaca [329].

4. In anestesia subaracnoidea a seconda del farmaco che si sceglie e in accordo con la sua baricità, occorre prestare cautela alle variazioni di postura; la più pericolosa è la posizione di anti-Trendelenburg che provoca la stagnazione di sangue agli arti inferiori resi vasoplegici con conseguente riduzione del precarico; ad una marcata ipotensione si accompagna sempre una spiccata bradicardia.

5. Le fibre vagali extramidollari non vengono bloccate con conseguente possibilità di nausea, vomito e dolore viscerale alla manipolazione di visceri.

6. Le alterazioni emodinamiche sono più marcate dopo anestesia spinale classica rispetto ad una anestesia generale e ad un'anestesia peridurale di pari livello metamerico.

7. La cefalea post-puntura durale sia dopo subaracnoidea sia accidentale dopo peridurale, si manifesta soprattutto in pazienti giovani e di sesso femminile.

8. La somministrazione di oppiacei per via rachidea può provocare effetti collaterali sgradevoli e fastidiosi quali prurito incoercibile (da trattare con bassissime dosi di naloxone o di propofol), ritenzione urinaria, nausea e sedazione eccessiva.

9. La ritenzione urinaria si rileva prevalentemente nei soggetti anziani, di sesso maschile, non deambulanti, con decubito orizzontale obbligato nel primo periodo post-operatorio e sottoposti a generosa infusione di liquidi.

Nel caso di associazione di morfina e anestetico locale per via intratecale, l'incidenza risulta variare tra il 20% e il 50%.

La vescica è innervata da fibre neurovegetative sacrali che normalmente riprendono per ultime il loro funzionamento [291, 330].

Le controindicazioni alle tecniche di anestesia regionale

Esistono controindicazioni assolute e relative all'attuazione dei blocchi regionali.

Tra le controindicazioni assolute:

1. rifiuto del paziente: il medico deve spiegare minuziosamente i benefici della tecnica e i vantaggi che questa apporta rispetto ad un'anestesia generale o locale ma, non ottenendo il consenso del paziente, deve ricorrere ad una tecnica anestesiologica alternativa;

2. mancanza di collaborazione del paziente all'esecuzione della manovra stessa; l'incapacità del paziente di restare immobile durante la puntura espone le strutture neurali all'inaccettabile rischio di danni iatrogeni;
3. infezione locale, ossia nel punto di inserzione del catetere, la sepsi, possono essere tutte responsabili di infezioni metastatiche nel canale spinale;
4. emorragia in atto o un'ipovolemia acuta da causa non controllabile o sconosciuta: il blocco simpatico provocato dall'anestesia di conduzione maggiore abolisce la vasocostrizione compensatoria contribuendo ad una ipotensione talora disastrosa;
5. emopatie e modificazioni dell'assetto emocoagulativo, per il pericolo dell'insorgenza di un ematoma peridurale. A tale proposito si ricordi però che tale controindicazione parrebbe più di significato relativo, in quanto la tecnica regionale è stata impiegata con successo sia in pazienti sottoposti ad eparinizzazione parziale profilattica, sia in chirurgia vascolare con eparinizzazione totale intraoperatoria [331];
6. allergia agli anestetici locali, più comune nei confronti dei derivati dell'acido *p*-amino-benzoico;
7. aumento della pressione intracranica che, in teoria, può predisporre ad erniazione cerebrale.

Le controindicazioni relative pongono l'anestesista di fronte alla necessità di soppesare gli eventuali benefici di una tecnica regionale e i rischi cui si espone il paziente con l'esecuzione della stessa; bisogna tenere in considerazione:

1. deformità della colonna, artrosi, dorsalgie che rendono indaginosa l'esecuzione del blocco e comportano maggiore disagio per il paziente;
2. cardiopatie con ridotte riserve funzionali ove una caduta delle resistenze periferiche potrebbe essere rischiosa; in condizioni di ipovolemia grave e conseguenze evoluzione verso lo stato di shock;
3. carenza di esperienza da parte dell'anestesista [325];
4. malattie neurologiche esistenti ma in fase di quiescenza: in questi casi può sorgere un problema prevalentemente medico-legale, nel malaugurato caso di una riacutizzazione della malattia pregressa (ad esempio, neuropatia periferica dell'arto inferiore, sclerosi multipla, ecc.).

Le maggiori complicanze delle tecniche di anestesia regionale

L'incidenza di tossicità da anestetici locali è significativamente ridotta negli ultimi 30 anni ed è tipica sia dei blocchi centrali che di quelli periferici sono caratterizzati da una più alta incidenza di tossicità sistemica ($7{,}5^{0}/_{000}$) ma da una più bassa incidenza di danni neurologici ($1{,}9^{0}/_{000}$).

Si possono distinguere:

- reazioni allergiche tipiche dei composti esterei, ma anche i composti amidici, talvolta preparati con metilparaben possono scatenare allergie;
- idiosincrasia;
- effetti locali determinati dall'azione locale dei farmaci o degli additivi sui muscoli o i nervi; sono, per esempio, la trombosi venosa dopo anestesia regionale endovenosa, aracnoidite dopo iniezione subaracnoidea, ecc.

- segni e i sintomi della tossicità sistemica possono variare da banali disturbi uditivi e visivi fino allo stato di male epilettico, al coma e alla morte.

L'*ipotensione* è generalmente provocata da una riduzione delle resistenze vascolari e da un ridotto output cardiaco. La sua manifestazione varia in rapporto al sito di iniezione e all'estensione del blocco ottenuto, allo stato generale del paziente soprattutto alla sua volemia e allo stato di idratazione. L'adattamento volemico alla vasoplegia per mezzo di perfusione polielettrolitica preventiva di 15 ml/Kg, riesce generalmente a prevenirla ma quando la pressione sistolica è inferiore al 20% del valore basale; è consigliato il ricorso ai vasopressori tra i quali quelli di riferimento sono l'efedrina, 5-10 mg in boli refratti o in perfusione continua oppure all'etilefrina in piccoli boli di 1 mg ciascuno [332, 333].

La *bradicardia* è una complicanza relativamente frequente con un'incidenza del 9-13% e può avere multiple cause tra le quali un tono vagale non più antagonizzato da una simpaticectomia estesa e il blocco delle fibre cardioaccelleratrici (T1-T4): i meccanocettori localizzati alla giunzione dell'atrio di destra e della vena cava così come quelli della parete infero-posteriore del ventricolo sinistro possono venir attivati da una contrazione ventricolare vigorosa su camere vuote per la rapida diminuzione del volume tele-diastolico ventricolare, provocando un ingiustificato aumento del tono parasimpatico con bradicardia, vasodilatazione e ipotensione. Inoltre, la diminuzione del ritorno venoso al cuore può stimolare il riflesso paradosso di Bezold-Jarish [333, 334].

I fattori di rischio sono:
- aritmia sinusale a riposo con valori < 60 bpm;
- ASA 1;
- uso di β-bloccanti;
- livello sensoriale al di sopra di T6;
- età < 60 anni;
- sesso maschile, per la maggiore possibilità di reazione vagale;
- allungamento dell'intervallo PR.

L'ipervagotonia si può manifestare come una bradicardia protratta, come blocco o completa dissociazione atrio-ventricolare. L'esecuzione di manovre che aumentano il tono vagale può indurre asistolia. La bradicardia può essere trattata con agenti anticolinergici come atropina, o agonisti beta-adrenergici, come l'efedrina.

L'*arresto cardiaco* ha un'incidenza sicuramente maggiore dopo anestesia spinale (6,4 per 10000 pazienti) rispetto all'anestesia peridurale (1,0 per 10000 pazienti) e i blocchi periferici combinati [334, 335].

Da studi retrospettivi emergono due cause principali: la simpaticectomia e l'ipersedazione. L'inibizione delle efferenti simpatiche e il conseguente decremento del ritorno venoso provocano una diminuzione della pressione all'atrio destro ed una stimolazione dei riflessi vagali, peraltro non più contrapposti all'attività simpatica. La diminuzione del "preload" può indurre lo stiramento dei "pace-maker", l'attivazione dei barocettori a bassa pressione dell'atrio destro e della vena cava e il riflesso di Bezold-Jarish. La stimolazione vagale può essere indotta dal blocco delle fibre cardioacceleratrici cardiache, dal dolore severo o da stress psicologici. La severa bradicardia così indotta può progredire verso l'asistolia.

L'ipersedazione durante l'esecuzione di un blocco può condurre a depressione respiratoria e ipossia e passare talora parzialmente inosservata se l'anestesista è contemporaneamente impegnato nella valutazione del livello di anestesia o nel posizionamento del paziente. Dopo blocco periferico, sembra piuttosto essere responsabile l'inadeguato livello antalgico spesso associato a importanti reazioni vaso-vagali.

Il riconoscimento delle situazioni d'emergenza e la tempestiva messa in atto delle manovre di rianimazione cardiopolmonare associate alla terapia farmacologica necessaria sono gli elementi decisivi per risolvere la quasi totalità di situazioni potenzialmente mortali.

D'altra parte il rischio di morte per arresto cardiaco è correlato all'età avanzata e all'elevato grado ASA, al tempo di insorgenza dell'evento dopo l'instaurarsi del blocco, all'impiego di cementificazione durante artroprotesi e a perdite intraoperatorie superiori a 700 ml.

Benché diversi studi abbiano riportato che boli intravenosi di bupivacaina siano associati ad una cardiotossicità tale da portare all'arresto cardiaco, più recenti lavori hanno negato tale possibilità non evidenziando neppure aritmie cardiache primarie da somministrazione di anestetici locali. È importante sottolineare la necessità di un controllo continuo del paziente con anestesia loco-regionale, specialmente quando il blocco viene eseguito fuori dalla sala operatoria e nei pazienti sani per i quali la mancanza di disturbi sottostanti può portare ad un calo del livello di vigilanza [334, 335].

La *cefalea post-puntura* durale rimane una complicanza comune delle anestesie subaracnoidee e peridurali. Nonostante l'incidenza sia progressivamente diminuita negli ultimi 2-3 decenni (dal 37% fino all'1% circa) soprattutto per i miglioramenti nel design degli aghi, i dati in letteratura continuano ad essere discordanti: un recente studio canadese [335] ha esaminato 200 pazienti, maschi e femmine di un'età compresa tra i 18 e i 45 anni sottoposti ad anestesia spinale per artroscopia di ginocchio e ha rilevato un'incidenza media di cefalea del 9,3% con valori più alti per le donne (20,4%) che per gli uomini (5,5%). Inoltre, non ha evidenziato variazioni di incidenza utilizzando aghi Withacre o Quincke. Altri studi ritrovano un'incidenza di cefalea variabile tra il 18% e il 40% nei pazienti con meno di 40 anni con sintomatologia cefalgica che si può protrarre anche per più di 5 giorni [336]. Handberg e coll. [337], invece, studiando 100 pazienti di età compresa tra i 20 e i 50 anni anestetizzati con ago Withacre 25 G, non ha evidenziato assolutamente episodi di cefalea. Un studio di Wisborg e coll. [338], eseguito su 120 pazienti di età compresa tra 15 e 45 anni sottoposti a tecnica regionale, ha evidenziato che il 93% dei pazienti sceglierebbero di nuovo lo stesso tipo di anestesia.

Mentre alcuni sottolineano la rarità della complicanza e quindi l'efficace fruibilità della tecnica per la "day-surgery", altri invece riferiscono la sua inadeguatezza prevalentemente nei pazienti giovani per i quali la morbilità è nettamente inferiore se trattati con anestesia generale [336-339].

Un'accidentale puntura della dura scatena la classica sintomatologia cefalgica in circa il 75% dei pazienti non anziani. Infatti, gli anziani, soprattutto se sottoposti a puntura toracica, raramente manifestano questo disturbo e ciò sembra essere dovuto alla minor lassità del tessuto connettivo epidurale che ha un'inferiore possibilità di assorbimento di liquor. La cefalea post-puntura durale è dovuta ad una parziale deliquorizzazione e alla conseguente trazione caudale dei vasi e dei nervi meningei. Compare solitamente in prima-terza giornata, ha caratteristiche di pulsatilità in zona cervico-occipitale con manifestazioni anche frontali e retroorbitarie ed ha natura posturale; tale sintomatologia è scatenata dal passaggio dalla posizione orizzontale a quella assisa e, nei casi più gravi, può essere accompagnata da nausea, vomito, vertigini ed acufeni. In genere risponde bene alla somministrazione di fluidi e di FANS oltre che al riposo assoluto a letto in decubito orizzontale e ad abbondante idratazione. Si possono, inoltre, somministrare alti volumi di soluzione fisiologica nello spazio peridurale, mirati ad aumentare la pressione nello spazio peridurale per ridurre la fuga di liquido cefalo-rachidiano ed invertire il gioco di valvola meningea.

La cefalea che si protrae oltre le 24-48 ore può essere trattata dalla tecnica di "blood-pach", ossia dalla somministrazione peridurale di 5-10 ml di sangue autologo prelevato estemporaneamente e sterilmente dall'avambraccio nello spazio interessato dalla puntura durale; già entro 10-20 minuti dalla manovra si osserva la risoluzione della cefalea per l'azione meccanica compressiva del coagulo. I rischi connessi alla manovra sono minimi, talora sono state osservate dorsalgie, cervicalgie ed ipertermie transitorie.

Comunque tale condizione richiede l'infusione di elevate quantità di fluidi per ripristinare il corretto ricambio della quantità di liquido cefalo-rachidiano. Ogni cefalea postrachianestesia che si accompagni improvvisamente a segni neurologici di tipo deficitario, deve far sospettare lesioni iatrogene che vanno prontamente indagate.

La *nausea* ed il *vomito* sono favoriti dalle gravi ipotensioni e dalle stimolazioni vagali. La normalizzazione della pressione arteriosa, l'ossigenoterapia e la somministrazione di anticolinergici sono spesso efficaci mentre la miglior profilassi è proprio la prevenzione dell'ipotensione.

Talora, sia durante l'estensione che durante la regressione del blocco, possono comparire brividi la cui genesi è ancora sconosciuta ma probabilmente correlati alla vasodilatazione periferica. La manifestazione è più frequente in anestesia ostetrica ed il trattamento è sintomatico.

L'*ipoacusia transitoria* è una complicanza nota della rachianestesia con incidenza varia ma piuttosto alta. È determinata dalla deplezione del liquido coclearc attraverso l'acquedotto che lo mette in comunicazione con il liquido cefalo-rachidiano. Talora la complicanza è di difficile diagnosi clinica potendo essere parte del corollario sintomatologico della cefalea: in tal caso una definizione precisa può essere fatta attraverso uno studio audiometrico.

Il "*low back pain*" può presentarsi dopo blocco neuroassiale sia a causa del trauma dei tessuti da puntura sia per il rilasciamento intraoperatorio dei fasci muscolari della colonna con scomparsa della lordosi lombare e con stiramento capsulo-legamentoso articolare. Può persistere per giorni, talvolta per mesi, e risponde alla somministrazione di FANS per via sistemica o anche per via locale. Comunque, la puntura non sempre ne è la causa o per lo meno l'unica determinante: fattori concomitanti possono essere la durata dell'intervento e la presenza di disturbi scheletrici preesistenti.

Il *danno neurologico* permanente è raro (0,02-0,07%) mentre le alterazioni transitorie sono più comuni (0,01-0,8%). Uno studio svedese ha considerato 17 713 pazienti sottoposti a blocchi centrali dei quali 8 501 erano spinali e 9 232 peridurali eseguiti in un periodo di tre anni. Le complicanze neurologiche insorte sono state riportate in 17 casi; di questi 13 pazienti presentavano lesioni permanenti, tre dopo anestesia spinale e dieci dopo blocco peridurale. In due pazienti la tecnica spinale non era stata adeguata mentre in sette blocco peridurale, la relazione tra lesioni neurologiche e tecnica anestetica non è stata confermata, ed in particolare, in cinque di questi casi, polineuropatie e sintomi neurologici non specifici erano già presenti prima dell'intervento. Tre blocchi epidurali eseguiti in pazienti con alterata capacità emocoagulativa hanno avuto esito in paraplegia in seguito ad ematomi spinali [332].

Il dolore al punto di iniezione e le parestesie durante l'esecuzione di un blocco regionale sono un pericoloso segnale di potenziale danno e non devono venir ignorate.

I danni neurologici possono essere dovuti a compressione nervosa secondaria ad un improprio posizionamento del paziente, a trauma chirurgico diretto o a malattia neurologica preesistente non nota ma anche a un trauma diretto delle fibre nervose da ago spinale. Lesioni occupanti spazio possono verificarsi a causa del sanguinamento venoso dopo puntura per trauma diretto o per coagulopatia, oppure a causa della formazione di un ascesso per inoculazione diretta per una manovra non sterile o per localizzazione da batteriemia. Il riconoscimento e il trattamento precoce sono necessari per evitare sequele neurologiche permanenti. L'aracnoidite adesiva, presumibilmente dovuta all'iniezione di un fattore inquinante e in grado di scatenare una reazione irritante nello spazio subaracnoideo, può essere prevenuta usando anestetici locali e oppioidi privi di conservanti ed evitando la contaminazione dell'ago spinale con betadine e polvere. Gli anestetici locali e i loro additivi possono indurre neurotossicità per esposizioni prolungate a elevate concentrazioni: possono inibire il trasporto assonale rapido, distruggere il citoplasma assonale, causare degenerazione assonale ed eventualmente contribuire al danno nervoso inibendo sostanze locali ad azione vasodilatante. L'uso di microcateteri spinali per infusione continua, è stato associato con sindrome della cauda equina caratterizzata da anestesia perineale, disfunzione degli sfinteri anali e vescicali e iporeflessia. Tale condizione è probabilmente dovuta al raggiungimento di elevate concentrazioni di anestetico locale in prossimità delle radici nervose caudali e i vasocostrittori possono teoricamente favorire il danno ischemico in pazienti con preesistente compromissione della circolazione locale; anche l'iperosmolarità da aggiunta di destrosio alla soluzione di anestetico locale è concausa nella genesi di un danno neurologico mentre alcuni stati patologici come il diabete mellito possono esserne predisponenti [339-341].

Un evento particolare è la sindrome di Claude Bernard-Horner, una patologia assolutamente benigna senza conseguenze cliniche per il paziente e che si risolve nell'ambito di un periodo variabile tra alcuni minuti e qualche ora. La sintomatologia, solitamente unilaterale, ha un'incidenza variabile dallo 0,5% al 4% prevalentemente nelle pazienti ostetriche ed è dovuta alla diffusione subdurale di anestetico locale dallo spazio epidurale con conseguente blocco differenziale delle fibre Bpregangliari di tipo simpatico senza blocco sensitivo delle fibre nocicettive di tipo C. La sua insorgenza è messa in relazione ad un blocco epidurale alto ma si sviluppa anche con livello metamerico inferiore a T4. L'unilateralità può essere indice di dislocazione del catetere o di alterata diffusione della miscela anestetica.

Le *convulsioni* hanno un'incidenza media di 2,2 casi ogni 10 000 pazienti ma sono maggiormente frequenti dopo blocco periferico (7,5 ogni 10 000 pazienti) piuttosto che dopo anestesia peridurale con significatività statistica. Tale situazione può essere preceduta da sintomi uditivi minori e da senso metallico in bocca e sono probabilmente determinate da un rapido acuto della concentrazione dell'anestetico locale; sembra, quindi, così spiegabile la loro maggior incidenza dopo blocco periferico che richiede più larghe dosi di anestetico locale.

Le maggiori complicanze delle tecniche neuroassiali sono rare ma possono indurre gravi complicanze per il paziente (Tab. 26). La gestione e la prevenzione di tali complicanze iniziano durante la visita preoperatoria con una attenta valutazione della storia medica del paziente e in funzione di questa una appropriata discussione preoperatoria dei potenziali rischi e benefici dell'applicazione dell'anestesia loco-regionale. Tecniche anestetiche alternative, quali tecniche regionali periferiche o anestesie generali, devono essere considerate per quei pazienti a rischio elevato di complicanze neurologiche dopo l'esecuzione di un blocco neuroassiale.

Tabella 26. Diagnosi differenziale tra ascesso epidurale, ematoma epidurale e sindrome arteria spinale anteriore

	Ascesso peridurale	**Ematoma peridurale**	**Sindrome arteria spinale anteriore**
Età	Indifferente	> 50 anni	Anziana
Anamnesi	Infezione in corso	Anticoagulanti in terapia	Arteriosclerosi generalizzata
Insorgenza	1-3 gg	Immediato	Immediato
Sintomatologia	Febbre e dolore alla schiena	Dolore trafittivi schiena e arti	Nessuno
Alterazioni nervose	Nessuna parestesia, paralisi flaccida, paralisi spastica	Paralisi flaccida	Paralisi flaccida
Riflessi segmentari	Iperreflessia	Areflessia	Areflessia
Indagine TAC	Compressione extradurale	Compressione extradurale	Nessuna

Complicanze tecniche delle anestesie regionali

Nel momento in cui *si punge accidentalmente la dura* [342]:

- si può ritirare l'ago e attuare una nuova puntura peridurale con incanulazione nello spazio sottostante; in questo caso bisogna prestare particolare attenzione alla risposta alla dose test prima di procedere alla dose carico e prima di togliere il catetere si può eseguire a scopo profilattico un "blood-patch";
- incanulare lo spazio subaracnoideo attraverso l'ago di Tuohy e procedere ad una anestesia spinale continua selettiva in modo da sfruttare il catetere per l'intervento e fruire del ruolo di "tappo meccanico" della breccia svolto dal catetere stesso per evitare l'insorgenza di cefalea.

Se la puntura durale passa inosservata, può accadere che la dose di anestetico somministrata determini un blocco spinale troppo alto o un blocco spinale totale. Nel primo caso, si può manifestare un forte stato ansioso associato a difficoltà respiratoria soggettiva che necessita solamente di attento controllo e rassicurazione; nel secondo caso, invece, il paziente entro 2-3 minuti dall'iniezione sviluppa un blocco sensitivo e motorio esteso, con grave ipotensione, apnea e perdita di coscienza tanto da necessitare di un sostegno respiratorio ed emodinamico.

La *difficoltà di avanzamento del catetere peridurale* può essere determinata dall'incompleto superamento del legamento giallo con l'ago di Tuohy: in questo caso con molta prudenza bisogna far procedere ulteriormente l'ago di pochi millimetri.

Talora, invece, il posizionamento può essere adeguato ma sinechie o restringimenti del canale possono ostacolarne il posizionamento. La punta può anche essere appoggiata contro la dura, un vaso o una radice nervosa: in questi casi è preferibile prima ritirare di qualche millimetro l'ago piuttosto che farlo avanzare. Si può provare a far avanzare il cateterino durante delle inspirazioni profonde che fanno collassare le vene epidurali e mobilizzare la dura; se anche queste manovre non sono risolutive, è meglio ritirare il catetere contemporaneamente all'ago per evitare rotture, e riprendere dall'inizio la manovra che è consigliabile non ripetere in modo reiterato.

L'*incannulazione di un plesso vascolare* è un'evenienza piuttosto frequente soprattutto in condizioni particolari quali la gravidanza e l'aumento della pressione endoaddominale, che comportano un aumento della via di deflusso venosa vertebrale. Solitamente l'introduzione dell'ago sulla linea mediana consente di evitare la puntura delle vene peridurali situate soprattutto nella regione laterale dello spazio.

L'esecuzione della manovra di introduzione del catetere in maniera non forzata e con retrazione dell'eventuale mandrino non appena superato l'ago di Tuohy e la ripetizione della prova di aspirazione dal catetere per escludere la fuoriuscita di sangue, permettono di evitare ed eventualmente riconoscere prontamente l'incannulazione venosa. In questo caso è bene lavare il catetere con alcuni millilitri di soluzione fisiologica e retrarre nel contempo lo stesso cercando la fuoriuscita dal vaso.

La *migrazione del catetere peridurale attraverso la dura* è una complicanza rara ma ugualmente presente sia nelle anestesie peridurali singole che combinate con l'iniezione subaracnoidea. È solitamente provocata dal posizionamento dell'ago di Tuohy troppo vicino alla dura madre, soprattutto negli anziani che hanno una membrana più cedevole. È identificata per l'instaurarsi di un blocco inaspettatamente profondo e diffuso ma viene spesso confusa erroneamente con l'abnorme passaggio di farmaci dallo spazio peridurale a quello subaracnoideo.

L'*anestesia spinale totale* può verificarsi quando l'ago viene inserito ad una vicinanza eccessiva al nevrasse centrale o quando una grande quantità di anestetico viene iniettato nello spazio subaracnoideo erroneamente confuso con spazio peridurale o quando un'eccessiva quantità di anestetico viene somministrata per via subaracnoidea.

Le cause sono quindi costituite da:
- iniezione diretta nello spazio subaracnoideo;
- iniezione nella regione dello spazio durale;
- iniezione intraneurale.

L'anestesia spinale totale è caratterizzata da flaccidità a rapida insorgenza, apnea, stato di incoscienza, e da collasso circolatorio. Il trattamento prevede pertanto la ventilazione e il supporto del circolo. Le pazienti ostetriche sono particolarmente vulnerabili sia per una maggiore sensibilità agli anestetici locali a causa delle modificazioni ormonali sia a causa dei cambiamenti morfologici della colonna.

L'*occlusione dell'ago di Tuohy* è un evento molto raro ma comunque possibile, soprattutto se per la determinazione dello spazio peridurale viene utilizzato il mandrino ad aria. Infatti, durante la progressione dell'ago piccoli frustoli di tessuto o piccoli coaguli di sangue possono ostruire la cavità dell'ago e impedire d'apprezzare la tipica caduta di resistenza; la conseguenza è la puntura della dura e le complicanze ad essa associate. L'utilizzo di un mandrino ad acqua evita l'eventuale occlusione grazie al flusso continuo di soluzione acquosa attraverso l'ago ma contemporaneamente pone dubbi circa un'eventuale fuoriuscita di liquor.

Il *mancato blocco segmentario* può manifestarsi durante blocco sia subaracnoideo che epidurale. Nel primo caso può essere determinato da sepimentazioni del canale midollare mentre nel secondo caso si manifesta con maggiore frequenza per l'utilizzo di catetere a foro singolo terminale (circa il 6,7%), per una cattiva diffusione nello spazio peridurale o per un'insufficiente concentrazione della miscela anestetica.

Il blocco monolaterale è solitamente dovuto ad un'eccessiva introduzione del catetere epidurale che va a posizionarsi lateralmente; in questi casi il catetere va ritirato di qualche centimetro o riposizionato [343, 344]. Un'altra causa di blocco unilaterale è il posizionamento accidentale del catetere nello spazio subdurale, lo spazio virtuale compreso tra la dura madre e l'aracnoide; infatti, il blocco subdurale è caratteristicamente molto esteso, insorge molto lentamente e ha una più lunga durata ed è spesso unilaterale. Si tratta praticamente di un blocco spinale completo ritardato che si può manifestare anche dopo test di aspirazione negativo poiché l'aracnoide rimane integra; è da sospettare quando il blocco sensitivo è troppo alto, l'ipotensione molto marcata e il blocco motorio troppo profondo per la concentrazione e i volumi somministrati.

Può inoltre accompagnarsi a perdita di coscienza per la diffusione anestetica intracranica, a blocco spinale totale dopo somministrazioni ripetute e a cefalea immediata per l'iniezione subdurale di aria. L'introduzione del catetere può provocare *formicolii, parestesie* o *vero e proprio dolore a localizzazione metamerica* per l'inevitabile strofinamento delle radici nervose mentre l'estremità del catetere stesso può irritare una terminazione nervosa: solitamente la retrazione del catetere porta alla remissione della sintomatologia ma il protrarsi della stessa comporta la necessità di riposizionare il catetere nello stesso spazio o addirittura nello spazio sovrastante o sottostante.

Talora l'apertura della fiala dell'anestetico può comportare la *dispersione di microframmenti*; l'iniezione dell'anestetico senza filtro antibatterico può provocare la contaminazione dello spazio peridurale o spinale con tali frammenti che possono scatenare una reazione locale. Inoltre, durante la tecnica combinata con ago singolo, è talora possibile la frizione tra l'ago spinale e quello peridurale con formazione di frammenti metallici che possono venir iniettati nello spazio subaracnoideo con la remota possibilità di meningiti asettiche.

La *rottura del catetere* peridurale è un evento piuttosto raro mentre è più frequente con il catetere subaracnoideo per il suo millimetrico diametro. Il catetere va sempre inserito per pochi centimetri, massimo 3 o 4 per evitare un eventuale aggancio a radici nervose o plessi venosi, o per evitare un suo annodamento; inoltre, va rimosso con la schiena flessa in avanti ispezionandone l'integrità. La rottura avviene più facilmente se si ritira il catetere attraverso l'ago introduttore o trazionando con troppa forza; la presenza di piccoli frammenti nello spazio epidurale o nei tessuti non sempre richiede il trattamento chirurgico mentre se il frammento è subaracnoideo è necessaria la sua rimozione.

Esecuzione dell'anestesia regionale

Le rachianestesie devono essere eseguite in condizioni di massima sterilità sia per quanto riguarda il materiale, sia per quanto riguarda la tecnica.

Prima della realizzazione del campo sterile e della preparazione del materiale, è importante posizionare il paziente e definire il livello metamerico prescelto preferibilmente con una matita dermatomerica.

Il blocco loco-regionale viene eseguito in relazione alle condizioni del paziente, delle sue preferenze e del confort nonché in relazione alle esigenze dell'anestesista. Il paziente può venir posizionato in decubito seduto o omo o controlaterale e tenendo comunque conto dell'estensione del blocco metamerico chirurgico.

Se si preferisce il decubito seduto, occorre che il paziente assuma una posizione che permetta alle spalle e al bacino di stare sulla stessa linea sul piano orizzontale, con le spalle abbassate e la testa piegata sul torace; le braccia del paziente devono essere poste avanti all'addome con gli avambracci sulle ginocchia. Un collaboratore può tenere le sue mani sulle spalle del paziente per garantirne la stabilità. Nel paziente obeso, nell'anziano e soprattutto nella donna in gravidanza è più difficile ottenere una corretta flessione della colonna vertebrale; inoltre, in quest'ultima, la pelvi è ruotata sull'asse longitudinale della colonna per cui la linea che congiunge idealmente le creste iliache assume un rapporto più cefalico e viene ad attraversare lo spazio L3-L4 piuttosto che il più comune interspazio L4-L5.

Se si sceglie il decubito laterale, si può mettere un cuscinetto sotto la testa del paziente che sarà flessa sul torace. Le gambe sono flesse sull'addome e le spalle e il bacino devono stare sullo stesso piano verticale; in caso contrario, si ha una rotazione della colonna sul suo asse che rende difficile l'accesso intervertebrale.

La linea mediana è quella impegnata più frequentemente e il suo tragitto si situa sul piano sagittale mediano tra due apofisi spinose, con l'ago perpendicolare alla pelle o sempre più obliquo salendo verso l'alto; durante la sua progressione una mano esperta può apprezzare la resistenza del legamento giallo, la depressione dello spazio peridurale e la rigidità della dura madre. Con tale accesso è più rara la possibilità di pungere un plesso venoso poiché tali vasi decorrono nelle porzioni più laterali.

L'insufficiente flessione e la calcificazione legamentosa legate all'età rendono difficile tale via e lasciano spazio all'accesso paramediano nel quale l'ago viene introdotto a un centimetro dalla linea mediana lateralmente al legamento sovraspinoso, con direzione verso il centro di 20-25°, verso l'alto di 5-10° e in avanti.

Il materiale per la rachianestesia deve essere sterilmente allestito su un tavolino facilmente accessibile all'anestesista; il set monouso deve contenere una coppetta per l'antisettico, la pinza di Kocher, alcuni tamponi per la pulizia della cute e un telo sterile per creare un campo sterile. Inoltre, è necessaria una siringa per l'anestesia locale della cute al sito di puntura, una siringa per l'anestetico che deve essere iniettato a livello intratecale e l'ago o il set dedicati (Tab. 27). L'anestesia locale è sempre indicata nell'iniezione peridurale mentre è divenuta superflua con gli aghi da spinale di piccolo calibro oggi in commercio. Infatti, gli aghi da subaracnoidea maggiormente utilizzati hanno diametro 25 G e 27 G, con introduttore proprio o montati su un comune ago da siringa 18 G. L'ago di Quincke è ormai caduto in disuso poiché è caratterizzato da una punta tagliente che seziona le fibre ed è quindi gravato da una più alta incidenza di cefalea postoperatoria, mentre quello maggiormente utilizzato è l'ago di Withacre con punta a matita che divarica le fibre senza sezionarle e con bisello di piccole dimensioni posto nelle immediate vicinanze della punta dell'ago. L'ago di Sprotte differisce dal precedente per un bisello di più grandi dimensioni, di recente ridotto di dimensioni e spostato più vicino alla punta dell'ago per evitare l'accidentale iniezione di anestetico nello spazio subdurale. Una caratteristica importante dell'ago è il "design" del cono poiché la superficie zigrinata può rendere difficile la pronta identificazione del reflusso del liquor mentre una superficie liscia o la presenza di una piccola lente d'ingrandimento possono consentirne un pronto riconoscimento. Inoltre, sono in commercio aghi di lunghezza maggiore, 15 cm piuttosto che i 9 cm standard, in modo tale da poter essere utilizzati anche in soggetti con pannicolo adiposo molto ben rappresentato; l'introduzione di un ago lungo deve essere fatta da mani esperte per la maggior facilità di rottura dell'ago e per la frequente deviazione della punta rispetto all'inclinazione del cono. Nell'esecuzione di un'anestesia selettiva è necessario puntare il bisello verso la parte più declive, utilizzare la siringa del volume più piccolo possibile e procedere ad una iniezione lenta per evitare turbolenze e dispersioni endoliquorali.

Tabella 27. Utilizzo del solo anestetico locale per l'anestesia spinale

Livello di blocco	Sito di iniezione	Mg di bupiv. 0,5%	Durata blocco	Tipo di chirurgia
S1-S5	L4-L5	5	40-60	Alla regione perianale
L1-L3	L4-L5	8	60-75	All'arto inferiore
T10	L3-L4	10	75-90	TURP; all'anca
T4-T6	L2-L3	10-12	90-120	Ginecologica, ostetrica, urologica

L'ago per eseguire il blocco peridurale più frequentemente utilizzato a livello lombare e cervicale è quello di Tuohy; mentre, a livello toracico è preferito l'ago di Crawfort che differisce dal precedente per il "design" del bisello; hanno calibro 18G e vengono attraversati da un catetere 20G con o senza mandrino estraibile, siliconato o in materiale radioopaco. Il catetere con mandrino è di più facile introduzione ma più traumatizzante; è senza guida modellabile e consente una lunga permanenza. Il tipo di catetere sprovvisto di mandrino, invece, è meno rigido e quindi di più difficile progressione nello spazio peridurale e la sua permanenza deve essere ridotta nel tempo. La scelta del catetere è condizionata quindi dalla conformazione vertebrale, dalla durata del blocco, dalle necessità di controlli radiologici, nonché dalla preferenza dell'anestesista.

I cateteri per il blocco subaracnoideo e peridurale devono essere medicati sterilmente e preferibilmente protetti con adesivi trasparenti per poter verificare il sanguinamento o l'irritazione del punto di inserzione. Inoltre, quelli a permanenza possono essere tunnellizzati cioè passati sottocute per circa 10-15 cm, per una maggiore stabilità e protezione dalle infezioni. I farmaci utilizzati per l'esecuzione di un blocco centrale o periferico sono gli anestetici locali associati o meno ad altri farmaci adiuvanti.

Gli anestetici locali sono farmaci che bloccano la conduzione nervosa se applicati sul tessuto nervoso in concentrazione appropriata (Tabb. 28-30). Essi agiscono su ogni tipo di fibra in modo reversibile e prevedibile, senza lasciare danni strutturali. La loro attività e tossicità dipende da vari fattori quali la struttura molecolare, l'assorbimento sistemico, la distribuzione, il metabolismo e l'escrezione. Inoltre, possono essere utilizzati dei farmaci adiuvanti, da associare all'anestetico locale.

L'*adrenalina* è aggiunta alla soluzione anestetica allo scopo di ridurne il picco plasmatico, di aumentarne la potenza e la durata d'azione e di aumentarne la profondità del blocco anestetico. La concentrazione di 1:400 000 o 1:200 000 può essere aggiunta al momento della preparazione della soluzione anestetica o si possono utilizzare preparati già in commercio.

Il *bicarbonato di sodio* provoca un innalzamento del pH della soluzione anestetica consentendo un aumento della quota non ionizzata, liposolubile dell'anestetico con conseguente riduzione dell'"onset-time". La carbonazione viene attuata aggiungendo 1 mEq di bicarbonato di sodio ogni 200 mg di anestetico.

Gli *oppioidi* agiscono principalmente a livello dei recettori μ collocati nelle strutture troncoencefaliche e limbico-ipotalamiche; in associazione con gli anestetici locali, permettono di ridurre il dosaggio, di aumentare la qualità e la durata dell'analgesia e di accorciare i tempi per l'instaurarsi del blocco.

La *clonidina* è un agonista selettivo per i recettori tipo α_2 e, somministrata per via rachidea, ha effetti analgesici oppioide-dipendenti ed indipendenti agendo sulle vie nervose discendenti di tipo noradrenergico. Si è dimostrata un efficace adiuvante degli oppioidi e degli anestetici locali per la sua azione sinergica agli stessi e consente una riduzione del loro dosaggio, con conseguente riduzione degli effetti collaterali.

È possibile quindi impiegare miscele anestetiche sia per via spinale, per esempio, per anestesie con lunga coda analgesica per la chirurgia perianale (bupivacaina iperbarica 1% 5 mg con clonidina 50µg e meperidina 15 mg) sia per via peridurale per un rapido e profondo blocco anestetico (ad esempio, bupivacaina 0,5% con fentanile 100µg).

Tabella 28. Equipotenza degli anestetici locali

Anestetico	%	%	%	%
Lidocaina	0,5	1	1,5	2
Bupivacaina	0,125	0,25	0,375	0,5
L-bupivacaina	0,125	0,25	0,375	0,5
Ropivacaina	-	0,2	-	0,75

Tabella 29. Tipo di intervento e relativo livello di puntura epidurale e metameria da coprire col blocco anestetico/antalgico

Organo da sottoporre a chirurgia	Punto di inserzione del catetere	Estensione del blocco	N° totale di metameri
Stomaco, pancreas, vie biliari	T7-T8 o L2-L3	T4-T10 T4-S5	6-8 18-20
Colon, sigma, retto	L2-L3	T6-S5	16-18
Rene, surrene	T7-T8 o L2-L3	T4-L1 T4-S5	8-10 18-20
Prostata, vescica	L2-L3	T5-S5	16-18
Utero, annessi, taglio cesareo	L2-L3	T4-S5	18-20
Ginocchio	L2-L3	L2-S5	6-8
Anca	L2-L3	T10-S5	10-20

Tabella 30. Dose totale di anestetico locale da somministrare in base alla metameria da anestetizzare, all'altezza in centimetri, alla classe di età

			Volume di anestetico (ml/segmento)		
			Classi di età		
Sede di iniezione		Altezza in cm	20-40	41-60	61-80
Lombare	⇒	Da 150 cm	1	0,8	0,5
Toracica		per ogni 5 cm	0,1	0,08	0,05

Tecnica subaracnoidea superselettiva

La tecnica di blocco superselettivo ha radicalmente modificato le possibilità applicative di una tecnica ad indubbi vantaggi anestetici ma indissolubilmente associata a squilibri omeostatici cardiovascolari e a sequele di cefalea; la selettività dell'attività anestetica ai metameri interessati dalla chirurgia, con la conseguente drastica riduzione delle alterazioni emodinamiche, ha consentito un'estensione dell'applicazione alla chirurgia ambulatoriale. Questa metodica richiede l'attuazione di particolari ma semplici accorgimenti, indispensabili per una sicura riuscita quali il decubito omolaterale alla sede chirurgica, l'utilizzo di bassi volumi di anestetico ad elevata concentrazione e l'iniezione anestetica lenta. Nella maggior parte degli interventi non è necessario somministrare liquidi; infatti, il blocco simpatico strettamente omolaterale non si accompagna né a ipotensione, per la vasodilatazione limitata ad un ridotto blocco metamerico, né a ritenzione urinaria, per il blocco solo unilaterale dell'innervazione vescicale. La deambulazione è precoce, subito dopo il recupero della motilità, ed anche l'alimentazione è per lo più immodificata.

Il recupero delle condizioni preoperatorie è rapido e completo tanto da non necessitare alcun controllo dopo la ripresa della motilità e quindi garantisce la possibilità di dimissione in tempi brevi.

Tecnica subaracnoidea continua

Le limitazioni cronologiche che caratterizzano la tecnica spinale "single shot" hanno suggerito l'introduzione della cateterizzazione continua dello spazio subaracnoideo che consente una continuità di somministrazione dei farmaci anestetici. Tale tecnica oggi è stata sostituita dalla più sicura tecnica di cateterizzazione dello spazio epidurale, anche se la stessa non è scevra da rischi.

Rispetto alla tecnica "single shot", la tecnica continua consente una maggiore modulazione della posologia dei farmaci, con conseguente somministrazione frazionata di farmaci per evitare un'inibizione simpatica improvvisa e una conseguente instabilità emodinamica; inoltre, offre la possibilità di programmare i boli in modo tale da prolungare l'effetto anestetico in rapporto alle esigenze chirurgiche e da consentire un pronto recupero post-operatorio. La somministrazione della miscela anestetica può iniziare dopo il posizionamento del paziente in modo tale da assicurare uno stretto rispetto del blocco metamerico desiderato e da evitare una risalita dell'anestetico.

I vantaggi emodinamici che caratterizzano tale tecnica rispetto a quella a puntura singola ne consentono l'impiego anche in quei quadri clinici in cui la tecnica subaracnoidea classica è controindicata, come ad esempio, la stenosi aortica severa [345].

Rispetto alla cateterizzazione peridurale continua, la tecnica subaracnoidea continua è caratterizzata da una maggior facilità di esecuzione, soprattutto in mani non esperte, da una maggior sicurezza del posizionamento grazie alla prova della fuoriuscita di liquor e da una maggior rapidità, potenza d'azione e qualità del blocco; d'altra parte è associata ad un maggior rischio di lesioni neurologiche, sia da inquinamento dello spazio subaracnoideo stesso, sia da neurotossicità delle soluzioni iniettate, sia da lesione meccanica da catetere.

Tecnica combinata anestesia epidurale continua e anestesia subaracnoidea "single shot"

Il razionale dell'utilizzo contemporaneo delle due metodiche è di associare i vantaggi di ogni tecnica minimizzando gli specifici svantaggi. La combinazione dell'anestesia spinale e di quella epidurale consente sia un breve "onset" che un blocco profondo grazie alla via subaracnoidea, riduce le pesanti ripercussioni emodinamiche consentendo bassi dosaggi di anestetico spinale implementabili per via peridurale, qualora il livello di anestesia risultasse insufficiente, ed infine garantisce un buon controllo del dolore post-operatorio attraverso somministrazione continua o PCA peridurale.

In letteratura sono segnalate varie tecniche per l'esecuzione dell'anestesia combinata e vari kit sono disponibili in commercio [346-348].

Si distinguono:

- la tecnica con doppio ago in doppio spazio;
- la tecnica con singolo ago in singolo spazio:
  - con la tecnica "needle thought neddle"
  - con la tecnica "needle beside neddle".

La tecnica a doppio spazio consente il posizionamento del catetere peridurale prima dell'iniezione subaracnoidea e l'esecuzione della dose-test peridurale prima dell'instaurarsi del blocco spinale. Comunque, dopo test di aspirazione negativo e iniezione di 3 ml di lidocaina al 2%, è necessario attendere 2 minuti, "onset-time" per il blocco sensitivo dopo iniezione intratecale. Se l'anestesia subaracnoidea viene anticipata, può risultare difficile distinguere tra il blocco spinale e quello epidurale, ed inoltre parte dell'anestetico peridurale può raccogliersi nel cono dell'ago spinale compromettendo l'esecuzione della manovra. Inoltre, il catetere peridurale può impedire la rettilinea progressione dell'ago spinale o può venir danneggiato da esso: è pertanto indicata l'esecuzione della seconda puntura almeno nello spazio sottostante.

La tecnica a puntura singola è più rapida e meglio accettata dal paziente ma può presentare difficoltà tecniche di identificazione dello spazio subdurale a causa della possibile deviazione dell'ago stesso dal piano saggitale; non consente la possibilità di eseguire la dose-test per la verifica della localizzazione peridurale; inoltre, un'anestesia già instaurata può far passare inosservate parestesie da posizionamento di catetere e quindi far aumentare il rischio di lesioni neurologiche. Inoltre, c'è il rischio di inadeguata distribuzione del blocco spinale se la penetrazione del catetere in spazio peridurale risulta difficoltosa, ed il pericolo, più teorico che pratico, di penetrazione del catetere peridurale in spazio subaracnoideo attraverso la breccia creata dalla puntura durale [348].

Mentre per la doppia puntura si utilizzano i set convenzionali per puntura spinale e peridurale, per la tecnica singola si può utilizzare:

- un ago a doppio lume, costituito da due lumi accostati; il cateterino può essere inserito indipendentemente dall'esecuzione dell'iniezione spinale;
- un ago da spinale attraverso un ago di Tuohy, con o senza sistema di fissaggio terminale; l'ago protrude con direzione più laterale e quindi l'iniezione deve avere solitamente un accesso peridurale paramediano. Il catetere deve essere inserito dopo aver rimosso l'ago da spinale.

Con la tecnica combinata, è possibile utilizzare solo l'accesso spinale o anche il catetere peridurale durante l'intervento.

Nel primo caso, la rachianestesia da sola consente di ottenere il livello desiderato di anestesia chirurgica e, prima della risoluzione del blocco, viene iniziata un'infusione peridurale continua a scopo antalgico con o senza PCA.

Più spesso le tecniche vengono contemporaneamente utilizzate negli interventi di lunga durata per prolungare il blocco chirurgico, e nei pazienti anziani e ad alto rischio per ridurre le alterazioni dell'omeostasi cardiovascolare o nelle donne in gravidanza per evitare prolungate ipotensioni che possono incrementare il rischio di ipossia fetale. Per diminuire l'incidenza di complicanze emodinamiche, viene adottato un approccio a due tempi: si inietta prima una piccola dose di anestetico locale per via subaracnoidea tanto da raggiungere un'analgesia a livello T8, poi, dopo 10-15 minuti, si incrementa il livello metamerico somministrando consecutivamente dosi supplementari di anestetico per via peridurale.

Blumgard [348], studiando diverse applicazioni di questa tecnica, ha rilevato che è possibile ottenere una rapida estensione del blocco subaracnoideo iniettando bassi volumi sia di anestetico locale che di soluzione sterile in spazio extradurale, lasciando immodificata la durata e la densità del blocco. Sembra giustificato ritenere che la rapidità dell'estensione è causata da un aumento del volume extradurale che comporta una diminuzione del volume del CSF subaracnoideo e quindi uno shift cefalico dell'anestetico. Suzuki [349] ha rilevato, invece, un "onset" più rapido dell'anestesia peridurale se l'iniezione di anestetico in questo spazio viene preceduta dalla sola puntura durale con ago 26 G: da ciò la conclusione che la sola diffusione dallo spazio peridurale a quello subaracnoideo consente una comparsa del blocco molto più velocemente.

Tecnica combinata anestesia loco-regionale e anestesia generale

L'associazione della tecnica centrale con la periferica non costituisce soltanto l'associazione di due metodiche ma nasce dall'interesse di ampliare l'applicazione della metodica loco-regionale, con i suoi indubbi vantaggi in termini di minor invasività, rapido recupero post-operatorio e miglior controllo del dolore post-operatorio, anche a quegli interventi che non possono essere condotti con il solo ausilio dell'anestesia loco-regionale [350, 351].

La componente regionale assicura un piano di anestesia/analgesia adeguato e la soppressione della "reazione da stress" provocata dall'atto chirurgico con deafferentazione nocicettiva delle strutture somatiche e viscerali di interesse chirurgico mediante un blocco centrale prevedibile, riproducibile e metamericamente controllato; d'altra parte l'anestesia generale assicura l'ipnosi con soppressione dello stato di agitazione psichica e il controllo respiratorio con la miorisoluzione e la ventilazione artificiale.

L'anestesia loco-regionale è in genere praticata prima dell'induzione dell'anestesia generale: infatti la decisione di eseguire una tecnica regionale su un paziente anestetizzato deve essere presa con molta cautela, poiché i pazienti incoscienti non sono in grado di riferire dolore e parestesie al posizionamento dell'ago o all'iniezione dei farmaci anestetici. Tra le tecniche di blocco centrale continue, la preferenza viene accordata alla peridurale per la minor incidenza di complicanze, il minor impegno di gestione e, in definitiva, i costi più contenuti.

L'anestesia integrata consenta una riduzione dei valori di MAC del 40-50% per effetto sinergico diretto degli anestetici locali che, a lato pratico, significa una riduzione dei tempi di risveglio, un minor consumo di anestetici volatili, oppioidi e miorilassanti, una minor necessità di monitoraggio intensivo post-operatorio e quindi, in definitiva, una migliore allocazione delle risorse [351].

Il controllo del dolore post-operatorio con blocco centrale continuo risulta qualitativamente migliore in termini di recupero della funzionalità respiratoria, di riabilitazione motoria, di riduzione delle complicanze e soprattutto di gradimento del paziente.

Uno studio di Murga [352] su 40 pazienti sottoposti ad anestesia integrata con somministrazione peridurale di un α-agonista centrale (clonidina) ha dimostrato una diminuzione delle richieste intraoperatorie di fentanyl parenterale, un miglioramento della stabilità emodinamica, una riduzione del dolore post-operatorio e una più efficace analgesia in "recovery room" [352, 353].

All'inizio l'integrazione anestesiologica veniva applicata esclusivamente in chirurgia maggiore, per pazienti di età estreme e a rischio elevato, sottoposti ad interventi prolungati ed aggressivi: oggi, la maneggevole condotta dell'anestesia, la stabilità emodinamica e il brillante risveglio invitano all'estensione della sua applicazione [354].

Indicazioni all'anestesia loco-regionale in chirurgia generale

I grossi interventi addominali possono sempre giovarsi di una tecnica combinata per l'intera gestione del paziente, sia intraoperatoriamente per l'alleggerimento del piano anestetico e la stabilità emodinamica, sia postoperatoriamente per il controllo del dolore da ferita e per la riduzione delle complicanze tromboemboliche ed emorragiche [355].

Gli interventi in laparoscopia possono essere eseguiti con un livello di anestesia chirurgica da T4 a L5 ottenuto con la somministrazione per via intratecale di soli anestetici locali o di miscele con oppiacei e α2-agonisti.

Gli interventi proctologici ben si prestano alla tecnica regionale: l'anestesia spinale può essere fatta con modalità superselettiva con la classica disposizione "a sella" dell'anestetico, con adiuvanti che ne possano prolungare l'attività analgesica per parecchie ore [355]. Talora è comunque opportuna una valutazione dei costi-benefici del posizionamento di un catetere peridurale per garantire analgesia anche durante le dolorose medicazioni giornaliere per esempio di un ascesso anale.

In chirurgia ambulatoriale dal confronto dei costi di tali interventi eseguiti con infiltrazione locale di una miscela anestetica, con iniezione perimidollare di anestetici locali ed oppiacei o con anestesia generale, emerge che la metodica locale è quella col miglior rapporto costo-efficacia [356-358].

Agli interventi di plastica erniaria ben si presta la tecnica subaracnoidea, soprattutto superselettiva per gli interventi in regime di "day-surgery". Da un confronto tra le tecniche anestetiche utilizzabili, i pazienti sottoposti ad un blocco del nervo ilioinguinale ed ipogastrico presentano migliore analgesia postoperatoria, più precoce deambulazione e più rapida dimissione rispetto ai pazienti sottoposti alle tecniche loco-regionali e generali ma il disconfort intraoperatorio con tecnica regionale risulta sicuramente maggiore. Diversi studi su pazienti sottoposti ad ernioplastica inguinale con anestesia locale, loco-regionale o generale confermano l'intercambiabilità delle metodiche anestetiche dal punto di vista delle complicanze intra o post-operatorie [357, 359, 360].

Indicazioni alla chirurgia laparoscopica

La chirurgia laparoscopica è una procedura emergente che sta rivestendo sempre maggiore interesse nella chirurgia sia del bambino che dell'adulto, per procedure diagnostiche così come per trattamento chirurgico [361].

Come metodica diagnostica viene considerata l'evoluzione delle manovre obiettive di palpazione; viene utilizzata quale strumento per la stadiazione dei tumori, per la determinazione e la valutazione di un dolore o di un trauma addominale.

Come tecnica operativa chirurgica può essere impiegata per l'appendicectomia, la colecistectomia, la riparazione di ernie inguinali, la rimozione di organi gonadici, la resezione colica, la funduplicatio per reflusso gastro-esofageo, la piloromiotomia, la legatura di varicocele, la diverticulectomia di Meckel, la splenectomia, le lisi di aderenza addominali, la rimozione di cisti addominali od ovariche.

Inoltre, alcune procedure chirurgiche, come la nefrectomia, possono essere effettuate con la metodica pneumoretroperitoneoscopica.

Diversi studi, confrontando la tecnica classica a cielo aperto con quella laparoscopica, confermano per quest'ultima una riduzione del trauma chirurgico, del dolore post-operatorio, della morbilità con ileo post-operatorio di durata inferiore con una più precoce mobilizzazione postoperatoria e un più breve periodo di ospedalizzazione e di invalidità. Inoltre, il trattamento laparoscopico richiede un accesso più piccolo con conseguente minor perdita di liquidi, minor trazione sui tessuti e con un miglior risultato estetico sia negli adulti che nei bambini [362].

Durante tale modalità d'intervento, l'anestesista si trova dinanzi alla necessità di garantire da un lato, le migliori condizioni operatorie per il chirurgo per facilitarne l'attività, e dall'altro confort e sicurezza al paziente nell'intero periodo perioperatorio. Gli obiettivi sono quindi ottenere una stabilità emodinamica e respiratoria, un appropriato rilasciamento muscolare e un controllo delle escursioni diaframmatiche; garantire un rapido recupero dopo l'anestesia con un adeguato livello di analgesia intra e post-operatoria.

Durante laparoscopia le problematiche a cui prestare attenzione sono: prime tra tutte, le alterazioni fisiopatologiche conseguenti il pneumoperitoneo più evidenti in chirurgia addominale, meno in quella ginecologica; le modificazioni emodinamiche conseguenti ai repentini cambi di posizione del letto operatorio; la difficoltà della tecnica che in mani poco esperte può comportare un allungamento dei tempi operatori, accidentali danni viscerali o vascolari ed emorragie di difficile quantificazione; inoltre, bisogna valutare e trattare adeguatamente pazienti di età avanzata e con patologie multiorgano che, nonostante la criticità delle condizioni generali, possono essere sottoposti ad intervento per la miniinvasività della tecnica e per il rapido recupero post-operatorio.

I cambiamenti fisiologici durante le chirurgia laparoscopica sono determinati dall'aumento della pressione intra-addominale (IAP) determinata dall'insufflazione di CO_2, dal suo parziale riassorbimento e dalle variazioni del posizionamento del paziente per facilitare l'attività chirurgica e consistono in alterazioni cardiovascolari, polmonari, renali e metaboliche. L'entità di tali modificazioni è determinata dalla condizione cardiologica e respiratoria del paziente, dalla sua età e dal piano anestetico raggiunto.

L'aumento della pressione intra-addominale comporta un dislocamento cefalico del diaframma aggravato della posizione di Trendelenburg: i volumi polmonari risultano diminuiti, la compliance polmonare e il rapporto ventilazione-perfusione ridotti, le resistenze e le pressioni delle vie aeree aumentate con conseguente compromissione emodinamica.

Tali alterazioni sono ancor più marcate in posizione supina e durante anestesia generale inalatoria con utilizzo di bloccanti neuromuscolari [363, 364].

Dal punto di vista cardiovascolare si riscontra un aumento delle resistenze vascolari sistemiche proporzionale all'aumento della IAP, una diminuzione del ritorno venoso quando la pressione intraaddominale risulta superiore a 20 mmHg, mentre per valori inferiori è probabilmente mantenuto ai valori normali per la riduzione del volume ematico circolante sequestrato a livello splancnico. In toto si nota un aumento dell'output cardiaco e della pressione arteriosa; ciò non si verifica nei casi di deplezione volemica poiché l'aumentata IAP si associa a diminuzione del preload, ad aumento delle resistenze vascolari sistemiche e dell'attività ventricolare sinistra.

A livello renale si ha una compromissione dell'attività renale con diminuzione della clearance.

Nei bambini, il polmone ha una ridotta capacità funzionale residua, e la compliance e le resistenze delle vie aeree sono legate all'"età polmonare". Inoltre, le alterazioni cardiocircolatorie in questi pazienti si manifestano maggiormente con compromissione della pressione arteriosa piuttosto che dell'attività di pompa [364].

La scelta anestesiologica può essere indirizzata verso una tecnica di anestesia periferica, una tecnica di anestesia generale inalatoria o endovenosa o una tecnica combinata. Se si opta per la tecnica periferica, è comunque necessaria la collaborazione di un laparoscopista esperto che lavori con basse pressioni di insufflazione e con minimi spostamenti angolari del tavolo e di un paziente motivato in quanto possono comparire dolori alla spalla per irritazione frenica, nausea per stimolazione vagale e difficoltà alla ventilazione per innalzamento del diaframma da pneumoperitoneo [352, 353]. L'applicazione della sola tecnica loco-regionale consente di operare in massima sicurezza con riduzione della reazione metabolica allo stress e della necessità di narcotici e di sedativi, con un buon rilassamento muscolare e con il mantenimento di un buon piano analgesico con un basso rischio di emesi postoperatoria. In sala operatoria c'è comunque la necessità di personale qualificato per affrontare eventuali complicanze fino alla possibile conversione alla narcosi. Inoltre, l'anestesia loco-regionale garantisce un buon grado di soddisfazione del paziente per il rapido recupero post-operatorio [365]. La tecnica loco-regionale è attuabile soprattutto in ambito ginecologico qualora non siano richieste alte pressioni di insufflazione.

Solitamente il dolore post-operatorio è esiguo e non necessita di una copertura continua per via peridurale; gli antinfiammatori per via endovenosa sono sufficienti anche a coprire il dolore alla spalla destra determinato dall'irradiazione del nervo frenico. Quando viene impiegata l'anestesia generale, contestualmente vengono attuati dei blocchi periferici (blocchi del plesso rettale, blocco inguinale o caudale) per facilitare l'analgesia postoperatoria [365]. Le perdite insensibili di fluidi sono per lo più esigue per le contenute ferite chirurgiche ma un carico volemico e un reintegro del volume ematico anche con recupero intraoperatorio risulteranno necessari in caso di complicanze emorragiche i cui effetti emodinamici sono determinati dalla sede e dall'entità del sanguinamento. Le emorragie maggiori si sviluppano nello 0.5% degli interventi laparoscopici e sono provocate solitamente da lesioni della biforcazione aortica o dei vasi iliaci; un'altra importante complicanza è l'embolia gassosa che è stato riportato in 1 caso su 2000 interventi.

Indicazioni all'anestesia loco-regionale in chirurgia toracica

L'anestesia loco-regionale in chirurgia toracica trova ampia indicazione in quanto consente di affrontare in modo integrato l'aggressione chirurgica soprattutto in interventi complessi ed altamente demolitivi eseguiti su pazienti con patologie concomitanti, e garantisce una significativa riduzione della morbilità perioperatoria.

L'applicazione di tali tecniche richiede disponibilità da parte del paziente (per il mantenimento di posizioni scomode per l'esecuzione del blocco e per l'eventuale conservazione della coscienza durante alcuni interventi), competenza ed esperienza dell'anestesista per la vulnerabilità della zona sulla quale agisce e collaborazione dell'equipe chirurgica soprattutto nel paziente sveglio per il contenimento dei tempi chirurgici e dell'invasività distrettuale.

Nel post-operatorio il trattamento del dolore dev'essere attuato senza soluzione di continuo; se il paziente viene inviato al reparto chirurgico deve avere un completo controllo dei riflessi delle deglutizione e della tosse, deve aver recuperato l'autonomia ventilatoria e non deve essere affetto da dolore o brivido né da problemi cardiocircolatori importanti; in questo caso l'anestesia epidurale è la tecnica da preferire perché più sicura e facilmente gestibile mentre il trattamento antalgico subaracnoideo con puntura singola o attraverso cateterizzazione deve essere riservato ad ambienti protetti per il rischio di complicanze estremamente gravi quali la depressione respiratoria, il blocco anestetico dei muscoli della gabbia toracica, l'accidentale contaminazione o rottura del catetere.

Indicazioni all'anestesia loco-regionale in chirurgia coronaria

In cardioanestesia il sempre maggiore interesse dimostrato per l'aspetto analgesico dell'atto anestetico ha suggerito la somministrazione di oppioidi e di anestetici locali per via subaracnoidea e/o peridurale.

D'altra parte non è ancora dimostrato se un'analgesia perioperatoria attuata attraverso tecniche loco-regionali, in grado di abolire la risposta allo stress chirurgico, possa migliorare l'outcome dei pazienti sottoposti a chirurgia coronaria. La scelta più vantaggiosa per l'analgesia perioperatoria sembra comunque essere la somministrazione di anestetici locali per via epidurale; infatti si ha un'ottima copertura antalgica con conseguente riduzione dell'incidenza di ischemia miocardia, una notevole attenuazione del rilascio di adrenalina, di noradrenalina e di cortisolo; una stabilità emodinamica migliore rispetto all'anestesia tradizionale con oppioidi; con il blocco del simpatico toracico si ottiene la diminuzione delle resistenze coronariche e della frequenza cardiaca e l'aumento della disponibilità miocardia di O_2.

Un affascinante impiego dell'analgesia peridurale con anestetici locali è offerto dal trattamento dell'angina instabile refrattaria alle terapie convenzionali in pazienti in preparazione sia per l'intervento chirurgico, sia per la rivascolarizzazione coronarica [366].

Indicazioni all'anestesia loco-regionale in ortopedia

La chirurgia ortopedica ben si presta per sede d'intervento, tecniche chirurgiche e complicanze algiche postoperatorie all'utilizzo di tecniche di anestesia loco-regionale da sole o in associazione tra loro o con tecniche di sedazione o di anestesia generale [367].

In molti casi la scelta fra anestesia periferia e/o generale può essere condizionata da diversi fattori quali la sede d'intervento, la preferenza dei pazienti, le loro condizioni generali, l'esperienza dell'anestesista, la durata dell'intervento e le sue modalità di esecuzione nonché le esigenze del chirurgo.

In generale, se l'intervento è lungo, complicato e demolitivo viene più spesso indicata l'anestesia generale, da sola o, soprattutto in pazienti con compromessa funzionalità cardiocircolatoria e respiratoria, in associazione ad una tecnica di anestesia periferica per ridurre la profondità dell'anestesia generale e per il controllo del dolore post-operatorio.

L'associazione tra anestesia periferica e generale consiste principalmente:

- per gli arti inferiori, l'associazione dell'anestesia generale con l'anestesia subaracnoidea con puntura singola che garantisce un ottimo rilasciamento intraoperatorio e una buona analgesia anche nell'immediato post-operatorio; o l'associazione anestesia generale e tecniche continue lombari sia subaracnoidee che epidurali che, rispetto alla tecnica con puntura singola, consentono una gestione più maneggevole anche in interventi di lunga durata e un miglior controllo post-operatorio;
- per gli arti superiori, l'anestesia generale viene associata con tecniche di blocco periferico dei plessi afferenti con somministrazione di una sola dose di anestetico locale ed eventuali coadiuvanti (ad esempio, oppiacei, clonidina) o con il posizionamento di un cateterino a permanenza tanto da garantire un alleggerimento del piano di anestesia nella fase intraoperatoria e da garantire un controllo antalgico nel post-operatorio [368].

Negli interventi di lunga durata, ma non particolarmente demolitivi, si può scegliere una tecnica periferica combinata (più spesso anestesia spinale a puntura singola e anestesia peridurale continua) per garantire un buon management intra e post-operatorio.

Negli interventi di più breve durata, invece, si preferisce l'applicazione di una tecnica di anestesia loco-regionale con eventuale associazione di una miscela ansiolitica.

Nei pazienti nei quali si prevede un'intubazione difficile per gravi deformità scheletriche (ad esempio, artrite reumatoide) si può ricorrere all'anestesia periferica ma se si prevede un intervento di durata prolungata, risulta comunque preferibile un'analgesia intratecale continua e un'intubazione attraverso fibroscopio per alleviare possibili algie da posizionamento prolungato.

Nel confronto tra tecniche anestesiologiche più adatte per la chirurgia ambulatoriale per artroscopia di ginocchio, sia l'anestesia generale che l'anestesia regionale presentano un uguale rapporto costo-efficacia mentre l'anestesia locale si è rivelata superiore ottenendo con un'invasività nettamente inferiore, soddisfazione quasi unanime sia tra i pazienti che tra gli operatori per condizioni di lavoro e gestione postoperatoria; risulta quindi quest'ultima la tecnica migliore per l'artroscopia in chirurgia ambulatoriale [369-373].

Indicazioni all'anestesia loco-regionale in urologia

Gli interventi endoscopici prostatici e vescicali vengono prevalentemente eseguiti in anestesia spinale con livello anestetico a T10. Questa tecnica garantisce un'adeguata anestesia al paziente con buon rilasciamento del pavimento pelvico e perineale come da necessità chirurgiche. Inoltre, poiché il paziente è sveglio, od eventualmente leggermente sedato, è possibile riconoscere prontamente i segni di intossicazione idrica e di sovraccarico di liquidi ed eventuali complicanze quale la perforazione di vescica. Confrontando la tecnica regionale e quella generale in 100 pazienti ultrassessantenni sottoposti a TURV, Fredman B e coll. [374] hanno rilevato in anestesia generale tempi di induzione e di risveglio più brevi, un miglior controllo del dolore post-operatorio e quindi hanno segnalato questa tecnica come più adatta per la chirurgia ambulatoriale [375].

Gli interventi di litotrissia possono essere eseguiti in anestesia generale, in anestesia spinale, in anestesia peridurale o con blocchi ed infiltrazioni periferiche. L'anestesia generale comporta il vantaggio di un facile controllo della funzione ventilatoria e dei movimenti del paziente per non apportare spostamenti al calcolo, ma ha lo svantaggio della difficoltà e pericolosità del posizionamento del paziente curarizzato. L'anestesia peridurale consente al paziente di muoversi e collaborare ma sono state riscontrate rarissime lesioni neurologiche al tessuto peridurale causate dall'azione delle onde d'urto sull'aria iniettata per la sua identificazione. L'utilizzo di bassi volumi di aria o addirittura del mandrino liquido annulla tale rischio. L'anestesia spinale ha sicuramente una pronta azione ma presenta qualche problema per il posizionamento e soprattutto la postura assunta con arti declivi peggiora l'ipotensione che spesso può accompagnare questa tecnica (complicanza che si verifica nel 27% dei casi).

Gli interventi radicali, nefrectomie, prostatectomie e cistectomie, vengono solitamente eseguiti con tecnica combinata nella quale l'anestesia periferica garantisce un adeguato miorilassamento e una buona copertura analgesica mentre quella generale consente di mantenere la narcosi e di avere un buon controllo dei parametri emodinamici e respiratori soprattutto quando vengono richiesti posizionamenti laterali come per le nefrectomie o negli interventi a rischio di embolie gassose come le prostatectomie [376].

Indicazioni all'anestesia loco-regionale in ginecologia e ostetricia

Gli interventi ginecologici addominali richiedono solitamente un'incisione chirurgica bassa che è ben coperta dall'anestesia subaracnoidea con analgesia chirurgia a livello T10; inoltre, se all'anestetico locale viene addizionato un oppiaceo si evita anche la risposta dolorosa all'insulto peritoneale. La metodica peridurale viene preferita negli interventi più lunghi e con elevata sintomatologia algica.

Gli interventi ginecologici vaginali vengono ben attuati con un'anestesia regionale selettiva della zona sacrale. Il ricorso alla tecnica generale può essere imposto dalla posizione di Trendelenburg che talora altera la funzionalità respiratoria.

Le laparoscopie ginecologiche richiedono un pneumoperitoneo e una posizione di Trendelenburg anche estrema: l'anestesia spinale o epidurale, anche se applicabili, raramente riescono a garantire un buon confort al paziente e quindi vengono utilizzate solo nelle condizioni di insufflazione del peritoneo inferiore a 2 litri [365].

L'isteroscopia operativa, per l'ablazione dell'endometrio o per la miomectomia, è un'intervento sicuro ed efficace che è però gravato del rischio della "sindrome da fluid overload", cioè da assorbimento rapido di oltre 2 000 millilitri di liquido di irrigazione. La scelta di una metodica anestesiologica regionale risulta particolarmente conveniente sia per la garanzia di una precoce dimissione, sia per il riconoscimento rapido dei segni prodromici della sindrome quali cefalea, nausea, vomito, tremori, ipotermia ed ipossiemia. L'anestesia generale non è in questi interventi la soluzione migliore sia per il lento recupero post-operatorio sia per la difficoltà di diagnosi precoce di sofferenza cerebrale e di arresto cardiaco.

In ostetricia, dinanzi ad un'anestesia per parto operativo chirurgico, la scelta anestesiologica deve tenere in considerazione diversi aspetti: primo tra tutti, alla madre è necessario garantire una continuità anestetica ed analgesica durante l'intervento e nel post-operatorio senza provocare sofferenza fetale; secondariamente, è importante offrire la possibilità di partecipare in maniera presente al momento del parto. In particolare le tecniche di anestesia periferica rispondono bene a tale esigenza consentendo alla madre di assistere in piena coscienza alla nascita del proprio figlio vivendo l'esperienza ad un livello ancor superiore al parto vaginale per l'assenza di dolori nell'intraoperatorio così come nel post-operatorio [377, 378].

L'anestesia loco-regionale viene scelta per il 75% circa degli interventi ostetrici e la preferenza per la tecnica subaracnoidea o peridurale viene solitamente indicata in base allo stato di urgenza e al tempo a disposizione per l'esecuzione delle stesse, in relazione alle precedenti esperienze della madre e alla presenza e gravità di patologie concomitanti, alla presenza di un catetere peridurale per la parto-analgesia; e, non ultimo, alle preferenze del chirurgo. Statistiche recenti riportano che in Inghilterra la scelta ricade per il 61% sulle punture subaracnoidee singole, per il 28% sulle punture epidurali con cateterizzazione e per l'11% sulla tecnica combinata spinale-epidurale. Tali percentuali variano in condizioni di elezione o di urgenza: infatti, nel primo caso la tecnica spinale risulta intercambiabile a quella epidurale (47% vs 48%) mentre nei tagli cesarei urgenti la tecnica subaracnoidea viene impiegata nell'75% dei casi, nel 20% quella combinata e la tecnica epidurale nella restante percentuale.

Il fallimento della tecnica periferica e quindi il ricorso all'anestesia generale viene segnalato nel 7,1% delle anestesie epidurali, nel 2% delle tecniche combinate e nell'1,9% delle tecniche subaracnoidee; inoltre, risulta più sicuro determinare il livello di anestesia prima dell'inizio dell'intervento per identificare eventuali deficit della stessa e per ricorrere ad una tecnica periferica diversa o all'anestesia generale su una base elettiva e non come opzione finale dopo l'inizio dell'intervento chirurgico [379, 380].

La scelta della tecnica peridurale per il parto operativo chirurgico è spesso condizionata dal tempo richiesto per il posizionamento del catetere peridurale; in ogni caso la diffusione di queste tecniche registra un progressivo aumento e l'indicazione anche in partorienti a rischio. Tra l'altro, l'utilizzo di miscele di anestetici locali e di oppioidi con epinefrina e bicarbonato ad "onset" molto rapido, consente il raggiungimento di un soddisfacente livello di anestesia in modo rapido tale da renderla superiore alla tecnica subaracnoidea e combinata. In particolare, rispetto all'anestesia generale, con la tecnica di blocco peridurale si ha una riduzione delle perdite ematiche, è ridotto il rischio di inalazione mentre si registra una ottimale protezione dal dolore rispetto all'anestesia generale.

L'ipotensione, una complicanza frequente durante anestesia regionale, deve essere immediatamente trattata non appena viene evidenziato il trend in discesa dei valori pressori, con riempimento volemico e con l'efedrina, che è il vasocostrittore di prima scelta poiché a dosi terapeutiche non riduce il flusso utero-placentare.

L'anestesia subaracnoidea è di più rapida, semplice ed economica esecuzione, garantisce un maggior "confort" alla partoriente ma in caso di un insufficiente livello di anestesia non è possibile l'incremento dello stesso. Inoltre, è più spesso e più marcatamente gravata dall'ipotensione rispetto alla tecnica peridurale, poiché quest'ultima consente di instaurare un blocco simpatico più gradualmente e risulta quindi di scelta in partorienti con cardiopatie o gravi gestosi.

La tecnica combinata presenta molti dei vantaggi della tecnica spinale singola, garantendo un rapido blocco anestetico e un buon "confort" per la paziente, ed inoltre permette l'utilizzo di un dosaggio frazionato, per garantire una maggiore stabilità emodinamica e di impostare un'adeguata terapia antalgica postoperatoria. Comunque, la tecnica è di più lunga ed indaginosa esecuzione con disconfort iniziale per la paziente e maggiori difficoltà per l'anestesista [381].

Nei casi di complicanze pre-eclamptiche ed eclamptiche, risulta controverso l'utilizzo di tecniche periferiche poiché secondo alcuni Autori quest'ultime, con il blocco simpatico e la conseguente ipotensione, vengono a compromettere il flusso utero-placentare. È consigliabile, nel caso in cui l'anestesista sia dotato di adeguata esperienza, far ricorso alla tecnica di blocco regionale mediante il posizionamento di un catetere peridurale per il controllo del dolore da travaglio di parto; la simpaticectomia, instaurata senza brusche cadute di pressione, non aumenta la perfusione utero-placentare ma diminuendo la produzione di endorfine in risposta al dolore, può garantire un mantenimento del flusso placentare.

Nel parto di un feto pretermine, invece, le tecniche periferiche maggiori sono collegialmente raccomandate sia per il travaglio di parto, per garantire un buon rilassamento del piano perineale e per consentire un parto tranquillo con spinte regolari e continue, sia per il parto operativo. Inoltre, l'analgesia per via neuroassiale garantisce la diminuzione dell'uso di analgesici per via generale ai quali i neonati prematuri sono particolarmente sensibili.

Nelle presentazioni podaliche o nelle gravidanze gemellari, l'anestesia periferica trova ampia applicazione, ma non può essere esclusa la necessità dell'associazione con la tecnica di anestesia generale con agente alogenato nel caso di mancato rilasciamento muscolare e di ipertono uterino che impediscono l'estrazione fetale.

Interventi chirurgici non ostetrici in gravidanza hanno un'incidenza dell'1,5%; sono interventi non dilazionabili e caratterizzati solitamente da un rischio immodificato per la madre ma da una mortalità fetale dal 5% fino al 35%. Quando possibile tali interventi devono essere attuati in anestesia periferica ed in particolare con tecnica subaracnoidea per ridurre al massimo gli effetti dell'anestetico locale sul nascituro.

Indicazioni all'anestesia loco-regionale in pediatria

Il bambino avverte il dolore già a partire dalla 29^ settimana di gestazione e quindi una deafferentazione attraverso tecniche regionali evita le risposte ormonali allo stress chirurgico.

Per l'attuazione delle stesse nei bambini bisogna tenere in considerazione i seguenti punti [382]:

- differente anatomia nelle fasi dell'accrescimento;
- bassa presenza di α-proteina acida con la conseguente maggior tossicità degli anestetici locali;
- maggiore distanza tra i nodi di Ranvier e la conseguente necessità di utilizzare un volume maggiore di miscela anestetica a concentrazione inferiore;
- minore sepimentazione dei plessi nervosi che costituisce una facilitazione all'esecuzione di un blocco periferico.

Nell'ambito della chirurgia pediatrica non è possibile demarcare nettamente il confine tra tecnica di anestesia generale rispetto all'anestesia periferica poiché anche quest'ultima deve essere sempre associata all'utilizzo di farmaci depressori del sistema nervoso centrale sia per l'esecuzione del blocco stesso sia per l'intera durata dell'intervento. Infatti in ambito pediatrico è ancor più difficile ottenere la collaborazione del piccolo paziente e quindi i rischi di danni iatrogeni da esecuzione della tecnica aumentano notevolmente; inoltre, è indispensabile che l'anestesista si interessi dell'emotività del paziente che non dovrà avere un ricordo traumatizzante dell'evento.

Per interventi di media e grande chirurgia addominale o toracica, ortopedica o urologica, l'anestesia peridurale associata ad un'anestesia generale garantisce una completa deafferentazione nocicettiva intraoperatoria, un buon piano d'anestesia con stabilità emodinamica e metabolica e un buon controllo del dolore post-operatorio tanto che i piccoli pazienti sin dal risveglio appaiono tranquilli e sereni con ottimi risultati non solo per l'immediato post-operatorio ma anche per l'imprinting dell'evento. L'inserimento del catetere epidurale avviene dopo l'induzione dell'anestesia generale per ottenere l'immobilità indispensabile all'esecuzione della tecnica; solitamente per verificare l'effetto della dose test dell'iniezione dell'anestetico locale si attua una stimolazione nervosa tramite elettrostimolatore nervoso periferico e si ricerca l'eventuale risposta pupillare in midriasi allo stimolo doloroso.

L'anestesia caudale e l'anestesia epidurale possono essere utilizzate con l'associazione di farmaci sedativi del sistema nervoso centrale per le diverse tipologie d'intervento, ad esempio, agli arti inferiori, in sede genitale o proctologica e a livello lombare o toracico. Mentre, per interventi che non sono caratterizzati da un forte dolore post-operatorio, come orchidopessi, ernioplastica inguinale, la tecnica caudale può essere utilizzata con "single-shot" senza cateterizzazione.

La tecnica subaracnoidea è invece di più recente introduzione in ambito pediatrico e viene utilizzata prevalentemente per interventi in prematuri o ex-prematuri con displasia broncopolmonare, crisi di apnea o con necessità di supporto ventilatorio per la riduzione delle complicanze respiratorie postoperatorie; inoltre, tale tecnica, viene impiegata in bambini con ipertermia maligna o con gravi disturbi respiratori quali forme asmatiche o di fibrosi cistica. Gli svantaggi di questa tecnica sono la breve durata d'azione strettamente età-dipendente e lo scarso controllo del dolore post-operatorio; quindi quando è previsto un tenpo chirurgico superiore ai 60 minuti è più indicata la tecnica sequenziale subaracnoidea-epidurale [383].

In adolescenti o bambini ben collaboranti e motivati la tecnica loco-regionale, invece, può sostituire quella generale, laddove l'intervento chirurgico lo consenta, prevalentemente in urgenze a stomaco pieno [384, 385].

Conclusioni

Nel corso degli ultimi decenni la medicina ha subito radicali cambiamenti e, in questo contesto, l'anestesiologia ha dovuto adattarsi alle mutate esigenze della comunità e ai nuovi programmi di politica sanitaria. Il rinnovamento dei modelli organizzativi è risultato in continua evoluzione avendo come principale obiettivo di migliorare l'intervento sanitario in funzione delle esigenze del paziente.

La diversificazione dell'offerta sanitaria, la spinta commerciale da una parte e la necessità del contenimento della spesa dall'altra, l'aumentata competizione, lo scarso interesse per l'offerta di prestazioni poco remunerative sembrano caratterizzare l'epoca attuale.

È chiaro come questi elementi possono interferire in modo significativo con la finalità e le qualità delle cure. Il paziente chirurgico necessita di un intervento sempre più a valenza interdisciplinare; in questo contesto l'anestesista ha assunto un ruolo più centrale; in particolare, se si tiene conto della sua peculiare funzione di collegamento tra le diverse figure professionali impegnate nelle cure dei pazienti nel periodo perioperatorio.

Nel corso degli anni '70 risultava evidente che il periodo perioperatorio contenesse diversi motivi di criticità che richiedevano una maggiore interazione di diverse figure professionali. Proprio in quel periodo la fase preoperatoria rappresentava il momento più delicato in funzione dell'outcome del paziente; infatti, solo qualche decennio prima un malato di età poco superiore ai 50 anni veniva considerato un paziente a rischio elevato nel caso fosse reso necessario un intervento chirurgico anche di elezione. In effetti gli indici di morbilità e di mortalità dopo un intervento chirurgico, in quel periodo, risultavano assai elevati. Oggi, ad esempio, la stratificazione dei pazienti relativamente al monitoraggio perioperatorio dell'ischemia e dell'infarto del miocardio ha raggiunto un auspicato consenso e diversi contributi clinici danno conferma dei progressi raggiunti in questo importante settore [386, 387]. Nel corso degli anni '80 grazie al progredire della ricerca e di più precise conoscenze fisiopatologiche, la disponibilità di farmaci potenti e selettivi, la maggiore esperienza clinica e una più solida collaborazione tra i diversi specialisti ha permesso degli indubbi progressi.

In questo periodo la fase intraoperatoria è sembrato l'aspetto più vulnerabile a causa delle difficoltà a mantenere l'omeostasi intraoperatoria e le scarse nozioni sui meccansimi di protezione messi in atto dall'organismo nel corso del procedimento anestesiologico e chirurgico. Gli avanzamenti tecnologici e la disponibilità di sistemi di monitoraggio più sicuri e sofisticati ha determinato una migliore gestione della routine clinica anche in funzione della attività di sala operatoria sia in termini di corretta allocazione del tempo che in funzione dei costi di gestione del periodo perioperatorio [388].

Un terzo anello di intervento rappresentato dalla fase postoperatoria è emerso in modo decisivo a partire dagli anni '90. Questo periodo si è caratterizzato per la maggiore attenzione a migliorare gli standards assistenziali e le cure dei malati; in particolare, la disponibilità di misure più efficaci di prevenzione, la possibilità di titolare l'uso degli analgesici, l'importanza di controllare il bilancio dei fluidi e i segni di sanguinamento, la prevenzione delle infezioni, rappresentano solo alcuni degli aspetti di maggiore importanza nella gestione della fase postoperatoria [389]. Infine, sembra opportuno fare alcune considerazioni; il medico della medicina perioperatoria nel corso del sua attività deve dimostrare di possedere elevate doti professionali, deve essere in grado di mantenere elevati standard clinici ed assistenziali, deve possedere grandi capacità di comunicazione ed essere in grado di gestire situazioni cliniche complesse. Inoltre, l'anestesista deve possedere elevate doti manageriali e sapere modulare con efficacia l'utilizzo delle risorse disponibili. La medicina perioperatoria è dunque una realtà consolidata e in continua integrazione con le specialità chirurgiche [2]. Se l'anestesista non sarà in grado di sapere interpretare i contenuti più significativi di questa attività medica, altre figure potrebbero occupare alcuni di questi ambiti professionali. Queste considerazioni pongono alcuni interrogativi: saremo capaci di addestrare e con quali livelli qualitativi e professionali le nuove generazioni di anestesisti? Saremo in grado di meritare la definizione di medici del periodo perioperatorio? A noi la risposta.

Bibliografia

1. Lau J, Jan G, Chan TF (2002) Preparation of patients for anaesthesia – achieving quality care. HKMJ 8:99-105
2. Hepner DL, Bader AM (2001) The perioperative physician and professionalism: the two must go together! Anesth Analg 93:1088-1090
3. Gullo A (2002) Evoluzione della medicina perioperatoria. In: Gullo A (ed) FEEA Corso Postuniversitario in Anestesiologia 8 (2° ciclo), pp 1-8
4. Asehnoune K, Albadaladejo P (2000) Information et anesthésie: que souhaite la patient? Ann Fr Anesth Réanim 19:577-581
5. Koop VJ, Shafer A (2000) Anesthesiologists and perioperative communication. Anesthesiology 93:548-555
6. Ullrich R, Zimpfer M (2002) Clinical governance of perioperative medicine. In: Gullo A (ed) APICE. Springer-Verlag, Milano, pp 420-425
7. Ammar A et al (2001) La période perioperatoire: quelques règles de prescription. Tunis Med 79:320-325
8. Rock P (2000) The future of anesthesiology is perioperative medicine. Anesthesiol Clin North Am 18:495-513
9. Hammerle AF, Taschl C (2001) Preoperative assesment. In: Gullo A (ed) APICE 16. Springer-Verlag, Milano, pp 747-756
10. Roizen MF, Foss JF, Fisher SP (1997) Preoperative evaluation. In: Miller RD (ed) Anesthesia. Churchill Livingstone, pp 824-884
11. Wilhelm W, Larsen R (1997) Preoperative evaluation for anesthesia. Anaesthesia 46:629-639
12. Millar M (2001) Preoperative assessment clinics – the last word. Anesthesia 56:372-373
13. Hocking G (2000) Anaesthetic pre-assessment clinics to identify patients at risk Anaesthesia 55:812
14. Down MP, Wong DT (1998) The anaesthesia consult clinic: does it matter which anaesthesist sees the patients? Can J Anaesth 45:802-808
15. Cosgrove JF (2000) Anaesthetic preassessment clinics. Anaesthesia 55:405-406
16. European Academy of Anaesthesiology (1998) 150 years of anaesthesia – a long way to perioperative medicine: the modern role of the anaesthesiologist. Eur J Anaesthesiol 520-523
17. Pedersen T, Eliasen K, Henriksen E (1990) A prospective study of mortality associated with anaesthesia and surgery: risk indicators of mortality in hospital. Acta Anaesthesiol Scand 34:176-182
18. Saklad M (1963) Grading of patients for surgical procedures. Anaesthesiology 2: 281
19. House of delegates (1963) ASA: New Classification of physical status. Anaesthesiology 24:111
20. Pasternak LR (1995) Preoperative evaluation – a systematic approach. In: American Society of Anesthesiologists, Annal refrescher Course Lectures, Chapter 421, pp 1-7
21. Goldman L, Caldera DL, Nussbaum SR et al (1977) Multifactorial index of cardiac risk in non cardiac surgical procedures. N Engl J Med 297:845-850
22. Detsky AS, Abrams HB, Mclaughlin JR et al (1986) Predicting cardiac complications in patients undergoing non-cardiac surgery. J Gen Intern Med 1:211-219
23. Prause G, Offner G, Vincenti M et al (1997) Can ASA grade or Goldman's cardiac risk index predict pre-operative mortality? A sudy of 16227 patients. Anaesthesia 52:203-206
24. Eagle KA, Brundage BH, Chaitman BR et al (1996) Guidelines for perioperative cardiovascular evaluation of non-cardiac surgery. Report of the American College of Cardiology/American Heart Association Task Force on Practice guidelines. Committee on perioperative cardiovascular evaluation for non cardiac surgery. Circulation 93:1278-1317

25. Garson MC (1990) Prediction of cardiac and pulmonary complications related to elective abdominal and non cardiac thoracic surgery in geriatric patients. Am J Med 88:101-107
26. Epstein SK, Faling LJ (1993) Predicting complications after pulmonary resection: preoperative exercise testing vs multifactorial cardiopulmonary risk index. Chest 104:694-700
27. Shapiro BA, Harrison RA et al (1985) Clinical applications of respiratory care, 3rd edn. Yearbook Pub, Chicago
28. Roizen MF (1997) Preoperative testing: what do we need? ASA 142:1-7
29. Munro J, Booth A (1997) Routing preoperative testing: a systematic review of the evidence. Health Technol Assess 1:1-62
30. Tait AR, Parr HG (1997) Evaluation of efficacy of routine preoperative electrocardiograms. J Cardiothoracic Vasc Anesth 11:752-755
31. Perez A, Planell J (1995) Value of routine preoperative tests: a multicentre study in four general hospitals. Br J Anaesth 13:74-76
32. Cho A, Kwan A (2001) Preoperative investigations 2001 Coordinating Committee in Anaesthesiology. Hospital Authority of Hong Kong
33. Wylie WD (1975) 'There, but for the grace of God...' Ann R Coll Surg Engl 56:171-180
34. Snow J (1849) On the fatal cases of the inhalation of chloroform. Edinburgh Med Surg J 72:75
35. Pedersen T (1994) Complication and death following anaesthesia. Dan Med Bull 41:319-331
36. Cohen MM, Duncan PG, Pope WD et al (1986) A survey of 112 000 anaesthetics at one teaching hospital. Can Anaesth Soc J 33:22-31
37. Tiret L, Desmonts JM, Hatton F et al (1986) Complications associated with anaesthesia - a prospective survey in France. Can Anaesth Soc J 33:336-344
38. Lunn JN, Muskin WN (1982) Mortality associated with anaesthesia. Nuffield Provincial Hospital Trust, Oxford
39. Holland R (1987) Anaesthetic mortality in New South Wales. Br J Anaesth 59:834-841
40. Cook PT, Davis MJ, Crokin KD et al (1986) A prospective randomized trial comparing spinal anaesthesia using hyperbaric cinchocaine with general anaesthesia for lower limb vascular surgery. Anaesth Intens Care 14:373-380
41. Davies JM, Strunin L (1984) Anesthesia in 1984: how safe is it? Can Med Assoc J 131:437-441
42. Bissonnette B, Swan H, Ravussin P et al (1999) Neuroleptanesthesia: current status. Can J Anesth 46:154-168
43. Alexander R, Volpe NG (2001) Total intravenous anesthesia. In: Gullo A (ed) APICE Springer-Verlag, Milano, pp 819-823
44. Egan TD (2000) Pharmacokinetics and pharmacodynamics of remifentanil: an update in the year 2000. Curr Opin Anesth 13:449-455
45. Spiekermann BF, Li RC (1998) Monitoring: 655-678. In: Stone DJ (ed) Perioperative care, Anesthesia, Medicine and Surgery. Mosby
46. Weeb RK, Ralston AC, Runciman WB (1991) Potential errors in pulse oximetry: II. Effects of changes in saturation and signal quality. Anaesthesia 46:207-212
47. Christensen M, Lie C, Rosenberg J (1999) Continuous pulse oximetry in the general surgical ward: Nellcor N-200 versus Nellcor N-3000. Anaesthesia 54:253-257
48. Mower WR, Sachs C, Nicklin EL et al (1995) Effect of routine emergency department triage pulse oxymetry screening on medical management. Chest 108:1297- 1302
49. Tremper KK, Barker S (1989) Pulse oximetry. Anesthesiology 70:98-108
50. Sinex J (1999) Pulse oximetry: principles and limitations. Am J Emerg Med 17:59-66
51. Hornberger C, Matz H, Konecny E et al (2002) Design and validation of a pulse oximeter calibrator. Anesth Analg 94: S8-S12
52. Jubral A (1999) Pulse oximetry. Crit Care 3:R11-R17

53. Ralston AC, Webb RK, Runciman WB (1991) Potential errors in pulse oximetry. I. Pulse oximeter evaluation. Anaesthesia 46:202-206
54. Jubran A, Tobin MJ (1996) Monitoring during mechanical ventilation. Clin Chest Med 17:453-473
55. Engoren M (1992) Evaluation of capnography to predict arterial CO_2 in neurosurgical patients. J Neurosurg Anesth 4:241-244
56. Nunn JF, Hill DW (1960) Respiratory dead space and arterial to end-tidal CO_2 tension difference in anesthetized man. J Appl Physiol 15:383-389
57. Kerr M, Zempsky J, Sereika S et al (1996) Relationship between arterial carbon dioxide and end-tidal carbon dioxide in mechanically ventilated adults with severe head trauma. Crit Care Med 24:785-790
58. Lenz G, Heipertz W, Epple E (1991) Capnometry for continuos postoperative monitoring of nonintubated, spontaneously breathing patients. J Clin Monit 7:245-248
59. Barash PG, Cullen BF, Stoelting RK (1999) Monitoraggio del paziente in anestesia. In: Barash PG, Cullen BF, Stoelting RK (eds) Manuale di anestesia clinica, terza edizione. Antonio Delfino Editore, Roma, pp 308-310
60. Galimberti G, Soiat M, Gullo A (1997) Approccio clinico nel periodo perioperatorio. In: Alati GL, Allaria B, Berlot G et al (eds) Anestesia e malattie concomitanti fisiopatologia e clinica del periodo perioperatorio. Springer-Verlag Italia, Milano, pp 1-24
61. Leykin Y, Costa N, Gullo A (2001) Analysis and comparison of the guidelines regarding Recovery-Room management. Minerva Anestesiol 67:563-571
62. Leykin Y, Costa N, Furlan S et al (2001) Recovery Room. One-year activity experience. Minerva Anestesiol 67:555-562
63. Pflug AE, Aasheim GM, Foster C (1978) Sequence of return of neurological function and criteria for safe ambulation following subarachnoid block (spinal anaesthetic). Can Anaesth Soc J 25:133-139
64. Leisure GS (1998) Postanesthesia Care. In: Perioperative Care, Mosby Ed. 41:713-725
65. Bruce M (2000) A study in time: performance improvement to reduce excess holding time in PACU. J Perianesth Nurs 15:237-244
66. Dexter F, Tinker JH (1995) Analysis of strategies to decrease postanesthesia care unit costs. Anesthesiology 82:94-101
67. Saego JA, Weitz S, Walczak S (1998) Factors influencing stay in the postanesthesia care unit: a prospective analysis. J Clin Anesth 10:579-587
68. Barash PG, Cullen BF, Stoelting RK (1999) Trattamento del dolore acuto post-operatorio. In: Barash PG, Cullen BF, Stoelting RK (eds) Manuale di anestesia clinica, terza edizione. Antonio Delfino Editore, Roma, pp 740-757
69. Hall JA, Spiekermann BF (1998) Acute postoperative pain management. In: Perioperative Care, Mosby Ed. 42:727-743
70. Kehlet H (1991) The surgical stress response: should it be prevented?. Can J Surg 34:365-367
71. Kehlet H (1998) Surgical stress: the role of pain and analgesia. Br J Anaesth 63:189-195
72. Carli F (1999) Fast-track program of abdominal surgery. In: Gullo A (ed) Anesthesia intensive care and emergency. Springer-Verlag, Milano, pp 211-218
73. Galimberti G (2001) The management of postoperative pain. Drugs and anesthetic techniques. In: Gullo A (ed) APICE. Springer-Verlag, Milano, pp 945-965
74. Rawal N (2002) Postoperative analgesia in ambulatory surgery. In: Gullo A (ed) APICE. Springer-Verlag Italia, Milano, pp 967-972
75. Savoia G, Scibelli G, Gammaldi R (1999) Guidelines on acute postoperative pain management. In: Gullo A (ed) Regional anaesthesia, analgesia and pain management. Springer-Verlag Italia, Milano, pp 271-284
76. Sala A, Ballerio R, Viappiani S et al (1999) Clinical pharmacology of non-steroidal anti-inflammatory drugs: novel acquisitions. Springer-Verlag Italia, Milano, pp 135-139

77. Galimberti G (2002) The managment of postoperative pain-drugs and anaesthetic tecniques. In: Gullo A (ed) APICE. Springer-Verlag Italia, Milano, pp 945-965
78. Helmy SAK, Bali A (2001) The effect of preemptive use of the NMDA receptor antagonist dextromethrophan on postoperative analgesic requirements. Anesth Anal 92:739-744
79. Glynn CJ (1999) Pathophysiology of pain modulation. In: Gullo A (ed) Regional anaesthesia, analgesia and pain management. Springer-Verlag Italia, Milano, pp 57-65
80. Panerai AE, Bianchi M, Ferrario P, Sacerdote P (1999) Opioids. In: Gullo A (ed) Regional anaesthesia, analgesia and pain management. Springer-Verlag Italia, Milano, pp 141-146
81. Harrison CA, Morris S, Harvey JS (1994) Effect of ilioinguinal and iliohypogastric nerve block and would infiltration with 0.5% bupivacaine on postoperative pain after hernia repair. Br J Anaesth 72:691-693
82. Rawal N (2002) Cost-effectiveness of preoperative pain management. In: Gullo A (ed) APICE. Springer-Verlag Italia, Milano, pp 973-981
83. Leykin Y, Costa N, Gullo A (2001). Recovery Room. Organization and clinical aspects Minerva Anestesiol 67:539-554
84. Gomez-Perals LF, Bayo R, Lorenzana-Honrado LM et al (2002) Severe intraoperative air embolism during convexity meningioma surgery in the supi position. Case report. Surg Neurol 57:262-267
85. Alexander CM, Teller LE, Gross JB et al(1989) New discharge criteria decrease recovery room time after subarachnoid block. Anesthesiology 70:640-643
86. Lunn JN (1994) Recovery from anaesthesia. BMJ 26:804
87. Yukioka H, Terai T, Fujimori M (1992) Self-assessment of the cephalad analgesia level after spinal or epidural anesthesia Reg Anesth 17:95-98
88. Tessler MJ, Mitmaker L, Wahba RM, Cover CR (1999) Patient flow in the post anesthesia care unit: an observational study. Can J Anaesth 46:348-351
89. Pavlin DJ, Rapp SE, Polissar NL et al (1998) Factor affecting discharge time in adult outpatients. Anesth Analg 87:816-826
90. Meyer-Pahoulis E, Williams SL, Davidson SI et al (1993) The pediatric patient in the post anesthesia care unit. Nurse Clin North Am 28:519-530
91. Reyle-Hahn M, Kuhlen R, Schenk D (2000) Complications in the recovery room Anaesthesist Mar 49(3):236-251
92. Vaughan RS (1997) Airway management in the recovery room. Anaesthesia 52:617-618
93. Bothner U, Georgieff M, Schwilk B (1999) The impact of minor perioperative anesthesia-related incidents, events, and complications on postanesthesia care unit utilization. Anesth Analg 89:506-513
94. Abdy S (1999) An audit of airway problems in the recovery room. Anaesthesia 54:372-375
95. Odom JL (1993) Airway emergencies in the post anesthesia care unit. Nurs Clin North Am 28:483-491
96. Apfelbaum JL (1998) Bypassing PACU: a cost effective measure. Can J Anaesth 45:R91-R92
97. Duncan PG, Shandro J, Bachand R (2001) Ainsworth: a pilot study of recovery room bypass (fast-track protocol) in a community hospital. Can J Anaesth 48:630-636
98. Chelly JE, Greger J, Al Samsam T et al (2001) Reduction of operating and recovery room times and overnight hospital stays with interscalene blocks as sole anesthetic technique for rotator cuff surgery. Minerva Anestesiol 67:613-619
99. White PF, Song D (1999) New criteria for fast-traking after outpatient anesthesia: a comparison with the modified Aldrete's scoring system. Anesth Analg 88:1069-1072
100. Bogdonoff DL, Spiekermann BF, Pruett TL (1998) Major hepatobiliary surgery 36:642
101. Aissa I, Hollande J, Clergue F (1994) Pulmonary function during and following laparoscopy. Curr Opin Anesthesiol 7:548-553
102. Grace PA, Quereshi A, Coleman J et al (1991) Reduced postoperative hospitalization after laparoscopic cholecystectomy. Br J Surg 78:150-154

103. Breton G, Poulin E, Fortin C et al (1991) Clinical and hemodynamic evaluation of cholecystectomies performed under laparoscopy. Ann Chir 45:783-790
104. Girardis M, Da Broi U, Antonutto G, Pasetto A (1996) The effect of laparoscopic cholecystectomy on cardiovascular function and pulmonary gas exchange. Anesth Analg 83:134-140
105. Windberger U, Siegl H, Ferguson JG et al (1995) Hemodynamic effects of prolonged abdominal insufflation for laparoscopic procedures. Gastroint Endosc 41:121-129
106. Koivusalo AM, Kellokumpu I, Ristkari S, Lindgren L (1997) Splanchnic and renal deterioration during and after laparoscopic cholecystectomy: a comparison of the carbon dioxide pneumoperitoneum and the abdominal wall lift method. Anesth Analg 85:886-891
107. Galizia G, Prizio G, Lieto E et al (2001) Hemodynamic and pulmonary changes during open, carbon dioxide pneumoperitoneum and abdominal wall-lifting cholecystectomy. A prospective, randomized study. Surg Endosc 15:477-482
108. Wittgen C, Andrus C, Fitzgerald S et al (1991) Analysis of the hemodynamic and ventilatory effects of laparoscopic cholecystectomy. Arch Surg 126:997-1001
109. Odeberg S, Ljungqvist O, Svenberg T (1994) Haemodynamic effects of pneumoperitoneum and the influence of posture during anaesthesia for laparoscopic surgery. Acta Anaesth Scand 38:276-283
110. Hirvonen EA, Nuutinen LS, Kauko M (1995) Hemodynamic changes due to Trendelenburg positioning and pneumoperitoneum during laparoscopic hysterectomy. Acta Anaesth Scand 39:949-955
111. Fujise K, Shingu K, Matsumoto S et al (1998) The effects of the lateral position on cardiopulmonary function during laparoscopic urological surgery. Anesth Analg 87:925-930
112. Charlson M, Mackenzie C, Gold J et al (1989) The preoperative and intraoperative hemodynamic predictors of postoperative myocardial infarction or ischemia in patients undergoing non cardiac surgery. Ann Surg 210:637-648
113. Baraka A (1994) Cardiovascular collapse after carbon dioxide exsufflation in a patient undergoing laparoscopic cholecistectomy. Anesth Analg 78:603
114. Erice F, Fox GS, Salib YM et al (1993) Diaphragmatic function before and after laparoscopic cholecystectomy. Anesthesiology 79:966-975
115. Iwasaka H, Miyakawa H, Yamamoto H et al (1996) Respiratory mechanics and arterial blood gases during and after laparoscopic cholecystectomy. Can J Anaesth 43:129-133
116. Blobner M, Felber AR, Gogler S et al (1993) Zur resorption von kohlendioxid aus dem pneumoperitoneum bei laparoskopischen cholezystektomien. Anaesthesist 42:288-294
117. Simpson DM, Panerai RB, Evans DH et al (2000) Estimating normal and pathological dynamic responses in cerebral blood flow velocity to step changes in end-tidal pCO_2. Med Biol Eng Comp 38:535-539
118. Huettemann E, Terborg C, Sakka SG et al (2002) Preserved CO_2 reactivity and increase in middle cerebral blood flow velocity during laparoscopic surgery in children. Anesth Analg 94:255-260
119. Irwin MG, Ng JK (2001) Transesophageal acoustic quantification for evaluation of cardiac function during laparoscopic surgery. Anaesthesia 56:623-629
120. Wittgen CM, Andrus CH, Fitzgerald SD et al (1991) Analysis of the hemodynamic and ventilatory effects of laparoscopic cholecystectomy. Arch Surg 126:997-1001
121. Bogdonoff DL, Schirmer B (1998) Laparoscopic surgery, Mosby Ed. 31:547-558
122. Bogdonoff DL, Lovelock ME (1998) Major vascular surgery. Mosby Ed. 32:559-575
123. Soiat M, Cassio S, Gullo A (1998) Anestesia in chirurgia otorinolaringoiatrica. Anestesia clinica. Springer-Verlag Italia, Milano, pp 223-234
124. Lange RA, Cigarroa RG, Yancy CW et al (1989) Cocaina-induced coronary-artery vasocostriction. N Engl J Med 321:1557-1562
125. Mc Dowall DG (1985) Induced hypotension and brain ischemia. Br J Anaesth 57:110

126. Ejlersen E, Andersen HB, Eliasenk et al (1992) A comparison between pre-incisional and post-incisional lidocaine infiltration and postoperative pain. Anesth Analg 74:495-498
127. Young JS, Bogdonoff DL (1998) Trauma and Emergency Surgery. Mosby Ed. 33:577-588
128. Olsen GN, Block AJ, Swenson EW et al (1975) Pulmonary function evaluation of the lung resecation candidate: a prospective study. Am Rev Respir Dis 111:379-387
129. Miller JI (1987) Chirurgia toracica. In: Kaplan JA (ed) Anestesia Toracica. Antonio Delfino Editore, Roma, pp 9-28
130. Ford GT, Guenta CA (1984) Toward prevention of postoperative pulmonary complications. Am Rev Resp Dis 130:134
131. Benumof JL, Alfery DD (1998) Anestesia in chirurgia toracica. In: Miller (ed) Trattato di Anestesia, quarta edizione. Antonio Delfino Editore, pp 1663-1755
132. Bogdonoff DL, Kern JA (1998) Thoracic surgery. Mosby Ed 34:589-607
133. Kulkarni AU, Brown R, Ayoubi M et al (1996) Clinical use of posterior electrocardiographic leads: a prospective electrocardiographic analysis during coronary occlusion. Am Heart J 131:736
134. ASA (1993) Practice guidelines for pulmonary artery catheterization: a Report by the American Society of Anesthesiologists Task Force on Pulmonary Artery Catheterization. Anesthesiology 78:380
135. Skiles JA, Griffin BP (2000) Transesophageal echocardiographic (TEE) evaluation of ventricular function. Cardiol Clin 18:681-697
136. Comunale ME, Body SC, Ley C et al (1998) The concordance of intraoperative left ventricular wall-motion abnormalities and electrocardiographic S-T segment changes: association with outcome after coronary artery revascularization: Multicenter Study of Perioperative Ischemia (McSPI) Research Group. Anesthesiology 88:945-954
137. London MJ (1997) Ventricular function and myocardial ischemia: is transesophageal echocardiography a good monitor?. Semin Cardiothorac Vasc Anesth 1:61
138. ASA (1996) Practice guidelines for perioperative transesophageal echocardiography: a report by the American Society of Anesthesiologists and the Society of Cardiovascular Anesthesiologists Task Force on Transesophageal Echocardiography. Anesthesiology 84:986-1006
139. Schwinn DA, Leone BJ, Spahn DR et al (1991) Desensitization of myocardial β-adrenergic receptors during cardiopulmonary bypass. Evidence for early uncoupling and late down-regulation. Circulation 84:2559-2567
140. Royster RL (1993) Myocardial dysfunction following cardiopulmonary bypass: recovery patterns, predictors of inotropic need, theoretical concepts of inotropic administration. J Cardiothorac Vasc Anesth 7[Suppl.2]:19-25
141. Royster RL, Butterworth JF IV, Prough DS et al (1991) Preoperative and intraoperative predictors of inotropic support and long-term outcome in patients having coronary artery bypass grafting. Anesth Analg 72:729-736
142. Stamou SC, Corso PJ (2001) Coronary revascularization without cardiopulmonary bypass in high-risk patients: a route to the future. Ann Thorac Surg 71:1056-1061
143. Antunes PE, Ferrao de Oliveira J, Antunes MJ (1999) Non-cardioplegic coronary surgery in patients with severe left ventricular dysfunction. Eur J Cardiothorac Surg 16:331-336
144. Haroun-Bizri S, Khoury SS, Chehab IR et al (2001) Does isoflurane optimize myocardial protection during cardiopulmonary bypass? J Cardiothorac Vasc Anesth 15:418-421
145. Lazar HL, Buckberg GD, Foglia RP et al (1981) Detrimental effects of premature use of inotropic drugs to discontinue cardiopulmonary bypass. J Thorac Cardiovasc Surg 82:18
146. Downing SE, Chen V (1992) Effects of catecholamine stimulation on myocardial hibernation. Am Heart J 123:589
147. Ellis SG, Wynne J, Braunwald E et al (1984) Response of reperfusion-salvaged, stunned myocardium to inotropic stimulation. Am Heart J 107:13

148. Pae WE Jr, Miller CA, Matthews Y et al (1992) Ventricular assist devices for postcardiotomy cardiogenic shock. J Thorac Cardiovasc Surg 104:541
149. Mehta SM, Aufiero TX, Pae WE Jr et al (1996) Results of mechanical ventricular assistance for the treatment of post cardiotomy cardiogenic shock. ASAIO J 42:211
150. Mueller HS (1994) Role of intra-aortic counterpulsation in cardiogenic shock and acute myocardial infarction. Cardiology 84:168
151. Allen BS, Rosenkranz E, Buckberg GD et al (1989) Studies on prolonged acute regional ischemia: VI. Myocardial infarction with left ventricular power failure: a mechanical/surgical emergency requiring urgent revascularization with maximal protection of remote muscle. J Thorac Cardiovasc Surg 98:691
152. Bouchart F, Bessou JP, Tabley A et al (1998) Urgent surgical repair of postinfarction ventricular septal rupture: early and late outcome. J Card Surg 13:104
153. Cooley DA (1998) Postinfarction ventricular septal rupture. Semin Thorac Cardiovasc Surg 10:100
154. Killen DA, Piehler JM, Borkon AM et al (1997) Early repair of postinfarction ventricular septal rupture. Ann Thorac Surg 63:138
155. Tepe NA, Edmundus LH Jr (1985) Operation for acute postinfarction mitral insufficiency and cardiogenic shock. J Thorac Cardiovasc Surg 89:525
156. Ghali WA, Ash AS, Hall RE et al (1999) Variation in hospital rates of intraaortic balloon pump use in coronary artery bypass operations. Ann Thorac Surg 67:441
157. Dietl CA, Berkheimer MD, Woods EL et al (1999) Efficacy and cost-effectiveness of preoperative IABP in patients with ejection fraction of 0,25 or less. Ann Thorac Surg 62:401
158. Christenson JT, Badel P, Simonet F et al (1997) Preoperative intraaortic balloon pump enhances cardiac performance and improves the outcome of redo CABG. Ann Thorac Surg 64:1237
159. Kim KB, Lim C, Ahn H et al (2001) Intraaortic balloon pump therapy facilitates posterior vessel off-pump coronary artery bypass grafting in high-risk patients. Ann Thorac Surg 71:1964-1968
160. Kantrowitz A, Cordona RR, Freed PS (1992) Percutaneous intra-aortic balloon counterpulsation. Crit Care Clin 8:819-837
161. Makhoul RG, Cole CW, McCann RL (1993) Vascular complications of the intra-aortic balloon pump: an analysis of 436 patients. Am Surg 59:564
162. Eltchaninoff H, Dimas AP, Whitlow PL (1993) Complications associated with percutaneous placement and use of intraaortic balloon counterpulsation. Am J Cardiol 71:328
163. Jett GK (1994) Postcardiotomy support with ventricular assist devices: selection of recipients. Semin Thorac Cardiov Surg 6:136
164. Korfer R, El-Banayosy A, Posival H et al (1996) Mechanical circulatory support with the Thoratec assist device in patient with postcardiotomy cardiogenic shock. Ann Thorac Surg 61:314
165. Korfer R, El-Banayosy A, Arusoglu L et al (1999) Temporary pulsatile ventricular assist devices and biventricular assist devices. Ann Thorac Surg 68:678
166. Cowley RA, Trump BE (1982) Pathophysiology of shock, anoxia and ischemia. Williams & Wilkins, Baltimore, p 570
167. Go KG (1991) Cerebral pathophysiology: an integrated approach with some emphasis on clinical implications. Elsevier
168. Cooper PR (1993) Head injury. Williams & Wilkins, Baltimore, p 203
169. Hoffman WE, Grundy BL (1989) Neuroanatomy and neurophysiology. In: Barash PG, Cullen BF, Stoelting RK (eds). Clinical anesthesia. JB Lippincott Company, Philadelphia, pp 819-847
170. Cold GE (1990) Cerebral blood flow in acute head injury. Acta Neurochir [Suppl 49]
171. Rosner MJ, Daughton S (1990) Cerebral perfusion pressure management in head injury. Trauma 30:933-941

172. Monro A (1783) Observations on the structure and function of the nervous system. Creech and Johnson, Edinburgh, p 5
173. Kellie G (1824) An account of the appearances observed in the dissection of two of three individuals presumed to have perished in the storm of the 3rd, and whose body were discovered in the vicinity of Leith on the morning of the 4th November 1821 with some reflections on the pathology of the brain. Trans Med Chir Sci, Edinburgh 1:84-169
174. Eng C, Lam AM, Mayberg TS et al (1992) The influence of propofol with and without nitrous oxide on cerebral flow velocity and CO_2 reactivity in humans. Anesthesiology 77:872-879
175. Matta BF, Lam AM, Strebel S, Mayberg TS (1995) Cerebral pressure autoregulation and CO_2 reactivity during propofol-induced EEG suppression. Br J Anaesth 74:159-163
176. Ramani R, Todd MM, Warner DS (1992) A dose response study of the influence of propofol on cerebral blood flow, metabolism and the encephalogram in the rabbit. J Neurosurg Anesth 4:110-119
177. Artru AA, Shapira Y, Bowdle TA (1992) EEG, cerebral metabolic, and vascular responses to propofol anesthesia in dogs. J Neurosurg Anesthesiol 4:99-109
178. Vandesteene A, Trempont V, Engleman E et al (1988) Effects of propofol on cerebral blood flow and metabolism in man. Anaesthesia 43[Suppl. 1]: 42-43
179. Baker KZ, Ostapkovich N, Sisti MB, et al (1997) Intact cerebral blood flow reactivity during remifentanil/nitrous oxide anesthesia. J Neurosurg Anesth 9:134-140
180. Ostapkovich N, Baker KZ, Fogarty-Mack P et al (1998) Cerebral blood flow and CO_2 reactivity is similar during remifentanil/N_2O and fentanyl/N_2O anesthesia. Anesthesiology 89: 358-363
181. Lam AM, Matta BF, Mayberg TS, Strebel S (1994) Changes in cerebral blood flow velocity with onset of EEG silence during inhalational anaesthesia in humans: evidence of flow-metabolism coupling?. J Cereb Blood Flow Metab 15:714-717
182. Drummond JC, Tood MM, Scheller MS, Shapiro HM (1986) A comparison of the direct cerebral vasodilating potencies of halothane and isoflurane in the New Zealand white rabbit. Anesthesiology 65:462-467
183. Matta BF, Mayberg TS, Lam AM (1995) Direct cerebrovasodilatory effects of halothane, isoflurane, and desflurane during propofol-induced isoelectric EEG in humans. Anesthesiology 83:980-985
184. Hansen TD, Warner DS, Todd MM, Vust LJ (1989) The role of cerebral metabolism in determining the local cerebral blood flow effects of volatile anesthetics: evidence for persistent flow-metabolism coupling. J Cereb Blood Flow Metab 9:323-328
185. Matta BF, Heath KJ, Tipping K, Summors A (1999) Direct cerebral vasodilatory effects of sevoflurane and isoflurane. Anesthesiology 91:677-680
186. Baker KZ (1997) Desflurane and sevoflurane are valuable additions to the practice of neuroanesthesiology: pro. J Neurosurg Anesthesiol 9:66-68
187. Tempelhoff R (1997) The new inhalational anesthetics desflurane and sevoflurane are valuable additions to the practice of neuroanesthesia: con. J Neurosurg Anesthesiol 9:69-71
188. Kolbitsch C, Lorenz I, Hormann C et al (2000) A subanesthetic concentration of sevoflurane increases regional cerebral blood flow and regional cerebral blood volume and decreases regional mean transit time and regional cerebrovascular resistance in volunteers. Anesth Analg 91:156-162
189. Inada T, Shingu K, Uchida M et al (1996) Changes in the cerebral arteriovenous oxygen content difference by surgical incision are similar during sevoflurane and isoflurane anaesthesia. Can J Anaesth 43:1019-1024
190. Nishiyama T, Sugai N, Hanaoka K (1997) Cerebrovascular CO_2 reactivity in elderly and younger adult patients during sevoflurane anesthesia. Can J Anaesth 44:160-164

191. Bundgaard H, Von Oettingen G, Larsen KM et al (1998) Effects of sevoflurane on intracranial pressure, cerebral blood flow and cerebral metabolism. Acta Anesth Scand 42:621-627
192. Artru AA, Lam AM, Johnson JO, Sperry RJ (1997) Intracranial pressure, middle cerebral artery flow velocity, and plasma inorganic fluoride concentrations in neurosurgical patients receiving sevoflurane or isoflurane. Anesth Analg 85:587-592
193. Heat KJ, Gupta S, Matta BF (1997) The effects of sevoflurane on cerebral haemodynamics during propofol anesthesia. Anesth Analg 85:1284-1287
194. Scheller MS, Tateishi A, Drummond JC, Zornow MH (1988) The effects of sevoflurane on cerebral blood flow, cerebral metabolic rate for oxygen, intracranial pressure and encephalogram are similar to those of isoflurane in the rabbit. Anesthesiology 68:548-551
195. Scheller MS, Nakakimura K, Fleischer JE, Zornow MH (1990) Cerebral effects of sevoflurane in the dog: comparisons with isoflurane and sevoflurane. Br J Anaesth 65:388-392
196. Hoffman WE, Charbel FT, Edelman G et al (1995) Nitrous oxide added to isoflurane increases brain artery blood flow and low frequency brain electrical activity. J Neurosurg Anesthesiol 7:82-88
197. Cho S, Fujigaki T, Uchiyama Y et al (1996) Effects of sevoflurane with and without nitrous oxide on human cerebral circulation. Anesthesiology 85:755-760
198. Gupta S, Heath K, Matta BF (1997) The effect of incremental doses of sevoflurane on cerebral pressure autoregulation in humans: a transcranial doppler study. Br J Anaesth 79:469-472
199. Bedforth NM, Girling KJ, Harrison JM et al (1999) The effects of sevoflurane and nitrous oxide on middle cerebral artery blood flow velocity and transient hyperemic response. Anesth Analg 89:170-174
200. Strebel S, Lam AM, Matta BF, et al. (1995) The effect of isoflurane, desflurane and propofol on cerebrovascular pressure autoregulation in humans. Anesthesiology 83:66-76
201. Pelligrino DA, Miletich DJ, Hoffman WE, Albrecht RF (1984) Nitrous oxide markedly increases cerebral cortical metabolic rate and blood flow in the goat. Anesthesiology 60:405-412
202. Eger EI, Bowland T, Lonescu P et al (1997) Recovery and kinetic characteristics of desflurane and sevoflurane in volunteers after 8 hr exposure, including kinetics of degradation products. Anesthesiology 87:517-526
203. Kaye AD, Sanjiv V, Sabar R (2001) Cerebral hemodynamic response to the introduction of desflurane: a comparison with sevoflurane. Anesth Analg 92:282-283
204. Ebert TJ, Muzi M (1993) Sympathetic hyperactivity during desflurane anesthesia in healthy volunteers: a comparison with isoflurane. Anesthesiology 79:444-453
205. Lutz LJ, Milde JH, Milde LN (1990) The cerebral functional, metabolic and hemodynamic effects of desflurane in dogs. Anesthesiology 73:125-131
206. Ornstein E, Young WL, Ostapkovich N et al (1991) Comparative effects of desflurane and isoflurane on cerebral blood flow. Anesthesiology 75:A209
207. Bedforth NM, Girling KJ, Skinner HJ, Mahajan RP (2001) Effects of desflurane on cerebral autoregulation. Br J Anesth 87:193-197
208. Strebel S, Lam AM, Matta B et al (1995) Dynamic and static autoregulation during isoflurane, desflurane and propofol anesthesia. Anesthesiology 83:66-76
209. Weiskopf RB, Eger EI II, Noorani M et al (1994) Fentanyl, esmolol, and clonidine blunt the transient cardiovascular stimulation induced by desflurane in humans. Anesthesiology 81:1350-1355
210. Bedforth NM, Hardman JG, Nathanson MH (2000) Cerebral hemodynamic response to the introduction of desflurane: a comparison with sevoflurane. Anesth Analg 91:152-155

211. Werner C, Kochs E (1998) Monitoring of the central nervous system. Curr Opin Anesth 11:459-465
212. Caplan RA, Posner KL, Ward RJ et al (1990) Adverse respiratory events in anesthesia: a closed claims analysis. Anesthesiology 72:828-833
213. Himmelseher S, Pfenninger E, Werner C, for the Scientific Neuroanesthesia Research Group of the German Society of Anesthesia and Intensive Care Medicine (2001) Intraoperative monitoring in neuroanesthesia: a national comparison between two surveys in Germany in 1991 and 1997. Anesth Analg 92:166-171
214. Severinghaus JW, Lassen NA (1967) Step hypocapnia to separate arterial from tissue PCO_2 in the regulation of CBF. Circ Res 20:272-278
215. Nishiyama T, Matsukawa T, Yokoyama T et al (1999) Cerebrovascular carbon dioxide reactivity during general anesthesia: a comparison between sevoflurane and isoflurane. Anesth Analg 89:1437-1441
216. Kerr M, Zempsky J, Sereika S et al (1996) Relationship between arterial carbon dioxide and end-tidal carbon dioxide in mechanically ventilated adults with severe head trauma. Crit Care Med 24:785-790
217. Sharma S, Cruise C, McGuire G (1993) Stability of the arterial to end-tidal carbon dioxide gradient during anesthesia for prolonged neurosurgical procedures. Can J Anaesth 40:A37
218. Isert P (1994) Control of carbon dioxide levels during neuroanesthesia: current practice and an appraisal of our reliance upon capnography. Anaesth Intens Care 22:435-441
219. Grenier B, Verchére E, Mesli A et al (1999) Capnography monitoring during neurosurgery: reliability in relation to various intraoperative positions. Anaesth Analg 88:43-48
220. Maitrot D, Kehrli P (1998) Surgery of the supratentorial and ventral spine: view-point of the surgeon. Ann Fr Anesth Reanim 17:168-171
221. Korn S, Schubert A, Barnett G (1993) Endotracheal tube obstruction during stereotactic craniotomy. J Neurosurg Anesthesiol 5:272-275
222. Hirasaki A, Uehara K, Asao Y, Maeta M (2000) Awake pronation of surgical patients with cervical spinal lesions. Masui 49:615-619
223. Cheng MA, Todorov A, Tempelhoff R et al (2001) The effect of prone positioning on intraocular pressure in anesthetized patients. Anesthesiology 95: 1351-1355
224. Cheng MA, Sigurdson W, Tempelhoff R et al (2000) Visual loss after spine surgery: a survey. Neurosurgery 46:625-631
225. Williams EL, Hart WM, Tempelhoff R (1995) Postoperative ischemic optic neuropathy. Anesth Analg 80:1018-1029
226. Lam AK, Douthwaite WA (1997) Does the change of the anterior chamber depth or/and episcleral venous pressure cause intraocular pressure change in postural variation? Optom Vis Sci 74:664-667
227. Grattieaux JP, Ades P, Gomis P et al (1994) Prone position and operative posture in neurosurgery. Agressologie 34:38-42
228. Albin M, Ritter R, Pruett C, Kalff K (1991) Venous air embolism during lumbar laminectomy in the prone position: report of three cases. Anesth Analg 73:346-349
229. De Martel T (1930) Surgical treatment of cerebellar tumours: technical considerations. Surg Gynecol Obstet 52:381-385
230. Albin M (1993) Air embolism. Anesth Clin North Am 11:1-24
231. Albin M, Babinski M, Maroon JC et al (1976) Anaesthetic management of posterior fossa surgery in the sitting position. Acta Anesth Scand 20:117-128
232. Schmict HJ, Hemmerling TM (2002) Venous air emboli occur during release of positive end-expiratory pressure and repositioning after sitting position surgery. Anesth Analg 94:400-403
233. Harrison EA, Mackersie A, McEwan A, Facer E (2002) The sitting position for neurosurgery in children: a review of 16 years' experience. Br J Anaesth 88:12-17

234. Merat S, Blondet E, Le Gulluche Y et al (2002) Paraplegia and the sitting position. Ann Fr Anerth Reanim 21:596-599
235. Elton RJ, Howell SC (1994) The sitting position in neurosurgical anaesthesia: a survey of British practice in 1991. Br J Anaesth 73:247-248
236. Schaffranietz L, Grotuhe A, Olthoff D (2000) Use of the sitting position in neurosurgery. Results of a 1998 survey in Germany. Anaesthesist 49:269-274
237. Schaffranietz L, Gunther L (1997) The sitting position in neurosurgical operations. Results of a survey. Anaesthesist 46:91-95
238. Kida H, Nishikawa N, Matsunami K et al (2000) Sitting position in the neurosurgery: the results of a questionnaire sent to neurosurgeons of medical colleges. Masui 49:566-569
239. Standefer M, Bay JW, Trusso R (1984) The sitting position in neurosurgery: a retrospective analysis of 488 cases. Neurosurgery 14:649-658
240. Millar RA (1972) Neurosurgical anaesthesia in the sitting position. Br J Anaesth 44:495-505
241. Marshall WK, Bedford RF, Miller ED (1993) Cardiovascular responses in the seated position-impact of four anesthetic techniques. Anesth Analg 62:648-653
242. Matjasko J, Petrozza P, Cohen M, Steinberg P (1985) Anaesthesia and surgery in the seated position: analysis of 554 cases. Neurosurgery 17:695-702
243. Ward RJ, Danziger F, Bobica JJ et al (1966) Cardiovascular effects of change in posture. Aerospace Med 37:257-259
244. Albin MS, Jannetta PJ, Tung A, Millen E (1974) Anesthesia in the sitting position. IV European Congress of Anaesthesiology, Madrid, Spain. Excerpta Medica, Amsterdam, pp 775-778
245. Porter JM, Pidgeon C, Cunningham AJ (1999) The sitting position in neurosurgery: a critical appraisal. Br J Anesth 82:117-128
246. Mammoto T, Hayashi Y, Ohnishi Y, Kuro M (1998) Incidence of venous and paradoxical air embolism in neurosurgical patients in the sitting position: detection by transesophageal echocardiography. Acta Anaesthesiol Scand 42:643-647
247. Schregel W, Werner C (1995) Empfehlungen des Arbeitskreises Neuroanaesthesie der DGAI. Monitoring bei neurochirurgischen Operationen in sitzender oder halbsitzender Position. Anaesthesist 44:364-367
248. Stone G, Schwartz A, Berman M et al (1997) Air embolization in seated, sedated, spontaneously breathing, neurosurgical patients. Anesthesiology 87:1244-1246
249. Giebler R, Kollenberg B, Pohlen G, Peters J (1998) Effect of positive end-expiratory pressure on the incidence of venous air embolism and on the cardiovascular response to the sitting position during neurosurgery. Br J Anaesth 80:30-35
250. Young ML, Smith DS, Murtagh F et al (1986) Comparison of surgical and anesthetic complications in neurosurgical patients experiencing venous air embolism in the sitting position. Neurosurgery 18:157-161
251. Perkins NAK, Marshall WK, Bedford RF (1982) Atrial pressures in the seated position. Implication for paradoxical air embolism. Anesthesiology 57:493-497
252. Papadopoulos G, Kuhly P, Brock M et al (1994) Venous and paradoxical air embolism in the sitting position: a prospective study with TEE. Acta Neurochir 126:140-143
253. Voorhies RM, Fraser AR, Van Poznak (1983) Prevention of air embolism with positive end expiratory pressure. Neurosurgery 12:503-506
254. Glenski JA, Cucchiara RF (1986) Transcutaneous O_2 and CO_2 monitoring of neurosurgical patients: detection of air embolism. Anesthesiology 64:546-550
255. Schmitt H, Hemmerling T (2002) Venous air emboli occur during release of positive end-expiratory pressure and repositioning after sitting position surgery. Anesth Analg 94:400-403
256. Symons NLP, Leaver HK (1985) Air embolism during craniotomy in the seated position: a comparison of methods for detection. Can Anaesth Soc J 32:174-177

257. Fuchs G, Schwarz G, Stein J et al (1998) Doppler color-flow imaging: screening of a patent foramen ovale in children scheduled for neurosurgery in the sitting position. J Neurosurg Anesthesiol 10:5-9
258. Hagen PT, Scholz DG, Edwards WD (1984) Incidence and size of patent foramen ovale during the first 10 decades of life: an autopsy study of 965 normal hearts. Mayo Clin Proc 59:17-20
259. Stendel R, Gramm HJ, Schroder K et al (2000) Transcranial Doppler ultrasonography as a screening technique for detection of a patent foramen ovale before surgery in the sitting position. Anesthesiology 93:971-975
260. Thiagarajah S, Frost EAM, Singh T et al (1982) Cardiac arrest associated with tension pneumocephalus. Anesthesiology 56:73-75
261. Friedman G, Norfleet EA, Bedford RF (1981) Discontinuance of nitrous oxide does not prevent tension pneumocephalus. Anest Analg 60:57-58
262. Lunsford LD, Maroon JC, Sheptak PE, Albin MA (1979) Subdural tension pneumcephalus. J Neurosurg 50:525-527
263. McAllister RG (1974) Macroglossia: a positioning complication. Anesthesiology 40:199-200
264. Wilder BL (1982) Hypothesis: the etiology of mid-cerebral quadriplegia after operation with the patient in the sitting position. Neurosurgery 11:530-531
265. Ernst PS, Albin MS, Bunegin L (1990) Intracranial and spinal cord hemodynamics in the sitting position in dogs in the presence and absence of increased intracranial pressure. Anesth Analg 70:147-153
266. Cucchiara RF, Nugent M, Steward JB et al (1984) Air embolism in upright neurosurgical patients: detection and localisation by two dimensional transesophageal echocardiography. Anesthesiology 60:353-355
267. Melloni C (2001) Inhalation anaesthesia for caesarean section. 16th APICE. Springer-Verlag Italia, Milano, pp 1043-1058
268. Hawkins JL (2002) Anesthesia for the pregnant patient undergoing nonobstetric surgery. Annual Meeting Refresher Course Lectures 213
269. Lyon G (2001) Principles of epidural dosing in labour. 16th APICE. Springer-Verlag Italia, Milano, pp 1059-1064
270. Camann W (2002) Does regional anaesthesia influence the progress and outcome of labour? Annual Meeting Refresher Course Lectures 216
271. Benedetti C, Mercieri M (1999) Regional analgesia and anaesthesia in obstetrics. Regional anaesthesia, analgesia and pain management. Springer-Verlag Italia, Milano, pp 237-256
272. Russell IF (2001) Epidural, spinal or combined spinal epidural for caesarean section. 16th APICE. Springer-Verlag Italia, Milano, pp 1065-1080
273. Carogna G, Camorcia M (2001) Do we need a dose test for epidural anaesthesia and analgesia in obstetrics? 16th APICE. Springer-Verlag, Milano, pp 1081-1094
274. Melloni C (2001) Complications in obstetric anaesthesia. 16th APICE. Springer-Verlag Italia, Milano, pp 1095-1114
275. Lyon G (2001) Trends in obstetric anaesthesia. 16th APICE. Springer-Verlag, Milano, pp 1037-1042
276. Gruppo di studio SIAARTI per la sicurezza in anestesia e terapia intensiva. Raccomandazioni per la valutazione anestesiologica in previsione di procedure diagnostiche-terapeutiche in elezione. http: //147.163.1.67/linee/valanest.htm
277. Pusch F, Wilding E, Grabner CM (1998) Principles in peri-operative paediatric medicine. Anaesthesia 53[Suppl. 2]:69-71
278. Frei FJ, Ummenhofer W (1996) Difficult intubation in paediatrics. Paediatr Anaesth 6:251-262

279. Schreiner MS, Treibwasser A, Keon TP (1990) Ingestion of liquids compared with preoperative fasting in pediatric outpatients. Anesthesiology 72:593-597
280. Nicolson SC, Dorsey AT, Schreiner MS (1992) Shortened preanesthetic fasting interval in pediatric cardiac surgical patients. Anesth Analg 74:694-697
281. Manchikanti L, Colliver JA, Marrero TC et al (1985) Assessment of age-related acid aspiration risk factors in pediatric, adult and geriatric patients. Anesth Analg 64:11-17
282. Adelhoj B, Petring OU, Pedersen NO et al (1985) Metoclopramide given pre-operatively empties the stomach. Acta Anaesthesiol Scand 29:322-325
283. Steward DJ (1991) Screening tests before surgery in children. Can J Anaesth 38:693-695
284. Fischer SP (1996) Development of effectiveness of an anesthesia preoperative evaluation clinic in teaching hospital. Anesthesiology 85:196-206
285. Schreiner MS, O'Hara I, Markakis DA et al (1996) Do children who experience laryngospasm have an increased risk of upper respiratory tract infection? Anesthesiology 85:475-480
286. Cohen MM, Cameron CB (1991) Should you cancel the operation when a child has an upper respiratory tract infection? Anesth Analg 72:282-288
287. Empey DW, Laitinen LA, Jacobs L, et al (1976) Mechanism of bronchial hyperactivity in normal subjects after upper respiratory tract infection. Am Rev Respir Dis 113:131-139
288. Ollson GL (1987) Bronchospasm during anaesthesia. A computer-aided incidence study of 136,929 patients. Acta Anaesth Scand 31:244-252
289. Levy L, Pandit UA, Randel GI et al (1992) Upper respiratory tract infections and general anaesthesia in children. Anaesthesia 47:678-682
290. Michielan F, Dal Palù A, Feltracco P, Meroni M (1998) Anestesia loco-regionale in chirurgia toracica. ALR 7[suppl. al N°4]:27-29
291. Ecoffey C (1993) The role of ambulatory locoregional anesthesia. Can Anest 41:357-360
292. Vincenti E (2001) Thromboembolic prophylaxis and central blocks. Minerva Anest 67[Suppl 1]:71-75
293. Atkinson RS, Lee JA (1985) Spinal anaesthesia and day case surgery? Anaesthesia 40:1059-1060
294. Troy AMT, Cunningham AJ (2002) Ambulatory surgery: an overview. Curr Opin Anest 15:647-657
295. Mulroy MF (2002) Advances in regional anesthesia for outpatients. Curr Opin Anest 15:641-645
296. Liu SS (1997) Optimizing spinal anesthesia for ambulatory surgery. Reg Anesth 22:500-510
297. Wetchler BV (1987) Outpatient general and spinal anesthesia. Urol Clin North Am 14:31-42
298. Commissione SIAARTI-AAROI sulla Day Surgery (2000) Raccomandazioni clinico-organizzative sull'anestesia in day surgery. Minerva Anest 12:913-926
299. American Society of Anesthesiology (1998) Standards of The American Society of Anesthesiologists. Basic standard for preanesthesia care.
Available at: http://www.asahq.org/standards/02.html. Accessed December 9, 2002
300. Horlocker TT (2000) Complications of spinal and epidural anesthesia. Anesthesiol Clin North Am 18:461-485
301. Giordano V, Milazzo A, Carpinteri A (1992) Loco-regional anesthesia in ambulatory surgery. Minerva Chir 47:867-871
302. Borghi B (2002) Anestesia epidurale vs generale. Minerva Anest 68:171-177
303. Smith MS, Muir H, Hall R (1996) Perioperative management of drug therapy, clinical considerations. Drugs 51:238-259
304. Haljamae H (1996) Thromboprophylaxis, coagulation disorders, and regional anaesthesia. Acta Anaesthesiol Scand 40:1024-1040
305. American Society of Anesthesiology (1998) Standards of The American Society of Anesthesiologists. Standard for post operative care.
Available at: http://www.asahq.org/standards/02.html. Accessed December 9, 2002

306. Sgandurra A, Petrini F (1998) Valutazione e selezione dei pazienti. Anestesia Clinica Springer-Verlag Italia, Milano, pp 49-60
307. Lanquaniti L, Irone M, Dal Pizzol V et al (1998) Anestesia, chirurgia ambulatoriale e di Day Surgery. Modello organizzativo. Anestesia Clinica. Springer-Verlag Italia, Milano, pp 45-48
308. Marshall SI, Chung F (1999). Discharge criteria and complications after ambulatory surgery. Anesth Analg 88:508-517
309. Marshall SI, Chung F (1998) Patient discharge after ambulatory surgery. Chirurg 69[suppl]:185-190
310. Twersky RS (1998) Ambulatory surgery update. Can J Anaesth 45:R76-R90
311. White PF, Smith I (1994) Ambulatory anesthesia: past, present and future. Int Anesthesiol Clin 32:1-16
312. Recchia E, Gaeta N, Ferone A et al (2002) Low dosage subarachnoideal anaesthesia in the elderly orthopaedic patient. Atti del Convegno di Medicina Critica, APICE. Selected papers, p 63
313. Berggren D, Gustafson Y, Eriksonn B et al (1987) Postoperative confusion after anesthesia in elderly patient with femoral neck fractures. Anesth Analg 66:497-504
314. Chung F, Seyone C, Dyck B et al (1990) Age related cognitive recovery after general anesthesia. Anesth Analg 71:217-224
315. Galimberti G, Gullo A (2000) L'anestesia nell'anziano: medicina intensiva e perioperatoria. Springer-Verlag, Milano, pp 307-330
316. Wilson ME (1993) Predicting difficult intubation. Br J Anaesth 71:333-334
317. Blumgard CH (1992). Mechanism of extension of spinal anaesthesia by extradural injection of local anaesthetic. Br J Anaesth 69:457
318. Reiz S, Balfors E, Sorenson MB et al (1982) Coronary hemodinamic effects of general anaesthesia and surgery: modification by epidural analgesia in patients with ischemic heart disease. Reg Anesth 7[suppl]:S8
319. Atanassoff PG, Alon E, Pasch T (1993) Recovery after propofol, midazolam, and methohexitone as an adjunct to epidural anaesthesia for lower abdominal surgery. Eur J Anaesthesiol 10:313-318
320. Fanard L, Van Steenberge A, Demeire X et al (1988) Comparison between propofol and midazolam as sedative agents for surgery under regional anaesthesia. Anaesthesia 43[Suppl]:87-89
321. Wilson E, David A, MacKenzie N, Grant IS (1990). Sedation during spinal anaesthesia: comparison of propofol and midazolam. Br J Anaesth 64:48-52
322. Wilson E, Mackenzie N, Grant IS (1988). A comparison of propofol and midazolam by infusion to provide sedation in patients who receive spinal anaesthesia. Anaesthesia 43[Suppl]:91-94
323. Utting JE, Gray TC, Shelley FC (1976) Human misadventure in anaesthesia. Can Anaesth Soc J 26:472-478
324. Solazzi F, Ward E (1984) Analysis of anaesthetic mishaps. Int Anesth Clin 22:43
325. Modig J, Hjelmstedt A, Sahlstedt B et al (1981) Comparative influences of epidural and general anaesthesia on deep vein thrombosis and pulmonary embolism after total hip replacement. Acta Chir Scand 147:125
326. Hendolin H, Mattila MAK, Poikolainen E (1981) The effect of lumbar epidural analgesia on the development of deep vein thrombosis of the legs after open prostatectomy. Acta Chir Scand 147:425
327. Keith I (1977) Anaesthesia and blood loss in total hip replacement. Anaesthesia 32:444
328. Holte K, Kehlet H (2002) Effect of postoperative epidural analgesia on surgical outcome. Minerva Anest 68:157-161
329. Scalia SV (1983). Spinal and general anesthesia. JAMA 250:1842

330. Vincenti E (1993) Pazienti e tecniche anestesiologiche per la chirurgia ambulatoriale. Minerva Anest 59 (Suppl.1 al N.10)
331. Faccenda KA, Finucane BT (2001) Complications of regional anaesthesia. Incidence and prevention. Drug Saf 24:413-442
332. Finucane BT (1991) Regional anaesthesia: complications and techniques. Can J Anaesth 38:R3-R16
333. Mascotto G, Casati A, Torri G (1998) Unexpected cardiac arrest during epidural anaesthesia. Minerva Anest 64:303-305
334. Scull TJ, Carli F (1996) Cardiac arrest after caesarean section under subarachnoid block. Br J Anaesth 77:274-276
335. Despond O, Meuret P, Hemmings G (1998) Postdural puncture headache after spinal anaesthesia in young orthopaedic outpatients using 27-g needles. Can J Anaesth 45:1106-1109
336. Clarke GA, Power KJ (1988).Spinal anaesthesia for day case surgery. Ann R Coll Surg Engl 70:144-146
337. Handberg G, Skjelsager K, Christensen H, Marcus J (1993). Spinal analgesia in young patients using the Whitacre needle G25. Ugeskr Laeger 155:470-471
338. Wisborg T, Brattebo G (1997) Spinal anesthesia in ambulatory surgery. Extent, routines and patient satisfaction. Tidsskr Nor Laegeforen 117:1267-1269
339. Gerancher JC (1997) Cauda equina syndrome following a single spinal administration of 5% hyperbaric lidocaine through a 25-gauge Whitacre needle. Anesthesiology 87:687-689
340. Dahlgren N, Tornebrandt K (1995) Neurological complications after anaesthesia. A follow-up of 18,000 spinal and epidural anaesthetics performed over three years. Acta Anaesthesiol Scand 39:869-871
341. Horlocker TT, Wedel DJ (2000). Neurologic complications of spinal and epidural anesthesia. Reg Anesth Pain Med 25:83-98
342. Sprigge JS (1999) Epidural blood patch. Anaesthesia 54:297-310
343. Auroy Y, Narchi P, Messiah A et al (1997) Serious complications related to regional anesthesia: results of a prospective survey in France. Anesthesiology 87:479-486
344. Cellano D, Capogna G, Costantino P, Sebastiani M (1998) Stato dell'arte dell'analgesia loco-regionale: blocchi centrali. ALR 7[Suppl. al N°4]:142-148
345. Waegerle JD (1999) Combined spinal-epidural anesthesia/analgesia. CRNA 10:155-164
346. Visse WA (1999) Combined spinal-epidural anesthesia. Anaesthesia 54:300
347. Cook TM (2000) Combined spinal-epidural techniques. Anaesthesia 55:42-64
348. Blumgard CH (1992) Mechanism of extension of spinal anaesthesia by extradural injection of local anaesthetic. Br J Anaesth 69:457
349. Suzuki N (1995) Dural puncture with a 26-gauge spinal needle affects epidural anesthesia. Reg Anesth 20[Suppl]:118
350. Litz RJ, Bleyl JU, Frank M, Albrecht DM (1999) Combined anesthesia procedures. Anaesthesist 48:359-372
351. Casati A, Beccarla PF, Sottocorno O (2002) Anestesia integrata generale-locoregionale. Minerva Anest 68[suppl n. 1 al n. 9]:215-216
352. Murga G, Samso E, Valles J et al (1994) The effect of clonidine on intra-operative requirements of fentanyl during combined epidural/general anaesthesia. Anaesthesia 49:999-1002
353. Kumar A, Tandon OP, Bhattacharya A et al (1994) Recovery from pre-operative sedation with clonidine--brain stem auditory evoked response. Anaesthesia 49:533-537
354. Bobbio Pallavicini F, Sani C, Cossu G (1998) Sedazione, anestesia Generale e ALR: integrazione delle tecniche. ALR 7[suppl. al N°4]:173-174
355. Damask MC, Weissman C, Todd G (1990) General versus epidural anesthesia for femoral-popliteal bypass surgery. J Clin Anesth 2:71-75

356. Li S, Coloma M, White PF et al (2000) Comparison of the costs and recovery profiles of three anesthetic techniques for ambulatory anorectal surgery. Anesthesiology 93:1225-1230
357. Della Rocca G, Giampalmo M, Giorni C et al (2000) Anesthesia for inguinal hernioplasty: a comparison of techniques. Chir Ital 52:687-693
358. Fleischer M, Marini CP, Statman R et al (1994) Local anesthesia is superior to spinal anesthesia for anorectal surgical procedures. Am Surg 60:812-815
359. Song D, Greilich NB, White PF et al (2000) Recovery profiles and costs of anesthesia for outpatient unilateral inguinal herniorrhaphy. Anesth Analg 91:876-881
360. Murabito R, Vecchio R, Murabito P et al (2000) Development of anesthesiological techniques in the surgical treatment of inguinal hernia. Chir Ital 52:73-77
361. Baroncini S, Gentili A, Pigna A et al (2002) Anaesthesia for laparoscopic surgery in paediatrics. Minerva Anest 68:406-413
362. Soper NJ, Brunt LM, Kerbl K (1994) Laparoscopic general surgery. N Engl J Med 330:409-413
363. Fahy BG, Barnas GM, Flowers JL et al (1995) The effects of increased abdominal pressure on lung and chest wall mechanics during laparoscopic surgery. Anesth Analg 81:744-750
364. Girardis M, Da Broi U, Antonutto G, Pasetto A (1996) The effects of laparoscopic cholecystectomy on cardiovascular funtion and pulmonary gas exchange. Anesth Analg 83:134-140
365. Collins LM, Vaghadia H (2001) Regional anesthesia for laparoscopy. Anesthesiol Clin North America Mar 19:43-55
366. Salvi L, Sisillo E (1998) ALR nella chirurgia coronarica. ALR 7[suppl. al N°4]:168
367. Ekatodramis G, Min K, Cathrein P, Borgeat A (2002) Use of a double epidural catheter provides effective postoperative analgesia after spine deformity surgery. Can J Anaesth 49:173-137
368. Wu CL, Rouse LM, Chen JM, Miller RJ (2002) Comparison of postoperative pain in patients receiving interscalene block or general anesthesia for shoulder surgery Orthopedics 25:45-48
369. Urmey WF, Stanton J, Peterson M, Sharrock NE (1995) Combined spinal-epidural anesthesia for outpatient surgery. Dose-response characteristics of intrathecal isobaric lidocaine using a 27-gauge Whitacre spinal needle. Anesthesiology 83:528-534
370. Jacobson E, Forssblad M, Rosenberg J et al (2000) Can local anesthesia be recommended for routine use in elective knee arthroscopy? A comparison between local, spinal, and general anesthesia. Arthroscopy 16:183-190
371. Wong J, Marshall S, Chung F et al (2001) Spinal anesthesia improves the early recovery profile of patients undergoing ambulatory knee arthroscopy. Can J Anaesth 48:369-374
372. Patel NJ, Flashburg MH, Paskin S, Grossman R (1986) A regional anesthetic technique compared to general anesthesia for outpatient knee arthroscopy. Anesth Analg 65:185-187
373. Lavieri F, Mannelli R, Coretti C et al (2002). Biblock vs subarachnoid anaesthesia in day surgery.Atti del Convegno di Medicina Critica APICE Selected Papers p 74
374. Fredman B, Zohar E, Philipov A et al (1998) The induction, maintenance, and recovery characteristics of spinal versus general anesthesia in elderly patients. J Clin Anesth 10:623-630
375. Fancourt-Smith PF, Merrick P (1992) Anaesthesia for outpatient TURP. Can J Anaesth 39:893-894
376. Shir Y, Raja SN, Frank SM (1994) The effect of epidural versus general anesthesia on postoperative pain and analgesic requirements in patients undergoing radical prostatectomy. Anesthesiology 80:49-56

377. Russell IF (2001) Epidural, Spinal, or Combined Spinal Epidural for Caesarean Section. In: Gullo (ed) APICE 16. Springer-Verlag Italia, Milano pp 1065-1080
378. Melloni C (2001) Complications in obstetric anestesia. In: Gullo (ed) APICE 16. Springer-Verlag Italia, Milano pp 1095-1114
379. Bonnet F, Osman M, Babinet-Berthier A (1999) Regional anaesthetic techniques in orthopedics. Regional Anaesthesia, Analgesia and Pain Managment. Springer-Verlag Italia, Milano, pp 257-268
380. Benedetti C, Mercieri M (1999) Regional analgesia and anaesthesia in obstetrics. Regional Anaesthesia, Analgesia and Pain Managment. Sprinter-Verlag Italia, Milano, pp 237-256
381. Berti M, Casati A, Fanelli G (1999). Combined spinal epidural anaesthesia. Regional Anaesthesia, Analgesia and Pain Managment. Sprinter-Verlag Italia, Milano, pp 201-207
382. Mazzarello G, Lampugnani E, Puncuh F (1998). Blocchi in pediatria. ALR 7 [suppl.al N°4]:187-188
383. Kokki H, Hendolin H (1995). Comparison of spinal anaesthesia with epidural anaesthesia in paediatric surgery. Acta Anaesthesiol Scand 39:896-900
384. Serlo W, Haapanemi L (1985). Regional anaesthesia in paediatric surgery. Acta Anaesthesiol Scand 29:283-286
385. Hannallah RS (1987) Pediatric outpatient anesthesia. Urol Clin North Am 14:51-62
386. London M (2002) Multilead precordial ST-segment monitoring: The next generation. Anesthesiology 96:259-261
387. Landesberg G, Mosseri M, Wolf Y et al (2002) Perioperative Myocardial Ischemia and Infarction – Identification by Continuous 12-lead Electrocardiogram with Online ST-segment Monitoring. Anesthesiology 96:264-270
388. Dexter F, Blake JT, Penning DH et al (2002) Use of Linear Programming to Estimate Impact of Changes in a Hospital's Operating Room Time Allocation on Perioperative variable Costs. Anesthesiology 96:718-724
389. American Society of Anesthesiologists Task Force on Postanesthetic Care (2002) Practice Guidelines for Postanesthetic Care A Report by the American Society of Anesthesiologists Task Force on Postanesthetic Care. Anesthesiology 96:742-752

Capitolo 2

Principi di monitoraggio della fluidoterapia perioperatoria

A. LUZZANI, E. POLATI, S. DANESE

Il volume totale dei fluidi corporei (TBW) rappresenta circa il 60% del peso corporeo magro nell'uomo e 2/3 di essi sono contenuti nel liquido intracellulare (ICW) e 1/3 nel liquido extracellulare (ECW) (Tab. 1). Le membrane cellulari sono relativamente impermeabili alla maggior parte dei soluti (Na^+, Cl^-, glucosio), ma liberamente permeabili all'acqua, cosicché l'osmolarità del liquido intracellulare ed extracellulare tendono all'equilibrio nonostante la diversa composizione dei due compartimenti. L'organismo possiede meccanismi omeostatici efficaci e precisi in grado di mantenere l'equilibrio e la costanza della composizione dei fluidi corporei.

Tuttavia, questo equilibrio, già a partire dal periodo preoperatorio può subire importanti variazioni. Nelle ore che precedono l'intervento l'apporto di acqua esogena è drasticamente ridotto. Inoltre, può divenire significativa la perdita di acqua ed elettroliti da diverse fonti:

Tabella 1. Volume di distribuzione dei fluidi

Descrizione	% peso corporeo totale	Volume (l) (per 70 Kg peso corporeo)
Acqua corporea totale	60	42
Volume intracellulare	40	28
Volume extracellulare	20	14
Volume dei fluidi interstiziali	16	11
Volume plasmatico	4	3

Tabella 2. Contenuto elettrolitico nelle secrezioni corporee (mEq/l)

	Na^+	K^+	Cl^-	HCO_3
Saliva	20-80	10-20	20-40	20-60
Succo gastrico	20-100	5-10	120-160	0
Bile	150	5-10	20-80	20-40
Succo pancreatico	120	5-10	10-60	80-120
Liquido colico	140	5	85	60
Sudore	65	8	39	16

- cute (per febbre, sudorazione);
- vie aeree (per iperventilazione da acidosi metabolica);
- rene (per diuresi osmotica, uso di diuretici);
- tratto gastrointestinale per diarrea osmotica da enterite nei bambini (fino a 50 ml H_2O per scarica), per preparazioni intestinali in chirurgia gastrointestinale, per occlusioni intestinali (sequestri fino a 8 litri di H_2O/die), per vomito;
- sequestri di liquidi nel cosiddetto "terzo spazio" (pazienti ustionati, traumatizzati, settici).

È importante considerare che i diversi tipi di secrezione corporea condizionano la perdita di elettroliti (Tab. 2).

Durante il periodo intraoperatorio perdite di H_2O libera si verificano principalmente per:
- evaporazione dalle anse intestinali;
- insufficiente umidificazione delle vie aeree durante ventilazione meccanica.

Inoltre, l'intervento chirurgico in sé determina un aumento delle richieste idroelettrolitiche, oltre le necessità basali. Ciò avviene perché si verifica un passaggio di fluidi dal compartimento intravascolare a quello interstiziale dovuto alla riduzione delle proteine, all'aumentata permeabilità capillare, al blocco linfatico e all'infiammazione secondari al trauma chirurgico. Questo sequestro viene comunemente definito "terzo spazio" ed è di notevole entità (fino a 10 e più litri a seconda dell'estensione del trauma chirurgico). Pazienti sottoposti ad interventi di colecistectomia laparotomica hanno dimostrato una riduzione dell'ECW di circa 2 litri [1]. Se ne può dedurre che un intervento di chirurgia addominale di media entità, in assenza di emorragia, comporta una riduzione del 10-15% dell'ECW. Negli interventi chirurgici più complessi la riduzione dell'ECW è molto maggiore ed il suo non riconoscimento può portare ad ipovolemia ed ipoperfusione. Evitare l'ipovolemia e mantenere un volume ematico efficace è l'obiettivo primario della fluidoterapia intraoperatoria, perché consente di mantenere l'equilibrio emodinamico, l'ossigenazione tissutale e la funzionalità renale. Per compensare le perdite nel "terzo spazio" sono state formulate delle linee guida che prevedono la somministrazione di soluzioni idroelettrolitiche 4 ml/Kg/h negli interventi minori, 6 ml/Kg/h negli interventi di media entità e 8 ml/Kg/h negli interventi di chirurgia maggiore, oltre ai 2 ml/Kg/h per le esigenze basali [2]. È importante notare che i fluidi accumulati nel "terzo spazio" si mobilizzano nel postoperatorio. Se i sistemi cardiovascolare e renale sono in grado di sopportare l'ipervolemia che ne consegue non vi sono particolari problemi per il paziente; al contrario, se la funzionalità renale e cardiaca sono ridotte, l'ipervolemia può comportare il rischio di edema polmonare.

Sempre in corso di intervento chirurgico, andrà valutata e trattata la riduzione del volume ematico efficace dovuta alle perdite ematiche. Le conseguenze cliniche dell'emorragia sono essenzialmente determinate dall'entità della perdita ematica e dalla rapidità con la quale essa si instaura, nonché dalle condizioni generali del paziente (presenza di patologie concomitanti quali, ad esempio, cardiopatia ischemica, patologie polmonari). I principi che guidano la rianimazione di volume sono basati sulla risposta fisiopatologica all'emorragia, che, nel caso di emorragia moderata (perdita complessiva inferiore al 15% del volume ematico), può essere schematicamente descritta in tre fasi: 1) le prime ore seguenti l'inizio dell'emorragia

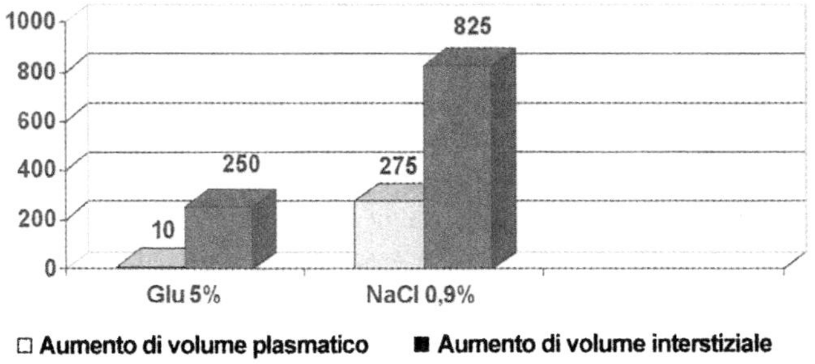

Fig. 1. Influenza della somministrazione di soluzione NaCl 0,9% e di glucosata 5% sul volume dei compartimenti fluidi

sono caratterizzate dal movimento del fluido interstiziale verso l'interno dei capillari; questo ricambio transcapillare è finalizzato al mantenimento del volume ematico, ma è nel contempo causa di deficit di fluido interstiziale; 2) la perdita di fluidi corporei porta all'attivazione del sistema renina-angiotensina-aldosterone a cui consegue una ritenzione di H_2O e Na^+ da parte dei reni; 3) entro poche ore dall'inizio dell'emorragia il midollo comincia ad aumentare la produzione di eritrociti; questo meccanismo di compenso si verifica in modo più lento e graduale, in quanto una completa sostituzione degli eritrociti può richiedere anche due mesi.

In accordo con la risposta all'emorragia moderata qui sopra descritta lo scopo della rianimazione di volume per una perdita acuta di sangue dovrebbe essere anzitutto quello di correggere il deficit di fluido interstiziale [3]. È questo il motivo per cui la correzione di una perdita acuta di sangue prevede all'inizio la somministrazione di fluidi cristalloidi.

In Figura 1 è riportata la modificazione del volume interstiziale e di quello plasmatico conseguente alla somministrazione di 1 l di cristalloidi (NaCl 0,9%). Come si vede, la somministrazione di soluzione salina isotonica aumenta il volume plasmatico di circa 200 ml ogni 1000 ml somministrati. Le soluzioni di cristalloidi isotoniche, quali, ad esempio, fisiologica 0,9%, soluzione bilanciata, Ringer lattato (Tab. 3) sono largamente usate nel trattamento dell'ipovolemia acuta e hanno l'effetto principale di espandere il volume interstiziale piuttosto che il volume plasmatico.

Tabella 3. Principali soluzioni ad uso parenterale

Tipo soluzione	**Concentrazione ionica (mEq/l)**						**mOsm/l**	**Cal/l**
	Na^+	**K^+**	**Cl^-**	**Ca^{++}**	**HCO_3^-**	**Anioni**		
Glu 5%	0	0	0	0	0	0	278	200
Glu 10%	0	0	0	0	0	0	556	400
NaCl 0,9%	154	0	154	0	0	0	308	0
Ringer lattato	130	4	109	3	0	28	274	0
Soluzione bilanciata	140	10	103	5	0	47	307	0
Na bicarbonato 0,6 M	595	0	0	0	595	0	1190	0

L'utilizzo di soluzioni di glucosio non è invece giustificato per il reintegro volemico, perché, diffondendo in tutti i compartimenti, richiedono volumi elevati, con il rischio di provocare una severa iponatremia postoperatoria (l'uso di queste soluzioni può invece essere giustificato per compensare le perdite di H_2O libera, presenti fisiologicamente nel periodo pre e intra-operatorio).

Il deficit di fluido interstiziale è tuttavia predominante solo quando la perdita ematica è modesta (inferiore al 15% del volume ematico). Quando la perdita ematica è più importante l'obiettivo primario è quello di assicurare il volume intravascolare, supportando in tal modo la gittata cardiaca. Poiché la potenza dei fluidi colloidi nell'aumentare il volume vascolare e garantire la gittata cardiaca è di circa tre volte superiore a quella dei fluidi cristalloidi, i colloidi sono più efficaci dei cristalloidi per la rianimazione di volume dovuta a importanti perdite ematiche. La rianimazione con cristalloidi può ottenere lo stesso risultato di quella con colloidi, ma a tale scopo devono essere impiegati volumi molto maggiori di fluido. Inoltre, l'efficacia dei cristalloidi è limitata in alcune situazioni di grave ipovolemia, in quanto, se confrontati ai colloidi, non sarebbero in grado di correggere i disturbi del microcircolo [4, 5].

Nonostante la riconosciuta superiorità dei fluidi colloidi per l'espansione del volume plasmatico la somministrazione di colloidi non migliora la percentuale di sopravvivenza dei pazienti con shock ipovolemico [3]. Inoltre, la rianimazione volemica con fluidi colloidi presenta alcuni svantaggi, quali i maggiori costi, la possibilità di reazioni anafilattiche, di alterazioni della coagulazione e un aumentato rischio di insufficienza renale.

In conclusione le seguenti affermazioni riassumono alcuni punti salienti della fluidoterapia intraoperatoria:
- i cristalloidi sono i fluidi più usati nella rianimazione di volume e circa l'80% della quantità somministrata va ad espandere il volume interstiziale;
- per ottenere effetti equivalenti sulla gittata cardiaca il volume di cristalloidi infuso deve essere almeno tre volte superiore al rispettivo volume di colloidi;
- i colloidi sono più efficaci dei prodotti ematici e dei cristalloidi nel favorire il flusso ematico (gittata cardiaca), non solo grazie ad un aumento del precarico ventricolare (effetto di volume), ma anche come conseguenza di diminuzione del postcarico ventricolare (effetto diluitivo sulla viscosità ematica);
- l'impiego dell'albumina nella rianimazione di volume dovrebbe essere circoscritto a ben definite situazioni ed essere considerato di seconda scelta (solo quando altri prodotti sono controindicati o sono stati usati fino al loro massimo dosaggio);
- i globuli rossi concentrati non aumentano il flusso ematico e possono anzi diminuirlo;
- i globuli rossi concentrati dovrebbero venire impiegati per la rianimazione di volume considerando le variabili legate al trasporto dell'ossigeno e i livelli di lattati ematici (consumo di ossigeno al di sotto del normale, frazione di estrazione dell'ossigeno maggiore di 0,5, lattati ematici maggiori di 4 mmol/l).

Nei paragrafi successivi tratteremo i fluidi cristalloidi, colloidi e i principi di monitoraggio della fluidoterapia perioperatoria.

Cristalloidi

Sono definiti cristalloidi i fluidi contenenti come soluto principale il sale inorganico cloruro di sodio. Per il trattamento dei pazienti critici, in caso di ipovolemia, shock, oliguria e aumento della viscosità, diversi tipi di soluzioni di cristalloidi risultano importanti (Tab. 3).

Quando si infonde una soluzione cristalloide isotonica, dal momento che non esiste differenza di osmolarità tra la soluzione infusa ed il plasma, non si stabilisce un gradiente osmotico tra il compartimento intra e quello extracellulare, così essa si distribuisce nei due compartimenti. In un soggetto normale dopo circa 30 minuti il 33% circa di soluzione infusa si trova in posizione endovasale, e dopo un'ora il 25%. Nel paziente chirurgico il volume che rimane all'interno dei vasi è minore o uguale al 20% [6].

Nell'infondere queste soluzioni bisogna tenere conto della loro diversa composizione, perché la fisiologica 0,9% essendo priva di HCO_3^-, se infusa in grandi quantità, provoca diluizione dei bicarbonati extracellulari; inoltre, il suo pH è sensibilmente più basso di quello del plasma e il suo contenuto in cloro è particolarmente elevato rispetto a quello del plasma (154 mEq/l contro circa 100 mEq/l). In caso di somministrazione di elevati volumi di soluzione salina isotonica sussiste pertanto il rischio potenziale di provocare un'acidosi metabolica ipercloremica.

Per quanto riguarda le soluzioni ipertoniche (fisiologica 7,5%), gli studi condotti su animali hanno dimostrato la loro superiorità rispetto alle soluzioni isotoniche nel ricostituire il volume endovasale, migliorando la sopravvivenza, in particolare nello shock emorragico e nell'ustionato [7]. I vantaggi che presentano sono:
- piccoli volumi di infusione;
- immediato e protratto effetto volemico con stabilizzazione dei valori pressori;
- incremento della contrattilità miocardia;
- dilatazione degli sfinteri precapillari con riduzione del postcarico;
- miglioramento della perfusione tissutale con riduzione dei valori di lattato;
- promozione della diuresi e riduzione della ritenzione idrica;
- riduzione della pressione endocranica.

Non sono stati descritti danni diretti sull'endotelio vasale.

I problemi legati all'uso di queste soluzioni sono rappresentati tuttavia dalle alterazioni elettrolitiche e di osmolalità che possono verificarsi specialmente quando la velocità d'infusione è elevata, con il rischio di creare dei gravi quadri di disidratazione intracellulare. Inoltre, gli studi condotti sull'uomo sono ancora poco numerosi per comprovare un loro reale vantaggio rispetto alle soluzioni isotoniche.

Colloidi

I fluidi colloidi si dividono in sintetici (gelatine, destrani, amidi idrossietilici) e naturali (albumina). Sono caratterizzati dalla presenza di grosse molecole che non diffondono così facilmente, come i cristalloidi, dal compartimento intravascolare a quello interstiziale. Quindi presentano rispetto ai fluidi cristalloidi una maggiore tendenza a rimanere nel compartimento intravascolare e ad espandere il volume plasmatico.

Colloidi sintetici

Le *gelatine* sono prodotti di origine bovina e sono stati i primi colloidi artificiali ad essere impiegati clinicamente per il reintegro volemico. Sono attualmente disponibili varie preparazioni commerciali, ad esempio la poligelina 3,5% (Emagel), la gelatina succinilato 4% (Gelofusin). La differenza fondamentale rispetto alle soluzioni di destrano o di amido idrossietilico ad alto e medio peso molecolare è il più basso peso molecolare (circa 35 000 Dalton), che permette alle molecole di passare agevolmente attraverso la membrana glomerulare. Inoltre, circa il 20-30% della dose somministrata passa anche nello spazio interstiziale, dal quale può rientrare nel compartimento intravasale per mezzo della circolazione linfatica [8]. Ne consegue che la capacità delle gelatine di espandere adeguatamente il volume plasmatico è transitoria e dopo circa 4 ore dalla somministrazione l'espansione di volume risulta essere meno della metà della dose infusa. Per quanto riguarda gli effetti avversi si è a lungo creduto che le gelatine non esercitassero alcun effetto specifico sui meccanismi della coagulazione. Tuttavia, uno studio recente ha dimostrato che la somministrazione di gelatine, così come quella di amido idrossietilico, di destrano e di albumina, induce significative alterazioni del tromboelastogramma e dei meccanismi della coagulazione [9]. Per quanto concerne gli altri effetti avversi, la somministrazione di gelatine rispetto a quella di amido idrossietilico nel paziente settico sembra dare un minor rischio di insufficienza renale acuta [10], mentre l'incidenza di reazioni allergiche con le gelatine è più elevata e simile a quella riportata con i destrani [8].

I *destrani* sono polisaccaridi a singola catena di origine batterica e sono disponibili in commercio in varie forme. I due più comunemente usati sono il destrano 40 al 10% (peso molecolare 40 000 Dalton) e il destrano 70 al 6% (peso molecolare 70 000 Dalton). Come tutti i colloidi si distribuiscono nello spazio intravasale dove permangono per un tempo più o meno lungo in relazione alle dimensioni delle particelle che li compongono. Il destrano 40 produce un aumento maggiore del volume plasmatico rispetto al destrano 70 (aumento del volume plasmatico in rapporto al volume infuso di 1-1,5 verso 0,8); tuttavia, gli effetti durano solo poche ore: il 50% della dose somministrata di destrano 40 viene eliminato in due ore e l'80% entro 6 ore (al contrario il 50% della dose somministrata di destrano 70 viene eliminato in 24 ore).

I destrani presentano un effetto antitrombotico in quanto inibiscono l'adesività piastrinica, riducono l'attivazione del fattore VII e promuovono la fibrinolisi. Provocano inoltre emodiluizione e diminuiscono la viscosità ematica. I destrani ricoprono la superficie dei globuli rossi e possono così interferire con la possibilità di eseguire i test di compatibilità ematica. I principali effetti collaterali avversi di queste sostanze sono [6]:

- insufficienza renale acuta (peraltro rara, dovuta ad uno stato iperoncotico con ridotta pressione di filtrazione);
- diuresi osmotica (più frequente con il destano 40);

- episodi anafilattici (incidenza attuale 0,032%);
- falso aumento della glicemia e della bilirubinemia;
- alterazione della funzionalità immunitaria.

Gli *amidi idrossietilici* sono colloidi sintetici formati da una miscela di molecole di amilopectina di vario peso molecolare, che subiscono un metabolismo complesso per cui nuove ma più piccole molecole vengono continuamente prodotte ad opera dell'α-amilasi. In questo modo l'emivita risulta aumentata. Esistono varie preparazioni commerciali. Fra le più diffuse vi è Haes-Steril 6% e 10%, peso molecolare 200 000 Dalton e rapporto di sostituzione molare (numero di gruppi idrossietilici per unità di glucosio presenti) 0,5. Esso costituisce attualmente in Europa il prodotto di riferimento nell'ambito dei sostituti del plasma. Recentemente è stato messo in commercio in Italia il primo tetrastarch: Voluven 6%, peso molecolare 130 000 Dalton e rapporto di sostituzione molare 0,4. Data la numerosità delle soluzioni di idrossietilamido presenti sul mercato e la diversità delle loro caratteristiche chimico-fisiche, un confronto tra i differenti prodotti risulta difficile. Tuttavia, è importante confrontare le diverse soluzioni considerando il peso molecolare in vivo, che è quello risultante dall'idrolisi parziale della soluzione originale ad opera dell'α-amilasi: esso dipende dal peso molecolare della soluzione originale, dal grado di idrossietilazione, espresso dal rapporto di sostituzione molare (infatti, più elevato è il numero di gruppi idrossietilici introdotti, più resistente è la soluzione originale all'idrolisi enzimatica), e dalla sede dell'idrossietilazione, espressa dal rapporto C2/C6 (l'idrossietilazione può infatti avvenire in posizione C2, C3 e C6 della molecola di glucosio, ma solo i gruppi idrossietilici in posizione C2 sono in grado di inibire la degradazione enzimatica ad opera dell'α-amilasi serica). È importante considerare il peso molecolare in vivo in quanto esso condiziona il potere oncotico della soluzione, la farmacocinetica, e gli effetti avversi renali e sulla coagulazione (più è basso il peso molecolare, a parità di concentrazione, maggiore è il potere oncotico, più rapida è l'eliminazione, con minore accumulo nel plasma e nel sistema reticolo-endoteliale, e minori effetti avversi sulla coagulazione). Teoricamente il miglior amido idrossietilico dovrebbe essere quello con il più basso peso molecolare in vivo al di sopra della soglia di eliminazione renale, che è di circa 60 000 Dalton [11]. Il peso molecolare in vivo del Voluven è di 70 000-80 000 Dalton, mentre quello dell'Haes-Steril è 110 000-120 000 Dalton.

Dopo somministrazione di Haes-Steril al 6% il volume plasmatico subisce un incremento del 100%, che si mantiene per 3-4 ore, fino a scendere al 72% dopo 8 ore, mentre la somministrazione di Haes-Steril al 10% determina una più elevata espansione di volume, superiore a quella del volume infuso (espansione di volume di circa il 145%), che si mantiene per circa 1 ora; nelle 3 ore successive si osserva un effetto di espansione di volume del 100%, fino a scendere al 57% dopo 8 ore. Con l'infusione di Voluven 6% l'espansione volemica è del 100% e si mantiene per circa 4-6 ore [11, 12].

A seguito di una somministrazione singola, dopo 30 minuti il livello plasmatico è ancora il 75% della concentrazione massima, dopo 6 ore scende al 14%. I livelli plasmatici ritornano all'incirca al valore basale in 24 ore.

La dose massima consigliata è di 33 ml/Kg/die per Voluven 6% e Haes-Steril 6% e 20 ml/Kg/die per Haes-Steril 10%.

Studi clinici hanno dimostrato che il Voluven 6% ha efficacia comparabile all'Haes-Steril 6% sia per quanto riguarda il miglioramento dei parametri emodinamici, che delle funzioni di trasporto dell'ossigeno [11, 12]. Inoltre, con gli amidi idrossietilici sono stati riportati effetti benefici sull'attivazione delle cellule endoteliali, sulla permeabilità microvascolare e sui danni da riperfusione [13].

Per quanto riguarda gli effetti avversi sull'emostasi (diatesi emorragiche) i dati presenti in letteratura mostrano che gli amidi idrossietilici con basso peso molecolare in vivo (Haes-Steril, Voluven) hanno effetti trascurabili sulla coagulazione, così come l'incidenza di insufficienza renale acuta è maggiore dopo ripetute somministrazioni di amidi idrossietilici con elevato peso molecolare in vivo (ad esempio, Elohes 14 000-150 000 Dalton). Infine, l'incidenza di reazioni allergiche di tipo anafilattico è assai minore rispetto a quella riportata con le gelatine o con i destrani [8, 12].

Tra gli amidi idrossietilici a basso peso molecolare (Haes-Steril e Voluven) esistono delle differenze in termini di metabolismo e di farmacodinamica. In sintesi il Voluven presenta i seguenti vantaggi rispetto all'Haes-Steril:

- medesima espansione volemica con una concentrazione plasmatica più bassa. Ciò è dovuto al rapido metabolismo che porta ad un grande numero di molecole di medie dimensioni che aumentano la pressione colloido-osmotica in vivo [11];
- eliminazione renale più rapida [11, 12, 14];
- riduzione dal 50% al 75% dell'accumulo plasmatico e tissutale. Il minor grado di sostituzione molare ne accelera la degradazione, comunque in maniera più lenta di quanto ci si aspetterebbe, perché l'elevato rapporto C2/C6 (maggiore di 8 con il Voluven e uguale a 5 con l'Haes-Steril) controbilancia questo effetto [11, 12];
- minori effetti sulla cascata coagulativa, che non dipendono solamente dal peso molecolare, ma anche dal grado di sostituzione molare e dal rapporto C2/C6. Infatti, il Voluven:

  a) non ha significativi effetti antipiastrinici a differenza degli altri amidi idrossietilici, le cui molecole rivestono la membrana citoplasmatica, inibendo l'attivazione del recettore GP IIb/IIIa da parte dei suoi ligandi (fibrinogeno e fattore di Von Willebrand). Molto probabilmente un ruolo importante svolge il grado di sostituzione molare oltre che il peso molecolare [15];

  b) altera in maniera trascurabile il processo di retrazione del coagulo [16];

  c) determina minori alterazioni del fattore VIII e del PTT (meccanismo non noto) [12];

  d) mantiene livelli di fattore di Von Willebrand postoperatori più elevati. Normalmente nel post operatorio il fattore VIII e di Von Willebrand aumentano come parte di una reazione acuta allo stress. Gli altri amidi idrossietilici attenuano notevolmente questa risposta fisiologica, il Voluven in minor misura [12].

Colloidi naturali

L'*albumina* è la proteina plasmatica più abbondante (55-60% della frazione proteica) ed è responsabile del 60-80% della normale pressione osmotica del plasma (COP = 26-28 mmHg). Normalmente nel plasma è presente il 42% dell'intero pool di albumina, il rimanente si distribuisce nel compartimento extravascolare.

L'albumina svolge importanti azioni quali il trasporto di numerosi composti in forma solubile (acidi grassi a catena lunga, bilirubina, fosfolipidi, calcio e molti farmaci), contribuisce all'equilibrio acido-base, è un potente antiossidante, mantiene l'integrità microvascolare (con meccanismi non ancora del tutto noti), ha un effetto anticoagulante grazie ad un'azione simile all'eparina [17].

È indicata per:
- grandi ustionati (> 50% della superficie corporea) dopo 24 ore;
- cirrosi con ascite che richiede paracentesi;
- shock ipovolemico.

Gli effetti indesiderati sono:
- sovraccarico volemico;
- depressione miocardica (legame con il Ca^{++});
- reazioni allergiche;
- trasmissione di malattie virali.

I livelli sierici di albumina vengono considerati da diversi studi clinici predittivi della mortalità. In particolare, nelle 24-48 ore dopo il ricovero risulterebbero accurati quanto l'APACHE II [17-20]. Nonostante questa evidenza, non esistono dati che supportino l'uso dell'albumina nel trattamento dell'ipoalbuminemia o dell'ipovolemia nei pazienti critici [17, 21, 22]. In particolare, nello shock settico e dopo interventi chirurgici maggiori l'alterata permeabilità delle membrane può provocare un'aumento della fuga transcapillare dell'albumina, con aggravamento del quadro di ARDS e peggioramento della perfusione tissutale [17]. Inoltre, nel 1998 è stata pubblicata una meta-analisi del Cochrane Injuries Group Albumin Reviewers [23] che ha dimostrato risultati molto negativi con l'impiego dell'albumina come plasma expander. Tale meta-analisi ha preso in considerazione 30 studi randomizzati controllati, che confrontavano la somministrazione di albumina con la somministrazione di soluzioni cristalloidi in 1419 pazienti critici con ipovolemia, o ustioni, o ipoalbuminemia. I risultati ottenuti (rischio relativo di mortalità per i pazienti trattati con albumina di 1,46 con range 0,97-2,22 nel paziente ipovolemico, di 1,69 con range 1,07-2,67 nel paziente ipoalbuminemico e di 2,40 con range 1,11-5,19 nel paziente ustionato) hanno evidenziato che l'albumina non sembra essere in grado di ridurre la mortalità nei pazienti critici, anzi è possibile che ne aumenti l'incidenza e che sia responsabile di circa 6 morti in più ogni 100 pazienti trattati [23]. Dopo la pubblicazione di questi dati abbastanza sorprendenti, l'uso di questo colloide è andato via via diminuendo, nonostante siano stati sollevati notevoli dubbi sulla validità metodologica di tale studio [24]. Infatti, una più recente meta-analisi [25] ha rivalutato l'uso dell'albumina, partendo da alcune considerazioni sulla sicurezza di questo colloide. Innanzi tutto gli studi di farmacovigilanza su larga scala, basati sulla segnalazione spontanea, hanno evidenziato la rarità di reazioni avverse [26]. In secondo luogo, l'albumina sembrerebbe essere in grado di migliorare la sopravvivenza in determinati gruppi di pazienti [27]. Infine, sarebbero stati commessi diversi errori nella conduzione della meta-analisi del Cochrane Group (quali l'omissione di studi rilevanti, la combinazione di studi eterogenei, l'inadeguata qualità metodologica nel considerare l'outcome, l'assenza di meccanismi plausibili che spieghino l'eccesso di mortalità associata all'albumina) che rendono i risultati poco attendibili [24]. Questa assai recente meta-analisi [25] comprendente, oltre a quelli considerati dal Cochrane Group, ulteriori studi clinici sull'uso dell'albumina, analizzati con criteri meno restrittivi, non ha riscontrato nessun effetto di questo colloide sulla mortalità. Pertanto il dibattito sulla reale utilità dell'albumina nei pazienti critici rimane tuttora aperto [17], anche se alcuni punti fondamentali sono da tenere presenti [13]:

- attualmente non vi sono chiare indicazioni sull'impiego di albumina;
- la somministrazione routinaria di albumina ad un paziente critico sulla base di ridotti livelli di albuminemia non è raccomandata;
- la somministrazione di albumina nell'espansione del volume plasmatico è discutibile e comunque nella maggior parte dei casi sono da preferire in prima istanza le soluzioni cristalloidi o i colloidi sintetici (l'uso di albumina potrebbe rendersi necessario qualora si fossero superate le dosi massime raccomandate per i colloidi e fosse necessaria un'ulteriore espansione volemica) [28].

Un altro punto assai controverso riguarda la scelta tra l'impiego di cristalloidi o colloidi nella rianimazione volemica. Le conclusioni basate su controlli meta-analitici sistematici della rianimazione volemica nei pazienti critici (trauma, sepsi, ustioni) indicano che la scelta dei cristalloidi risulta più vantaggiosa rispetto a quella dei colloidi [29-31]. Nella pratica clinica, comunque, una scelta così categorica non è generalmente accettata. L'esperienza clinica mostra che sia cristalloidi che colloidi sono necessari per raggiungere obiettivi ragionevoli per la rianimazione fluidica nei pazienti critici [13]. Tali obiettivi sono:

- mantenimento o raggiungimento di uno stato normovolemico e della stabilità emodinamica;
- ripristino della normale omeostasi dei fluidi tra i differenti compartimenti;
- mantenimento di un'adeguata pressione oncotica del plasma;
- incremento del flusso ematico nel microcircolo e ottimizzazione del rilascio di ossigeno alle cellule dei tessuti.

Inoltre, in relazione con alcuni tipi di malattie critiche:

- prevenzione dell'attivazione della cascata coagulativa e dell'aumentata coagulabilità del sangue;
- prevenzione del danno da riperfusione.

È ovvio che, per raggiungere la maggior parte di questi obiettivi nel trattamento intensivo di pazienti critici, non esistono approcci standard. Sarà sempre necessario considerare gli specifici bisogni di ogni singolo paziente. Inoltre, si potrebbe discutere se una contrapposizione stretta tra cristalloidi e colloidi abbia senso, dal momento che queste soluzioni non servono al medesimo scopo. I cristalloidi servono per correggere il deficit di fluidi extravascolari mentre i colloidi sono superiori, nella maggior parte delle situazioni, quando la principale indicazione è supportare il volume plasmatico [13]. La rianimazione con fluidi cristalloidi, infatti, inizialmente ripristina la gittata cardiaca, ma, in seguito al rapido passaggio transcapillare verso il compartimento extravascolare, l'effetto di supporto volemico sarà solamente transitorio e inadeguato per il ripristino del flusso ematico microvascolare [32]. La rianimazione con cristalloidi, conseguentemente, comprende il rischio della formazione di edema nei tessuti periferici e, attraverso la compressione dei capillari, l'edema tissutale può ridurre il flusso ematico microvascolare e così compromettere anche l'ossigenazione tissutale [5]. L'edema generalizzato, infine, può disturbare il trasporto di ossigeno e nutrienti alle cellule e contribuire così allo sviluppo della MODS. L'edema tissutale provocato da eccessiva somministrazione di cristalloidi nei pazienti critici si manifesta con un significativo incremento del peso ed è correlato con un prolungato bisogno di assistenza ventilatoria artificiale, compromessa guarigione delle ferite e prolungata degenza in Unità di Terapia Intensiva [13, 33]. Specialmente nei pazienti anziani con ridotta capacità funzionale degli organi vitali, il sovraccarico di cristalloidi può interferire con il processo di recupero dopo chirurgia e trauma. Al contrario, l'impiego di un colloide per la rianimazione fluidica implica che per raggiungere la stabilità emodinamica sia necessario un carico volemico più moderato. Il rischio di sovraccarico del compartimento extravascolare è conseguentemente ridotto.

Principi di monitoraggio della fluidoterapia perioperatoria

Clinici

Nell'intraoperatorio il monitoraggio clinico ha un'enorme importanza, perché permette di interpretare l'esatto significato delle misurazioni strumentali applicate a quel paziente in quel dato momento. Si basa sul rilievo continuo di alcune variabili come il colorito della cute, la vascolarizzazione periferica, il rilievo dei polsi (carotideo, omerale, radiale, femorale), lo stato di cute e mucose (secchezza, sollevabilità in pliche) e l'auscultazione toracica, se possibile. La sorveglianza del campo operatorio permette inoltre di conoscere l'entità di un eventuale sanguinamento, di vedere l'esecuzione di manovre di trazione o compressione sui grossi vasi.

Il parametro clinico più semplice e maggiormente utilizzato per valutare la volemia rimane la diuresi oraria (nel periodo perioperatorio viene considerato adeguato un volume urinario di almeno 0,5 ml/Kg/ora), con la quale si ottiene un dato che fornisce un monitoraggio approssimativo della perfusione splancnica [34, 35]. Tuttavia, si tratta di informazioni indicative, dal momento che la diuresi perioperatoria è influenzata da numerosi fattori (ADH, ventilazione meccanica e patologie preesistenti del paziente) [34].

Strumentali

I normali obiettivi della rianimazione di volume possono essere riassunti in 6 punti [36]:
- MAP > 60 mmHg;
- PVC = 8-10 mmHg;
- PAOP = 10-12 mmHg;
- indice cardiaco > 3 l/min/m^2;
- saturazione sangue arterioso > 92%;
- saturazione sangue venoso misto > 55%;
- consumo di ossigeno (VO_2) > 100 ml/min/m^2;

- lattati ematici < 4 mmol/l;
- deficit di basi da -3 a +3 mmol/l.

I sistemi di monitoraggio che finora si sono dimostrati più utili come guida alla fluidoterapia sono, oltre ovviamente alla misurazione della pressione arteriosa, la misurazione della pressione venosa centrale (CVP) e della pressione di occlusione dell'arteria polmonare (PAOP) che, nonostante alcune limitazioni, forniscono una stima del precarico cardiaco. Il cateterismo dell'arteria polmonare (PAC) rappresenta il "gold standard" delle tecniche di monitoraggio della flluidoterapia intraoperatoria, in quanto consente di eseguire tutte queste misurazioni e avere così informazioni sull'emodinamica, sul DO_2, VO_2 e sulla funzionalità cardiaca. Tuttavia, è una metodica invasiva gravata da complicanze potenzialmente fatali sia cardiache che non cardiache.

Negli ultimi anni l'interesse si è focalizzato su altre tecniche di monitoraggio meno invasive, quindi con minori rischi per il paziente e che consentono la misurazione in continuo dei parametri desiderati: PiCCO System, ecocardiografia transesofagea, variazione della pressione sistolica, tecniche di rebreathing per determinare la gittata cardiaca.

Pressione venosa centrale

La CVP è un indice di riempimento del ventricolo destro che, per una data compliance dello stesso, fornisce una adeguata stima del precarico: un aumento della CVP è correlato ad un aumento della volemia o a un sovraccarico delle sezioni destre, una diminuzione della CVP è correlata ad una diminuzione del precarico (ad esempio, ipovolemia, vasodilatazione). Tuttavia, il monitoraggio della CVP non fornisce sempre delle informazioni corrette sullo stato di riempimento del paziente, in quanto risente di:
- variazioni della pressione intra-toracica e intra-addominale;
- ventilazione a pressione positiva;
- ipertensione polmonare;
- presenza di stati morbosi del ventricolo destro (infarto, pericardite);
- alterazioni valvolari (stenosi mitralica, insufficienza aortica);
- situazioni di alterata compliance cardiaca.

Cateterismo dell'arteria polmonare

Il PAC è una tecnica diagnostica dimostratasi di grande aiuto nella gestione dei pazienti critici, sebbene presenti alcuni limiti e necessiti di persone esperte nel suo utilizzo [37].

In chirurgia le indicazioni al posizionamento del catetere di Swan-Ganz comprendono [34]:
- pazienti ad alto rischio sottoposti a chirurgia maggiore;
- cardiochirurgia o chirurgia vascolare maggiore in casi particolari;
- trapianto di fegato, cuore, polmone;

- pazienti con cardiopatia o ipertensione polmonare;
- shock non rispondente alla fluidoterapia.

In realtà, dal momento che il rapporto rischio/beneficio per questa tecnica non è sempre favorevole, tre fattori dovrebbero guidare la decisione del suo impiego [37]:

- pazienti ad alto rischio per una sottostante grave patologia cardiopolmonare;
- l'intervento previsto pone il paziente ad alto rischio per la radicalità e l'estensione della procedura;
- l'ambiente in cui si opera è adatto al tipo di monitoraggio così invasivo.

Il catetere di Swan-Ganz è lungo 110 cm e ha un diametro di circa 7 F. Presenta un lume prossimale per la misurazione della CVP, un lume distale per la misurazione della PAOP, un palloncino che consente l'occlusione di uno dei rami dell'arteria polmonare a livello della III zona di West ed un termistore per la misurazione della gittata cardiaca tramite termodiluizione. Esistono alcuni modelli dotati di fibre ottiche per misurare la saturazione venosa mista di ossigeno (SvO_2) e di un filamento termico per determinare la gittata cardiaca in continuo.

I parametri misurati col catetere di Swan-Ganz possono essere sia diretti che indiretti (Tab. 4). Il parametro più attendibile per valutare il precarico cardiaco è la PAOP che si correla alla pressione telediastolica del ventricolo sinistro e rappresenta un buon indice di riempimento ventricolare. Anche questo parametro, come la CVP, risente di numerosi fattori che ne possono alterare il significato:

- compliance cardiaca;
- ipertensione polmonare;
- ventilazione meccanica;
- volume ematico centrale ridotto;
- scorretto posizionamento della punta del catetere (non nella III zona di West);
- alterazioni valvolari (stenosi mitralica, insufficienza aortica).

Nel determinare la responsività alla terapia volemica è l'associazione tra gittata sistolica (SV) e PAOP che è importante, perché nel paziente ipovolemico l'infusione rapida di fluidi determina un aumento della SV, senza importanti incrementi di PAOP [38, 39].

Tabella 4. Parametri diretti e indiretti misurati tramite PAC

Diretti	Indiretti
- Pressione venosa centrale (CVP)	- Indice cardiaco (CI)
- Pressione arteria polmonare (PAP)	- Resistenze vascolari sistemiche (SVR)
- Pressione di occlusione della arteria polmonare (PAOP)	- Resistenze vascolari polmonari (PVR)
	- Volume sistolico (SV) e SVI
- CO	- Lavoro sistolico ventricolo sn (LVSW)
- Temperatura corporea	- Lavoro sistolico ventricolo dx (RVSW)
- Saturazione venosa mista di O2 (SvO_2)	- Consumo di O_2 (VO_2)
	- DO_2

Il PAC, tuttavia, può presentare alcune complicanze [40] legate alla:

- cateterizzazione: aritmie, malposizionamento della punta del catetere, embolia gassosa, PNX, emotorace, ematoma, danni nervosi;
- permanenza del catetere: problemi meccanici (migrazione della punta, intrappolamento del catetere, decubito, rottura del palloncino), trombosi ed embolia dell'arteria polmonare, infarto polmonare, infezioni, danni delle strutture cardiache e dell'arteria polmonare (rottura, pseudoaneurisma).

Monitoraggio cruento della pressione arteriosa e variazione della pressione sistolica

Il monitoraggio cruento, in continuo della pressione arteriosa fornisce informazioni sulla contrattilità cardiaca, sulle resistenze vascolari periferiche e sulla portata sistolica (integrale superficie sottesa alla curva).

Inoltre, nei pazienti ventilati artificialmente con pressione positiva intermittente si possono osservare delle variazioni cicliche del precarico cardiaco, del volume di eiezione (SV) e conseguentemente della pressione arteriosa sistolica. Durante l'inspirio aumenta il precarico alle camere cardiache, perciò lo SV e la pressione sistolica sono aumentati, mentre durante l'espirio avviene il contrario [41]. Il monitoraggio cruento, in continuo della pressione arteriosa fornisce informazioni sullo stato di riempimento del paziente, permettendo di calcolare la variazione di pressione sistolica (SPV), cioè la differenza tra il massimo e il minimo valore di pressione sistolica all'interno di un singolo ciclo respiratorio [41]. Questo parametro si è dimostrato altamente predittivo nei confronti della risposta alla fluidoterapia nei pazienti in shock settico o emorragico. La presenza di ampie oscillazioni della pressione sistolica riflette una situazione cardiaca per cui entrambi i ventricoli si trovano nella fase precarico-dipendente della curva di Frank-Starling, pertanto la gittata cardiaca è ancora in grado di aumentare qualora si aumenti il volume ematico. Se invece la SPV non è elevata (delta down < 10 mmHg) la percentuale di risposta alla fluidoterapia diminuisce e ciò costituisce un dato rilevante per valutare un'eventuale terapia con farmaci vasoattivi [41].

La SPV presenta alcune limitazioni legate all'impossibilità di misurarla qualora si verifichi un'aritmia cardiaca o le pressioni intrapleuriche diventino troppo elevate per la non perfetta sedazione del paziente.

PiCCO System

È un nuovo sistema di monitoraggio emodinamico che si avvale della termodiluizione transpolmonare per misurare la gittata cardiaca e alcuni parametri volumetrici (GEDV = volume telediastolico globale; ITBV = volume ematico intratoracico; EVLW = acqua extra-vascolare polmonare). Misura inoltre in maniera continua la gittata cardiaca tramite l'analisi del contorno del polso [42, 43]. I parametri che vengono misurati sono illustrati in Tabella 5.

A differenza del catetere di Swan-Ganz, questo sistema necessita solamente di un catetere venoso centrale e di un catetere arterioso con termistore in arteria femorale (due accessi vascolari comunemente utilizzati negli interventi chirurgici maggiori), eliminando tutti i rischi correlati al cateterismo dell'arteria polmonare. Tuttavia, per tale motivo non può essere utilizzato negli interventi di chirurgia vascolare con clampaggio aortico e nei pazienti con grave vasculopatia periferica.

Le principali indicazioni all'uso del PiCCO System sono:

- shock;
- ARDS;
- insufficienza cardiaca acuta/ipertensione polmonare;
- chirurgia maggiore cardiaca, addominale e ortopedica;
- politrauma/ustioni gravi;
- chirurgia dei trapianti.

Studi recenti hanno dimostrato come la gittata cardiaca così misurata sia altrettanto attendibile, se non addirittura più precisa rispetto a quella misurata con PAC, dal momento che la termodiluizione aortica transpolmonare è meno influenzata dal ciclo respiratorio (sia perché l'indicatore impiega più tempo ad arrivare al termistore, sia perché la curva di termodiluizione è più ampia) [44].

Il PiCCO System consente inoltre la misurazione dei volumi ematici circolanti, che risultano più attendibili nello stimare la volemia del paziente rispetto alla pressione venosa centrale (CVP) e alla pressione di incuneamento (PAOP), maggiormente influenzate dalle pressioni intratoraciche e dalla compliance cardiaca [44]. L'ITBV si è dimostrato l'indicatore più utile del precarico cardiaco nei pazienti critici [43, 44]. L'EVLW risulta molto utile come guida alla fluidoterapia nei pazienti con ARDS e settici, in cui l'alterazione della permeabilità di membrana svolge un ruolo importante nel determinare la quantità di liquidi all'interno del torace [43, 44]. Il GEDV fornisce la stima dei volumi contenuti in tutte e quattro le camere cardiache e qualora venga indicizzato correla bene con l'indice cardiaco (CI) e il volume di eiezione indicizzato (SI) [43, 44]. Tuttavia, Mundigler e coll. [45] sostengono che questo parametro non sia affidabile in pazienti con ridotta funzionalità del ventricolo sinistro, poiché la risposta alla fluidoterapia di un cuore dilatato si manifesta prevalentemente con un innalzamento delle pressioni di riempimento e non della volumetria.

Un ulteriore vantaggio che questa metodica può dare è la misurazione continua dello SV, dalla quale si può calcolare la variazione di SV (SVV), che è la percentuale di variazione tra il volume di eiezione massimo e minimo che si ha nell'arco di 12 secondi. La SVV, come la SPV, riflette i cambiamenti indotti dalla ventilazione sulla gittata cardiaca e quindi può servire per valutare l'adeguatezza del precario [43].

Tabella 5. Parametri emodinamici misurati dal PiCCO System

Monitorati continuamente	**Quantificati**
Gittata cardiaca con contorno del polso	Gittata cardiaca, misurata per via arteriosa
Frequenza cardiaca	Volume telediastolico globale
Pressione arteriosa	Indice di funzionalità cardiaca
SV/SVV	Volume ematico intratoracico
Resistenze vascolari periferiche	Acqua polmonare extravascolare

L'ecocardiografia transesofagea (TEE)

È una tecnica semi-invasiva, facilmente eseguibile che oltre a permettere la visualizzazione intraoperatoria morfologica e funzionale delle camere cardiache e degli apparati valvolari, consente la diagnosi eziologica del problema emodinamico [46, 47]. Per tale motivo l'utilizzo si sta estendendo anche alla chirurgia non cardiaca.

Recentemente, la TEE si è dimostrata utile nella guida alla fluidoterapia, in quanto consente un'attenta stima del precarico cardiaco. Utilizzando la proiezione transgastrica asse corto a livello mediopapillare è possibile misurare l'area telediastolica del ventricolo sinistro, che si correla al volume telediastolico del ventricolo.

La valutazione della volemia può essere approfondita con il Doppler pulsato del flusso venoso polmonare e del flusso transmitralico che appaiono entrambi modificati negli stati ipovolemici.

Tecniche di "rebreathing" per la misurazione della gittata cardiaca

Le tecniche di "rebreathing" utilizzano il polmone come tonometro per determinare la pressione parziale dei gas (O_2, CO_2, gas inerti) nel sangue arterioso o venoso misto. Contemporaneamente l'analisi dei gas alveolari consente di misurare l'assorbimento o il rilascio del gas tracciante [48, 49]. In condizioni di steady-state si può calcolare il flusso ematico capillare polmonare (PCBF) che effettivamente partecipa agli scambi gassosi tramite l'applicazione dell'equazione di Fick. Infine, dal PCBF si può ricavare il valore della gittata cardiaca.

Il metodo del "rebreathing" totale della CO_2 è stato uno dei primi proposti come alternativa alla termodiluizione, tuttavia si è rivelato rischioso per il paziente (per l'eccessivo aumento della $PaCO_2$ e diminuzione della PaO_2), tecnicamente difficile da realizzare e dispendioso in termini di tempo [48].

Recentemente, è stato proposto un nuovo sistema, NICO (non-invasive cardiac output), che permette la misurazione della gittata cardiaca tramite il "rebreathing" parziale della CO_2. Si tratta di un dispositivo, collegato al circuito del respiratore, che automaticamente induce un aumento periodico e transitorio dello spazio morto strumentale, per cui il paziente rirespira solo una parte dei gas espirati, senza il rischio di aumentare eccessivamente i livelli ematici di CO_2 [48-50]. È un sistema non invasivo, rapido, automatico, economico, che offre misurazioni accurate della gittata cardiaca in maniera semi-continua (ad intervalli di 3 minuti), ma che non può sostituire il cateterismo dell'arteria polmonare perché non è in grado di valutare altri parametri emodinamici [48].

Bibliografia

1. Roberts JP, Roberts JD, Skinner C et al (1985) Extracellular fluid deficit following operation and its correction with Ringer's lactate. A reassessment. Ann Surg 202:1-8
2. Giesecke AH (1986) Perioperative fluid therapy - Crystalloids. In: Miller RD (ed) Anesthesia, Vol. 2, 2nd edn. Churchill Livingstone, New York, pp 1313-1328

3. Imm A, Carlson RW (1993) Fluid resuscitation in circulatory shock. Crit Care Clin 9:313-333
4. Funk W, Baldinger V (1995) Microcirculatory perfusion during volume therapy. A comparative study using crystalloid or colloid in awake animals. Anesthesiology 82:975-982
5. Wang P, Hauptman JG, Chaudry IH (1990) Hemorrhage produces depression in microvascular blood flow which persists despite resuscitation. Circ Shock 32:307-318
6. Layon AJ, Bernards WC, Kirby RR (1994) Fluidi ed elettroliti nel paziente critico. In: Civetta JM (ed) Trattato di rianimazione e terapia intensiva, II edn. Antonio Delfino Editore, Medicina-Scienze, Roma, pp 517-545
7. Nakayama SI, Kramer GC, Carlsen RC et al (1985) Infusion of very hypertonic salin to bled rats: membrane potentials and fluid shifts. J Surg Res 38:180-186
8. Baron JF (2000) Crystalloids versus colloids in the treatment of hypovolemic shock. In: Vincent JL (ed) 2000 Yearbook of intensive care and medicine. Springer-Verlag, Berlin, Heidelberg, New York, pp 443-466
9. Egli GA, Zollinger A, Seifert B et al (1997) Effect of progressive haemodilution with hydroxyethyl starch, gelatin and albumin on blood coagulation. Br J Anaesth 78:684-689
10. Schortgen F, Lacherade JC, Bruneel F et al (2001) Effect of hydroxyethylstarch and gelatin on renal function in severe sepsis: a multicentre randomised study. Lancet 357:911-916
11. Baron JF (2000) A new hydroxyethyl starch: HES 130/0.4, Voluven. Transfusion Alternatives in Transfusion Medicine 2:13-21
12. Langeron O, Doelberg M, Ang ET et al (2001) Voluven, a lower substituted novel hydroxyethyl starch (HES 130/0.4), causes fewer effects on coagulation in major orthopedic surgery than HES 200/0.5. Anesth Analg 92:855-862
13. Haljamäe H, Lindgren S (2000) Fluid therapy: present controversies. In: Vincent JL (ed) 2000 Yearbook of intensive care and medicine. Springer-Verlag, Berlin, Heidelberg, New York, pp 429-442
14. Ragaller MJR, Theilen H, Koch T (2001) Volume replacement in critically ill patients with acute renal failure. J Am Soc Nephrol 12:S33-S39
15. Franz A, Braunlich P, Gamsjager T et al (2001) The effects of hydroxyethyl starches of varying molecular weights on platelet function. Anesth Analg 92:1402-1407
16. Konrad CJ, Markl TJ, Schuepfer GK et al (2000) In vitro effects of different medium molecular hydroxyethyl starch solutions and lactated Ringer's solution on coagulation using SONOCLOT. Anesth Analg 90:274-279
17. Nichilson JP, Wolmarans MR, Park GR (2000) The role of albumin in critical illness. Br J Anaesth 85:599-610
18. Finestone HM, Greene-Finestone LS, Wilson ES, Teasel RW (1996) Prolonged length of stay and reduced functional improvement rate in malnourished stroke rehabilitation patients. Arch Phys Med Rehabil 77:340-345
19. Spiegel DM, Breyer JA (1994) Serum albumin: a predictor of long-term outcome in peritoneal dialysis patients. Am J Kidney Dis 23:283-285
20. Pollack AJ, Strong RM, Gribbon R, Shah H (1991) Lack of predictive value of APACHE II score in hypoalbuminemic patients. J Parent Enteral Nutr 15:313-315
21. Blackburn GL, Driscoll DF (1992) Time to abandon routine albumin supplementation. Crit Care Med 20:157-158
22. Stockwell MA, Scott A, Day A et al (1992) Colloid solutions in the critically ill. A randomised comparison of albumin and polygeline. 2. Serum albumin concentration and the incidences of pulmonary oedema and acute renal failure. Anaesthesia 47:7-9
23. Cochrane Injuries Group Albumin Reviewers (1998) Human albumin administration in critically ill patients: systematic review of randomised controlled trials. BMJ 317:235-240

24. Wilkes MM, Navickis RJ (2002) Does albumin infusion affect survival? Review of meta-analytic findings. In: Vincent JL (ed) 2002 Yearbook of intensive care and medicine. Springer-Verlag, Berlin, Heidelberg, New York, pp 454-464
25. Wilkes MM, Navickis RJ (2001) Patient survival after human albumin administration. A meta-analysis of randomised, controlled trials. Ann Intern Med 135:149-164
26. Von Hoegen I, Waller C (2001) Safety of human albumin based on spontaneously reported serious adverse events. Crit Care Med 29:994-996
27. Sort P, Navasa M, Arroyo V et al (1999) Effect of intravenous albumin on renal impairment and mortality in patients with cirrhosis and spontaneous bacterial peritonitis. N Engl J Med 341:403-409
28. Groeneveld J (2000) Albumin and artificial colloids in fluid management: where does the clinical evidence of their utility stand? Crit Care 4 (Suppl. 2):S16-S20
29. Velanovich V (1989) Crystalloid versus colloid fluid resuscitation: a meta-analysis of mortality. Surgery 105:65-71
30. Schierhout G, Roberts I (1998) Fluid resuscitation with colloid or crystalloid solutions in critically ill patients: a systematic review of randomised trials. BMJ 316:961-964
31. Choi PT, Yip G, Quinonez LG, Cook DJ (1999) Crystalloids vs. colloids in fluid resuscitation: a systematic review. Crit Care Med 27:200-210
32. Wang P, Chaudry IH (1991) Crystalloid resuscitation restores but does not maintain cardiac output following severe hemorrhage. J Surg Res 50:163-169
33. Haljamae H (1999) Use of fluids in trauma. Int J Intensive Care 6:20-30
34. Colò F, Pasetto A (1998) Monitoraggio delle funzioni vitali in anestesia. In: Gullo A (ed) Anestesia clinica. Springer-Verlag Italia, Milano, pp 15-29
35. Berlot G, Soiat M, Silvestri L (1995) Monitoraggio clinico e strumentale della funzione renale. In: Giron GP, Gullo A (eds) Aspetti di fisiopatologia, clinici e di monitoraggio in anestesia, Vol. 1. APICE, Trieste, pp 83-91
36. Marino PL (1999) Emorragia e ipovolemia. In: Marino PL (ed) The ICU book. Terapia intensiva. Principi fondamentali. Masson, Milano, pp 201-221
37. Marik PE (1999) Pulmonary artery catheterization and esophageal doppler monitoring in the ICU. Chest 116:1085-1091
38. Allaria B, Dei Poli M, Favaro M (1998) Monitoraggio del periodo perioperatorio nella chirurgia dell'aorta. In: Gullo A (eds) Anestesia clinica. Springer-Verlag Italia, Milano, pp 267-277
39. Michard F, Teboul JL (2002) Detection of fluid responsiveness. In: Vincent JL (ed) 2002 Yearbook of intensive care and medicine. Springer-Verlag, Berlin, Heidelberg, New York, pp 553-563
40. Mark JB, Slaughter TF, Reves JG (2000) Cardiovascular monitoring. In: Miller RD (ed) Anesthesia, 5th edn. pp 1117-1206
41. Michard F, Teboul JL (2000) Respiratory changes in arterial pressure in mechanically ventilated patients. In: Vincent JL (ed) 2000 Yearbook of intensive care and emergency medicine. Springer-Verlag, Berlin, Heidelberg, pp 696-704
42. Della Rocca G, Costa MG, Pietropoli P (2000) Intraoperative circulating blood volume management. Minerva Anestesiol 66 (Suppl. 3):149-155
43. Della Rocca G, Costa MG (1999) Gittata cardiaca in continuo e monitoraggio volumetrico: analisi del contorno del polso con PiCCO System. Minerva Anestesiol 65 (Suppl. 1):169-176
44. Sakka SG, Meier-Hellmann A (2000) Evaluation of cardiac output and cardiac preload. In: Vincent JL (ed) 2000 Yearbook of intensive care and emergency medicine. Springer-Verlag, Berlin, Heidelberg, pp 671-679
45. Mundigler G, Heinze G, Zehetgruber M et al (2000) Limitation of the transpulmonary indicator dilution method for assessment of preload changes in critically ill patients with reduced left ventricular function. Crit Care Med 28:2232-2237

46. Guarracino F (2001) Il ruolo dell'ecocardiografia transesofagea nel monitoraggio emodinamico intraoperatorio. Minerva Anestesiol 67:320-324
47. Poelaert JI, Schupfer G, Poortmans G (2000) Transaesophageal echocardiography: the relationship between pressure, flow and function. In: Vincent JL (ed) 2000 Yearbook of intensive care and emergency medicine. Springer-Verlag, Berlin, Heidelberg, pp 680-695
48. Murias G, Villagra A, Blanch L (2002) Capnography and cardiac output determination. In: Gullo A (ed) Anaesthesia pain intensive care and emergency medicine. Springer-Verlag Italia, Milano, pp 299-303
49. Girardis M, Lombardini C, Pasetto A (2002) Haemodynamic and metabolic evaluation by rebreathing methods. In: Gullo A (ed) Anaesthesia pain intensive care and emergency medicine. Springer-Verlag Italia, Milano, pp 269-274
50. Allaria B (2002) Monitoring of pulmonary capillary blood flow and alveolar dead space using the combined methods of volumetric capnography and "partial CO_2 rebreathing" (NiCO2). In: Gullo A (ed) Anaesthesia pain intensive care and emergency medicine. Springer-Verlag Italia, Milano, pp 275-280

Capitolo 3

Monitoraggio della coagulazione

G.F. Di Nino, B.G. Samolsky-Dekel, V. Agnoletti

Emostasi ed omeostasi

L'omeostasi è la regolazione da parte dell'organismo della composizione del proprio ambiente interno onde permettere ai processi fisiologici di svolgersi in condizioni ottimali [1, 2]. La regolazione omeostatica a retroazione di molti processi biologici è guidata dai prodotti generati dagli stessi processi; questi prodotti, mediante meccanismi di feedback negativo, tendono a circoscrivere gli effetti della risposta biologica ad una perturbazione dell'ambiente interno e di riportare lo stato ambientale alterato alle sue condizioni fisiologiche. Ne è esempio l'emostasi ove una deviazione in senso coagulativo è controbilanciata dalla fibrinolisi e viceversa; ciò avviene attraverso l'attivazione, da parte dei prodotti finali od intermedi di entrambi i processi, di specifiche vie regolatrici. L'omeostasi fallisce quando si instaura un meccanismo di feedback positivo e la risposta biologica si perpetua, non essendo controbilanciata da un'adeguata reazione di senso opposto. Ne sono esempio le alterazioni dell'emostasi in corso di sepsi grave. In questa condizione patologica, le alterazioni dei processi omeostatici condizionano uno stato procoagulativo diffuso che non è controbilanciato da una valida fibrinolisi [3].

L'emostasi è un processo omeostatico deputato a mantenere il sangue allo stato fluido ed impedire la sua fuoriuscita dall'albero vascolare. Esso viene mantenuto grazie ad un delicato equilibrio tra il sistema vascolare, quello delle piastrine, della coagulazione e quello della fibrinolisi. Ogni singolo sistema è regolato, a sua volta, da specifici fattori attivatori ed inibitori. Il macrosistema emostatico, però, non è un processo isolato; esso è un anello di un vasto processo omeostatico. I recenti progressi nel campo della biologia molecolare e cellulare hanno gettato luce sulle intricate interconnessioni regolatrici tra le risposte emostatiche, infiammatorie ed umorali dell'organismo in seguito ad una alterazione del suo ambiente interno. La conoscenza di tali fenomeni è una *conditio sine qua non* per un corretto monitoraggio della funzione coagulativa.

Dalla fisiologia alla patologia

Sistema vascolare

Il ruolo del sistema vascolare nell'emostasi consiste nella vasocostrizione e nell'attivazione per contatto delle piastrine e della cascata emocoagulativa. Infatti, un danno a livello della parete vascolare induce la contrazione della muscolatura liscia che avvolge l'endotelio delle arteriole. Tale contrazione riduce il calibro del vaso e di conseguenza rallenta od arresta il flusso ematico locale. L'esposizione della membrana basale e del collagene assieme alla riduzione del flusso innescano l'adesione e l'attivazione delle piastrine. Infine, l'esposizione dei tessuti sottoendoteliali in concerto con la tromboplastina tissutale endoteliale, attivano la coagulazione (Fig. 1).

Sistema delle piastrine

Le piastrine sono responsabili della risposta emostatica primaria in quanto, aderendo all'endotelio lesionato, generano il tappo emostatico primario (tappo piastrinico o trombo bianco). In seguito al processo dell'adesione, le piastrine attivate cambiano forma, si aggregano e secernono i fattori piastrinici coinvolti nell'emostasi (ad esempio, il fattore piastrinico 3, FP3). Un difetto emostatico può dipendere dalla riduzione del numero delle piastrine (trombocitopenia), da una loro alterata funzione (trombocitopatia) oppure da entrambe le condizioni. La Figura 1 riassume le varie fasi della risposta emostatica primaria. Il tempo che intercorre tra la lesione della parete vasale e la formazione di un trombo bianco, privo di fibrina, viene detto tempo di emorragia.

Sistema della coagulazione

La Figura 2 riassume le varie tappe del processo coagulativo. La trombina è la molecola chiave del sistema coagulativo. Essa è una serin-proteasi attiva, che riconosce come substrato principale il fibrinogeno, proteina plasmatica solubile che, per clivaggio promosso dalla trombina, genera una sostanza insolubile, la fibrina. La fibrina ha la funzione di stabilizzare il tappo piastrinico primario. La genesi di fibrina dal fibrinogeno è la tappa finale di una cascata di reazioni tra molecole proteiche presenti normalmente nel plasma come precursori inattivi o zimogeni. La nomenclatura ufficiale identifica questi fattori della coagulazione con numeri romani; alcuni fattori vengono identificati anche con eponimi o con nomi descrittivi. La forma attivata dei vari fattori viene indicata con la lettera "a" posta dopo il numero romano.

La scissione della trombina attivata dal suo precursore, la protrombina (fattore II), è la chiave di volta della produzione della fibrina. Questo processo avviene ad opera dei fattori attivati X (fattore di Stuart-Prower) e V (proaccelerina) in presenza di ioni Ca^{++} (fattore IV) e di FP3. La trombina, inoltre, attiva il fattore XIII che ha il compito di polimerizzare e rendere insolubili i monomeri di fibrina. L'attivazione dei fattori che promuovono la scissione della protrombina può avvenire attraverso due cascate enzimatiche che classicamente venivano ritenute indipendenti. Queste due cascate sono dette rispettivamente, la via intrinseca e la via estrinseca. Le reazioni di generazione della trombina e della fibrina invece, prendono il nome della via comune della coagulazione (Fig. 2C). Quest'ultima, infatti, rappresenta la via finale comune sia della via intrinseca che di quella estrinseca.

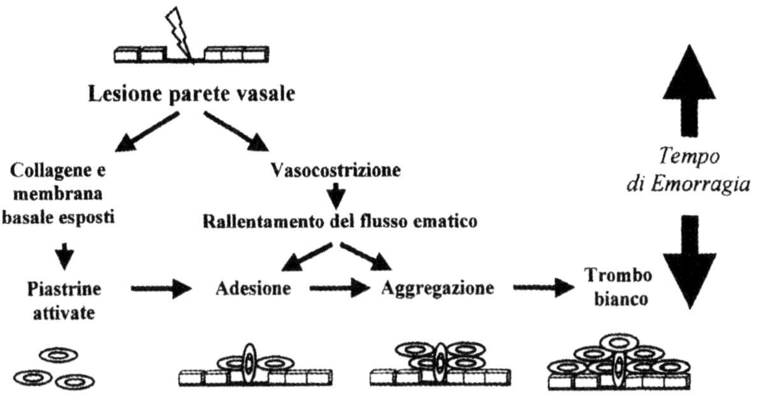

Fig. 1. La risposta emostatica primaria. Rappresentazione schematica delle interazioni tra il sistema vascolare e quello piastrinico nella formazione del tappo emostatico primario (vedi testo). Il tempo di emorragia è il lasso di tempo che intercorre tra la lesione della parete vasale e la cessazione dell'emorragia per la formazione del trombo bianco

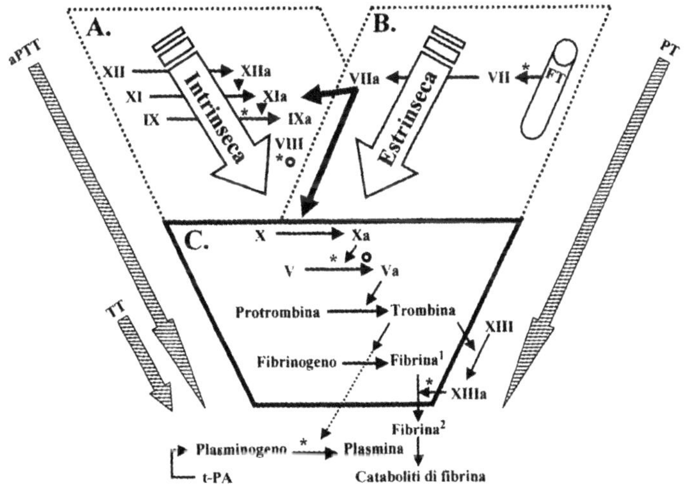

Fig. 2a-c. La cascata emocoagulativa. **a** la via intrinseca, attivata per contatto; **b** la via estrinseca, attivata dal fattore tissutale; **c** la via comune. I fattori plasmatici di ciascuna via sono indicati con numeri romani; il suffisso *a* indica la loro forma attivata. Ciascuna via può attivare indipendentemente la via comune e quindi innescare la formazione di monomeri solubili di fibrina; questi ultimi vengono polimerizzati in fibrina insolubile dal fattore XIII, attivato dalla trombina. La *doppia freccia spessa* in **b** indica che il fattore VIIa della via estrinseca può attivare la via comune sia direttamente che attivando il fattore XI della via intrinseca. Nella parte inferiore della figura sono riportate le principali reazioni della fibrinolisi. L'attivatore tissutale del plasminogeno, *t-PA*, genera plasmina; quest'ultima demolisce l'eccesso di fibrina del coagulo. *PT*, *aPTT* e *TT*, con le relative *frecce oblique*, indicano rispettivamente, le adiacenti tappe delle cascate enzimatiche valutate dagli omonimi test di laboratorio. *FT*, fattore tissutale d'origine endoteliale; *1*, monomeri di fibrina solubili; *2*, polimeri di fibrina insolubili; *, ioni Ca^{++}; °, FP3

La via intrinseca (Fig. 2A) coinvolge fattori d'origine esclusivamente plasmatica (XII, XI, IX, ed VIII) ad eccezione di FP3. Essa viene attivata per il "contatto" del fattore XII (fattore di Hageman) con il collagene ed altri costituenti dello strato sottoendoteliale; altri attivatori possono essere l'endotossina dei Gram negativi, i componenti della parete dei Gram positivi, acidi grassi od i complessi antigene-anticorpo. In vitro il fattore XII viene attivato per contatto col vetro, caolino o acido ellagico. Il fattore XI, attivato dal fattore XIIa, reagisce in presenza di ioni Ca^{++} col fattore IX (fattore di Christmas), attivandolo. Quest'ultimo, coadiuvato da ioni Ca++ ed FP3, forma assieme al fattore VIII (fattore antiemofilico) un complesso attivatore della via comune (fattore X).

La via estrinseca (Fig. 2B) è rappresentata essenzialmente dal fattore VII (proconvertina). Essa viene attivata, in presenza di ioni Ca^{++}, dalla tromboplastina tissutale (fattore tissutale, FT, o fattore III). Il fattore tissutale consiste di fosfolipidi strettamente associati a molecole proteiche ed è presente sulla membrana cellulare di tutti i tessuti. Il FT si rende disponibile per l'instaurarsi di condizioni patologiche che coinvolgono l'endotelio, elementi mononucleati circolanti od altri tessuti.

Recenti acquisizioni suggeriscono che il fattore VIIa, oltre ad attivare direttamente la via comune, è in grado di attivare anche il fattore IX della via intrinseca (Fig. 2A, B, *freccia doppia spessa*). Secondo questa teoria quindi, il fattore tissutale attiverebbe sia la via estrinseca che quella intrinseca [4]. La stessa trombina infine, è capace di attivare i fattori V ed VIII amplificando la propria produzione.

Sistema della fibrinolisi

La fibrinolisi (Fig. 2, *parte inferiore*), tende a confinare il processo della coagulazione alla zona della lesione e ai siti di riparazione, impedendo così che il processo si estenda in modo non controllato. Il principale effettore della fibrinolisi è l'enzima attivo plasmina. Questo enzima, che deriva dalla proteina plasmatica plasminogeno, riconosce come substrati preferenziali la fibrina e il fibrinogeno. In condizioni normali, la plasmina rimuove l'eccesso di fibrina nel coagulo; in condizioni di anomala attivazione della fibrinolisi, la plasmina può scindere significative quantità di fibrinogeno. Due tipi di attivatori promuovono la conversione del plasminogeno in plasmina: l'attivatore tissutale del plasminogeno (tissue plasminogen activator, t-PA) e quello urochinasi simile (u-PA). Le cellule endoteliali sono la fonte fisiologica principale di t-PA. Anche la trombina promuove la produzione della plasmina.

Sistemi di regolazione endogena dell'emostasi

Sia il sistema coagulativo che quello fibrinolitico sono soggetti ad una fine regolazione endogena data sia dalla labilità chimica di certi fattori che dalla presenza di specifici inibitori di questi elementi. Tale regolazione impedisce l'estensione dei processi emostatici oltre il necessario. Tra gli inibitori vi sono elementi che antagonizzano la coagulazione e quelli che limitano la fibrinolisi. Una breve descrizione di queste sostanze regolatrici è riportata di seguito.

Meccanismi regolatori della coagulazione

L'antitrombina (antitrombina III, AT-III), neutralizza l'attività di molti fattori della coagulazione (IXa, Xa, XIa e XIIa), della plasmina e soprattutto, quella della trombina. L'eparina esogena incrementa di un centinaio di volte l'affinità dell'antitrombina per i suddetti composti. I complessi trombina-antitrombina (TAT) sono marker sensibili della generazione in vivo di trombina e, pertanto, dell'attivazione del sistema coagulativo [5]. L'AT-III, che viene sintetizzata dal fegato, può risultare carente nelle epatopatie o nelle coagulopatie da consumo come la coagulazione intravasale disseminata (CID). Una carenza di antitrombina condiziona, da una parte, un'inefficiente azione dell'eparina e dall'altra, una predisposizione alla tromboembolia venosa.

Il sistema proteina C (PC) - proteina S (PS): la proteina C attivata (APC) è un importante inibitore proteolitico dei fattori Va e VIIIa e come tale, rallenta la coagulazione. [5] Il precursore inattivo della proteina C viene sintetizzato dal fegato. L'attivazione della PC è catalizzata da un complesso molecolare dato dalla trombina, generata nella coagulazione, ed una proteina di superficie delle cellule endoteliali, la trombomodulina. La proteina S rappresenta un cofattore della APC. Oltre a limitare l'attività dei suddetti fattori della coagulazione, l'APC neutralizza l'inibitore dell'attivatore del plasminogeno (PAI-1) e con ciò promuove la fibrinolisi.

In determinate condizioni patologiche l'APC può risultare carente. Ad esempio, durante la sepsi, l'endotossine batteriche sopprimono l'espressione della trombomodulina mentre le proteine del complemento sottraggono la PS [6-8]. Ne risulta una ridotta attività del sistema PC-PS e di conseguenza, una mancata inibizione di PAI-1 e dei fattori Va, VIIIa. Ciò porta ad una fibrinolisi inefficace ed uno stato procoagulativo.

L'inibitore endogeno del fattore tissutale (tissue factor pathway inhibitor, TFPI) è un potente, ma lento, inibitore della via estrinseca ossia del complesso fattore VIIa-FT. Questa proteina è presente nel plasma, legata a lipoproteine, e nelle cellule endoteliali. La sua azione viene innescata dal fattore Xa della via comune [9, 10].

Meccanismi regolatori della fibrinolisi

L'inibitore dell'attivatore del plasminogeno di tipo 1 (PAI-1) origina dalle cellule endoteliali in risposta alla fibrina. Esso esplica la sua azione antifibrinolitica neutralizzando l'azione di tPA [11, 12]. La proteina C attivata, se è presente in quantità adeguate, limita l'azione del PAI-1. Alti livelli di PAI-1 sono riscontrabili nei soggetti affetti da trombosi venose e dopo infarto del miocardio.

La α2-antiplasmina circolante, è l'inibitore fisiologico della plasmina alla quale si lega formando complessi plasmina-antiplasmina (PAP) inattivi. La sua carenza può avere sia basi ereditarie che acquisite come nella CID, nella terapia con tPA o nelle epatopatie. Il suo deficit induce uno stato iperfibrinolitico.

La scoperta di queste complesse interazioni regolatrici tra le vie della coagulazione ribadisce il concetto che l'emostasi è un raffinatissimo processo omeostatico. La delicata regolazione dinamica è presente già a livello delle singole tappe della cascata emostatica onde favorire l'equilibrio omeostatico tra i macrosistemi della coagulazione e della fibrinolisi. Il monitoraggio del sistema emostatico non può prescindere dalla conoscenza di tali meccanismi regolatori.

Monitoraggio della coagulazione

Valutazione clinica dell'emostasi

Il monitoraggio della coagulazione è clinico e strumentale. Il monitoraggio clinico consiste nell'anamnesi e nell'esame obiettivo. La raccolta dei dati anamnestici deve includere domande specifiche sulle caratteristiche temporali, quantitative, qualitative e di localizzazione delle alterazioni emostatiche. Particolare attenzione va posta sull'anamnesi familiare e farmacologica e sulla presenza di patologie concomitanti. Per quanto riguarda le caratteristiche temporali, è importante conoscere l'età del soggetto al momento d'insorgenza della sintomatologia. Infatti, una recente comparsa dei sintomi è correlabile con una malattia emorragica acquisita mentre la presenza di segni di diatesi emorragica fin dall'infanzia può orientare la diagnosi verso una malattia congenita od ereditaria.

Un sanguinamento spontaneo va distinto da quello provocato da eventi traumatici. Infatti, quello spontaneo si osserva più frequentemente nelle sindromi emofiliche e nella malattia di von Willebrand. Emorragie che si verificano solamente in occasione di traumi o di interventi chirurgici sono correlate invece ad un moderato difetto dei fattori della coagulazione.

La localizzazione dei fenomeni emorragici può avere una valenza diagnostica. Emorragie spontanee a livello delle articolazioni (ginocchia e gomiti), sono correlate a deficit di fattori della coagulazione (ad esempio emofilia) mentre sanguinamenti a livello delle mucose, ecchimosi, emorragie cutanee e petecchie sono caratteristiche delle piastrinopatie.

L'anamnesi familiare consente di identificare malattie ereditarie (l'emofilia, deficit del fattore VIII o la malattia di Christmas, deficit del fattore IX). Il sesso dei familiari affetti, inoltre, orienta la diagnosi verso una malattia legata al cromosoma X oppure ad una malattia trasmessa in modalità autosomica dominante come la malattia di von Willebrand.

Molti farmaci interferiscono col processo emostatico. L'acido acetilsalicilico (ASA) ed i FANS alterano la funzione piastrinica. La chinidina o la chinina, provocano, con un meccanismo di tipo immunitario, trombocitopenia; i diuretici tiazidici sopprimono la produzione midollare delle piastrine. Svariati farmaci, infine, causano reazioni idiosincrasiche che possono alterare la funzione o la produzione delle piastrine.

Numerose malattie sistemiche si accompagnano ad anomalie della coagulazione, quali infezioni recenti, malattie ematologiche concomitanti, deficienze nutrizionali, malattie autoimmuni, epatopatie e carenza di vitamina K.

L'esame obiettivo del soggetto mira alla ricerca diretta di segni di alterata funzione emostatica. Le manifestazioni più importanti comprendono emorragie a livello delle articolazioni (emartri) e dei tessuti molli, soprattutto dei muscoli (ematomi), stillicidio diffuso di sangue dalle mucose (gengivorragia, epistassi, meno-metrorragia), presenza di sangue nelle urine (ematuria) ed emorragie puntiformi o diffuse a livello della cute (petecchie, ecchimosi o porpora). Nelle malattie del connettivo o nei deficit di fattori della coagulazione, vi è una diminuita capacità di riparazione delle ferite. Emartri cronici possono provocare, inoltre, deformità a livello dell'articolazione colpita o difetti della mobilità articolare. Disordini emorragici associati a linfomi o leucemie possono presentarsi con anemia o con aumento di volume di fegato, milza e linfonodi; l'emofilia può causare ematomi retroperitoneali con dolori addominali, vomito ed alterazioni dell'alvo.

Riassumendo, l'anamnesi e l'esame obiettivo possono orientare verso una patologia vasculo-piastrinica in presenza di petecchie, piccole e numerose ecchimosi, sanguinamento immediato e profuso, sesso femminile e familiarità positiva; verso una patologia plasmatica in presenza di grandi ecchimosi, sanguinamento ritardato e modesto, sesso maschile e ereditarietà positiva.

Valutazione strumentale dell'emostasi

In relazione alla fase esplorata del processo emostatico, il materiale biologico che viene utilizzato per i test di valutazione può essere dato dal sangue intero, dal plasma o dal siero. Il plasma è la componente liquida del sangue, priva degli elementi corpuscolati, che contiene tutte le sostanze ematiche solubili, dagli elettroliti (ad esempio Ca^{++}) alle proteine. Il sangue può essere mantenuto allo stato liquido fuori dai vasi, aggiungendo al campione sostanze anticoagulanti. Queste sostanze sono i chelanti del calcio (il citrato, l'ossalato e l'EDTA) e l'eparina che accentua l'attività dell'antitrombina III. Il siero è il liquido che residua in seguito all'attivazione del processo della coagulazione in un campione di plasma. Il siero normale manca del fibrinogeno, della protrombina e dei fattori plasmatici V, VIII e XIII. Le altre proteine dell'emostasi (XII, XI, X, IX e VII), rimangono nel siero alla stessa concentrazione che avevano nel plasma. Nelle anomalie della coagulazione, il siero può contenere fibrinogeno residuo e prodotti di scissione del fibrinogeno. Di seguito verrano esposti, in relazione alle varie fasi dell'emostasi, i più comuni test di valutazione [13].

Fase vasculo-piastrinica

Il monitoraggio di questa fase può interessare sia aspetti misti (vasculo-piastrinici) che quelli quantitativi e/o funzionali dei trombociti. Il monitoraggio quantitativo prevede il conteggio delle piastrine con metodi "manuali" od automatici. Il numero normale delle piastrine è compreso tra 150 000 e 450 000/ml. Il monitoraggio qualitativo è ottenuto mediante test dell'aggregazione e dell'adesività piastrinica.

Il *tempo di emorragia* (Fig. 1) esplora globalmente la fase vasculo-piastrinica con una maggior sensibilità per la componente piastrinica. Rappresenta il tempo necessario per l'arresto di una emorragia indotta da una soluzione di continuo della cute. Infatti, il sanguinamento procede fino a quando la lesione non viene tamponata da un aggregato piastrinico. Il sangue che si accumula al di sopra della lesione deve essere continuamente rimosso onde evitare la formazione di fibrina; in tal modo viene consentita solamente l'emostasi primaria ad opera delle piastrine. Il difetto principale del test consiste nella difficoltà a standardizzare il sito, la profondità e la lunghezza della lesione [14]. Oltre al metodo di Ivy standardizzato che verrà descritto di seguito, si può ricorrere a strumenti sterili monouso disponibili in commercio come la tecnica Template o il metodo Simplate II che producono incisioni cutanee di lunghezza e di profondità standard.

Secondo il metodo Ivy standardizzato, con una lama da bisturi si produce una incisione standard (3 mm di profondità) sulla cute della faccia volare dell'avambraccio; con uno sfigmomanometro viene esercitata, a monte della lesione, una pressione costante di 40 mmHg. Il sangue che fuoriesce, e quindi l'eventuale fibrina, viene raccolto ogni 30 secondi con carta filtro fino al completo arresto dell'emorragia. Il tempo di emorragia normale è inferiore a 7 minuti.

Il tempo di sanguinamento risulta aumentato quando il numero delle piastrine scende al di sotto di 100 000/ml. Un tempo di sanguinamento che si prolunga oltre i 15 minuti, non associato a trombocitopenia, è indice di un'alterazione qualitativa delle piastrine.

Fase coagulativa

Tempo di coagulazione di sangue intero (tempo di Lee-White): è il tempo che il sangue intero impiega a coagularsi in una provetta di vetro. Aliquote di un millilitro di sangue appena prelevato vengono distribuite in tre provette di vetro e vengono poste a 37 °C. Le provette vengono agitate ogni 30 secondi per aumentare il contatto tra il sangue ed il vetro e per rilevare la formazione del coagulo. Un coagulo stabile si forma normalmente entro 4-8 minuti. Il test è di scarsa sensibilità e veniva impiegato in passato per il monitoraggio della terapia eparinica. In quest'ultima, il tempo di coagulazione del sangue intero doveva essere raddoppiato rispetto al valore iniziale.

Tempo di coagulazione attivato (ACT): l'aggiunta di Celite (fini granuli di argilla) al sangue intero, accorcia notevolmente il tempo di coagulazione; ciò riduce la variabilità dei risultati e consente una correlazione più precisa tra il dosaggio dell'eparina ed i risultati del test. Il sangue, messo in una provetta contenente Celite, coagula in 90-100 secondi. Nella terapia eparinica i valori di ACT devono essere compresi tra 300 e 600 secondi. L'ACT viene impiegato nel monitoraggio della terapia eparinica durante la circolazione extracorporea (bypass aorto-coronarico), nell'emodialisi e nell'emoferesi. I vantaggi del test consistono nella semplicità dell'esecuzione e nella possibilità di utilizzare sangue intero non manipolato con sostanze decalcificanti. Inoltre, determinazioni ripetute presso il letto del paziente, possono essere immediatamente correlate alla situazione clinica ed alla terapia. I limiti del test consistono nella sua insensibilità alle anomalie coagulative, nell'incremento del tempo di coagulazione non specifico alla sola eparina e nelle possibili alterazioni secondarie all'ipotermia.

Tempo di tromboplastina parziale attivato, aPTT (partial thromboplastin test): il test misura il tempo impiegato per la formazione di un coagulo in seguito all'attivazione per contatto dei fattori della via intrinseca e di quella comune (Fig. 2a, c). Il plasma, proveniente da un campione di sangue decalcificato (mescolato con citrato), viene posto in una provetta di vetro. Il test originale prevedeva la sola aggiunta di calcio che sostituiva quello chelato dal citrato; in questo modo, l'attivazione della via intrinseca dipendeva marcatamente sia dalla variabile quantità di fosfolipidi piastrinici (FP3) presenti nel plasma in esame che dall'estensione della superficie di vetro attivante. Oggi, per ovviare a queste limitazioni, vengono aggiunte al plasma oltre che gli ioni Ca^{++}, anche un'emulsione di fosfolipidi, come sostituti delle piastrine ed altri agenti di attivazione da contatto come il caolino.

L'aggettivo "parziale" si riferisce al fatto che i fosfolipidi utilizzati sono privi di molecole proteiche normalmente presenti nella tromboplastina tissutale (FT).

Il valore normale di aPTT è compreso tra 28 e 40 secondi; implica un'adeguata presenza quantitativa dei fattori VIII, IX, XI, XII, dei fattori X, V, della protrombina e del fibrinogeno. Un valore di aPTT > 40 seondi indica che uno dei fattori delle vie esaminate è presente in quantità inferiore al 30% del normale; oppure, che nel plasma in esame sono presenti sostanze anticoagulanti. Il test è più sensibile del PT per i difetti della via comune; è sensibile alla presenza di eparina e degli inibitori acquisiti della coagulazione e può essere utilizzato per il monitoraggio della terapia eparinica.

Tempo di protrombina (prothrombin time, PT, o tempo di Quick): questo test misura il tempo impiegato per la formazione di un coagulo in seguito all'attivazione dei fattori della via estrinseca e di quella comune (Fig. 2B, C). Il plasma, proveniente da un campione di sangue decalcificato, viene posto in una provetta di vetro; vengono aggiunti: calcio e tromboplastina tissutale (FT). La preparazione di FT più soventemente utilizzata è data dall'estratto di cervello; possono venire utilizzati anche preparazioni di FT ricombinante. Nel primo caso, il tempo di protrombina di un plasma normale è compreso tra 11 e 13 secondi. Tale risultato si ottiene quando il plasma in esame contiene almeno 100 mg/dl di fibrinogeno e quantità adeguate dei fattori VII, X, V e di protrombina.

Un allungamento del PT, con un PTT normale, si ha nella carenza di fattore VII; un allungamento sia di PT che di PTT si ha nei deficit combinati di più fattori della coagulazione oppure nel corso di terapia con anticoagulanti orali, di epatopatie, di ipovitaminosi K e di deficit della via comune.

I valori di PT presentano una notevole variabilità a secondo del tipo di reagente utilizzato; in presenza di terapia anticoagulante queste variazioni sono ancor più accentuate. Ciò implica, che lo stesso campione di plasma, analizzato con reagenti diversi (diversi laboratori), può dar luogo a diversi valori di PT. Per ovviare a questo inconveniente la misurazione del PT è stata standardizzata secondo il metodo INR (international normalized ratio) [15]. Secondo questo metodo, l'attività di un dato tipo di FT impiegato come reagente, viene espressa con un valore denominato ISI (international sensitivity index). Questo valore quantifica l'attività del reagente considerato, in relazione con una preparazione di FT standard il cui ISI è posto uguale a 1. L'INR viene quindi calcolato come il rapporto tra il PT del paziente e il PT medio dei controlli del laboratorio, moltiplicato per il valore ISI dello stesso laboratorio. Il valore di PT così calcolato risulta essere normalizzato tra i diversi laboratori indipendentemente dalla preparazione di FT utilizzata.

La principale applicazione del valore di INR è nel controllo della terapia anticoagulante. La Tabella 1 riassume i valori di INR raccomandati durante la terapia con dicumarolici in varie condizioni patologiche. Nella maggioranza dei casi il valore auspicato di INR è compreso tra 2 e 3; solo nella prevenzione di infarto ricorrente, nella riduzione della mortalità da infarto miocardico acuto e nell'impianto di protesi valvolari meccaniche ad alto rischio il valore raccomandato è compreso tra 2,5 e 3,5 [16].

Tempo di trombina (TT o thrombin clotting time, TCT): il test analizza la parte terminale della via comune (Fig. 2C); misura il tempo impiegato per la formazione di un coagulo in seguito all'interazione tra la trombina ed il fibrinogeno. Consiste nell'aggiunta di ioni calcio ed una quantità nota di trombina ad un campione di plasma decalcificato. I valori del TT di un campione di plasma normale sono compresi tra 10 e 15 secondi. Il TT risulta prolungato in caso di deficit qualitativo o quantitativo di fibrinogeno (< 100 mg/dl), in presenza di un eccesso di fibrinopeptidi oppure in presenza nel circolo di anticoagulanti attivi, come l'eparina.

Tutte le condizioni che causano un prolungamento del TT determinano anche un prolungamento del PT e del PTT. La presenza di un inibitore della trombina può essere distinta da una condizione di deficit di fibrinogeno aggiungendo una quota di plasma normale al campione in esame. L'eventuale carenza del fibrinogeno in quest'ultimo, può essere corretta da quello presente nel plasma aggiunto ed il TT risulterà normale; in presenza di un'anticoagulante il TT rimarrà allungato. Il TT può prolungarsi anche in presenza nel circolo di un eccesso dei prodotti di degradazione di fibrina e del fibrinogeno.

La Tabella 2 riassume, per gruppi, le diverse patologie che possono interessare la funzione emostatica e gli effetti che esse possono produrre sui test standard che si eseguono per la valutazione dell'emostasi. Deve essere ricordato che l'approfondimento dello studio di un'alterazione emostatica può richiedere il dosaggio dei singoli fattori.

Dosaggio del fibrinogeno: il fibrinogeno viene completamente dissipato nel processo della coagulazione. Al termine di un processo coagulativo, innescato dall'aggiunta di trombina ad un campione di plasma, il siero residuo non contiene fibrinogeno. I metodi di misurazione del fibrinogeno plasmatico comprendono la procedura classica di estrapolazione dal coagulo, le tecniche immunologiche ed i test di precipitazione al calore. Nella prima procedura viene misurata la quantità di proteine presenti nel coagulo; da questa entità viene estrapolata la quantità di fibrinogeno presente nel plasma prima che la coagulazione abbia avuto luogo. Le altre due tecniche quantificano la reale presenza del fibrinogeno nel plasma: una si basa sull'interazione tra il fibrinogeno plasmatico nativo e gli anticorpi anti-fibrinogeno e l'altra sulla sua precipitazione al calore. I risultati di questi test vengono confrontati con curve di reattività ottenute con concentrazioni note di fibrinogeno.

I valori normali della fibrinogenemia sono compresi tra 150 e 400 mg/dl. Un deficit di fibrinogeno può verificarsi per ridotta sintesi (epatopatie) oppure per un aumentato consumo (coagulazione intravascolare o per attivazione della fibrinolisi). Una tendenza clinica al sanguinamento si verifica con livelli di fibrinogeno di 75-100 mg/dl (fibrinogenemia < 30% del valore normale).

Tabella 1. Valori di INR raccomandati nella terapia anticoagulante con dicumarolici

Condizione	INR Raccomandato
Trombosi venosa (prevenzione di situazioni ad alto rischio)	2-3
Trombosi venosa (trattamento)	2-3
Tromboembolia polmonare (trattamento)	2-3
Infarto miocardico acuto	
Prevenzione	2-3
Prevenzione di infarto ricorrente	2,5-3,5
Riduzione della mortalità	2,5-3,5
Arteriopatia periferica	2-3
Fibrillazione atriale	
Prevenzione di embolia arteriosa	2-3
Pazienti con protesi valvolari cardiache	
Impianto di valvole espiantate	2-3
Impianto di protesi valvolari meccaniche (ad alto rischio)	2,5-3,5

Tabella 2. Principali riscontri laboratoristici in diversi quadri di alterazione della coagulazione

Fase dell'emostasi	Patologia	Conta delle piastrine	Tempo di sanguinamento	PT	PTT	TT
Fase vascolare	Colagenopatie Ipovitaminosi C	N	A	N	N	N
Fase piastrinica	Trombocitopenia					
	Cause varie *	B	A	N	N	N
	Trombocitopatia					
	Malattia di von Willebrand	N	A	N	A	N
	Farmaci **	N	A	N	N	N
	Insufficienza renale	N	A	N	N	N
	Malattie mieloproliferative	V/B	V	N	N	N
Fase coagulativa	Patologie ereditarie					
	Emofilia A	N	N	N	A	N
	Emofilia B	N	N	N	A	N
	Patologie acquisite					
	Ipovitaminosi K	N	N	A	A	N
	CID	B	V/N	A	A	A
	Epatopatie	V/N	N	A	A	A
	Anticoagulante tipo lupus	N	N	V/N	A	N

* non autoimmuni; ** ASA, FANS. *A*, allungato; *B*, basso; *N*, normale; *V*, variabile

Fase fibrinolitica

Tempo di trombina (TT): come verrà esposto più avanti, la trombina può reagire con i prodotti di degradazione della fibrina e del fibrinogeno (FDP) oltre che col fibrinogeno stesso. La fisiologica azione della trombina sul fibrinogeno può essere inibita, per competizione, da un eccesso di FDP. Il risultato può essere una ridotta attività della trombina e un prolungamento del TT.

Prodotti di degradazione del fibrinogeno (fibrinogen degradation products, FDP): la plasmina è in grado di idrolizzare sia la fibrina che il fibrinogeno dando luogo, rispettivamente, ai cataboliti della fibrina ed ai FDP. Un'eccessiva attività plasminica, può indurre quindi sia una carenza di fibrinogeno che un eccesso di FDP. Questi cataboliti vengono normalmente rimossi dal circolo ad opera del sistema reticolo-endoteliale. La trombina reagisce sia col fibrinogeno che coi prodotti di degradazione della fibrina e del fibrinogeno; mentre la prima reazione è il cuore del processo coagulativo, la reazione della trombina coi prodotti di degradazione non contribuisce alla formazione di un coagulo; anzi, questi cataboliti competono con il fibrinogeno come substrati per l'azione della trombina, interferendo con l'attività fisiologica di quest'ultima.

Il rilevamento e la quantificazione degli FDP vengono effettuati con metodiche immunologiche utilizzando anticorpi anti-fibrinogeno o anti specifici prodotti di degradazione (vedasi oltre "dosaggio del D-dimero"). L'analisi viene eseguita sul siero. Al termine del processo coagulativo, tutto il fibrinogeno presente nel campione di plasma viene utilizzato per la formazione del coagulo mentre eventuali FDP rimangono nel siero. Nel siero normale non sono presenti né fibrinogeno né FDP. Alti livelli di FDP si osservano nei pazienti con emorragie profuse o con esagerata attività emostatica ed ancor di più nella CID, segno di attivazione patologica della fibrinolisi. I valori normali di FDP sono nel test con particelle di lattice < 20 mg/ml mentre nel test con globuli rossi tannati < 5 mg/ml.

Dosaggio del D-dimero: la fibrina è una molecola peptidica che deriva da una proteina maggiore, il fibrinogeno. La polimerizzazione dei monomeri di fibrina comporta delle variazioni molecolari che cambiano le connotazioni antigeniche dei costituenti peptidici della fibrina stabile. Questi cambiamenti rendono tali frazioni peptidiche distinguibili, dal punto di vista immunologico, dagli stessi peptidi presenti nella proteina da cui provengono, ovvero nel fibrinogeno. Un esempio è dato da due frammenti peptidici della fibrina che derivano entrambi dalla regione 'D' della molecola del fibrinogeno. Nella polimerizzazione della fibrina questi due peptidi vengono legati covalentemente ed assumono una configurazione antigenica che è presente solo nella fibrina stabilizzata. La plasmina, scindendo la fibrina stabile, libera questo dipeptide DD (il D-dimero). Un anticorpo monoclonale specifico è in grado di svelare la presenza del D-dimero proveniente dalla fibrina stabilizzata e quindi di distinguere queste componenti proteiche da quelle omologhe presenti nella molecola del fibrinogeno. Il dosaggio del D-dimero rileva l'attività plasminica sulla fibrina stabilizzata in un processo coagulativo localizzato o disseminato.

Questi specifici prodotti di degradazione della fibrina sono stati riscontrati in oltre il 90% dei pazienti con patologie trombotiche o tromboemboliche.

Elementi di sintesi clinico-strumentale

Quando l'orientamento clinico è verso una patologia della fase vasculo-piastrinica si eseguono il test di tempo di emorragia ed il conteggio delle piastrine. Un tempo di emorragia prolungato può essere accompagnato da piastrinopenia o da un numero di trombociti normale od aumentato. Nella prima condizione, detta porpora piastrinopenica, vanno eseguiti ulteriori indagini per distinguere tra forme primitive e quelle secondarie. Nella seconda condizione si procede all'esplorazione della funzionalità piastrinica con lo studio dell'adesività e dell'aggregazione delle piastrine. Se viene confermata l'esistenza di un'alterazione funzionale si procede con la diagnosi differenziale della piastrinopatia. Essa è fondata sulla valutazione dei granuli intrapiastrinici e dei metaboliti della via dell'acido arachidonico. Se vengono esclusi difetti quantitativi e funzionali delle piastrine, ci si orienta verso la presenza di una vasculopatia.

Quando l'anamnesi e l'esame obiettivo sollevano il sospetto di una genesi plasmatica dell'alterazione emostatica si eseguono, come test di screening, il tempo di tromboplastina parziale, il tempo di protrombina ed eventualmente il tempo di trombina. La Tabella 3 riassume le principali combinazioni dei risultati di tali test.

PTT allungato e PT normale indicano deficit di uno o più fattori della via intrinseca. Se si è sicuri dell'assenza di eventuali inibitori circolanti si può procedere al dosaggio dei singoli fattori in questo ordine: VIII, IX, XI, e XII.

PT allungato e PTT normale indicano deficit della via estrinseca e quindi del fattore VII. I deficit congeniti del fattore VII sono molto rari. Va ricordato però, che l'emivita di questo fattore è estremamente breve ed è il primo fattore di origine epatica i cui livelli si riducono quando la sintesi epatica viene alterata. Di conseguenza, la condizione di PT allungato e PTT normale è frequente in pazienti affetti da gravi epatopatie o che assumono inibitori della vitamina K come anticoagulanti (ad esempio, warfarin).

PTT e PT entrambi allungati indicano deficit dei fattori della via comune, di fibrinogeno o l'abnorme presenza di anticoagulanti. In questo caso un TT normale indirizza verso deficit dei fattori X, V, ed I mentre un TT allungato orienta verso ipo-disfibrinogenemia, o alla presenza di anticoagulanti o un quadro di CID.

Da un punto di vista pratico, il PTT viene utilizzato per seguire i pazienti in trattamento con eparina e il PT (come valore di INR) per seguire i pazienti in terapia con antagonisti della vitamina K.

Tabella 3. Le principali combinazioni dei risultati dei test della fase plasmatica della coagulazione e loro significato

PT		PTT		TT		Significato
N	A	N	A	N	A	
+			+			Deficit fattori XII, XI, IX, VIII
	+	+				Deficit fattore VII
	+		+	+		Deficit fattori X, V, II
	+		+		+	Ipo-dis-fibrinogenemia, CID, iperfibrinolisi

A, allungato; *N*, normale

Sepsi, CID e monitoraggio della coagulazione

Nella sepsi, la reazione infiammatoria ed il coinvolgimento dell'endotelio vascolare tendono ad alterare i meccanismi omeostatici dell'emostasi, con l'innesco di un meccanismo a feedback positivo proinfiammatorio e procoagulativo. L'elemento promotore di questo fenomeno è l'instaurarsi di una ridotta capacità fibrinolitica che consente il perpetuarsi della coagulazione.

In pazienti con sepsi e shock settico il sistema della coagulazione, e quello della fibrinolisi vengono attivati, con frequente induzione della CID [3]. La sepsi sembra influenzare i due sistemi in modo quasi del tutto indipendente.

Il processo coagulativo viene innescato nella sepsi dall'espressione del FT da parte di monociti e delle cellule endoteliali. In tal modo viene attivata la via estrinseca della coagulazione. L'espressione del FT è promossa dalle citochine proinfiammatorie (ad esempio, tumor necrosis factor, TNF) indotte dalle endotossine batteriche. Il processo coagulativo innescato dal FT viene ulteriormente amplificato per il parallelo coinvolgimento della via intrinseca. Infatti quest'ultima, come ricordato precedentemente, può essere attivata sia dal fattore VIIa che dalla stessa trombina. Inoltre, i livelli plasmatici della maggior parte degli inibitori naturali della coagulazione (AT-III, PCA-PS, trombomodulina - attivatrice della PC - e il TFPI) risultano marcatamente ridotti. Tale riduzione è dovuta sia ad un acuto consumo durante la coagulazione che alla riduzione della sintesi o dell'attivazione, alla fuoriuscita dal compartimento intravascolare ed all'inattivazione da parte di proteasi liberate dai neutrofili attivati.

La fibrinolisi, mediata dall'azione del t-PA sul plasminogeno, viene attivata precocemente nella sepsi ad opera delle citochine proinfiammatorie (TNF ed IL-1); una volta avviata la coagulazione, anche la trombina può promuovere la fibrinolisi (Fig. 2). Col progredire dell'infiammazione, le citochine e le alterazioni endoteliali innescano la produzione dell'inibitore del plasminogeno, PAI-1 oltre che la riduzione dell'attività del t-PA e delle proteine che lo inibiscono (α2-antiplasmina). Il consumo ed il mancato rinnovo della proteina C attivata, che normalmente contrasta l'azione del PAI-1, fa sì che nei pazienti con sepsi e shock settico gli effetti di questo inibitore della fibrinolisi non vengano più ostacolati. Questi fenomeni portano ad una importante compromissione del sistema fibrinolitico.

In pazienti con sepsi grave o shock settico, quindi, l'attivazione sistemica della cascata della coagulazione, nonché l'iniziale attivazione con successiva inibizione del sistema fibrinolitico, predispongono a uno stato procoagulativo, con diffusa deposizione di fibrina che potrebbe contribuire in modo rilevante allo sviluppo dell'insufficienza multi-organo (multiple organ failure) e CID [8, 17-21].

La coagulazione intravascolare disseminata, detta anche "coagulopatia da consumo" o "sindrome da defibrinazione" è una sindrome acquisita, caratterizzata dalla contemporanea presenza di fenomeni emorragici e trombotici. È dovuta a una patologica genesi di trombina, che determina una coagulazione intravascolare incontrollata con consumo dei fattori della coagulazione, produzione di fibrina e, conseguentemente, consumo di piastrine. Rappresenta di solito una complicazione di altre malattie, in cui la comparsa dei fenomeni emorragici rappresenta spesso l'evento terminale di una situazione in rapido deterioramento.

Per la dissipazione dei processi di controllo si instaura uno stato procoagulativo con deposizione di fibrina nei piccoli vasi di molti tessuti e organi. Ne consegue microtrombosi vascolare disseminata, insufficiente ossigenazione tissutale ed insufficienza d'organo multipla, deplezione dei fattori della coagulazione e di piastrine e attivazione secondaria del sistema fibrinolitico. La massiccia ed incontrollata attivazione della trombina e della plasmina aggredisce i fattori VIII, V, fibrinogeno e piastrine e ciò condiziona il quadro clinico e strumentale.

La CID può complicare tutte le situazioni che causano l'ingresso in circolo del fattore tromboplastinico tissutale. Tra queste vanno ricordate le infezioni (setticemia, viremia); gli interventi chirurgici che interessano il cervello, i polmoni ed il sistema uro-genitale; complicazioni ostetriche quali embolia di liquido amniotico e ritenzione di feto morto; eventi traumatici quali lesioni da schiacciamento, necrosi tissutale ed ustioni; emolisi da reazioni trasfusionali, tossiemia batterica e leucemia acuta promielocitica.

La diagnosi di laboratorio, in casi sospetti, deve essere posta ricordando che nella CID il sistema della coagulazione è attivato e genera trombina e fibrina; vi è consumo di fattori della coagulazione ed in particolare dei fattori VIII e V e delle piastrine. L'attivazione secondaria della via fibrinolitica determina un aumento in circolo dei cataboliti della fibrina e del fibrinogeno. Infine, va ribadito che le diverse condizioni patologiche che scatenano la CID possono presentare specifiche caratteristiche cliniche e di laboratorio.

Alla luce di quanto sopra esposto, il quadro laboratoristico della CID può essere caratterizzato da: ipo-fibrinogenemia, piastrinopenia e riduzione dei fattori V e VII; PT, PTT e TT allungati ed FDP aumentati. Infine, l'esame del sangue intero può svelare: leucocitosi, schistocitosi e reticolocitosi. Inoltre, nella prima fase della CID, fase di ipercoagulabilità, il PTT può non essere allungato ma addirittura accorciato; nella seconda fase, o fase di consumo, la fibrinogenemia può essere normale se la sua concentrazione di partenza era molto elevata, come può accadere nelle infezioni o nelle neoplasie.

Bibliografia

1. Zimmermann M (1992) Processi di controllo neuronici e ormonali. In: Schmidt RF, Thews G (eds) Fisiologia Umana. Idelson Liviana, Napoli
2. Kellum JA (2002) The modern concept of homeostasis. Minerva Anestesiol 68:3-11
3. Vervloet MG, Thijs LG, Hack CE (1998) Derangement of coagulation and fibrinolysis in critically ill patients with sepsis and septic shock. Semin Thromb Hemost 24:33-44
4. Harmening DM, Lemery LD (1997) Introduction to hemostasis: an overview of hemostatic mechanism, platelet structure and function, and extrinsic and intrinsic systems. In: Harmening DM (ed) Clinical Hematology and Fundamentals of Hemostasis, 3d edn FA Davis, Filadelfia
5. Furie B, Furie BC (1992) Molecular and cellular biology of blood coagulation. N Engl J Med 326:800-806
6. Hebb MJ, Griffin JH (1988) Physiological inhibition of human activated protein C by α1-antitrypsin. J Biol Chem 263:11613-11616
7. Hartman DL, Heltbrand JD, Bernard GR (1997) Protein C levels in sepsis: association with mortality. Am J Resp Crit Care Med 155:A708

8. Fourrier F, Chopin C, Goudemand J et al (1992) Septic shock, multiple organ failure, and disseminated intravascular coagulation. Compared patterns of antithrombin III, protein C, and protein S deficiencies. Chest 101:594-599
9. Rapaport SI (1991) The extrinsic pathway inhibitor: a regulator of tissue factor-dipendent blood coagulation. Thromb Haemostas 66:6-15
10. Broze GJ Jr (1992) The role of tissue factor inhibitor in a revised coagulation cascade. Semin Hematol 29:159-169
11. Schleef RR, Losktuff DJ (1988) Fibrinolytic system of vascular endothelial cells. Role of plasminogen activator inhibitors. Haemostasis 18:328-341
12. Iba T, Kidokoro A, Yagi Y (1998) The role of the endothelium in changes in procoagulant activity in sepsis. J Am Coll Surg 187:321-329
13. Sacher RA, McPherson RA (2001) Emostasi e test di valutazione della funzione emostatica. In: Sacher RA, McPherson RA (eds) Widmann: interpretazione clinica degli esami di laboratorio, 1a edn italiana, McGraw-Hill Companies, Publishing Group Italia, pp 201-243
14. McGlasson DL, Strickland DM, Hare RJ et al (1988) Evaluation of three modified Ivy bleeding time devices. Lab Med 19:645-648
15. Hirsh J, Poller L (1994) The international normalized ratio: A guide to understanding and correcting its problems. Arch Intern Med 154:282-288
16. Hirsh J, Dalen JE, Deykin D et al (1995) Oral anticoagulants: mechanism of action, clinical effectiveness and optimal therapeutic range. Chest 108(Suppl):231-246
17. Hesselvik JF, Blombáck M, Brodin B, Maller R (1989) Coagulation, fibrinolysis, and kallikrein systems in sepsis: relation to outcome. Crit Care Med 17:724-733
18. Voss R, Matthias FR, Borkowski G, Reitz D (1990) Activation and inhibition of fibrinolysis in septic patients in an internal intensive care unit. Br J Haematol 75:99-105
19. Lorente JA, Garcia-Frade LJ, Landin L et al (1993) Time course of hemostatic abnormalities in sepsis and its relation to outcome. Chest 103:1536-1542
20. Kidokoro A, Iba T, Fukunaga M, Yagi Y (1996) Alterations in coagulation and fibrinolysis during sepsis. Shock 5:223-228
21. Levi M, ten Cate H, van der Poll T, van Deventer SJH (1993) Pathogenesis of disseminated intravascular coagulation in sepsis. JAMA 270:975-979

Capitolo 4

Valutazione neurologica perioperatoria

E. Facco, M. Munari, M. Baiocchi

La valutazione del rischio anestesiologico ha subito una notevole evoluzione nell'ultimo ventennio, ma la valutazione neurologica è raramente considerata un aspetto rilevante della visita anestesiologica. Infatti, il bagaglio culturale e il fulcro della valutazione sono tradizionalmente imperniate sulle prove di funzionalità respiratoria e cardiaca e sulla valutazione degli indici laboratoristici di funzionalità d'organo, mentre rimangono ancora poco considerati e non uniformemente utilizzati i parametri generali di valutazione neurologica. La valutazione neurologica nel periodo perioperatorio è invece di fondamentale importanza in molti pazienti candidati alla chirurgia di elezione. Soggetti anziani e/o con turbe psichiatriche, ad esempio, vengono spesso sottoposti ad anestesia generale e/o ad interventi che possono causare danni cerebrali: in tali casi è indispensabile tenere conto delle condizioni neurologiche e psichiatriche iniziali del paziente e di come i farmaci anestetici, l'atto chirurgico, le modificazioni ventilatorie ed emodinamiche possono influire sul sistema nervoso centrale. Non di rado, a fine intervento, ci si ritrova infatti ad affrontare complicanze neurologiche evidenti e magari anche facilmente spiegabili, ma difficili da confrontare con il dato preoperatorio se non è stata condotta un'attenta valutazione delle condizioni cerebrali. L'attività clinica richiede adeguate e specifiche conoscenze per un approccio razionale alla valutazione neurologica del paziente nel periodo perioperatorio, quando vi siano rischi di danni a carico del sistema nervoso centrale o periferico connessi con il tipo di chirurgia, l'età e/o le condizioni neurologiche preesistenti del paziente.

Come è noto, esistono strette interrelazioni tra flusso ematico, metabolismo e funzionalità cerebrale [1]: il cervello ha una efficace autoregolazione del flusso ematico cerebrale regionale (rCBF), in grado di adeguare la perfusione alle richieste metaboliche tissutali locali e mantenere una buona stabilità del flusso entro ampi limiti di variazione della pressione arteriosa sistemica (PA). Tale capacità omeostatica di autoregolazione può essere alterata o abolita in diverse condizioni patologiche, quali, ad esempio, gli insulti cerebrali acuti e le modificazioni vascolari tipiche dell'età avanzata, riducendo la tolleranza del paziente ad episodi di ipossia e ipotensione, ed anche all'anestesia e all'intervento chirurgico. L'autoregolazione del rCBF è mediata dai prodotti del metabolismo, quali acido lattico e anidride carbonica. Quest'ultima è responsabile della cosiddetta reattività alla pressione parziale di anidride carbonica nel sangue arterioso ($PaCO_2$), quantificabile in un aumento del CBF di circa il 3-4% per ogni aumento di 1 torr della $PaCO_2$. In altre parole, il CBF aumenta parallelamente al grado di ipercapnia e si riduce nell'iperventilazione: le alterazioni della ventilazione possono quindi modificare pericolosamente le condizioni cerebrali nel periodo perioperatorio, mentre la ventilazione può essere intenzionalmente utilizzata in anestesia e rianimazione per manipolare il CBF nell'ambito della neuroprotezione (v. oltre). L'autoregolazione cerebrale permette inoltre di mantenere il CBF costante in presenza di variazioni della pressione arteriosa, comprese fra circa 50 e 150 mmHg in condizioni fisiologiche, ma è da considerare che essa può essere modificata nell'iperteso, nel vasculopatico e nell'anziano, oltre che, ovviamente, nel paziente con un insulto cerebrale acuto.

L'anestesia generale può interferire variamente con il metabolismo e il flusso ematico, producendo modificazioni più o meno marcate del loro accoppiamento: si può quindi avere un'ampia gamma di risposte cerebrali, che comprendono un aumento del CBF con riduzione del metabolismo (ad esempio, anestetici alogenati), un aumento del CBF e del metabolismo (N_2O e ketamina) o una riduzione di entrambi (ad esempio, propofol). I farmaci usati in anestesia possono inoltre avere effetti epilettogeni (alcuni anestetici alogenati), effetti anticonvulsivanti (ad esempio, barbiturici), effetti vasocostrittori o vasodilatori cerebrali (ad esempio, amine adrenergiche) e anche interferire positivamente o negativamente con le turbe psichiatriche e comportamentali (ad esempio, anticolinergici, neurolettici, ketamina) [2, 3].

Periodo preoperatorio

Nei pazienti sottoposti ad interventi di chirurgia generale e di specialità non neurochirurgiche in linea di massima è sufficiente una valutazione neurologica generale che tenga presente le condizioni mentali e gli eventuali deficit sensitivi, sensoriali e motori. È da ricordare che nei soggetti anziani possono essere presenti lesioni cerebrali misconosciute e/o silenti, di origine spesso vascolare; è inoltre da sottolineare che la valutazione dello stato di coscienza e delle funzioni mentali può essere importante anche quando il paziente deve essere sottoposto ad anestesia locoregionale [4]. A volte, nei pazienti anziani vasculopatici, un Doppler dei tronchi sovraortici (Doppler TSA) può dare indicazioni utili, soprattutto quando si debba affrontare una chirurgia di lunga durata, con posizionamenti particolari del capo, dove vi siano rischi di perdite ematiche ingenti o di episodi di ipotensione prolungati.

In cardiochirurgia e nella chirurgia vascolare dei tronchi sovraaortici, l'incidenza di complicanze neurologiche e neuropsichiatriche intra- e postoperatorie è tutt'altro che trascurabile. In tali pazienti la valutazione neurologica preoperatoria deve essere approfondita controllando con attenzione l'età, le condizioni neurologiche preoperatorie, le condizioni vascolari cerebrali, la presenza di precedenti fenomeni ischemici cerebrali anche transitori, le condizioni emodinamiche, respiratorie e metaboliche (ad esempio, diabete), in generale tutti i fattori in grado di condizionare l'insorgenza di nuovi deficit neurologici intra- e postoperatori.

La valutazione neurologica deve essere ancora più attenta nei pazienti candidati ad intervento neurochirurgico e deve comprendere i seguenti elementi fondamentali: a) condizioni mentali (livello di coscienza, orientamento, memoria, capacità di giudizio, funzione verbale, comportamento); b) funzione visiva (deficit campimetrici); c) funzione uditiva e vestibolare; d) nervi cranici (alterazioni pupillari, ptosi palpebrale, diplopia, nistagmo, deficit sensitivi e nevralgie del trigemino, paresi facciale centrale o periferica, alterazioni della deglutizione e della fonazione, alterazioni della motilità della lingua); e) sistema motorio [forza (mono-, emi-, para- e tetraparesi e loro gravità), tono (spasticità, rigidità, flaccidità, movimenti involontari) e trofismo muscolare (ipotrofia, atrofia, fascicolazioni)]; f) sensibilità (tattile, termica, dolorifica); g) funzione cerebellare.

Nei pazienti sottoposti ad intervento neurochirurgico per lesioni interessanti i nervi cranici (ad esempio, neurinoma dell'acustico e neoplasie dell'angolo ponto-cerebellare o in sede pontobulbare), può essere utile approfondire la valutazione del movimento delle corde vocali e della deglutizione mediante videondoscopia; negli interventi interessanti le regioni frontali del cervello è invece di fondamentale importanza la valutazione dello stato cognitivo e comportamentale. La valutazione neurologica può inoltre avvalersi dell'ausilio di tecniche diagnostiche non solo radiologiche (TAC, RMN, angio-TAC, angio-RMN, arteriografia), ma anche di medicina nucleare (SPECT, PET) e di neurofisiologia (EEG, Doppler, potenziali evocati, EMG). Negli interventi in posizione seduta è infine utile valutare il rischio di embolie gassose paradosse e pertanto potrà rendersi necessaria una documentazione riguardante la pervietà del setto interatriale ottenibile mediante ecocardiografia.

Periodo intraoperatorio

Il periodo intraoperatorio dei pazienti sottoposti a chirurgia generale, in assenza di rischi neurologici specifici, deve mirare alla conservazione dell'equilibrio preoperatorio sia dal punto di vista emodinamico che ventilatorio. A tale proposito il mantenimento di valori pressori simili a quelli precedenti l'induzione dell'anestesia e adeguati al singolo paziente, come pure il mantenimento di valori di $PaCO_2$ e PaO_2, sono requisiti essenziali per garantire un normale flusso ematico cerebrale sia in termini di portata che di ossigenazione tissutale. Tale omeostasi emodinamica-ventilatoria deve essere perseguita con molta cura sia in corso di anestesia generale che locoregionale, in modo da evitare episodi di ipertensione e ipotensione rilevanti (come può succedere, ad esempio, nell'anestesia subaracnoidea), di ipoventilazione con ipercapnia (più frequente nella sedazione associata ad anestesia locoregionale) e di ipocapnia (ad esempio, iperventilazione controllata).

Il monitoraggio neurologico clinico intraoperatorio, nel paziente anestetizzato e curarizzato, è certamente molto limitato e potrà avvalersi essenzialmente della valutazione del diametro pupillare, mentre in anestesia locoregionale possono essere facilmente valutati le alterazioni della coscienza e i deficit motori.

Il monitoraggio della profondità dell'anestesia è un capitolo affascinante quanto complesso; oltre ai consueti parametri clinici, sono stati ampiamente studiati l'EEG convenzionale e computerizzato (analisi spettrale, analisi bispettrale, mappaggio spaziale degli spettri di potenza, analisi della coerenza) ed i potenziali evocati (PE) uditivi a latenza media (MLAEP); sono oggi disponibili sul mercato apparecchi di monitoraggio neurofisiologico dedicati all'anestesiologia di semplice utilizzo (per ulteriori dettagli sulla problematica del monitoraggio del livello di anestesia si veda [5]). È importante sottolineare come la stessa metodica neurofisiologica, ad esempio l'EEG, possa essere utilizzata sia per la valutazione della profondità dell'anestesia, sia per la valutazione di danni cerebrali intraoperatori: è evidente come i due obiettivi siano totalmente diversi e richiedano una diversa analisi ed interpretazione del tracciato, in funzione di ciò che deve essere valutato.

Negli interventi che comportano rischi specifici di danno cerebrale, oltre agli aspetti emodinamici e ventilatori generali appena descritti, bisogna monitorare le condizioni neurologiche per riconoscere e prevenire deficit iatrogeni. Il monitoraggio neurologico intraoperatorio può essere clinico, nel caso l'intervento sia eseguito in anestesia locoregionale, oppure quando sia previsto il risveglio intraoperatorio per testare le funzioni di interesse. In alternativa, si può ricorrere a tecniche di monitoraggio strumentali, quali il Doppler, l'EEG, l'EMG e i PE multimodali. Questi ultimi possono consentire di valutare con molta precisione diverse strutture sia corticali che sottocorticali e midollari, in relazione al target posto dal tipo di intervento: è infatti possibile registrare i PE uditivi del tronco cerebrale (ABR), i PE visivi (VEP), i PE somatosensoriali (SEP) dall'arto superiore ed inferiore, e i PE motori (MEP) da stimolazione transcranica. L'argomento è molto complesso e non può essere analizzato qui in dettaglio (per ulteriori informazioni si veda [5, 6]).

Durante la chirurgia cardiaca in circolazione extracorporea e la chirurgia carotidea in anestesia generale sono utilizzati prevalentemente l'EEG e i SEP per il monitoraggio neurologico intraoperatorio. Inoltre, sono proposti il monitoraggio del flusso ematico mediante Doppler transcranico e la SjO_2 e la NIRS come metodi di valutazione dell'ossigenazione cerebrale. Per gli interventi di protesi aortica del tratto toracico è invece possibile un monitoraggio mediante i SEP dall'arto inferiore, del MEP e/o dell'ossigenazione liquorale. Per quanto riguarda l'endoarterectomia carotidea, è essenziale riconoscere un'eventuale sofferenza cerebrale al clampaggio e prevenire così l'insorgenza di un ictus iatrogeno. Una efficace condotta dell'equipe nel suo complesso, che dipende dalle capacità di ogni singolo componente e dal livello di collaborazione, consente di mantenere il rischio perioperatorio globale al di sotto del 3%, qualunque sia la scelta del tipo di anestesia (locale o generale) e di monitoraggio (clinico o strumentale). Non si può affermare che una tecnica sia in sé significativamente superiore ad un'altra e sono quindi ugualmente efficaci e consigliabili diverse procedure, fra cui le più frequentemente usate sono: a) anestesia locale con monitoraggio clinico della motilità al clampaggio carotideo; b) anestesia generale con monitoraggio dell'EEG o dei PE somatosensoriali [7, 8]. Dal punto di vista strettamente chirurgico è importante l'accuratezza nell'utilizzo dello shunt intraluminale e nell'evitare danni embolici. In caso di sequele neurologiche postoperatorie, la diagnostica e la terapia sono quelle classiche dell'ictus ischemico, oltre alla valutazione di un'eventuale trombosi acuta della carotide operata, che indica il reintervento d'urgenza.

In neuroanestesia, oltre alle tradizionali componenti dell'anestesia generale (ipnosi, analgesia, miorisoluzione e protezione neurovegetativa) la neuroprotezione intraoperatoria in tempo reale è un elemento di importanza critica. Un'adeguata neuroprotezione comprende una corretta scelta dei farmaci anestetici, l'impiego di farmaci diversi e una corretta modulazione dei parametri ventilatori e cardiocircolatori, al fine di ottenere una buona compliance cerebrale ed un buon rapporto fra disponibilità e consumo di ossigeno cerebrale. Le peculiarità del cervello malato rendono i criteri di utilizzo dei parametri cardiorespiratori nettamente più restrittivi rispetto a quelli routinariamente impiegati nelle altre branche anestesiologiche, mentre la vulnerabilità dell'encefalo all'ipossia ed all'ischemia rende molto stretto il tempo disponibile fra la comparsa di anomalie importanti ed un efficace trattamento; un accurato monitoraggio in tempo reale è quindi un elemento essenziale per una buona condotta intraoperatoria. Le modificazioni dell'omeostasi cerebrale sono di difficile riconoscimento in corso di anestesia, ma la loro valutazione è di primaria importanza in quanto cambiamenti dell'approccio anestesiologico e/o chirurgico possono modificare significativamente l'outcome finale: pertanto, in presenza di patologia intracranica, le tecniche di monitoraggio specifiche in grado di fornire utili informazioni sulla funzione cerebrale permettono di aumentare il margine di sicurezza in corso di intervento [9].

Sempre in ambito neurochirurgico, possono essere rilevanti ulteriori metodiche di monitoraggio in particolari tipi di intervento. Nelle craniotomie in posizione seduta deve essere rivolta particolare attenzione al rischio di embolia gassosa conseguente all'apertura di vasi venosi; tale monitoraggio richiede usualmente la curva capnografica e il Doppler transesofageo. Nella chirurgia dell'angolo pontocerebellare deve invece essere monitorata la funzione dei nervi cranici coinvolti nell'intervento mediante EMG e/o PE, in modo da riconoscere tempestivamente e prevenire deficit iatrogeni: ad esempio, nella chirurgia del neurinoma dell'acustico si può eseguire un monitoraggio elettromiografico del nervo facciale e/o dell'ABR, in modo da valutare la comparsa di deficit del VII e del VIII nervo cranico, rispettivamente. ABR e SEP consentono inoltre di monitorare la funzionalità delle vie nervose centrali nella chirurgia del tronco encefalico. Gli interventi di neurochirurgia vascolare presentano invece più facilmente rischi di tipo ischemico, dipendenti dal clampaggio di vasi arteriosi. In corso di clipping di aneurisma può essere fondamentale valutare il flusso del territorio escluso dal circolo mediante valutazione con Doppler intracranico; può inoltre rendersi necessaria un'angiografia intraoperatoria. Negli interventi di clipping sono sempre più utilizzati altri sistemi di monitoraggio, capaci di individuare rapidamente zone di diminuito flusso e pertanto ad elevato rischio di danno ischemico, quali, ad esempio, sonde per la PtO_2 e per la microdialisi; possono inoltre essere usate le indagini neurofisiologiche (EEG e PE) per valutare la tolleranza al clampaggio delle strutture esplorate. Per gli interventi di resezione di zone epilettogene vicine a zone eloquenti è invece prevista la possibilità di risvegliare il paziente durante l'intervento e far eseguire ordini semplici. Nei centri neurochirurgici più avanzati stanno infine entrando in uso apparecchiature di risonanza magnetica intraoperatoria per poter aiutare il chirurgo nelle resezioni più difficili e potenzialmente più pericolose per l'outcome del paziente. La combinazione di tecniche diagnostiche e strumenti chirurgici più sofisticati consentono di evitare il risveglio intraoperatorio. La localizzazione delle regioni di interesse può infatti essere ottenuta mediante magnetoencefalografia, RM funzionale o PET: la fusione dei dati delle immagini "strutturali" e "funzionali" può essere quindi integrata con l'uso di un "navigatore" in grado di consentire al chirurgo durante l'intervento di localizzare con precisione le strutture anatomiche critiche. Per la chirurgia del rachide, analogamente a quella dell'aorta toracica, è infine utile il monitoraggio dei SEP dall'arto inferiore, dei MEP e/o la valutazione dell'ossigenazione del liquor.

È comunque importante ricordare che nella pratica quotidiana non è sempre agevole o possibile effettuare un monitoraggio strumentale attento e continuo con qualsiasi metodica, per la possibile interferenza di sonde, cateteri ed elettrodi con il campo chirurgico.

Periodo post-operatorio

Come regola generale, in tutti i pazienti operati devono essere controllati i parametri vitali comunemente usati nella pratica anestesiologica di routine (pressione arteriosa, frequenza cardiaca, ventilazione); il controllo deve essere ovviamente più attento in presenza di rischi neurologici specifici, legati alle condizioni di base (quali, ad esempio, età, vasculopatia cerebrale, insufficienza cardiorespiratoria) o al tipo di chirurgia, che rendono il paziente più suscettibile all'insorgenza di lesioni cerebrali. Nell'eventualità di riscontro di nuovi deficit neurologici si dovrà ovviamente sottoporre il paziente ad una TAC cerebrale che, nella maggior parte dei casi, è indicativa della lesione sottostante, fermo restando che per poter evidenziare una lesione ischemica devono essere trascorse alcune ore dall'insorgenza dei sintomi e che in altre occasioni può essere dirimente una RMN.

Fra le sequele neurologiche post-operatorie legate all'età è da ricordare la disfunzione cognitiva postoperatoria. In realtà, i disturbi neurocomportamentali riguardano sia l'anestesia che la terapia intensiva e, se pur prevalenti nel paziente anziano, non sono esclusivi dell'età avanzata: essi costituiscono un problema complesso, di frequenza tutt'altro che trascurabile e di non facile approccio nella pratica clinica. Qui saranno solo accennati alcuni aspetti essenziali dell'eziologia, della diagnosi e del trattamento della disfunzione cognitiva post-operatoria, utili per delineare gli elementi fondamentali della valutazione e del monitoraggio neurologico (per una trattazione più dettagliata si veda [4, 10-12]).

Per dare un'idea della dimensione dei problemi anestesiologici connessi con il decadimento senile è sufficiente pensare che ogni anno nei Paesi della CEE vengono sottoposti ad anestesia almeno 30 milioni di persone, il 35% delle quali ha un'età superiore ai 60 anni. I disturbi neurocomportamentali post-operatori riconoscono diverse cause, organiche e psichiatriche, e possono essere reversibili o irreversibili; in quest'ultimo caso diminuiscono, a volte in modo drammatico, la qualità di vita con pesanti ripercussioni sociali. È da sottolineare che la comparsa del delirium post-operatorio è spesso il risultato di molteplici fattori, predisponenti e precipitanti, che agiscono in sinergia. Fra i principali fattori in causa sono da ricordare le condizioni mentali preesistenti (a volte misconosciute), i farmaci somministrati nel periodo perioperatorio (Tab. 1) e l'ipossia cerebrale nella fase intra- e post-operatoria [13]. Non c'è invece una differenza eclatante nell'incidenza di delirium post-operatorio dopo anestesia regionale o generale [14]. Il rischio di delirium post-operatorio sembra invece aumentare con la complessità della procedura chirurgica, mentre un ruolo non secondario sembra sia esercitato anche dalle complicanze medico-chirurgiche post-operatorie: i fattori precipitanti più comuni sono, oltre all'ipossiemia, le infezioni respiratorie, i disturbi metabolici o vascolari, la tossicità da farmaci e l'astinenza da alcool, anche se la loro importanza è dibattuta.

Tabella 1. Principali farmaci associati a delirium

Allucinogeni* (LSD, ketamina, mescalina)
Anestetici generali* (gas inclusi)
Antiaritmici
Antibiotici
Anticolinergici*
Anticonvulsivanti
Antidepressivi*
Anti infiammatori non steroidei
Anti istaminici*
Antispastici*
Beta-bloccanti
Calcioantagonisti
Corticosteroidi
Digossina
Farmaci anti-parkinson*
Gas nervini*
Immunosoppressori
Ipoglicemizzanti orali
Metoclopramide
Neurolettici*
Oppioidi
Tranquillanti* (incluse le benzodiazepine)

* Farmaci in grado di scatenare una sindrome anticolinergica centrale

Per quanto riguarda l'ipossia cerebrale, i pazienti anziani sono più vulnerabili, essendo maggiormente colpiti da disturbi cardiovascolari, cerebrovascolari e respiratori. Ipotermia e brivido post-operatorio contribuiscono all'insorgenza di ipossiemia precoce, mentre lo stress chirurgico incrementa le richieste di ossigeno cerebrali. L'anestesia regionale è spesso responsabile di un maggior decremento dei valori di pressione arteriosa e ciò rende ragione della maggiore incidenza (fino al 92%) di comparsa di delirium post-operatorio nella chirurgia del femore con questo tipo di anestesia, qualorasi sia verificata una diminuzione della pressione arteriosa sistolica fino a 80 mmHg.

Le sindromi psichiatriche organiche post-operatorie più importanti sono: a) lo stato confusionale; b) il delirium; c) la sindrome colinergica centrale; d) la demenza confusa.

Lo stato confusionale ha come tratto essenziale il disorientamento relativo al tempo, allo spazio e alle persone: tutte le funzioni mentali possono essere ridotte, ma la vigilanza, l'attenzione e la capacità di concentrazione e di afferrare gli elementi della situazione immediata sono le componenti più compromesse. Nel delirium il quadro clinico è dominato da irrequietezza, insonnia e/o inversione del ritmo sonno-veglia, irritabilità, tremore, asterixis, deficit dell'attenzione, talora convulsioni; a questi si aggiungono disorganizzazione ed incoerenza del pensiero, sogni terrificanti, illusioni o allucinazioni vivide uditive, visive e tattili per lo più spiacevoli, delirio e comportamenti abnormi talora violenti. Caratteristica del delirium è la rapida fluttuazione nel grado di confusione. Tra i segni fisici è da ricordare la possibile presenza di ipertermia, dilatazione delle pupille, iniezione congiuntivale, tachicardia, sudorazione, ovvero i segni di un'iperattività neurovegetativa per lo più assenti negli stati confusionali.

La sindrome anticolinergica centrale riunisce le manifestazioni del delirium e dello stato confusionale: il disorientamento, le turbe percettive e mestiche, la riduzione (e fluttuazione) del livello di coscienza si associano infatti all'agitazione ed agli altri sintomi del delirium. Dal punto di vista vegetativo il quadro è più variegato rispetto a quest'ultimo, essendo osservabili i segni della ridotta attività colinergica centrale. Spesso il quadro neurovegetativo è ulteriormente modificato dalla somministrazione dei farmaci anticolinergici e anticolinesterasici periferici alla fine dell'anestesia (tipicamente atropina e neostigmina) ed il risultato finale dipende in tal caso dalla somma algebrica degli effetti anticolinergici centrali e periferici e di quelli colinergici periferici. Clinicamente si possono quindi osservare dilatazione delle pupille, sete, bocca secca (o anche aumento delle secrezioni se prevale l'azione della neostigmina), cute asciutta, nausea e/o vomito, turbe della minzione, aritmie e tachicardia o, al contrario, bradicardia.

Nella demenza confusa, il paziente manifesta lo stato confusionale e l'impoverimento delle funzioni superiori durante l'ospedalizzazione; in molti casi il paziente non risultava demente all'anamnesi ed in tal caso il quadro clinico manifestato è da considerare come risultante della patologia acuta, dell'intervento, del disadattamento prodotto dall'ospedalizzazione e della possibile presenza di una demenza latente ed ancora subclinica prima del ricovero. Il quadro clinico può essere di entità molto variabile ed i disturbi possono riguardare una o più facoltà mentali: deficit delle funzioni intellettive, disturbi della memoria e della capacità di calcolo (acalculia), distraibilità, alterazioni dell'umore e dell'affettività, deficit delle capacità di giudizio, di astrazione e del linguaggio. Se nella demenza sono generalmente coinvolte più le capacità intellettive e cognitive che il sensorio, quest'ultimo può essere comunque compromesso nel periodo post-operatorio, dando origine non di rado ad un quadro misto di demenza e stato confusionale. Tale quadro può essere parzialmente o totalmente reversibile se è ben curata la causa scatenante, ma può dare origine a reliquari più o meno gravi in relazione alla durata e gravità della causa scatenante, del decorso clinico e del grado di impoverimento delle facoltà mentali del paziente prima del ricovero (per quanto latenti). È infine da sottolineare come i pazienti "passivi", ovvero quelli confusi o con demenza, possano essere facilmente ed erroneamente diagnosticati come depressi: è quindi necessario porre molta attenzione nella diagnosi differenziale per evitare errori di trattamento. Un'attenta diagnosi differenziale dei disturbi deve inoltre tenere conto dei farmaci già somministrati (per l'anestesia e per eventuali altre necessità del paziente), i quali possono di per sé causare o influenzare i disturbi neurocomportamentali ed anche interferire con i farmaci utili alla loro terapia. Per quanto riguarda la relazione fra diagnosi e terapia è qui sufficiente ricordare che terapia sintomatica del delirium ha come farmaci principali i neurolettici, mentre l'ansia e l'agitazione psicomotoria, che siano espressione o meno di delirium, possono essere trattate con benzodiazepine. Al contrario, il paziente apatico (non depresso), se non delirante, può rispondere agli psicostimolanti, come il metilfenidato o la desamfetamina; i pazienti apatici non rispondono agli antidepressivi, a meno che il quadro clinico non sia in realtà un sintomo di depressione (il problema più delicato rimane sempre la diagnosi differenziale). Infine, la sindrome anticolinergica centrale può essere trattata con la fisostigmina per aumentare il livello di acetilcolina cerebrale; la sua rapidità d'azione e la breve emivita, permette di valutarne rapidamente gli effetti e di confermare la correttezza della diagnosi.

Il periodo post-operatorio dei pazienti sottoposti a craniotomia rappresenta una parte fondamentale dell'iter diagnostico e terapeutico; tale fase può addirittura essere più pericolosa e ricca di insidie della fase chirurgica. In generale, dopo un intervento chirurgico di elezione si può procedere al risveglio immediato del paziente in sala operatoria o al ricovero in terapia intensiva: la possibilità di una continua valutazione neurologica di un paziente sveglio e la riduzione dei costi di degenza fanno propendere, quando possibile, per un risveglio rapido alla fine dell'operazione [15]. Negli altri casi è indicato il trasferimento dei pazienti in terapia intensiva post-operatoria per almeno 12 ore per consentire un risveglio e monitoraggio in un ambiente protetto, un maggior controllo del dolore post-operatorio ed una graduale ripresa di una valida ventilazione spontanea. Comunque avvenga il risveglio in tali pazienti, è necessario avere una particolare attenzione nell'evitare episodi ipertensivi che sono fra i principali responsabili di risanguinamento nel periodo post-operatorio. Devono inoltre essere evitati episodi di ipotensione ed ipoventilazione del paziente in coda anestesiologica, per evitare ulteriori danni cerebrali di natura ischemico-ipossica, ma anche pericolosi aumenti della pressione intracranica. L'ipercapnia conseguente all'ipoventilazione determina infatti un aumento del CBF e del volume ematico cerebrale: la vasodilatazione cerebrale ed il conseguente aumento del volume intracranico in un paziente appena sottoposto a craniotomia può aggravare ulteriormente l'edema già presente nella sede dell'intervento e ridurre la compliance cerebrale.

L'esame neurologico rimane il punto di partenza del monitoraggio post-operatorio e costituisce la base irrinunciabile della valutazione del paziente, ma può essere utilmente associato a metodiche strumentali di monitoraggio. Nel paziente intubato e sedato l'esame neurologico è necessariamente più sommario rispetto ad un paziente collaborante, rendendo più difficile la valutazione di eventuali deficit; tuttavia, la valutazione del livello di coscienza, del diametro pupillare, dei riflessi del tronco e le risposte motorie sono comunque possibili in funzione del tipo di sedazione (si veda oltre) e possono dare indicazioni importanti. Capitolo a parte rimane la chirurgia della fossa cranica posteriore, dove spesso (ad esempio, angolo pontocerebellare) l'intervento comporta una lesione o comunque uno stupor di alcuni nervi cranici, mentre un risanguinamento in sede di intervento può manifestarsi con l'insorgenza improvvisa di coma profondo e di segni di impegno cerebrale. In tali pazienti un monitoraggio clinico attento può aiutare a riconoscere tempestivamente l'insorgenza di complicanze, mentre un efficace controllo emodinamico può ridurre il rischio di risanguinamento nelle prime ore post-operatorie.

Nei pazienti ricoverati in rianimazione è importante adottare una strategia di analgo-sedazione al fine di controllare l'emodinamica e la ventilazione fin tanto che non si sono create le condizioni necessarie allo svezzamento. Negli ultimi anni si stanno sviluppando protocolli di sedazione dei pazienti neurochirurgici che consentano di non interferire pesantemente con la valutazione clinica neurologica. Sono pertanto stati consigliati e approvati alcuni farmaci come il propofol, il midazolam, gli alfa-agonisti centrali e gli oppioidi possibilmente a breve durata d'azione per poter attuare più facilmente e rapidamente "finestre" di valutazione clinica alla sospensione del farmaco [16, 17].

Ovviamente, in presenza di nuovi deficit neurologici post-operatori non si può prescindere da una loro corretta diagnosi e trattamento: la gamma di indagini strumentali e di tecniche di monitoraggio disponibili è oggi estremamente ampia e permette di valutare sia il danno strutturale che le alterazioni funzionali. La disponibilità di mezzi diagnostici comprende, come è noto, TAC, RMN, AGF, Xe-TAC, angio-TAC e angio-RMN, SPECT, PET, PE, EEG, EMG, Doppler, PIC, SjO_2, PtO_2, microdialisi, NIRS: la corretta scelta delle indagini utili in ogni singolo caso permette una accurata diagnosi, mentre la sintesi dei dati relativi alle alterazioni strutturali e funzionali consente non di rado una valutazione della fisiopatologia del danno e della sua evoluzione in tempo reale. L'analisi dettagliata delle indicazioni e dei limiti di queste indagini va oltre gli scopi di questa trattazione, ma la capacità di fronteggiare in modo corretto un deficit neurologico perioperatorio deve essere parte del bagaglio culturale dell'anestesista ed espressione della sua professionalità.

Bibliografia

1. Munari M, Facco E (1998) Circolazione cerebrale e metabolismo. In: Gullo A (ed) Fisiopatologia, aspetti clinici e di monitoraggio in anestesia. Ed. APICE, Trieste, pp 14-30
2. Facco E, Munari M, Deni F (1997) Anestetici e sistema nervoso centrale. In: Allaria B et al (eds) Farmacologia generale e speciale in anestesiologia clinica. Springer-Verlag Italia, Milano, pp 61-75
3. Myburgh JA, Upton RN, Grant C, Martinez A (1998) A comparison of the effects of norepinephrine, epinephrine, and dopamine on cerebral blood flow and oxygen utilisation. Acta Neurochir 71[Suppl]:19-21
4. Facco E, Volpin SM, Gallo F, et al (1996) Il paziente anziano: disfunzione cognitiva postoperatoria. In: Valenti S, Zanatta P (eds) Anestesia nel paziente a rischio. CLEUP, Padova, pp 43-52
5. Facco E, Munari M, Gallo F (1998) Is it possible to monitor the depth of anesthesia? In: Gullo A (ed) Anesthesia, pain, intensive care and emergency medicine. Critical Care Medicine, Springer-Verlag Italia, Milano, pp 597-606
6. Facco E, Donà B, Behr AU et al (1993) L'EEG nel monitoraggio neurofisiologico in tempo reale in anestesia e terapia intensiva. Minerva Anestesiol 59[Suppl. 3]:13-17
7. Facco E, Deriu GP, Donà B (1992) EEG monitoring of carotid endarterectomy with routine patch graft angioplasty: an experience in a large series. Neurophysiol Clin 22:437-446
8. Facco E (1994) Anesthesia and intraoperative brain monitoring for carotid endarterectomy. In: Perel A (ed) 9th European Congress of Anaesthesiology, October 2-7, Jerusalem, Refresher Course Lectures, Kener, Tel Aviv, pp 48-56
9. Facco E, Munari M, Volpin SM (1998) Monitoraggio in neuroanestesia. In: Gullo A (ed) Anestesia clinica. Springer-Verlag Italia, Milano, pp 351-360

10. Moller JT (1995) The elderly patient: postoperative cognitive dysfunction. In: Coriat P, Riou B (eds) L'anesthésie du malade à risque. Journées d'Enseignement Post-Universitaire d'Anesthésie et de Réanimation. Arnette Blackwell, Paris, pp 269-276
11. Facco E, Rupolo GP (2000) I disturbi neurocomportamentali in terapia intensiva. Ed. M Volpi, Padova
12. Dyer CB, Ashton CM, Teasdale TA (1995) Postoperative delirium. A review of 80 primary data collection studies. Arch Intern Med 155:461-465
13. Rosenberg J, Kehlet H (1993) Postoperative mental confusion-associated with postoperative hypoxiemia. Surgery 114:76-81
14. Williams-Russo P, Sharrock NE, Mattis S et al (1995) Cognitive effects after epidurale vs general anesthesia in older adults. A randomised trial. JAMA 274:44-50
15. Bracco D, Ravussin P (1998) Early awakening or long-term sedation after neuroanesthesia. Eur J Anaesthesiol (15 Suppl. 17):18-34
16. Ronan KP, Gallangher TJ, George B et al (1995) Comparison of propofol and midazolam for sedation in intensive care unit patients. Crit Care Med 23:286-293
17. Sanchez-Izquierdo-Riera JA, Caballero Cubedo RE, Perez Vela JL et al (1998) Propofol versus midazolam: safety and efficacy for sedating the severe trauma patient. Anesth Analg 86:1219-1224

Capitolo 5

Monitoraggio clinico della miorisoluzione

C. MELLONI

Per monitorare l'azione dei bloccanti neuromuscolari non servono attrezzature complicate o monitor complessi; basta uno stimolatore periferico (PNS), come l'innervator (Fisher e Paykel) o il TOF Watch (Organon) (Fig. 1): nel primo caso l'apparecchio può solo stimolare secondo la modalità selezionata con i pulsanti e spetta all'esaminatore valutare la forza della risposta contrattile, sia visivamente che con il tatto; nel secondo caso il minuscolo wafer che non è altro che un cristallo piezoelettrico fermato sul muscolo da studiare (pollice, indice, palpebra, ecc.) è capace di misurare la risposta accelerometrica del muscolo in risposta allo stimolo applicato e la risposta, sia rispetto al basale (TW) che espressa come TOFR viene mostrata sul piccolo schermo dell'apparecchio come valore calcolato numerico. Il prezzo di questi due monitor varia da 300 a 600 euro, nulla se confrontato al costo dei nostri monitor ECG o di pressione; nonostante ciò queste unità non sono diffuse, anzi raramente sono disponibili in sala operatoria. Una recente inchiesta confidenziale tra gli anestesisti italiani in Italia (comunicazione personale) ha rivelato che meno dell'1% degli anestesisti usa routinariamente il PNS e un altro 1% lo utilizza quando è necessario. La situazione è leggermente migliore in altri paesi, come l'Irlanda del Nord dove una inchiesta recente [1] ha scoperto che i PNS sono usati in circa il 41% dei casi in 3 ospedali affiliati all'Università. Le ragioni per questa impossibilità/incapacità al monitoraggio non sono chiare, ma possono dipendere dal fatto che i neurostimolatori per se (come il caso 1 di cui sopra) non possiedono la capacità intrinseca di mostrare un dato e così il clinico è lasciato a se stesso nel decidere come interpretare il dato obbiettivo, ma nel secondo caso si ha a disposizione un monitor completo e perciò non resta che speculare sulla pigrizia, sul carico di lavoro delle liste chirurgiche, sulla mancanza di raccomandazioni in materia da parte delle associazioni degli anestesisti, ecc. come cause del mancato utilizzo di queste apparecchiature.

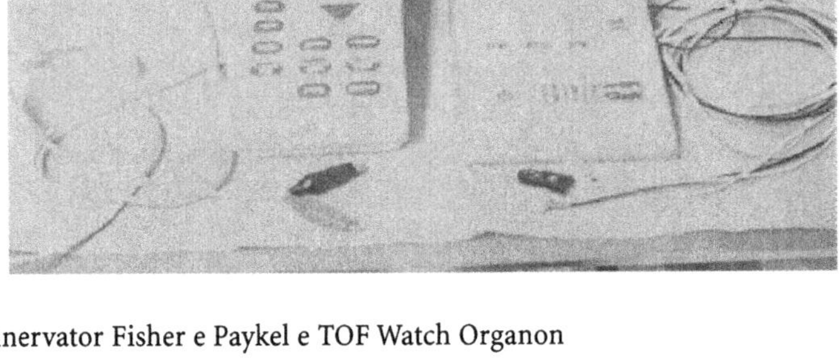

Fig. 1. Innervator Fisher e Paykel e TOF Watch Organon

Una mole corposa di lavori ha indicato che la ripresa di una funzione nm adeguata richiede il ritorno del valore del TOFR almeno ad un valore minimo di 0,70 [2] e forse (e meglio) di 0,90 [3]; perciò, in assenza di un metodo di misurazione oggettiva, il clinico dovrebbe stimare la forza della contrazione evocata dallo stimolo con i sensi della vista o del tatto. Ciò serve a ridurre i pericoli derivanti dalla cosiddetta curarizzazione residua, intendendo con questo termine la paralisi residua che segue la somministrazione dei nmb e permane alla fine dell'intervento e nelle prime fasi della ripresa dall'anestesia. L'incidenza della paralisi residua è variata ampiamente nei vari studi e si riscontra ancora oggi nella pratica quotidiana, anche in assenza di bloccanti nm a lunga durata. Ballard e coll. [4] hanno valutato la frequenza di blocco residua dopo vecuronium in 565 pazienti in assenza di PNS e senza antagonismo del blocco, scoprendo un blocco residuo significativo nel 42% dei casi; 33% dei quali erano stati estubati prima dell'arrivo nella RR. Il problema sarebbe potuto sembrare irrilevante fino a pochi anni fa poiché non si conosceva se e quanta dipendenza ci fosse fra blocco residuo e complicanze postoperatorie; ma ora si conosce, dopo il lavoro pionieristico di Pedersen sulle complicanze polmonari postoperatorie (POPC) dopo pancuronium e atracurium [5] e poi dopo il lavoro, oserei dire definitivo, di Berg e Viby-Mogensen [6] che ha dimostrato la relazione diretta fra bloccante neuromuscolare (nmb) residuo e POPC (Tab. 1).

693 pazienti candidati a chirurgia elettiva sono stati randomizzati secondo un protocollo in doppio cieco; il monitoraggio intraoperatorio della funzione nm è stato condotto con il myotest e TOF dopo dosaggi equipotenti di 1,5-2 ED95 di atracurium, vecuronium, pancuronium, antagonizzati se necessario. I pazienti sono stati estubati in condizioni di TOF eguali, valutati visivamente o al tatto e dopo la ripresa di una respirazione spontanea sufficiente. Nella RR il TOFR è stato quantizzato obbiettivamente. I risultati sono riportati in Figura 2; appare chiaro che dopo pancuronium la ripresa è grossolanamente inadeguata e che è necessario molto più tempo fino a che il TOFR si normalizzi (Fig. 2). Il lavoro si è spinto oltre seguendo i pazienti dal punto di vista respiratorio: i dati dimostrano che le POPC variavano a seconda del tipo di chirurgia (addominale > ginecologica o ortopedica), l'età (di un fattore di 1,7 volte per ogni decade > 30 anni), lunghezza della procedura e tipo di miorilassante; i pazienti con blocco residuo nella RR presentavano così più complicanze di quelli senza paralisi residua.

Considerando dunque la relazione fra blocco residuo e complicanze polmonari si può perciò suggerire la linea di condotta seguente allo scopo di minimizzare la paralisi residua:

Tabella 1.

TOFR	Pancuronium	Atracurium e vecuronium
> 0,7	4,8%	5,4%
< 0,7	16,9%*	4,2%

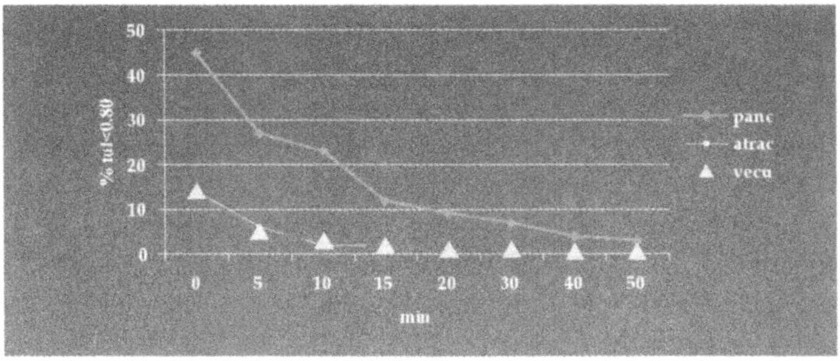

Fig. 2. Tempo di sviluppo del TOF < 0.80 in RR

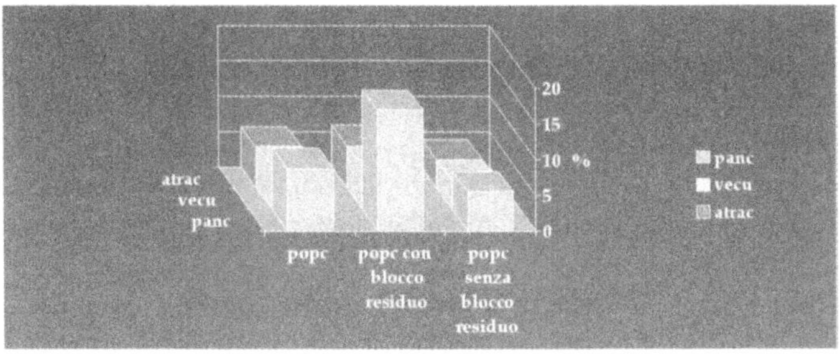

Fig. 3. Complicanze polmonari post-operatorie

- non usare nmb a lunga durata di azione;
- monitorare sempre la nmt;
- come minimo misurare almeno il TOFR alla fine del caso,prima di antagonizzare o anche dopo;
- valutare sempre la risposta alla stimolazione nervosa periferica insieme con i segni e sintomi clinici di ripresa dal blocco nm.

Per quanto riguarda i segni clinici di adeguata ripresa nm postoperatoria,essi si possono dividere in:

- Inaffidabili, quali:
  - l'apertura degli occhi;
  - la protrusione della lingua;
  - il sollevamento del braccio alla spalla opposta;
  - il normale TV;
  - il normale (o quasi) VC;
  - pressione massima inspiratoria ≤ 25 cmH_2O.
- Affidabili, quali:
  - sollevamento sostenuto del capo per 5 sec;
  - sollevamento sostenuto del braccio o della gamba per 5 sec;
  - stretta sostenuta di mano per 5 sec;
  - ritenzione dell'abbassalingua fra i denti resistente al tentativo di estrazione;
  - pressione inspiratoria massima > 50 cm H_2O.

Kopman e coll. [7] in volontari sani, sottoposti ad infusione continua di mivacurium a dosaggio subparalizzante con monitoraggio continuo con il Datex 221 NMT, hanno indagato vari segni clinici di forza, come la stretta di mano e il sollevamento della testa, la capacità di tenere fra i denti un abbassalingua, e hanno dimostrato che i disturbo della vista erano comuni a TOFR 0,90, la forza dei massetere era sempre ridotta, i test di sollevamento erano sempre possibili a TOFR > 0,60, mentre la forza della stretta di mano variava da un valore del 83% a confronto di un basale e del TOF 0,90. Con un TOFR < 0,75 tutti i volontari si lamentavano di una serie di disturbi soggettivi.

La capacità di trattenere un abbassalingua fra i denti costituiva il test più sensibile per un TOF > 0,90; gli autori perciò concludevano che i ben noti limiti del TOF > 0,70 non rappresentavano più un valore sicuro di ripresa dal blocco come sostenuto da [8, 9].

In effetti molte cose sono cambiate da allora (anni Settanta): la chirurgia ambulatoriale è divenuta prassi sotto la spinta economica imposta dalla riduzione delle spese; è cresciuto il numero degli anziani operandi, anche in regime ambulatoriale; sono comparsi nuovi farmaci che hanno richiesto modifiche nelle tecniche anestesiologiche e nella pratica clinica, con attenzione per un aumento della sicurezza e degli indicatori di qualità.

Infatti, il bel lavoro di Kopman sottolinea ancora una volta come età e condizioni generali di salute differiscano ampiamente fra pazienti e volontari. I pazienti chirurgici sono in genere più anziani e ammalati dei volontari sani dello studio di Kopman (ASA 1, entro il 15% del peso ideale, tra 23-33 anni); gli effetti residui dei miorilassanti è probabile possano essere più significativi nella pratica ambulatoriale con pazienti più anziani e debilitati. Si potrebbe arguire che i pazienti con sedazione residua siano meno attenti a disturbi visivi e alla debolezza dei muscoli facciali; ma è anche vero che dal punto di vista della sicurezza i pazienti postoperati siano esposti a rischio maggiore di aumento della morbilità, poichè la debolezza residua nm può essere aggravata da residui dell'anestesia. Queste conoscenze insieme con la rarità di impiego del monitoraggio della funzione nm impongono il ricorso alla applicazione del valore di TOFR > 0,90 come limite di ripresa, considerando anche che nello studio citato non si somministrava alcun altro farmaco sedativo/ analgesico, mentre nella pratica clinica voi ed i vostri pazienti dovete fare i conti con gli effetti residui dell'anestesia oltre a quelli dei nmb. Inoltre, il mivacurium non è il rappresentante della famiglia dei nmb, perché il mercato è dominato dai farmaci a durata di azione intermedia-lunga.quali atracurium, cisatracurium, vecuronium, rocuronium. Se è vero che una certa paralisi residua accompagnata da una sensazione generale di malessere permane per circa un'ora dalla fine della infusione di mivacurium, farmaco caratterizzato da un indice di ripresa di pochi minuti, che cosa accade dopo somministrazione dei farmaci a durata di azione intermedia nel contesto, per esempio, della chirurgia ambulatoriale? Nello studio di Kopman e coll. il TOFR < 0,9 si accompagnava, inoltre, a disturbi della funzionalità della faringe e delle vie aeree superiori e questi si correlavano con i sintomi riferiti dai volontari: tutti i soggetti riferivano segni e sintomi di paralisi residua a valori di TOFR di 0,7 e la scomparsa completa dei disturbi non avveniva fino a che il TOFR era > 0,9. Secondo questo studio dunque l'assenza di effetti clinici di miorisoluzione può essere definita come il ritorno a un TOFR > 0,9 a livello del muscolo AP.

Se il limite di sicurezza del TOFR con i suoi correlati di forza muscolare e protezione delle vie aeree deve essere innalzato dallo 0,70 allo 0,90, come possiamo quantizzare l'entità della depressione residua? Recentemente, Kirkegaard [10] ha analizzato la ripresa dopo anestesia bilanciata fentanyl/propofol/N_2O e cisatracurium 0,15 mg/kg dopo neostigmina 0,07 mg/kg somministrata alla ricomparsa delle risposte muscolari I, II, III, IV evocate dal TOF, confrontando un lato monitorato con il tatto con il controlaterale studiato con meccanomiografia e calcolando il tempo intercorso fra la somministrazione della neostigmina al TOFR 0,70, 0,80 e 0,90. Ottenere un TOFR di 0,90 in < 10 min dopo antagonismo del blocco con neostigmina non era un obbiettivo realistico; perciò la conta del numero delle risposte tattili alla stimolazione TOF non poteva costituire una guida alla somministrazione della neostigmina se il punto finale della ripresa è un TOFR di 0,90 o più entro 10 min. Tuttavia il conteggio costituiva un valido indice predittivo per un TOFR di 0,70; perciò,in assenza di una misurazione obbiettiva, non è possibile valutare il punto finale "sicuro" di ripresa e i pazienti sarebbero così esposti ai pericoli della curarizzazione residua, che tra l'altro comprendono la mancata risposta iperventilatoria all'ipossia, come Eriksson e coll. [11, 12] hanno brillantemente dimostrato in una serie di esperimenti. Volontari svegli che avevano ricevuto vecuronium, atracurium, and pancuronium in piccole dosi atte a stabilizzare il TOFR meccanico a livello dell'AP di 0,7, mostravano depressione della iperventilazione riflessa indotta dalla ipossiemia mentre la risposta iperventilatoria all'ipercapnia era interamente normale. L'assenza della iperventilazione indotta dalla ipossiemia si osservava al ritorno del TOFR a 0,9. L'ipotesi di lavoro era che i nmb non depolarizzanti interferiscano con il controllo della ventilazione in condizioni di ipossia,molto probabilmente attraverso una depressione reversibile della attività chemorecettoriale dei corpi carotidei.

Allora la prossima domanda da porsi è la seguente;se è vero che la paralisi residua costituisce un pericolo per i pazienti,come possiamo evitarla senza l'aiuto di una misurazione obbiettiva? L'unica correlazione soggettiva-oggettiva fra meccanomiografia e valutazione tattile è stata a lungo la conta o la palpazione delle risposte contrattili nel treno,ove

1 twitch = $T_1$10%, 3 twitches = T_1 25%; ma oltre alla difficoltà intrinseca di confrontare l'altezza della contrazione misurata con quella basale, la valutazione soggettiva dell'esaurimento nel TOFR si apprezza fino a circa valori del 0,30-0,40, cioè del 30-50%, molto al di sotto dei limiti di sicurezza citati sopra.Viby-Mogensen e coll. [13] in anestesia con diazepam, penthotal, N_2O 66%, halothane 0,75-1,5% e intubazione con succinilcolina, seguita poi da pancuronium, hanno valutato simultaneamente la forza con meccanomiografia in un braccio e con valutazione visiva/tattile in quello opposto, includendo anestesisti esperti e non; 6 differenti TOFR venivano raccolti da ogni paziente. A valori di TOF attorno al 40% non era praticamente più possibile discernere l'esaurimento muscolare.

Perciò, in assenza di una quantificazione obbiettiva è necessario ricorrere a monitoraggi nm speciali, quali il DBS ed il tetano.

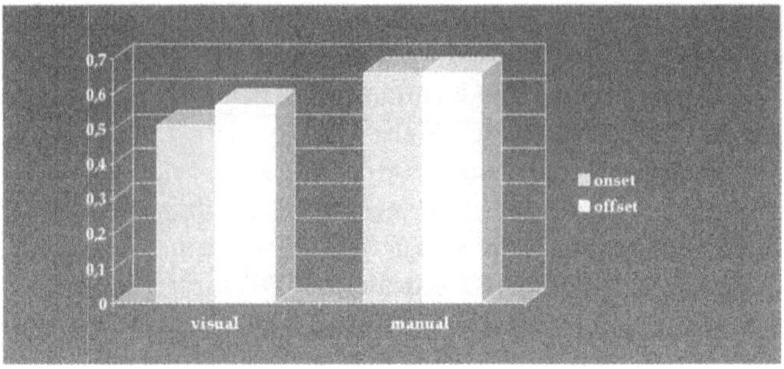

Fig. 4. Valutazione tattile e visiva della risposta di esaurimento della stimolazione neuromuscolare con il TOF (Viby-Mogensen et al. Tactile and visual evaluation of response to train-of four nerve stimulation. Anesthesiology 1985; 63:440-3)

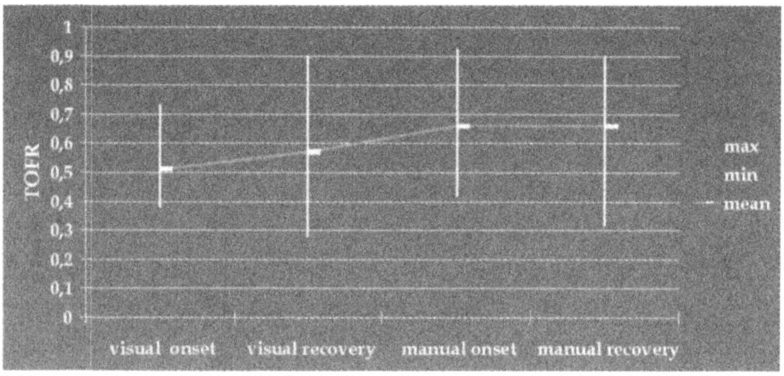

Fig. 5. Valutazione tattile e visiva della risposta di esaurimento della stimolazione neuromuscolare con il TOF (Viby-Mogensen et al. Tactile and visual evaluation of response to train-of four nerve stimulation. Anesthesiology 1985; 63:440-3)

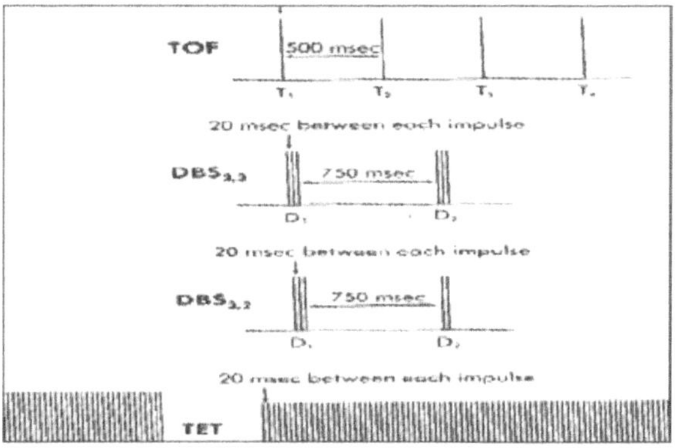

Fig. 6. TOF, DBS, Tetanus

Drenck e coll. [14] hanno applicato il DBS,un nuovo modo di stimolazione sviluppato appunto nel tentativo di rivelare la paralisi residua in condizioni cliniche. Lo stimolo consiste di due brevi impulsi tetanici a 50 Hz, separati da un intervallo di tempo di 750 ms; la risposta alla stimolazione è rappresentata da due brevi contrazioni muscolari. L'esaurimento alla risposta dipende dal grado di blocco nm, come avviene con il TOF. Gli autori hanno studiato la sensibilità del DBS e del TOF nella discriminazione del blocco nm residuo durante anestesia clinica in 52 pazienti chirurgici sani. Per entrambe le modalità di stimolazione la frequenza con la quale era possibile determinare manualmente l'esaurimento in risposta alla stimolazione veniva determinata e confrontata con vari quozienti del TOF misurati mediante meccanomiografia. L'incidenza di determinazioni di esaurimento era statisticamente più elevata con il DBS piuttosto che con il TOF, indipendentemente dal TOFR. La mancanza dell'esaurimento con il TOF implicava una probabilità del 48% di lasciare una significativa paralisi residua,mentre la frequenza scendeva al 9% quando l'esaurimento era studiato con il DBS. Questi risultati sono indicativi di una maggiore sensibilità del DBS rispetto al TOF nella valutazione manuale del blocco residuo.

Nella Figura 7 si mostrano le probablità di essere entro ben definiti intervalli del TOFR quando si esprimono differenti valutazioni cliniche di esaurimento; assenza di esaurimento con il TOF implica un 52% di probabilità che il TOF sia > 0,60, mentre assenza di esaurimento con il DBS implica un TOF > 0,60 in 91% dei casi;alla fine solo valori di TOFR< 0,40 possono essere determinati manualmente, per cui la valutazione con il DBS è rilevante solo quando non appare esaurimento al TOF. In conclusione, l'assenza di esaurimento al DBS normalmente esclude che sussista un severo blocco nm residuo (TOFR<0.60) ma non indica necessariamente una ripresa clinica adeguata. Perciò il DBS costituisce un valido passo avanti nella valutazione visivo, tattile, ma non possiede elevati valori di sicurezza se si vuole escludere completamente la possibilità di paralisi residua.

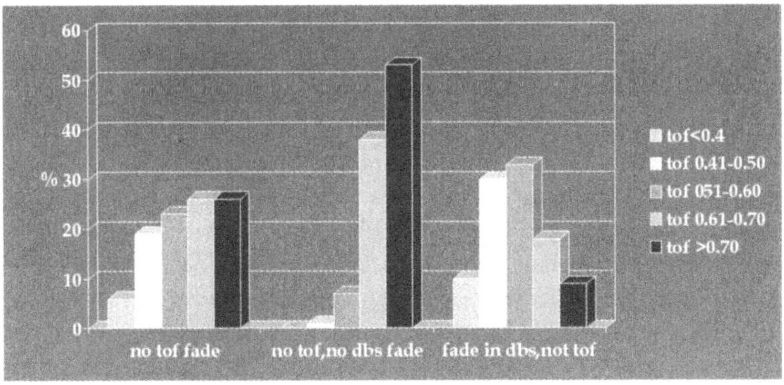

Fig. 7. Valutazione manuale della curarizzazione residua con DBS: paragone con il TOF (Drenck NE, Ueda N, Olsen NV, et al. Manual evaluation of residual curarization usin double burst stimulation: A comparison with train-of-four. Anesthesiology 1989; 70:578-81)

Fruergaard e coll. [15] hanno confermato che il monitoraggio perioperatorio routinario con l'accelerografia può prevenire il blocco residuo, mentre la valutazione tattile routinaria delle risposte ottenute con il TOF non ha successo in questo. In uno studio prospettico, randomizzato e cieco hanno studiato gli effetti della valutazione manuale in risposta al DBS3,3 sulla frequenza di blocco residuo in 60 pazienti sottoposti a chirurgia addominale maggiore con miorisoluzione indotta e mantenuta dal pancuronium. I pazienti sono stati divisi in 2 gruppi; in quello DBS il grado di blocco durante anestesia è stato valutato a tatto dalla risposta al TOF. Durante l'antagonismo, quando non si riusciva più a determinare esaurimento, la modalità di stimolazione è stata cambiata in DBS3,3. La trachea è stata estubata quando l'anestesisa era soddisfatto della ripresa nm e non si aveva esaurimento in seguito a stimolazione DBS3,3. Nel gruppo CC (clinical criteria) non si è usato un PNS e il livello di nmb e la ripresa sono stati verificati unicamente sulla base dei criteri clinici. In entrambi i gruppi il TOFR è stato misurato mediante meccanomiografia, subito dopo l'estubazione tracheale. Sono stati applicati anche i test clinici: sollevare il capo per 5 sec, protrudere la lingua, aprire gli occhi e sollevare un braccio alla spalla opposta. Il TOFR misurato subito dopo estubazione tracheale era significativamente più basso nel gruppo CC che nel gruppo DBS (medie: 0,68 e 0,78, rispettivamente); l'incidenza di blocco nm residuo, definito come TOFR < 0,7, risultava maggiore nel gruppo CC che in quello DBS (57 and 24%, rispettivamente). L'intervallo fra la prima misurazione del TOF al raggiungimento di un TOFR di 0,8 risultava significativamente più lungo nel gruppo CC che in quello DBS (medie: 11,5 e 6,2 min, rispettivamente). Non vi erano altre differenze fra i due gruppi in termini di durata di anestesia, tra fine intervento e somministrazione di neostigmina,fra estubazione e TOFR 0,8, nella dose di pancuronium né in nessuna altra variabile postoperatoria. Il lavoro raggiungeva la conclusione che la valutazione routinaria perioperatoria manuale della risposta al TOF e DBS3,3 diminuiva la frequenza e profondità del blocco residuo dopo pancuronium, ma non era in grado di escludere una paralisi residua significativa né di influenzare la quantità di pancuronium usato durante l'intervento, la durata della anestesia, o il tempo tra termine dell'anestesia e l'estubazione tracheale e nemmeno di quello necessario per raggiungere una valida ripresa di funzione nm (TOF = 0,8). Perciò, anche se il DBS è superiore al TOFR nel valutare la profondità di blocco nm, esso non può escludere paralisi residue nm, anche se rappresenta una ragionevole sicurezza in assenza di un monitoraggio obbiettivo.

Se dunque il DBS non è in grado di garantire un recupero nm adeguato,quale altro test può farlo? Questo argomento è stato sviscerato da Baurain e coll. [16] che hanno determinato quale è il livello di TOFR che può essere determinato visivamente osservando l'esaurimento dopo tetano a livello dell'AP in risposta a tetani a 100 -Hz, per 5 sec, nel paziente anestetizzato. Gli autori hanno cercato un test clinico che indicasse un TOFR vicino a 0,9 e sono ricorsi ad un monitoraggio ST e TOF da un lato con trasduzione meccanomiografica e osservazione clinica di esaurimenti dell'altro lato, stimolato da impulsi tetanici a 100 -Hz per 5 sec. Sono stati studiati pazienti adulti elettivi sottoposti ad anestesia con propofol, sufentanil, N_2O/O_2. I 30 pazienti sono stati curarizzati con atracurium a 0,5 mg/kg o 0.1 mg/kg di vecuronium; il blocco si lasciava si risolvesse spontaneamente. È stata condotta un'analisi logistica su 771 osservazioni finali. La probabilità di successo del tetano per 5 sec a 100 -Hz, nello scoprire TOFR dello 0,80, 0,85, 0,90 erano del 99%, 96%, e 67%, rispettivamente. La sensibilità e specificità dopo tetano come indicatore di valori del TOFR di 0,85 e 0,9 sono del 100% e 75%, 54% e 67%, rispetivamente. Gli autori concludono che la risposta contrattile evocata dal tetano a 100 -Hz applicato per 5 sec, sembra essere una metodica assai sensibile nel valutare il blocco residuo, poiché la mancanza di esaurimento al pollice è compatibile con TOF ratio > 0,85.

Dopo avere stabilito che il tetano a 100 -Hz applicato per 5 sec. è il metodo più sensibile per evitare la paralisi residua sarà ora utile riportare alcune variazioni metodologiche allo scopo di migliorare le nostre capacità diagnostiche. Saitoh [17] ha suggerito che la valutazione venga effettuata con l'indice della mano dominante; infatti, la probabilità di scoprire esaurimento in risposta alla stimolazione TOF e DBS3,3 è significativamente peggiore usando la mano non dominante.

Inoltre sempre questi stessi autori [18] hanno suggerito che il monitoraggio nm venga effettuato all'indice e non al pollice; durante infusione continua di vecuronium la determinazione tattile dell'esaurimento in risposta alle stimolazioni TOF, DBS3,3 o DBS3,2 a livello del dito indice mostravano che a TOFR (T4/T1) fra 0,41-0,70, l'esaurimento in risposta al TOF era più spesso identificato a livello dell'indice che del pollice mediante il tatto (58% vs 26%, P < 0,05). Analogamente per valori di TOFR di 0,61-0,90, l'esaurimento in risposta al DBS3,3 era più spiccato all'indice rispetto al pollice (55% vs 15%), e che a TOF ratios di 0,81-1,00 la percentuale di determinazione dell'easurimento in risposta allo stimolo DBS3,2 risultava maggiore all'indice piuttosto che al pollice (72% vs 40%). Inoltre, lo spostamento dalla linea basale era significativamente minore rispetto al pollice (determinazione video grafica). Insomma, siamo cresciuti con il pollice come zona principe per il monitoraggio e ora ci si consiglia di monitorare l'indice, almeno con l'accelerometria, tanto che il mancato esaurimento in riposta al DBS costituisce un valido indice di ripresa nm.

In conclusione, anche se non si può prescindere da una valutazione quantitativa, l'uso in sequenza del TOFR, DBS, tetano a 100 Hz per 5 sec permettono di raggiungere un elevato indice di sicurezza nella valutazione della ripresa nm. Inoltre, l'utilizzo del tatto della mano dominante per l'anestesista e dell'indice del paziente aumentano la sensibilità e specificità dei vari test di risposta muscolare evocata.

Bibliografia

1. Hayes AH, Mirakhur RK, Breslin DS et al (2001) Postoperative residual block after intermediate-acting neuromuscular blocking drugs. Anaesthesia 56:312-318
2. Ali HH, Wilson RS, Savarese JJ, Kitz RJ (1975) The effect of d-tubocurarine on indirectly elicited train-of-four muscle response and respiratory measurements in humans. Br J Anaesth 47:570-574
3. Kopman AF, Yee PS, Neuman GG (1997) Correlation of the train-of-four fade ratio with clinical signs and symptoms of residual curarization in awake volunteers Anesthesiology 86:765-771

4. Baillard C, Gehan G, Reboul-Marty J et al (2000) Residual curarization in the recovery room after vecuronium. Brit J Anaesth 84:394-395
5. Pedersen T, Viby-Mogensen J, Bang U et al (1990) Does perioperative tactile evaluation of the TOF response influence the frequency of postoperative residual neuromuscular blockade? Anesthesiology 73:835-839
6. Berg H, Viby-Mogensen J, Roed J et al (1997) Residual neuromuscular block is a risk factor for postoperative pulmonary complications. A randomized and blinded study of postoperative pulmonary complications after atracurium, vecuronium and pancuronium. Acta Anesth Scand 41:1095-1103
7. Kopman AF, Yer PS, Newman GG (1997) Relationship of the train of four fade ratio to clinical signes and symptoms of residual paralysis in awake volunteers. Anesthesiology 86:765-771
8. Ali HH, Wilson RS, Savarese JJ, Kitz RJ (1975) The effect of tubocurarine on indirectly elicited train-of-four muscle response and respiratory measurements in humans. Br J Anaesth 47:570-574
9. Brand JB, Cullen DJ, Wilson NE, Ali HH (1997) Spontaneous recovery from nondepolarizing neuromuscular blockade: correlation between clinical and evoked responses. Anesth Analg 56:55-58
10. Kirkegaard H, Heier T, Caldwell JE (2002) Efficacy of tactile guided reversal from cisatracurium induced neuromuscular block. Anesthesiology 96:45-50
11. Eriksson LI, Sato M, Severinghaus JW (1993) Effect of a vecuronium-induced partial block on hypoxic ventilatory response. Anesthesiology 78:693-639
12. Eriksson LI (1996) Reduced hypoxic chemosensitivity in partially paralysed man: a new property of muscle relaxants? Acta Anaesthesiol Scand 40:520-523
13. Viby-Mogensen J, Jensen NH, Engbæk J et al (1985) Tactile and visual evaluation of response to train-of-four nerve stimulation. Anesthesiology 63:440-443
14. Drenck NE, Ueda N, Olsen NV et al (1989) Manual evaluation of residual curarization using double burst stimulation: a comparison with train-of-four. Anesthesiology 70:578-581
15. Fruergaard K, Viby-Mogensen J, Berg H, El-Mahdy AM (1998) Tactile evaluation of the response to double burst stimulation decreases, but not eliminates, the problem of postoperative residual paralysis. Acta Anaesthesiol Scand 42:1168-1174
16. Baurain M, Hennart DA, Godschalx A et al (1998) Visual evaluation of residual curarization in anesthetized patients using one hundred-hertz, five-second tetanic stimulation at the adductor pollicis muscle. Anesth Analg 87:185–189
17. Saitoh Y, Narumi Y, Fujii Y, Ueki M (1999) Tactile evaluation of fade of the train-of-four and double-burst stimulation using the anaesthetist's non-dominant hand Br J Anaesth 83:275-278
18. Saitoh Y, Nakazawa K, Makita K et al (1997) Evaluation of residual neuromuscular block using train-of-four and double burst stimulation at the index finger. Anesth Analg 84:1354

Capitolo 6

Valutazione della profondità dell'anestesia

C. Ori, M. Meroni, F. Innocente

La valutazione della "profondità" o "adeguatezza" dell'anestesia ha sempre rappresentato materia di studio e d'interesse per ragioni che, tuttavia, sono cambiate nel tempo con l'introduzione di nuovi farmaci e nuove tecniche di anestesia.

La classica descrizione di Guedel dell'anestesia generale suddivisa in quattro stadi, cioè analgesia, delirio, anestesia chirurgica e paralisi respiratoria, è divenuta obsoleta nella moderna pratica anestesiologica. Innanzi tutto essa faceva riferimento ad un anestetico generale per via inalatoria, l'etere dietilico, che è ormai uscito dalla pratica anestesiologica e le cui caratteristiche fisiche, in primo luogo l'elevata idrosolubilità, se da un lato hanno permesso di osservare distintamente i diversi gradi di profondità dell'anestesia dall'altro costituiscono una caratteristica indesiderata perché comporta lunghi tempi di induzione e di risveglio dall'anestesia. In secondo luogo, il controllo della profondità dell'anestesia trovava la sua motivazione nell'esigenza di mantenere il paziente anestetizzato così da consentire l'intervento chirurgico ed il rilassamento muscolare evitando nello stesso tempo i rischi legati al sovradosaggio dell'anestetico, soprattutto la depressione respiratoria.

Scopi del monitoraggio della profondità dell'anestesia

Con l'introduzione di nuovi anestetici inalatori, dell'anestesia totalmente endovenosa e dell'anestesia integrata, ma soprattutto con l'avvento dei bloccanti neuromuscolari e della ventilazione meccanica, non solo i classici segni del livello dell'anestesia hanno perso il loro significato ma anche uno dei principali obiettivi dell'anestesia generale, il rilasciamento muscolare, è divenuto del tutto indipendente dalla profondità dell'anestesia.

D'altra parte è divenuta preponderante la preoccupazione del "sottodosaggio" dell'anestetico e quindi del rischio di risveglio intraoperatorio, evento che è appunto divenuto più frequente dopo l'introduzione dei rilassanti neuromuscolari.

Si può dunque affermare che, nella pratica anestesiologica contemporanea, lo scopo della valutazione della profondità dell'anestesia è di evitare un piano di anestesia troppo leggero e quindi il verificarsi di episodi di risveglio intraoperatorio, accanto all'ovvia esigenza di evitare il sovradosaggio di anestetici con tutti gli effetti collaterali che ad esso si accompagnano, compreso lo spreco di farmaci in termini strettamente economici.

Parametri per la valutazione della profondità dell'anestesia

Se, come vedremo, un attendibile monitoraggio della profondità dell'anestesia rappresenta un'impresa non facile, questo avviene per diverse ragioni.

Innanzi tutto esistono diversi punti di vista sulla scelta dei parametri su cui basare la valutazione di adeguatezza del livello di anestesia. Alcuni di questi parametri sono la risposta emodinamica in seguito a stimolazione dolorosa, la comparsa di movimenti in risposta allo stimolo chirurgico, la risposta ai comandi e infine, a posteriori, l'eventuale ricordo di eventi intraoperatori. Nella pratica giornaliera è ancora oggi comune affidarsi alla valutazione dei parametri emodinamici, della sudorazione, della lacrimazione o della variazione del diametro pupillare per giudicare l'adeguatezza del livello di anestesia.

Tali segni, basati sulla presumibile percezione di dolore o di disagio da parte del paziente, sempre che non siano stati soppressi dai farmaci impiegati per l'anestesia o durante l'anestesia, hanno comunque un valore limitato poiché lo stato di anestesia generale implica l'assenza di percezione del dolore ma anche la perdita di coscienza e l'assenza del ricordo degli eventi intraoperatori. Vi sono effettivamente casi documentati di pazienti completamente svegli durante l'anestesia e, sebbene alcuni di essi abbiano effettivamente avvertito dolore, la maggior parte non ha riferito la percezione di sensazioni dolorose; nella maggior parte dei casi è stato riferito uno stato di ansia oppure percezioni uditive ed un senso di debolezza; alcuni pazienti ricordavano solo eventi non dolorosi o altri ancora ricordavano solo un sogno [1, 2].

Dal punto di vista del risveglio intraoperatorio può essere utile considerare l'anestesia come uno spettro continuo di progressiva perdita delle funzioni cognitive secondo uno schema che prevede coscienza vigile con conservazione della memoria esplicita, coscienza vigile senza memoria esplicita, percezione inconscia senza memoria esplicita ma con memoria implicita conservata, e infine nessuna percezione [3].

Bisogna tuttavia stabilire cosa si intende per vigilanza, se cioè si deve rapportarla alla percezione del dolore, ai movimenti del paziente, al ricordo delle conversazioni in sala operatoria, ad uno stato di disagio nel postoperatorio, a sogni avvenuti durante l'anestesia, tutti eventi che non sono necessariamente influenzati allo stesso modo dall'approfondimento del piano dell'anestesia. Infatti, per esempio, la capacità di rispondere ai comandi non implica necessariamente la possibilità di conservare dei ricordi degli eventi intraoperatori [4, 5]. In definitiva, appare come più opportuna la scelta di considerare stato di veglia quello che presuppone la memoria di eventi occorsi durante un'anestesia generale.

A sua volta la memoria deve essere definita con precisione. Essa non può essere considerata un unico processo unitario ma consiste probabilmente di diversi sistemi e subsistemi. Dal punto di vista pratico, la memoria degli eventi intraoperatori può essere suddivisa in memoria esplicita (nella sfera del conscio) ed implicita (nella sfera del subconscio). La memoria esplicita o dichiarativa è rappresentata dalle informazioni che possono essere consciamente richiamate, la memoria implicita o non dichiarativa dalle informazioni immagazzinate che però non possono essere consciamente richiamate. I sogni durante anestesia generale sono considerati una forma di memoria implicita.

Incidenza e conseguenze del risveglio intraoperatorio

L'incidenza di risveglio intraoperatorio varia a seconda del tipo di paziente e del tipo di intervento chirurgico. La percentuale di pazienti che durante anestesia per interventi di elezione ha esplicita memoria di alcuni episodi intraoperatori senza percezione di dolore si aggira attorno allo 0,2-0,4%; solo nello 0,01% dei casi i pazienti conservano ricordo di aver percepito dolore [1, 6]. Molto più alta è invece l'incidenza di risveglio durante anestesia negli interventi ostetrici e cardiochirurgici o in interventi chirurgici su gravi traumatizzati [7, 8] a causa della tendenza a limitare il dosaggio degli anestetici in questo tipo di pazienti.

Le conseguenze del risveglio intraoperatorio sono di gravità variabile. Alcuni pazienti che non hanno alcun esplicito ricordo di eventi intraoperatori possono subire delle modificazioni del comportamento perché comunque ne conservano una memoria implicita [1, 2]. Altre volte i pazienti hanno esplicita memoria; talora ricordano anche il dolore dell'intervento chirurgico ed in questi casi può verificarsi un trauma psichico acuto. Alcune descrizioni riportate in letteratura corrispondono ai criteri per porre diagnosi di sindrome post-traumatica: questi pazienti divengono irritabili ed ansiosi e sono spesso riluttanti a discutere i sintomi del loro disagio perché temono di essere giudicati insani di mente [9].

Non è chiaro quali fattori determinino la risposta individuale ad un episodio di risveglio intraoperatorio. Possono certamente entrare in gioco la personalità del paziente, la sua risposta emotiva allo stato di malattia e infine la diagnosi che ha reso necessario l'intervento chirurgico. Non è escluso poi che certe personalità particolari o alcuni disordini psichiatrici, come la depressione, possano predisporre al verificarsi di risveglio intraoperatorio [10].

Metodi e tecniche per la valutazione della profondità dell'anestesia

Molte tecniche e numerosi apparecchi sono stati proposti come metodi per valutare la profondità dell'anestesia.

Il primo metodo utilizzato per valutare l'inadeguatezza dell'anestesia è stato l'osservazione dei movimenti del paziente, metodo che ha peraltro perso il suo valore con l'introduzione dei bloccanti neuromuscolari. E' comunque da notare che i movimenti finalizzati di un paziente durante anestesia generale possono riflettere un piano inadeguato di anestesia ma possono anche essere la manifestazione di un riflesso integrato a livello spinale e per questo non indicano necessariamente che il paziente sia cosciente.

Il concetto di MAC degli anestetici è stato sviluppato tenendo conto dei movimenti grossolani in risposta ad uno stimolo chirurgico [11] e soffre pertanto dei limiti legati al significato stesso dei movimenti. Più interessante, soprattutto dal punto di vista dello studio delle proprietà amnesiche dei singoli agenti anestetici, è l'evoluzione del concetto di MAC-awake per gli anestetici inalatori e Cp50-awake per gli anestetici endovenosi, cioè la concentrazione di fine espirazione e, rispettivamente, la concentrazione plasmatica necessarie per prevenire la risposta ad un comando nel 50% dei pazienti.

Per ovviare all'abolizione del movimento, inteso come spia di un'anestesia inadeguata, da parte dei rilassanti neuromuscolari, è stata introdotta la tecnica del braccio isolato [12]. Un braccio viene isolato dalla circolazione mediante un tourniquet prima della somministrazione del miorilassante; il paziente viene quindi istruito a muovere il braccio non paralizzato in risposta ad un comando verbale impartito dall'anestesista e, se ciò avviene, è interpretato come segno di anestesia inadeguata. Vi è scarsa correlazione tra la risposta al comando e piano superficiale di anestesia sia nel senso che la risposta motoria non indica che il paziente necessariamente conserverà dei ricordi nel postoperatorio, sia nel senso che la mancanza di risposta non potrà escludere il verificarsi di risveglio durante l'anestesia.

Le perturbazioni del sistema nervoso autonomo (ipertensione, tachicardia, sudorazione, midriasi, lacrimazione, salivazione) sono facilmente oscurate dai farmaci usati durante l'anestesia o dagli agenti anestetici stessi, quindi rappresentano dei segni clinici di profondità dell'anestesia di modesto valore.

La misurazione della forza di contrazione della muscolatura liscia del basso esofago ha suscitato interesse come indice di profondità dell'anestesia, non essendo questi muscoli influenzati dai rilassanti neuromuscolari [13]. Esiste una correlazione tra frequenza ed ampiezza della contrazione di questi muscoli e la concentrazione di anestetico, ma la validità clinica di questo metodo appare di modesta utilità in considerazione dell'elevata variabilità individuale e dell'influenza degli agenti anestetici, dei farmaci impiegati durante l'anestesia e del tipo di intervento chirurgico.

L'elettromiografia di superficie è stata proposta per monitorare il livello di anestesia [14]. Può essere studiata l'attività della muscolatura frontale in considerazione della sua innervazione da parte delle fibre viscerali del facciale e quindi della minore sensibilità ai bloccanti neuromuscolari. Anche per questa metodica l'utilità clinica è ridotta dall'ampia variabilità individuale.

Fra tutti i metodi proposti, solo l'elettroencefalogramma dà informazioni dirette sul cervello. Poiché, infatti, si presume che l'anestesia generale blocchi la coscienza deprimendo il sistema nervoso centrale e l'attività elettrica corticale può essere misurata dall'EEG, ci si può aspettare che una qualche componente dell'EEG debba correlarsi al livello dell'anestesia. Con l'introduzione dei microprocessori è diventato possibile ridurre l'enorme mole di dati ottenibili con l'EEG a più semplici parametri derivati. Alcuni di questi, fra cui le frequenze spettrali limite, la frequenza mediana e la zero-crossing frequency, sono stati descritti come possibili misure degli effetti degli anestetici sul sistema nervoso centrale.

Un nuovo sistema di monitoraggio

L'unica tecnologia approvata dalla Food and Drug Administration come monitoraggio degli effetti degli anestetici basato sull'EEG è l'analisi bispettrale, conosciuta come Bispectral Index Scale (BIS, Aspect Medical Systems, Natick, MA).

L'analisi bispettrale è una tecnica statistica che consente lo studio di fenomeni con caratteristiche non lineari [15], come i movimenti delle onde oceaniche, i cambiamenti atmosferici o l'attività sismica.

L'analisi bispettrale, di un segnale variante continuamente in maniera pseudocasuale (ad esempio, l'EEG), fornisce una descrizione alternativa a quella data da altre tecniche di analisi spettrale di potenza derivate dalla trasformata di Fourier. L'analisi convenzionale che sfrutta quest'ultima dà informazioni sulla potenza, la frequenza e la fase del segnale EEG. L'analisi bispettrale rappresenta una diversa descrizione del segnale EEG poiché quantifica le relazioni fra le componenti sinusoidali che sono alla base dell'EEG [16]. I dati ricavati dall'analisi bispettrale e dall'analisi convenzionale degli spettri di potenza dell'EEG sono usati per ricavare un parametro numerico, proprio dell'apparecchiatura, denominato indice bispettrale (BIS). Il BIS è quindi un numero adimensionale in un intervallo tra 100 e 0, dove 100 rappresenta l'EEG da sveglio e 0 il silenzio elettrico completo.

Il BIS integra in sé diversi descrittori in un'unica variabile. La miscela di sottoparametri dell'attività EEG è stata derivata empiricamente da una raccolta prospettica di dati, ricavati da volontari anestetizzati, che misuravano i più importanti endpoints di sedazione e le concentrazioni di farmaci ipnotici [17]. Il processo attraverso cui il BIS è stato ricavato può essere schematicamente descritto come segue: viene registrato il tracciato EEGrafico annotando la corrispondenza temporale con gli eventi clinici più rilevanti e, quando disponibile, con la concentrazione dei farmaci; il segnale viene ripulito ed elaborato per ricavare le variabili bispettrale e di spettro di potenza; una procedura statistica consente di verificare quale variabile meglio corrisponda all'evento clinico scelto per essere rappresentato; un'ulteriore analisi consente poi di ricavare uno spettro continuo di valori di BIS, i quali poi vengono nuovamente testati in maniera prospettica in una nuova raccolta di dati per validarne l'utilità clinica.

Il BIS costituisce un metodo abbastanza sensibile e specifico per valutare parecchi eventi clinici legati allo stato di anestesia e all'effetto di diversi agenti anestetici. Inoltre, non è sostanzialmente influenzato dal fenomeno dell'attivazione dell'EEG prodotta da alcuni anestetici durante gli stadi iniziali dell'anestesia [18]. Tuttavia, una significativa limitazione del BIS è che un dato valore non sembra essere indipendente dal tipo di agente anestetico somministrato [19, 20], vale a dire che valori uguali di BIS ottenuti con differenti combinazioni di agenti anestetici non rappresentano necessariamente lo stesso livello di profondità dell'anestesia. Occorre dunque tenere ben presente, usando questo apparecchio per raggiungere un'adeguata profondità dell'anestesia, che il valore di BIS che indica un'anestesia adeguata varia da paziente a paziente e a seconda del tipo di anestesia.

Molti studi hanno cercato di identificare il valore soglia sotto il quale non si verifica risposta ai comandi o alla stimolazione o non vi è la capacità di formare memoria esplicita degli eventi intraoperatori. Come già premesso, è difficile valutare con esattezza il rapporto che esiste tra capacità di rispondere ai comandi e capacità di formare dei ricordi. Può esservi risposta ai comandi senza ricordo di eventi intraoperatori e, tuttavia, è stato osservato che in certe circostanze i pazienti che hanno ripetutamente risposto ai comandi finiscono per formare memoria esplicita [4]. La risposta ai comandi può essere quindi cautelativamente considerata un surrogato del risveglio intraoperatorio, essendo capace di identificare quei pazienti che potenzialmente possono formare dei ricordi espliciti. Associando la tecnica del braccio isolato si è dunque cercato di stabilire a quale livello di BIS non vi sia risposta ai comandi. Come era da aspettarsi i diversi studi hanno fornito risultati differenti [17, 21, 22], ma collettivamente hanno mostrato che la risposta ai comandi e la formazione di memoria possono verificarsi fino a valori di BIS di 40. Sarebbe peraltro imprudente ritenere che, alla luce di questi risultati, i valori di BIS vadano mantenuti sempre sotto 40 perché questo esporrebbe la maggior parte dei pazienti ad un'inutile, e forse pericoloso, approfondimento del piano dell'anestesia.

Un altro limite del BIS riguarda il tipo di raccolta dei dati su cui esso è tarato. A parte la riserva sul numero dei casi presi in considerazione su cui si fonda la taratura, il vero limite è la varietà di circostanze fisiologiche e farmacologiche in cui gli studi sono stati effettuati per identificare i valori della soglia critica del BIS. Il fatto che la maggior parte degli studi abbia escluso i pazienti sotto i 18 o sopra i 75 anni, i pazienti con anamnesi positiva per malattie neurologiche o quelli che assumevano farmaci attivi sul sistema nervoso centrale, i pazienti che abusavano di alcool o di altre sostanze voluttuarie, significa non aver ricostruito uno spaccato fedele della gamma di pazienti che nella realtà giungono all'osservazione clinica.

Potenziali evocati uditivi

Il monitoraggio dei potenziali evocati uditivi a media latenza (MLAER) rappresenta una promettente prospettiva per la misurazione della profondità dell'anestesia.

I potenziali evocati uditivi vengono generati attraverso l'erogazione di un treno di stimolazioni acustiche (click) in seguito alle quali compare una serie di onde che vengono designate in accordo con la loro origine dal tronco, dalla radiazione acustica, dalla corteccia uditiva e dalla corteccia associativa.

I potenziali evocati uditivi del tronco non sono sensibili agli effetti degli anestetici mentre le onde che seguono i potenziali del tronco sono sensibili agli anestetici con un pattern caratteristico che consiste in un aumento della latenza e una riduzione dell'ampiezza in risposta ad un aumento di concentrazione dell'anestetico. Le risposte corticali più precoci (potenziali evocati uditivi a media latenza), soprattutto le onde Pa e Nb, si modificano costantemente e in maniera dose dipendente in risposta alla somministrazione di anestetici inalatori o endovenosi [23, 24]. Viceversa, gli oppioidi ed il midazolam hanno effetti meno marcati e la ketamina addirittura nessun effetto [25-27].

Diversi studi suggeriscono che i MLAER hanno le caratteristiche per poter efficacemente discriminare lo stato di anestesia dallo stato di conservazione della coscienza. È stato, per esempio, dimostrato che l'aumento della latenza in Pa inferiore a 12 msec è una discriminante assoluta al di sopra della quale nessun paziente sviluppa memoria implicita [28]. Usando la tecnica del braccio isolato è stato dimostrato che la latenza di Nb inferiore a 44,5 msec identifica con sensibilità assoluta i pazienti capaci di muovere a comando [29], mentre il valore di 47 msec discrimina con sensibilità e specificità assolute i pazienti capaci di formare memoria esplicita da quelli che non lo sono [30].

Al momento resta ancora da valutare quali parametri derivati, come per esempio la latenza di singole onde, o quali indici derivati, che incorporino informazioni sulla morfologia globale dei MLAER, siano da considerare ottimali.

Inoltre, analogamente a quanto si è osservato a proposito del BIS, la validità dei MLAER in un grosso numero di pazienti e in diverse condizioni di anestesia deve ancora essere valutata. In definitiva, pur non essendo ancora stabilito con certezza che i MLAER abbiano specificità e sensibilità sufficiente per essere impiegati nel monitoraggio della profondità dell'anestesia in qualunque circostanza, essi rappresentano al momento la tecnica che maggiormente si avvicina al metodo ideale.

Il monitor ideale per la valutazione della profondità dell'anestesia

La messa a punto di un sistema ideale per il monitoraggio della profondità dell'anestesia risulta molto difficile e al momento attuale non disponiamo di un sistema in grado di identificare al di là di ogni dubbio gli episodi di risveglio durante l'anestesia. Inoltre, pur potendo disporre di un'apparecchiatura che consenta di identificare in modo assolutamente attendibile un piano di anestesia in cui vi sia rischio di risveglio, non saremmo comunque in grado di prevenire qualunque episodio di risveglio intraoperatorio. Innanzi tutto, perché il livello di anestesia in un dato momento è il risultato di un bilancio tra gli effetti degli agenti anestetici e il livello di stimolazione in grado di produrre il risveglio e dunque anche un monitor estremamente sensibile e specifico non potrebbe consentire di fronteggiare una situazione in cui un improvviso aumento dell'intensità dello stimolo chirurgico avviene nel contesto di un piano leggero di anestesia. In secondo luogo perché ci sono delle situazioni cliniche in cui la necessità del controllo emodinamico in pazienti critici non consente all'anestesista di usare tutto l'anestetico che sarebbe altrimenti necessario.

Perché un sistema di monitoraggio della profondità dell'anestesia abbia valore dal punto di vista clinico devono essere soddisfatte due condizioni.

Prima di tutto i valori che il monitor fornisce sotto forma di due stati distinti (coscienza verso anestesia) devono essere statisticamente diversi ma anche non deve esserci sovrapposizione fra i range di valori osservati nelle due rispettive condizioni. Ciò vuol dire che, idealmente, deve essere al 100% sensibile e specifico. Quando cioè il monitor fornisce un dato che corrisponde allo stato di anestesia dovrebbe essere estremamente affidabile nell'indicare che il paziente realmente non è sveglio (100% sensibilità, nessun falso negativo) e viceversa, se indica che il paziente non è anestetizzato, deve poter essere ragionevole ritenere che il paziente non stia dormendo (specificità prossima al 100%, pochi falsi positivi).

In secondo luogo, il valore della soglia critica per valutare l'adeguatezza dell'anestesia non dovrebbe essere influenzato dalla scelta dell'agente anestetico o dalle condizioni del paziente, in particolare malattie concomitanti ed assunzione di farmaci per lunghi periodi.

Nessuna delle tecniche fin qui descritte, nemmeno le due più recenti e promettenti, BIS e MLAER, soddisfano appieno questi requisiti per una sicura identificazione del paziente sveglio, anche se i MLAER sono certamente quelli che maggiormente vi si avvicinano.

"Neuroimaging"

Lo studio del metabolismo regionale cerebrale potrebbe apportare delle utili indicazioni nella valutazione della profondità dell'anestesia.

Esistono numerosi studi autoradiografici che descrivono l'effetto degli anestetici generali sull'utilizzazione locale cerebrale del glucosio, interpretato come indice di attività metabolica cerebrale. Invariabilmente lo stato di anestesia si accompagna ad una depressione globale dell'attività metabolica a livello corticale, mentre delle importanti differenze possono essere osservate a livello subcorticale dove anestetici inalatori ed anestetici endovenosi si comportano in maniera differente. Laddove questi ultimi producono una diffusa depressione del metabolismo cerebrale che interessa in maniera generalizzata la maggior parte delle strutture sottocorticali e del tronco cerebrale, gli anestetici inalatori lasciano alcune di queste aree inalterate o talora stimolate, in particolare alcune aree del sistema limbico [31, 32].

Lo studio degli effetti degli anestetici sul metabolismo regionale cerebrale nell'uomo si avvale della tomografia ad emissione di positroni (PET) [33, 34]. Anche gli studi sull'uomo hanno dimostrato un'ampia diminuzione del metabolismo, che peraltro appare diffusa qualora siano impiegati sia gli anestetici inalatori sia quelli endovenosi. Nell'anestesia indotta dal propofol si può dimostrare che la riduzione dell'attività metabolica raggiunge il 50% nel momento in cui la risposta alla voce e alla luce è abolita. La riduzione del metabolismo appare più significativa nei lobi frontale, parietale e occipitale che non in altre parti del cervello. La complessiva diminuzione del metabolismo nelle regioni corticali risulta maggiore rispetto a quello delle regioni sottocorticali [33]. La maggior riduzione dell'attività metabolica è localizzata nella zona del giro anteriore del cingolo, regione di particolare interesse perché implicata nell'integrazione delle funzioni emotiva e cognitiva cerebrali. La particolare suscettibilità di questa regione agli effetti del propofol può essere rilevante per la perdita di cognizione durante l'anestesia.

L'utilizzo di costose ed ingombranti apparecchiature non sarà certamente la soluzione alla richiesta del monitoraggio ideale della profondità dell'anestesia ma potrebbe costituire un evento ben visualizzabile su cui potrebbero essere tarati strumenti, quali il BIS e i MLAER, per ottenere valori di soglia critica oggettivi e riproducibili.

Infine, numerosi studi PET hanno esplorato e potuto evidenziare i circuiti anatomofunzionali che sono implicati nella formazione della memoria, nelle sue molte forme. Essendo ovviamente la formazione della memoria esplicita ed implicita fondamentale nella percezione del risveglio intraoperatorio, rappresenta di per sé un altro evento chiave su cui aggiustare gli indici derivati da misurazioni più facilmente ottenibili, quali EEG e potenziali evocati.

Bibliografia

1. Jones JG (1994) Memory of intraoperative events. Patients remember more than we think. Br Med J 309:967-968
2. Sebel PS (1995) Memory during anesthesia. Gone but not forgotten? Anesth Analg 81:668-670

3. Jones JG, Konieczko K (1965) Hearing and memory in anaesthetized patients. Br J Anaesth 37:544-546
4. Dutton RC, Smith WD, Smith NT (1995) Wakeful response to command indicates memory potential during emergence from general anesthesia. J Clin Monit 11:35-40
5. Ghonheim MM, Block RI (1992) Learning and consciousness during general anesthesia. Anesthesiology 76:279-305
6. Liu WH, Thorp TA, Graham SG, Aitkenhead AR (1991) Incidence of awareness with recall during general anaesthesia. Anaesthesia 46:435-437
7. Phillips AA, McLean RF, Devitt JH, Harrington EM (1993) Recall of intraoperative events after general anaesthesia and cardiopulmonary bypass. Can J Anaesth 40:922-926
8. Bogetz MS, Katz JA (1984) Recall of surgery for major trauma. Anesthesiology 61:6-9
9. Moerman N, Bronke B, Oosting J (1993) Awareness with recall during general anesthesia. Facts and feelings. Anesthesiology 79:454-464
10. Ranta SO, Laurila R, Saario J et al (1998) Awareness with recall during general anesthesia. Incidence and risk factors. Anesth Analg 86:1084-1089
11. Eger EI II, Saidman LJ, Brandstater B (1965) Minimum alveolar anesthetic concentration: a standard of anesthetic potency. Anesthesiology 26:756-763
12. Tunstall ME (1977) Detecting wakefulness during general anaesthesia for caesarean section. Br Med J 21:1321
13. Evans JM, Davies WL, Wise CC (1984) Lower oesophageal contractility: a new monitor of anaesthesia. Lancet 1:1151-1154
14. Chang T, Dworsky WA, White PF (1988) Continuous electromyography for monitoring depth of anesthesia. Anesth Analg 67:521-525
15. Rosenblatt M, Van Ness JW (1972) Estimation of the bispectrum. Ann Math Stat 36:1120-1136
16. Rampil IJ (1998) A primer for EEG signal processing in anesthesia. Anesthesiology 89:980-1002
17. Glass PSA, Bloom M, Kearse L et al (1997) Bispectral analysis measures sedation and memory effects of propofol, midazolam, isoflurane, and alfentanil in healthy volunteers. Anesthesiology 86:836-847
18. Struys M, Versichelen L, Mortier E et al (1998) Comparison of spontaneous frontal EMG, EEG power spectrum and bispectral index to monitor propofol drug effect and emergence. Acta Anaesthesiol Scand 42:628-636
19. Mi WD, Sakai T, Takahashi S, Matsuki A (1998) Haemodynamic and electroencephalograph responses to intubation during induction with propofol or propofol/fentanyl. Can J Anaesth 45:19-22
20. Sebel PS, Lang E, Rampil IJ et al (1997) A multicenter study of bispectral electroencephalogram analysis for monitoring anesthetic effect. Anesth Analg 84:891-899
21. Flaishon R, Windsor A, Sigl J, Sebel PS (1997) Recovery of consciousness after thiopental or propofol. Bispectral index and isolated forearm technique. Anesthesiology 86:613-619
22. Lubke GH, Kerssens C, Phaf H, Sebel PS (1999) Dependence of explicit and implicit memory on hypnotic state in trauma patients. Anesthesiology 90:670-680
23. Thornton C, Sharpe RM (1998) Evoked responses in anaesthesia. Br J Anaesth 81:771-781
24. Bailey AR, Jones JG (1997) Patients' memories of events during general anaesthesia. Anaesthesia 52:460-476
25. Schwender D, Klasing S, Madler C et al (1993) Effects of benzodiazepines on mid-latency auditory evoked potentials. Br J Anaesth 71:622-628
26. Schwender D, Klasing S, Madler C et al (1993) Effects of increasing doses of alfentanil, fentanyl and morphine on mid-latency auditory evoked potentials. Can J Anaesth 40:1148-1154

27. Schwender D, Klasing S, Madler C et al (1993) Mid-latency auditory evoked potentials during ketamine anaesthesia in humans. Br J Anaesth 71:629-632
28. Schwender D, Kaiser A, Klasing S et al (1994) Mid-latency auditory evoked potentials and explicit and implicit memory in patients undergoing cardiac surgery. Anesthesiology 80:493-501
29. Thornton C, Barrowcliffe MP, Konieczko KM et al (1989) The auditory evoked response as an indicator of awareness. Br J Anaesth 63:113-115
30. Newton DE, Thornton C, Konieczko KM et al (1992) Auditory evoked response and awareness: study in volunteers at sub-MAC concentrations of isoflurane. Br J Anaesth 69:122-129
31. Ori C, Dam M, Pizzolato G et al (1986) Effects of isoflurane anesthesia on local cerebral glucose utilization in the rat. Anesthesiology 65:152-156
32. Dam M, Ori C, Pizzolato G et al (1990) The effects of propofol on local glucose utilization in the rat. Anesthesiology 73:499-505
33. Alkire MT, Haier RJ, Barker SJ et al (1995) Cerebral metabolism during propofol anesthesia in humans studied with positron emission tomography. Anesthesiology 82:393-403
34. Alkire MT, Haier RJ, Shah NK, Anderson CT (1997) Positron emission tomography study of regional cerebral metabolism in humans during isoflurane anesthesia. Anesthesiology 86:549-557

MEDICINA CRITICA E DI EMERGENZA

Capitolo 7

Controllo e trattamento del trauma encefalico grave: la fase precoce

F. Della Corte, B. Bucci Sabattini, P. Casarotti

Nel corso degli ultimi decenni l'approccio al paziente con trauma encefalico severo (GCS 3-8) è stato profondamente influenzato dall'approfondimento delle conoscenze sulla fisiopatologia e sull'evoluzione temporale del danno encefalico traumatico. Tali modificazioni hanno permesso di ottenere una significativa riduzione della mortalità, da oltre il 50% all'inizio degli anni '70, a valori di circa il 15% nelle casistiche più recenti.

Epidemiologia

Il trauma costituisce la prima causa di morte nella popolazione di età inferiore ai 40 anni. In particolare, il trauma encefalico rappresenta il fattore singolo più importante nella determinazione della prognosi, sia *quoad vitam* sia *quoad valetudinem*, risultando altresì la prima causa di disabilità nella popolazione giovanile, con gravi ripercussioni sia sul piano clinico, sia sul piano sociale ed economico.

L'Organizzazione Mondiale della Sanità prevede che entro i primi decenni del XXI secolo il trauma sarà tra le prime cause di anni di vita perduti per l'intera popolazione mondiale [1].

Negli Stati Uniti ogni anno vengono ricoverati, in seguito a trauma encefalico, circa 250 000 persone con 50 000 decessi e tra i 70 000 ed i 90 000 esiti neurologici invalidanti permanenti; il costo economico per la società statunitense è stato valutato in circa 40 miliardi di dollari all'anno [2].

Nella realtà italiana, secondo i dati dell'ISTAT, si registrano annualmente circa 100 000 traumi encefalici severi, responsabili della morte di circa 10 000-15 000 persone.

Fisiopatologia della lesione cerebrale traumatica

L'esito del paziente con lesione cerebrale dipende ovviamente dal danno complessivo conseguente al trauma, da questo punto di vista è possibile identificare due "momenti" fondamentali di lesione:

- lesione primaria, determinata direttamente dal trauma in seguito alla liberazione di energia cinetica sulle strutture intracraniche;
- lesione secondaria legata a complicanze, locali o sistemiche, che possono perpetuare ed aggravare la lesione primaria o che ne possono determinare di ulteriori [3].

Da questa suddivisione risulta evidente che, mentre la lesione primaria può essere ridotta o evitata solo con strumenti di prevenzione primaria, il compito del medico che soccorre un paziente con trauma encefalico consiste nel ridurre al minimo la possibilità che si instauri un'eventuale lesione secondaria, ponendo in tal modo le basi per una favorevole evoluzione di quelle porzioni di tessuto cerebrale che siano rimaste danneggiate in modo non irreversibile al momento del trauma (area perilesionale).

Le cause di danno secondario possono essere distinte in:

Cause intracraniche: legate principalmente all'ipertensione endocranica dovuta all'effetto massa della lesione primaria, sia essa di tipo focale (ematomi, focolai lacero-contusivi, edema perilesionale), sia di tipo diffuso (edema cerebrale). La compressione del tessuto nervoso può determinare danni sia direttamente, tramite la compressione-distorsione delle strutture adiacenti, sia ostacolando la perfusione, lo scarico venoso od il drenaggio liquorale.

A livello delle aree lesionate, si possono poi verificare alterazioni, fino all'annullamento, dell'autoregolazione del flusso cerebrale con fenomeni di furto, dall'area lesionata a favore di altre sane, che si possono rendere responsabili di manifestazioni di tipo ischemico.

Crisi epilettiche, anche se subcliniche, possono contribuire al danno secondario, aumentando il fabbisogno cerebrale di ossigeno.

Cause extracraniche: sono rappresentate principalmente da tutti quei fattori fisiopatologici in grado di ridurre l'apporto di ossigeno e di substrati al tessuto nervoso in toto, impedirne il corretto utilizzo o, ancora, aumentarne il fabbisogno oltre la disponibilità. Va sottolineato che un apporto di substrati ridotto ma ancora in grado di sostenere un fabbisogno fisiologico potrebbe, al contrario, essere gravemente insufficiente in aree già danneggiate ma ancora potenzialmente suscettibili di recupero.

In base a studi autoptici oltre il 90% dei pazienti deceduti per danno cerebrale traumatico presentavano lesioni di tipo ischemico; inoltre, l'estensione e la durata dell'ischemia risultavano strettamente correlati con la prognosi [4].

L'ischemia cerebrale post-traumatica può essere determinata da numerosi fattori che possono condizionarne l'insorgenza sia a livello focale che globale. Tra le principali cause di ischemia cerebrale post-traumatica si possono annoverare:
- ipertensione endocranica;
- ipotensione arteriosa;
- ipossia;
- edema cerebrale focale;
- vasospasmo;
- compressione focale da lesioni con effetto massa;
- ipocapnia (iatrogeno).

Ai fini di una corretta terapia è di fondamentale importanza la conoscenza delle variazioni del flusso ematico cerebrale (FEC) dopo un insulto traumatico: nelle primissime ore dopo il trauma si assiste in genere ad una riduzione del FEC a valori intorno alla soglia di ischemia (18-20 ml/100 g/min). Il flusso tende poi ad aumentare nelle prime giornate, mantenendosi comunque al di sotto dei valori fisiologici, per ridursi poi nuovamente a livelli pericolosi in seguito, a seconda del tipo di lesione, all'insorgenza di fenomeni di vasospasmo e/o di ipertensione endocranica [5]. L'attendibilità di questi dati è poi confortata da un analogo andamento dei valori della differenza artero-giugulare di contenuto di ossigeno che, elevata nelle prime ore post trauma, tende a ridursi già dalla seconda giornata [6]. Allo stesso modo, nelle prime 24 ore, si registra la maggior frequenza di episodi di desaturazione del sangue a livello del bulbo della giugulare [7] ed i minori valori di pressione tissutale di ossigeno a livello encefalico [8].

Prima valutazione del danno encefalico

Nel trattamento intensivo del trauma encefalico severo è fondamentale conoscere con precisione ed oggettività l'evoluzione del quadro clinico del paziente dal momento del trauma in poi, al fine di poterne cogliere tempestivamente eventuali variazioni.

Tutto ciò diventa di ancor maggiore importanza considerando che il paziente verrà preso in cura da figure professionali differenti (medico dei Servizi di Emergenza Territoriali, rianimatori, neurochirurghi, neuroradiologi, neurologi, personale paramedico) che, in ogni istante, devono essere in grado di conoscere e comunicare, nel modo più chiaro ed oggettivo possibile, le condizioni attuali del paziente e la sua storia clinica.

Risulta quindi evidente la necessità di individuare una sorta di "linguaggio comune", che sia allo stesso tempo chiaro, comprensibile, sintetico e di facile applicazione. A tale scopo sono state proposte, negli anni, varie scale di valutazione, tra le quali sono oggi universalmente accettate la Scala del Coma di Glasgow e, assai meno accettabile, la scala AVPU.

La scala AVPU è composta da quattro livelli:

- Alert: sveglio, cosciente, interagisce spontaneamente con l'ambiente;
- Verbal: risponde alla chiamata;
- Pain: risponde al dolore;
- Unresponsive: non risponde a nessuno stimolo.

Si tratta di una scala di valutazione assai semplice e grossolana nella qualità delle informazioni raccolte, il cui unico vantaggio è la semplicità di memorizzazione ed applicazione anche da parte di personale non sanitario [9].

La Scala del Coma di Glasgow (Glasgow Coma Scale, GCS) associata alla valutazione dei segni pupillari è attualmente il metodo di riferimento nella valutazione del paziente con trauma encefalico severo, tanto da rientrarne nella definizione stessa [10].

Nell'esecuzione viene assegnato un punteggio numerico alla valutazione di: risposta motoria, risposta verbale ed apertura degli occhi (Tab. 1).

La risposta in retrazione consiste nel tentativo, dalla parte stimolata, di allontanarsi dallo stimolo; la flessione anomala in una flessione e adduzione degli arti superiori, del polso e delle dita della mano, senza localizzazione, con estensione degli arti inferiori e flessione plantare del piede; la pronoestensione è caratterizzata da iperestensione dei quattro arti con iperpronazione dei superiori e flessione plantare del piede, opistotono e trisma.

Tabella 1. Scala del Coma di Glasgow (GCS)

Risposta motoria	
Esegue	6
Localizza il dolore	5
Retrae al dolore	4
Flessione anomala al dolore	3
Pronoestende al dolore	2
Nessuna risposta motoria	1
Risposta verbale	
Orientata	5
Confusa	4
Parole inappropriate	3
Suoni incomprensibili	2
Nessuna risposta	1
Apertura degli occhi	
Spontanea	4
Alla chiamata	3
Allo stimolo doloroso	2
Assente	1

Va ricordato che la risposta motoria registrata nella GCS è in ogni caso quella ottenuta dal lato migliore ma è sempre necessario descrivere anche quella controlaterale; si devono inoltre annotare sempre, separatamente, i punteggi delle tre componenti della Scala (ad esempio GCS 7 - M5, V1, E1) riportando se il paziente è sedato e/o intubato, se vi sono instabilità emodinamica o ipossia non correggibili.

Per definizione il punteggio della GCS deve essere compreso tra 3 e 15.

La valutazione neurologica andrebbe sempre, quando possibile, eseguita dopo la stabilizzazione dei parametri emodinamici e ventilatori e prima della somministrazione di sedativi, analgesici o miorilassanti e dell'intubazione tracheale (ovviamente questo non deve in alcun modo ritardare l'ottenimento del controllo delle vie aeree) [2]. Nel paziente pediatrico può essere difficile o addirittura impossibile valutare la risposta verbale che può essere sostituita dalla valutazione della mimica facciale allo stimolo doloroso (Grimace Score) o dalla semplice valutazione della componente motoria. E' anche accettata l'attribuzione di uno score verbale di 5 al pianto in seguito allo stimolo doloroso [2, 11].

I dati della GCS, oltre a costituire una sorta di "linguaggio comune" facilmente intellegibile e trasmissibile fra i vari operatori che si alternano all'assistenza del paziente, si sono rivelati strettamente correlati all'outcome: la triade punteggio motorio, stato delle pupille ed età offre, sin dalla fase acuta, una predittività prognostica vicina all'80% [12].

Il principale limite della GCS è dato dal fatto che essa non prende in considerazione i segni pupillari.

I riflessi pupillari, unitamente alla risposta motoria, rappresentano i segni neurologici più significativi per la valutazione dell'insufficienza cerebrale e del suo decorso.

Nella prima valutazione del paziente con trauma encefalico severo è sufficiente considerare:
- il diametro delle pupille e la relativa simmetria;
- il riflesso fotomotore.

Il diametro pupillare è influenzato, in condizioni fisiologiche, dalla contemporanea stimolazione del sistema ortosimpatico, che determina midriasi, e parasimpatico, condizionante miosi. Da ciò deriva che una lesione che interessi l'innervazione parasimpatica (nucleo di Edinger-Westphal, terzo nervo cranico) determinerà midriasi massimale, mentre una lesione dell'ortosimpatico (ipotalamo, tronco encefalico, radici D1-D2, simpatico cervicale) provocherà miosi puntiforme. Il riflesso fotomotore, dipendente dall'integrità della via parasimpatica, consiste nella costrizione diretta e consensuale delle pupille allo stimolo luminoso. In fase precoce la valutazione del riflesso fotomotore e dei diametri pupillari può indirizzare verso una prima identificazione della sede anatomica di lesione (Tab. 2).

In pazienti curarizzati, la valutazione del diametro e della reattività pupillare rappresenta l'unico strumento clinico per la valutazione neurologica.

Analogamente alla GCS, anche la valutazione dei segni pupillari può essere influenzata dalla presenza di ipossia e/o ipotensione, nonchè dall'uso di farmaci di frequente utilizzo in emergenza, come le catecolamine, l'atropina o gli oppioidi.

La valutazione degli altri riflessi del tronco encefalico (oculocefalico, oculovestibolare, corneale) va differita all'arrivo in un centro specialistico [2].

Tabella 2. Significato più frequente dei segni pupillari nel paziente con trauma encefalico grave. (Modificata da ATLS)

Dimensioni pupillari	Reazione alla luce	Interpretazione più frequente
Midriasi unilaterale	Rallentata o assente	Ernia transtentoriale (compressione III nervo cranico)
Midriasi bilaterale	Rallentata o assente	Inadeguata perfusione cerebrale o paralisi bilaterale del III nervo cranico (ernia transtentoriale). A rianimazione avvenuta: lesione irreversibile del tronco encefalico
Midriasi unilaterale	Solo consensuale	Lesione del nervo ottico omolaterale (pupilla di Marcus-Gunn)
Miosi bilaterale	Non valutabile	Lesione del ponte, oppioidi, encefalopatia metabolica
Miosi unilaterale	Conservata	Paralisi dell'ortosimpatico o lesione della guaina carotidea omolaterale
Intermedia	Assente	Lesione tegmento mesencefalico

Quadri ad evoluzione rapidamente fatale

Nel soccorrere un paziente con grave trauma encefalico è assolutamente necessario ricordare che esistono alcuni, fortunatamente pochi, quadri clinici che, se non tempestivamente trattati, conducono nell'arco di pochi minuti all'exitus o comunque hanno pesanti ripercussioni sull'outcome. Questi quadri sono determinati fisiopatologicamente da importanti aumenti della pressione endocranica e dalla generazione di "coni di pressione" che possono condizionare quadri di erniazione transtentoriale o subfalcale con compressione del tronco encefalico.

Nell'ambito del primo soccorso, laddove non è possibile eseguire esami strumentali, il soccorritore deve ricercare con alto indice di sospetto i segni e sintomi di tali quadri ed instaurare prontamente quei trattamenti che possono fungere da "ponte" consentendo la sopravvivenza dell'encefalo sino all'ospedalizzazione o sino a quando sarà possibile un trattamento eziologico della lesione [2].

I segni di erniazione transtentoriale sono rappresentati essenzialmente dal reperto o dalla comparsa di anisocoria con midriasi areagente e conservazione del riflesso consensuale alla luce; ciò è determinato dalla compressione, da parte del lobo temporale, del terzo nervo cranico omolaterale alla lesione.

Allo stesso modo devono essere interpretati, dal punto di vista clinico, fenomeni quali la midriasi areflessica bilaterale, le alterazioni nella simmetria delle risposte pupillari alla luce, la postura in decerebrazione (GCS 2), il peggioramento di un punto delle componenti motoria o verbale del GCS e di due punti di quella oculare.

Il rilievo o la comparsa dei quadri sopra descritti in un paziente con trauma encefalico severo impone un'immediata ed aggressiva terapia rianimatoria volta alla riduzione della pressione endocranica e rende ancor più necessaria l'ottimizzazione dei tempi di trasferimento del paziente presso un Centro dotato di una Unità Operativa di Neurochirurgia.

Riguardo al trattamento di tali quadri, le linee guida prevedono, in primo luogo, l'uso dell'iperventilazione. Più controverse sono le indicazioni riguardo l'uso del mannitolo perché tale farmaco, inducendo una deplezione volemica, può peggiorare o scatenare quadri di ipotensione, di per sè responsabili di danno secondario. Per questi motivi l'uso del mannitolo è ammesso, in modo tuttavia non univoco, solo dopo un'adeguata espansione volemica [2, 10, 13].

Strategie di riduzione del danno secondario

È ormai dimostrato che, nella prima fase dopo il trauma, i principali fattori di aggravamento della lesione primaria, associati ad un notevole peggioramento dell'outcome sia in termini di morbilità che di mortalità, sono rappresentati dall'ipotensione e dall'ipossia.

Ipotensione ed ipossia si collocano infatti tra i primi cinque più significativi indici prognostici indipendenti, insieme ad età, risposta motoria e risposte pupillari.

Effetti di ipotensione ed ipossia

Dati pubblicati dalla Traumatic Coma Data Bank sull'analisi retrospettiva di oltre 700 pazienti e confortati da analoghi risultati ottenuti in altri studi, dimostrano come un singolo episodio di ipotensione, definito dalla rilevazione di valori di pressione sistolica inferiore a 90 mmHg, sia in grado di aumentare in maniera importante la morbilità e di raddoppiare la mortalità rispetto a pazienti con lesioni di analoga gravità ma non ipotesi. Analoghi effetti sugli esiti risultano dal rilievo di un singolo episodio di ipossia, definita come apnea o cianosi registrate sul luogo del trauma o riscontro, all'emogasanalisi, di valori di $PaO_2 < 60$ mmHg [3, 14].

Uno studio pubblicato da Stocchetti [15] evidenzia come, nei pazienti con saturazione periferica di ossigeno inferiore al 60%, la mortalità sia del 50% e come tutti i sopravvissuti registrino un esito comunque sfavorevole (grave disabilità o stato vegetativo), contro una mortalità di circa il 14% ed un tasso di disabilità grave di circa il 5% nei pazienti non ipossiemici.

L'analisi dei dati ricavati da Neuro-Link sull'outcome a 6 mesi, evidenzia come, nei pazienti in cui non si registrino episodi di ipossia e/o ipotensione, definite rispettivamente come $PaO_2 < 90$, apnea o cianosi e come pressione sistolica inferiore a 95 mmHg, vi sia il 52% di buoni esiti a distanza (Glasgow Outcome Scale, GOS, di 5), con mortalità del 19% (GOS di 1); la presenza simultanea di ipossia ed ipotensione inverte questi dati, associandosi ad una percentuale di buoni esiti del 18% e una mortalità del 51% [16].

Dati analoghi dimostrano lo stesso effetto di quadri ipotensivi o ipossiemici su pazienti di età inferiore ai 17 anni: la presenza di ipotensione si è addirittura rivelata in grado di annullare il valore dell'età come predittore indipendente di outcome [17, 18]. L'importanza dell'ipotensione nel determinare significativi peggioramenti nella prognosi dei pazienti con trauma encefalico è di tale evidenza da rendere, sin dalle prime fasi, imperativo un aggressivo trattamento della stessa, a maggior ragione per il fatto che, come evidenzia la letteratura, in un numero significativo di pazienti si registrano sul luogo del trauma, ma spesso anche all'arrivo in Ospedale, quadri di ipotensione ed ipossiemia. Ancora dai dati di Neuro-Link si evince come, nelle prime 24 ore dopo il trauma, si registrino episodi di ipotensione nel 14% dei pazienti, di ipossia nell'11% e queste due condizioni si verifichino entrambe in circa il 18% dei casi [16].

Mantenimento dell'omeostasi cardiorespiratoria

Da quanto sinora detto risulta evidente che il compito del medico, che si trova a gestire un paziente con trauma encefalico severo nella fase di primo soccorso, è rappresentato dalla stabilizzazione dell'ossigenazione e della circolazione.

A tale proposito le linee guida della Brain Trauma Foundation [2], recepite dall'OMS, fanno proprio l'approccio sistematico suggerito dal Committee on Trauma dell'American College of Surgeons nell'ATLS [9].

In questo tipo di pazienti, in particolare, sono necessarie peraltro alcune considerazioni aggiuntive:

A. *Mantenimento della pervietà delle vie aeree e stabilizzazione del rachide*

Considerato il fatto che ogni paziente traumatizzato è, sino a prova contraria, anche portatore di una possibile lesione instabile del rachide, sin dal primo approccio sarà fondamentale garantire l'immobilizzazione della colonna vertebrale. A tale scopo è indispensabile l'immediato posizionamento di un collare cervicale rigido, di misura appropriata, ed il posizionamento del paziente su asse spinale con relativi fermacapo; tutti gli spostamenti della vittima che si rendessero necessari a tali scopi andranno perfezionati mantenendo rigorosamente in asse il rachide. Unica eccezione all'assoluta priorità di questo approccio è la necessità improrogabile di spostare il paziente da una situazione di immediato pericolo di vita senza che siano disponibili le risorse, umane o tecniche, per uno spostamento in condizioni di immobilizzazione (ad esempio per allontanarlo da un'auto con principio d'incendio).

Il riscontro di un GCS ≤ 8 rappresenta, di per sè, un'indicazione all'intubazione tracheale. Nel paziente con trauma encefalico questa andrà necessariamente effettuata in condizioni di sedazione ed analgesia (Tab. 3). Va poi ricordato che il paziente traumatizzato va considerato, per definizione, a rischio di inalazione di materiale gastrico, per questo andranno adottate tutte le precauzioni e le tecniche per scongiurare tale pericolo (ad esempio, intubazione in rapida sequenza, vedi Tab. 4). Infine, vista la possibilità di lesioni del basicranio ed in particolare della lamina cribrosa dell'etmoide, con relativo rischio di creazione di false strade verso la fossa cranica anteriore, la via di posizionamento di prima scelta per la protesi respiratoria sarà quella orotracheale. Analoghe considerazioni valgono per l'eventuale posizionamento di una sonda gastrica. Prerequisito di tutte queste manovre è l'aver verificato disponibilità e buon funzionamento di un aspiratore.

Tabella 3. Protocollo di sedazione endovenosa per l'intubazione tracheale nel paziente con trauma encefalico

Sedazione
Emodinamica stabile propofol 2-3 mg/Kg oppure midazolam 0,2-0,3 mg/Kg oppure tiopentone sodico 3-5 mg/Kg
Ipotensione o emorragia in atto:
midazolam 0,05-0,2 mg/Kg oppure ketamina 1 mg/Kg

Analgesia
In tutti i pazienti:
lidocaina 1 mg/Kg
fentanyl 1-3 mcg/Kg a seconda delle condizioni emodinamiche
(tranne in caso di uso di ketamina)

Miorisoluzione
succinilcolina 1 mg/Kg oppure cisatracurio besilato 0,2 mg/Kg oppure vecuronio bromuro 0,1 mg/kg

Tabella 4. Procedura per intubazione in rapida sequenza

1. Valutazione della pervietà delle vie aeree
2. Immobilizzazione manuale del capo e mantenimento in posizione neutra di capo e rachide cervicale per tutta la durata della manovra
3. Ventilazione in maschera facciale con preossigenazione-denitrogenizzazione del paziente (FiO2 = 1) per circa 2 minuti
4. Induzione dell'anestesia
5. Pressione sulla cricoide (manovra di Sellick) per ridurre il rischio di rigurgito
6. Laringoscopia con eventuale rimozione del collare cervicale (se necessaria) ed intubazione
7. Ventilazione con verifica del corretto posizionamento del tubo endotracheale tramite auscutazione e verifica EtCO2
8. Riposizionamento collare cervicale

Riguardo l'utilizzo dei miorilassanti va evidenziato come, soprattutto in questo tipo di situazioni, sia preferibile l'utilizzo di farmaci a rapido onset, al fine di permettere di evitare manovre di ventilazione manuale, riducendo il rischio di inflazione gastrica e rigurgito, e ad eliminazione altrettanto veloce che consenta un tempestivo recupero della ventilazione spontanea in caso di intubazione impossibile. L'unico farmaco che presenti caratteristiche di questo tipo è rappresentato al momento dalla succinilcolina. Le obiezioni riguardo il fugace aumento della pressione endocranica determinato da tale farmaco, assente con l'utilizzo di molecole non depolarizzanti, sono da porre a confronto col rischio, ben più temibile, di mancata intubazione in un paziente non ventilabile e paralizzato.

Una volta ottenuta l'intubazione tracheale vanno mantenute e garantite sedazione ed analgesia, preferibilmente con farmaci a breve emivita, evitando l'uso in continuo dei miorilassanti: va rilevato come la curarizzazione prolungata si sia dimostrata in grado di aumentare le complicanze [19]. La scelta dei farmaci da impiegare andrà ponderata in funzione delle condizioni generali, ed in particolare emodinamiche, del paziente, con l'obiettivo di ottenere un buon livello di sedazione mantenendo la possibilità di effettuare valutazioni neurologiche (finestre farmacologiche) ad intervalli regolari (indicativamente ogni 4-6 ore).

B. Valutazione e controllo del respiro

Ottenuto il controllo delle vie aeree, il paziente va connesso al ventilatore meccanico che va impostato in modo da ottenere:

- una buona ossigenazione, definita come $SpO_2 \geq 95\%$ o $PaO_2 \geq 90$ mmHg;
- normocapnia ($PaCO_2$ 35-40 mmHg), evitando accuratamente iper ed ipocapnia.

Ricordando l'effetto della CO_2 sul circolo cerebrale, risulta evidente come una condizione di ipercapnia determini un'importante vasodilatazione, con relativo aumento del volume ematico intracranico e conseguente peggioramento di un eventuale quadro di ipertensione endocranica; l'ipocapnia d'altro canto determina una spiccata costrizione dei vasi cerebrali che va a ridurre ulteriormente un flusso ematico già prossimo alla soglia d'ischemia [5-8].

L'unica indicazione all'iperventilazione in questa fase è data dalla presenza di segni clinici di erniazione transtentoriale o di progressivo peggioramento del quadro neurologico non attribuibile a cause extracraniche.

C. Valutazione del circolo

Lo scopo di questo passo della valutazione e trattamento del paziente con lesione encefalica è quello di mantenere un'adeguata pressione di perfusione cerebrale.

A tale proposito, in assenza di dati provenienti da studi attendibili, sembra un obiettivo ragionevole quello di ottenere una pressione sistolica di almeno 110 mmHg o, ove il dato fosse disponibile, una pressione arteriosa media pari o superiore a 90 mmHg [10].

Il primo passo, in caso di ipotensione, sarà quello di avviare una veloce infusione di liquidi, evitando accuratamente l'uso di soluzioni ipotoniche e/o contenenti glucosio. Non è tuttora stata stabilita una superiorità nell'utilizzo di colloidi verso cristallodi o soluzioni ipertoniche.

L'utilizzo del mannitolo in questa fase è supportato, in modo peraltro non univoco, dalle attuali linee guida, solo in presenza di segni clinici di erniazione transtentoriale o di progressivo peggioramento del quadro neurologico non attribuibile a cause extracraniche, e va accompagnato ad un aggressivo trattamento di eventuali stati di ipovolemia [2, 10, 13].

D. Disabilità neurologica

La valutazione neurologica va eseguita in maniera rapida, ma non per questo sommaria, secondo procedure semplici e standardizzate.

Il primo requisito per un giudizio attendibile sulle reali condizioni del paziente è senza dubbio la stabilità dei parametri emodinamici e respiratori: ipotensione ed ipossia, oltre a determinare danno secondario, inficiano la valutazione della GCS e dei segni pupillari.

Riguardo all'attribuzione del punteggio della GCS, va ricordato come sia opportuno registrare sempre la risposta motoria a tutti e quattro gli arti, segnalando in particolare la presenza di segni di lato, oltre all'eventuale trattamento in atto con sedativi o miorilassanti.

Per quanto concerne l'esame dei segni pupillari, notevole attenzione deve essere posta nella ricerca di segni di erniazione transtentoriale (anisocoria, midriasi bilaterale areagente) che determineranno un atteggiamento terapeutico particolarmente aggressivo e condizioneranno le scelte, in termini di tempi e modi, sulla destinazione finale del paziente.

E. Esposizione e controllo della temperatura

Nel paziente con trauma encefalico grave l'esame accurato di tutta la superficie corporea è di precipua importanza al fine di identificare possibili lesioni che, se non diagnosticate e trattate precocemente, si potrebbero rendere responsabili di danno secondario. Allo stesso modo il paziente, una volta spogliato ed esaminato accuratamente, va prontamente coperto e riscaldato al fine di evitare con ogni mezzo l'ipotermia.

Diagnostica strumentale di base

In tutti gli Ospedali destinati a ricevere pazienti con possibile trauma encefalico grave deve essere garantita in ogni momento la possibilità di esecuzione di un esame TC. La TC è la chiave di volta per la definizione anatomo-morfologica della lesione ed è guida fondamentale per le successive scelte terapeutiche: la presenza di masse in espansione (ematomi, focolai lacero-contusivi o emorragici) di volume > 25 cc e/o la presenza di shift della linea mediana > 5 mm, così come il riscontro di frattura cranica infossata, rappresentano infatti indicazioni al trattamento chirurgico d'emergenza (Tab. 5). D'altro canto, laddove manchi l'indicazione alla craniotomia, in tutti i traumi cranici con GCS ≤ 8 è comunque raccomandato dalle attuali linee guida il posizionamento di un dispositivo per il monitoraggio della pressione intracranica, preferibilmente un catetere intraventricolare che consenta il drenaggio liquorale esterno [10].

Va infine considerato come l'evoluzione di efficienti sistemi di emergenza territoriale e la capillare diffusione di scanner TC abbiano ormai reso molto precoce l'effettuazione del primo esame, in una fase in cui le lesioni determinate dal trauma possono non essere ancora visibili. Per questo motivo il riscontro di una TC negativa rende necessaria la ripetizione dell'esame entro le prime 8-12 ore dall'evento traumatico.

Tabella 5. Criteri generali per l'evacuazione di lesione occupante spazio [20]

Ematoma subdurale acuto	**Ematoma epidurale**	**Contusione emorragica**
Spessore dell'ematoma > 10 mm	Livello di coscienza in deterioramento	Deterioramento della coscienza (diminuzione di GCS motorio di almeno 2 punti)
Shift linea mediana > 5 mm	Shift linea mediana > 5 mm	Volume ≥ 25 cc Shift linea mediana > 10 mm
Rapporto negativo tra spessore dell'ematoma e shift	Volume complessivo dell'ematoma ≥ 25-40 cc	
GCS all'ammissione ≤ 11 punti		Compressione delle cisterne basali alla TC
PIC ≥ 20 mmHg in associazione ad altre lesioni extracraniche (riduzione compliance cerebrale)		PIC ≥ 25 mmHg o PPC ≤ 70 mmHg per oltre 15 minuti
Localizzazione in fossa cranica posteriore		

GCS, Glasgow Coma Scale; *PIC*, pressione intracranica; *PPC*, pressione di perfusione cerebrale

La corretta destinazione del paziente

Il principio fondamentale da tener presente al momento di decidere in quale centro trasportare il paziente, è quello di raggiungere il più vicino ospedale in grado di trattare le lesioni riportate dal paziente stesso, a seconda delle priorità che queste presentano. Va evidenziato come la sopravvivenza nei pazienti che afferiscono al "Trauma Center" come ospedale di prima destinazione sia significativamente maggiore rispetto a coloro che vi arrivano tramite trasporti secondari da strutture periferiche [2].

Le peculiarità della realtà italiana consistono nell'articolazione in DEA di primo e secondo livello ed in una buona diffusione di mezzi di soccorso avanzato, sovente dotati di personale medico qualificato: ciò può rendere giustificato il trasporto primario del paziente verso l'ospedale meglio attrezzato, anche se più lontano dal luogo dell'evento.

Appare comunque sensato proporre criteri di ospedalizzazione che tengano conto delle condizioni cliniche generali del paziente al fine di limitare anche la possibile insorgenza di danno secondario; a tale proposito l'orientamento è quello di suddividere i pazienti in due grosse categorie:

- pazienti con segni di instabilità emodinamica e/o ipossia in atto o incipiente: l'obiettivo deve essere quello di raggiungere il più rapidamente possibile il più vicino centro dotato 24 ore su 24 di:
  - chirurgia generale attiva;
  - servizio di radiologia preferibilmente attrezzato con ecografia e TC;
  - servizio di anestesia e rianimazione.

  Lo scopo di tale scelta è quello di minimizzare la mortalità e la morbilità dovute soprattutto a quadri di shock emorragico: una volta stabilizzate le condizioni, anche in base ai risultati della diagnostica per immagini ed all'evoluzione del quadro clinico, il paziente potrà comunque essere trasferito presso un centro specialistico per la prosecuzione del trattamento;
- pazienti con apparente trauma cranico isolato, o comunque senza segni di instabilità emodinamica e/o ipossia in atto o incipienti: la destinazione di questi pazienti dovrebbe essere un ospedale dotato di DEA di secondo livello in cui intraprendere il più precocemente possibile una diagnostica ed una terapia specialistica. Nel caso in cui questa via non fosse percorribile, il paziente va comunque destinato ad un centro dotato di diagnostica radiologica (ecografia e TC), chirurgia e terapia intensiva.

Bibliografia

1. Murray CJ, Lopez A (1996) The global burden of disease: comprehensive assessment of mortality and disability from disease, injuries and risk factors in 1990 and projected to 2020. Harvard University Press, Cambridge
2. The Brain Trauma Foundation. The American Association of Neurological Surgeons. The Joint Section on Neurotrauma and Critical Care (2000) Management and prognosis of severe brain injury. J Neurotrauma 17(6-7) http://www.braintrauma.org/index.nsf/Pages/Guidelines-main

3. Chestnut RM, Marshall LF, Clauber MR (1993) The role of secondary brain injury in determining outcome from severe head injury. J Trauma 34:216-222
4. Graham DI, Adams JH (1971) Ischemic brain damage in fatal head injuries. Lancet 1:265-266
5. Martin NA, Patwardhan RV, Alexander MJ et al (1997) Characterization of cerebral hemodinamic phasis following severe head trauma: hypoperfusion, hyperemia and vasospasm. J Neurosurg 87:9-19
6. Bouma GJ, Muizelaar JP, Choi SC et al (1991) Cerebral circulation and metabolism after severe traumatic brain injury: the elusive role of ischemia. J Neurosurg 75:685-693
7. Gopinath SP (1994) Jugular venous desaturation and outcome after head injury. J Neurol Neurosurg Psychiatry 57:717-723
8. Van Den Brink (2000) Brain oxigen tension in severe head injury. Neurosurgery 46:868-878
9. American College of Surgeons - Committee on Trauma (1997) Advanced Trauma Life Support. American College of Surgeons, Chicago
10. Procaccio F, Stocchetti N, Citerio G et al (1999) Raccomandazioni per il trattamento del grave traumatizzato cranico adulto. Minerva Anest 64:147-158
11. American College of Emergency Physicians and American Academy of Pediatrics (1998) APLS - The pediatric emergency medicine course
12. Choi SC, Barnes TY et al (1996) Predicting outcome in head injured patient. In: Narayan RK (ed) Neurotrauma. McGraw-Hill, New York
13. The Brain Trauma Foundation. The American Association of Neurological Surgeons. The Joint Section on Neurotrauma and Critical Care (2000) Prehospital management of severe brain injury. http://www.braintrauma.org/index.nsf/Pages/Guidelines-main
14. Marmarou A, Anderson RL, Ward JD et al (1991) Impact of ICP instability and hypotension on outcome in patients with severe head trauma. J Neurosurg 75:159-166
15. Stocchetti N, Furlan A, Volta F (1996) Hypoxemia and arterial hypotension at the accident scene in head injury. J Trauma 40:764-767
16. Citerio G, Stocchetti N, Cormio M, Beretta L (2000) Neuro-Link, a computer assisted database for head injury in intensive care. Acta Neurochir 142:769-776
17. Pigula FA, Wald SL, Shackford SR et al (1993) The effect of hypotension and hypoxia on children with severe head injury. J Pediatr Surg 28:310-316
18. Chiaretti A, De Benedictis R, Della Corte F et al (2002) The impact of initial management on the outcome of children with severe head injury. Childs Nerv Syst 18:54-60
19. Hsiang JK, Chesnut RM, Crisp CB et al (1994) Early, routine paralysis for intracranial pressure control in severe head injury: is it necessary? Crit Care Med 22:1471-1476
20. D'Avella D, Brambilla GL, Delfini R et al (2000) Guidelines for the treatment of adults with severe head trauma. Criteria for surgical treatment. J Neurosurg Sci 44:19-24

Capitolo 8

Trauma cranico: aspetti decisionali e strategie di trattamento

N. Stocchetti, S. Rossi

L'obiettivo fondamentale del monitoraggio intensivo del trauma cranico grave è di consentire il mantenimento di condizioni il più vicine possibili a quelle fisiologiche e di evitare insulti secondari.

Nel perseguire questo obiettivo possono essere individuati alcuni sistemi di monitoraggio indispensabili ed altri utili nell'approfondire aspetti patofisiologici particolari. È bene precisare che questi ultimi non possono sostituirsi ai sistemi "di prima linea", quelli irrinunciabili, ma costituiscono un loro completamento.

I parametri clinici e strumentali indispensabili su cui basare il trattamento medico o chirurgico sono, a nostro avviso:

- obiettività neurologica;
- quadro TAC e sua evoluzione;
- pulsossimetria ed emogasanalisi;
- temperatura;
- pressione arteriosa cruenta (MAP);
- pressione intracranica (ICP);
- saturazione dell'emoglobina al bulbo della vena giugulare interna (SjO_2).

È noto che la fisiopatologia del trauma cranico è complessa e comprende una serie di eventi a cascate che, al termine della loro evoluzione, portano ad un aumento del contenuto intracranico e quindi della ICP [1]. Il monitoraggio ed il trattamento di valori di ICP elevati costituiscono quindi uno dei capisaldi nella gestione del trauma cranico in terapia intensiva [2-4].

Una pressione intracranica che resti stabilmente al disopra di un valore soglia per almeno 5 minuti deve essere considerata una seria emergenza e affrontata con molta determinazione e altrettanta ragionevolezza [5]. Non serve agitarsi, ma è ancora peggio trascurare o sottovalutare questa situazione.

Non esistono metodi universalmente applicabili ed assolutamente innocui per il trattamento dell'ipertensione intracranica. È quindi particolarmente importante che tutte le cause che possono generare alti valori di ICP vengano corrette prima di iniziare trattamenti più aggressivi. La soglia per il trattamento è variabile: appare comunque ragionevole considerare nell'adulto nelle prime giornate 20 mmHg come cut-off; nelle fasi successive una ICP sino a 25 mmHg con una pressione di perfusione cerebrale maggiore di 60 mmHg è accettabile [5-9].

I fattori correggibili correlati ad un aumento della pressione intracranica sono, per esempio, una flessione o rotazione eccessiva del collo, ostruzioni delle vie aeree o disadattamento dal ventilatore, valori anormali di PaO_2 o di $PaCO_2$, febbre, convulsioni, iponatriemia, ecc.

Una volta trattate le cause "extracraniche" è opprtuno ricorrere a terapie più specifiche.

Nel reparto di Terapia Intensiva Neuroscienze del Policlinico di Milano è in uso un protocollo per il trattamento dell'ipertensione intracranica che si compone di varie parti. Definisce una soglia di trattamento o di allarme, e poi descrive una procedura da seguire per discriminare tra una ICP chirurgica ed una ICP "medica".

Una volta che sia stata diagnosticata una ICP, che deve essere affrontata in Terapia Intensiva, descrive gli obiettivi da raggiungere e propone la sequenza degli interventi possibili per perseguire l'obiettivo. Tale sequenza prevede la raccolta dei dati fondamentali da analizzare e suggerisce varie strategie possibili che si basano su concetti fisiopatologici. Infine, vengono elencati i criteri da adottare per decidere se ricorrere, o meno, a trattamenti estremi.

Ogni protocollo rappresenta una forzatura, sia perchè cerca di sintetizzare svariatissime situazioni cliniche in pochi quadri generali, sia perchè ingessa i comportamenti in sequenze. Tuttavia, seguire uno schema aiuta a ragionare ed a uniformare i comportamenti, senza rendere automatica la medicina. Il risultato positivo può essere quello di:

- impostare i problemi in modo razionale;
- imparare a concatenare osservazioni e decisioni;
- rendere possibile un insegnamento sul "da farsi";
- permettere la esecuzione di rilevazioni e studi sui pazienti, trattati tutti secondo gli stessi orientamenti. Infatti, solo se si è creato uno standard di trattamento si può verificare se un certo modo di procedere è vantaggioso o va modificato.

Soglia di trattamento o di allarme

La individuazione della soglia deve tener conto di almeno tre fattori:

- età: sino a 6 anni consideriamo normali ICP non superiori a 5 mmHg;
- distanza dal trauma: mentre nelle prime giornate 20 mmHg nell'adulto sono la soglia per il trattamento, nelle fasi successive una ICP sino a 25 mmHg con una pressione di perfusione cerebrale (CPP) > 60 mmHg è accettabile [5-8];
- scatola cranica integra o "aperta" (paziente decompresso): se la scatola è aperta consideriamo la ICP letta come inferiore alla reale pressione tissutale di circa 10 mmHg.

Procedura diagnostica immediata

Prima di ricorrere a terapie specificamente orientate e ridurre il volume intracranico seguire il percorso mentale suggerito, sintetizzato nella sequenza seguente.

1) Identificare un eventuale deterioramento acuto

Controllare le pupille e la risposta motoria. Se ci sono deterioramenti acuti programmare una TAC urgente e nel frattempo procedere al punto 2. Se non ci sono deterioramenti acuti procedere comunque al punto 2 ma approfondirlo con più calma e prendere il tempo necessario per vedere gli effetti del trattamento prima di fare una TAC.

2) Escludere le principali cause "facilmente risolvibili"

Seguire le diverse possibilità elencate nella check list.

Cause di aumentata pressione venosa cerebrale:

- posizione del collo e del capo: deve essere in asse, senza flessioni del capo e senza torsioni. Provare ad alzare il malato di qualche grado, mantenendolo in posizione corretta col capo ma agendo sul letto per ottenere un moderato anti-Trendelenburg;
- libertà delle vene del collo: verificare lacci, bende per la tracheo, medicazioni o altre forme di compressione;
- ipertensione venosa toracica: verificare che non ci sia il minimo disadattamento dal respiratore, adattare il malato e curarizzalo se necessario. Controllare che il respiratore sia ben programmato (PEEP, ecc);
- escludere pneumotorace, emotorace o versamento pericardico. Controllare sempre se le giugulari appaiono distese.

Cause di aumentata pressione arteriosa e/o di vasodilatazione cerebrale:

- escludere che il malato "percepisca dolore". Verificare che la vescica sia drenata, che non ci sia ristagno gastrico e stimolo al vomito; verificare che le ginocchia non siano troppo estese. Se ci sono fratture verificare che non ci siano cause di disallineamento;
- escludere che il malato abbia una puntata ipertensiva arteriosa;
- controllare le eventuali infusioni di catecolamine, che potrebbero avere avuto una accelerazione od una sospensione temporanea;
- escludere che il malato abbia avuto una riduzione acuta della pressione arteriosa;
- escludere che il malato abbia un aumento della temperatura: ci sono brividi? Misurare la temperatura e controllare come evolve. Sospettare sempre un aumento della temperatura in evoluzione quando un malato appare vasocostretto e orripilato;
- controllare le pupille e i movimenti spontanei del malato: potrebbe essere in corso una crisi epilettica? A volte la dilatazione acuta di una pupilla è l'unico segno di una crisi;
- controllare che la sedazione in corso sia al dosaggio prescritto;
- verificare saturazione arteriosa ed end-tidal CO_2;
- controllare una emogasanalisi ed escludere ipossiemia ed ipercapnia. In un traumatizzato cranico un livello di CO_2 superiore al controllo precedente (anche se inferiore a 40 mmHg) causa vasodilatazione cerebrale pericolosa;
- controllare una CO-ossimetria dalla giugulare retrograda.

Cause sistemiche disturbanti il sistema intracranico:

- c'è una iposodiemia? O comunque l'osmolarità plasmatica sta scendendo?;
- si è verificata una alterazione nell'infusione dei liquidi programmati?;
- è in corso una reazione allergica?;

- chiedere all'infermiere responsabile se ha notato qualcosa che possa essere in relazione con il peggioramento dell'ICP.

3) Trattare le cause "facilmente risolvibili"

Se è stato individuato un problema, deve essere trattato. Considerare le seguenti annotazioni relative a tre problemi particolari:
- sedazione: il nostro standard prevede due schemi, uno da applicare per i primi 3 giorni, quando è utile poter aprire "finestre" nella sedazione per esaminare il malato, ed uno da utilizzare nei giorni successivi, quando invece tale necessità è meno rilevante. Nei primi 3 giorni usare una infusione di propofol (da evitare nei bimbi) associata ad una infusione di fentanest. Dopo le prime 3 giornate continuare il fentanest e sostituire il propofol col valium.
- iposodiemia: se è presente una riduzione della sodiemia sotto i 140 mEq/l (o una brusca riduzione della sodiemia, superiore a 1 mEq/ora) correggerla utilizzando:
  - infusione di soluzioni ipertoniche;
  - mannitolo;
  - frequenti controlli di quanto si sta ottenendo. L'obiettivo è un aumento della sodiemia di circa 1/2-1 mEq/ora;
- ipotensione arteriosa: una pressione arteriosa sistolica inferiore a 110 mmHg non è accettabile. Deve essere corretta capendo perchè si è sviluppata e correggendo le cause se possibile, ricorrendo altrimenti alle catecolamine. In pratica, si procede normalizzando il precarico ventricolare e, se ciò non è sufficente, ricorrendo all'infusione di catecolamine. Si può variare il dosaggio per riportare la pressione arteriosa nei limiti di sicurezza [6-10].

4) Escludere errori tecnici

- Il sistema di lettura dell'ICP è corretto?;
- la linea è funzionante, senza bolle d'aria?;
- lo zero è accurato, cioè sia il trasduttore dell'ICP che quello della pressione arteriosa media (MAP) sono stati referenziati al meato uditivo esterno e lo zero è stato ricontrollato non oltre un'ora prima?;
- i rubinetti sono ruotati nel senso appropriato?;
- l' onda dell'ICP è ben leggibile [11]?

5) Escludere indicazioni chirurgiche

La causa più grave di ipertensione intracranica è lo sviluppo di una massa all'interno del cranio che può richiedere evacuazione chirurgica. Se non ci sono spiegazioni di altro genere per il rialzo di ICP o se l'ICP resta elevata nonostante la correzione delle cause individuate, procedere ad effettuare una TAC e ad avvertire il neurochirurgo.

Trasporto diretto

Il malato deve essere trasportato in fretta ma con lo stesso livello di ossigenazione e di capnia che aveva in Terapia Intensiva. Assicurarsi che il malato sia ben sedato e curarizzato. Connetterlo al ventilatore portatile e farsi accompagnare dall'infermiere responsabile per poter provvedere ad un minimo di monitoraggio durante il trasporto e l'esecuzione dell'esame.

Dopo la TAC il paziente o va in sala operatoria (il che implica che il caso sia stato esaminato congiuntamente col collega neurochirurgo) o torna in Terapia Intensiva. Se torna in Terapia Intensiva perchè non ci sono cause chirurgiche bisogna, se persiste un rialzo stabile oltre la soglia, decidere come potenziare il trattamento medico.

6) Impostare o potenziare il trattamento medico

Obiettivi del trattamento

Gli obiettivi del trattamento sono non solo il riportare la ICP stabilmente al disotto dei valori soglia, ma contemporaneamente provvedere a ottimizzare la CPP. Nell'adulto la CPP che si vuole mantenere è di almeno 60 mmHg. Nell'anziano iperteso tale valore è probabilmente troppo basso.

Dati necessari per orientare il trattamento

I dati necessari per orientare il trattamento sono vari, e dipendono dalla storia clinica del malato, dal dato TAC e dalla sua evoluzione, dai reperti intraoperatori, oltre che dal quadro rilevabile al momento.

Leggere nel diario che orientamento è stato raggiunto sulla patogenesi: a volte (speriamo sempre più spesso) il frutto di approfondite discussioni è riportato nel diario clinico, dove deve essere rintracciato per evitare di reinventare tutto di nuovo.

Bisogna, come minimo, disporre di:

- una ICP ben leggibile;
- una MAP sicura;
- una PVC;
- una emogas arteriosa;
- una lettura della saturazione di emoglobina nel bulbo della giugulare;
- una sodiemia;
- un emocromo.

Terapia

Sulla base dei dati disponibili impostare la terapia, avvalendosi anche degli schemi orientativi presentati qui di seguito.

Come regola generale esistono delle terapie che sono considerate trattamenti standard, e che vanno semplicemente usate secondo indicazioni (vedi paragrafi seguenti), tenendo conto del "dosaggio" e delle complicazioni.

Trattamenti standard

- Drenaggio liquorale;
- mannitolo;
- iperventilazione.

Questi provvedimenti standard sono ben descritti in letteratura, cui si rimanda per la loro descrizione [5, 12-14]. Ricordiamo ancora l'importanza di annotare accuratamente quando sta accadendo, perchè l'unico modo per verificare l'efficacia della terapia consiste nel misurarne gli effetti.

Uso delle catecolamine per migliorare la CPP. Per quanto riguarda l'uso delle amine non esiste altrettanta documentazione, ma sono entrate in uso in attesa di essere meglio studiate. Non si tratta, infatti, di utilizzare le catecolamine per normalizzare una pressione arteriosa inferiore ai livelli normali, ma di innalzare valori normali a livelli superiori per sfruttare l'autoregolazione pressoria del circolo cerebrale. L'ipotesi cui ci si riferisce è che il malato disponga della capacità di vasocostringere le sue arteriole in risposta ad incrementi della pressione arteriosa, col risultato che il suo flusso ematico cerebrale resterà costante ma il suo volume ematico cerebrale si ridurrà. Se si realizza tutto ciò all'aumentare della pressione arteriosa consegue una riduzione della pressione intracranica, che in genere viene ottenuta incrementando la pressione arteriosa del 15-20% piuttosto rapidamente. Attenzione al possibile scompenso ventricolare sinistro, dato che si induce una vera e propria crisi ipertensiva, non sempre tollerata da malati con ridotta riserva ventricolare. Se, invece, la ICP segue passivamente l'incremento di MAP il risultato sarà un aumento di ICP ed una CPP stazionaria. In tal caso non esiste ragione per insistere e bisogna tornare lentamente al livello di MAP di partenza.

Strategie mirate ad un possibile obiettivo fisiopatologico

Schemi orientativi:
- HICP da aumentato contenuto intracerebrale di acqua:
  - togliere l'acqua (mannitolo);
  - ripristinare la barriera ematoencefalica
  - CPP normale;
  - evitare l'ipertensione arteriosa;
  - normale osmolarità;
  - evitare strettamente ogni riduzione di sodiemia;
  - migliorare il drenaggio venoso
  - togliere liquor;
- HICP da aumentato contenuto intracerebrale di sangue:
  - $SjO_2 > 70\%$;
  - non ci sono aree ischemiche;

  - iperventilazione;
  - CO_2 più vicina al normale;
  - controllare ICP, senza che SjO_2 scenda sotto 55%;
  - sedazione;
  - evitare i boli di mannitolo;
- HICP con sospetta ischemia:
  - $SjO_2 < 55\%$;
  - diminuire le resistenze vascolari cerebrali;
  - evitare l'iperventilazione;
  - mannitolo per migliorare il flusso ematico cerebrale (CBF) e reologia;
  - aumentare il flusso ematico cerebrale;
  - volemia;
  - MAP;
  - aumentare il contenuto di O_2;
  - Ht;
  - diminuire il consumo cerebrale di O_2;
  - sedazione;
  - normotermia.

Trattamenti estremi

Prima di passare a trattamenti estremi valutare che ce ne sia la necessità, oltre a valutarne l'indicazione. Verificare che le cause correggibili siano state individuate e corrette, e che sia stata fatta la terapia standard. La decisione di ricorrere o non ricorrere alle tappe finali del trattamento non dovrebbe quasi mai essere presa da un unico medico. È il caso di consultarsi con un collega più esperto ed a volte è necessario affrontare la questione insieme al neurochirurgo, perchè anche se non ci sono masse chirurgiche potrebbe essere indicato ricorrere ad una decompressione funzionale.

Le indicazioni ai trattamenti estremi sono legate a due considerazioni: che ci sia ancora spazio terapeutico per fermare il processo patologico in atto e che ci sia tessuto nervoso recuperabile. In linea di massima queste condizioni si verificano in casi di pazienti giovani, con consumo di ossigeno cerebrale preservato, vittime di deterioramenti acuti. Sono molto meno verosimili in anziani, con evidenza di attività metabolica cerebrale gravemente depressa e con segni di danno del tronco instaurati da tempo. Se ci si orienta nel senso di ricorrere a trattamenti estremi è molto importante farlo presto, perchè ogni attesa in presenza di grave ipertensione intracranica si traduce in danni progressivi e peggioramenti dei risultati. Se si valuta che non si possa fare nulla di meglio per il malato tali peggioramenti sono espressione di un deterioramento inevitabile, ma se si tenta di recuperare il malato bisogna provvedere rapidamente.

Barbiturico

Il trattamento medico estremo consiste nell'utilizzo dei barbiturici [15]. Essi vanno somministrati con particolare attenzione alla instabilità emodinamica. Prima di iniziare ad infondere pentothal verificare che la PVC sia adeguata, e che la pressione arteriosa non sia ai limiti. Preparare le catecolamine, che potrebbero divenire necessarie.

Partire con una somministrazione di 250 mg in un paio di minuti, poi proseguire sino a caricare il malato con 1-2 g. A questo punto impostare una infusione di 4-8 g/die. Obiettivo del trattamento non è l'induzione di un coma barbiturico ma ricondurre l'ICP sotto il valore soglia. Proteggere il malato dalle lesioni da decubito. Controllare la temperatura.

Decompressione

Se il trattamento medico estremo non è in grado di controllare la ICP si pone il problema se ricorrere, o meno, alla decompressione chirurgica. Le stesse controversie che si pongono quando è in gioco la decisione se utilizzare un trattamento medico estremo sono presenti, e probabilmente in modo più grave, quando si debba decidere se procedere ad una decompressione chirurgica funzionale in un caso nel quale sia già stata esclusa la presenza di masse chirurgicamente evacuabili. La decisione deve coinvolgere i colleghi neurochirurghi ai quali devono essere fornite tutte le informazioni che possono essere utili per delineare le possibilità ed i problemi del paziente.

Bibliografia

1. Go KG (1991) Intracranial pressure. In: So KG (ed) Cerebral pathophysiology. Elsevier, Amsterdam, pp 173-207
2. Marmarou A, Maset AL, Ward JD, et al (1987) Contribution of CSF and vascular factors to elevation of ICP in severely head-injured patients. J Neurosurg 66:883-890
3. Narayan RK, Kishore PRS, Becker DP et al (1982) Intracranial pressure: to monitor or not to monitor? A review of our experience with severe head injury. J Neurosurg 56:650-659
4. White RJ, Likavec MJ (1992) The diagnosis and initial management of head injury. N Engl J Med 327:1507-1511
5. Bullok MR et al (2000) Management and prognosis of severe head injury. J Neurotrama 17:451-627
6. Jones PA, Andrews PJD, Migdley S et al (1994) Measuring the burden of secondary insults in head-injured patients during intensive care. J Neurosurg Anesth 6:4-14
7. Miller JD, Piper IR, Dearden NM (1993) Management of intracranial hypertension in head injury: matching treatment with cause. Acta Neurochir S57:152-159
8. Pickard JD, Czosnyka M (1993) Management of raised intracranial pressure. J Neurol Neurosurg Psychiatry 56:845-858
9. Rosner MJ, Daughton S (1990) Cerebral perfusion pressure management in head injury. J Trauma 30: 933-941
10. Marmarou A, Anderson RL, Ward JD et al (1991) Impact of ICP instability and hypotension on outcome in patients with severe head trauma. J Neurosurg 75:S59-S66
11. Ghajaar J (1995) Intracranial pressure monitoring techniques. New Horizons 3: 395-399
12. Bullock R (1995) Mannitol and other diuretics in severe neurotrauma. New Horizons 3: 448-452

13. Marion DW, Firlik A, McLaughlin MR (1995) Hyperventilation therapy for severe traumatic brain injury. New Horizons 3:439-447
14. Muizelaar IP, Wei EP, Kontos HA, Becker DP (1983) Mannitol causes compensatory cerebral vasoconstriction and vasodilation in response to blood viscosity changes. J Neurosurg 59:822-828
15. Wilberger JE, Cantella D (1995) High-dose barbiturates for intracranial pressure control. New Horizons 3:469-473

Capitolo 9

Scelta del monitoraggio clinico e strumentale nel trauma cranico

P.P. Martorano, G. Bini, S. Di Vincenzo

Il monitoraggio delle funzioni vitali, cerebrali e sistemiche, acquista fondamentale importanza nella gestione del paziente politraumatizzato con trauma cranico.

Esso è il mezzo di cui si avvale il medico rianimatore per prevenire e trattare tempestivamente le eventuali cause di danno cerebrale secondario, cercando di ottimizzare la disponibilità di substrati per le cellule nervose nel cervello lesionato.

Tra i vari presidi di monitoraggio a disposizione, la scelta ricadrà sul monitoraggio di quei parametri, sia sistemici che propriamente cerebrali, che permettono di valutare quello che è il rapporto esistente tra disponibilità e consumo di O_2 cerebrale, tra i quali: la pressione arteriosa media, la SaO_2, la temperatura corporea, l'Hb, il flusso ematico cerebrale (CBF), il consumo cerebrale di O_2 ($CMRO_2$), le resistenze cerebrali (CVR), lo stato di autoregolazione, ecc.

Prima di proseguire, va fatta una ovvia precisazione: il solo monitoraggio clinico, sia pur con il ricco esame neurologico e i ripetuti scoring, è inadeguato da solo nel cogliere tempestivamente l'evolutività delle lesioni cerebrali nel paziente in coma, sia per il ricorso, nei reparti di rianimazione, alla sedazione e alla miorisoluzione, sia per il fatto che il traumatizzato cranico in coma, non rappresenta una condizione omogenea.

Ogni lesione cerebrale è diversa dall'altra e la reazione del parenchima all'evento traumatico, in senso prevalentemente iperemico o ischemico, è alquanto variabile, così come l'evolutività e la prevedibilità del quadro clinico sono scarse.

Questo fa sì che non può esistere un trattamento univoco, standardizzato e valido per tutti i casi, ma solo tramite un monitoraggio clinico e strumentale mirato, potremo addentrarci nella fisiopatologia del trauma cranico ed adeguare il trattamento alla specificità della situazione, mettendo in atto una terapia personalizzata.

Si possono distinguere due tipi di monitoraggio:

- pre-Unità Terapia Intensiva (UTI), principalmente clinico, associato ad un monitoraggio strumentale di base non invasivo, sia sistemico che neurologico, delle funzioni vitali;
- in UTI che associa ad un monitoraggio prettamente clinico, un monitoraggio strumentale anche invasivo, sia sistemico che neurologico, variabile in base alla gravità della patologia, completato da indagini radiologiche e laboratoristiche mirate.

Scopo del monitoraggio nel paziente con trauma cranico sarà dunque di permetterci di:

- individuare e quantificare il danno cerebrale primario;
- prevenire il danno cerebrale secondario;
- ndirizzare ed ottimizzare il trattamento medico e chirurgico;
- offrire riguardo all'outcome, una predittività prognostica.

Monitoraggio pre-UTI

Nella fase pre-UTI il trattamento è fondamentalmente mirato al mantenimento di:
- pervietà vie aeree (airway);
- adeguata respirazione (breathing);
- valida attività cardiocircolatoria (circulation);
- controllo stato di coscienza e prevenzione disabilità (disability);
- controllo di eventuali focolai traumatici extracranici (exposure).

Il monitoraggio in questa fase sarà in prima battuta clinico: neurologico (GCS e Scala Bozza-Marrubini) e sistemico, associato ad un monitoraggio strumentale non invasivo (ECG, $SatO_2$, NIBP, $EtCO_2$), al fine di mantenere l'omeostasi dell'intero organismo:
- PAS non inferiore a 110 mmHg;
- $SatO_2 > 95\%$;
- $PaCO_2$ 30-35 mmHg, circa.

Monitoraggio in UTI

I pazienti politraumatizzati che giungono nei reparti di rianimazione sono quasi sempre pazienti gravi, in coma. In questi casi il monitoraggio dovrà essere approfondito ed invasivo.

Monitoraggio sistemico

Il monitoraggio sistemico è finalizzato ad osservare e mantenere l'omeostasi extracranica, offrendo le migliori condizioni possibili alla sopravvivenza del "milieu" neuronale superstite e prevede:
- ECG on line;
- saturazione arteriosa con pulse-oxymeter;
- capnometria;
- pressione arteriosa cruenta;
- pressione venosa centrale;
- monitoraggio emodinamico invasivo (catetere polmonare o monitoraggio COLD system o PiCCO) in pazienti emodinamicamente instabili;
- controlli seriati di sodiemia, glicemia, osmolarità.

Monitoraggio neurologico

Il monitoraggio specialistico neurologico è particolarmente difficile in condizioni di ridotta attività cerebrale come è il coma; in tale situazione la funzione è poco esplorabile e la sorveglianza si concentra su tre aspetti principali:
- esclusione delle minacce all'integrità del tessuto nervoso superstite;
- controllo di parametri cruciali per la funzione cerebrale, quali metabolismo, consumo di O_2, perfusione cerebrale e pressione intracranica;

- verifica delle risposte che il sistema nervoso manifesta a stimoli, anche se modeste.

Questo monitoraggio specialistico è necessariamente multimodale, poiché nessuno dei parametri monitorati può essere assolutizzato ed ogni dato va letto all'interno del contesto clinico e strumentale che si sta osservando.

Esso si avvale oltre che dei moderni esami della diagnostica per immagini (TAC, RM), delle attuali metodiche di studio elettrofisiologico (EEG, SEPs, BAEPs) e del moderno monitoraggio strumentale globale e focale rappresentato dal monitoraggio della pressione intracranica (ICP), della saturazione giugulare di O_2 (SjO_2), del Doppler trans-cranico (DTC), della pressione parziale regionale di O_2 ($PtiO_2$) e della microdialisi.

Diagnostica per immagini

L'esame TAC è ormai da anni considerato esame di routine nei pazienti con trauma cranico.

Tra le varie classificazioni riportate in letteratura, la più utilizzata è quella descritta da Marshall [1] nel 1991 e modificata dall'EBIC (European Brain Injury Consortium) nel 1999, dalla quale si evince che le lesioni cerebrali visibili alla TAC possono avere carattere diffuso o focale, di queste il rilievo TAC che si riscontra più frequentemente nei reparti di Terapia Intensiva è quello di lesione diffusa di tipo II [2] (Tab. 1).

Tabella 1.

Categoria	Definizione
Lesione diffusa I	TAC negativa (non patologie intracraniche visibili alla TAC)
Lesione diffusa II	Cisterne presenti con spostamento della linea mediana compreso tra 0 e 5 mm e/o lesioni associate (iperdense o con densità mista) con volume inferiore a 25 ml
Lesione diffusa III (Rigonfiamenti)	Cisterne compresse o assenti con spostamento linea mediana compreso tra 0 e 5 mm e/o lesioni associate (iperdense o con densità mista) con volume inferiore a 25 ml
Lesione diffusa IV (Spostamento)	Cisterne compresse o assenti con spostamento della linea mediana superiore a 5 mm e/o lesioni associate (iperdense o con densità mista) con volume superiore a 25 ml
Masse e/o lesioni evacuate: a) extradurale b) sottodurale c) intracerebrale d) più di 1 lesione	Ogni lesione che richiede una rimozione chirurgica
Masse e/o lesioni non evacuate: a) Extradurale a) extradurale b) sottodurale c) intracerebrale d) più di 1 lesione	Ogni lesione che richiederebbe rimozione chirurgica e non è stata invece trattata Lesioni a densità medio-alta con volume superiore a 25 ml, non evacuate dal Nch
Lesioni tronco cerebrali	Lesioni primitive del tronco
t-SAH	Emorragia subaracnoidea traumatica

Questa classificazione presenta ottime correlazioni con la prognosi e con la comparsa di ipertensione endocranica [1].

Le linee-guida sul monitoraggio prevedono che l'indagine TAC debba essere ripetuta più volte nel corso della degenza, secondo una sequenza programmata (Tab. 2).

Va inoltre ripetuta ogniqualvolta vi sia l'indicazione clinica come:

- sensibile peggioramento del quadro clinico:
    - variazioni del GCS >, - 2 punti;
    - disturbi pupillari;
    - segni di lato;
- modificazioni dei seguenti monitoraggi per almeno 15 minuti:
    - ICP > 25 mmHg;
    - PPC < 70 mmHg;
    - SjO_2 < 50%.

Da un punto di vista prognostico, dalla letteratura si evince che si è concordi nell'osservare il massimo valore predittivo, non alla prima TAC, ma alla TAC peggiore [3], cioè la TAC effettuata durante la prima settimana dal trauma, che ha maggiormente influito sul decorso clinico del paziente; questa, oltre ad avere una stretta correlazione con l'outcome, è strettamente correlata con la presenza di ipertensione endocranica.

Metodiche di studio elettrofisiologico

Mentre la TAC permette solo una valutazione del danno strutturale dell'encefalo, altre metodiche quali l'elettroencefalogramma (EEG), i potenziali evocati (PE), il DTC e i tests sul flusso cerebrale ci forniscono ulteriori informazioni sulla risposta funzionale del cervello al danno [4].

Le indagini neurofisiologiche EEG e PE ci consentono di controllare l'attività elettrica cerebrale, spontanea od evocata, ed hanno quali caratteristiche di essere non invasive, eseguibili al letto del paziente, ripetibili, economiche e diffuse.

Tabella 2.

I TAC	All'ingresso
Se negativa: II TAC	Entro 24 ore dal trauma Entro 12 ore dal trauma (se sono presenti all'ingresso ipotensione, shock, alterazioni della coagulazione)
Se positiva: II TAC	Entro 12 ore dal trauma (se la prima TAC è stata eseguita entro 3-6 ore dal trauma) Entro 24 ore dal trauma (se la prima TAC è stata eseguita dopo 6 ore dal trauma, in assenza di fattori di rischio)
III TAC	Entro 72 ore dal trauma (indipendentemente dal fatto che la prima TAC sia risultata positiva o negativa)
IV TAC	Dopo 5-7 giorni dal trauma

Elettroencefalogramma (EEG)

L'uso dell'EEG nei pazienti in coma ha iniziato a diffondersi a partire dagli anni '60, seguito da quello dei PE. Sono presenti una grossa quantità di informazioni su queste due indagini in letteratura [5].

Nel complesso, c'è un accordo generale nel ritenerli efficaci nel valutare la gravità e la prognosi iniziale del coma post-traumatico [6, 7].

Il tracciato EEG nei pazienti in coma funge da spia di eventi che interferiscono con l'integrità di strutture corticali e sottocorticali: se all'improvviso questo tracciato cambia, ciò può voler dire che lesioni intracraniche in via di sviluppo stanno causando un "deterioramento rostro-caudale" [8].

Va segnalato, comunque, che l'improvviso deterioramento della funzione cerebrale può essere anche dovuto a patologie extracraniche.

Quando si valutano i tracciati EEG, si deve prestare particolare attenzione anche agli effetti dei farmaci che vengono utilizzati nel paziente con trauma cranico, i quali possono inficiare l'esecuzione e l'interpretazione dell'EEG stesso.

Per definire una attività EEG si ricorre a tutta una serie di parametri che permettono una descrizione qualitativa e quantitativa dei singoli aspetti dell'EEG, quali:
- frequenza e lunghezza d'onda;
- ampiezza (voltaggio);
- morfologia;
- quantità e persistenza;
- ricorrenza;
- distribuzione spaziale;
- simmetria e sincronia (coerenza intra ed interemisferica);
- reattività.

Si sono fatti molti tentativi per cercare di classificare le alterazioni EEG in corso di coma, in modo da riuscire a creare una classificazione che comprendesse tutte le alterazioni più importanti e significative dal punto di vista prognostico, ma in linea generale ognuna presenta un fattore che ne limita l'uso: l'impossibilità di racchiudere in poche classi, le svariate alterazioni EEG che si possono riscontrare nei tracciati dei pazienti in coma.

I potenziali evocati (PE)

Essi sono il correlato elettrico, misurato sulla superficie esterna, dell'attivazione indotta da uno stimolo su una popolazione neuronale, attivazione che può essere provocata da diversi stimoli, tra i quali i più comunemente usati sono quelli visivi (PEV), acustici (BAEPs), somestesici (PES) e motori (PEM).

I BAEPs (brainstem acustic evoked potentials) costituiscono la risposta acustica evocata del tronco encefalico.

I SEPs (somatosensory evoked potentials) sono risposte evocate dall'attivazione della via somestesica da parte di impulsi afferenti dal nervo periferico e dalla via lemniscale. È l'unico tipo di potenziale evocato in cui la stimolazione avviene direttamente sulle fibre nervose senza mediazione del recettore periferico.

In generale, i PE esplorano vie nervose specifiche, hanno la capacità di esplorare strutture profonde, danno una quantificazione del danno delle strutture esplorate, permettono lo studio di vie (la via lemniscale) che non possono essere valutate clinicamente nel paziente in coma, hanno la capacità di fornire informazioni nei pazienti sedati ed in quelli sottoposti a coma barbiturico [9, 10].

Tecniche strumentali globali e focali di monitoraggio

Pressione intracranica

Il monitoraggio della pressione intracranica costituisce un supporto terapeutico e irrinunciabile nel paziente con trauma cranico in fase acuta, in quanto:
- indica la complicanza ipertensiva prima della comparsa di segni clinici solitamente tardivi quali bradicardia, ipertensione ed anomalie pupillari;
- guida ad un uso più appropriato di mannitolo e sedativi;
- indirizza verso terapie più impegnative (TPS, ipotermia) in caso di fallimento di altri presidi e ne verifica l'efficacia;
- pone l'indicazione a trattamenti chirurgici di evacuazione di ematomi e/o di decompressione osteo-durale [11, 12].

L'ipertensione endocranica è la principale minaccia alla sopravvivenza del traumatizzato in fase acuta, responsabile di un importante aggravamento del quadro clinico attraverso un meccanismo di riduzione della perfusione cerebrale [13]. Per questa ragione l'importanza clinico-terapeutica della ICP è massima quando viene associata al monitoraggio della pressione arteriosa media (PAM), in modo da calcolare la pressione di perfusione cerebrale (PPC): = PAM-ICP.

Si considerano come normali, valori di ICP inferiori a 20 mmHg e come soglia di ipoperfusione cerebrale, valori di PPC di 70 mmHg.

Conseguentemente il trattamento dell'ipertensione intracranica va indirizzato, non soltanto e non solo a ridurre la ICP quanto ad ottimizzare anche la PPC [14-16].

La relazione esistente tra ipertensione endocranica ed outcome è riportata in molti lavori in letteratura [17, 18]. I dati della Rianimazione Clinica dell'Università di Ancona, sono in linea con i numeri delle casistiche più ampie: su 156 pazienti monitorati dall'aprile '90 al febbraio '96, l'incidenza di ipertensione endocranica appare del 36%, ed appare peraltro correlata positivamente con una prognosi peggiore sia come mortalità che come morbilità.

Nella nostra esperienza, in pazienti con ICP normale si osservava un 22% di non recupero (morti e vegetativi) contro il 55% di non recupero fra i pazienti con ICP elevata.

Costituisce indicazione al monitoraggio della ICP nel paziente con trauma cranico la presenza di un GCS $\leq$ 8 con una TAC cerebrale non negativa.

Nelle varie casistiche l'incidenza di ipertensione endocranica nei traumatizzati cranici gravi appare del 35-55%.

Esistono vari sistemi di monitoraggio della ICP, con i loro vantaggi e svantaggi, a seconda del tipo di pressione che viene letta dal trasduttore, la quale può essere:

- epidurale;
- subdurale;
- subaracnoidea;
- intraparenchimale;
- intraventricolare.

Di queste, la pressione intraventricolare, viene considerata il Gold standard per il monitoraggio della ICP [19, 20]; inoltre, essendo il catetere posizionato in sede ventricolare, rappresenta un importante presidio terapeutico, in quanto il drenaggio del liquor è il primo gradino nel trattamento dell'ipertensione endocranica nel traumatizzato cranico grave, e rende possibile, mediante l'introduzione di pochi ml di liquido, il calcolo della compliance cerebrale, cioè del compenso residuo del compartimento intracranico.

Per quanto concerne la sede di impianto, è ormai risaputo che lo spazio intracranico può essere considerato un compartimento unico con pressione ugualmente distribuita.

Recentemente, Sahuquillo e coll. [21] hanno osservato che, posizionando in 50 pazienti con trauma cranico, dispositivi a fibre ottiche intraparenchimali bilateralmente, i valori di ICP risultavano essere in caso di lesioni diffuse sovrapponibili nei due lati, in caso di lesioni focali significativamente differenti, con valori maggiori nella sede omolaterale alla lesione. Per questo, al fine di individuare precocemente eventuali complicanze ipertensive, la maggior parte degli Autori sono concordi nel ritenere più indicato posizionare il trasduttore omolateralmente alla lesione prevalente [22].

Tecniche globali e regionali di monitoraggio del metabolismo ossidativo cerebrale

Una delle più gravi alterazioni fisiologiche causate dal trauma cranico grave (TBI) è l'alterata utilizzazione e trasporto del substrato ossidativo [23].

Vista la stretta correlazione tra grado di alterazione e outcome, la misurazione del trasporto e del consumo cerebrale di O_2 serve anche come indicatore attendibile dello stato del metabolismo cerebrale [24].

Differenza artero-venosa di O_2 ($AVDO_2$)

È il frutto dell'accoppiamento fra disponibilità (CBF) e consumo cerebrale di O_2 ($CMRO_2$), essa viene calcolata mediante due prelievi ematici, uno arterioso periferico l'altro a livello del bulbo giugulare (SjO_2), contenente sangue completamente refluo dal cervello.

Posto che, per l'equazione di Fick, il CBF è fisiologicamente accoppiato con il $CMRO_2$:

$$AVDO_2 = CMRO_2/CBF$$

se il CBF rimane correlato con il $CMRO_2$, come nel soggetto normale, la $AVDO_2$ resta costante, fornendo un supporto ossidativo adeguato a quelle che sono le richieste cerebrali; se invece, come accade in molti stati patologici ivi compreso il trauma cranico, si verifica un disaccoppiamento tra CBF e $CMRO_2$, questo si riflette come alterazione della $AVDO_2$, e quindi in un inadeguato supporto ossidativo [25, 26].

La correlazione tra CBF e $AVDO_2$ diventa meno predittiva in presenza di ischemia o infarto cerebrale; in questi casi può essere più utile la misurazione del rapporto tra lattati cerebrali ed ossigeno ($AVDL/AVDO_2$).

In linea generale, il CBF dimostra correlarsi molto bene all'$AVDO_2$ nei gravi TBI, pur essendo la metodica inficiata dall'intermittenza della rilevazione.

Saturazione venosa giugulare continua di O_2 (SjO_2)

L'SjO_2 rappresenta la saturazione in O_2 dell'Hb a livello del bulbo della vena giugulare interna, bulbo contenente sangue refluo cerebrale misto.

In circa 40% dei casi di TBI, si verificano episodi di desaturazione cerebrale, intesa come $SjVO_2 < 50\%$ per almeno 10 minuti. La loro comparsa si correla con un peggioramento dell'outcome.

Dato che la maggior parte di questi eventi è di durata inferiore ad 1ora, ne rende difficile la loro scoperta con sistemi di monitoraggio intermittenti come la misurazione dell'$AVDO_2$; per tale motivo è consigliabile nel TBI, l'uso di cateteri a fibra ottica allo scopo di ottenere un monitoraggio in continuo ed in tempo reale dei valori di SjO_2.

In sintesi, si possono avere 3 possibilità:

- disponibilità di O_2 adeguata alle richieste metaboliche; estrazione cerebrale di O_2 normale: accoppiamento $CBF/CMRO_2$ ($SjO_2 > 55\%$, $< 75\%$);
- disponibilità di O_2 superiore alle richieste metaboliche; estrazione di O_2 ridotta; iperemia o perfusione di lusso ($SjO_2 > 75\%$);
- disponibilità di O_2 inferiore alle richieste metaboliche; estrazione di O_2 aumentata: ipoperfusione fino all'ischemia (SjO2 < 55%).

Presupposto fondamentale del monitoraggio SjO_2 è che il campione di sangue venoso giugulare sia rappresentativo del sangue cerebrale refluo misto. Nel caso in cui il sangue prelevato non sia misto, ma rifletta differenze emisferiche legate a patologie non omogenee è discutibile ipotizzare stime sulla situazione encefalica intesa nella sua globalità.

Gibbs già nel 1945 osservava che la giugulare destra, drena principalmente aree corticali; quella sinistra principalmente aree sottocorticali. Shenkin nel 1948 suggeriva che per due terzi il flusso di ogni giugulare drena sangue dall'emisfero omolaterale e per un terzo sangue misto. Questi studi anatomici, evidenziavano già allora, una incompleta commistione di sangue venoso dei due emisferi a livello del bulbo della giugulare.

Lassen nel 1959 sottolineava come, generalmente la differenza tra i due lati fosse minima, mentre in alcuni casi potesse essere più pronunciata.

Stocchetti e coll. [27] nel 1994, registravano differenze significative tra i due lati, in pazienti con cateterismo giugulare bilaterale.

Allo stato attuale dunque, non ci sono elementi definitivi per identificare il lato da utilizzare per il monitoraggio.

In caso di lesioni diffuse viene consigliato il lato dominante, individuato come il lato in cui si verifica, alla compressione giugulare, un maggiore rialzo di ICP omolaterale [28], o in base al CT-scan, lato in cui la giugulare è più ampia [29, 30].

Alcuni Autori utilizzano di routine il lato destro (Cruz riporta di aver utilizzato su 175 giugulari quella del lato destro in un 94%) [29].

In caso di lesioni focali è considerato più rappresentativo, del valore globale della SjO_2, il campione omolaterale alla lesione.

Numerosi Autori considerano utile il monitoraggio della SjO_2 solo all'interno di un monitoraggio multiparametrico. I limiti di ogni modalità di monitoraggio, associati alla complessità dei fenomeni fisiopatologici studiati, rendono necessario un approccio integrato e globale al paziente, in cui il singolo dato di monitoraggio ha significato solo all'interno di una valutazione clinica e strumentale multimodale [30].

Va inoltre aggiunto che, il monitoraggio $SjVO_2$ è passibile di artefatti legati alla deriva del sensore o al dislocamento dello stesso contro la parete del vaso; sarà mandatario in casi di desaturazione escludere tali situazioni controllando la posizione della testa e/o della sonda, oltre che effettuando una calibrazione con sangue prelevato dal bulbo. Anche in assenza di episodi di desaturazione la calibrazione andrebbe effettuata a intervalli regolari di 8-12 ore.

Doppler trans-cranico (DTC)

Il DTC è una metodica che sta prendendo il proprio spazio nel monitoraggio del paziente in coma, grazie al fatto di essere non invasiva e facilmente ripetibile.

Essa consente di dedurre informazioni sul CBF, attraverso lo studio della velocità del sangue all'interno dei vasi, in particolare a livello delle arterie cerebrali della base (poligono del Willis); inoltre, permette di studiare anche le resistenze vascolari cerebrali, attraverso l'analisi di due indici: l'indice di pulsatilità (IP) e l'indice di resistenza (IR) [31].

Dal momento che la velocità di flusso è direttamente proporzionale al volume del flusso attraverso il vaso e inversamente proporzionale alle resistenze poste dal vaso stesso, dalle modificazioni della velocità di flusso sarà possibile risalire a cambiamenti nel CBF ed evidenziare l'eventuale presenza di vasospasmo.

Tale studio viene eseguito attraverso alcune "finestre" di accesso transcranico (aree con minore spessore osseo) quali la transtemporale, la transorbitaria e la transforaminale.

I parametri che vengono studiati sono: la velocità di flusso sistolica, diastolica e media (VFM), e IP.

Il VFM viene principalmente studiato a livello dell'arteria cerebrale media ed è direttamente correlato alla PPC; infatti, se la PPC scende al di sotto dei 70 mmHg si osserva una riduzione della VFM al di sotto di 100 cm/sec ed un aumento della IP al di sopra di 2 [32].

La presenza di vasospasmo viene segnalata da un VFM > 100-120 cm/sec, ed acquista notevole rilevanza clinica essendo associato alla comparsa di danni ischemici focali secondari, potenzialmente trattabili con adeguata terapia [33, 34].

Pressione tissutale di O_2 ($PtiO_2$ o $PbrO_2$)

La pressione tissutale di ossigeno ($PtiO_2$) è un sistema di monitoraggio che permette la misurazione della pressione parziale di ossigeno a livello del parenchima cerebrale.

Metodica di monitoraggio decisamente recente rispetto ai monitoraggi storici, sta conquistando il suo spazio, anche se utilizzata nella pratica neurorianimatoria solo in centri ultraspecialistici [35].

La grossa novità di questa metodica sta nell'essere un monitoraggio focale che può fornire indicazioni specifiche inerenti ristrette aree di encefalo compromesso, che verrebbero ad essere diluite o mascherate da sistemi di monitoraggio globali come la $SjVO_2$ [36, 37]. Attualmente i dispositivi disponibili per tale rilevazione sono due: il sistema Licox e il sistema Paratrend.

Il primo funziona attraverso un elettrodo di Clarke e legge la PO_2 tissutale; il secondo funziona attraverso una microfibra che legge la PO_2, la PCO_2, il pH e la temperatura parenchimale.

Entrambi i sistemi vanno preferibilmente posizionati in sede intraparenchimale "a cielo chiuso" per via transcranica. In alternativa è possibile posizionarli al termine di una craniotomia "a cielo aperto".

Viene considerato valore soglia di $PtiO_2$ la misura di 20 mmHg, valori inferiori sono indice di ischemia.

Alcuni Autori hanno posizionato la sonda in pazienti con lesioni encefaliche diffuse a livello frontale destro: in questo caso la $PtiO_2$ rilevata rappresenta un valore medio della pressione parziale tissutale. Il valore di $PtiO_2$ appare correlato con la ICP e la SjO_2, rilevando in tal modo episodi di ischemia. Tanto maggiore è il tempo in cui si osserva una $PtiO_2 < 15$ mmHg tanto maggiore è l'incidenza di prognosi negativa.

Sicuramente più interessante è quello che hanno fatto altri Autori [36], i quali al contrario, posizionando la fibra nell'area pericontusionale, area cosiddetta di penombra ischemica, hanno ottenuto dalla $PtiO_2$ non informazioni "medie" bensì informazioni sullo stato di ossigenazione di quella precisa area, area con neuroni ancora recuperabili mediante adeguata terapia.

La comprensione della fisiopatologia delle lesioni contusive è a tutt'oggi in fase del tutto iniziale, di qui l'importanza di un sistema di monitoraggio regionale cerebrale adeguato. Alla TAC le aree contusive si presentano o come aree cerebrali ipodense o come aree a densità mista, ipodensa in sede perifocale.

Studi anatomo-patologici prima, studi con metodiche di imaging poi, hanno evidenziato nei foci contusivi, delle aree grossolanamente concentriche con al centro il cosiddetto "core", cioè una zona con lesioni neuronali irreversibili di aspetto infartuale, intorno alla quale si colloca la cosiddetta zona di "penombra ischemica", area nella quale prevalgono gli aspetti infiammatori e l'apoptosi neuronale caratterizzata da rilascio di glutammato, acidosi, ridotta sintesi proteica, aumentato consumo di glucosio ed estrazione di ossigeno; area in cui, una opportuna terapia neurorianimatoria potrebbe recuperare neuroni danneggiati ma ancora vitali [36].

Esami CT potenziati con Xenon, che permettono di vedere e quantificare il flusso ematico regionale, hanno concluso che non tutte le aree ipodense alla TAC risultano essere realmente ischemiche, in alcuni casi esse sono iperemiche; quindi dal solo esame TAC non è possibile prevedere l'evoluzione della lesione e tanto meno impostare una terapia adeguata sia essa neurorianimatoria (ipertensione indotta in caso di ischemia, iperventilazione spinta in caso di iperemia marcata) e/o neurochirurgica.

Da alcuni studi condotti mediante posizionamento della sonda per la $PtiO_2$ in sede peri-contusionale, si evince che, le aree contusive presentano valori di $PtiO_2$ diversi (da 13 a 36 mmHg) con valori uguali ed apparentemente normali di PPC (> 70 mmHg); vale a dire che valori molto bassi di $PtiO_2$ sono compatibili con PPC normali, indicando che la PPC non è in grado da sola, di stimare l'adeguatezza del flusso regionale nelle aree ischemiche. In questi casi infatti, aumentando con l'ausilio di amine la pressione arteriosa fino a valori sovranormali di PPC, si ottiene una normalizzazione della $PtiO_2$ nelle aree ischemiche.

Vera novità della $PtiO_2$ è la possibilità di monitorare l'ischemia regionale direttamente al letto del paziente, all'interno dei moderni sistemi di monitoraggio neurointensivi. Il suo utilizzo, ovviamente complementare ai monitoraggi globali, ci offre una chiave in più per interpretare l'evoluzione delle lesioni cerebrali e per ottimizzare tutte le possibilità di trattamento finalizzato al salvataggio neuronale.

Microdialisi

È un sistema di monitoraggio che si basa sul principio secondo il quale, infondendo lentamente un liquido attraverso una pipetta a parete almeno in parte permeabile, questo, tenderà ad equilibrare la propria concentrazione di soluti con quella dei soluti presenti nel tessuto circostante la pipetta stessa, rendendo possibile in tal modo un monitoraggio neurochimico del tessuto cerebrale.

Si avvale di una micro-pompa che inietta in modo estremamente lento una soluzione salina all'interno di una micro-pipetta inserita nella corteccia cerebrale; il liquido che fluisce all'interno della pipetta viene automaticamente raccolto in una provetta ed analizzato in una stazione miniaturizzata di analisi direttamente al letto del paziente. Essa fornisce informazioni inerenti le concentrazioni di glucosio, lattato, piruvato, urea, glicerolo e glutammato presenti nel campione.

Questo tipo di monitoraggio consente di cogliere eventuali disturbi del metabolismo cellulare cerebrale quali, ad esempio, modificazioni della concentrazione di lattato ascrivibili ad alterazioni del metabolismo energetico, passando da un metabolismo di tipo aerobico ad uno di tipo anaerobico.

In un recente lavoro comparso in letteratura [38] viene dimostrato come, le concentrazioni cerebrali di glutammato, aspartato e lattati, rilevate mediante microdialisi, presentino un'eccellente correlazione con i dati della $PtiO_2$.

Conclusioni

Allo stato attuale, nel trattamento del politraumatizzato in coma, non si può prescindere da un monitoraggio clinico-strumentale accurato e approfondito.

La letteratura indica nei valori di PPC > 70 mmHg e di SjO_2 > 55%, due obiettivi prioritari per ottimizzare la disponibilità di O_2 al cervello lesionato; infatti, solo prevenendo e trattando tempestivamente le complicanze ipertensive e il disaccoppiamento flusso/consumo, sarà possibile minimizzare il danno cerebrale secondario e ridurre ulteriormente in tal modo la mortalità e la morbilità del trauma cranico.

In un futuro, nuovi e più raffinati sistemi di monitoraggio ($PtiO_2$, microdialisi) potranno rappresentare, se convalidati da ulteriori esperienze cliniche, un'ulteriore risorsa nelle mani del neurorianimatore.

Bibliografia

1. Marshall LF, Bowers-Marshall S, Klauber MR et al (1991) A new classification of head injury based on computerized tomography. J Neurosurg 75 [Suppl]:S14-S20
2. Fearnside MR, Cook RJ, et al (1993) The westmead head iniury project in severe head injury. A comparative analysis of pre-hospital, clinical and CT variables. Br J Neurosurg 7:267-279
3. Lipper MH, Kishore PR, Enas GG et al (1995) Computed tomography in the prediction of outcome in head injury. Am J Roetgenol 144:483-486
4. Hutchinson DO, Frith RW, Shaw NA et al (1991) A comparison between electroencephalography and somatosensory evoked potentials for outcome prediction following severe head injury. Electroencephalogr Clin Neurophisiol 78:228-233
5. Becker DP, Gade GF, Miller JD (1990) Prognosis after head injury. In: Youmans JR (ed) Neurological surgery, 3rd edn. WB Saunders, Philadelpia, pp 2194-2229
6. Bricolo A, Faccioli F, Turazzi S (1979) EEG in postraumatic coma. Diagnostic and prognostic value. Rew EEG Neurophisiol 9:116-130
7. Robertson CS, Simpson RK (1991) Neurophysiologic monitoring of patients with head injuries. Neurosurg Clin North Am 2:285-289
8. Lindsay K, Carlin J, Kennedy I et al (1981) Evoked potentials in severe head injury - Analysis and relation to outcome. J Neurol Neurosurg Psychiatry 44:796-802
9. Narayan RK, Greemberg RP, Miller JD et al (1981) Improved confidence of outcome prediction in severe head injury: a comparative analysis of the clinical examination, multimodality evoked potentials, CT and ICP. J Neurosurg 54:751-762
10. Miller JD, Becker DP, Word JD et al (1977) Significance of intracranial hypertension in severe head injury. J Neurosurg 47:503-516
11. Chesnut RM, Marshall LF, Klauber MR et al (1993) The role of secondary brain injury in determining outcome from severe head injury. J Trauma 34:216-222
12. Marmarou A (1992) Increased intracranial pressure in head injury and influence of blood volume. J Neurotrauma 1[suppl 1]:S327-S332
13. Changaris DG, Mc Graw CP, Richardson JD et al (1987) Correlation of cerebral perfusion pressure and Glasgow coma scale to outcome. J Trauma 27:1007-1013
14. Marmarou A, Anderson RL, Ward JD et al (1991) Impact of ICP instability and hypotension on outcome in patients with severe head trauma. J Neurosurg 75[suppl]:S159-S166
15. Rosner MJ, Daughton S (1990) Cerebral perfusion pressure management in head injury. J Trauma 30:933-940
16. Sahjpaul R, Girotti M (2000) Intracranial pressure monitoring in severe traumatic brain injury - result of a Canadian survey. Can J Neurol Sci 27:143-147
17. Stocchetti N et al (2001) Intensive care management of head-injured patients in Europe: a survey from the European Brain Injury Consortium. Intensive Care Med 27:400-406
18. Chambers IR, Kane PJ, Choksey MS et al (1990) An evaluation of the camino ventricular bolt system in clinical practice. Neurosurgery 33:866-868
19. Schickner DJ, Young RF (1992) Intracranial pressure monitoring: fiberoptic monitor compared with the ventricular catheter. Surg Neurol 7:251-254
20. Sahuquillo J, Poca MA, Arribas M (1999) Interhemispheric supratentorial intracranial pressure gradients in head-injured patients: are they clinically important? J Neurosurg 90:16-26

21. Weaver DD, Winn HR, Jane JA (1982) Differential intracranial pressure in patients with unilateral mass lesions. J Neurosurg 56:660-665
23. Obrist WD, Langfitt TW, Jaggi JL et al (1984) Cerebral blood flow and metabolism in comatose patients with acute head injury. Relationship to intracranial hypertension. J Neurosurg 61:241-253
24. Jones TH, Morawetz RB, Crowell RM et al (1981) Thresholds of focal cerebral ischemia in awake monkeys. J Neurosurg 54:773-782
25. Cruz J, Raps E, Hoffstad O et al (1993) Cerebral oxigenation monitoring. Crit Care Med 21:1242-1246
26. Robertson C, Cormio M (1995) Cerebral metabolic management. New Horizon 3:410-422
27. Stocchetti N, Paparella A, Bridelli F et al (1994) Cerebral venous oxygen saturation studied with bilateral samples in the internal jugular veins. Neurosurgery 34:38-43
28. DeDeyne C, Decruyenaere J, Colardyn F (1993) New insights in the management of acute neurologic crises using jugular bulb oximetry. Crit Care Med 21:S205
29. Cruz J, Hoffstad OJ, Jaggi JL (1994) Cerebral lactate-oxigen index in acute brain injury with acute anemia: assessment of false versus true ischemia. Crit Care Med 22:1465-1470
30. Bruder N, Boulard G, Ravussin P (1996) Controllo e trattamento dei pazienti con trauma cranico. In Encycl Mèd Chir Anestesia-Rianimazione. Elsevier, Parigi 36:910-B-10, 22p
31. Bishop CC, Powell S, Rutt D et al (1986) Transcranial doppler measurement of middle cerebral artery blood flow velocity: a validation study. Stroke 17:913-915
32. Chan KH, Miller JD, Dearden NM et al (1992) The effect of changes in cerebral perfusion pressure upon middle cerebral artery blood flow velocity and jugular bulb venous oxygen saturation after severe brain injury. J Neurosurg 77:55-61
33. Seiler RW, Newell DW (1992) Subarachnoid hemorrage and vasospasm. In: Transcranial Doppler. Raven Press, New York, pp 101-108
34. Seiler RW, Grolimund P, Aaslid R et al (1986) Cerebral vasospasm evaluated by transcranial ultrasound correlated with clinical grade and CT-visualized subarachnoid hemorrage. J Neurosurg 64:594-600
35. Van Santbrink H, Maas AI, Avezaat CJ (1996) Continuous monitoring of partial pressure of brain tissue oxygen in patients with severe head injury. Neurosurgery 38:21-31
36. Gopinath SP, Valadka AB, Uzura M et al (1999) Comparison of jugular venous oxygen saturation and brain tissue PO2 as monitors of cerebral ischemia after head injury. Crit Care Med 27:2337-2345
37. Kiening KL, Unterberg AW, Bardt TF et al (1996) Monitoring of cerebral oxygenation in patients with severe head injuries: brain tissue PO2 versus jugular vein oxygen saturation. J Neurosurg 85:751-757
38. Valadka AB,Goodman JC, Gopinath SP et al (1998) Comparison of brain tissue oxygen tension to microdialysis-based measures of cerebral ischemia in fatally head-injured humans. J Neurotrauma 15:509-519

CARDIOVASCOLARE

Capitolo 10

Monitoraggio emodinamico: filosofia e razionale

M. DAN, D. BORGHETTO, N. ZAMPERETTI

Il trattamento del paziente critico richiede spesso un monitoraggio cardiovascolare complesso che negli ultimi decenni è stato identificato nel cateterismo della arteria polmonare; peraltro non è mai stato dimostrato alcun beneficio in termini di sopravvivenza con questo tipo di approccio [1].

Lo scopo di questo capitolo sul monitoraggio emodinamico è di riprendere in esame la fisiologia cardiocircolatoria secondo i modelli di analisi attualmente impiegati dai cultori della materia, senza dimenticare che la fisiologia è uno strumento per interpretare la realtà, ma non coincide con essa.

È opportuno quindi, contemporaneamente alla analisi, mantenere una visione "finalistica" e di insieme del sistema cardiocircolatorio, mediando la fisiologia con la filosofia.

Sarà più facile così semplificare i concetti appresi dalla fisiologia e tradurli in un razionale approccio al monitoraggio emodinamico.

Fisiologia

Il sistema cardiocircolatorio ha il compito di trasferire ossigeno ai tessuti periferici in misura adeguata alle loro necessità metaboliche; svolge tale compito in modo integrato con il sistema respiratorio, con cui costituisce una complessa struttura funzionale (*cardiopulmonary unit*). Questa integrazione funzionale comporta complesse interazioni meccanico-emodinamiche (una pompa all'interno di un'altra pompa) che sono diverse a seconda delle condizioni fisio-patologiche e della presenza o meno della ventilazione meccanica [2, 3].

Il sistema respiratorio, interfacciato con l'ambiente esterno (l'atmosfera), crea una partizione del sistema cardiocircolatorio in due sottosistemi, quello destro (polmonare) e quello sinistro (sistemico), che presentano dal punto di vista idraulico-emodinamico caratteristiche molto diverse ed in grado di condizionare strutturalmente i rispettivi ventricoli.

Per entrambe le sezioni del cuore gli atri fungono da "reservoirs" o da camere di compensazione delle pompe ventricolari. Il ventricolo destro ha un input extratoracico ed un output intratoracico a bassa resistenza. Il ventricolo sinistro, viceversa, ha un input intratoracico ed un output extratoracico ad elevata impedenza-resistenza.

Poiché il ventricolo destro deve generare pressioni molto inferiori rispetto a quelle del ventricolo sinistro, le sue pareti sono più sottili e quindi ha una compliance più elevata. Queste caratteristiche lo rendono sensibile a variazioni di precarico e scarsamente adattabile ad aumenti di postcarico. La circolazione coronarica è garantita sia durante la diastole che durante la sistole poichè la pressione in aorta è sempre più elevata di quella intracavitaria.

Il ventricolo sinistro invece ha pareti muscolari molto più spesse poiché deve generare una pressione in grado di garantire il flusso in un sistema a resistenze elevate ed anche largamente variabili, essendo sottoposto ad un importante controllo vasomotorio. La perfusione coronarica è per ovvie ragioni prevalentemente diastolica.

Le due sezioni del cuore, tuttavia, pur dovendo pompare il sangue in due circuiti in serie, si trovano affiancate come due pompe in parallelo e condividono una parete comune (il setto interatriale ed interventricolare) ed anche alcune fibre muscolari che, originandosi da un ventricolo, si intrecciano con quelle dell'altro.

Le due pompe affiancate si trovano in una cavità pericardica (fossa cardiaca) le cui pareti sono costituite da un tessuto non estensibile confinante con le cavità pleuriche ed i polmoni (Fig. 1).

Questo concetto di fossa spiega bene i fenomeni della "interdipendenza ventricolare" [2, 3] e del tamponamento cardiaco in condizioni di iperespansione delle cavità pleuriche e dei polmoni. Il fatto che le due pompe cardiache siano assemblate sia in serie che in parallelo comporta che, pur mantenendo la stessa portata minuto, la portata sistolica dei ventricoli può essere diversa durante le fasi del ciclo respiratorio, per compensarsi successivamente. Così il ritorno venoso è eguale alla portata ma il sistema cardiocircolatorio consente una continua capacità di compensazione. La caratteristica di intermittenza della pompa consente inoltre al ventricolo sinistro di perfondere le proprie coronarie senza ricorrere ad un'altra pompa.

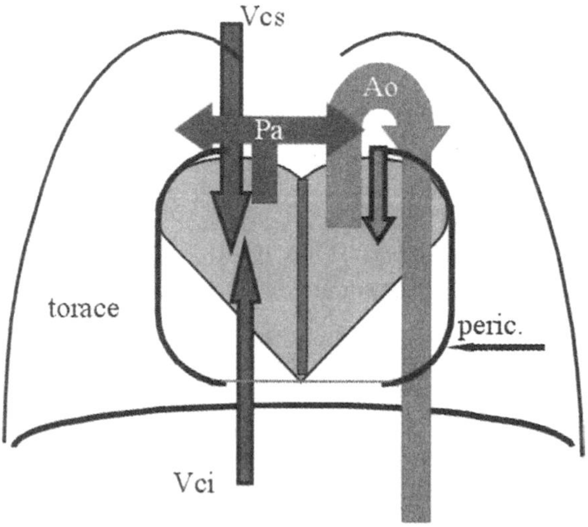

Fig. 1. La pompa cardiaca, suddivisa dal setto interventricolare in due sezioni affiancate con i rispettivi input ed output, delimitata dal pericardio ed inserita all'interno della cavità toracica. *Ao*, aorta; *Pa*, arteria polmonare; *Vcs*, vena cava superiore; *Vci*, vena cava inferiore

Rimane da chiarire come una pompa intermittente determini nei tessuti un flusso di tipo quasi continuo. È l'aorta con la parte prossimale del circuito arterioso che, in virtù delle sue proprietà viscoelastiche, immagazzina parte dell'energia che il ventricolo le trasferisce durante la sistole per restituirla durante la diastole. Se la parte prossimale del circuito arterioso fosse costituita da tubi rigidi, la pressione durante la diastole crollerebbe a zero e così il flusso nelle coronarie e nei tessuti periferici. La compliance arteriosa ha la funzione di rettificare il flusso come se fosse un filtro idraulico: quanto più elevata è la compliance (o più bassa l'elastanza) tanto più la pressione sistolica e quella diastolica si approssimano alla pressione media riducendo la pressione differenziale. Le resistenze del circuito arterioso sono invece in periferia, proprio dove il flusso diviene costante ed i vasi (dalle arteriole in poi), a causa di una parete con componente muscolare ben più rappresentata, hanno perso le caratteristiche di distensibilità delle arterie maggiori. Per analogia con i circuiti elettrici (e con quelli idraulici), infatti, le resistenze sono una grandezza caratteristica dei circuiti a flusso costante (circuito di Ohm). Il sistema circolatorio prossimale potrebbe essere rappresentato come un largo contenitore con proprietà viscoelastiche che ha una uscita di calibro molto ridotto rappresentato dalle arteriole. Le resistenze vascolari periferiche (date dal rapporto fra la pressione arteriosa media e la portata cardiaca), che vengono comunemente rappresentate in clinica come le forze che si oppongono alla eiezione del ventricolo sinistro, non sono un indice adeguato del postcarico perchè il cuore non è una pompa continua ed il circuito arterioso non è costituito da tubi inestensibili. Il modello a tre elementi di Windkessel, mediato dalla fisica dei circuiti elettrici, è il più usato per descrivere le caratteristiche del sistema circolatorio ed in particolare il postcarico: comprende l'impedenza aortica, la compliance arteriosa e le resistenze vascolari totali. Il postcarico ventricolare sinistro viene rappresentato anche attraverso il concetto di elastanza (reciproco di compliance = volume/pressione) arteriosa [4]. La elastanza arteriosa (E_a) effettiva (*effective arterial elastance*) di Sunagawa [5], è il rapporto tra la pressione di fine sistole ed il volume di eiezione sistolica (P_{es}/SV) e, come si può ricavare in una equazione matematica, include sia l'impedenza aortica (la complessa relazione tra la pressione ed il flusso analizzata nel dominio del tempo) che la compliance e la resistenza arteriosa. L'elastanza arteriosa può essere espressa con altre equazioni equivalenti tra cui:

$$E_a = MAP/SV = R_T/T$$

dove MAP è la pressione arteriosa media, SV è il volume sistolico di eiezione, RT sono le resistenze vascolari totali e T è la durata del ciclo cardiaco. Il concetto di elastanza (relazione pressione/volume) serve anche a descrivere in modo opportuno la funzione di pompa del ventricolo sinistro identificandone separatamente le principali determinanti: il precarico, il postcarico, la contrattilità. In questo metodo di analisi la pressione ed il volume della cavità sinistra cambiano in continuo (*time varying elastance*) percorrendo le quattro fasi del ciclo cardiaco: le due diastoliche del rilasciamento isometrico e del riempimento (suddivisibile a sua volta in rapido-attivo, passivo della diastasi e della contrazione atriale), le due sistoliche della contrazione isometrica e della eiezione. Come hanno pionieristicamente dimostrato Suga e Sagawa fin dagli inizi degli anni '70 [6, 7], la relazione pressione/volume a fine sistole del ventricolo sinistro è un indice di contrattilità indipendente dalle condizioni di carico: la elastanza del ventricolo sinistro continua ad aumentare durante la sistole fino a raggiungere il suo picco alla fine della eiezione; questo punto viene chiamato E_{max}, la retta che si ottiene misurando i volumi corrispondenti a vari carichi di pressione ESPVR (*end systolic pressure volume relationship*) e la pendenza di questa E_{es}. Si definisce *ventriculoarterial coupling* [8, 9] il confronto tra le caratteristiche di elastanza della pompa cardiaca e quelle del sistema circolatorio da cui dipende la gettata sistolica o SV (*stroke volume*). Il risultato effettivo del lavoro del cuore è una forza per uno spostamento (l'accelerazione impressa al sangue pompato nel circolo arterioso durante la sistole) o, per equivalenza, una pressione per un volume (P/V). Nel diagramma pressione/volume il *ventriculoarterial coupling* è il punto di incontro a fine sistole delle due rette (Fig. 2).

La pressione ed il volume a fine sistole rappresentano il lavoro esterno fatto dal cuore ma non necessariamente tutto il lavoro fatto dal cuore, che è la somma del lavoro esterno e della energia potenziale (Fig. 3).

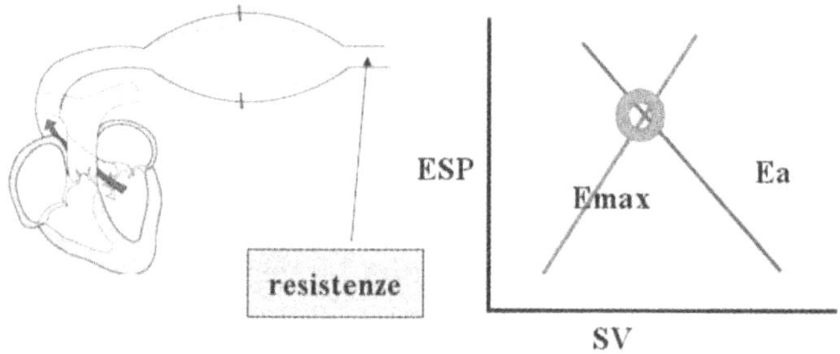

Fig. 2. *Ventriculoarterial coupling*; il lavoro esterno del cuore dipende dalle caratteristiche meccaniche ed idrauliche della pompa ventricolare, del circuito arterioso e della loro interazione

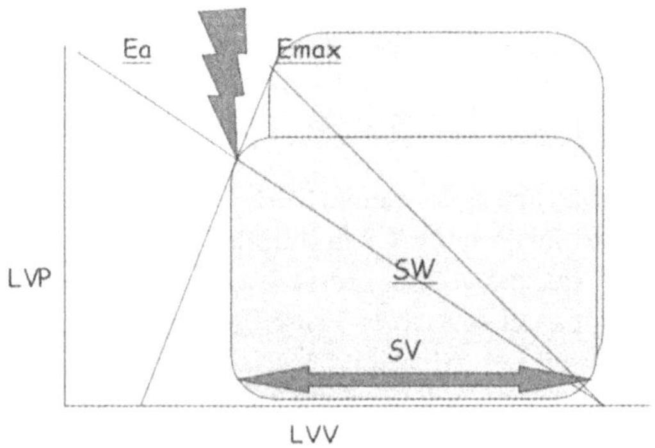

Fig. 3. *Ventriculoarterial coupling*; punto d'incontro tra elastanza ventricolare E_{max} ed elastanza arteriosa *Ea*; *Sw*, stroke work; *SV*, stroke volume; *LVP*, pressione ventricolo sinistro; *LVV*, volume ventricolo sinistro

Secondo Sunagawa [6] in questo diagramma l'area totale è correlata al consumo di ossigeno del miocardio, ed il rapporto tra l'area dello *stroke work* (SW) e l'area totale rappresenta l'efficienza in termini di consumo di O_2 che è massima quando il rapporto $E_a/E_s = 0.5$. L'efficienza meccanica invece è massima quando $E_a/E_s = 1$, ovvero quando tutta l'energia viene trasferita da una camera elastica all'altra. In termini fisiologici ciò significa che per ogni situazione emodinamica di inotropismo, di precarico e di frequenza vi è una condizione ottimale che permette il massimo SV o il più efficente consumo di O_2. In condizioni normali la pompa cardiaca opera in un range praticamente ottimale di combinazione di fattori e la portata cardiaca è proporzionale al consumo globale di O_2 (VO_2) in modo che si può affermare che è la periferia, con una serie di controlli, che determina le prestazioni della pompa. I tessuti alla periferia del sistema circolatorio hanno la capacità di autoregolare il flusso in misura proporzionale alle necessità metaboliche ma per mantenere questa capacità hanno bisogno, prima di tutto, di un pressione arteriosa adeguata. L'omeostasi del sistema cardiocircolatorio è infatti incentrata sul mantenimento della pressione arteriosa in un range ristretto di normalità, mentre il flusso varia in un range molto più ampio (in condizioni di riduzione della massa ematica circolante ed a sistema nervoso autonomo funzionalmente integro, la pressione arteriosa viene mantenuta a scapito del flusso di alcuni distretti).

Monitoraggio emodinamico

Poichè instabilità emodinamica significa generalmente ipotensione, il monitoraggio emodinamico è giustamente focalizzato sul rilievo continuo della pressione arteriosa; quando, tuttavia, la situazione non si normalizza con le prime comuni manovre terapeutiche (*fluid challenge*), si deve ricorrere ad un monitoraggio più completo che includa una misura della portata cardiaca e permetta una analisi della relazione pressione arteriosa/portata cardiaca in modo da risolvere il primo quesito diagnostico: è la pompa o il circuito a non funzionare correttamente?

Qualora fosse possibile rilevare contestualmente ed in maniera sincronizzata la pressione di fine sistole (la pressione all'onda dicrota) ed il flusso sistolico, si potrebbe appunto rilevare un analogo della elastanza arteriosa.

Il monitoraggio del flusso in aorta con il Doppler transesofageo potrebbe rappresentare una valida soluzione.

Il secondo quesito diagnostico, nel caso si sia dedotto che è il cuore a pompare meno efficacemente, deve essere: il cuore ha un problema di precarico, di deficit contrattile o di inappropriato postcarico? O piuttosto un mix di questi fattori?

L'ecocardiografia e, nel contesto delle cure intensive, l'ecocardiografia transesofagea è lo strumento diagnostico e di monitoraggio ideale per rispondere a questo quesito in quanto rappresenta visivamente nel display del monitor le fasi del rilasciamento, del riempimento, della contrazione e dell'eiezione, ovvero l'elastanza del ventricolo sinistro ed il suo punto di incontro con l'elastanza arteriosa (*ventriculoarterial coupling*).

Bibliografia

1. Connors AF Jr, Speroff T, Dawson NV et al (1996) The effectiveness of right heart catheterization in the initial care of critically ill patients. SUPPORT Investigators. JAMA 276:889-897
2. Pinsky MR (1991) Cardiopulmonary interactions: the effects of negative and positive pleural pressure changes in cardiac output. In: Dantzker D (ed) Cardiopulmonary critical care, 2nd edn, WB Saunders, Philadelphia, pp 87-120
3. Pinsky MR (1993) Heart-lung interactions. In: Pinsky MR, Dhainaut JF (eds) Pathophysiologic foundations of critical care. Williams & Wilkins, Baltimore, pp 472-490
4. Kass DA (1995) Clinical ventricular pathophysiology: a pressure volume-view. In: Warltier DC (ed) Ventricular function. Williams & Wilkins Baltimore, pp 131-151
5. Hettrick DA, Warltier DC (1995) Ventriculoarterial coupling. In: Warltier DC (ed) Ventricular function. Williams & Wilkins Baltimore pp 153-179
6. Sunagawa K, Maughan WL, Burkhoff D, Sagawa K (1983) Left ventricular interaction with arterial load studied in isolated canine ventricle. Am J Physiol 245:H773-H780
7. Sagawa K, Maughan WL, Suga H, Sunagawa K (1988) Cardiac contraction and the pressure-volume relationship. Oxford University Press, New York
8. Sagawa K, Suga H, Shoukas AA, Bakalar KM (1979) End-systolic pressure-volume ratio: a new index of ventricular contractility. Am J Cardiol 40:748
9. Kaas DA, Kelly RP (1992) Ventriculo-arterial coupling: concepts assumptions, and applications. Ann Biomed Eng 20:41-62

Capitolo 11

Monitoraggio della pressione arteriosa e del tratto S-T

B. Allaria, M. Favaro, G. Perego, M. Resta

La pressione arteriosa: considerazioni sulle procedure di misurazione e sulla interpretazione dei dati

Ogni volta che misuriamo la pressione arteriosa (PA), abbiamo soprattutto una finalità: quella di verificare se il sangue circolante è portato ad una pressione sufficiente per perfondere gli organi. Naturalmente anche valori troppo elevati di pressione costituiscono una informazione importante per le implicazioni cardiache e/o cerebrali che essi comportano.

Non è tuttavia sempre facile, quanto comunemente si pensa, avere informazioni attendibili in questi due sensi.

Per quanto riguarda la pressione di perfusione distrettuale è evidente che è sin troppo disinvolto assimilare la pressione dell'arteria radiale o omerale (la più comunemente misurata) con la pressione nelle arterie renali, mesenteriche, coronariche, cerebrali, ecc.

Poiché la pressione nei vari distretti è naturalmente legata alla pressione del vaso centrale dal quale partono tutte le diramazioni arteriose, è evidente che la conoscenza della pressione aortica consentirebbe una più fedele previsione delle pressioni distrettuali.

La pressione aortica non è, tuttavia, tanto facilmente prevedibile partendo dai dati che abbiamo normalmente a disposizione, ovvero la pressione radiale invasiva o omerale non invasiva.

Che possano esistere discrepanze anche importanti fra PA sistolica radiale ed aortica è noto da molti anni ed è di oltre 20 anni fa il lavoro di Murgo e coll. [1] che dimostrava che nei sani la pressione arteriosa radiale può essere anche di 40 mmHg più elevata di quella aortica. Queste discrepanze indussero diversi autori ad occuparsi della fedeltà del segnale pressorio radiale studiando quanto esso possa essere rappresentativo della pressione aortica. Uno dei lavori più interessanti è quello di Pauca e coll. [2] che ha studiato la relazione esistente tra PA radiale ed aortica in 51 pazienti da sottoporre a bypass aortocoronarico. Da questo studio risulta che mentre la pressione arteriosa diastolica e media sono pressoché sovrapponibili a quella aortica, la PA sistolica può discostarsi anche in modo rilevante e che tale discrepanza è più accentuata negli ipertesi.

Gli autori non hanno trovato influenze particolari sulle differenze tra pressione aortica radiale da parte di fattori comunemente in gioco nel paziente sottoposto ad anestesia generale o nel paziente critico, quali Htc, core-temperature, tono simpatico, età, ecc, e alla fine concludono affermando che dalla pressione arteriosa sistolica radiale non può essere prevista la pressione arteriosa e che meglio sarebbe abituarsi ad utilizzare la PA media che della stessa è certamente più rappresentativa.

Naturalmente quando si parla di questi studi, si da per scontato che essi siano stati eseguiti correttamente, con taratura corretta e controllo della risposta dinamica del sistema catetere-trasduttore.

Sulla corretta taratura del sistema e sulla valutazione del test dell'onda quadra nello studio della risposta dinamica del sistema non ci soffermeremo.

Ci limitiamo a ricordare che lo "zero" del sistema va fatto mettendo il trasduttore a livello della radice aortica [3] e non, come da molti raccomandato, a livello del sito di incannulamento.

In realtà, come abbiamo già detto, poco ci importa della reale pressione nell'arteria radiale, ma della pressione aortica, dalla quale dipende la perfusione dei più importanti distretti.

Questo concetto, peraltro accettabile teoricamente, è stato supportato da un recentissimo lavoro comparso su Chest [3] pochi mesi fa che ha dimostrato che facendo lo zero tenendo il trasduttore a livello dell'arteria incannulata, si ottengono valori pressori ben diversi da quelli aortici che soprattutto ci interessano. Tale attenzione va estesa anche alla valutazione della pressione omerale e al posizionamento della cuffia con manometro dove la cuffia deve trovarsi a livello della radice aortica.

Un esempio chiarificatore può essere quello in cui si debba misurare la PA non invasiva in un paziente in sala operatoria posto in decubito laterale con braccio sospeso. Se il bracciale viene posizionato sul braccio sospeso, e quindi ben più alto della radice aortica, i valori pressori ottenuti saranno sensibilmente inferiori a quelli presenti sull'aorta; viceversa, se la misurazione viene effettuata sul braccio controlaterale, il rischio che la pressione esercitata sull'arteria ascellare e brachiale determini una pressione omerale più bassa del reale non è così remoto. In conclusione, in alcune posizioni esiste la possibilità di rilevare ipotensioni o ipertensioni che in realtà non corrispondono a quelle reali.

Vale la pena di aggiungere che un sistema con accurata risposta dinamica all'inizio dell'osservazione, può perdere questa accuratezza nel tempo. La presenza di microbolle e di microcoaguli è verosimilmente causa di questa modificazione.

L'accuratezza dinamica del sistema catetere-trasduttore, può essere verificata con il *test dell'onda quadra* che permette di calcolare la frequenza naturale del sistema (FN) ed il coefficiente di smorzamento (Figg. 1-3).

Come è noto, caratteristiche della risposta dinamica dei sistemi di misura sono la frequenza naturale ed il coefficiente di smorzamento. Promonet e coll. [4] hanno dimostrato che dopo 48 ore di funzionamento la frequenza naturale di un sistema invasivo scende da 18.79 ± 0,36 a 7,35 ± 0,25 Hz ed il coefficiente di smorzamento aumenta da 0,234 ± 0,004 a 0,356 ± 0,010.

È intuitivo che, con variazioni così importanti delle caratteristiche di risposta dinamica dei sistemi, i valori di pressione possano divenire inattendibili. Interessante da un punto di vista pratico è l'osservazione degli autori che, mentre un flush infusionale, eseguito con il normale sistema di infusione utilizzato per mantenere pervia la linea, non ripristina la normale risposta dinamica del sistema, ciò può essere ottenuto eseguendo un lavaggio rapido con siringa. Sembra quindi giusto consigliare un lavaggio forzato con siringa almeno 2 volte al giorno per prevenire decadimenti della risposta dinamica del sistema catetere-trasduttore.

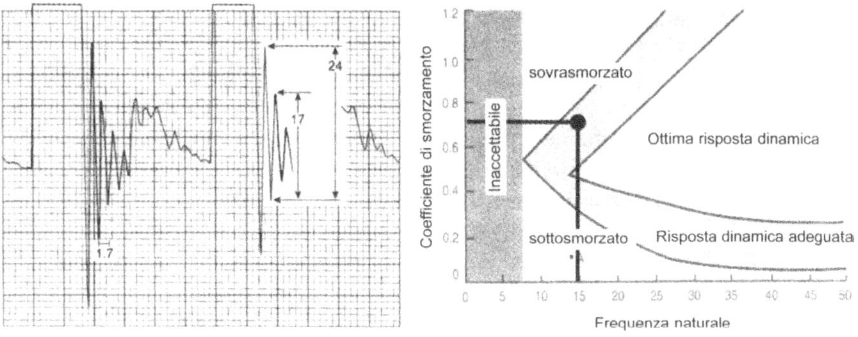

$$\textbf{Frequenza Naturale (fn)} = \frac{\textbf{Velocità carta = 25 mm/sec}}{\textbf{Spazio tra 2 oscillazioni = 1.7 mm}} = \frac{25}{1.7} = 14.7\ \text{Hz}$$

$$\textbf{Coefficiente di smorzamento} = \frac{\textbf{Picco seconda oscillazione (17 mm)}}{\textbf{Picco prima oscillazione (24 mm)}} = \frac{17}{24} = 0.71$$

Fig. 1. Test dell'onda quadra: equazioni per il calcolo della frequenza naturale del sistema e coefficiente di smorzamento

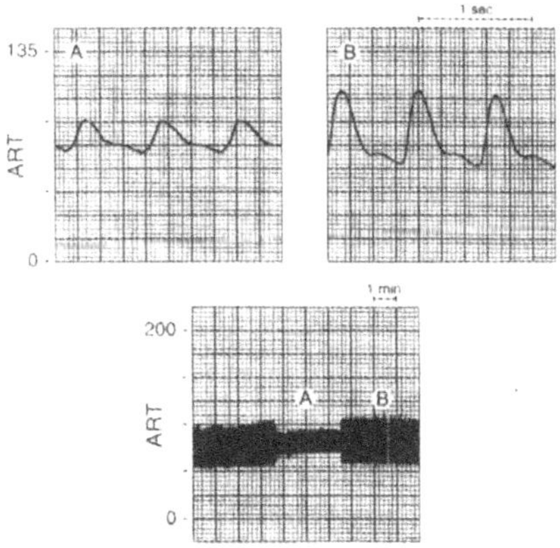

Fig. 2. Coefficiente di smorzamento elevato: esempio di sovrasmorzamento

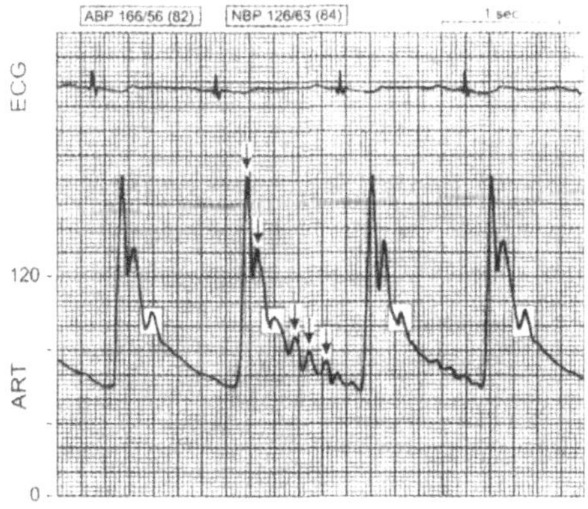

Fig. 3. Coefficiente di smorzamento modesto: esempio di sottosmorzamento

Qualora si voglia fare un monitoraggio invasivo con incannulazione dell'arteria radiale occorre seguire questi consigli:
- eseguire una corretta taratura facendo lo zero con il trasduttore a livello della radice aortica;
- controllare l'accuratezza della risposta dinamica con il test dell'onda quadra;
- eseguire almeno 2 flush forzati con siringa ogni 24 ore per prevenire il peggioramento nel tempo della risposta dinamica del sistema;
- utilizzare i valori di pressione media piuttosto che la sistolica, più rappresentativa della pressione aortica, e la pressione diastolica quando si voglia prevedere la pressione di perfusione coronarica.

Nonostante tutti questi accorgimenti può capitare che i valori di pressione invasiva siano molto diversi da quelli della pressione non invasiva.

Per questa ragione è raccomandabile un controllo periodico della pressione con bracciale anche nei pazienti monitorati in modo invasivo.

Quando i valori invasivi si discostano in modo importante da quelli non invasivi, la causa di ciò può essere identificata in fattori dipendenti dal paziente ed in fattori dipendenti dal sistema non invasivo (Tab. 1).

Tabella 1. Cause di discordanza fra PA misurata con mezzi invasivi e non invasivi [5]

Cause dipendenti dal paziente	**Cause dipendenti dal sistema**
Gradienti arteriosi regionali • Arterosclerosi • Vasculopatie periferiche • Dissecazione aortica • Embolie arteriose • Rettrattori chirurgici • Posizione del paziente	Problemi legati alla cuffia • Cuffia troppo piccola sovrastima la PA • Cuffie su braccio conico • Cuffie con compressione esterna • Posizione del braccio rispetto al cuore
Gradienti arteriosi generali • Grave vasocostrizione e shock • Vasodilatazione periferica con riscaldamento dopo bypass • Comune aumento della pressione pulsatoria	Rapida deflazione: provoca sottostima della PA
	Interazione mezzo non invasivo-paziente • Brivido • Movimento del paziente • Rapida variazione pressoria • Alterazione battito/battito (ad esempio *pulsus alternans*)

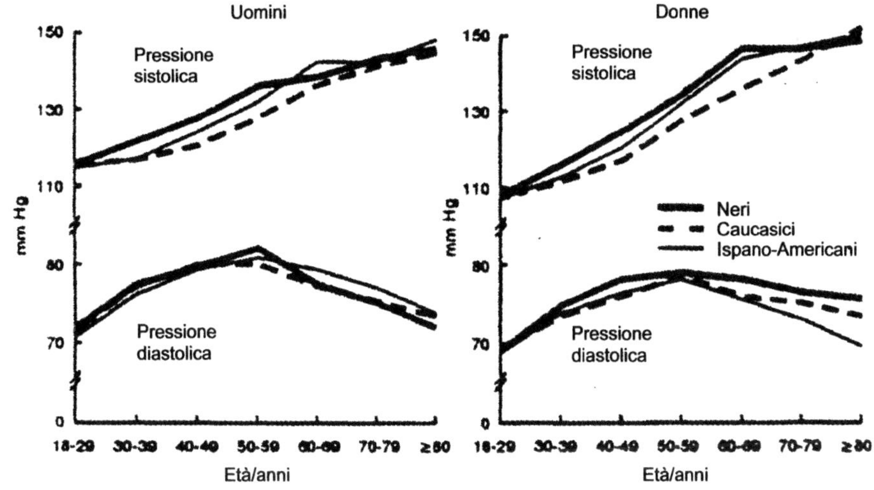

Fig. 4. Comportamento della pressione arteriosa rispetto all'età. La PA sistolica aumenta all'aumentare dell'età. La PA diastolica raggiunge il massimo valore intorno ai 60 anni per poi decrescere nelle decadi successive

Uno dei fattori che può invalidare la PA misurata con cuffia è la posizione del braccio, che deve sempre essere a livello del cuore, così come il trasduttore del sistema invasivo.

Se la cuffia sarà ad un livello più alto, la PA sarà più bassa del reale e viceversa. Mentre è relativamente semplice mettere il trasduttore all'altezza del cuore, anche in posizioni particolari del paziente come quelle prona o sul fianco, ciò non è sempre facile per la cuffia del sistema non invasivo. Di queste possibili inaccuratezze occorrerà tenere conto.

Indicate per sommi capi le attenzioni da usare nella misurazione della pressione e nella valutazione dai valori ottenuti, ci sembra opportuno soffermarci brevemente su uno dei problemi che più comunemente l'anestesista deve affrontare: la gestione dell'ipertensione del paziente anziano in preparazione all'intervento.

L'ipertensione è frequente in oltre il 50% dei pazienti di età superiore ai 65 anni ed almeno due terzi di questa ipertensione è solo o soprattutto sistolica. Ciò riflette l'arteriosclerosi progressiva dei grandi vasi di capacitanza con conseguente aumento di velocità dell'onda sfigmica e con un precoce incremento del fenomeno di riflessione dell'onda stessa. Come si può vedere dalla Figura 4 l'aumento della PA sistolica e diastolica sino a 60 anni è un fenomeno comune a razze diverse.

Dopo i 60 anni la diastolica scende, si incrementa la sistolica e quindi la pressione pulsatoria; ciò, come abbiamo detto, è dovuto al progressivo aumento di rigidità dei grandi vasi di capacitanza che è a sua volta secondario al rimpiazzo dell'elastina con il collagene nelle pareti delle grandi arterie.

Questo processo (arteriosclerosi o sclerosi delle grandi arterie) è un fenomeno che accompagna inevitabilmente l'età e va distinto dall'aterosclerosi che è invece il risultato di una anomala ossidazione del colesterolo con depositi dello stesso negli strati più interni della parete arteriosa.

Il fenomeno dell'ipertensione prevalentemente sistolica dell'anziano è stato magistralmente descritto da Weisfeldt [6] (Fig. 5): la rigidità dell'aorta aumenta la velocità dell'onda sfigmica (*freccia continua*) che, raggiunta la biforcazione iliaca produce un'onda riflessa (*freccia tratteggiata*), anch'essa molto veloce, che torna verso il cuore durante la sistole stessa. Nel giovane la velocità dell'onda sfigmica è più lenta ed altrettanto lenta è l'onda riflessa, tanto che essa torna verso il cuore in fase diastolica.

Per questa ragione nel giovane la PA diastolica, sostenuta dall'onda riflessa, è più elevata rispetto all'anziano, nel quale l'onda riflessa torna verso il cuore precocemente, durante la fase eiettiva della sistole.

La PA diastolica più bassa nell'anziano lo sottopone ad un rischio maggiore di ischemia miocardica, poiché, come è noto, la PA diastolica aortica è in buona parte responsabile della perfusione coronarica.

Nell'anziano, inoltre, si realizza una progressiva riduzione di sensibilità dei riflessi barocettivi che sono in larga parte responsabili del mantenimento costante dei valori pressori nei mutamenti di pressione. Questa à la ragione per la quale almeno il 30% degli anziani ha fenomeni di ipotensione ortostatica, specie alzandosi al mattino o dopo i pasti, quando vi è un parziale dirottamento delle masse ematiche verso il distretto splancnico [7].

È quindi fondamentale che l'anestesista individui i pazienti con PA pulsatoria elevata (e diastolica particolarmente bassa) ma anche che controlli i valori pressori in clino ed ortostatismo.

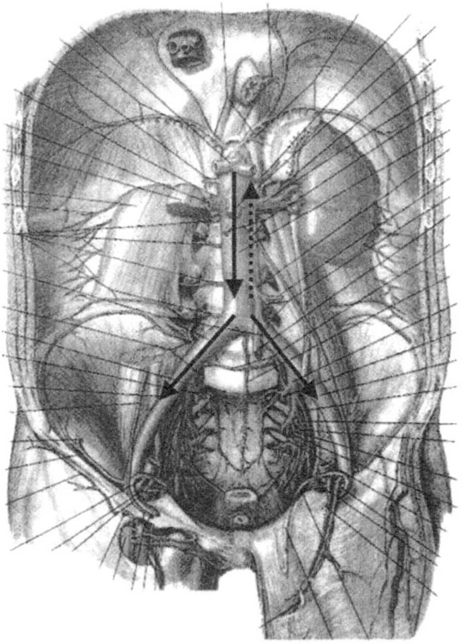

Fig. 5. Fenomeno dell'ipertensione sistolica nell'anziano come descritto da Weisfeldt [6]
——➤ flusso sistolico anterogrado (onda sfigmica)
---➤ onda riflessa; raggiunta la biforcazione iliaca tale onda ripercorre l'aorta ascendente ancora in sistole data la rigidità della parete aortica. Questo fenomeno sostiene il valore pressorio

Fenomeni di ipotensione ortostatica nell'anziano possono infatti risultare pericolosi in fase di mobilizzazione dopo l'intervento. Molti malori dell'anziano in fase postoperatoria hanno certamente alla base un meccanismo come quello descritto, soprattutto in pazienti trattati con vasodilatatori, e poiché essi possono essere prevenuti con una maggior cautela nella mobilizzazione ed eventualmente curati (infusione di liquidi prima della mobilizzazione, simpaticomimetici, fludrocortisone, ecc.), è evidente che la eventualità di una ipotensione ortosistatica va sempre tenuta in considerazione durante la visita anestesiologica.

Da quanto detto finora risulta chiaro che l'attenzione dell'anestesista (come quella di qualsiasi medico) di fronte all'anziano deve essere posta non solo alla pressione sistolica ma anche alla diastolica.

Un trattamento ipotensivo che oltre alla sistolica riduca ulteriormente anche la diastolica va ridotto o sospeso, specie se la diastolica scende sotto i 65 mmHg, per evitare la comparsa di ischemie miocardiche.

Il monitoraggio del tratto S-T

Che l'analisi del tratto S-T costituisca il modo più efficace per scoprire tempestivamente e seguire l'evoluzione di un evento ischemico miocardico è condiviso da tutti.

Tuttavia, un'analisi corretta del tratto S-T costituisce un problema tutt'altro che semplice. Diversi studi [8, 9] hanno dimostrato che la semplice osservazione visiva del tratto S-T non supera mai una sensibilità del 45%. L'analisi informatizzata del tratto S-T migliora sensibilità e specificità del monitoraggio raggiungendo una sensibilità variabile tra il 60% ed il 78% ed una specificità intorno al 78%. Come si vede, anche con il monitoraggio computerizzato dell'S-T i risultati non sono esaltanti visto che il 20-40% dei pazienti con ischemia sfugge alla diagnosi. Per migliorare i risultati occorre conoscere le cause di tanto frequenti insuccessi, ed esse sono essenzialmente:

- la scelta delle derivazioni: l'uso di una derivazione unica, ancora tanto frequente nelle nostre sale operatorie e terapie intensive è assolutamente insufficiente. Un certo aumento di sensibilità si ottiene utilizzando contemporaneamente D_2 e V_5, ma un vero salto di qualità si ottiene aggiungendo anche V_4 che secondo London e coll. [10] consente di raggiungere una sensibilità del 96%;
- la qualità del software: Leung e coll. [11] hanno recentemente confrontato il software di 3 grandi aziende evidenziando che i livelli di sensibilità e specificità erano rispettivamente del 75% e 89% per Marquette, 78% e 71% per Hewlett Packard e 60% e 69% per Datex;
- il tipo di filtro impiegato: l'American Heart Association raccomanda filtri passa banda tra 0,05 e 100 Hz per il monitoraggio ECG. Non è raro tuttavia che, per ridurre le oscillazioni dell'isoelettrica, alcune aziende pongano il cut-off basso a 0,5 Hz, causando così distorsioni del tratto S-T a loro volta causa di errori interpretativi [12];
- la tachicardia: le alterazioni di ripolarizzazione causate dalla tachicardia possono abbassare il punto J dell'S-T anche più di 1 mm e ciò viene interpretato dal sistema come una ischemia;
- alterazioni di conduzione e ipertrofia ventricolare sinistra (IVS).

Alterazioni di conduzione quali il BBS e WPW rendono impossibile la valutazione del tratto S-T.

L'IVS può di per se stesso causare depressioni del tratto S-T: per questa ragione si è tentati di valutare specifico per una ischemia un sottoslivellamento superiore a 1,5 mm, come si fa per il test da sforzo. Viene, tuttavia, consigliato nel monitoraggio di mantenere il livello di guardia a 1 mm anche se ciò può costare in termini di specificità.

Un miglioramento di performance dell'analisi del tratto S-T, è stato ottenuto negli ultimi anni con i sistemi EASI e MIDA.

Il sistema EASI utilizza 4 elettrodi toracici più uno indifferente posto sul bacino (Fig. 6) e consente una visualizzazione di 12 derivazioni (come quelle classiche) utilizzando 5 soli elettrodi anziché i consueti 10.

Il sistema MIDA (myocardial ischemia dynamic analysis) usa 8 elettrodi (tipo Frank) che consentono un'analisi avanzata di QRS, ST, QT, intervalli R-R, ecc. su 12 derivazioni.

Il sistema EASI è oggi disponibile anche in trasmissione telemetrica (Teleguard) con la quale qualsiasi paziente in un ospedale può essere corredato di un trasmettitore poco più grande di un pacchetto di sigarette che consente la trasmissione dei dati ad una centrale posta, ad esempio, in Terapia Intensiva. Se si pensa che il trasmettitore è in grado di inviare a distanza oltre all'ECG anche dati pulsossimetrici e di pressione non invasiva si comprende che con un sistema di questo tipo è possibile trasformare qualsiasi letto dell'ospedale in una postazione a sorveglianza subintensiva.

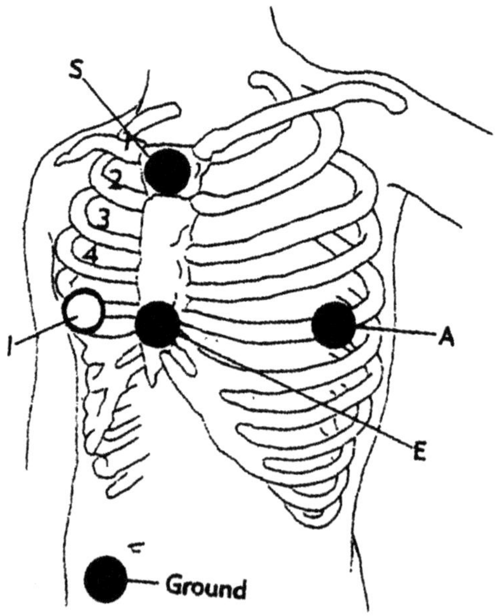

Fig. 6. Il sistema EASI: 4 elettrodi toracici, più 1 elettrodo indifferente sul bacino. Tale sistema consente 12 derivazioni altrimenti ottenibili con 10 elettrodi

Bibliografia

1. Murgo JP, Westerhof N, Giolme JS, Altobelli SA (1980) Aortic input impedance in normal man: relationship to pressure wave forms. Circulation 62:105-116
2. Pauca AL, Wallenhaupt SL, Kon ND, Tucker WY (1992) Does radial artery pressure accurately reflect aortic pressure? Chest 102:1193-1198
3. McCann UG, Schiller HJ, Carney DE et al (2001) Invasive arterial blood pressure monitoring in trauma and critical care. Chest 120:1322-1326
4. Promonet C, Anglade D, Menaouar A et al (2000) Time dependent pressure distorsion in a catheter transducer system: correction by fast flush. Anesthesiology 92:208-218
5. Mark JB (1998) Atlas of cardiovascular monitoring. Churchill Livingstone, New York
6. Weisfeldt M (1998) Aging changes in cardiovascular system and response to stress. Am J Hypertens 11:415-455
7. Kaplan NM (1998) Primary hypertension: natural history, special population and evaluation clinical hypertension, 7th edn. Williams and Wilkins, Baltimore
8. Mangano DT, Hollenberg M, Fegert G et al (1991) Perioperative myocardial ischemia in patiens undergoing non cardiac surgery I. J Am Coll Cardiol 17:843-850
9. Mangano DT, Wong MG, London MJ et al (1991) Perioperative myocardial ischemia in patiens undergoing non cardiac surgery II. J Am Coll Cardiol 17:851-857
10. London MJ, Hollenberg M, Wong MS et al (1998) Intraoperative myocardial ischemia: localization by continuos 12 lead electrocardiography. Anesthesiology 69:232-241
11. Leung JM, Voskanian A, Bellows W et al (1998) Automated electrocardiograph ST segment tranding monitors: accuracy in detecting myocardial ischemia. Anesthesiology 87:4-10
12. Slogow S, Keats AS, David Y, Igo SR (1990) Incidence of perioperative myocardial ischemia detected by different electrocardiographic systems. Anesthesiology 73:1074-1081

Capitolo 12

Evoluzione e scelta del monitoraggio emodinamico: importanza dei mezzi non invasivi

B. Allaria, M. Faustini, M. Resta

Nella gestione routinaria dei pazienti in sala operatoria o in terapia intensiva si sente quotidianamente la necessità di avere informazioni sull'assetto emodinamico e metabolico. A questa necessità negli ultimi decenni si è sopperito con il catetere di Swan Ganz che, tuttavia, essendo un mezzo diagnostico invasivo, ha visto ridursi progressivamente le indicazioni alla sua utilizzazione.

L'utilizzazione dello Swan Ganz in modo meno estensivo di quanto si potesse prevedere alcuni anni fa, ha fatto sì che molti pazienti abbiano tuttora un controllo emodinamico e metabolico del tutto insufficiente. In realtà, la maggior parte dei nostri pazienti viene controllata con ECG, SpO_2, $P_{et}CO_2$, pressione arteriosa e CVP. D'altra parte non solo per diagnosticare e trattare squilibri importanti, ma anche per cogliere squilibri preclinici, possibili cause di più gravi successive alterazioni, diviene importante poter disporre di mezzi diagnostici non invasivi, facilmente utilizzabili in Terapia Intensiva e/o in sala operatoria.

L'evoluzione tecnologica sta mettendo a nostra disposizione una larga serie di questi mezzi di monitoraggio, di costo per lo più non elevato e di agevole applicazione clinica, che possono certamente colmare la lacuna di informazioni esistente nei pazienti non sottoposti a cateterismo dell'arteria polmonare.

Queste nuove metodiche ci forniscono dati in merito a replezione del circolo, efficacia della pompa cardiaca, flussi distrettuali e metabolismo, tutti parametri che prima, anche in presenza di una buona conoscenza clinica, non potevano essere ricavati dai dati sopracitati e che, al contrario, erano disponibili in pazienti più critici con il catetere di Swan Ganz.

Replezione del circolo

Uno dei modi più semplici per dare una valutazione della replezione del circolo è quello della esecuzione dei cosiddetti "test di riempimento", basati sulla osservazione della risposta di una o più variabili alla somministrazione rapida di un bolo di massa (in genere 250 ml di colloidi in meno di 5 minuti). Il principio è quello per cui può essere definito vantaggioso quel bolo di massa che migliora il riempimento delle camere cardiache e/o genera un miglioramento di flusso senza causare un aumento eccessivo di pressione nel settore destro del cuore a fine diastole (CVP misurata in concomitanza con QRS dell'ECG), mentre al contrario un bolo di massa che determina un aumento consistente di pressione nel settore destro senza promuovere un miglioramento di riempimento e/o di flusso è da considerare svantaggioso.

I parametri più utili da associare alla CVP per eseguire un test di riempimento sono il Pre-ejection period (PEP) e lo stroke volume (SV).

Il PEP (VN 90-110 msec) è il tempo che il ventricolo sinistro impiega, a diastole completata, per portare il sangue in esso contenuto ad una pressione sufficiente a chiudere la mitrale e, poi, ad aprire la valvola aortica. Da questo momento in avanti finisce la pre-eiezione ed inizia la eiezione. Il PEP è tanto più breve quanto migliore è la contrattilità del ventricolo sinistro e poiché la contrattilità è, entro certi limiti, influenzata dalla distensione delle fibre miocardiche, è intuitivo che un riempimento vantaggioso delle camera ventricolare abbrevia il PEP, e che una camera ventricolare mal riempita avrà un PEP lungo.

Un cuore ben riempito e con buona contrattilità, genera un buon flusso (SV), quindi un bolo di massa sarà vantaggioso se aumenterà SV, ridurrà PEP, manterrà invariata o aumenterà modestamente CVP.

Come possiamo misurare PEP e SV? Il PEP può essere misurato con l'ecocardiografia (che, tuttavia, non può essere considerata un mezzo di monitoraggio di uso comune) (Fig. 1) o con l'impedenziografia toracica (Fig. 2a, b).

L'impedenziografia toracica è una tecnica che ha avuto nel basso costo e nella facilità d'uso i cardini della sua popolarità. Introdotta da Kubicek [1] più di trent'anni fa, ha avuto una rapida diffusione e credito solo negli ultimi anni, soprattutto in Terapia Intensiva, andando incontro a migliorie continue tanto dal punto di vista dei materiali (caratteristiche degli elettrodi) che dal punto di vista informatico con l'elaborazione di software sempre più precisi nell'individuazione ed eliminazione di artefatti e nell'elaborazione di algoritmi sempre più validi [2-8].

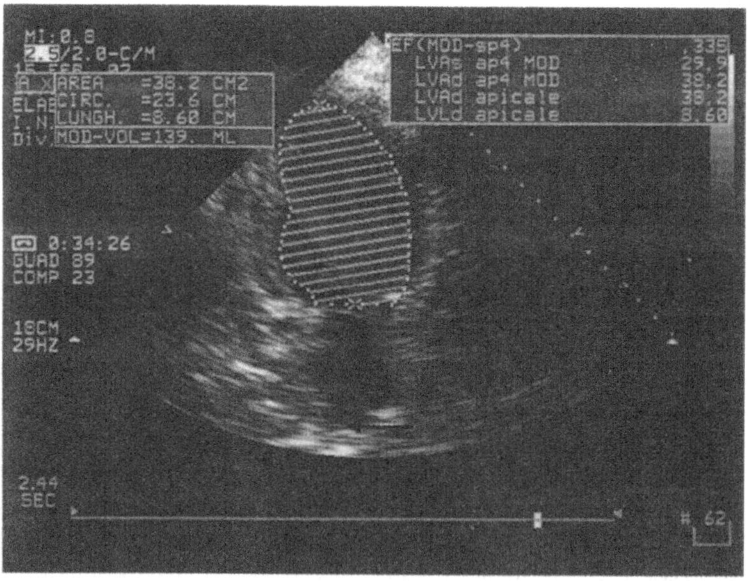

Fig. 1. Ecocardiografia

a

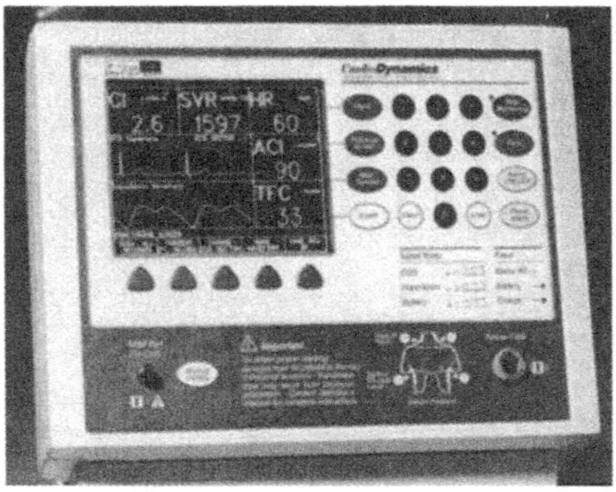

b

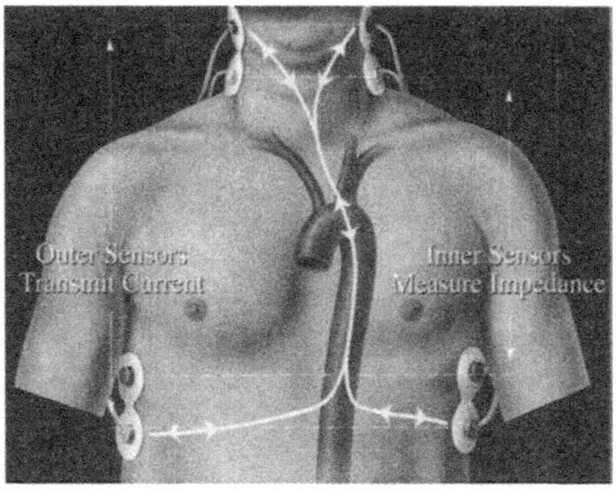

Fig. 2a, b. a Strumento portatile per l'esecuzione dell'impedenziografia toracica al letto del paziente; **b** posizionamento degli elettrodi: 4 coppie di elettrodi da ECG vengono posizionate simmetricamente alla base del collo e a livello della linea ascellare media circa 2 cm sotto il processo xifoideo

La metodica permette, tramite l'analisi del QRS dell'ECG (Fig. 3), di determinare i tempi del ciclo cardiaco.

Considerando che il QRS identifica l'inizio della sistole ventricolare, che i punti S' e S" rappresentano rispettivamente l'apertura e la chiusura della valvola aortica (fase eiettiva e fine della stessa), si possono misurare battito per battito due importanti tempi sistolici:

QS' = *pre-ejection period* (PEP) S'S" = *ejection time* (ET)

Da questi due parametri è possibile ricavare il rapporto PEP/ET, universalmente riconosciuto utile per una valutazione della contrattilità ventricolare sinistra.

L'altro parametro che può essere ricavato con l'impedenza è la CO tramite la determinazione dello SV dove CO = SV x HR [6-8].

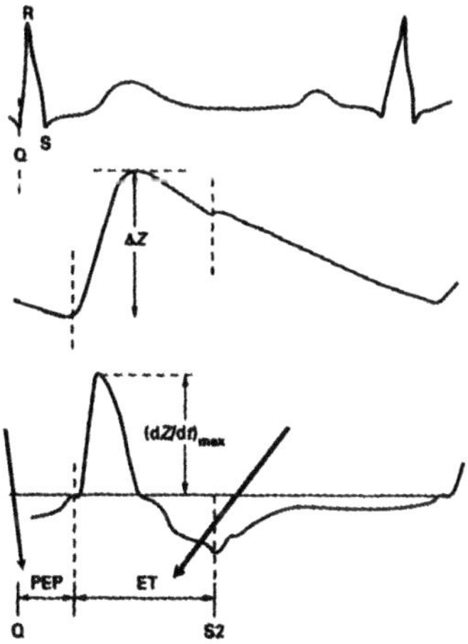

Fig. 3. Monitoraggio del *pre-ejection period* (*PEP*) e dell'*ejection time* (*ET*) misurato con metodo impedenziografico

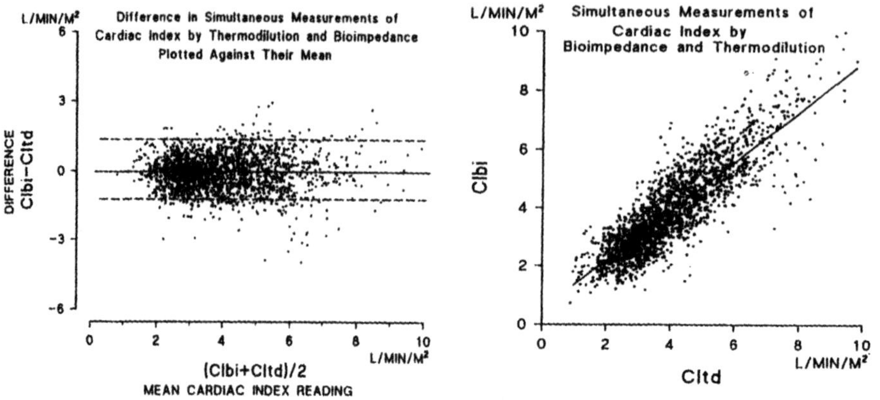

Fig. 4. Test di Bland e Altman e analisi della regressione lineare tra *cardiac index* misurato con tecnica dell'impedenza e con termodiluizione (da Clemensen e coll. [10])

Numerosi studi in questi anni [1-9] hanno cercato una validazione delle misure ottenute con l'impedenza confrontandole con quello che attualmente sembra essere il gold standard cioè la termodiluizione. Ne è emersa una non univocità di dati, anche se la metodica proposta attualmente sembra essere abbastanza fedele ai dati raccolti con la termodiluizione. Tuttavia, rimangono margini nel definire quando tale tecnica sia più o meno affidabile e quando sia importante basarsi sull'andamento del trend piuttosto che sul valore numerico assoluto dei dati forniti (Fig. 4).

Lo SV può essere misurato anche con altre metodiche non invasive quali la metodica di rirespirazione di un gas inerte solubile nel sangue [10], la pulsodensitometria con verde indocianina [11-16], l'ecodoppler TE (Hemosonic) [17], la metodica del CO_2 *partial rebreathing* ($NICO_2$) [18, 19] (Figg. 5, 6).

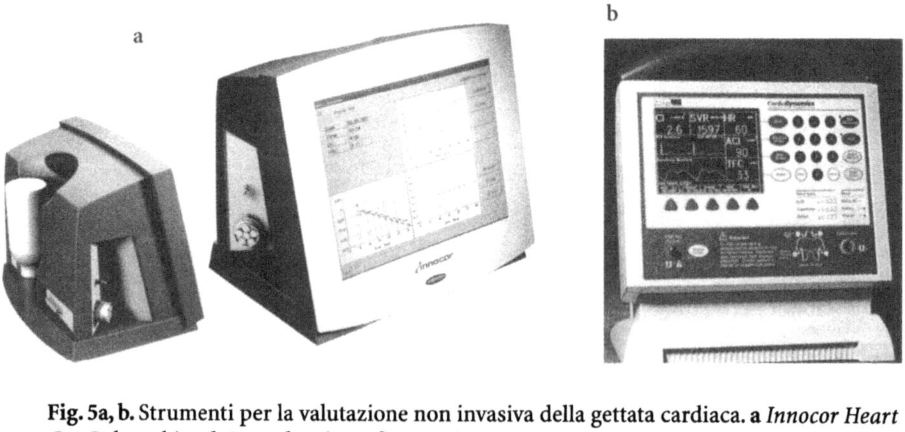

Fig. 5a, b. Strumenti per la valutazione non invasiva della gettata cardiaca. **a** *Innocor Heart Gas Rebreathing*; **b** Impedenziografia toracica

Un parametro semplice in genere sempre disponibile sia in sala operatoria che in Terapia Intensiva è il $P_{et}CO_2$ che, come è noto, è strettamente correlato con la gettata cardiaca [20]. Variazioni rapide di $P_{et}CO_2$ sia in riduzione che in aumento sono rappresentative di variazioni di gettata.

Per questa ragione ci sono buone basi teoriche perché il $P_{et}CO_2$ possa essere sostituito allo SV nei test di riempimento. L'esempio 3 riportato nelle pagine seguenti, chiarisce come l'osservazione dell'andamento di $P_{et}CO_2$ e CVP dopo somministrazione rapida di un bolo di massa possa fornire informazioni sull'utilità del riempimento [20].

a

b

c

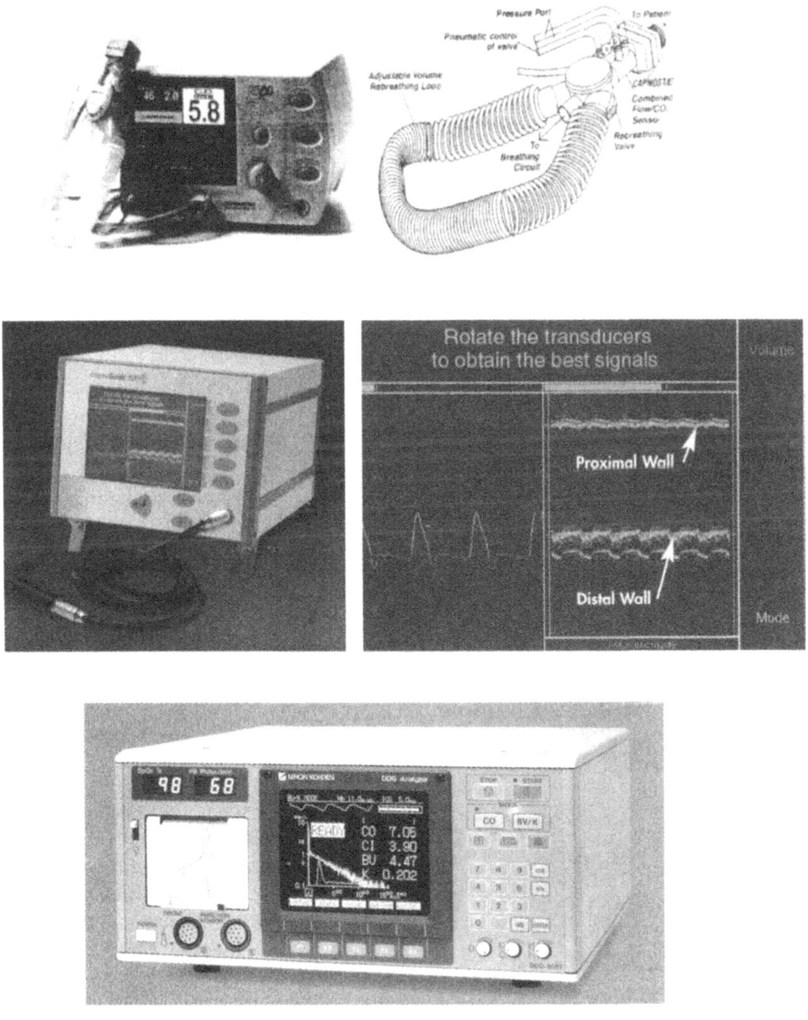

Fig. 6a-c. Strumenti per la valutazione non invasiva della gettata cardiaca. **a** NICO2; **b** Ecodoppler TE (Hemosonic); **c** Analizzatore del verde indocianina DDG Analyzer-2001 K®

Esempi pratici

Esempi dell'utilizzo combinato di variabili come SV, PEP, CVP a fine diastole in un test di riempimento sono riportati negli esempi 1, 2 e 3 di seguito descritti.

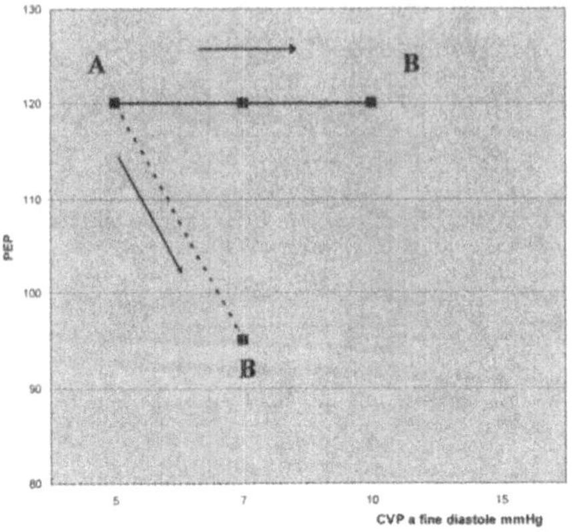

Esempio 1. PEP misurato con impedenziografia toracica

___ Riempimento svantaggioso (PEP invariato con aumento netto di CVP)

.... Riempimento vantaggioso (ottimo miglioramento di PEP con modesto aumento di CVP)

A, base; **B**, dopo riempimento

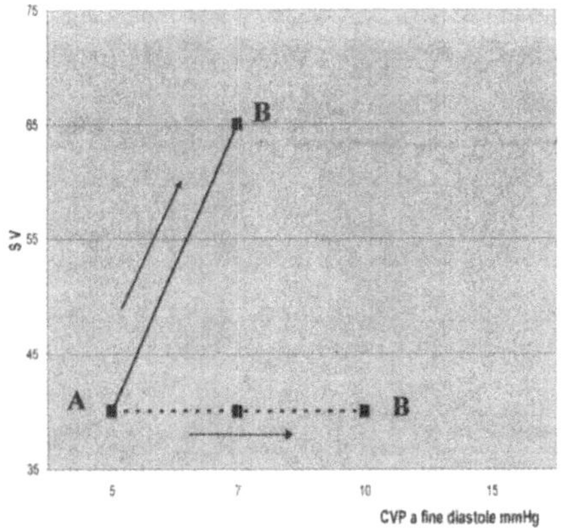

Esempio 2.

___ Riempimento vantaggioso (ottimo incremento di SV con modesto aumento di CVP)

.... Riempimento svantaggioso (nessun aumento di SV con importante aumento di CVP)

A, base; **B**, dopo riempimento

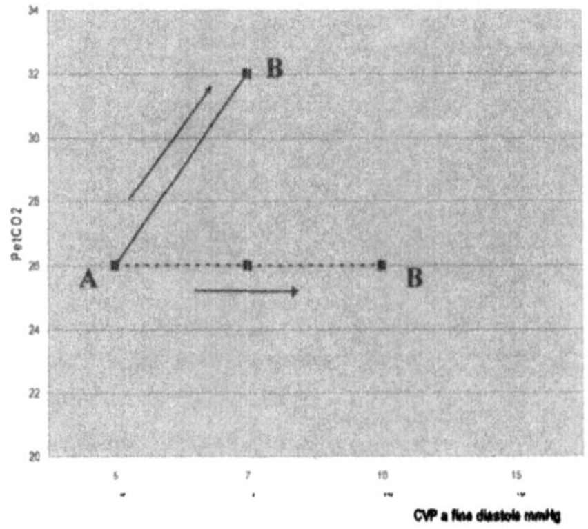

Esempio 3.

___ Riempimento vantaggioso (buon aumento di $P_{et}CO_2$ con modesto aumento di CVP)

.... Riempimento svantaggioso (nessun incremento di $P_{et}CO_2$ con importante aumento di CVP)

A, base; **B**, dopo riempimento

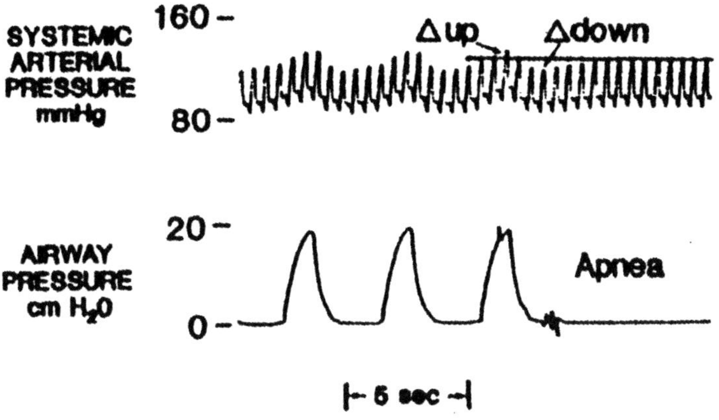

Fig. 7. La riduzione di Δ down senza aumento di Δ up indica che il riempimento è vantaggioso. L'aumento di Δ up indica sovraccarico

La valorizzazione della risposta di alcuni parametri ad una rapida somministrazione di un bolo di massa consente di superare la critica che viene talvolta fatta ai mezzi di monitoraggio non invasivi, e cioè che la precisione dei valori ottenuti non sia sempre soddisfacente [21]. Anche quest'ultima affermazione è comunque discutibile poiché accanto ad una letteratura guardinga ce ne è un'altra assolutamente favorevole all'uso di mezzi non invasivi.

In particolare, per l'impedenziografia toracica, nessuno discute la precisione della misurazione dei tempi sistolici (PEP, ET, PEP/ET) ma anche sulla misurazione della portata vanno moltiplicandosi gli studi favorevoli, soprattutto da quando viene messa in discussione l'attendibilità di alcuni gold standards quali la termodiluizione ed il Fick.

Sempre nella valutazione della replezione del circolo non possiamo dimenticare l'osservazione della variabilità del picco pressorio descritta ormai molti anni fa da Perel e Pizov [22] e a tutt'oggi considerata utile nei pazienti in ventilazione artificiale sia in Terapia Intensiva che in sala operatoria.

L'utilizzo di questa metodica di controllo è ben esemplificata nella Figura 7 nella quale si vede che, mentre in apnea i picchi sistolici della pressione sono tutti allineati, quando si ventila artificialmente il paziente il valore dei picchi oscilla intorno ad una linea retta (tracciata collegando i picchi in apnea) consentendo di identificare differenze negative (Δ down) e positive (Δ up). Quanto più grande è il Δ down tanto più, in genere, è iporepleto il paziente.

La somministrazione di massa vantaggiosa tende ad annullare il Δ down senza aumentare il Δ up. L'aumento di Δ up è espressione di sovraccarico.

Tutti i mezzi diagnostici sinora descritti ed i tests di riempimento sui quali abbiamo richiamato l'attenzione, sono in realtà rivelatori del riempimento delle camere cardiache e non del circolo in generale.

Allo stesso modo vanno interpretati parametri forniti da un mezzo invasivo come il COLD o a bassa invasività come il PICCO: ITBV (*intra thoracic blood volume*) e GEDV (*global end diastolic volume*).

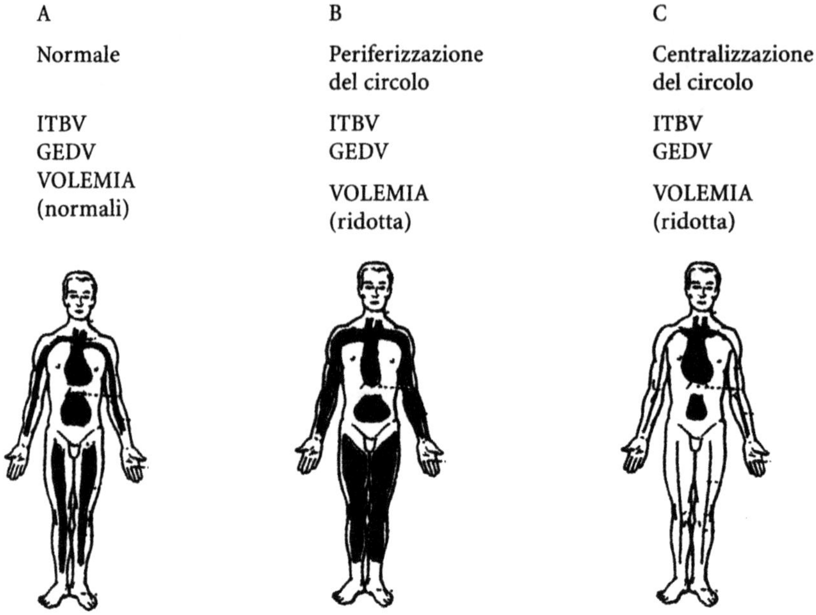

Fig. 8. La volemia come reale indicatore della replezione del circolo

L'unico parametro che può dare una indicazione reale della replezione del circolo è la volemia. Infatti, come dimostra l'efficace semplificazione della Figura 8, un buon riempimento delle camere cardiache può essere presente anche in condizioni di ipovolemia grazie al fenomeno compensatorio di centralizzazione del circolo, ed un cattivo riempimento delle camere cardiache può verificarsi anche in condizioni volemiche normali a causa di processi di periferizzazione del circolo (come può avvenire in anestesia generale).

È quindi importante avere informazioni sulla volemia (blood volume, BV), sul volume di sangue effettivamente circolante (circulating blood volume, CBV) e sulla ripartizione fra CBV e BV in modo che sia consentito giudicare su eventuali fenomeni di centralizzazione o periferizzazione del circolo.

Ciò è possibile in modo non invasivo con il metodo pulsodensitometrico di valutazione della concentrazione plasmatica del verde indocianina (dye dilution green, DDG) che consente la misurazione di BV e CBV con un semplice sensore nel dito, in modo del tutto simile a quello utilizzato per la pulsossimetria.

La tecnica [11-16] è basata sulla possibilità di misurare la concentrazione plasmatica del verde indocianina con la metodica della spettrofotometria totalmente non invasiva. Viene utilizzato un pulsossimetro modificato che misura in continuo il rapporto fra l'Hb ematica e il colorante, consentendo di calcolare una curva di diluizione del colorante ed il suo decadimento temporale nel plasma. Lo strumento messo a punto (DDG Analyzer – 2001 K®) (Fig. 6c) esegue una doppia registrazione (Fig. 9).

La prima (Fig. 9a) illustra la relazione lineare tra la concentrazione plasmatica del colorante e il tempo, nei primi due minuti. La gittata cardiaca è calcolata dividendo l'area sottesa alla curva per I_0 (dose di verde indocianina somministrata).

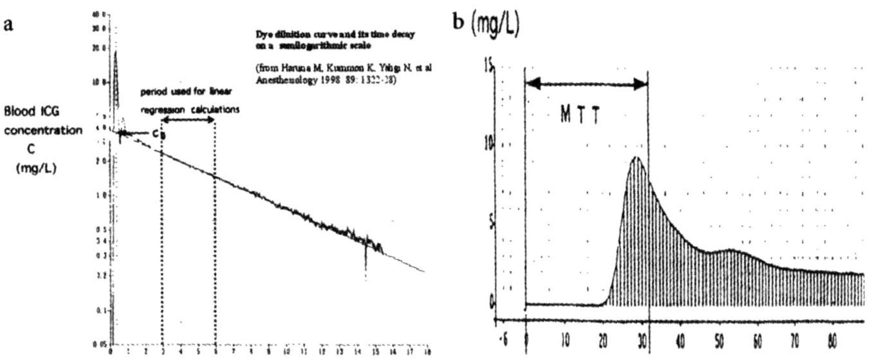

Fig. 9a, b. a Stampata grafica della curva di decadimento nel tempo della concentrazione plasmatica del verde indocianina. Misurazione di CO; CBV; BV; Clearance epatica e flusso epatico. **b** Analisi della parte rapida della curva di diluizione. Misurazione di CO e CBV

Nei primi 60 secondi viene calcolato matematicamente il mean transit time (MTT), computato come centro di gravità della prima circolazione del colorante. Considerando la Fig. 9a, l'MTT è di 32 secondi e si può considerare che da questo tempo in avanti inizi l'eliminazione del verde indocianina da parte del fegato. Moltiplicando la gittata cardiaca (CO) per MTT si ottiene il volume di sangue centrale (CBV), vale a dire il sangue contenuto nelle zone dove più rapidamente avviene il mescolamento, cioè cuore e grandi vasi del torace.

CBV = CO x MTT

Rivedendo la curva di diluizione del colorante ed il suo decadimento nel tempo su scala semilogaritmica (Fig. 9b), ci rendiamo conto che la curva ha due componenti: una rapida sulla quale viene calcolato MTT, CO e CBV ed una lenta, durante la quale è possibile individuare un range di tempo tra i 3 ed i 6 minuti dopo l'MTT (visibile meglio nella Fig. 10 che è un particolare della Fig. 9b), che consente una "back extrapolation" al tempo di MTT per determinare la concentrazione di verde prima della clearance ma dopo il miscelamento completo raggiunto nel range di tempo indicato (dai 3 ai 6 minuti).

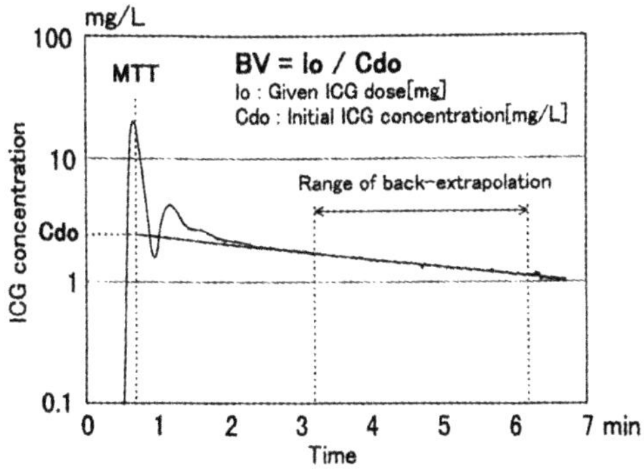

Fig. 10. Analisi del decadimento nel tempo della concentrazione plasmatica dell'indicatore. Misurazione della Volemia

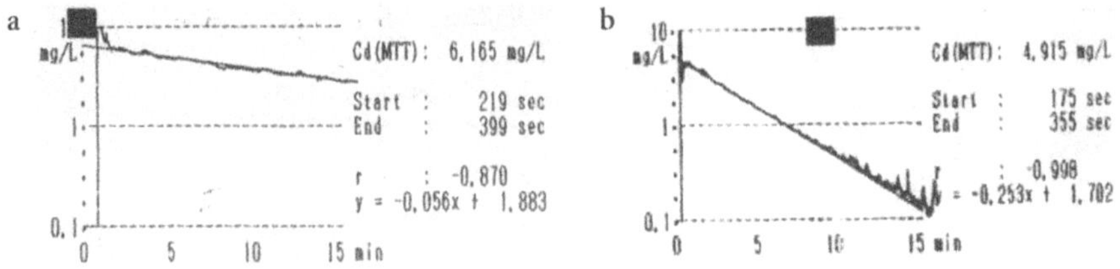

Fig. 11a, b. a grafico della DDG in paziente sottoposto a trapianto di fegato con cattivo funzionamento dell'organo trapiantato; **b** grafico della DDG in paziente sottoposto a trapianto di fegato con buon funzionamento dell'organo trapiantato

Il tempo di circolo varia in condizioni diverse tra i 25 e i 40 secondi, considerando quindi un range di circa 3-6 minuti, viene assicurato un mixing soddisfacente.

In realtà, anche questo, come altri metodi basati sulla diluizione di un indicatore, può non essere preciso nel misurare la volemia. Infatti, poiché nel paziente critico ci sono spesso distretti (splancnico, cute e sottocute, fegato, milza) dove il sangue è sequestrato e non partecipa attivamente al circolo, perché l'indicatore si diluisca anche nel sangue sequestrato in questi distretti, occorre un tempo lungo, che in genere non è concesso dalla metodica in uso. Quello che ne risulta è quindi una maggiore concentrazione dell'indicatore che equivale ad una sottostima della volemia. In definitiva con il metodo pulsodensitometrico, un valore volemico normale (80 ml/Kg - 5,6 litri per un uomo di 70 Kg) equivale certamente ad una massa ematica normale o elevata, mentre un valore volemico basso potrebbe essere espressione di una mancata diluizione dell'indicatore in distretti a più lenta attivazione.

Poiché il verde indocianina è rimosso quasi esclusivamente dal fegato è evidente che un decadimento rapido di questo indicatore è espressione di un buon funzionamento del fegato e che un decadimento lento, al contrario, è espressione di una funzione compromessa.

Nella Figura 11 è esemplificato il diverso comportamento dell'indicatore in due nostri pazienti sottoposti a trapianto di fegato con diversa funzione dell'organo trapiantato.

Efficacia della pompa cardiaca

Utilizzando il catetere di Swan Ganz, il modo più classico per dare un giudizio sulla efficacia della pompa cardiaca è quello di mettere a confronto la wedge pressure (WP) con il left ventricular systolic work index (LVSWI)

$$\text{LVSWI (in g.m/m}^2\text{)} = \frac{\text{(PAM-WP)*1,36}}{100} \text{ x SVI} \qquad \text{(VN = 45-60)}$$

Semplificando, possiamo dire che se il LVSWI è basso sarà interpretato come espressione di iporeplezione se anche la WP sarà bassa, mentre la constatazione di una WP elevata indirizzerà verso una defaillance della pompa.

Con i mezzi non invasivi è possibile ricostruire la formula del LVSWI: PAM da PA con bracciale, SVI dalle metodiche non invasive prima citate, fa eccezione la WP che, tuttavia, è comunemente accettato si possa sostituire con la CVP. Il problema insorge quando va rapportato LVSWI con WP per dare un giudizio sul significato di un LVSWI basso: sostituendo di nuovo WP con CVP si possono avere informazioni del tutto forvianti se CVP è entro limiti di normalità (es., fra 4 e 12 mmHg). Per valori estremi di CVP, invece, il confronto LVSWI/CVP mantiene un valore diagnostico utile:

es.	LVSWI 20 $g.m/m^2$	CVP 2 mmHg = ipovolemia
	LVSWI 20 $g.m/m^2$	CVP 15 mmHg = defaillance di pompa

Una buona informazione sull'efficacia della pompa cardiaca può essere fornita dalla ecocardiografia sia di superficie che transesofagea, ma questa metodica di controllo non può essere considerata un mezzo di monitoraggio se non per periodi ristretti e, soprattutto, in sala operatoria.

Mantiene, tuttavia, un valore importantissimo per una valutazione episodica dello stato della pompa cardiaca.

Un parametro utile per un reale monitoraggio battito/battito dello stato della pompa cardiaca è il systolic time ratio (STR), fornito dalla impedenziografia toracica. Si tratta in pratica del quoziente di Weissler (PEP/ET), parametro inversamente correlato con la frazione di eiezione (VN 0,25-0,36). Il parametro è estremamente sensibile alle variazioni inotropiche, PEP/ET si alza nei deficit contrattile del ventricolo sinistro per un innalzamento di PEP e un contemporaneo abbassamento di ET; è inoltre particolarmente utile nello studio dell'influenza degli anestetici sul miocardio.

Flussi distrettuali

È oggi possibile avere informazioni dirette o indirette in modo non invasivo su almeno due distretti: il polmone e lo splancnico.

Circolo polmonare: utilizzando le tecniche combinate della capnografia volumetrica e del CO2 partial rebreathing è possibile la misurazione del PCBF (pulmonary capillary blood flow) in continuo ed il controllo episodico del Vd/Vt ALV (spazio morto alveolare = alveoli ventilati ma non perfusi).

È intuitiva l'utilità di un controllo continuo di questo tipo nell'ottimizzazione del rapporto ventilazione/perfusione in pazienti ventilati artificialmente. Il sistema (NICO2) è per ora utilizzabile solo in pazienti in ventilazione artificiale [18, 19]. Questa apparecchiatura sfrutta la formula

$$PCBF = \frac{\Delta \cdot VCO_2}{\Delta \cdot P_{et}CO_2}$$

Circolo splancnico: come è noto, uno dei distretti più comunemente sacrificati nel paziente critico, almeno da un punto di vista perfusionale, è quello splancnico. Ciò comporta alterazioni importanti, quali la traslocazione batterica dal lume intestinale al circolo, le ulcere, la deiscenza di suture intestinali, l'ileo paralitico.

È quindi certamente utile sorvegliare la perfusione splancnica. A questo scopo è fondamentale ricordare che nei cali di perfusione mucosa la CO_2 aumenta inizialmente per inadeguata rimozione e successivamente per viraggio verso il metabolismo anaerobico (con aumento conseguente di produzione di CO_2). La CO_2 mucosa può essere monitorata in clinica in due modi: con il tonometro gastrico e con metodica laser-doppler (Periflux System 4000).

Il tonometro gastrico (tonocap) consente una valutazione continua per mezzo dell'analisi dell'aria insufflata in un palloncino posto nella parte più distale di una sonda, dopo un tempo sufficiente perché si realizzi un equilibrio fra CO_2 mucosa e CO_2 presente nel palloncino [23].

Tale metodica ha subito negli ultimi anni diverse revisioni per quanto riguarda i parametri più corretti da valutare in funzione delle informazioni che si vogliono ottenere. Inizialmente l'attenzione era stata data alle variazioni del pH delle mucose gastriche ottenute assumendo che la concentrazione di HCO_3^- plasmatica fosse la stessa che nelle mucose e quindi nell'ambiente gastrico dove si trovava il palloncino con acqua o aria. Tale assunto veniva in seguito messo in discussione. Inoltre, le variazioni di pH sembravano sì correlare con eventi di sofferenza ischemica intestinale ma tali variazioni apparivano troppo tardivamente condizionando scelte terapeutiche tardive ed inefficaci (elevata mortalità). Con l'introduzione di nuove tecniche per la misurazione in continuo del pH intragastrico si è arrivati a porre attenzione ad un altro parametro: la PCO_2 gastrica ($PgCO_2$). Questo parametro viene attualmente considerato più precoce come spia di sofferenza splancnica, anche perché lo splancnico può essere ipoperfuso quando gettata cardiaca e DO_2 sono ancora normali [24]. Sempre grazie ai nuovi tonometri è stato possibile anche individuare delle altre variabili da tenere in considerazione

$$CO_2\ GAP = PgCO_2 - PaCO_2 \quad \text{oppure} \quad PgCO_2 - PETCO_2$$

che consentono di eliminare le influenze della ventilazione meccanica sulla $PgCO_2$. Valori di CO_2 GAP > 18 sembrano essere prognosticamente sfavorevoli nei pazienti politraumatizzati [25]. Questi dati possono essere utilizzati nel monitoraggio continuo della perfusione splancnica [26].

Rimane ancora fonte di discussione se terapie con diverse classi di antiacidi e la nutrizione enterale possano alterare le acquisizioni.

Monitoraggio metabolico

Le variazioni emodinamiche che otteniamo con il trattamento dei nostri pazienti hanno essenzialmente due finalità: quella di migliorare la perfusione degli organi ed apparati e quella di ottimizzare il metabolismo. In realtà un miglioramento di perfusione senza miglioramento di consumo di O_2 (VO_2) può essere interpretato come un incremento perfusionale "di lusso" senza un reale vantaggio clinico.

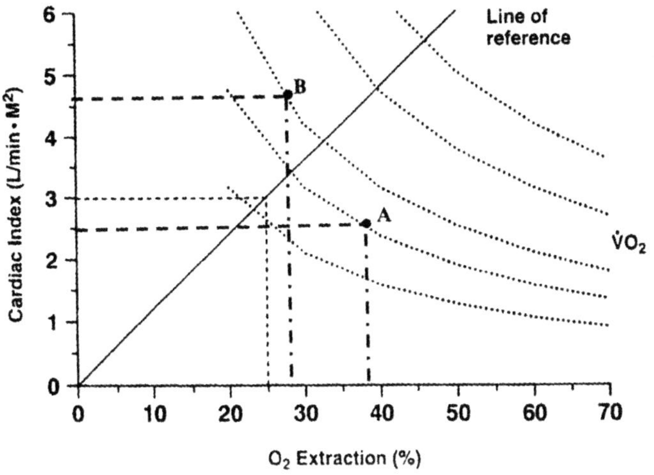

Fig. 12. Diagramma rappresentante la relazione ideale di riferimento per cui aumentando CI si dovrebbe avere consensuale aumento di O_2 ER in modo da consentire di spostarsi su iso VO_2 migliori. Se questo non accade e CI aumenta senza essere seguito da un valore di O_2 ER su una iso VO_2 maggiore siamo di fronte a manovre inutili

Rispetto al diagramma presente in Figura 12, in cui la linea continua rappresenta la relazione ideale di riferimento per cui CI e O_2ER si muovono consensualmente alle variazioni di VO_2, si costruiscono delle linee isoVO_2. Se si esegue un filling test o si somministrano inotropi positivi al paziente, nel momento in cui all'aumentare della CI non segue un valore di O_2ER su una iso VO_2 maggiore, ci si troverà di fronte ad una manovra inutile, viceversa sarà vantaggiosa quella situazione in cui l'aumento di CI si accompagna ad un VO_2 più elevato.

Questo comportamento, tuttavia, vale solo nei pazienti in cui i valori di Hb sono stabili. In concomitanza con emorragie importanti, trasfusioni massive, diluizioni di una certa consistenza, i dati ottenuti sono da reinterpretare.

Si comprende quindi come il controllo del VO_2 nel paziente critico possa rivestire un significato importante. Un controllo di questo tipo può essere effettuato con la calorimetria indiretta, metodica del tutto non invasiva realizzabile sia nei pazienti ventilati artificialmente, che in respiro spontaneo (Deltatrac).

Su questo tipo di monitoraggio, noto da anni ma scarsamente applicato nelle terapie intensive, è in atto una certa rivalutazione in letteratura internazionale [27, 28].

I parametri che i metabolimetri ci forniscono sono VO_2, VCO_2, EE, RQ. I parametri vanno considerati dopo un periodo di stabilità di circa 5 minuti e con variazioni che non superino il 5%.

Conclusioni

Come risulta evidente da quanto esposto, il monitoraggio non invasivo ha avuto negli ultimi anni una importante accelerazione. Conoscendo valore e limite di ogni metodica è possibile ottenere informazioni molto interessanti anche in quei pazienti nei quali si decide di non ricorrere alle indagini emodinamiche invasive e sui quali ci siamo per anni accontentati di una diagnostica assolutamente empirica.

Bibliografia

1. Kubiceck WG, Karnegia JN, Patterson RP et al (1966) Development and evaluation of an impedance cardiac output system. Aerospace Medicine 37:1208-1212
2. Sramek BB, Rose DM, Myiamoto A (1983) A stroke volume equation with linear base impedance model and its accuracy as compared to thermodilution and magnetic flowmeter techniques in human and animals. Proceedings VIth International Conference on Electrical Bioimpedance, Zadar, Yugoslavia 38
3. Bernstein DP (1986) A new stroke volume equation for the thoracic electrical bioimpedance: theory and rationale. Crit Care Med 14:1904-1909
4. Woltjer HH, Boogard HJ, Schaffer GJ et al (1996) Standardization of non invasive impedance cardiography for assessment of stroke volume: comparison with thermodilution. Br J Anesth 77:748-752
5. Haryadi DG, Westemkow DR, Crithley LAH et al (1999) Evaluation of a new advanced thoracic bioimpedance device for estimation of cardiac output. J Clin Monit 15:131-138
6. Shoemaker WC, Belzberg H, Wo CCJ et al (1998) Multicenter study of noninvasive monitoring systems as alternatives to invasive monitoring of acutely ill emergency patients. Chest 114:1643-1652
7. Wright RF, Gilbert J (2000) Clinical decision making in patients with congestive heart failure: the role of the thoracic electrical bioimpedance. Congest Heart Fail 2:27-31
8. Ventura HO, Pranulis MF, Young C (2000) Impedance cardiography: a bridge between research and clinical practice in the treatment of heart failure. Congest Heart Fail 2:40-48
9. Shoemaker WC, Wo CCJ, Bishop MH et al (1994) Multicenter trial of a new thoracic electrical bioimpedance device for cardiac output estimation. Crit Care Med 22:1907-1912
10. Clemensen P, Cliristensen P, Norsk P et al (1994) A modified photo and magnetoacoustic multigas analyzer applied in gas exchange measurements. J Appl Physiol 6:2832-2839
11. Imai T, Mitaka C, Nosake T et al (2000) Accuracy and repeatibility of blood volume measurement by pulse dye densitometry compared to the conventional method using ^{51}Cr labeled red blood cells. Intensive Care Med 26:1343-1349
12. Haruna M, Kumon K, Yahagi N et al (1998) Blood volume measurement at the bedside using ICG pulse spectrophotometry. Anesthesiology 89:1322-1328
13. Iijima T, Iwao Y, Sankawa H (1998) Circulating blood volume measured by pulse dyedensitometry: comparison with (131)I-HSA analysis. Anesthesiology 89:1329-1335
14. Iijima T, Aoyagy T, Iwas Y et al (1997) Cardiac output and circulating blood volume analysis by pulse dye densitometry. J Clin Monit 13:81-89
15. Imai T, Takahashi K, Fukura H et al (1997) Measurement of cardiac output by pulse dye densitometry using indocianine green (a comparison with the termodilution method). Anesthesiology 87:816-822
16. Picker O, Wietasch G, Scheeren TWC et al (2001) Determination of total blood volume by indicator dilution: a comparison of mean transit time and mass conservation principle. Intensive Care Med 27:767-774
17. Bouluois JL, Pechoux T (2000) Non invasive cardiac output monitoring by aortic blood flow measurement with Dynemo 3000. J Clin Monit 16:127-140
18. Capek JM, Roy RJ (1998) Non invasive measurement of cardiac output using partial CO_2 rebreathing. IEEE Trans BME 9:651-653

19. Haryadi DG, Ozz JA, Kuck K et al (2000) Partial CO_2 rebreathing indirect Fick technique for non invasive measurement of cardiac output. J Clin Monit Comp 16:361-374
20. Deriaz H, Song A, Delva F et al (1993) Relationship between cardiac output and end-tidal carbon-dioxide tension in anesthetized patients. Anesthesiology 79:A509
21. Critchley LAH (1998) Impedance cardiography: the impact of new technology. Anaeshesia 53:677-684
22. Perel A, Pizov R, Cotew S (1987) Systolic blood pressure variation is a sensitive indicator of hypovolemia in ventilated dogs objected to graded hemorrhage. Anesthesiology 67:498-502
23. Uusaro A, Lahtinen P, Parviainen I, Takala J (2000) Gastric mucosal end-tidal PCO_2 difference as continous indicator of splanchnic perfusion. Brit J Anaesth 4:563-569
24. Guzman JA, Lacoma FJ, Kruse JA (1998) Relationship between systemic oxygen supply dependency and gastric intramucosal PCO_2 during progressive hemorrhage. J Trauma 44:696-700
25. Miller R, Kincaid EH, Meredith JW, Chang MC (1998) Threshold values of intramucosal pH and mucosal-arterial CO_2 gap during shock resuscitation. J Trauma 45:868-872
26. Lebuffe G, Decoene C, Pol A et al (1999) Regional capnometry with air-automated tonometry detects circulatory failure earlier than conventional hemodynamics after cardiac surgery. Anesth Analg 89:1084
27. Joonsten KFM (2001) Why indirect calorimetry in critically ill patients: what do we want to measure? Intensive Care Med 27:1107-1109
28. Petros S, Engelmann L (2001) Validity of an abbreviated indirect calorimetry protocol for measurement of resting energy expenditure in mechanically ventilated and spontaneously breathing critically ill patients. Intensive Care Med 27:1164-1168

Capitolo 13

Indicazioni al monitoraggio emodinamico invasivo con cateterismo dell'arteria polmonare: la controversia continua

M. Chiaranda

Ad ormai oltre trenta anni di distanza dall'introduzione nella pratica clinica del cateterismo dell'arteria polmonare (PAC), che ha indubbiamente favorito il progresso delle conoscenze sulla fisiopatologia ed il trattamento di gravi squilibri cardiorespiratori nei pazienti critici, da più parti ci si chiede, con articoli originali, editoriali, dibattiti e metanalisi, se il suo impiego a tutt'oggi sia ancora giustificato [1-17].

Il PAC può far riconoscere importanti alterazioni emodinamiche non rilevabili con il giudizio clinico?

A sostegno di questa tesi vi sono non soltanto lavori pubblicati nel primo decennio dall'introduzione del PAC nella pratica clinica, ma anche studi recenti, nei quali esso si è dimostrato utile per diagnosticare gravi alterazioni emodinamiche, non rilevabili clinicamente, in pazienti da sottoporre a chirurgia maggiore [4] o ricoverati in Terapia Intensiva [18].

Il PAC può far modificare la strategia terapeutica iniziale?

Ad alimentare questa ipotesi sono stati fondamentalmente due studi dei primi anni '80, che hanno evidenziato un significativo impatto del cateterismo cardiaco destro nella diagnosi (1/3 dei casi) e nel trattamento (2/3 dei casi) di pazienti critici in Terapia Intensiva [19] e analoghi risultati in pazienti da sottoporre ad intervento di chirurgia vascolare maggiore [20].

Il PAC può influenzare l'outcome dei pazienti?

Il cateterismo cardiaco dx associato ad un trattamento aggressivo degli squilibri emodinamici si è accompagnato ad una riduzione della mortalità perioperatoria nelle esperienze di Rao [21] su pazienti coronaropatici sottoposti a chirurgia non-cardiaca, e di Moore [22] su pazienti sottoposti a by-pass aorto-coronarico. In questi ed altri studi condotti negli anni '80, peraltro, sono stati usati solo controlli retrospettivi; così come nella più recente esperienza di Flancbaum [4], i cui risultati favorevoli contrastano con quelli ottenuti a distanza di pochi mesi nello studio, questa volta prospettico e su un cospicuo numero di pazienti, effettuato da Valentine [23].

Shoemaker e coll. [24, 25] hanno introdotto il concetto di "trattamento sovranormale" dei pazienti critici, con aumento dell'indice cardiaco e della disponibilità d'ossigeno sulla guida del monitoraggio emodinamico invasivo, dimostrando come esso sia in grado di influenzarne positivamente l'outcome. Queste osservazioni sono state confermate da Fleming e coll. [26], ma contestate in altri studi [27, 28].

In uno studio multicentrico del 1996, Connors e coll. [3] hanno analizzato criticamente i risultati ottenuti sottoponendo a cateterismo cardiaco dx 5 735 pazienti in Terapia Intensiva, mettendo in rilievo che l'utilizzazione del PAC era seguita da un aumento della mortalità e del tempo di degenza; va notato che in questo studio, non randomizzato né controllato, i pazienti sottoposti a cateterismo erano significativamente più gravi degli altri, come desumibile da TISS ed APACHE score. Ma anche tenendo conto di ciò, gli Autori sono riusciti a dimostrare, in un sottogruppo di 2 016 pazienti, che con il cateterismo cardiaco dx la percentuale di mortalità a 30 giorni aumentava del 25% e, pertanto, il PAC risulterebbe più pericoloso che utile.

Questa critica non è valida se si considera il PAC come un mezzo terapeutico, e non invece come uno strumento diagnostico che serve a correggere rapidamente ed in modo preciso uno squilibrio cardiorespiratorio. E' invece un'accusa giustificata se si utilizza il PAC indiscriminatamente in tutti i pazienti. Secondo l'opinione dei più autorevoli esperti europei del settore [7], questo abuso avverrebbe più facilmente negli USA di quanto avvenga in Europa, dove il ricorso all'impiego del PAC è strettamente correlato con la gravità delle condizioni dei pazienti. Ciò si ricava dall'analisi dei risultati ottenuti nello studio europeo sulla distribuzione delle infezioni nelle Terapie Intensive, dove si vede che nella stragrande maggioranza dei casi il PAC è stato utilizzato in non più del 15% dei pazienti, contro il 30% nelle casistiche considerate da Connors e coll. [3].

È comunque una critica che deve far riflettere, sia sulle indicazioni al cateterismo, che è una metodica invasiva e quindi gravata da un certo rischio, sia sulla attenta e corretta utilizzazione delle informazioni che esso fornisce. E' infatti inaccettabile l'ignoranza di medici ed infermieri nell'interpretazione dei dati cardiorespiratori rilevata da alcuni studi sia americani che europei; la vera abilità non è quella di infilare il catetere nel punto giusto, ma è quella di sfruttarne le informazioni grazie ad un'adeguata preparazione fisiopatologica e ad un attento controllo clinico del paziente. Se non ci sono queste premesse, il PAC è solo un pericoloso "specchietto per le allodole".

Ci sono indicazioni incontrovertibili per il PAC?

L'American Society of Anesthesiologists [29], la Pulmonary Artery Catheter Consensus Conference [14] e l'American College of Cardiology [30] hanno cercato di rispondere a questa domanda, in ottemperanza ai principi della Evidence Based Medicine, ma non è scaturito ancora un chiaro consenso generale sulle indicazioni al cateterismo cardiaco dx, probabilmente per il differente peso dato ai rischi ed ai benefici della metodica.

Per quanto attiene alle complicanze, è evidente che gioca un ruolo importante l'abilità di chi inserisce il catetere; ad esempio, vi sono studi che riportano un'incidenza 5 volte maggiore di pnx dopo puntura della vena succlavia ed altri che riportano un'altrettanto importante incidenza di puntura della carotide durante cateterismo dalla giugulare interna. Del pari gioca un ruolo importante il grado di competenza dei medici e del personale infermieristico nell'interpretazione dei parametri ricavabili con questo tipo di monitoraggio.

L'American Society of Anesthesiologists Task Force [29] (documento scaricabile da http://www.asahq.org/practice/pulm/pulm_artery.html) raccomanda di tener conto di tre fattori al momento di decidere se utilizzare o meno il PAC in un paziente chirurgico: 1) il tipo di intervento; 2) il tipo di paziente; 3) l'abilità di chi usa il PAC. In parole povere: se è ragionevole ricorrere al PAC in un ospedale d'insegnamento universitario per un paziente con aneurisma dell'aorta in rottura, lo stesso paziente potrebbe giovarsi maggiormente di un monitoraggio meno complesso qualora venisse operato in un ospedale periferico.

In base a questo approccio, si potrebbero distinguere diverse situazioni, qui di seguito elencate:

- In base all'intervento chirurgico: Il PAC trova indicazione per tutti gli interventi che possano comportare una brusca variazione di precarico, o contrattilità, specie se non facilmente prevedibile (ad esempio, interventi complicati da emorragia massiva o durante i quali si possa verificare una occlusione cavale parziale o completa). Così pure ragionevole risulta essere l'indicazione in caso di clampaggio aortico alto, per le variazioni del postcarico da questo indotte. Inoltre, i cambiamenti della contrattilità e della compliance ventricolare da clampaggio aortico prolungato durante cardiochirurgia a cuore aperto possono anch'esse costituire una valida indicazione; in questo ambito, la maggior parte dei cardioanestesisti è d'accordo sul fatto che il by-pass coronarico non complicato, su pazienti in discrete condizioni generali, di per sé non costituisce un'indicazione per il PAC. Queste indicazioni sono pertanto tipiche della chirurgia cardiaca, vascolare ed epatica.
- In base al paziente da operare: Indicazioni ragionevoli per il PAC sono costituite da pazienti che si presentano in shock settico o con una disfunzione multiorgano, oppure abbiano un'importante limitazione della riserva cardiaca, respiratoria o renale. La presenza di un'importante limitazione della riserva cardiaca può essere ragionevolmente definita dai seguenti parametri: frazione d'eiezione < 0,30, angina instabile, stenosi aortica serrata, ogni altra patologia cardiaca che comporti una marcata limitazione della capacità di esercizio fisico (il paziente non è in grado di salire due rampe di scale senza fermarsi). La presenza di un'importante limitazione della riserva respiratoria può essere ragionevolmente definita dai seguenti parametri: qualsiasi condizione che determini ipossiemia (PaO_2 < 70 mmHg), ipercapnia ($PaCO_2$ > 45 mmHg) o una marcata limitazione della capacità di esercizio fisico (il paziente non è in grado di salire due rampe di scale senza fermarsi). La presenza di un'importante limitazione della riserva renale può essere ragionevolmente definita dai seguenti parametri: insufficienza renale in trattamento dialitico, creatininemia > 0,25 mmol/L. L'evoluzione di un'insulto pre-renale verso l'IR acuta in un paziente con una riserva renale già limitata determina un significativo aumento della mortalità.

- In base all'esperienza specifica ed alle risorse dello staff medico ed infermieristico: è un nonsenso ricorrere al PAC in assenza di un'adeguata competenza di medici ed infermieri, oltre che di un adeguato supporto tecnologico per allestire il monitoraggio con PAC ed attuare il trattamento più consono in base alla corretta interpretazione dei parametri in tal modo acquisiti.

In tempi relativamente più recenti, la Pulmonary Artery Catheter Consensus Conference [14] ha adottato un criterio ancora più didattico, considerando il potenziale ruolo del PAC in circa 20 differenti situazioni specifiche in base alla qualità del livello di evidenza scientifica riscontrabile in letteratura per ciascuna di queste situazioni (Tabb. 1, 2).

Fra le conclusioni più importanti, le seguenti meritano particolare attenzione:
- il PAC ha permesso di migliorare l'outcome di pazienti con infarto miocardio e progressiva ipotensione arteriosa o shock cardiogeno;
- il PAC non risulta in grado di diminuire le complicanze e la mortalità dei pazienti sottoposti ad intervento cardiochirurgico;
- il PAC ha costituito una guida per il trattamento, modificando l'approccio diagnostico e terapeutico in pazienti con insufficienza respiratoria, ma senza influenzare in modo significativo l'outcome;
- il PAC ha consentito di guidare il trattamento, correggere la diagnosi e migliorare l'outcome funzionale nei pazienti con grave trauma, ma senza influenzare in modo significativo la mortalità degli stessi;
- non risulta ben evidente che il PAC possa guidare la terapia e migliorare l'outcome in caso di shock settico.

Vengono riportate qui di seguito le conclusioni della Consensus Conference per alcune specifiche situazioni cliniche:
- *Pazienti con infarto acuto del miocardio*: la Consensus Conference ha concluso che il monitoraggio invasivo è giustificato in caso di IMA complicato da shock cardiogeno, infarto ventricolare dx, rottura di muscolo papillare o del setto interventricolare, precisando peraltro che in tutte queste situazioni l'indicazione era supportata solo da livelli di IV o V grado di evidenza. In caso di IMA complicato da insufficienza cardiaca refrattaria al trattamento, il ruolo del PAC è controverso: per tale evenienza, infatti, viene raccomandato dalle linee guida di American College of Cardiology/American Heart Association [30], ma i dati riferiti da Connors e coll. [3] non ne sembrano giustificare l'utilizzazione;
- *Pazienti cardiochirurgici*: in caso di by-pass coronarico di elezione, numerosi studi, fra cui quelli più recenti di Stewart e coll. [31] e Ramsey e coll. [32], escluderebbero particolari vantaggi derivanti dal monitoraggio con PAC nei pazienti a basso rischio e, pertanto, la Consensus Conference si è allineata su questa posizione. Meno chiara è la situazione per i pazienti ad alto rischio, dove la presenza di grave disfunzione ventricolare, ipertensione polmonare o disfunzione valvolare possono costituire ragionevoli indicazioni all'uso del PAC, anche se non suffragate da un elevato grado di evidenza; e, sicuramente, l'istituzione di un trattamento inteso a dilatare il circolo polmonare è più gestibile con un adeguato monitoraggio invasivo;

Tabella 1. Giudizi sulle indicazioni al PAC espressi dalla Pulmonary Artery Catheter Consensus Conference [14] in base alla gradazione riportata in Tab. 2.

Indicazioni	Giudizio conclusivo	Livello di evidenza
Infarto del miocardio con		
Ipotensione o shock cardiogeno	Sì	E
Complicanze meccaniche	Sì	E
Infarto ventricolo dx	Sì	E
Scompenso cardiaco congestizio	Incerto	D
Ipertensione polmonare	Incerto	E
Instabilità emodinamica	Incerto	E
Cardiochirurgia		
Cardiochirurgia a basso rischio	No	C
Cardiochirurgia ad alto rischio	Incerto	C
Chirurgia vascolare		
Riduzione delle complicanze	Sì	D
Riduzione della morbilità	Incerto	D
Chirurgia aortica a basso rischio	Incerto	B
Chirurgia aortica ad alto rischio	Sì	E
Altre indicazioni		
Chirurgia dell'anziano	No	E
Neurochirurgia	Incerto	E
Pre-eclampsia	Non di routine	E
Trauma	Sì	E
Sepsi / Shock settico	Incerto	D
Insufficienza respiratoria	Incerto	E

Tabella 2. Vedi didascalia della Tab. 1

Gradazione dei giudizi	
A	Almeno due studi di I livello d'evidenza
B	Almeno uno studio di I livello d'evidenza
C	Solo studi di II livello d'evidenza
D	Almeno uno studio di III livello d'evidenza
E	Solo evidenze di IV o V livello
Livelli standard di evidenza	
I	Ampi trials clinici randomizzati con risultati ben definiti; basso rischio di falsi-positivi o di falsi-negativi
II	Piccoli trials clinici randomizzati con risultati incerti; rischio moderato di falsi-positivi e/o di falsi-negativi
III	Studi non randomizzati con controlli contemporanei
IV	Studi non randomizzati con controlli storici e opinioni degli esperti
V	Casi clinici, studi non controllati e opinioni degli esperti

- *Pazienti con insufficienza respiratoria*: la Consensus Conference ha concluso che in una cospicua percentuale di tali casi il PAC è servito alla diagnosi ed al trattamento, ma non è chiaro quanto esso abbia contribuito a migliorare l'outcome. In presenza di insufficienza sia cardiaca che respiratoria, il PAC può ragionevolmente aiutare ad individuare e correggere la causa respiratoria, cardiaca, metabolica di una ipossiemia, meglio che con qualsiasi altro sistema di monitoraggio. Se poi una grave ipertensione polmonare complica l'insufficienza respiratoria, il PAC può trovare ragionevole indicazione sia per definire la riserva funzionale del piccolo circolo, sia per pilotare il trattamento con vasodilatatori;
- *Pazienti traumatizzati*: la Consensus Conference ha fatto proprie le conclusioni della metanalisi effettuata da Kirton e Civetta [33] su pazienti traumatizzati, indicando come appropriato il ricorso al PAC con le seguenti finalità:
  - pilotare il trattamento quando il monitoraggio non-invasivo risulti inadeguato, poco preciso, se non anche fonte di errore;
  - diminuire il rischio di danno secondario, in presenza di trauma cranico chiuso o lesione vertebro-midollare in un politrauma;
  - potenziare la capacità decisionale in caso di trauma maggiore complicato da RDS, oligoanuria ingravescente, ischemia miocardia, cardiopatia congestizia o grandi ustioni;
  - documentare l'inutilità del trattamento.
- *Pazienti in shock settico*: la Consensus Conference ha sottolineato la frequenza con la quale si ricorre al PAC in tale evenienza clinica, in quanto è indubbio che in tal modo venga migliorata l'accuratezza diagnostica [18], al punto tale da poter anche influenzare la strategia del trattamento [34]; non è chiaro, però, quanto ciò possa modificare l'outcome dei pazienti [3].

Nuovi trials clinici daranno finalmente una risposta definitiva?

La Pulmonary Artery Catheter Consensus Conference del 1997 ha incisivamente sottolineato che, in base agli studi finora pubblicati, il ricorso al PAC in differenti situazioni cliniche è risultato per lo più giustificato in base ai criteri di evidenza in Tab. 1, ma il livello di evidenza era abbastanza debole, in genere di IV o V grado; da ciò la necessità di trials clinici controllati e randomizzati per definire una volta per tutte il ruolo del PAC sotto la lente d'ingrandimento della Evidence Based Medicine.

Non sono sufficienti, infatti, le metanalisi sugli abbastanza pochi studi clinici randomizzati e controllati finora condotti. Ivanov e coll. [17], analizzando l'outcome di oltre 1600 arruolati in questi trials hanno concluso che vi è una riduzione statistica della morbilità in terapia intensiva, pari a circa il 20%, quando il monitoraggio emodinamico invasivo viene utilizzato per pilotare il trattamento: ma gli stessi Autori avevano già in precedenza criticato la breve durata dei trials poi utilizzati per la metanalisi [35].

Allo stato attuale, si ha notizia di due trials clinici multicentrici controllati in fase di svolgimento. Il più ambizioso, presentato da Angus e Black nel 2001 [36] prevede nell'arco di un anno l'arruolamento di 6000 pazienti ricoverati in Terapia

Intensiva da sottoporre in modo randomizzato al monitoraggio invasivo o non. Il secondo, presentato da Shah e coll. [37] nello stesso anno, si propone di verificare su un campione di 400 pazienti l'utilità del monitoraggio invasivo in caso di scompenso cardiaco congestizio.

Vi è peraltro il dubbio che i trials clinici necessari per dirimere questo tipo di controversie richiedano l'arruolamento di una casistica assai più cospicua: per i pazienti da sottoporre a by-pass coronarico, ad esempio, Spackman [38] ha calcolato che assumendo una mortalità del 3% nel gruppo di controllo (monitoraggio con la sola PVC), per dimostrare una significativa (95% CI, potenza 80%) riduzione dello 0,2% della mortalità nel gruppo monitorizzato con PAC la dimensione totale del campione dovrebbe essere di 233 010 pazienti.

E' auspicabile, comunque, che i trials multicentrici sopradescritti ed altri a venire possano contribuire a migliorare il livello di evidenza su un problema che è ormai dibattuto da decenni, anche se è convinzione di non pochi, tra cui lo scrivente, che tanta energia profusa per questo tipo di verifiche darebbe maggior frutto se impiegata nella formazione professionale, culturale e tecnologica, dell'èquipe che è quella che dovrà decidere autonomamente se e quando ricorrere al PAC per quel paziente, con quella patologia, in quel reparto.

Bibliografia

1. Hines RL (1990) Pulmonary artery catheters: what's the controversy? J Card Surg 5:237-239
2. Del Guercio LRM (1996) Does pulmonary artery catheter use change outcome? Yes. Crit Care Clin 12:553-557
3. Connors JF, Speroff T, Dawson NV et al (1996) The effectiveness of right heart catheterisation in the initial care of critically ill patients. JAMA 276:889-897
4. Flancbaum L, Ziegler DW, Choban PS (1998) Preoperative intensive care unit admission and hemodynamic monitoring in patients scheduled for major elective noncardiac surgery: a retrospective review of 95 patients. J Cardiothorac Vasc Anesth 12:3-9
5. Dalen JE, Bone RC (1996) Is it time to pull the pulmonary catheter? JAMA 276:916-918
6. Leibowitz AB (1998) Perioperative pulmonary artery catheterization: what is the evidence that it improves outcome. J Cardiothorac Vasc Anesth 12:1-2
7. Vincent JL, Dainhaut JF, Perret C, Suter P (1998) Is the pulmonary artery catheter misused? A European view. Crit Care Med 26:1283-1287
8. Gnaegi A, Feihl F, Perret C (1997) Insufficient knowledge of intensive care physicians concerning right heart catheterization at the bedside: time to act? Crit Care Med 25:213-220
9. Iberti TJ, Fischer EP, Leibowitz AB et al (1990) A multicenter study of physician's knowledge of the pulmonary artery catheter. JAMA 264:2928-2932
10. Soni N (1996) Swan song for the Swan-Ganz catheter? BMJ 313:763-764
11. Garnett RL (1993) Pro: A pulmonary artery catheter should be used in all patients undergoing abdominal aortic surgery. J Cardiothorac Vasc Anesth 7:750-752
12. Ellis JE, (1993) Con: Pulmonary artery catheters are not routinely indicated in patients undergoing elective abdominal aortic reconstruction. J Cardiothorac Vasc Anesth 7:753-757
13. Fink MP (1997) The flow-directed, pulmonary artery catheter and outcome in critically ill patients: have we heard the last word? Crit Care Med 25:902-903

14. Pulmonary Artery Catheter Consensus Conference (1997) Consensus statement. Crit Care Med 25:910-925
15. Vender JS (1998) Resolved: a pulmonary artery catheter should be used in the management of the critically ill patient. Pro J Cardiothorac Vasc Anesth 12:9-12
16. Becker K (1998) Resolved: a pulmonary artery catheter should be used in the management of the critically ill patient. Pro J Cardiothorac Vasc Anesth 12:13-16
17. Ivanov R, Allen J, Calvin JE (2000) The incidence of major morbidity in critically ill patients managed with pulmonary artery catheters: a meta-analysis. Crit Care Med 28:615
18. Staudinger T, Locker GJ, Laczika K et al (1998) Diagnostic validity of pulmonary artery catheterization for residents at an intensive care unit. J Trauma 44:902-906
19. Iberti TJ, Fischer CJ (1983) A prospective study on the use of the pulmonary artery catheter in a medical intensive care unit - its effect on diagnosis and therapy. Crit Care Med 10:A283
20. Babu SC, Sharma PVP, Raciti A et al (1980) Monitor-guided responses - operability with safety is increased in patients with peripheral vascular disease. Arch Surg 115:1384
21. Rao TLK, Jacobs KH, El-Etr AA (1983) Reinfarction following anesthesia in patients with myocardial infarction. Anesthesiology 59:499-505
22. Moore CH, Lombardo TR, Allums JA, Gordon FT (1978) Left main coronary artery stenosis; hemodynamic monitoring to reduce mortality. Ann Thorac Surg 26:445
23. Valentine RJ, Duke ML, Inman MH et al (1998) Effectiveness of pulmonary artery catheters in aortic surgery: a randomized trial. J Vasc Surg 27:203-211
24. Shoemaker WC, Appel PL, Kram HB et al (1988) Prospective trial of supranormal values of survivors as therapeutic goals in high-risk surgical patients. Chest 94:1176-1186
25. Shoemaker WC, Kram HB, Appel PL et al (1990) The efficacy of central venous and pulmonary artery catheters and therapy based upon them in reducing mortality and morbidity. Arch Surg 125:1332-1338
26. Fleming A, Bishop M, Shoemaker W et al (1992) Prospective trial of supranormal values as goals of resuscitation in severe trauma. Arch Surg 127:1175-1181
27. Hayes MA, Timmins AC, Yau EH et al (1994) Elevation of systemic oxygen delivery in the treatment of critically ill patients. N Engl J Med 330:1717-1722
28. Gattinoni L, Brazzi L, Pelosi P et al (1995) A trial of goal-oriented hemodynamic therapy in critically ill patients. N Engl J Med 333:1025-1036
29. Roizen MF, Berger DL, Gabel RA et al (1993) Practice guidelines for pulmonary artery catheterization. A report by the American Society of Anesthesiologists task force on pulmonary artery catheterization. Anesthesiology 78:380-394
30. Ryan TJ, Anderson JL, Antman EM et al (1997) ACC/AHA guidelines for the management of patients with acute myocardial infarction. A report of the American College of Cardiology
31. Stewart RD, Psyhojos T, Lahey SJ et al (1998) Central venous catheter use in low-risk coronary artery bypass grafting. Ann Thorac Surg 66:1306-1311
32. Ramsey SD, Saint S, Sullivan SD et al (2000) Clinical and economic effects of pulmonary artery catheterization in nonemergent coronary artery bypass graft surgery. J Cardiothorac Vasc Anesth 14:113-118
33. Kirton OC, Civetta JM (1997) Do pulmonary artery catheters alter outcome in trauma patients? New Horiz 5:222-227
34. Steingrub JS, Celoria G, Vickers-Lahti M et al (1991) Therapeutic impact of pulmonary artery catheterization in a medical surgical ICU. Chest 99:1451-1455
35. Ivanov RI, Allen J, Sandham JD, Calvin JE (1997) Pulmonary artery catheterization: a narrative and systematic critique of randomized controlled trials and recommendations for the future. New Horiz 5:268-276

36. Angus D, Black N (2001) Wider lessons of the pulmonary artery catheter trial: intensivists are rising to the challenge of evaluating established practices. BMJ 322:446
37. Shah MR, O'Connor CM, Sopko G et al (2001) Evaluation study of congestive heart failure and pulmonary artery catheterization effectiveness (ESCAPE): design and rationale. Am Heart J 141:528-535
38. Spackman TN (1994) A theoretical evaluation of cost-effectiveness of pulmonary artery catheters in patients undergoing coronary artery surgery. J Cardiothorac Vasc Anesth 8:570-576

Capitolo 14

L' ecocardiografia transesofagea (TEE) nel periodo perioperatorio e in terapia intensiva: diagnosi e monitoraggio emodinamico

C. Sorbara, R. Amà, A. Rossi

L'ecocardiografia transesofagea (TEE) è stata impiegata esclusivamente in ambito cardiologico-cardiochirurgico soltanto all'inizio della sua applicazione clinica, svolta nell'arco degli ultimi due decenni. Infatti, dopo le prime comunicazioni dell'impiego della finestra esofagea per lo studio Doppler dell'aorta toracica nel 1971 e dello studio monodimensionale nel 1976 usando una sonda con un singolo trasduttore, nel 1977 compare la prima sonda transesofagea bidimensionale di tipo meccanico e, nel 1980, la prima comunicazione dell'impiego di questa tecnica nel monitoraggio continuo della funzione cardiaca durante intervento cardiochirurgico.

Con l'impiego di sonde a scansione multipla da 0 a 180° (multiplane) ad elevata risoluzione grazie a frequenze di emissione fino a 7 MHz e con un numero sempre più elevato di trasduttori miniaturizzati, la TEE è divenuta uno strumento, prima diagnostico poi di monitoraggio, essenziale nella valutazione anatomica e funzionale delle emergenze cardiocircolatorie, estendendo il campo di applicazione dalle sale operatorie specialistiche, come tecnica di monitoraggio emodinamico nel paziente instabile e ad alto rischio, alle terapie intensive postoperatorie e a tutta l'area critica generale [1, 2].

Infatti, sebbene esistano altre tecniche più o meno invasive già universalmente riconosciute, tra le quali il catetere polmonare (PAC) occupa storicamente il primo posto, l'avvento dell'ecocardiografia transesofagea come tecnica di diagnosi e di monitoraggio nell'emergenza emodinamica ha rappresentato un grande progresso in questo campo: ECG e PAC possono sicuramente costituire un buon esempio di monitoraggio continuo, sicuramente indispensabile nella gestione del paziente "cronico" emodinamicamente instabile, ma non possono fornire tutte le informazioni (ad esempio, anomalie della cinetica segmentaria del miocardio, insufficienze valvolari acute, tamponamento cardiaco, precarico, disfunzione diastolica ventricolare, ecc.) che altresì sono garantite dall'integrazione del monitoraggio tradizionale delle pressioni con il monitoraggio delle immagini e dei volumi (ecocardiografia transesofagea) (monitoraggio cardiovascolare integrato) [3, 4].

La funzione del cuore è quella di trasferire sangue ossigenato ai tessuti metabolicamente attivi attraverso il sistema arterioso e di perfonderli. Per svolgere questo compito deve generare non solo un flusso ma anche una pressione adeguata, essendo la pressione un fattore critico per la distribuzione del flusso in periferia. Flusso e pressione sono determinati dalle caratteristiche sia della pompa (cuore) che del circuito (sistema arterioso), e dal loro accoppiamento (ventriculo-arterial coupling). Per sottolineare l'importanza di questa fondamentale interazione vale la pena ricordare, ad esempio, che il sistema circolatorio è strutturato, tra l'altro, per mantenere un flusso costante quando il cuore è una pompa intermittente. Ogni disfunzione cardiocircolatoria va pertanto analizzata sulla base di questa interazione, integrando parametri di pressione con parametri di flusso e di volume, parametri relativi alla pompa (cuore) con parametri relativi al circuito (sistema arterioso).

Basi tecniche del monitoraggio emodinamico

La più frequente indicazione perioperatoria ed in terapia intensiva della TEE è la valutazione del paziente critico emodinamicamente instabile.

L'ecocardiografia bidimensionale (2-D TEE) può riconoscere la presenza di una patologia acuta attraverso l'esame morfo-funzionale del cuore e dei grossi vasi (dissezione aortica, embolia polmonare, masse intraventricolari, rotture acute di papillari, difetto interventricolare post IMA, ecc.) e/o di una disfunzione ventricolare, aiutando frequentemente a determinarne la causa. La tecnica prevede l'acquisizione di immagini dei ventricoli destro e sinistro per l'analisi emodinamica. Le misurazioni possono essere semiquantitative (attraverso la valutazione dei volumi o delle aree in telesistole e in telediastole) o qualitative, essendosi quest'ultime dimostrate un altrettanto accurato metodo di valutazione emodinamica, quando eseguite da persone esperte. La misura del ventricolo sinistro a fine diastole è un buon indicatore del precarico ventricolare e rappresenta una delle più importanti determinanti della funzione ventricolare.

Le immagini del ventricolo sinistro con la 2-D TEE sono utili, in diverse proiezioni, per la valutazione della funzione regionale e la diagnosi di ischemia miocardica. Inoltre, la 2-D TEE permette di rilevare immagini ad alta risoluzione delle valvole cardiache, facilitando la diagnosi di disfunzioni valvolari.

L'ecocardiografia Doppler (Doppler pulsato e continuo) (Doppler TEE) misura la direzione e la velocità del flusso ematico a vari livelli delle camere cardiache e dei grossi vasi intratoracici. L'analisi dei dati permette di dedurre le pressioni di riempimento destre e sinistre (equazione di Bernoulli) e di misurare la portata cardiaca, informazioni essenziali per la valutazione della funzione biventricolare. Le misurazioni Doppler possono essere usate anche per la quantificazione delle lesioni valvolari.

L'ecocardiografia Doppler a colori (color Doppler) infine determina i disturbi di flusso all'interno delle camere cardiache, come uno shunt intracardiaco, una insufficienza valvolare e/o una stenosi valvolare; in tal modo può essere utile nello stabilire la causa di una disfunzione ventricolare, organica e/o dinamica [5, 6].

Monitoraggio emodinamico

Funzione ventricolare sinistra: con la tecnica transesofagea è possibile valutare alcune importanti variabili emodinamiche:

- il precarico;
- il postcarico;
- i diametri, le aree ed i volumi ventricolari;
- la frazione di eiezione;
- la portata cardiaca;
- le pressioni di riempimento.

Funzione ventricolare sinistra globale: nella pratica clinica tale parametro emodinamico è di fondamentale importanza ed è valutato tramite la stima della frazione di eiezione (EF) o della portata cardiaca (CO), ed entrambi possono essere calcolati con la TEE.

Concettualmente sia la EF sia il CO sono variabili emodinamiche load-dependent ossia sono influenzate in modo significativo da variazioni sia del precarico che del postcarico.

$$EF = 1-[Pes/EDV]\ [1/Ees] - Vo/EDV$$

Con tale formula Robotham ha elegantemente dimostrato come la EF sia matematicamente correlata non solo alla contrattilità del ventricolo sinistro (Ees) ma anche al precarico (EDV, volume telediastolico) ed al postcarico (qui semplificato con la pressione telesistolica del ventricolo sinistro [Pes]) [7].

Oltre alla stima della EF vi sono altri parametri ad essa concettualmente simili che conoscono le stesse limitazioni e le stesse indicazioni, ovvero la FS (fractional shortening) e la FAC (fractional area change).

Metodologia

$$FS = EDD-ESD/EDD$$

Il diametro telediastolico (EDD) e il diametro telesistolico (ESD) sono calcolati in sezione asse corto transgastrico a livello dei muscoli papillari con tecnica M-mode

$$FAC = EDA-ESA/EDA$$

L'area telediastolica (EDA) e l'area telesistolica (ESA) sono calcolati in sezione asse corto transgastrico a livello dei muscoli papillari con tecnica 2-D (Figg. 1, 2).

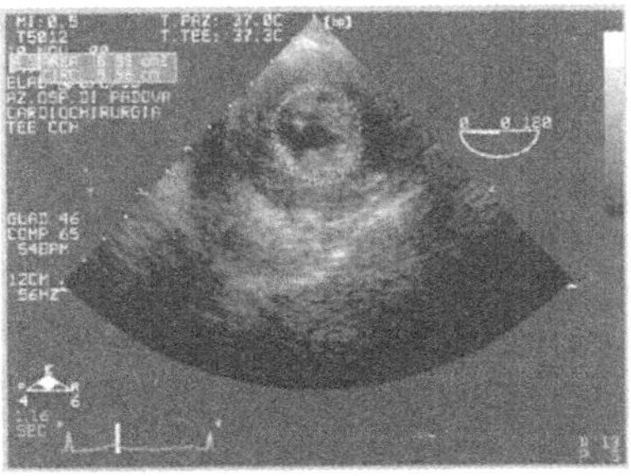

Fig. 1. Area telesistolica (ESA)

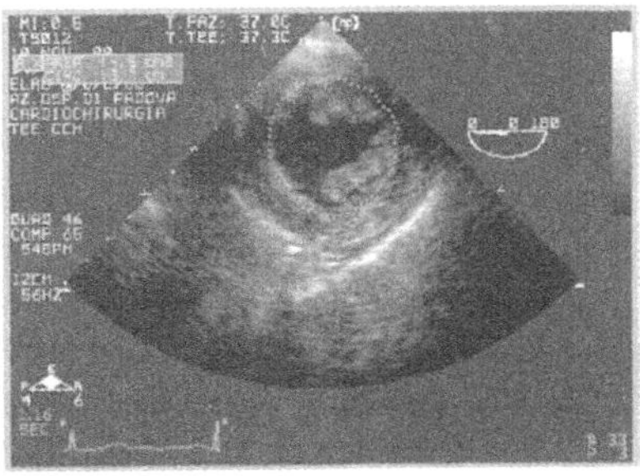

Fig. 2. Area telediastolica (EDA)

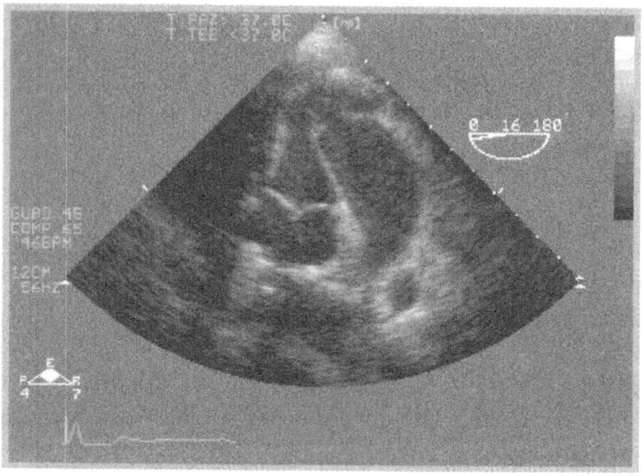

Fig. 3. Proiezione transgastrica profonda

$$EF = EDV\text{-}ESV/EDV$$

Il volume telediastolico (EDV) e il volume telesistolico (ESV) sono calcolati in sezione 4-camere medioesofagea e sezione 2-camere medioesofagea utilizzando la regola di Simpson.

CO = SV x HR (*HR*, frequenza cardiaca; *SV*, volume sistolico)

Il volume sistolico (SV) viene calcolato utilizzando la tecnica del Doppler pulsato che permette di calcolare la velocità del flusso ematico (cm/sec) in un punto determinato e per un periodo determinato (sistole), secondo l'equazione di continuità. Pertanto il volume (cm^3 o ml) di un liquido (sangue) è il prodotto dell'integrale della velocità di tale liquido nel tempo (TVI) (cm) e l'area del sistema attraverso cui deve scorrere (cm^2) (TVI x area = cm^3 o ml).

La velocità del flusso può essere campionata in tre siti differenti: tratto di efflusso del ventricolo sinistro, arteria polmonare comune, annulus mitralico.

Il tratto di efflusso del ventricolo sinistro viene evidenziato in proiezione transgastrica profonda (Fig. 3) o in proiezione transgastrica a livello dei muscoli papillari con successiva rotazione della sonda di circa 110°-120°. Posizionando il volume campione del PWD (Doppler pulsato) appena al di sotto delle cuspidi valvolari aortiche, si registra una serie di curve velocimetriche. Dopo aver congelato l'immagine con il trackball si delinea il profilo della curva, ottenendo automaticamente dal software della macchina il calcolo dell'integrale tempo-velocità (Fig. 4). L'area da calcolare è quella dell'area valvolare aortica nel punto della sua maggiore escursione sistolica (AVA = D^2 x 0,785; *AVA*, area valvolare aortica; *D*, diametro area valvolare calcolato a livello transgastrico nelle stesse sezioni utilizzate per il campionamento del flusso o in sezione longitudinale medioesofagea nel punto di massima estensione, sempre al di sotto delle cuspidi aortiche).

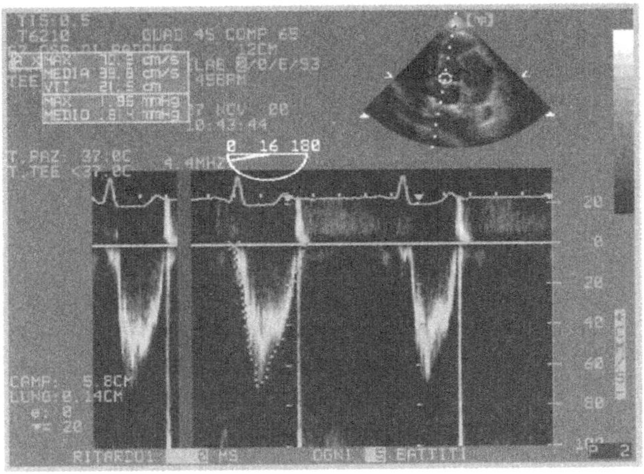

Fig. 4. Integrale di flusso tempo-velocità (TVI)

L'arteria polmonare viene evidenziata in sezione asse corto aorta ascendente medioesofagea. Il volume del PWD viene campionato al di sotto della biforcazione dell'arteria polmonare. L'area viene calcolata con gli stessi criteri adottati per calcolare l'AVA (ovviamente utilizzando ora come diametro quello dell'arteria polmonare, da ricercare in sezione influsso-efflusso ventricolo destro medioesofagea tra 60° e 90°).

L'annulus mitralico viene evidenziato in sezione 4-camere medioesofagea. Il PWD viene campionato a livello dell'annulus mitralico. Il diametro dell'annulus viene calcolato come la media dei diametri ottenuti in sezione 4-camere e 2-camere medioesofagea.

La misurazione del CO con questo metodo è ben correlata con la termodiluizione, purché il Doppler sia perfettamente allineato con il tratto di efflusso (meno di 20° di differenza). Peraltro, anche se il valore assoluto può non essere perfettamente attendibile, è comunque importante poter valutare il trend di comportamento del CO, analizzando le variazioni dell'integrale di flusso velocità-tempo con il Doppler continuo nel singolo paziente, essendo lo stesso paziente il controllo di se stesso [8, 9].

Precarico: nel muscolo isolato il preload è definito come il carico imposto alla fibra muscolare prima della contrazione. Tale carico determina la lunghezza telediastolica della fibra muscolare e la generazione dei ponti actina-miosina che eserciteranno la loro funzione durante la contrazione. In tale definizione il preload rappresenta un'importante variabile che influisce sull'entità della forza generata dal ventricolo durante la sistole. Nel cuore intatto la lunghezza telediastolica è approssimata al volume telediastolico ed il carico imposto al muscolo cardiaco è identificato con lo stress telediastolico. Quest'ultimo è determinato dallo spessore, dal volume telediastolico e dalla pressione telediastolica del ventricolo sinistro

$$LVEDWS = EDP \times EDV / 2Hed$$

LVEDWS, tensione di parete (wall stress) ventricolare sinistra telediastolica; *EDP*, pressione telediastolica; *EDV*, volume telediastolico; *Hed*, spessore di parete telediastolico.

Nella pratica clinica viene valutato utilizzando solo due parametri, EDV e PAWP, pressione arteria polmonare a catetere occludente, come stima della pressione telediastolica del ventricolo sinistro (EDP), assumendo una relazione costante tra volume e pressione durante la diastole. Tuttavia, tale assunto non appare valido in ventricoli patologici. Ecco perché la TEE, valutando sia la pressione ma soprattutto il volume telediastolico, fornisce tutti i dati necessari per determinare il preload.

Metodologia

Calcolo dei volumi

Il volume telediastolico ventricolare sinistro (EDV) viene calcolato in sezione 4-camere medioesofagea ruotando la sonda di circa 15°-20° e retroflettendola al fine di evidenziare l'apice cardiaco, delineando poi il contorno dell'endocardio in telediastole; il software della macchina calcola automaticamente il volume ventricolare, in base all'assunzione di una forma ventricolare simil ellissoidale, con il metodo dei dischi secondo la regola modificata di Simpson (valori normali = 67 ± 17 ml/m^2)

Calcolo dell'area

L'area telediastolica indicizzata (EDAI) (valori normali = 5,5-12 cm^2/m^2) viene calcolata delineando i bordi dell'endocardio (ma includendo i muscoli papillari) in sezione transgastrica asse corto a livello dei muscoli papillari. L'immagine viene registrata e fermata nel frame che corrisponde alla telediastole che generalmente corrisponde all'ECG all'apice dell'onda R (Fig. 2). Con la trackball si traccia il perimetro dell'area sul bordo dell'endocardio ed il software dell'apparecchio calcola automaticamente l'area. Tale parametro è risultato il più semplice ed affidabile parametro di monitoraggio delle variazioni di precarico.

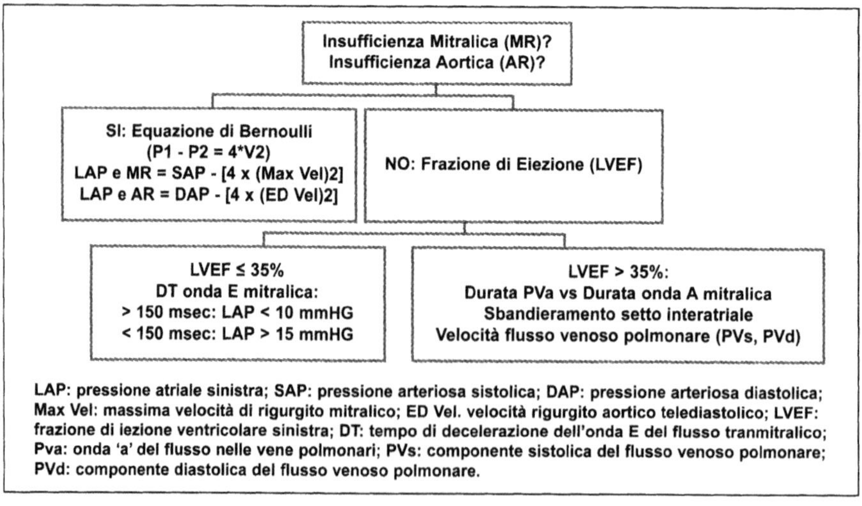

Fig. 5. Algoritmo per il calcolo della pressione atriale sinistra (LAP)

Con la TEE è più semplice misurare correttamente l'area che il volume. La zona dove viene misurata l'area è codificata da un punto di repere preciso rappresentato dai muscoli papillari; pertanto la proiezione è facilmente ripetibile. Al contrario la proiezione ove vengono misurati i volumi manca di un punto di repere in quanto la definizione del vero apice è soggettiva ed inoltre l'apice, diversamente dalla transtoracica, è distale rispetto al trasduttore transesofageo e quindi meno facilmente apprezzabile. Un errore nella misurazione dell'area comporta un errore elevato alla seconda potenza; l'errore nella misurazione del volume viene amplificato, secondo la formula, alla terza potenza.

Calcoli delle pressioni

Con la TEE è possibile una stima semiquantitativa più o meno precisa (Fig. 5) delle pressioni di riempimento attraverso l'analisi del movimento del setto atriale (2-D TEE) e la rilevazione delle velocità di flusso transmitralico e nelle vene polmonari con il Doppler pulsato e continuo.

Una riduzione della componente sistolica, rispetto alla diastolica, del flusso polmonare (Fig. 6), un valore di DT mitralico < 150 msec, un aumento dell'onda E rispetto all'onda A, un aumento della durata dell'onda 'a' polmonare maggiore della durata dell'onda 'A' mitralica (Fig. 7) ed un movimento verso destra del setto interatriale sono tutti segni indicativi di un valore di pressione atriale sinistra superiore a 15 mmHg. Il flusso venoso polmonare (Fig. 8) viene campionato nella parte alta della proiezione 4-camere medioesofagea a circa 15°-30° posizionando il Doppler pulsato a circa 5-10 mm dallo sbocco in atrio della vena polmonare superiore sinistra, evidenziato con il color Doppler (rosso o ocra a seconda della mappa colorimetrica). Il flusso mitralico viene registrato con il Doppler pulsato (il Doppler continuo viene usato per la valutazione della velocità di rigurgito in caso di insufficienza mitralica) nella proiezione 4-camere medioesofagea posizionando il volume campione appena distalmente al punto di coaptazione dei lembi valvolari.

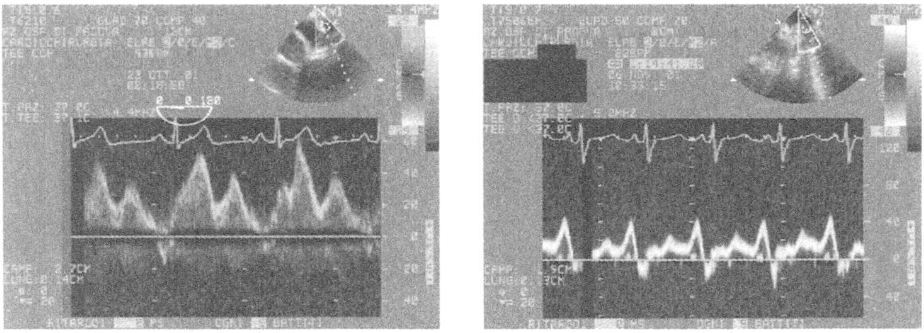

Fig. 6. Velocità del flusso venoso polmonare (Doppler pulsato)

Funzione diastolica: la funzione diastolica viene indagata attraverso il flusso transmitralico, il flusso nelle vene polmonari ed il rapporto tra la pressione polmonare a catetere occludente e l'area telediastolica.

Il flusso transmitralico (Fig. 9) permette l'identificazione di tre pattern tipici di differenti fasi del danno diastolico. Il pattern da alterato rilasciamento (Fig. 10) è caratterizzato da un aumento dell'onda A nei confronti dell'onda E e da un tempo di decelerazione di E, DT, aumentato (> 240 msec). La progressione del danno diastolico è caratterizzata da un quadro di pseudonormalizzazione, definito da un rapporto tra onda A ed E tendente al normale ma da una riduzione del tempo di decelerazione DT (< 140 msec). L'evoluzione verso un quadro di disfunzione diastolica restrittiva (Fig. 10) si manifesta con un'onda E prevalente rispetto all'onda A e una riduzione del tempo di decelerazione (< 140 msec). Il flusso nelle vene polmonari, esaminate con il Doppler pulsato, è ben correlato ai valori di pressione atriale sinistra. La riduzione della componente sistolica del flusso polmonare è espressione di un aumento della pressione atriale sinistra; in assenza di rigurgito mitralico e di disfunzione sistolica tale reperto è indicativo di disfunzione diastolica.

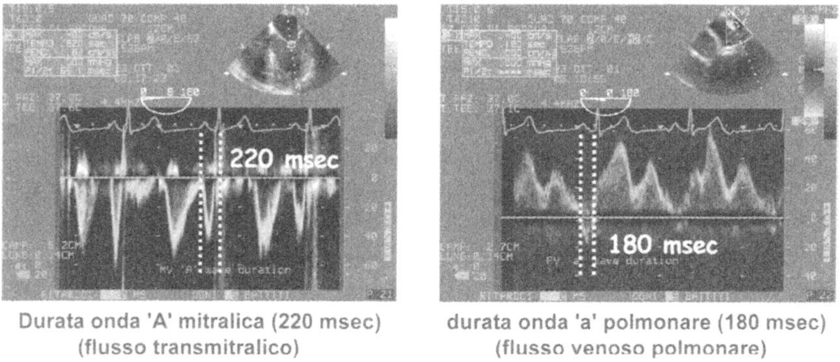

Fig. 7. Onda A flusso transmitralico e onda 'a' flusso nelle vene polmonari (Doppler pulsato)

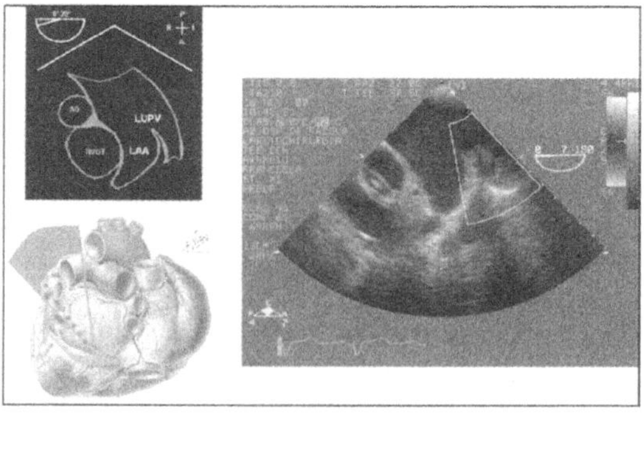

Fig. 8. Flusso venoso polmonare (Color Doppler) della vena polmonare superiore sinistra

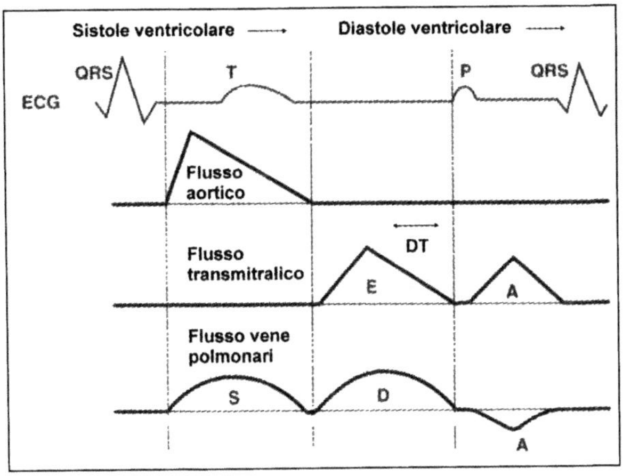

Fig. 9. Flusso aortico, mitralico e polmonare in forma schematica (Doppler pulsato)

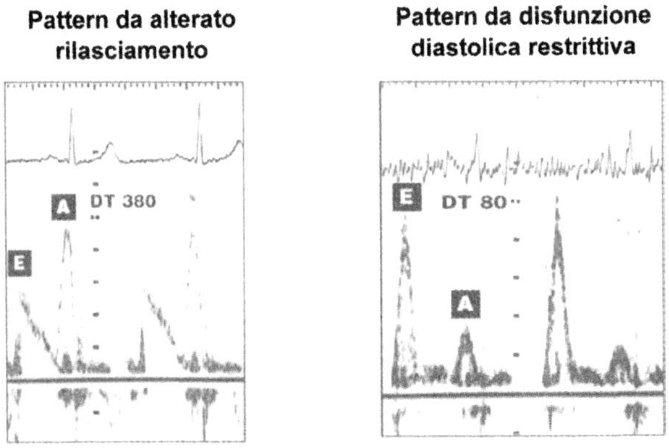

Fig. 10. Flusso transmitralico e disfunzione diastolica

I limiti della valutazione ecocardiografica della funzione diastolica nell'ambito della terapia intensiva sono legati alla frequente presenza di tachicardia, alle frequenti variazioni delle condizioni di carico e alla presenza di insufficienza mitralica, tutte variabili che modificano i pattern appena descritti anche in assenza di alterazioni della funzionalità diastolica. Tali limiti sono in parte superati dall'impiego aggiuntivo di nuove metodiche, come il Doppler tissutale a livello dell'annulus mitralico o il color M-mode a livello del flusso transmitralico, più specificamente sensibili alla disfunzione diastolica indipendentemente dalle condizioni di carico. Pertanto nella pratica quotidiana della terapia intensiva rimane pur sempre fondamentale la semplice valutazione degli effetti di una disfunzione diastolica sulle pressioni e volumi di riempimento (PAWP e EDV) e sull'emodinamica del paziente, piuttosto che l'analisi isolata ed accurata della funzionalità diastolica cardiaca di per sè stessa.

L'analisi della curva pressione-volume ventricolare della fase diastolica, attraverso la valutazione integrata delle pressioni EDP o PAWP e dei volumi di riempimento EDV o EDA, rappresenta probabilmente il metodo più preciso di valutazione dell'adeguatezza del precarico, oltre che della compliance ventricolare.

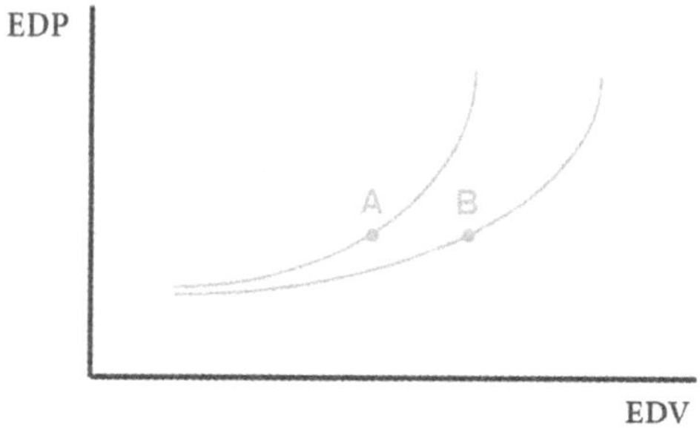

Fig. 11. Curva pressione-volume ventricolare telediastolica

Nell'esempio della Figura 11 l'analisi del precarico e/o della funzione diastolica di due pazienti (A e B) dalla semplice analisi delle pressioni di riempimento EDP o PAWP (punto A e punto B) ci porta all'errata conclusione di due pazienti con lo stesso precarico e con identica funzione diastolica; in realtà, avendo i due pazienti funzioni diastoliche differenti, il paziente A ha un precarico ridotto (EDV inferiore), oltre a una compliance ventricolare inferiore, rispetto al paziente B.

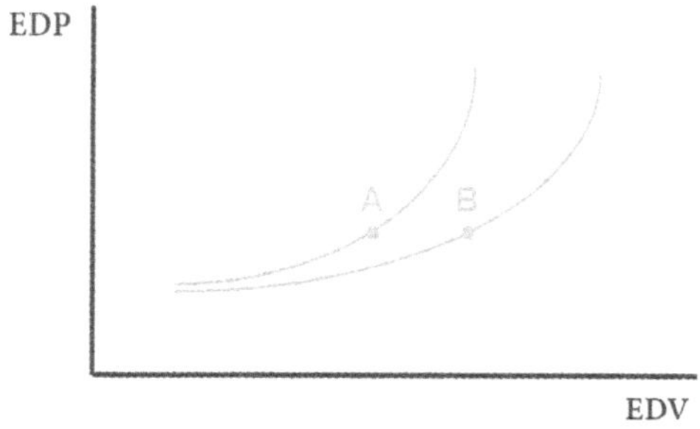

Fig. 12. Curva pressione-volume ventricolare telediastolica

Per contro l'analisi del precarico e/o della funzione diastolica degli stessi due pazienti dalla semplice analisi dei volumi di riempimento (Fig. 12: punto A e punto C) ci porta pure all'errata conclusione che i due pazienti, avendo gli stessi valori di EDV, hanno le stesse condizioni di precarico, ipotizzando la stessa compliance; in realtà, avendo i due pazienti una diversa compliance ventricolare, a eguali volumi di precarico corrispondono ben diverse pressioni di riempimento.

Infine, due pazienti con la stessa pressione e lo stesso volume di riempimento (Fig. 13: punto A e punto D) non necessariamente si trovano nelle stesse condizioni di precarico, a causa delle diverse caratteristiche di esponenzialità (e quindi di rigidità ventricolare) delle due curve pressione-volume ventricolare telediastoliche.

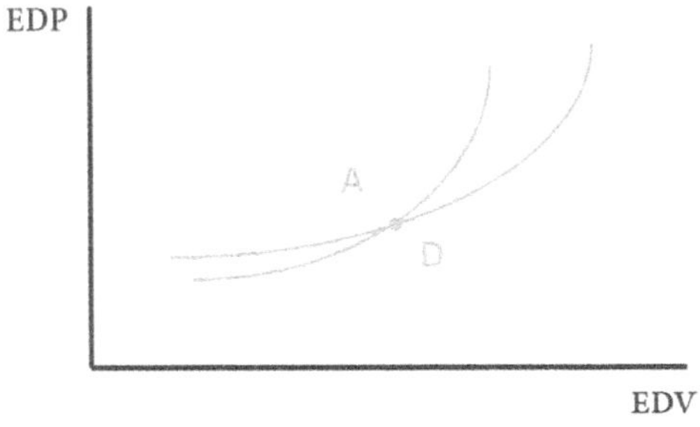

Fig. 13. Curva pressione-volume ventricolare telediastolica

Nel paziente A ad ulteriori incrementi di volume corrispondono maggiori incrementi di pressione; nel paziente D ad ulteriori incrementi di volume corrispondono minori incrementi di pressione.

Pertanto in presenza di una bassa gittata e/o di una bassa pressione arteriosa il precarico, come volume di riempimento, pur essendo più affidabile della pressione di riempimento, non può essere valutato disgiuntamente dalla funzione diastolica, come compliance ventricolare. La valutazione può essere fatta semplicemente attraverso l'integrazione dei due parametri, pressione di riempimento (EDP o PAWP) e volume di riempimento (EDV o EDA), sia considerati in senso assoluto che in base alle loro variazioni dopo un carico volemico. La PAWP inoltre, non si può considerare una stima del riempimento del ventricolo sinistro ma piuttosto una stima della riserva diastolica del sistema cardiopolmonare che possiamo utilizzare per incrementare la portata e/o la pressione arteriosa tramite l'infusione di liquidi.

Postcarico: diversamente da quanto si suppone nella pratica clinica, il postcarico non è rappresentato semplicemente dalle resistenze arteriose sistemiche. Esso consiste più precisamente nelle forze che si oppongono alla contrazione ventricolare (resistenze periferiche, pressione critica di apertura del sistema vascolare, elastanza arteriosa, impedenza arteriosa, viscosità ematica). Seguendo tale definizione, per estrapolazione, il postcarico viene espresso in maniera più adeguata dallo stress telesistolico della parete ventricolare (end-systolic wall stress [LVESWS]), inteso come risultato del postcarico sul ventricolo piuttosto che postcarico vero e proprio. Lo stress della parete ventricolare gioca un ruolo cruciale nel determinare la performance ventricolare influenzando la lunghezza del sarcomero, la disponibilità dei ponti actina-miosina e la perfusione miocardica.

Metodologia

Il LVESWS si calcola a fine sistole in quanto in questo momento la forza che si oppone alla contrazione e all'accorciamento ventricolare è uguale allo stress misurato nella parete ventricolare, ed è correlato in modo direttamente proporzionale alla pressione telesistolica ed al volume telesistolico del ventricolo ed inversamente proporzionale al suo spessore telesistolico (Legge di Laplace). Tutti parametri che si possono ottenere con il TEE.

LVESWS= LV ESP x LV ESV / 2Hes

Viene calcolato con la formula di Grossman:

LVESWS = 1,35 x ESP x ESD/4 x Hes x (1 + Hes/ESD)

LVESWS, stress telesistolico della parete ventricolare; *ESP*, pressione telesistolica; *ESD*, diametro telesistolico della cavità ventricolare; *Hes*, spessore ventricolare a fine sistole.

Le misure telesistoliche necessarie per il calcolo dello stress ventricolare possono essere derivate dalla classica proiezione transgastrica in asse corto a livello mediopapillare (TEE 2-D e M-mode). Tuttavia, nella pratica clinica tale parametro rimane di difficile misurazione e time-consuming.

Contrattilità: la contrattilità è una proprietà intrinseca della cellula miocardica dipendente dalla quantità di calcio immagazzinato nella cellula. Come tale è indipendente dal precarico e dal postcarico e non può essere valutata tramite la semplice stima della portata cardiaca (CO) o della frazione di eiezione (EF), che sono indici carico-dipendenti. Essa riflette l'intensità dell'attivazione della cellula muscolare miocardica ed è influenzata da fattori chimici e ormonali. Essendo una proprietà intrinseca della miofibra viene correttamente approssimata in termini meccanici nel cuore isolato alla velocità di contrazione del miocardio, nel sistema cardiovascolare integrato al rapporto tra velocità di contrazione del miocardio (Vcfc = accorciamento circonferenziale medio della fibra miocardica) e l'end-systolic wall stress, come espressione del postcarico.

Metodologia

Indici di contrattilità carico-dipendenti si possono rilevare sia in fase isovolumetrica, come il dp/dt, sia in fase di eiezione, come la portata cardiaca (CO), o la frazione di eiezione (EF). Il dp/dt si può calcolare in presenza di una insufficienza mitralica dall'analisi della velocità del rigurgito mitralico con il Doppler continuo.

Indici di contrattilità carico-indipendenti sono il tempo di contrazione isovolumetrica (IVCT) e la relazione pressione/volume a fine sistole (ESPVR). Il tempo di IVCT è l'intervallo di tempo tra l'onda Q dell'ECG e l'apertura della valvola aortica (Doppler pulsato a livello della valvola aortica in sezione transgastrica profonda). La relazione pressione/volume a fine sistole può essere calcolata sulla base di diversi valori di pressione e di volume telesistolici, dopo opportune variazioni delle condizioni di carico (Trendelemburg o fenilefrina). Pur rimanendo validi per la ricerca, questi indici sono scarsamente utilizzati nella pratica clinica, per la complessità della rilevazione.

Funzione ventricolare destra: la presenza di disfunzione ventricolare destra aumenta la mortalità ospedaliera ed a distanza perché espressione di una forma più avanzata di scompenso sinistro e di ipertensione polmonare e perché l'efficacia dei presidi terapeutici è minore, a causa delle caratteristiche anatomo-morfologiche del ventricolo destro. Con la TEE non è possibile fare una buona quantificazione della frazione di eiezione destra a causa della forma anatomica a semiluna

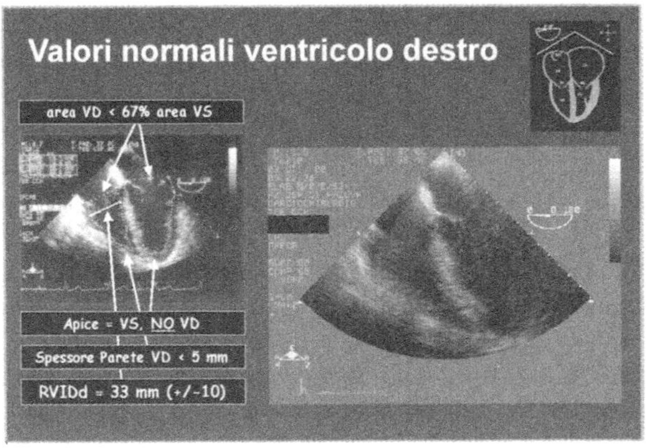

Fig. 14. Funzione ventricolare destra

delle due camere destre (afflusso e efflusso), non riconducibili a una ideale forma ellittica come nel ventricolo sinistro. La disfunzione destra comporta una riduzione del precarico ventricolare sinistro e quindi della portata cardiaca. La diminuzione del precarico è causata dalla riduzione della portata destra e dalla alterazione del riempimento sinistro ad opera dello spostamento a sinistra del setto ventricolare. La riduzione della portata cardiaca provoca ipotensione ed ipoperfusione coronarica innescando un circolo vizioso che peggiora ulteriormente la funzione destra. Le indicazioni più frequenti allo studio del cuore destro nell'ambito intensivo e del paziente adulto sono: l'embolia polmonare, le miocardiopatie dilatative, l'infarto ventricolare destro, la stenosi mitralica con ipertensione polmonare, la sepsi, la BPCO, l'assistenza ventricolare sinistra (LVAD).

La valutazione ecocardiografica della funzione ventricolare destra ha il vantaggio di visualizzare la morfologia, la cinesi, il grado di insufficienza tricuspidale e l'interazione biventricolare, a fronte dei limiti rappresentati dall'applicazione limitata nel tempo, dalla valutazione imprecisa e semiquantitativa dei parametri.

Metodologia

Le informazioni sulla funzione ventricolare destra (Fig. 14) sono deducibili da semplici parametri:

- cinetica qualitativa della parete libera del ventricolo destro;
- diametro diastolico ventricolare destro (RVIDd) verso diametro diastolico ventricolare sinistro;
- area ventricolare destra verso area ventricolare sinistra;
- spessore parete libera ventricolo destro;
- escursione sistolica dell'annulus tricuspidale;
- movimento sistodiastolico del setto interventricolare (sovraccarico di pressione verso sovraccarico di volume);
- movimento del setto interatriale e presenza di fossa ovale pervia (shunt paradosso);
- valutazione dell'insufficienza tricuspidale e dell'insufficienza valvolare polmonare e misura dei gradienti intracardiaci (Legge di Bernoulli).

Le proiezioni impiegate per studiare il ventricolo destro (Fig. 15) sono: la proiezione bicavale (per la valutazione dello spostamento della fossa ovale verso sinistra e l'eventuale pervietà con la prova dell'ecocontrasto); la 4-camere medioesofagea (per la cinetica ventricolare, la misura delle aree e dei diametri e la valutazione del setto interventricolare); la proiezione inflow-outflow del ventricolo destro (per la quantificazione del rigurgito tricuspidale, la misurazione della pressione sistolica polmonare, lo studio del movimento dell'annulus tricuspidale, l'identificazione di eventuali trombi nel ventricolo destro o nel tronco della polmonare); la proiezione asse corto transgastrico (per le dimensioni del ventricolo destro, la cinetica ventricolare e il movimento sistodiastolico del setto interventricolare).

I segni ecocardiografici tipici della disfunzione ventricolare destra sono: la dilatazione del ventricolo, con un diametro che supera in telediastole il valore di 30 mm; l'ipocinesia della parete libera soprattutto nei sovraccarichi di pressione, la ridotta escursione dell'annulus tricuspidale (< 20 mm); la presenza di insufficienza tricuspidale di grado moderato-severo, il movimento del setto interatriale e del setto interventricolare verso sinistra (in sistole nei sovraccarichi di pressione, in diastole nei sovraccarichi di volume).

Cardiopatia ischemica

L'ischemia miocardica è storicamente un campo di pertinenza cardiologica ma spesso interessa anche chi deve operare in area critica o in sala operatoria.

Sintomatologia, ECG ed enzimi rappresentano i capisaldi nella diagnosi di ischemia cardiaca ed infarto miocardico. Tuttavia, in ambito anestesiologico spesso viene a mancare proprio ciò che genera ogni indagine diagnostica ovvero il dolore toracico, un utile parametro clinico di ischemia.

L'ECG a sua volta riconosce limiti in termini di sensibilità e specificità tanto più in S.O. ove è difficile poter monitorare le 12 derivazioni.

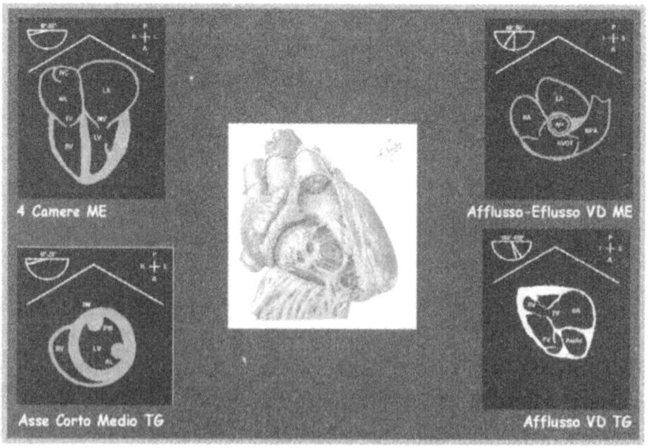

Fig. 15. Proiezione ecocardiografiche schematiche per la funzione ventricolare destra

Infine, gli enzimi, pur rappresentando il gold standard per la diagnosi di un qualsiasi insulto che comporti anche la minima necrosi miocardica, non possono ovviamente essere utilizzati come sistema di monitoraggio intraoperatorio.

Peraltro è riconosciuto dalla fisiopatologia che il marker della cinetica segmentaria della parete muscolare miocardica è più precoce del marker elettrico come indice di ischemia/infarto miocardico.

Le informazioni ottenibili con la TEE nell'ambito della diagnosi e del monitoraggio dell'ischemia miocardica sono:

- ocalizzazione di alterazioni della cinetica regionale;
- estensione di tali alterazioni segmentarie;
- dimensioni ventricolo sinistro;
- conseguenze sulla funzione emodinamica ventricolare e sul meccanismo di chiusura della mitrale;
- eventuale presenza di aneurisma ventricolare e trombi.

Metodologia

Le alterazioni della cinetica segmentaria del ventricolo sinistro sono tipiche dell'IMA e la loro sede è ben correlata alla distribuzione della coronaropatia. Tuttavia, è possibile osservare tali alterazioni anche in pazienti con ischemia miocardica transitoria, cicatrici da pregresso infarto, nonché in pazienti con miocardite. Sebbene possa essere difficile fare una distinzione tra IMA e pregressa necrosi, la conservazione di un normale spessore di parete e della normale ecoreflettività suggeriscono la presenza di un evento acuto.

La cinetica parietale è definita dall'insieme del movimento dell'endocardio verso il centro ideale della cavità ventricolare durante la sistole e dell'ispessimento consensuale della parete ventricolare. Quest'ultimo permane conservato in presenza di ischemie o infarti che interessano meno del 20% dello spessore miocardico mentre viene a mancare quando viene coinvolto almeno il 40% dello spessore miocardico. Il movimento di parete a sua volta rimane normale per infarti che coinvolgono < 12% della circonferenza in quanto la piccola zona infartuata viene trascinata dal miocardio normale ad essa circostante.

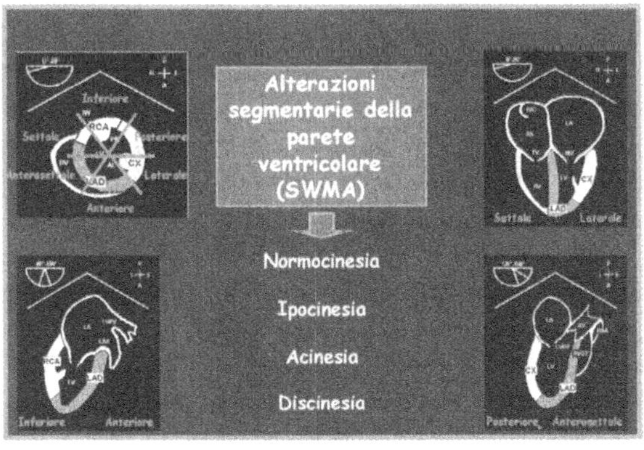

Fig. 16. Proiezioni ecocardiografiche schematiche per la funzione regionale ventricolare

Per l'analisi accurata della cinetica parietale l'American Society of Echocardiography (ASE) prevede uno schema che suddivide il ventricolo in 16 segmenti (6 basali, 6 del tratto medio e 4 apicali) (Fig. 16) [10, 11].

Questo metodo di segmentazione utilizza dei punti di repere anatomici, è sufficientemente dettagliato e discretamente corrispondente alla irrorazione coronarica. Infatti, i segmenti settali sono di pertinenza dell'arteria discendente anteriore con l'eccezione del segmento basale del setto inferiore che è perfuso dalla discendente posteriore, ramo usualmente fornito dalla coronaria destra.

La discendente anteriore inoltre irrora anche la parete anteriore e gran parte dell'apice. Quest'ultimo è tuttavia un territorio eterogeneo: il segmento infero-apicale è più frequentemente di pertinenza della coronaria destra insieme con tutta la parete inferiore.

Infine, i segmenti medi e basali delle pareti laterale e posteriore sono perfusi dall'arteria circonflessa.

Questo modello garantisce un'adeguata valutazione della cinetica in quanto costringe l'operatore ad un attento esame di tutti i segmenti in due proiezioni ortogonali tra loro: ciò permette di visualizzare più volte le regioni di interesse e secondo un asse perpendicolare alla direzione del fascio ultrasonoro.

Le sezioni TEE utilizzate per lo studio della cinetica parietale sono: la quattro-camere, la due-camere e l'asse lungo a livello medio-esofageo, l'asse corto basale e l'asse corto medio a livello transgastrico.

La sezione asse lungo consente di visualizzare il setto anteriore e la parete posteriore. Le sezioni in asse corto consentono invece un'analisi dei segmenti appartenenti al territorio di distribuzione di tutte e tre le coronarie (ed è per questo motivo che vengono più spesso utilizzate come sezioni per il monitoraggio emodinamico continuo).

La quattro-camere e la due-camere esaminano rispettivamente la parete settale e laterale e la parete anteriore e inferiore con i rispettivi segmenti apicali.

Oltre a questa valutazione che riguarda la cinetica parietale, in pazienti in cui vi è il sospetto di un'ischemia miocardica è possibile (se la finestra acustica lo permette) visualizzare con la TEE direttamente le coronarie e campionarne il flusso.

I termini utilizzati per descrivere la cinetica fanno riferimento ad una valutazione visiva del movimento di parete. Così se siamo in presenza di una appena percettibile riduzione del movimento e ispessimento dell'endocardio utilizziamo il termine ipocinesia, per una totale mancanza di movimento utilizziamo il termine acinesia mentre se la parete da noi valutata segue il movimento inverso, rispetto al resto del miocardio, durante la sistole, utilizziamo il termine discinesia. L'aneurisma infine è una protrusione del miocardio che permane in sistole e diastole.

Per una quantificazione dell'estensione del miocardio ischemico si assegna un punteggio di dissinergia ad ogni singolo segmento secondo lo schema proposto dall'ASE: 1 = normocinesia, 2 = ipocinesia lieve, 3 = ipocinesia severa, 4 = acinesia, 5 = discinesia. Il punteggio globale si ottiene facendo la somma dei vari punteggi e dividendola per il numero dei segmenti esaminati. Si crea così un numero che quantifica il grado di asinergia e di compromissione della cinetica ventricolare (WMSI).

Dissezione acuta dell'aorta toracica

In caso di dissezione acuta dell'aorta ascendente (Fig. 17) la mortalità nelle prime 48 ore è di circa l'1% ogni ora, si richiedono quindi una diagnosi ed una terapia rapide ed efficaci: una quota non trascurabile (11-35%) di pazienti ricoverati per sospetta dissezione aortica acuta va incontro a morte senza una diagnosi certa. L'angiografia o l'angio-TAC sono metodiche accurate ma time-consuming ed in questi pazienti spesso vi è un'importante instabilità emodinamica che non consente ulteriori perdite di tempo: l'utilizzo della TEE per la diagnosi preoperatoria possiede, sulla base dell'evidenza clinica data dall'aortografia o dal referto chirurgico o necroscopico, una sensibilità ed una specificità rispettivamente dell'88-100% e del 77-100% [12, 13].

Metodologia

I rilievi fondamentali da ricercare per la dissezione sono:

- presenza e localizzazione del flap intimale e/o dell'ematoma intramurale;
- ricerca delle complicanze (emopericardio, emotorace, emomediastino).

Tali reperti orientano verso la diagnosi (Tipo A o B) e verso la successiva strategia terapeutica.

Informazioni M-mode e 2D:

1. visualizzare e localizzare il flap intimale (intima dissecata e fluttuante) oppure l'esistenza di un ematoma intramurale (ispessimento della parete aortica dovuto ad emorragia sottointimale senza comunicazione con il falso lume). E' importante ricercare con accuratezza i falsi positivi (calcificazioni, riverbero dell'atrio sinistro, cateteri intracardiaci, strutture venose, dilatazione dei seni di Valsalva) e/o i falsi negativi (interessamento della zona aortica cieca alla TEE);

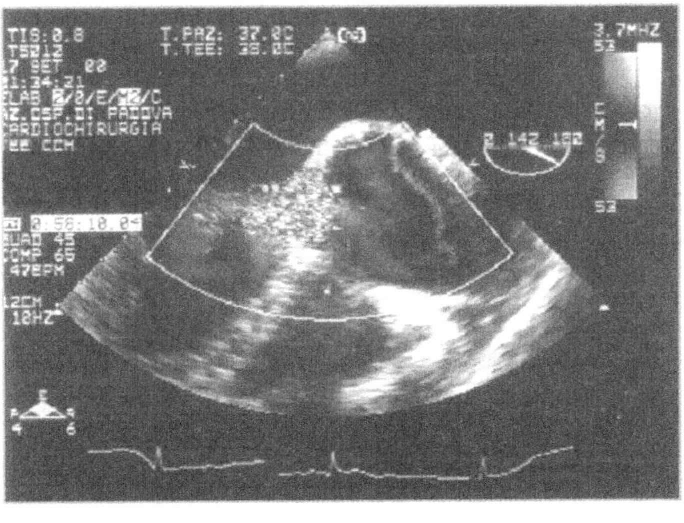

Fig. 17. Dissezione aortica del I tipo

2. individuare l'eventuale breccia d'ingresso, e quella di rientro;
3. individuare la presenza di trombosi del falso lume;
4. valutare la morfologia della valvola aortica ed un suo eventuale interessamento;
5. calcolare le dimensioni della radice aortica;
6. valutare la funzione ventricolare sinistra globale e regionale;
7. individuare versamenti in cavità pleurica, pericardica o mediastinica;
8. determinare se vi è un coinvolgimento dell'arco e dei vasi epiaortici;
9. valutare la presenza di eventuali patologie cardiache associate.

Informazioni Doppler e color Doppler:

1. valutazione della presenza e dell'entità dell'insufficienza aortica;
2. studio dei flussi nel falso lume e nel vero lume;
3. coesistenza di eventuali patologie associate.

La TEE intraoperatoria inoltre deve valutare il coinvolgimento delle coronarie, la localizzazione delle brecce, la perfusione del vero lume durante la circolazione extracorporea, e il risultato chirurgico.

TEE e decisione chirurgica: il riscontro di un flap intimale in aorta ascendente (Tipo A), di segni di rottura aortica (emopericardio, emomediastino, emotorace) anche nel Tipo B orientano verso la terapia chirurgica nel caso di dissezione acuta. La dissezione cronica di qualunque tipo e la dissezione acuta di tipo B non complicata orientano verso la terapia medica con successivi follow-up. L'ematoma intramurale segue, allo stato attuale, le stesse indicazioni della dissezione aortica.

Traumi cardiaci

La rottura cardiaca può verificarsi acutamente o come complicanza di una precedente contusione cardiaca. Le camere più spesso coinvolte sono quelle di destra con l'apice come zona più a rischio. Il paziente si presenta o in shock con emotorace massivo o con un quadro di shock inspiegabile o con un tamponamento. La TEE è di fondamentale importanza per diagnosticare e valutare l'estensione della breccia o per guidare una pericardiocentesi.

Come conseguenza di un trauma toracico grave, la lesione di una valvola può essere un'altra evenienza che causa una compromissione importante dell'emodinamica. Tale lesione può presentarsi clinicamente con un quadro acuto di shock cardiogeno e edema polmonare o può avere un'evoluzione sub-acuta con un quadro clinico di insufficienza ventricolare progressiva.

La valvola più frequentemente coinvolta è quella aortica ma il trauma può generare virtualmente una lesione di qualsiasi valvola. In tali circostanze la TEE è uno strumento che consente una rapida diagnosi differenziale di uno shock in un paziente traumatizzato e può dirigere in maniera ottimale l'approccio terapeutico più corretto.

Embolia polmonare

I pazienti che giungono in Terapia Intensiva sono spesso ipotesi ed ipossici. L'embolia polmonare può esserne la causa. Ovviamente il quadro clinico dipende dall'estensione dell'embolizzazione e/o dalla dimensione del trombo. La TEE può evidenziare direttamente l'embolo in arteria polmonare (quando le dimensioni e la posizione di quest'ultimo lo permettano) (Fig. 18) oppure può valutare il grado di compromissione emodinamica a carico del ventricolo destro. I reperti che si ricercano con la TEE sono: aumento delle dimensioni del ventricolo destro (Fig. 19) con aumento del rapporto tra i volumi ventricolari destro e sinistro, ipocinesie associate (spesso la punta del ventricolo destro), insufficienza tricuspidale, shift del setto ventricolare in telesistole (sovraccarico di pressione) e/o in telediastole (sovraccarico di volume), infine aumento della pressione sistolica e telediastolica in arteria polmonare attraverso la valutazione delle velocità di rigurgito eventualmente presente a livello della valvola tricuspidale e della valvola polmonare (se la funzionalità del ventricolo destro non è troppo compromessa). È corretto comunque sottolineare come quelli citati siano tutti indici emodinamici conseguenti agli effetti di una embolia polmonare e rimane indispensabile per una diagnosi certa l'utilizzo dell'angio-TAC. Tuttavia, in presenza di un quadro clinico fortemente sospetto con reperti ecocardiografici compatibili con un'embolia polmonare ed in assenza di controindicazioni all'utilizzo dell'eparina è appropriato iniziare da subito l'anticoagulazione. A completamento dell'indagine ecocardiografica va ricercata la presenza di un forame ovale pervio (PFO) per l'eventuale rischio associato di un'embolia paradossa nel circolo sistemico.

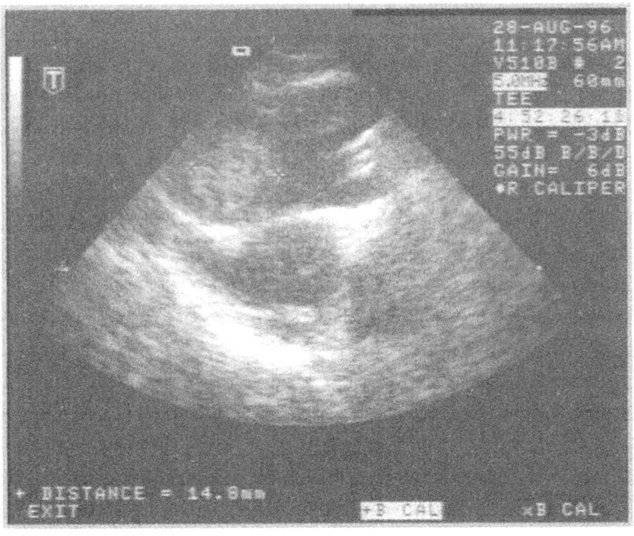

Fig. 18. Embolia polmonare: embolo in arteria polmonare

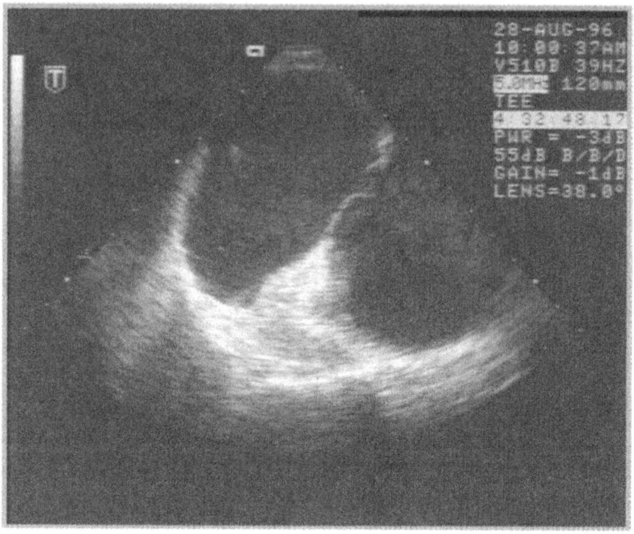

Fig. 19. Embolia polmonare: disfunzione ventricolare destra

Tamponamento cardiaco

La TEE (qualora la finestra acustica non consenta l'utilizzo dell'ecocardiografia transtoracica) è sicuramente il monitoraggio più sensibile da utilizzare per la valutazione di un versamento pericardico e per una diagnosi di tamponamento cardiaco.

È comunque utile sottolineare come il rilievo ecocardiografico di versamento pericardico, non è di per sé sufficiente per la diagnosi di tamponamento cardiaco. Infatti, non è raro osservare versamenti anche cospicui, associati tuttavia ad un aumento trascurabile della pressione pericardica e della pressione diastolica ventricolare: l'evoluzione verso il tamponamento dipende dalla compliance del pericardio e dalla velocità con cui si accumula il liquido in pericardio.

Il tamponamento cardiaco infatti è la conseguenza emodinamica di un aumento della pressione intrapericardica, che eguaglia o supera la normale pressione di riempimento del ventricolo destro e/o sinistro. Il segno ecocardiografico di tale compromissione è il collasso diastolico delle camere destre dovuto ad una transitoria inversione del gradiente pressorio tra camere destre e pericardio, responsabile appunto dell'invaginazione o collasso della parete atriale o ventricolare destra. L'entità di questi gradienti negativi varia con il ciclo cardiaco e respiratorio ed è maggiore in protodiastole e a fine espirazione (polso paradosso). La parete ventricolare destra assume un aspetto concavo durante la diastole rilevabile in sezione quattro-camere. Nonostante l'elevata sensibilità di questo segno, esistono tuttavia casi in cui può manifestarsi tardivamente, o addirittura non presentarsi: qualora vi sia un aumento della resistenza offerta dalla parete ventricolare, come accade, ad esempio, nei pazienti con ipertrofia ventricolare destra, ipertensione polmonare o infiltrazione neoplastica del ventricolo, tale segno può essere del tutto assente.

Il collasso diastolico dell'atrio destro è un segno ancora più sensibile di aumento della pressione intrapericardica: compare infatti con una pressione pericardica media di 10 ± 4 mmHg, cui corrisponde una diminuzione della gittata cardiaca di circa il 20%, in assenza ancora di variazioni della pressione arteriosa media.

Valutazione del paziente emodicamente instabile con la TEE

Shock (Tab. 1): "Instabilità emodinamica" solitamente è sinonimo di ipotensione arteriosa. Il primo quesito diagnostico è: «Si tratta di un problema cardiaco o non-cardiaco?».

Tabella 1. Shock e parametri emodinamici

MAP =SV	**x**	**HR**	**x**	**SVR**
A) PRECARICO		Shock cardiogeno (ritmo)		POSTCARICO
Shock ipovolemico		Shock neurogeno		Shock distributivo
Shock ostruttivo				Shock neurogeno
Shock cardiogeno				
(alcune lesioni valvolari)				
B) FUNZIONE CARDIACA				
Shock cardiogeno				
(muscolo, valvole)				
Shock neurogeno				

Tabella 2. Guida rapida TEE alla diagnosi differenziale in presenza di shock circolatorio

Categoria	**LVEF o FAC**	**LVEDA**
Shock ipovolemico	⇑	⇓
		"kissing ventricle"
Ischemia/infarto miocardico	⇓	⇑
	(anomalie cinetica segmentaria)	
Shock cardiogeno	⇓	⇑
Shock ostruttivo	Normale o ⇑	⇓
Tamponamento		collasso diastolico
Shock settico (SS)	-	-
a) SS classico ad alta portata	Normale o ⇑⇑	Normale o ⇓
b) SS "freddo"	⇓	Normale o ⇑
Shock neurogeno	-	-
a) alto (sopra T4)	Normale o ⇓	Normale o ⇓
b) basso (sotto T4)	Normale o ⇑	⇓

Di fronte ad un paziente in stato di shock circolatorio, in cui sia coinvolta la funzione cardiaca e il ritorno venoso, la diagnosi differenziale può essere convenientemente fatta nel modo seguente:

- shock ipovolemico*:
  - emorragico: occulto o evidente;
  - perdita di liquidi: assoluta (renale, gastrointestinale) o relativa (vasodilatazione);
- shock cardiogeno:
  - insufficienza miocardica*: sistolica o diastolica, sinistra o destra (da ischemia/infarto*, da miopatia dilatativa*, restrittiva*, farmacologica, metabolica, traumatica*, da disaccoppiamento ventricoloarterioso);
  - disfunzione valvolare*: insufficienza acuta, dissezione, infezione, trauma, trombo, mixoma;
  - sistema di conduzione: bradiaritmia, tachiaritmia;
  - tamponamento pericardico*: localizzato o generalizzato (trauma, infezione, neoplasia, postoperatorio, metabolico, postinfartuale, autoimmune);
- shock distributivo:
  - sepsi;
  - SIRS: pancreatite, ustioni, trauma, farmaci, insufficienza epatica;
  - anafilassi;
  - crisi addisoniane;
- shock ostruttivo:
  - ostruzione ritorno venoso: tamponamento*, aumento pressione intratoracica (pnx, PEEP, pressione vie respiratorie), ostruzione vena cava inferiore (tumore, trombo, gravidanza);
  - ostruzione alla eiezione cardiaca (sinistra o destra): embolia polmonare*, ostruzione dinamica (SAM) *, ostruzione fissa*;
- shock neurogeno:
  - anatomico, da farmaci (anestetici);
  - vasodilatazione sotto la lesione;
  - contrattilità cardiaca depressa se lesione sopra T4;
- shock misto: una combinazione dei precedenti.

(* situazioni cliniche dove l'ecocardiografia può definitivamente fare diagnosi)

Ruolo della TEE nella valutazione dello shock (Tab. 2): il ruolo della TEE per una valutazione sistematica ed immediata della compromissione emodinamica in questi pazienti comprende:

1. Valutazione qualitativa morfo-funzionale completa delle camere cardiache, dell'apparato valvolare, e dei vasi intratoracici (emodinamica qualitativa, embolia polmonare, dissezione aortica, masse e trombi intraventricolari, ischemia/infarto miocardico, complicanze postinfartuali, versamenti pleuropericardici, ecc.).
2. Valutazione dei volumi e aree telediastoliche del ventricolo sinistro (LVEDV):
   1) area telediastolica ventricolare sinistra (LVEDA) (normale se > 5,5 cm^2/m^2);
   2) obliterazione dell'area telesistolica ventricolare sinistra (LVESA) ("kissing ventricle") in caso di ipovolemia.

3. Valutazione della pressione di riempimento ventricolare sinistra (LAP):
   a) Doppler pulsato vene polmonari:
   1) LAP < 15 mmHg: riempimento atriale prevalentemente durante la sistole ventricolare, normale sbandieramento ciclico del setto interatriale durante il ciclo cardiaco;
   2) LAP > 15 mmHg: riempimento atriale prevalentemente durante la diastole ventricolare, curvatura del setto prevalentemente verso destra;
   3) LAP = 35 – (0,39 x frazione sistolica flusso polmonare);
   4) rapporto tra durata dell'onda A transmitralica e durata dell'onda a (atriale) delle vene polmonari (Pva) (durata onda A > durata Pva: LAP < 15 mmHg).
4. Valutazione della funzione diastolica ventricolare sinistra:
   a) Doppler pulsato valvola mitrale (flusso transmitralico):
   1) l'onda E (peak E) varia direttamente con la LAP e indirettamente con la pressione arteriosa media (MAP);
   2) l'onda A (peak A) denota il contributo atriale alla gittata sistolica;
   3) l'onda A, il tempo di decelerazione dell'onda A, DT, l'onda E, in combinazione con le onde sistolica (S), diastolica (D), atriale (a) polmonari (PVs, PVd, PVa) sono indicative della funzione diastolica (oltrechè del riempimento ventricolare sinistro).
5. Valutazione della contrattilità miocardica globale:
   1) stima qualitativa della frazione di eiezione (LVEF);
   2) frazione di eiezione per aree (FAC) (LVEDA-LVESA/LVEDA);
   3) frazione di accorciamento (LVFS) e frazione di accorciamento circonferenziale (mean Vcfc) (M-mode; LVIDd-LVIDs/LVIDd; LVIDd-LVIDs/LVIDd x [LVOT ET]);
   4) escludere ipovolemia e riduzione acuta del postcarico (sepsi, insufficienza mitralica acuta, insufficienza aortica acuta, difetto interventricolare).
6. Valutazione della cinetica segmentaria del ventricolo sinistro e destro (SWMA).
7. Calcolo della portata cardiaca (CO) con il Doppler continuo a livello dell'efflusso ventricolare sinistro e calcolo di altre variabili emodinamiche (pressioni intracavitarie) con lo studio Doppler dei rigurgiti valvolari:
   1) gittata sistolica (SV) x frequenza cardiaca (HR) = area efflusso VS (CSA) x integrale tempo-velocità (VTI) x HR;
   2) pressione VD ~ pressione AP = $4V^2$ TR jet (insufficienza tricuspidale) + PVC;
   3) pressione atriale sinistra (LAP) = pressione VS ~ pressione aortica sistolica - $4V^2$ MR jet (insufficienza mitralica).
8. Valutazione dell'atrio e del ventricolo destro, parete libera e setto interventricolare, per escludere la presenza di una eventuale disfunzione ventricolare destra (sovraccarico di volume e/o sovraccarico di pressione).
9. Valutazione di altre cause cardiache di shock (apparato valvolare, pericardio).

Nella Tabella 3 sono riassunte alcune condizioni cliniche associate ad instabilità emodinamica in terapia intensiva e relativi parametri ecocardiografici di diagnosi.

Tabella 3. Emergenze emodinamiche ed ecocardiografia transesofagea (TEE)

Patologia	Sezioni TEE	Parametri TEE
Tamponamento pericardico	ME 4-camere TG asse corto medio-papillare TG asse lungo	Versamento Collasso diastolico atriale Eccessive variazioni di velocità onda 'E' mitralica o 'S' polmonare con la inspirazione
Dissezione aortica	ME asse corto e lungo VA ME asse corto e lungo aorta ascendente ME asse corto e lungo aorta discendente ES asse corto e lungo arco aortico	Flap intimale Assenza di flusso nel falso lume (color Doppler) Insufficienza aortica Versamento pericardico
Embolia polmonare	ME 4-camere ME afflusso-efflusso VD ME asse corto aorta ascendente TG o TG profondo afflusso VD	Densità ecogenica in arteria polmonare Atrio e ventricolo destro dilatati Atrio e ventricolo sinistro piccoli Insufficienza tricuspidale e polmonare Pervietà forame ovale (shunt D $\Rightarrow$ S?)
Ipovolemia	TG asse corto medio-papillare	$\Downarrow$ LVEDA (< 5,5 cm2/m2) $\Uparrow$ EF/FAC LVESA: "kissing ventricle"
Disfunzione ventricolare sistolica	TG asse corto medio-papillare	$\Uparrow$ LVEDA $\Uparrow$ LVESA $\Downarrow$ EF/FAC
Insufficienza o stenosi valvolare severa	ME e TG adeguate sezioni valvolari	Doppler (pulsato, continuo, color) Planimetria
Vasodilatazione	TG asse corto medio-papillare	LVEDA normale $\Uparrow$ EF/FAC Assenza di insufficienza valvolare severa o difetto interventricolare

TG, transgastrico; *ME*, medioesofageo; *ES*, esofageo superiore; *VA*, valvola aortica; *VD*, ventricolo destro; *LVEDA*, area telediastolica ventricolare sinistra; *EF*, frazione di eiezione; *FAC*, frazione di eiezione per aree

Conclusioni

L'ecocardiografia, in integrazione ad altre tecniche di monitoraggio emodinamico, gioca un ruolo determinante nella diagnosi delle patologie cardiovascolari acute e nel monitoraggio emodinamico del precarico, postcarico, e contrattilità miocardica, sia destra che sinistra. Questo non solo per la minor invasività della tecnica, ma per la completezza dei dati ottenuti (anche se semiquantitativi) e la rapidità della esecuzione dell'esame. Peraltro, è indubitabile che il fascino dato dalla TEE è legato ad una caratteristica, spesso messa in discussione e denigrata, che ha poco a che fare con l'obiettività scientifica ma che la rende al contempo una metodica unica: la soggettività e la personalizzazione di ogni referto ecocardiografico.

Tale caratteristica se da una parte rappresenta la maggior limitazione della TEE, dall'altra libera il medico dal suo ruolo di macchina scientifica, restituendolo così alla sua fantasia e capacità di immaginazione come parte integrante di ciò che sta osservando clinicamente, e ponendolo al centro del rapporto tecnologia-paziente.

Bibliografia

1. Kallmeyer IJ, Collard CD, Fox JA et al (2001) The safety of intraoperative transesophageal echocardiography: a case series of 7200 cardiac surgical patient. Anesth Analg 92:1126-1130
2. Kolev N, Brase R, Opizzi M et al (1998) The influence of transesophageal echocardiography on intraoperative decision making. A European Multicenter Study. Anaesthesia 53:767-773
3. Weiman AE (1994) Principles and practice of echocardiography, 2nd edn. Lea & Febiger, Philadelphia
4. Poelaert J, Roosens C, Segers P (2002) Monitoring left heart performance in the critically ill. In: Vincent JL (ed) Yearbook of intensive care and emergency medicine. Springer, Berlin Heidelberg New York, pp 519-536
5. Otto CM, Pearlman AS (1995) Textbook of clinical echocardiography. W.B. Saunders Company, Philadelphia
6. Rafferty TD (1995) Basics of transesophageal echocardiography. Churchill Livingstone, New York
7. Robotham JL, Tarata M, Barman M et al (1991) Ejection fraction revisited. Anesthesiology 74:172-183
8. Sorbara C, Bonato R (2001) Transesophageal echocardiography at the bedside for the diagnosis of cardiovascular dysfunction. In: Atlee, Vincent JL (eds) Critical care cardiology in the perioperative period. Springer-Verlag Italia, Milano, pp 45-65
9. Flachskampf FA, Decoodt P, Fraser AG et al (2001) Recommendations for performing transesophageal echocardiography. Eur J Echocardiography 2:8-21
10. Shanewise JS, Cheung AT, Aronson S et al (1999) ASE/SCA Guidelines for performing a comprehensive intraoperative multiplane transesophageal echocardiography examination: recommendations of the American Society of Echocardiography Council for Intraoperative Echocardiography and the Society of Cardiovascular Anesthesiologists Task Force for Certification in Perioperative Transesophageal Echocardiography. Anesth Analg 89:870-884
11. Ad hoc Task Force on Perioperative Transesophageal Ecocardiography (1996) Practice guidelines for perioperative transesophageal echocardiography. Anesthesiology 84:986-1006

12. Wiet SP, Pearce WH, McCarthy WJ et al (1994) Utility of TEE in the diagnosis of disease of the thoracic aorta. J Vasc Surg 20:613-620
13. Galli R, Pacini D, Di Bartolomeo R et al (1998) Surgical indications and timing of repair of traumatic ruptures of thoracic aorta. Ann Thorac Surg 65:461-464

Capitolo 15

Ecodoppler transesofageo: indicazioni, tecnica, vantaggi e limiti

G. Galimberti, R. Muchada, A. Gullo

Il monitoraggio cardiovascolare "standard" in sala operatoria in base alle linee guida della S.I.A.A.R.T.I., prevede la registrazione continua della traccia elettrocardiografica (ECG), il rilevamento incruento della pressione arteriosa (PAS, PAD, PAM), la registrazione del segnale capnografico (PetCO2) e la misurazione, mediante metodo fotopletismografico, della saturazione periferica in ossigeno (SpO2). Considerando che la prima misurazione invasiva della PA è stata fatta nel 1776 e che l'ECG è stato introdotto nel 1906 da Einthoven, si comprende bene come il monitoraggio della funzione cardiovascolare non abbia fatto sostanziali progressi fino ai giorni nostri, fatta eccezione per quelli riguardanti l'acquisizione, la manipolazione e la presentazione dei segnali. La PetCO2 rientra a pieno diritto all'interno del monitoraggio cardiovascolare "di base" in quanto è oramai dimostrato dalla letteratura, come costituisca oltre che un indispensabile parametro ventilatorio anche un utile segnale cardiocircolatorio. La sua produzione dipende infatti, com'è noto, da tre fattori principali: la produzione di CO2 nei tessuti, la ventilazione alveolare e la perfusione periferica e/o polmonare. Se due di queste variabili rimangono costanti, la variazione di PetCO2 dipenderà dall'andamento del restante fattore. Di conseguenza, durante anestesia generale, dove si può assumere con una certa approssimazione che il metabolismo cellulare e quindi la produzione di CO2 come pure la ventilazione alveolare grazie alla ventilazione meccanica rimangano costanti, è deducibile che rapide variazioni a carico della PetCO2 possono riflettere modificazioni a carico della gettata cardiaca. Riduzioni od incrementi improvvisi della PetCO2 ($\geq$ 3 mmHg) sono state sia qualitativamente [1] che quantitativamente [2] correlati a riduzioni consensuali della gettata cardiaca [2-4] e della gettata aortica [4].

In base alla legge di Poiseuille, fondamento dell'emodinamica, possiamo scrivere la relazione che lega la PA alla portata cardiaca tramite la seguente formula:

$$\Delta P = Q \times R \qquad (1)$$

dove ΔP è il gradiente pressorio ovvero la differenza di energia potenziale tra due punti del circolo, Q il flusso ematico e R (a sua volta uguale a $8\eta l/\pi r^4$) la resistenza al flusso. Si vede bene come tutte le variazioni della PA possono essere legate alla variazione isolata di uno di questi due parametri o alla loro variazione simultanea, concordante o discordante. Il risultato può essere anche una apparente pseudo-stabilità che di fatto maschera un'alterazione del fisiologico equilibrio emodinamico potenzialmente pericoloso per la stabilità del paziente. Tale monitoraggio cardiovascolare "di base" comunque non è in grado di fornire informazioni sulla gettata cardiaca, che rimane il parametro emodinamico principale in quanto regola il trasporto di ossigeno e di metaboliti verso le cellule e viceversa. Varie metodiche non invasive sono state sviluppate per integrare il monitoraggio cardiovascolare ma poche sembrano rispondere ai requisiti fondamentali di non-invasività, di semplicità da usare, di rapido apprendimento, di costi contenuti. L'ecodoppler transesofageo (TED) ideato da Muchada a Lione (Francia), alla fine degli anni '70, successivamente commercializzato come Dynemo 3 000 (Sometec) e quindi come Hemosonic (Arrow), grazie alle tecniche ad ultrasuoni applicate all'ecografia TM ed all'effetto Doppler rende possibile la misurazione della portata ematica all'interno dell'aorta e si presenta come un dispositivo di monitoraggio cardiovascolare non-invasivo "integrato" di estremo interesse.

Tecnica

Principi di misura

Per definizione, è possibile calcolare il volume (V) di un fluido che passa nell'unità di tempo (t) attraverso un condotto a sezione circolare (A), conoscendo la velocità (v) del fluido e la sezione (A) del condotto in base alla formula:

$$V(t) = A(t) \times v(t) \qquad (2)$$

dove A(t) è l'area di sezione del condotto misurata nell'unità di tempo (t) e v(t) la velocità media del fluido calcolata sull'intera sezione del vaso. Va notato che la velocità di un fluido ideale è uguale in qualsiasi punto dell'area sezionale del condotto per cui il profilo della velocità può essere rappresentato da una retta in quanto ogni singolo vettore velocità è rappresentativo della velocità di tutto il fluido. Diversa è la situazione in un liquido reale (ad esempio, il sangue) dove la velocità varia sia in relazione al diametro del vaso che al punto della sezione in cui viene misurata. Newton, infatti, notò come ponendo vari liquidi all'interno di un cilindro con al centro un rotore di legno, quando il rotore cominciava a muoversi, il movimento veniva trasmesso dapprima al fluido più vicino al rotore e quindi, allontanandosi progressivamente da esso, sempre più lentamente al fluido rimanente. In altre parole si verifica una messa in moto del fluido in maniera non uniforme ma con diversi gradi di velocità a seconda della viscosità del liquido stesso. Questo tipo di flusso, con gli strati del fluido disposti concentricamente come le brattee di una cipolla venne definito laminare (Fig. 1).

Nel flusso laminare il profilo della velocità non è più rappresentato da una retta ma da una parabola in cui la lamina che si trova a contatto con la parete è praticamente immobile mentre quella centrale si muove con la massima velocità. La situazione fisiologica è sicuramente più complessa essendo stato dimostrato, specie a livello aortico, un andamento spiraliforme del flusso ematico che diventa poi turbolento in prossimità delle diramazioni vascolari. Risulta quindi essenziale per la correttezza della metodica misurare in modo istantaneo la velocità media presente in una determinata sezione vascolare, intesa quindi come quel vettore velocità in grado di rappresentare tutti i differenti vettori velocità presenti in un determinato istante nella stessa sezione e tale da mantenere inalterato il flusso ematico attraverso la sezione stessa.

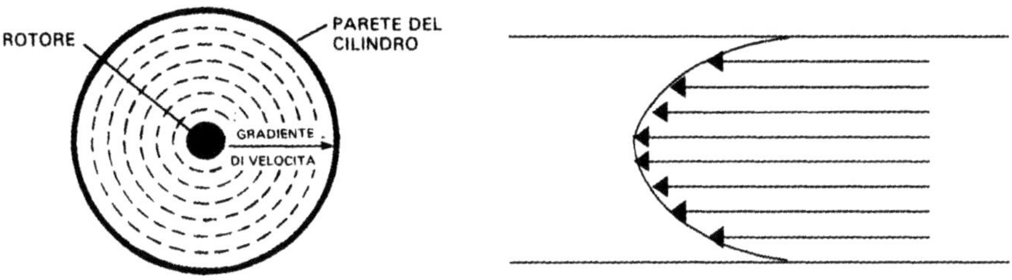

Fig. 1. Esperimento di Newton sulle proprietà viscose dei fluidi all'origine del flusso laminare

Misurazione della sezione vascolare

Nel caso di un vaso sanguigno a sezione circolare, l'area (A) misurata nell'unità di tempo (t) è uguale a:

$$A(t) = \pi\,(d(t)/2)^2 \tag{3}$$

dove d(t) rappresenta il diametro al tempo t. Così, noto il diametro d'un vaso si può calcolarne la sua area di sezione. Il principio di misurazione si basa sulla propagazione degli ultrasuoni (US) nei tessuti biologici e nella loro capacità di subire delle variazioni di frequenza all'impatto con ogni interfaccia (intendendo per tale una struttura ad impedenza ultrasonora differente rispetto a quello che il raggio US sta attraversando). Un trasduttore US quindi che sia contemporaneamente emettitore e ricevente, registrerà ampiezza e posizione degli echi riflessi a tempi diversi e successivi che corrispondono alle differenti interfacce tissutali incontrati dal fascio US. Se il trasduttore è posizionato in una sonda localizzata all'interno dell'esofago in vicinanza dell'aorta toracica la sequenza temporale degli echi US registrati sarà rispettivamente data: fascio US emesso dalla parete esofagea, dalla parete prossimale (a) e poi distale (b) dell'aorta toracica e quindi dal polmone. Il tempo t a-b che separa la comparsa di registrazione dei due echi aortici, a e b, è in relazione alla distanza R a-b che separa le due pareti vascolari corrispondenti. È così possibile calcolare la distanza R a-b in base all'equazione:

$$R_{a\text{-}b} = 1/2\; c\; t_{a\text{-}b} \tag{4}$$

dove c è la velocità media di propagazione degli US nel corpo umano pari a 1520 m/sec. Un problema tecnico può essere quello legato all'individuazione del diametro reale del vaso inteso come la distanza minima che separa le due pareti contrapposte del vaso stesso. Se le due pareti vascolari vengono visualizzate su schermo, l'ampiezza degli echi provenienti dalle pareti prossimale e distale dell'aorta sarà massima quando la direzione di propagazione del fascio US è esattamente perpendicolare alle pareti vascolari. Una misurazione non corretta e non istantanea del diametro vascolare determina delle grossolane imprecisazioni sulla misura dell'area di sezione [3] e quindi della portata vascolare [2].

Misurazione della velocità ematica

La velocità del sangue viene misurata utilizzando l'effetto Doppler che si basa sulle variazioni che subisce la lunghezza d'onda di un fascio US quando colpisce un bersaglio in movimento:

$$\Delta f = v 2 f_e \cos\theta / c \text{ (5) ovvero } v = c\, \Delta f / 2 f_e \cos\theta \qquad (5)$$

dove Δf è la variazione di frequenza tra l'onda riflessa e quella emessa, f_e è la frequenza dell'onda emessa, c la velocità media di propagazione degli US nei tessuti biologici e θ l'angolo d'intersezione tra la direzione del fascio US e l'asse di movimento del bersaglio. Tale equazione indica che la velocità ematica è direttamente proporzionale al Doppler shift (Δf) ed inversamente proporzionale alla frequenza di emissione degli US e dell'angolo d'intersezione θ. Ciò giustifica l'impiego di frequenze d'emissione basse (< 5 MHz) e di un angolo d'intersezione < 20°. Per valori superiori a questi consigliati si ha un'eccessiva sottostima della velocità ematica reale. Se ammettiamo per esempio un Δf di 1 KHz assumendo un angolo d'intersezione pari a 0° (la sonda Doppler è esattamente parallela al flusso ematico) per cui il suo coseno è 1 avremo una velocità misurata diversa a seconda che usiamo una sonda con frequenza d'emissione di 5 o 10 MHz (rispettivamente 15,2 cm/sec e 7,6 cm/sec). Similmente l'angolo d'intersezione ottimale è quello in cui fascio ultrasonoro e flusso coincidono cioè con un angolo δ di 0° o 180° ($\cos \delta \pm 1$). Per angoli maggiori si ha una progressiva sottostima della velocità che è accettabile fino a valori < 20° ($\cos \delta = 0{,}94$), ma diventa poi rapidamente significativa tanto da inficiare l'attendibilità della metodica (sottostima del 13% per un angolo di 30°, del 50% per un angolo di 60°) (Fig. 2).

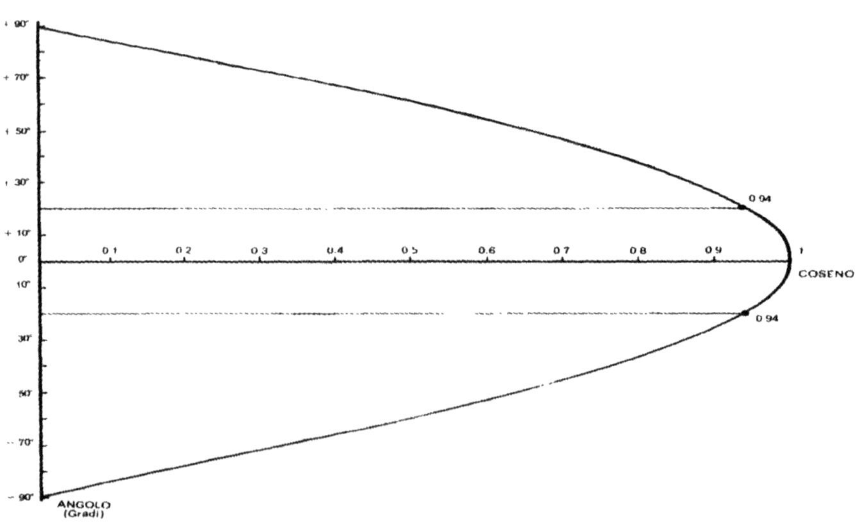

Fig. 2. La funzione coseno si modifica modestamente per angoli compresi fra ± 20°

Per ovviare a questi problemi tecnici è importante che la sonda endoesofagea sia posta tra la 5° e 6° vertebra toracica dove l'esofago corre parallelo all'aorta toracica in modo che l'angolo d'intersezione sia determinato unicamente dalle caratteristiche di costruzione della sonda (angolo d'inclinazione dei trasduttori fisso e predeterminato dalla ditta costruttrice).

Misurazione della contrattilità

La contrattilità del ventricolo sinistro può essere misurata:
- dalla capacità di espellere un volume (funzione di pompa = SV x HR = CO);
- dalla possibilità di generare una forza (misurata in modo indiretto dal tempo necessario per generare una pressione sufficiente a superare l'impedenza aortica (dP/dt massima);
- dal grado di accorciamento delle fibre miocardiche (misurate dalla frazione d'eiezione);
- dal tempo utilizzato per compiere il ciclo contrattile (intervalli di tempo sistolico, STI).

Gli STI permettono una stima della funzione sistolica del ventricolo sinistro che considera un'unica variabile, il tempo, e quindi vengono ridotte le possibilità di errore metodologico.

La misura degli STI necessita dell'identificazione dell'inizio della stimolazione elettrica cardiaca e dell'apertura e chiusura della valvola aortica. La tecnica originale prevedeva l'integrazione di tre segnali: la curva pletismografica del polso carotideo, il segnale elettrocardiografico ed il segnale fonocardiografico. Sulla traccia ECG veniva rilevato l'inizio della sistole elettrica data dall'onda Q o R. L'apertura della valvola aortica era rilevata dal carotidogramma mentre la chiusura della stessa era evidenziata dalla comparsa della prima vibrazione del secondo tono sul fonocardiogramma. Attualmente è possibile misurare gli STI usando il segnale della velocità ottenuto con l'effetto Doppler a livello dell'aorta discendente ed integrandolo con il segnale ECG. Uno speciale algoritmo è in grado di riconoscere l'inizio della sistole elettrica, data dalla comparsa dell'onda Q o R sull'ECG (Fig. 3).

L'inizio della sistole meccanica è data invece dall'apertura della valvola aortica facilmente identificabile sul profilo della curva della velocità ematica. Più complesso è il rilevamento della chiusura della valvola aortica che richiede la trasformazione del segnale della velocità nella sua prima derivata (accelerazione), permettendo di identificare due picchi di decelerazione sistolica di cui il secondo corrisponde alla chiusura della valvola. La validazione della metodica (negli animali) ha permesso di confermare la precisione e la riproducibilità della misurazione degli STI. Gli STI sono quindi dati da:
- tempo di preeiezione (PEP): è il tempo che intercorre tra la comparsa dell'onda Q o R sull'ECG e l'inizio della sistole meccanica sulla curva della velocità;
- tempo di eiezione ventricolare sinistro (LVET): è il tempo che intercorre tra l'inizio e la fine della sistole meccanica evidenziati rispettivamente sulle curva della velocità e dell'accelerazione;
- sistole elettromeccanica (QS): è la somma dei due intervalli precedenti.

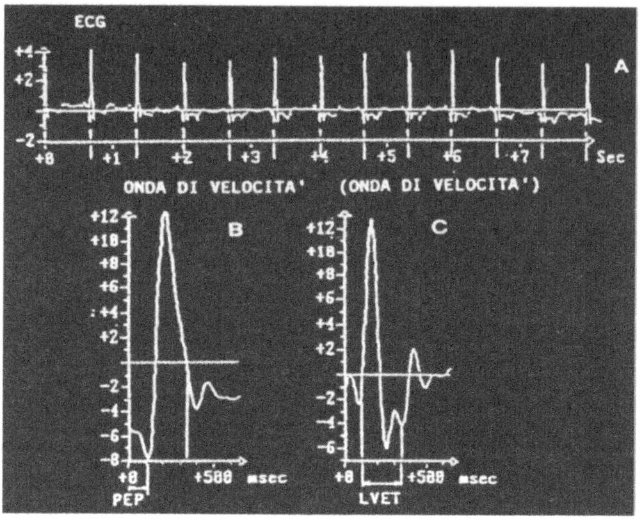

Fig. 3. Riconoscimento e misurazione degli intervalli di tempo sistolico (STI) [5]. *PEP*, tempo di pre-eiezione; *LVET*, tempo di eiezione ventricolare sinistro

PEP e LVET necessitano di essere indicizzati per la frequenza cardiaca (FC) in accordo con la formula di regressione di Weisler (PEPi e LVETi) in modo da renderli indipendenti dalle variazioni della FC in un range tra 55 e 150 b/min (PEPi = PEP + 1,65 x FC).

Il PEPi varia in base al precarico, la contrattilità e la pressione arteriosa diastolica (PAD). La riduzione del precarico, della contrattilità e l'aumento della pressione diastolica tendono ad aumentare il PEPi. La stimolazione inotropa, endogena od esogena, e la riduzione della pressione arteriosa diastolica provoca l'effetto opposto.

Le variazioni del LVET sono più delicate da interpretare dato che questo parametro è influenzato da cambiamenti a carico di precarico, contrattilità, postcarico, viscosità ematica, elasticità aortica e vascolare, impedenza aortica, pressione transmurale e intratoracica.

Il rapporto PEP/LVET costituisce un interessante strumento diagnostico poiché, per esempio, il suo parallelo incremento assieme a quello del PEPi orienta per la diagnosi di insufficienza del ventricolo sinistro, quando l'evoluzione è osservata all'interno del profilo emodinamico.

Di conseguenza questo metodo è obiettivo, riproducibile, non invasivo, automatico, permette di ottenere dati in modo continuo e di conseguenza di integrarli all'interno d'un sistema di monitoraggio emodinamico. Il quoziente PEP/LVET risulta estremamente utile nell'attività clinica in quanto è indipendente da ogni movimento regionale del ventricolo sinistro, è un parametro oggettivo ed è altamente correlato con la frazione di eiezione (FE) calcolata per via ecocardiografica [6].

Parametri misurati e convalida della metodica

Il sistema include un microprocessore in grado di integrare i parametri misurati dall'ecodoppler, dal monitor ECG e dal capnografo e di visualizzarli contemporaneamente sullo schermo secondo un tempo prestabilito dall'operatore (8, 15, 30, 60, 120 secondi) (Tabb. 1, 2).

Studi di riproducibilità condotti in doppio cieco hanno mostrato differenze fra i diversi operatori inferiori al 5% [7].

Tabella 1. Valori normali misurati con l'ecodoppler transesofageo Dynemo 3000® [5]

ABF (l/min)	4.0 ± 0.3
FC (batt/min)	75 ± 10
PAS (mmHg)	125 ± 10
PAD (mmHg)	60 ± 5
PAM (mmHg)	85 ± 5
Sva (ml)	53 ± 8
TSVRa (dyn/cm/sec5)	1697 ± 360
PEPi (msec)	132 ± 10
LVETi (msec)	365 ± 15
PEP/LVET	0.35 ± 0.06
PetCO2 (kPa)	5.33 ± 0.53

ABF, flusso aortico; *FC*, frequenza cardiaca; *PAS*, pressione sistolica; *PAD*, pressione diastolica; *PAM*, pressione media; Sv_a, gettata sistolica aortica; *TSVRa*, resistenze vascolari sistemiche relative al flusso aortico; *PEPi*, tempo di preeiezione indicizzato alla FC; *LVETi*, tempo d'eiezione ventricolare sinistro indicizzato alla FC; $PetCO_2$, segnale copriografico

Tabella 2. Range dei valori normali misurati con l'ecodoppler transesofageo Hemosonic™ 100

ABF (l/min)	2,8 - 5,63
CO (stimata) (l/min)	4 - 8
FC (batt/min)	60 - 100
PAM (mmHg)	60 - 90
SV_a (ml)	40 - 80
SV (stimata) (ml)	60 - 120
$TSVR_a$ (dyn/s/cm^5)	1400 - 1800
TSVR (stimata) (dyn/s/cm^5)	1000 - 1400
PV (cm/sec)	60 - 100
Acc (msec)	8 - 16
LVETi (m/sec^2)	400 - 460

ABF, flusso aortico; *CO*, gettata cardiaca; *FC*, frequenza cardiaca; *PAM*, pressione media; *SV* e SV_a, gettata sistolica cardiaca e aortica; *TSVR* e $TSVR_a$, resistenze vascolari sistemiche e relative al flusso aortico; *PV*, picco di velocità; *Acc*, accelerazione; *LVETi*, tempo d'eiezione ventricolare sinistro indicizzato alla FC

La metodica di misurazione del flusso aortico con TED è stata convalidata mediante misurazioni comparative con la gettata cardiaca misurata mediante catetere di Swan-Ganz. Su 300 misurazioni ottenute su 21 pazienti sono stati ottenuti flussi aortici medi di 6,67 ± 2,29 l/min e gettate cardiache medie di 7,78 ± 2,601 l/min. L'equazione ottenuta dalla regressione lineare [8] è stata di:

$$CO = 1{,}1\ (l/min)\ ABF + 0{,}4731\ (l/min)$$

Il coefficiente di correlazione era di $r = 0{,}97$ e l'errore standard di 0,543 l/min. Tali risultati sono stati altamente significativi con $F = 6323{,}98$ e $p < 0{,}0001$.

Il flusso aortico misurato con TED è stato convalidato con misure comparative con la gettata cardiaca misurata con catetere di Swan-Ganz sia utilizzando la regressione lineare che il test di Bland-Altman (Figg. 4, 5).

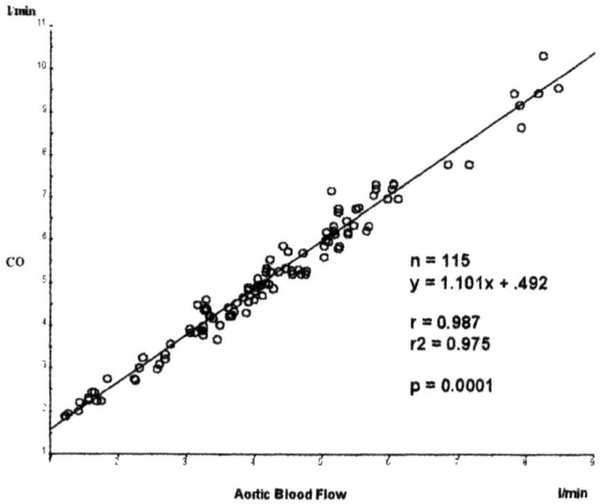

Fig. 4. Correlazione tra l'ABF misurata mediante TED e la CO misurata mediante catetere di Swan-Ganz [9]

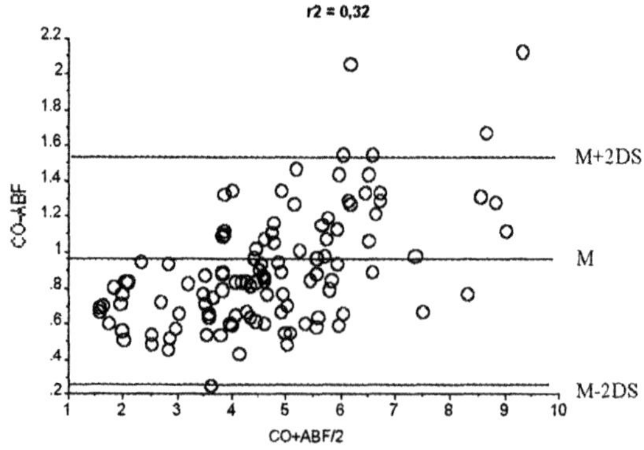

Fig. 5. Relazione fra le differenze e le medie della CO e dell'ABF [9]

Descrizione e posizionamento della sonda esofagea

La sonda endoesofagea dell'adulto ha una lunghezza di 50 cm ed una larghezza di 6,8 mm. A livello della sua estremità distale sono presenti due differenti trasduttori US in ceramica di cui uno a frequenza di emissione di 10 MHz (ecoscan M-mode) per il rilevamento del diametro aortico ed un secondo a 5 MHz (Doppler pulsato) per il rilevamento della velocità ematica. La sonda viene inserita nell'esofago ad una profondità tale che i trasduttori siano posizionati all'altezza della 5ª-6ª vertebra toracica. La profondità a cui posizionare i trasduttori si ottiene misurando con la sonda stessa la distanza che intercorre tra il terzo spazio intercostale sulla marginocostale sinistra, procedendo lungo lo sternocleidomastoideo fino ad arrivare al gonion mandibolare e quindi alla rima orale o alle coane nasali.

Questo approccio offre diversi vantaggi:
- a tale livello l'aorta e l'esofago decorrono paralleli e in stretta prossimità;
- la loro disposizione facilita il mantenimento dell'angolo θ costante;
- è possibile utilizzare un sistema Doppler pulsato con una rapida frequenza di emissione e captazione per evitare distorsioni del segnale.

Vanno tuttavia considerate anche delle limitazioni inerenti alla metodica, quali:
- la misurazione del ABF viene effettuato a livello del tratto discendente dell'aorta, escludendo dal calcolo il flusso dei tronchi epiaortici. Quindi, l'ABF misurato in questa sede sottostima del 18-20% circa il flusso aortico reale;
- tale metodica può essere considerata poco invasiva in quanto non vengono alterate delle strutture anatomiche durante la fase di posizionamento e di studio; tuttavia, può causare disturbo nel paziente sveglio, nel quale è richiesta una certa cooperazione e l'impiego di anestetici topici a livello della regione orofaringea.

Esistono alcune controindicazioni all'impiego di tale metodica, quali la presenza di alcune condizioni patologiche a carico dell'aorta, dell'esofago e/o di alterazioni scheletriche (cifoscoliosi, varici esofagee, coartazione aortica, diverticoli o stenosi esofagee). Valutazioni comparative con misurazioni della CO eseguita mediante altre tecniche (termodiluizione o Doppler invasivo con elettrodi periaortici) condotte sia in condizioni sperimentali che in clinica hanno dimostrato una buona correlazione con quella ottenuta con Doppler transesofageo (r variabile da 0,80 a 0,97).

Utilità clinica

L'integrazione di un profilo emodinamico non invasivo registrato in modo continuo come quello reso possibile dal TED permette di diagnosticare le alterazioni cardiovascolari, di iniziare un trattamento mirato e di verificarne l'efficacia. Tutto questo è possibile grazie all'interpretazione simultanea di numerosi parametri che rendono affidabile la metodica. Il rapido apprendimento della metodica di monitoraggio con ecodoppler (mediamente il grado di autonomia con il sistema di monitoraggio TED dell'operatore risulta buono dopo la pratica clinica su circa una decina di pazienti) e la possibilità di osservare i trends dei vari parametri emodinamici registrati in modo continuo e per lunghi periodi di tempo facilita l'interpretazione fisiopatologica delle diverse sindromi cardiovascolari verificatesi durante anestesia generale. Il monitoraggio non-invasivo con ecodoppler costituisce quindi uno strumento utile e flessibile nell'attività giornaliera dell'anestesista in sala operatoria.

Il rilevamento e la correzione precoce delle alterazioni emodinamiche, anche minori o subcliniche, specie nei bambini piccoli e nei grandi anziani è associato ad una riduzione della morbilità nel periodo postoperatorio. L'equilibrio cardiovascolare può essere poi ristabilito in genere grazie al riempimento polemico ed all'utilizzo di prodotti cardioattivi quali gli isotropi, i vasodilatori, i vasocostrittori ed i beta-bloccanti dando la preferenza a quelli con breve emivita d'azione. Le Figure 6, 7 evidenziano in modo grafico le capacità interpretative diagnostiche di questo tipo di ecodoppler transesofageo.

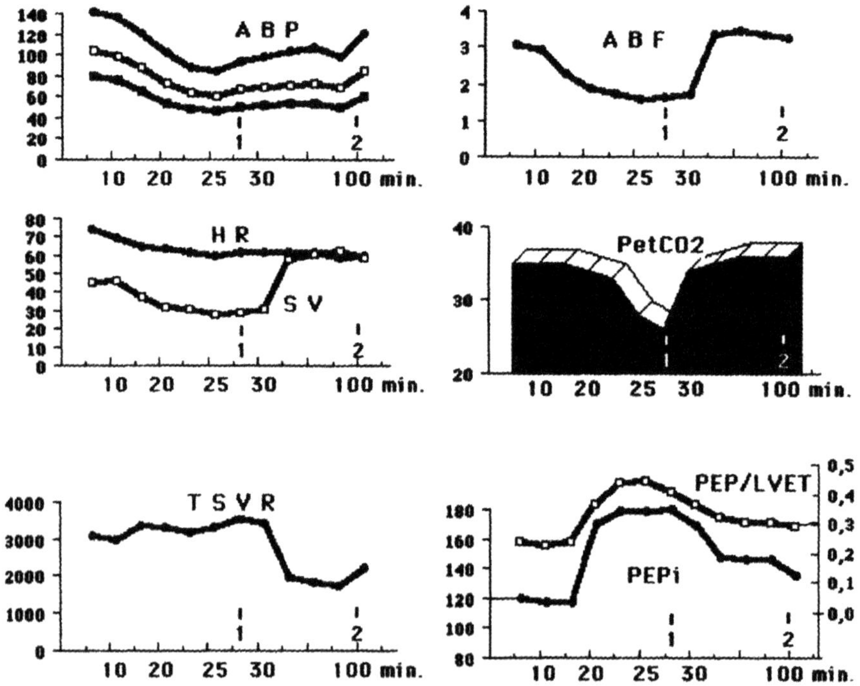

Fig. 6. Donna di 75 anni, ASA 2 sottoposta ad intervento di chirurgia vascolare periferica di by-pass femoropopliteo. L'anestesia generale viene indotta con diprivan, fentanyl e bromuro di vecuronio e mantenuta con isoflurane. Al *punto 1* compare un'evidente riduzione della *PetCO*$_2$ con bassi valori di *ABF* e *MAP* ed elevati livelli di *TSVR* e degli *STI* che suggeriscono una depressione contrattile miocardia, indotta dall'anestetico alogenato, che richiede la somministrazione d'un farmaco inodilatatore, come la dobutamina, che viene iniziata ad una dose di 3 μg/Kg/min. La dobutamina è in grado rapidamente di normalizzare il quadro emodinamico. Al p*unto 2* viene fermata la somministrazione dell'anestetico per inalazione come l'infusione della dobutamina

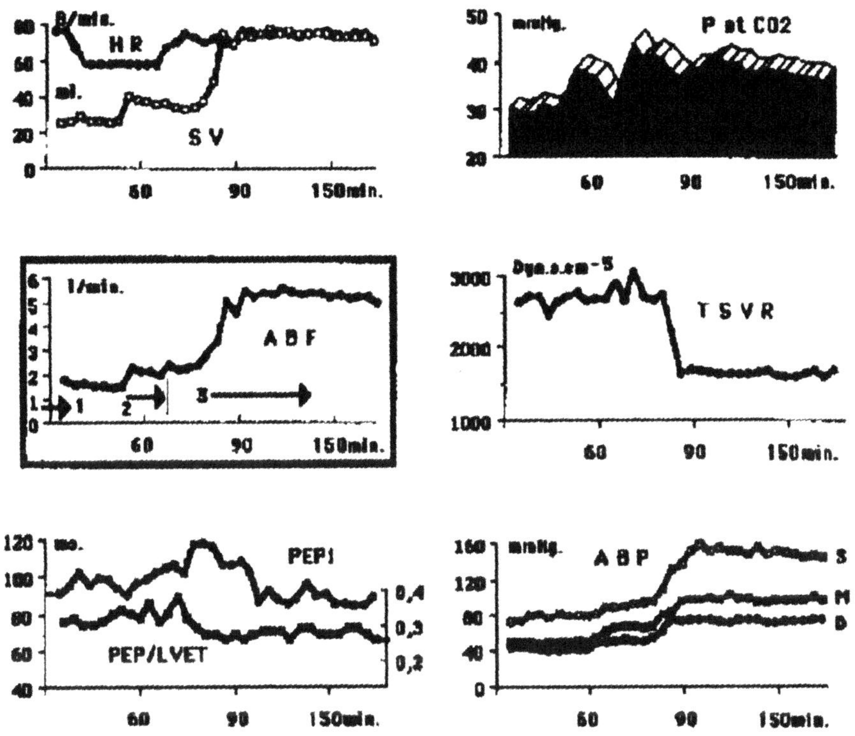

Fig. 7. Uomo di 78 anni (81 Kg, 178 cm), ASA 3, sottoposto a chirurgia d'emergenza per fissurazione di aneurisma dell'aorta addominale (AAA). A fine intervento il paziente viene trasferito in Terapia Intensiva in stato di shock con un'infusione di dopamina a 12 μg/Kg/min (*punto 1*). Il monitoraggio emodinamico con TED evidenzia la presenza di bassi indici di flusso associati ad elevate resistenze (*TSVR*) che suggeriscono di fermare l'infusione di dopamina ed iniziare la dobutamina a 10 μg/Kg/min (*punto 2*). La situazione emodinamica non migliora sostanzialmente tanto che viene associata un'infusione di norepinefrina a 1 μg/Kg/min (*punto 3*) con miglioramento del profilo emodinamico. Le emocolture effettuate successivamente risulteranno positive per *Proteus* e *E. coli* e confermeranno la diagnosi di ischemia intestinale con stato di shock settico

Bibliografia

1. Mangano DT (1995) Preoperative risk assessment: many studies, few solutions. Is a cardiac risk assessment paradigm possible? Anesthesiology 83:897-900
2. Shibutani K, Shirasaki S, Kubal K, Gupte P (1992) Changes in cardiac output affect $PetCO_2$ and CO_2 transport during unsteady state in man. Anesthesiology 77:A468
3. Shibutani K, Muraoka M, Shirasaki S et al (1994) Do changes in end-tidal PCO_2 quantitatively reflect changes in cardiac output? Anesth Analg 79:829-833
4. Petrucci N, Muchada R (1993) End-tidal CO_2 come indice predittivo della perfusione regionale e sua relazione con il flusso aortico. Studio clinico durante chirurgia vascolare periferica. Minerva Anestesiol 59:297-305

5. Muchada R, Rinaldi A, Lavandier B et al (1990) Monitorizzazione emodinamica non invasiva attraverso l'integrazione dei dati ottenuti con l'ECG, con il flusso aortico mediante sonda esofagea Doppler e con la pletismografia digitale. Minerva Anestesiol 56:147-152
6. Burwash IS, Otto CM, Pearlman AS (1993) Use of Doppler-derived left ventricular time intervals for non invasive assessment of systolic function. Am J Cardiol 72:1331-1333
7. Uematsu S (1981) Determination of volume of arterial blood flow by an ultrasonic device. J Clin Ultrasound 9:209-216
8. Muchada R, Cathignol D, Lavandier B et al (1988) Aortic blood flow measurement. Am J Noninvas Cardiol 2:24-31
9. Berlot G, Galimberti G, Muchada R et al (2000) Determination of aortic blood flow using transesophageal echodoppler (TED). A comparison to thermodilution. Minerva Anestesiol 66 (S1):443-447

RESPIRATORIO

Capitolo 16

Misure di meccanica respiratoria: metodi e tecniche

A. ALIVERTI

In anestesia e rianimazione, come in qualsiasi altra circostanza, valutare la meccanica del sistema respiratorio e delle sue diverse componenti significa descriverne la statica e la dinamica [1]. La prima studia le configurazioni di equilibrio, cioè le relazioni tra posizioni e forze agenti sul sistema, mentre la seconda studia la relazione tra gli spostamenti del sistema e le forze che li hanno determinati.

Poiché il sistema respiratorio e le sue diverse parti hanno una geometria tipicamente tridimensionale, determinare posizioni, spostamenti e forze significa misurare rispettivamente volumi, variazioni di volume (flussi) e pressioni.

Nella presente trattazione saranno prese in esame le principali tecniche di misura di queste variabili fondamentali, dalle quali è poi possibile descrivere con diversi metodi di analisi i due fondamentali aspetti della meccanica respiratoria, cioè la stima delle proprietà meccaniche (resistive, elastiche ed inerziali) delle componenti passive del sistema respiratorio e la stima dell'azione (pressione, lavoro e potenza) sviluppata delle componenti attive del sistema, cioè i muscoli respiratori.

Particolare enfasi verrà data alle limitazioni e alle possibili sorgenti di errore di tale tecniche di misura.

Misure di flusso

Il volume del polmone cambia durante la ventilazione poiché una certa massa di gas si muove mediante un flusso di tipo convettivo attraverso l'apertura delle vie aeree. È innanzitutto importante osservare che, sebbene gli strumenti utilizzati per questo tipo di misura siano solitamente calibrati per misurare un flusso di volume (o per stimare il suo integrale nel tempo), il processo fisico primario è in realtà un flusso di massa (portata). Quest'ultima, divisa per la densità del gas presente nel punto di misura, fornisce effettivamente il flusso di volume.

Un'altra precisazione riguarda il fatto che gli strumenti di misura possono in generale fornire due diversi valori di velocità, locale e medio [2]. Tra i dispositivi qui di seguito riportati, solo i flussimetri a sensori termici misurano velocità locali, mentre tutti gli altri forniscono valori medi.

I flussimetri comunemente utilizzati per misure respiratorie possono essere divisi nelle seguenti categorie [2-4]:

1) flussimetri a turbina, o ventole, costituite da una piccola elica collegata ad un anello di protezione e da un contascatti a funzionamento analogico o digitale che fornisce la velocità. Per la trasduzione in un segnale elettrico possono essere utilizzate anche tecniche di interruzione di luce. Per ottenere una misura corretta è importante orientare il rilevatore in modo che l'elica sia parallela alla direzione del

moto del gas. Questi dispositivi, che hanno il vantaggio della semplicità e perciò sono normalmente implementati in sistemi spirometrici commercializzati a basso costo, non sono particolarmente accurati a bassi valori di flusso e non possono essere utilizzati per la misura di un flusso alternato bidirezionale; il più comune di questi dispositivi è lo spirometro wright. Dispositivi simili sono utilizzati per misurare il picco di flusso, nei quali un sistema di bloccaggio a molla è connesso all'indicatore di velocità della ventola.

2) i rotametri, che sono effettivamente misuratori di portata, i quali non sono dotati di grande precisione ma sono utilizzati spesso in anestesia e rianimazione per la misura di flussi costanti in condizioni che non richiedono elevata accuratezza di misura. Essi sono composti da un tubo a forma di tronco di cono rovesciato, e da un elemento mobile il quale, al momento dell'entrata del gas nel tubo, tende a spostarsi per effetto della forza esercitata dal gas stesso. L'elemento mobile presenta a volte delle scanalature a spirale (Fig. 1a), in modo che possa ruotare attorno al proprio asse e mantenersi più stabile. Dal momento che la sezione trasversale del tubo aumenta dal basso verso l'alto, la posizione di equilibriosi trova ad un'altezza variabile proporzionale all'intensità del flusso. Una scala graduata consente una lettura semplice ed immediata;

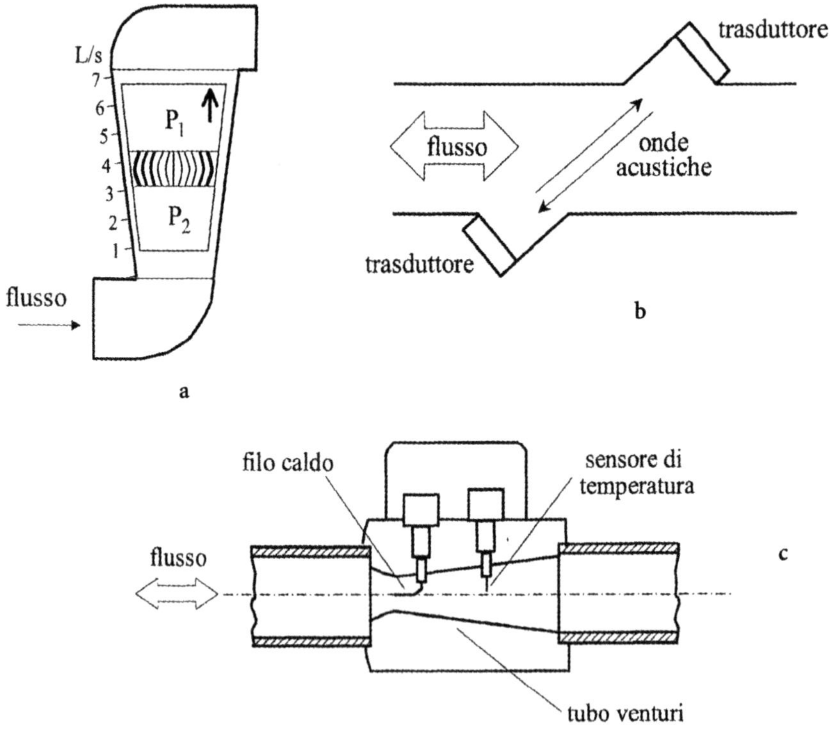

Fig. 1 a-c. Flussimetri per misure respiratorie: **a** rotametro, **b** ad ultrasuoni, **c** a convezione termica (filo o strato metallico)

3) i flussimetri ad ultrasuoni, i quali si basano sul principio che la propagazione del suono attraverso un fluido è accelerata o decelerata dal movimento del fluido stesso. In questi dispositivi una coppia di cristalli piezoelettrici (emettitore-ricevitore) viene perciò montata esternamente ed obliquamente rispetto all'asse del tubo attraverso cui passa il flusso di aria [5] (Fig. 1b). Il tempo di transito tra le due pareti del tubo del fascio ultrasonico dipende non solo dalla velocità del gas, ma anche dalla sua composizione e temperatura. Questi flussimetri, ancora scarsamente utilizzati in ambito clinico, presentano alcuni interessanti potenziali vantaggi: errore di misura indipendente da diverse miscele aria-ossigeno, dalla geometria di connessione, calibrazione affidabile durante uso prolungato e ridotte dimensioni (spazio morto introdotto dal dispositivo);

4) i flussimetri a sensori termici, i quali impiegano elementi sensibili (fili, avvolgimenti e strati metallici, termistori e resistenze variabili) che, investiti da un certo flusso di fluido, variano la loro temperatura in seguito al trasferimento di calore dall'elemento al fluido (Fig. 1c). La variazione di temperatura viene quindi convertita in un segnale elettrico proporzionale al flusso [2]. I sensori possono essere mantenuti ad una temperatura costante mediante compensazione termica. Numerosi vincoli limitano la diffusione di questo tipo di dispositivi: i sensori devono essere molto piccoli, la misura è di tipo locale, e quindi il profilo di velocità nel punto di misura deve essere noto, la misura è mono-direzionale a meno di utilizzare un elevato numero di elementi sensibili, il sensore deve essere calibrato sulla composizione di gas analizzato, ed il costo è elevato. I vantaggi principali, in condizioni ottimali di misura, sono l'elevata accuratezza di misura e le caratteristiche dinamiche (ampia risposta in frequenza);

5) i flussimetri a pressione differenziale (o pneumotacografi, PNT), che rappresentano lo strumento più comunemente utilizzato. Anche se il termine pneumotacografo si dovrebbe in realtà riferire a qualsiasi dispositivo di misura del flusso volumetrico, normalmente è riferito a questo tipo di dispositivi a pressione differenziale. Questi dispositivi sono un caso particolare di un tubo Venturi (o Venturimetro), il cui principio è quello di introdurre uno strozzamento nella condotta di cui si vuole misurare la portata in modo tale da determinare una variazione di velocità e quindi una differenza di pressione tra sezione normale e sezione strozzata [2]. Nel flussimetro a pressione differenziale si introduce un elemento flusso-resistivo, solitamente costituito da uno o più schermi a maglia sottile posti perpendicolarmente al flusso (resistori Lilly [6] o Silverman) (Fig. 2a), oppure da un fitto insieme di tubi capillari posti parallelamente al flusso (resistori Fleisch [7]) (Fig. 2b, c), che determina una caduta di pressione (ΔP) ai suoi capi al passaggio di un flusso V'.

Due fori situati a monte e a valle dell'elemento resistivo consentono la misura di pressione differenziale, sotto l'ipotesi che il profilo di velocità sia costante lungo tutta la sezione del condotto. La relazione tra ΔP e V' è con buona approssimazione lineare su di un ampio range di valori di flusso con una caduta di pressione quasi in fase con il segnale di flusso. La linearità della relazione tra ΔP e V' è in genere maggiore, a flusso continuo, quando la distanza tra i punti di prelievo della pressione è maggiore mentre, a flusso non continuo e ad alta frequenza, la caduta di pressione risulta anche influenzata da fattori inerziali. Inoltre, se si

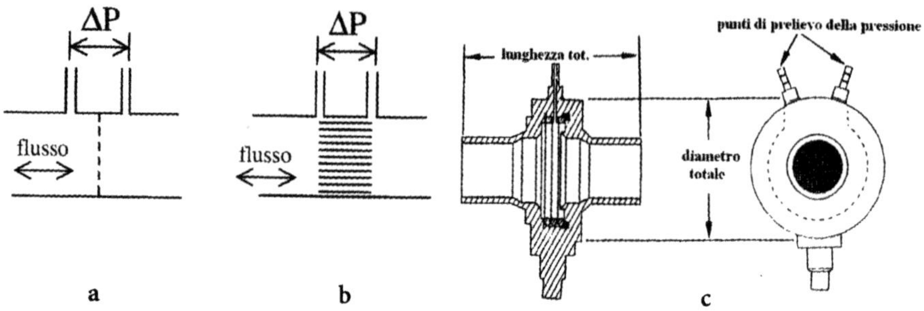

Fig. 2 a-c. Flussimetri a pressione differenziale: schema di funzionamento in sezione laterale con **a** resistenza a schermo e **b** a tubi capillari. In vista laterale e frontale di un dispositivo commerciale con resistenza a maglia

vuole evitare la formazione di eccessivi vortici ad elevati flussi, la sezione trasversale del condotto, nel punto in cui viene posizionato l'elemento resistivo, deve essere sufficientemente ampia da ridurre la velocità attraverso l'elemento stesso, mediante l'utilizzo di opportuni adattatori o diffusori. In genere, il range di frequenza degli pneumotacografi a capillari risulta generalmente minore di quelli a schermo, che presentano uno sfasamento nullo ed un guadagno costante fino a circa 70 Hz [8].

Lo pneumotacometro a capillari può essere modellizzato mediante un'equazione del tipo

$$\Delta P = RV' + LV''$$

dove $L = \rho l/\pi r^2$ rappresenta l'inertanza (legata alla massa) del gas in un singolo tubo capillare di lunghezza l e raggio r (ρ = densità dell'aria), mentre $R = 8\eta l / \pi r^4$ rappresenta la resistenza al flusso (in condizioni di flusso laminare) di ogni singolo tubo capillare e η la viscosità dell'aria [8]. Poichè la densità dell'aria può variare in funzione del rapporto tra i gas che costituiscono la miscela, è opportuno calibrare lo strumento con la stessa miscela usata per le misure, in particolare quando si arricchisce con O_2 l'aria respirata. Un importante problema è inoltre costituito dal possibile accumulo di acqua e secrezioni nei capillari che modificano in modo sostanziale le caratteristiche fisiche del resistore. È questo uno dei motivi per cui, per misure effettuate per periodi di tempo prolungati, si riscalda l'elemento resistivo a temperature superiori a quella corporea.

La misura del flusso di gas all'apertura delle vie aeree può essere utilizzata per misurare la ventilazione polmonare, mediante una integrazione nel tempo del flusso per ottenere volume. Questa procedura viene ormai quasi esclusivamente eseguita mediante calcolatori che implementano diversi metodi numerici, tutti basati su di una interpolazione dei campioni misurati e sul calcolo dell'area sottesa dalla curva di flusso. Un problema sempre presente è costituito dal progressivo aumento o diminuzione della linea di base ("deriva") [9]. In parte, la deriva è dovuta a pure ragioni fisiologiche. Il quoziente respiratorio, cioè il rapporto tra la produzione di CO_2 e il consumo di O_2, è normalmente pari a circa 0.8, cioè il volume di O_2 assorbito dal polmone è 20% maggiore del volume della CO_2 espulsa. In altri termini, il volume di gas inspirato è leggermente maggiore di quello espirato. Inoltre, se l'aria inspirata non viene riscaldata alla temperatura corporea e pre-umidificata, il volume di gas espirato ad ogni respiro può essere maggiore del 5% rispetto a quello inspirato a causa dell'aumento del vapore d'acqua (vedi sotto). Questi effetti fisiologici contribuiscono al fenomeno della deriva di volume anche in assenza di una reale variazione del volume di base del polmone. Altri fenomeni possono contribuire alla deriva. Se l'aria inspirata non viene riscaldata alla temperatura corporea prima di passare attraverso lo PNT, le diverse viscosità e densità tra l'aria inspirata e quella espirata determinano una differenza tra il flusso inspiratorio e quello espiratorio anche se il numero di molecole d'aria passanti è lo stesso. Inoltre, variazioni di temperatura determinano dilatazioni e contrazioni termiche che modificano le dimensioni dell'elemento resistivo e quindi di R. Inoltre, come già precedentemente osservato, tra il gas inspirato e quello espirato vi sono differenze di composizione e di pressione parziale di O_2 e CO_2. Questo determina piccole differenze nella viscosità delle due miscele di gas e conseguentemente nella misura del flusso. Inoltre, qualsiasi perdita tra l'apertura delle vie aeree ed il PNT, attraverso il tubo tracheale o la maschera, causa ovviamente una discrepanza tra il flusso registrato dal PNT e quello che effettivamente entra ed esce dal polmone e questo problema si può verificare più facilmente in sistemi pressurizzati (ad esempio, durante ventilazione meccanica). Altri problemi tipici sono rappresentati dalla possibile non perfetta calibrazione dello zero, che determina una deriva positiva o negativa, a seconda del valore erroneamente letto come valore di flusso nullo, o da imperfezioni nella risposta del pneumotacometro (tipicamente asimmetrie tra letture inspiratorie ed espiratorie, dovute a differenze geometriche sui due lati dell'elemento resistivo).

La correzione della deriva di volume si effettua normalmente mediante l'analisi di un certo numero di respiri (tipicamente almeno 20) ottenuti durante respirazione naturale e l'identificazione della linea di base come interpolazione dei punti di volume di fine espirazione; questa retta viene successivamente sottratta al segnale originale. Tale procedura si basa sull'ipotesi che la capacità funzionale residua (FRC) non vari durante tale periodo, rendendo impossibile un accurato monitoraggio delle variazioni del volume polmonare di fine espirazione, che risulta di importanza fondamentale, ad esempio, durante esercizio e ventilazione meccanica.

Misure di volume

La procedura più comune per la stima del volume polmonare, in uso dal XIX secolo, è quella di raccogliere il gas che passa attraverso l'apertura delle vie aeree e di calcolare il volume che esso occupa all'interno del polmone [3]. Ciò rappresenta un'integrazione fisica del flusso alla bocca, effettuata mediante un dispositivo chiamato spirometro. La larga diffusione e utilizzazione di questo dispositivo in passato, ha dato origine all'uso del termine generale di *spirometria* per indicare la misura delle variazioni di volume per la valutazione della funzione polmonare, non importa se per mezzo di uno spirometro, di un flussimetro più integratore o di una tecnica pletismografica.

Uno spirometro a campana (Fig. 3a) è fondamentalmente un dispositivo costituito da un contenitore rigido, mobile e staticamente controbilanciato (la "campana") e da una base fissa; tra di loro viene posta una guarnizione, solitamente costituita da acqua. Quando il gas entra ed esce dallo spirometro, la pressione ed il volume del gas nello spirometro variano, provocando il movimento della campana. Le variazioni di volume interno allo spirometro sono proporzionali allo spostamento della campana, che viene misurato mediante un qualsiasi sensore di posizione (solitamente un semplice potenziometro lineare). Il boccaglio dello spirometro viene posto alla bocca del soggetto, ed il naso viene chiuso mediante uno stringinaso.

Altri dispositivi disponibili in commercio, quali gli spirometri a secco o a pistone ("rolling seal", Fig. 3b) e a soffietto (Fig. 3c), sono fondamentalmente basati sullo stesso principio dello spirometro a campana, con l'unica differenza del tipo di elemento mobile e talvolta del tipo di trasduttore di movimento utilizzato. Il loro sviluppo ha consentito di limitare le dimensioni dell'apparato strumentale e di evitare l'utilizzo di acqua come guarnizione.

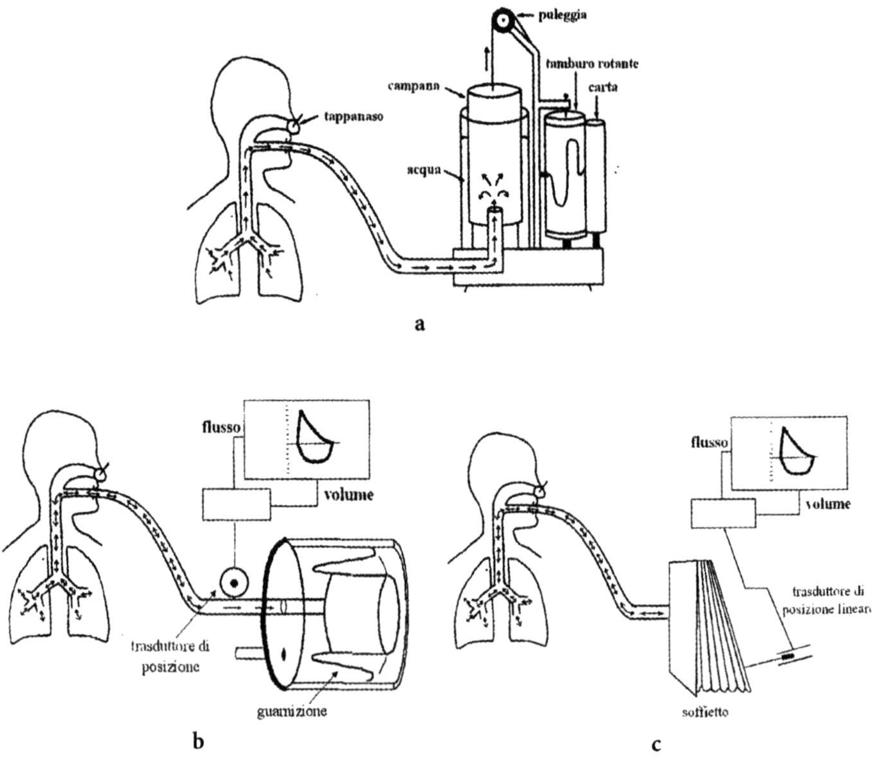

Fig. 3 a-c. Schema di funzionamento di uno spirometro a campana **a**, **b** a secco ("rolling seal"), **c** a soffietto

Il sistema polmone-spirometro può essere modellizzato come composto da due compartimenti gassosi, connessi in modo tale che il numero di moli di gas perso dal polmone attraverso le vie aeree sia uguale ed opposto a quello guadagnato dallo spirometro e viceversa. Per esperimenti che richiedono "rebreathing" (ri-respirazione dell'aria contenuta nello spirometro mediante un elevato numero di atti respiratori effettuati durante la connessione con lo spirometro), molti sistemi prevedono l'utilizzo di un assorbitore chimico (calce sodata), che sia in grado di evitare l'accumulo di CO_2 all'interno della campana, e di una sorgente di O_2 in grado di fornire l'ossigeno consumato. Ad eccezione del vapor d'acqua saturo, tutti i gas considerati in esperimenti respiratori di routine obbediscono, durante variazioni di stato, alla legge dei gas ideali. La difficoltà nasce dalla presenza di vapor d'acqua nel sistema. Il gas nei polmoni è saturo con il vapor d'acqua alla temperatura presente all'interno del corpo. Dopo pochi passaggi dal polmone allo spirometro (che si trova solitamente ad una temperatura inferiore), anche il gas nello spirometro diventa saturo. La pressione parziale del vapor d'acqua in una miscela satura è principalmente funzione della sola temperatura. I processi che avvengono all'interno del polmone possono essere assunti isotermici e la variazione di temperatura nello spirometro molto piccola (durante la maggior parte delle manovre di test della funzione polmonare). Perciò è possibile calcolare la pressione parziale dei gas ideali non saturi (tutta la miscela dei gas eccetto il vapor d'acqua) come media della pressione totale (assumibile pari alla pressione atmosferica, P_{atm}, sia per lo spirometro che per i polmoni) meno la pressione parziale del vapor d'acqua alla temperatura appropriata. A causa di ciò, è possibile effettuare errori pari fino a 10-11% se il volume inspirato non viene convertito dalla condizione ATPS (ambient temperature and pressure, saturated) a quella BTPS (body temperature and pressure, saturated).

È importante notare che nella misura dei volumi polmonari si devono considerare due tipi di misura: assolute e relative. Volumi assoluti sono la capacità polmonare totale (TLC), la capacità funzionale residua (FRC), ed il volume residuo (RV), mentre i volumi relativi sono, ad esempio, il volume corrente, la capacità vitale, i volumi di riserva in/espiratoria, la capacità inspiratoria. Un discorso a parte, non trattato in questo capitolo, meriterebbe il problema della determinazione dei cosiddetti volumi "anatomici", quali il volume (e, più in generale, la geometria) delle vie aeree superiori, per i quali si può ricorrere a tecniche di imaging ad ultrasuoni.

Per ottenere volumi relativi (che sono sempre differenze di volumi), è sufficiente integrare misure di flusso o effettuare semplici misure spirometriche, mentre le tecniche di misura dei volumi assoluti sono più complesse e fondamentalmente riconducibili a tre metodi. Due di essi sono basati sul bilancio statico di massa e implicano il lavaggio [10] o la diluizione [11] di un gas di test nei polmoni; il gas di test deve presentare una bassa solubilità nel tessuto polmonare; il movimento per diffusione di gas dagli alveoli verso il parenchima (tessuto) polmonare e il sangue deve cioè essere molto minore di quello che si verifica per convezione attraverso le vie aeree durante l'esperimento. Il terzo metodo, invece, è basato su una tecnica di pletismografia corporea che implica bilanci di massa dinamici e compressione nel polmone [12]. Queste stime di volume polmonare forniscono un valore statico di riferimento del volume polmonare assoluto (solitamente FRC), che unito a misure relative (ad esempio, una prova di capacità vitale) consente la determinazione degli altri volumi assoluti (ad esempio, TLC e RV). Inoltre, nell'ipotesi che il singolo valore di volume assoluto non vari nel tempo, sommandogli una misura continua delle variazioni di volume polmonare, è possibile ottenere una stima continua del volume polmonare assoluto.

In un tipico sistema di misura del volume polmonare assoluto con tecnica di lavaggio di azoto (Fig. 4a) il soggetto inspira, attraverso una valvola ad una via, una miscela di gas completamente libera di N_2 (per esempio, ossigeno puro) ed espira, grazie ad un'altra valvola ad una via, N_2, O_2, CO_2 e vapor d'acqua. Questa tecnica viene solitamente utilizzata per la misura della FRC, ed il soggetto perciò viene connesso al sistema nell'istante finale di una espirazione durante normale respirazione tranquilla in atmosfera. In seguito il soggetto in esame respira, sempre in maniera spontanea e rilassata, a volume corrente costante per un periodo di tempo fisso (qualche minuto) o fino a che la frazione molare di N_2 dell'aria espirata sia sufficientemente vicina allo zero (< 2%). Un bilancio statico di massa molare di N_2 presente nei polmoni prima e dopo il lavaggio, nell'ipotesi che il volume polmonare all'inizio del lavaggio sia lo stesso di quello finale, consente quindi di ottenere una stima del volume polmonare al quale è avvenuta la prima inspirazione di O_2. Il principale limite di tale metodo è che esso fornisce una stima del volume del solo spazio di gas comunicante con le vie aeree, che rappresenta l'intero gas alveolare nei soggetti sani, ma che in soggetti patologici, nei quali le vie aeree sono totalmente, o in parte, ostruite (a causa della presenza di muco, edema, broncospasmo o tumori), rappresenta solo una sua frazione.

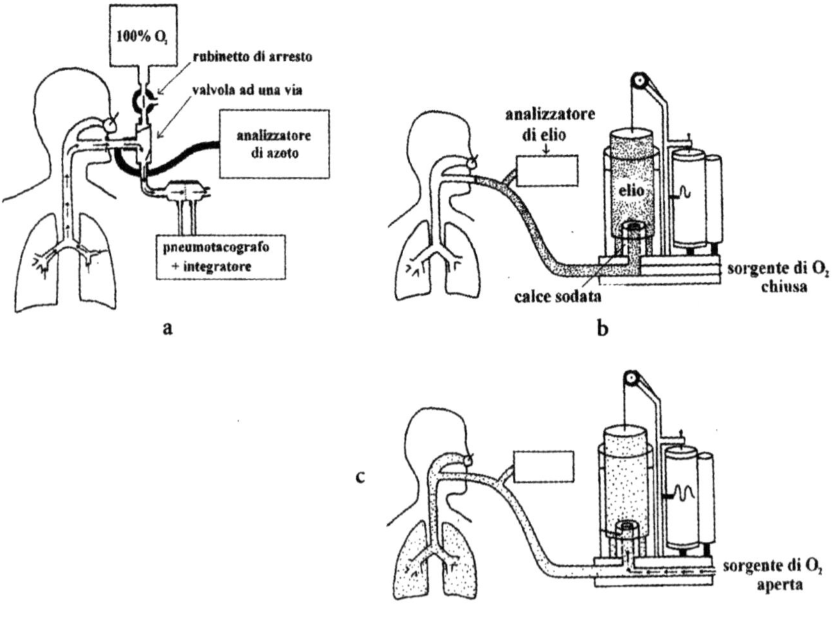

Fig. 4 a-c. Determinazione del volume di capacità funzionale residua (FRC) mediante metodo del lavaggio di azoto (**a**) e della diluizione di elio (con situazione all'inizio, **b**, e alla fine, **c**, della prova)

Un approccio alternativo è quello di aggiungere all'aria inspirata una quantità nota di elio (He) (o, meno frequentemente, Ar o Ne), gas atossico e insolubile nel sangue e, una volta che si sia uniformemente distribuito nei polmoni, determinarne la concentrazione per calcolare il volume polmonare (Fig. 4b). All'inizio dell'esperimento (Fig. 4b, *sinistra*), una quantità fissa di elio è aggiunta allo spirometro. Al soggetto, che viene connesso allo spirometro ad un volume pari a FRC, viene chiesto di respirare a frequenza e volume corrente spontanei, fino al momento in cui la concentrazione di He nei polmoni sia in equilibrio con quella dello spirometro. La frazione molare di He nell'aria espirata è misurata in continua, facendo passare un piccolo campione di gas in un analizzatore di He e riportandolo quindi nello spirometro. L'equilibrio si considera raggiunto quando la variazione nella frazione di He da un respiro al successivo è molto piccola. Durante l'esperimento, l'He viene ridistribuito tra lo spirometro ed i polmoni, ma la quantità totale rimane essenzialmente costante, poichè solo quantità trascurabili di gas sono perse per diffusione nei tessuti (Fig. 4b, *destra*). Anche in questo caso, se alcune parti del polmone non comunicano liberamente con l'apertura delle vie aeree, come nelle malattie ostruttive polmonari, questa procedura può fornire una sottostima di FRC.

Il termine *pletismografia*, in generale, si riferisce alla misura del volume o delle variazioni di volume di una parte del corpo. Nelle applicazioni respiratorie, la pletismografia può essere effettuata in due diversi modi: deducendo variazioni di volume della cavità toracica da variazioni geometriche, rilevate in alcuni punti del tronco, oppure misurando gli effetti delle variazioni di volume toracico sulle variabili associate al gas all'interno di un camera pletismografica. Il primo tipo di pletismografi è basato su misure di variazioni di distanze o di aree, dalle quali poi si deducono variazioni volumetriche. I dispositivi attualmente disponibili sono magnetometri, "strain gauges", sensori ad induttanza variabile e sistemi optoelettronici.

Il principale dispositivo appartenente al secondo tipo di pletismografi è invece rappresentato dal pletismografo corporeo totale (total body plethysmograph, TBP) [3]. Esso è costituito da un contenitore rigido nel quale viene racchiuso il soggetto in esame (Fig. 5).

Questo dispositivo viene utilizzato in ambiente clinico non solo per stimare il volume assoluto e le variazioni di volume polmonare, ma anche per ottenere una stima continua della pressione alveolare, dalla quale si può poi ottenere la resistenza offerta dalle vie aeree. Esistono tre configurazioni di TBP, a seconda della variabile primaria che viene misurata e che viene utilizzata per calcolare le altre variabili polmonari: a pressione, a volume, a flusso. L'analisi che segue si riferisce al *pletismografo a pressione*, che rappresenta la configurazione maggiormente utilizzata nella pratica clinica. I processi termodinamici all'interno del polmone possono essere considerati isotermici, per cui $V_L \cdot P_{alv} = k$, dove V_L e P_{alv} rappresentano rispettivamente il volume polmonare e la pressione alveolare e K è una costante. Per misurare il valore di FRC, il paziente all'interno della cabina pletismografica respira attraverso uno pneumotacografo. Alla fine di un'espirazione tranquilla, il volume di gas presente negli alveoli corrisponde a FRC, mentre la pressione alveolare è pari alla pressione atmosferica, corretta per la pressione di vapore saturo (P_{H_2O}). Se, in tale istante, vengono occluse le vie aeree mediante un otturatore, il soggetto non può produrre flusso pur compiendo movimenti respiratori ("panting"). Durante questa

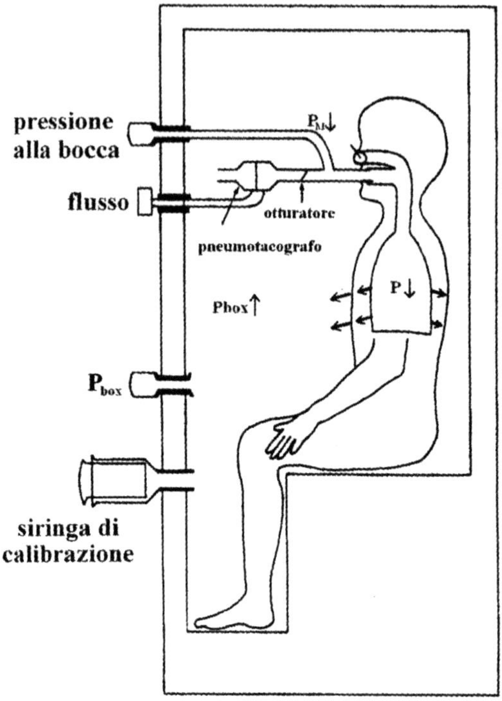

Fig. 5. Pletismografia corporea: apparato di misura

contrazione dei muscoli respiratori, il volume polmonare aumenta ma, poiché non c'è flusso, PA diminuisce e in queste condizioni, considerando trascurabile il prodotto ($\Delta P \cdot \Delta V$), si ha FRC = $(P_{atm} - P_{H_2O}) \cdot \Delta V_L / \Delta P_{alv}$. Dal momento che i tessuti corporei, costituiti da liquidi e solidi, possono essere considerati incomprimibili (cambiano cioè forma ma non volume, specie se confrontati con il gas polmonare), durante i movimenti respiratori la variazione di volume di gas polmonare è uguale ed opposta alla variazione del volume di gas presente nel box ($\Delta V_L = - \Delta V_P$). Quindi la misura di FRC può essere ottenuta misurando le variazioni di pressione alla bocca, che, a vie aeree occluse, è pari a ΔP_{alv}, e misurando ΔV_P.

Solitamente, invece che misurare direttamente ΔV_P, si preferisce misurare le variazioni di pressioni all'interno del pletismografo (ΔP_P), a valle di un'opportuna calibrazione che lega sperimentalmente ΔV_P e ΔP_P mediante una relazione del tipo $\Delta V_P = \gamma \cdot \Delta P_P$. Il vantaggio principale dell'utilizzo del pletismografo corporeo per la determinazione di FRC, rispetto ai metodi di lavaggio dell'azoto e di diluizione dell'elio, risiede nel fatto che la misura è accurata anche in presenza di ostruzioni bronchiali e di zone del polmone non ventilate. Inoltre, con lo stesso dispositivo è possibile misurare la resistenza e la compliance polmonare, anche se la misura in postura supina è assai difficoltosa e praticamente non disponibile se non con dispositivi costruiti ad hoc.

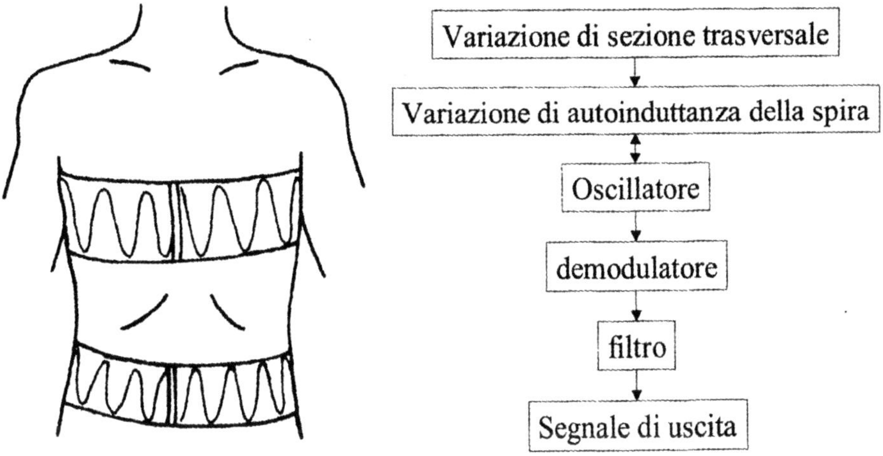

Fig. 6. Pletismografia ad induttanza variabile: principio di funzionamento

La *pletismografia ad induttanza variabile* costituisce il metodo maggiormente utilizzato per la stima delle variazioni di volume dei compartimenti toracico ed addominale e del volume totale [13, 14]. Due avvolgimenti separati di cavo conduttore, cuciti all'interno di una fascia elastica alta circa 10 cm, vengono posizionati appena al di sotto delle ascelle e a livello della linea ombelicale traversa (Fig. 6).

I cavi delle due fasce, equivalenti ad altrettante spire, sono quindi connessi a due oscillatori. I segnali di uscita sono modulati da una portante. La frequenza dei segnali degli oscillatori risulta così proporzionale all'autoinduttanza della spira, che varia al variare dell'area sottesa, cioè al variare della sezione del torace e dell'addome. I segnali degli oscillatori sono quindi inviati ad una unità di demodulazione, che fornisce i segnali in uscita e che provvede anche ad isolare il soggetto mediante fotoaccoppiatori. Questi segnali di uscita sono quindi filtrati e dal segnale possono essere in seguito eliminate le componenti in bassa frequenza per ottenere una linea di base costante. La calibrazione di questo dispositivo, come anche nel caso dei magnetometri, si basa sull'assunzione che il sistema respiratorio possiede, dal punto di vista dei movimenti della parete toraco-addominale, due gradi di libertà (movimento del torace e dell'addome) [15]. I fattori di calibrazione toracico ed addominale possono essere stimati mediante diversi metodi, alcuni manuali, altri assistiti dal calcolatore [16, 17]. I numerosi problemi legati a queste procedure di calibrazione (non linearità, dipendenza dalla postura, distorsioni della gabbia toracica e dell'addome, necessità di collaborazione del soggetto, ecc. [18]) fanno di questo dispositivo uno strumento in grado di fornire una descrizione solo qualitatitiva del volume polmonare e dei movimenti toraco-addominali.

La recente introduzione di una nuova tecnica, la *pletismografia optoelettronica* [19-21], consente di superare i limiti sopra riportati e fornisce la misura accurata in continuo del volume assoluto della parete toraco-addominale e delle variazioni del volume polmonare respiro per respiro e per lunghi intervalli di tempo. Questa tecnica, il cui schema di funzionamento è riportato in Figura 7, è basata sul rilievo del movimento di un insieme di marcatori retro-riflettenti mediante un sistema automatico optoelettronico di analisi del movimento.

I marcatori posti sul torace e sull'addome del soggetto vengono rilevati da un insieme di telecamere e successivamente la loro posizione viene ricostruita nello spazio tridimensionale, ad una frequenza di campionamento pari a 100 Hz; sulla base di un modello geometrico che connette i diversi punti ed approssima la forma della superficie toraco-addominale ad un insieme finito di triangoli è quindi possibile calcolare il volume racchiuso dalla parete toraco-addominale e le sue variazioni durante la respirazione. Considerando il modello geometrico dell'intera parete toraco-addominale è così possibile ottenere le variazioni di volume totali, mentre la definizione di diverse parti del tronco consente il calcolo delle variazioni di volume dei diversi compartimenti della gabbia toracica e dell'addome.

Nel corso di recenti ricerche è stato dimostrato che la pletismografia optoelettronica può essere utilizzata per calcolare le variazioni di volume totale e dei diversi compartimenti toraco-addominali anche durante esercizio [22, 23], esercizio con limitazione al flusso espiratorio ed iperinsufflazione dinamica [24, 25]. Poiché tale tecnica misura sia il volume che la forma della parete toracica e della parete addominale, è possibile calcolarne la distorsione geometrica [23]. Inoltre, confrontando le variazioni di volume polmonare (integrando il flusso espirato) con le variazioni di volume toraco-addominale è possibile stimare quanta parte della loro differenza è dovuta a fenomeni di compressione/espansione e quanta parte, invece, a spostamenti di sangue ("blood shift") dal tronco alla periferia [24]. L'approccio utilizzato consente non solo la misura delle variazioni totali di volume, ma delle variazioni di

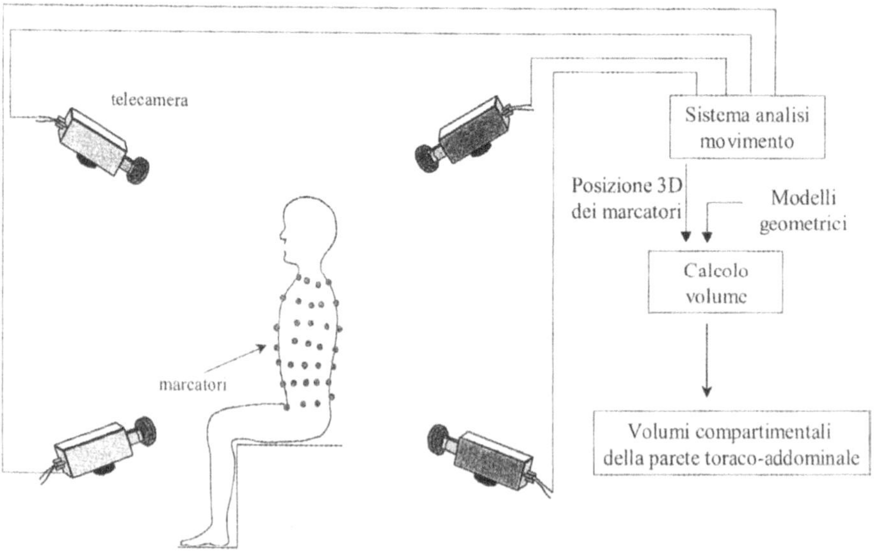

Fig. 7. Pletismografia optoelettronica: principio di funzionamento

volume dei diversi compartimenti del tronco (gabbia toracica polmonare, gabbia toracica diaframmatica ed addome); inoltre, al contrario degli altri metodi fino ad oggi utilizzati, è possibile quantificare le asimmetrie di ventilazione in senso verticale (destro e sinistro), totali e suddivise per compartimenti. Questa tecnica è attualmente in fase di trasferimento clinico. Di particolare interesse sono le potenziali applicazioni in terapia intensiva [20], per la misura in continuo dei volumi totali e compartimentali della parete toraco-addominale. Dal monitoraggio del volume totale della parete toraco-addominale è possibile ottenere, inoltre, un'ottima misura respiro per respiro delle variazioni del volume polmonare di fine espirazione [26].

Infine, la combinazione della pletismografia optoelettronica con la tecnica delle oscillazioni forzate (FOT) [27] consente la misura simultanea dell'impedenza di ingresso e di trasferimento del sistema respiratorio e, in linea teorica, la suddivisione dell'impedenza totale del sistema respiratorio nelle componenti dovute alle vie aeree e ai tessuti. Questo approccio apre importanti prospettive nello studio noninvasivo delle proprietà "passive" del sistema respiratorio e delle sue diverse componenti.

Misure di pressione

Nello studio della meccanica respiratoria, la misura delle diverse pressioni, abbinata a quelle di flusso e volume, risulta essenziale per la determinazione delle proprietà meccaniche del sistema [28] e per la stima dell'azione muscolare [29, 30]. Le pressioni locali di interesse sono quella all'apertura delle vie aeree (Pao), la pressione alveolare (Palv), la pressione pleurica (Ppl), la pressione addominale (Pab), la pressione sulla superficie corporea (Pbs) (Fig. 8).

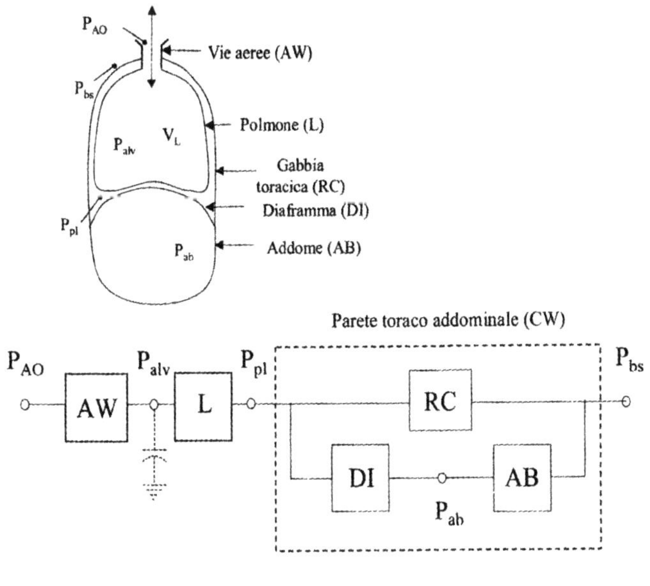

Fig. 8. Pressioni respiratorie di interesse (vedi testo)

Dalla differenze tra le pressioni misurate in questi diversi punti si possono ottenere: la pressione di richiamo elastico del polmone (Pel,L = Palv-Ppl), la caduta di pressione dovuta alla resistenza al flusso delle vie aeree (Paw = Pao-Palv), la pressione transpolmonare (PL = Pao-Ppl), la pressione agente sulla parete toracica (Pcw = Ppl-Pbs), la pressione transdiaframmatica (Pdi = Ppl-Pab), la pressione agente sulla parete addominale (Pabw = Pab-Pbs) ed infine la pressione agente sull'intero sistema respiratorio (Prs = Pao-Pbs) [28].

I sistemi di misura delle pressioni di interesse nel sistema respiratorio sono costituiti da due componenti: le sonde per raggiungere il sito di prelievo della pressione ed il trasduttore che consente di trasformare variazioni di pressioni in un segnale elettrico che possa quindi essere registrato, elaborato ed analizzato. Qui di seguito sono riportati i principali metodi di misura di pressioni respiratorie [30].

Sistemi a catetere e palloncino

Il sistema palloncino-catetere-trasduttore è quello più frequentemente utilizzato per la misura della pressione esofagea (Pes), come stima della pressione pleurica (Ppl), e della pressione gastrica (Pga), come stima della pressione addominale (Pab). La stima di Ppl mediante la misura di Pes è stata introdotta da Luciani [31] e Buytendijk [32] e successivamente sviluppata da Mead e Milic-Emili [33-35] e Fry [36].

La misura diretta della pressione pleurica mediante un'inserzione diretta del sensore nello spazio intrapleurico non è infatti clinicamente applicabile. L'esofago è soggetto alla pressione presente nello spazio intrapleurico (che agisce attraverso la pleura parietale) e al peso di altre strutture toraciche, principalmente il cuore. La pressione dell'aria racchiusa nel palloncino dipende così dalla compressione o dall'espansione di queste sorgenti. Sebbene la pressione intro-esofagea (misurata nel terzo inferiore) non sia esattamente uguale alla pressione media dello spazio intrapleurico (misurata direttamente mediante un catetere nella pleura [37]), le variazioni di pressione esofagea riflettono con buona approssimazione le variazioni di pressione pleurica. Le variazioni di pressione all'interno dello stomaco sono invece generalmente considerate uniformi, sebbene in certe condizioni, quali stimolazione elettrica del diaframma e ventilazione meccanica, possano verificarsi marcate disomogeneità [38]. Quest'ultima considerazione perde di importanza nel caso di misure di variazioni di pressione addominale dovute a contrazioni coordinate dei muscoli respiratori, che determinano una distribuzione omogenea, mentre essa risulta di fondamentale importanza quando si è interessati a differenze regionali di pressione addominale, come nel caso dello studio di paralisi unilaterali del diaframma [39].

Per la misura sono utilizzati palloncini di lattice contenenti aria che vengono fissati ad un catetere che a sua volta trasmette la pressione al trasduttore. Attualmente sono disponibili sistemi commerciali sia a singolo che a doppio palloncino, questi ultimi eventualmente associati ad una schiera di elettrodi per la misura del segnale mioelettrico del diaframma [40]. È comunque possibile realizzare dei sistemi artigianali a basso costo ma comunque affidabili, a meno di prendere alcune precauzioni, soprattutto per quanto riguarda le caratteristiche fisiche del palloncino (volume e distensibilità) e le dimensioni del catetere, che possono introdurre artefatti ed errori di misura. Le caratteristiche del palloncino e del catetere possono risultare critiche nel caso di registrazione di manovre con elevate variazioni di pressione nel tempo (ad esempio, sniff test e stimolazione elettrica del diaframma). Se il diametro interno del catetere è troppo piccolo o il volume di aria nel palloncino troppo grande si possono ottenere infatti segnali smorzati dovuti alla inadeguata risposta in frequenza del sistema di misura.

Al fine di ottimizzare la misura di pressione con sistemi catetere-palloncino, in passato sono stati proposti degli standard [41]. Per la misura di Pes, sono preferibili palloncini in lattice lunghi 5-10 cm, con un perimetro di 3,5-5 cm e con uno spessore assai sottile [35, 42]. Per un'accurata trasmissione della pressione al trasduttore, si dovrebbe dapprima introdurre aria nel palloncino fino a che questo sia completamente disteso, e quindi rimuovere un volume tale da evitare lo stiramento della gomma e la distensione dell'esofago. Un volume finale nel palloncino di 0,5 ml è il valore ottimale per questi scopi. Il coefficiente di distensibilità del palloncino dovrebbe comunque essere sempre determinato, specie nei casi in cui si devono misurare pressioni positive, ad esempio durante ventilazione meccanica. In questo caso, il volume di 0,5 ml potrebbe non essere sufficiente ad evitare che il palloncino si svuoti completamente, per cui può essere necessario introdurre una maggiore quantità di aria (fino a 1 ml). Nel caso della misura della pressione gastrica, il volume d'aria del palloncino è una variabile meno critica, e valori tipici sono compresi tra 1 e 2 ml, sempre che comunque si eviti di stirare il palloncino. Una precauzione da prendere per misure di Pga prolungate nel tempo è quella di utilizzare pareti del palloncino più spesse, in quanto le secrezioni gastriche possono danneggiare il palloncino e al limite romperlo. Per quanto riguarda i cateteri, tubi in polietilene con un diametro interno di 1,4-1,7 mm ed una lunghezza di 70-100 cm sono ottimali in termini di risposta in frequenza.

Cateteri riempiti di liquido

Sistemi a catetere riempiti di liquido sono utilizzati specialmente in misure su neonati [43] e piccoli animali. Il loro vantaggio principale è che la trasmissione di pressione avviene per mezzo di un fluido incomprimibile (solitamente acqua) con un'elevata risposta in frequenza. Inoltre, il catetere può essere più piccolo dei sistemi con palloncino, consentendo misure più semplici nei neonati e teoricamente riducendo il discomfort del paziente. Una difficoltà pratica è però costituita dalla necessità di un risciacquo continuo del catetere, per evitare che i fori distali si otturino e per mantenere il sistema catetere-trasduttore libero da bolle d'aria, che degradano la risposta in frequenza del sistema. Un altro svantaggio rispetto al sistema con palloncino è che mentre la bolla d'aria presente nel palloncino migra da zone ad alta pressione a zone a bassa pressione (in questo modo minimizzando gli artefatti in esofago e localizzando sempre la pressione della bolla d'aria presente nello stomaco), in un sistema a catetere riempito di liquido la pressione è misurata sempre alla terminazione del catetere, che potrebbe non essere sempre la posizione migliore.

Microtrasduttori montati su catetere

I sistemi a microtrasduttore montato su catetere, a volte chiamati "cateteri Millar" [44, 45] presentano prestazioni spesso confrontabili con quelle dei sistemi catetere-palloncino [46]. La loro gestione durante prolungati periodi di misura è probabilmente più semplice, con minori rischi di problemi tecnici (ad esempio, perdite); inoltre, sono in genere meglio tollerati dal paziente e la risposta in frequenza è molto buona. Lo svantaggio è che la misura è di tipo locale e perciò la Pes misurata potrebbe non essere rappresentativa della Ppl come nei sistemi a palloncino, i quali misurano sempre la pressione nel punto dove è maggiormente negativa. Altri problemi sono il costo elevato e la difficoltà di sterilizzazione e ri-utilizzo.

Sistemi a fibra ottica

Tra i sistemi disponibili per la misura delle pressioni di interesse in meccanica respiratoria devono essere annoverati anche quelli basati su sensori a fibra ottica, normalmente utilizzati per la misura delle pressioni intracerebrali in neurochirurgia [47, 48]. Questi dispositivi sono in teoria applicabili anche per la misura di pressioni respiratorie [49], con il vantaggio potenziale di minori problemi legati a occlusioni dovute ad acqua o muco, minori possibilità di attorcigliamento e, probabilmente, migliore risposta in frequenza, anche se quest'ultimo aspetto deve essere studiato e valutato e non esistono a tutt'oggi studi a riguardo.

Misura della pressione all'apertura delle vie aeree

Per la misura della pressione all'apertura delle vie aeree (Pao), vengono normalmente utilizzati cateteri o piccoli tubi. La pressione viene prelevata attraverso un foro posto lateralmente sul boccaglio, sul tubo tracheale o sulla maschera facciale, e talvolta in narice, ovviamente nel caso in cui non ci siano ostacoli tra naso e bocca. È importante che la sezione trasversale del dispositivo attraverso cui il soggetto respira sia sufficientemente grande da impedire una significativa perdita di carico, che si può verificare soprattutto in presenza di flussi elevati, e quindi significativi errori di misura della pressione. Quando Pao viene misurata per stimare la Palv, ad esempio durante manovre respiratorie effettuate contro vie aeree occluse, è necessario che la trasmissione della pressione tra alveoli e aperture delle vie aeree sia molto veloce. La costante di tempo di tale trasmissione, che è pari al prodotto tra la resistenza offerta dalle vie aeree e la compliance delle vie aeree extratoraciche, comprese la bocca, le guance e il dispositivo di misura (boccaglio o maschera facciale o tubo tracheale), è normalmente trascurabile. Nel caso di misure effettuate in pazienti affetti da broncopneumopatie croniche ostruttive, diventa invece necessario minimizzare tale valore, riducendo i volumi e le resistenze di tali dispositivi e tenendo le guance con le mani [30].

Trasduttori

Come per la maggior parte di misure respiratorie [50], una risposta in frequenza piatta fino a 10-15 Hz risulta adeguata anche per quanto riguarda la pressione. Quando si valuta la risposta in frequenza di un sistema di misura di pressioni respiratorie bisogna considerare il fatto che ciò che effettivamente conta è il sistema complessivo, costituito non solo dal trasduttore, ma anche, eventualmente, dal palloncino, dai tubi, e da tutte le connessioni [51]. Nel caso di utilizzo di un trasduttore differenziale, è fondamentale che entrambi i lati siano identici in termini di risposta in frequenza.

Per quanto riguarda la calibrazione, è assolutamente preferibile l'utilizzo di un manometro ad acqua rispetto a calibrazioni di tipo elettrico, a meno di frequenti controlli con manometri ad acqua.

Le caratteristiche del trasduttore, in termini di range e sensibilità di misura, dipendono ovviamente dal tipo di applicazione. Attualmente esistono in commercio diversi tipi di trasduttori adatti per misure respiratorie.

I trasduttori solitamente utilizzati appartengono ad un insieme molto ampio di dispositivi, molto spesso comuni a quelli utilizzati per le misure delle pressioni nel sistema cardiovascolare, riconducibili a tre classi di sensori: resistivi, capacitivi e induttivi [52]. In Figura 9 sono riportati gli schemi costruttivi di due trasduttori utilizzati per misure respiratorie, uno piezoresistivo e l'altro induttivo. I sensori induttivi sono tuttora maggiormente utilizzati in misure di meccanica respiratoria, anche se le ultime generazioni di trasduttori piezoresistivi presentano caratteristiche di stabilità, sensibilità, e risposta in frequenza paragonabili, se non addirittura migliori.

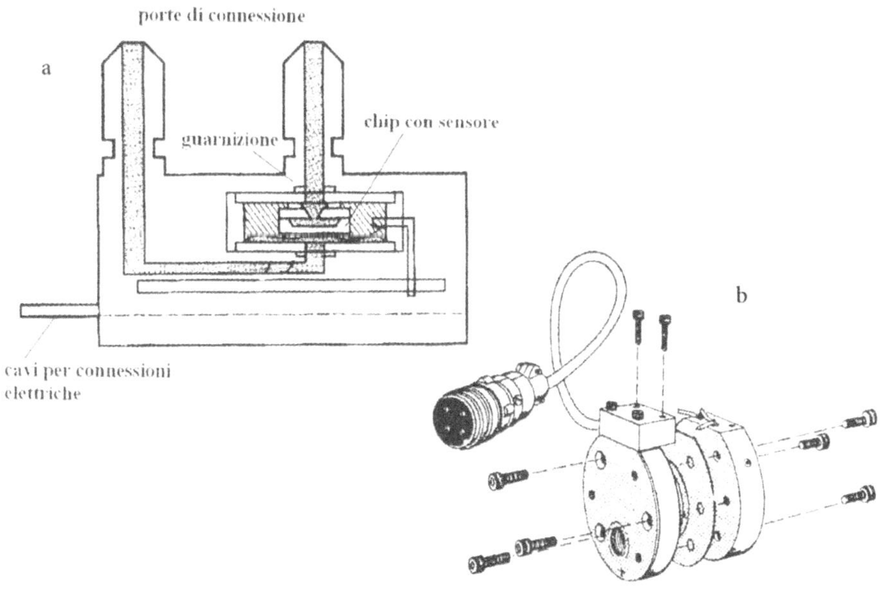

Fig. 9 a, b. Trasduttori di pressione **a** piezoresistivo e **b** induttivo a diaframma

Bibliografia

1. Macklem PT, Mead J (1986) Handbook of physiology. The respiratory system, vol III: Mechanics of breathing, Part 1. American Physiological Society, Bethesda, MD
2. Webster JG (1998) The measurement, instrumentation, and sensors handbook. CRC Press, New York
3. Primiano FP (1995) Measurements of the respiratory system. In: Webster, JG (ed) Medical instrumentation: application and design, 2nd edn. John Wiley and Sons, New York, pp 457-539
4. Sullivan WJ, Peters GM, Enright PL (1984) Pneumotacographs: theory and clinical application. Respir Care 29:736-749
5. Blumenfeld W, Turney SZ, Denman RJ (1985) A coaxial ultrasonic pneumotachometer. Med Biol Eng 13:855-860
6. Lilly JC (1950) Flowmeter for recording respiratory flow of human subject. In: Comroe JE (ed) Methods in medical research, vol. 2. Year Book, Chicago, pp 113-121
7. Fleisch A (1925) Der Pneumotachograph: ein Apparat zur Beischwindigkeitregstrierung der Atemluft. Arch Ges Physiol 209:713-722
8. Peslin R, Morinet-Lambert J, Duvivier C (1972) Frequency response of pneumotachographs. Bull Physiopath Resp 8:1363-1376
9. Bates JHT, Schmalisch G, Filbrun D, Stocks J (2000) Tidal breath analysis for infant pulmonary function testing. Eur Respir J 16:1180-1192
10. Rodarte JR, Hyatt RE, Westbrook PR (1976) Determination of lung volume by single- and multiple-breath nitrogen washout. Am Rev Respir Dis 114:131-136
11. Hewlett AM, Hulands GH, Nunn JF, Minty KB (1974) Functional residual capacity during anaesthesia. I: Methodology. Br J Anaesth 46:479-485
12. DuBois AB, Botelho SY, Bedell GN et al (1956) A rapid plethysmographic method for measuring thoracic gas volume. A comparison with a nitrogen washout method for measuring functional residual capacity in normal subject. J Clin Invest 35:322-326
13. Milledge JS, Stott FD (1977) Inductive plethysmography - a new respiratory transducer. J Physiol (Lond) 267:4
14. McCool FD (1995) Noninvasive methods for measuring ventilation. In: Roussos C (ed) The thorax. Marcel Dekker, New York, pp 1049-1069
15. Konno K, Mead J (1967) Measurement of the separate volume changes of rib cage and abdomen during breathing. J Appl Physiol 22:407-422
16. Chadha TS, Watson H, Birch S et al (1982) Validation of respiratory inductive plethysmography using different calibration procedures. Am Rev Respir Dis 125:644-649
17. Sackner MA, Watson H, Belsito AS et al (1989) Calibration of respiratory inductance plethysmography during natural breathing. J Appl Physiol 66:410-420
18. Zimmerman PV, Connellan SJ, Middleton HC et al (1983) Postural changes in rib cage and abdominal volume motion coefficients and their effect on the calibration of a respiratory inductance plethysmograph. Am Rev Respir Dis 127:209-214
19. Cala SJ, Kenyon C, Ferrigno G et al (1996) Chest wall and lung volume estimation by optical reflectance motion analysis. J Appl Physiol 81:2680-2689
20. Aliverti A, Dellacà R, Pelosi P et al (2000) Opto-electronic plethysmography in intensive care patients. Am J Respir Crit Care Med 161:1546-1552
21. Aliverti A, Dellacà R, Pelosi P et al (2001) Compartmental analysis of breathing in the supine and prone positions by opto-electronic plethysmography. Ann Biomed Eng 29:60-70
22. Aliverti A, Cala SJ, Duranti R et al (1997) Human respiratory muscle actions and control during exercise. J Appl Physiol 83:1256-1269
23. Kenyon CM, Cala SJ, Yan S et al (1997) Rib cage mechanics during quiet breathing and exercise in humans. J Appl Physiol 83:1242-1255

24. Iandelli I, Aliverti A, Kayser B et al (2002) Determinants of exercise performance in normal men with externally imposed expiratory flow-limitation. J Appl Physiol 92:1943-1952
25. Aliverti A, Iandelli I, Duranti R et al (2002) Respiratory muscle dynamics and control during exercise with externally imposed expiratory flow-limitation. J Appl Physiol 92:1953-1963
26. Dellacà R, Aliverti A, Pelosi P et al (2001) Estimation of end-expiratory lung volume variations by opto-electronic plethysmography (OEP). Crit Care Med 29:1807-1811
27. Aliverti A, Dellacà R, Pedotti A (2001) Transfer impedance of the respiratory system by forced oscillation technique by optoelectronic plethysmography. Ann Biomed Eng 29:71-82
28. Agostoni E, Mead J (1964) Statics of the respiratory system. In: Fenn WO, Rahn H (eds) Handbook of physiology. American Physiological Society, Washington, DC, vol. I, sect. 3, pp 387-409
29. Decramer M, Macklem PT (1995) Pressures developed by the respiratory muscles. In: Roussos C (ed) The thorax. Marcel Dekker, New York, pp 1099-1126
30. ATS/ERS (2002) Statement on respiratory muscle testing. Am J Respir Crit Care Med 166:518-624
31. Luciani L (1878) Delle oscillazioni della pressione intratoracica e intraaddominale. Arch Sci Med 2:177-224
32. Buytendijk HJ (1949) Oesophagusdruk en longelasticiteit. Dissertatio, University of Groningen
33. Mead J, McIlroy M, Selverstone NJ, Kriete BC (1955) Measurement of intro-esophageal pressure. J Appl Physiol 7:491-495
34. Milic-Emili J, Petit JM (1959) Relationship between endoesophageal and intrathoracic pressure variation in dog. J Appl Physiol 14:535-537
35. Milic-Emili J, Mead J, Turner JM, Glauser EM (1964) Improved technique for estimating pleural pressure from esophageal balloons. J Appl Physiol 19:207-211
36. Schidler DP, Hyatt RE, Fry DL (1959) An improved balloon system for measuring introesophageal pressure. J Appl Physiol 14:1057-1058
37. Milic-Emili J, Mead J, Turner JM (1964) Topography of esophageal pressure as a function of posture in man. J Appl Physiol 19:212-216
38. Decramer M, De Troyer A, Kelly S et al (1984) Regional differences in abdominal pressure swings in dogs. J Appl Physiol 56:1682-1687
39. Duomarco JL, Rimini R (1947) La presion intra-abdominal en el Hombre. El Atheneo, Buenos Aires
40. Javaheri S, Vinegar A, Smith J, Donovan E (1987). Use of a modified Swan-Ganz pacing catheter for measuring Pdi and diaphragmatic EMG. Pflugers Arch 408:642-645
41. Yernault J (1983) Lung mechanics. I. Lung elasticity. In: Quanjer PH (ed) Standardized lung function testing, chapter 4. Bull Eur Physiopathol Respir 19 (Suppl 5):28-32
42. Baydur A, Behrakis PK, Zin WA et al (1982) A simple method for assessing the validity of the esophageal balloon technique. Am Rev Respir Dis 126:788-791
43. Coates AL, Davis GM, Vallinis P, Outerbridge EW (1989) Liquid filled esophageal catheter for measuring pleural pressure in preterm neonates. J Appl Physiol 67:889-893
44. Jacobs R, Killam H, Barefoot C, Millar H (1972) Human application of a catheter with tip-mounted pressure and flow transducers. Rev Surg 29:149-152
45. Millar HD, Baker LE (1973) A stable ultraminiature catheter-tip pressure transducer. Med Biol Eng 11:86-89
46. Gilbert R, Peppi D, Auchincloss JH Jr (1979) Measurement of transdiaphragmatic pressure with a single gastric-esophageal probe. J Appl Physiol 47:628-630
47. Wald A, Post K, Ransohoff J et al (1977) A new technique for monitoring epidural intracranial pressure. Med Instrum 11:352-354

48. Yellowlees IH (1991) Fibreoptic sensors in clinical measurement. Br J Anaesth 67:100-105
49. Koska J, Kelley E, Banner MJ, Blanch P (1994) Evaluation of a fiberoptic system for airway pressure monitoring. J Clin Monit 10:247-250
50. McCall CB, Hyatt RE, Noble FW, Fry DL, Harmonic content of certain respiratory flow phenomena of normal individuals. J Appl Physiol 10:215-218
51. Jackson AC, Vinegar A (1979) A technique for measuring frequency response of pressure, volume, and flow transducers. J Appl Physiol 47:462-467
52. Doebelin EO (1990) Measurement systems: application and design, 4th edn. McGraw Hill, New York

Capitolo 17

Valutazione funzionale e controllo dei parametri della ventilazione

F. CIANI

Fra i pazienti che vengono sottoposti ad interventi al torace o all'addome le più frequenti complicanze osservabili sono quelle respiratorie. Esse possono presentarsi sotto forma di polmonite, collasso lobare o polmonare, dovuto alla formazione di tappi di muco intrabronchiali, atelettasia, broncospasmo, riacutizzazione di una broncopneumopatia cronica ostruttiva e conducono tutte verso una situazione d'insufficienza respiratoria che spesso implica la necessità di un ricorso prolungato alla ventilazione meccanica. La percentuale di tali complicanze è molto variabile a causa dei differenti criteri di classificazione di complicanza e di follow-up del paziente nella fase postoperatoria adottati di volta in volta.

Fisiopatologia delle complicanze respiratorie post-operatorie

La maggior parte delle complicanze respiratorie post-operatorie sono il risultato di cambiamenti dei volumi polmonari dovuti ad una risposta alla disfunzione dei muscoli respiratori e ad altre modificazioni che intervengono nella meccanica della gabbia toracica.

La riduzione della capacità vitale (VC) e in misura minore, ma ancora più determinante, della capacità funzionale residua (FRC) [1-3] sta alla base della patogenesi delle complicanze respiratorie osservabili nella fase post-operatoria. La capacità vitale è la somma del volume corrente, del volume di riserva inspiratoria e del volume di riserva espiratoria, mentre la capacità funzionale residua risulta dalla somma del volume residuo e del volume di riserva espiratorio (Fig. 1).

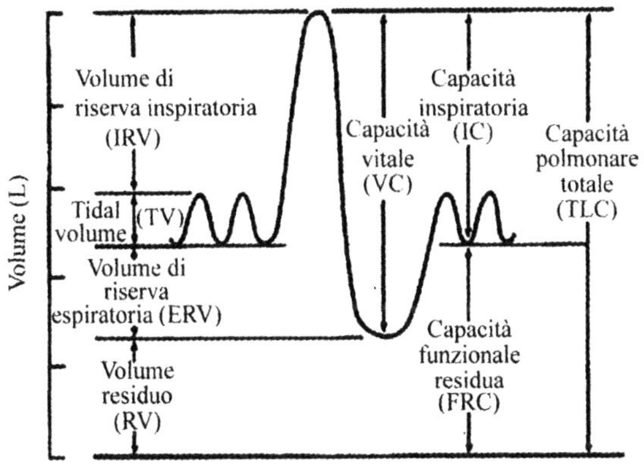

Fig.1. Volumi polmonari statici

Queste modificazioni della volumetria polmonare sono osservabili negli interventi a carico del torace e dell'addome ed in quest'ultimo caso in modo differenziato fra chirurgia dei quadranti superiori e dei quadranti inferiori dell'addome. La capacità funzionale residua si riduce infatti del 35% negli interventi al torace, del 30% negli interventi ai quadranti superiori dell'addome e del 15% nel caso vengano interessati i quadranti inferiori dell'addome [2-6]. I fattori che concorrono a ridurre la FRC sono: l'anestesia generale, la posizione supina, l'aumento della pressione endoaddominale (ad esempio, per la presenza di ascite), l'obesità, lo sviluppo di una peritonite.

L'altro importante elemento funzionale che entra in gioco nell'eziologia delle complicanze respiratorie in fase post-operatoria è l'incremento del volume di chiusura (CV), ossia il livello di volume polmonare al quale le vie aeree incominciano a chiudersi per effetto prevalente della pressione transpolmonare sulla pressione endobronchiale [3]. Gli elementi che entrano in gioco nell'aumento del volume di chiusura sono: l'età avanzata (il volume di chiusura è pari al volume residuo nel giovane e aumenta con l'età e coincide con la FRC nell'anziano), l'uso di tabacco, il broncospasmo, l'accumulo di fluidi extravascolari, e la presenza di secrezioni endobronchiali eccessive.

L'aumento del volume di chiusura oltre il fisiologico 30% della capacità polmonare totale (TLC) e la riduzione della FRC sotto il normale 50% della TLC determinano una precoce chiusura delle vie aeree e favoriscono l'instaurarsi di atelettasie. Ne consegue un aumento del disaccoppiamento tra ventilazione e perfusione, con conseguente ipossiemia, mentre il ristagno delle secrezioni endobronchiali favorisce un successivo sviluppo di polmonite che peggiora con il suo effetto shunt l'insufficienza respiratoria.

A causa delle variazioni di FRC e di CV sopra descritte il volume corrente (vt) si riduce in media del 25% e per contro la frequenza ventilatoria aumenta del 20% mantenendo così invariata la ventilazione al minuto; ovviamente questo modello ventilatorio aumenta la ventilazione dello spazio morto fisiologico che, nelle malattie ostruttive polmonari, è già aumentato. Tali fenomeni tendono ad esaurirsi rapidamente nel giro di 5 giorni dal momento dell'anestesia generale (Tab. 1).

Tabella 1. Riduzione di alcuni valori polmonari dopo anestesia generale per interventi sui quadranti superiori dell'addome

Parametro	Base	Dopo 16 ore	Dopo 5 giorni
vt	100%	75%	100%
f	100%	120%	100%
FRC	100%	70%	90%
RV	100%	70%	90%
VC	100%	40%	90%

vt, volume corrente; *f*, frequenza ventilatoria; *RV*, volume residuo; *FRC*, capacità funzionale residua; *VC*, volume di chiusura

Tabella 2. Riduzione della PaO2 post-operatoria in funzione della sede d'intervento

Sede	Riduzione della PaO2
Quadranti superiori dell'addome	20-30%
Quadranti inferiori dell'addome	10-18%
Chirurgia extra-addominale	5-10%

Dal momento che le alterazioni rilevabili sulla FRC sono differenti a seconda della sede dell'intervento ne consegue che le alterazioni emogasanalitiche (espressione dell'alterato rapporto ventilazione/perfusione) sono diverse a seconda della sede dell'intervento (Tab. 2).

Un'altra causa della riduzione dei volumi polmonari va ricercata nella disfunzione del diaframma nella fase posto-peratoria. Negli interventi sull'addome, ad esempio, la pressione transdiaframmatica si può ridurre di oltre il 70% nel primo giorno e ritornare ai valori iniziali solo dopo una settimana dall'intervento [7].

Fattori di rischio correlati al paziente

Età

Le complicanze respiratorie sono correlate più alle comorbilità dei pazienti che alla loro età anagrafica e pertanto l'età di per sé non è un criterio valido per escludere un paziente dall'intervento chirurgico [8].

Stato generale del paziente

Vari indici di rischio specifici come il Goldman o più generici come quello dell'American Society for Anesthesiologists hanno buon valore predittivo sulla morbilità post operatoria. Anche una scarsa capacità di esercizio fisico individua soggetti a rischio [9,10].

Obesità

L'obesità di per sé non rappresenta un fattore di rischio significante per l'insorgenza di complicanze polmonari postoperatorie [11].

Fumo di sigaretta

Fin dal 1944 gli studi effettuati hanno confermato che il fumo di sigaretta rappresenta un fattore di rischio per le complicanze respiratorie post-operatorie anche in pazienti non affetti da malattie croniche ostruttive polmonari. Il rischio comincia a diminuire dopo un periodo che varia dalle 4 alle 8 settimane a secondo degli studi considerati [12]. Il rischio comincia a diminuire dopo un periodo che va dalle 4 alle 8 settimane, dal momento della cessazione completa dell'abitudine al fumo di sigaretta, a seconda degli studi considerati.

Malattie croniche ostruttive polmonari

La presenza della malattia cronica ostruttiva polmonare (COPD) fa aumentare il rischio di complicanze respiratorie di un fattore che va da 2,7 a 4,7. L'intervento, ove possibile, dovrebbe essere differito se coincidente con una riacutizzazione della COPD. L'usuale, corretto, trattamento combinato con fisioterapia respiratoria, farmaci broncodilatatori, terapia antibiotica mirata sui reperti dell'antibiogramma, corticosteroidi, e associato alla sospensione del fumo di tabacco riduce il rischio di complicazioni post-operatorie [13].

Asma bronchiale

Recenti studi hanno dimostrato che l'incidenza di broncospasmo perioperatorio è alquanto bassa (1,7%). Se necessario i pazienti dovrebbero essere trattati con corticosteroidi per un breve periodo in fase pre-operatoria in quanto tale terapia non influisce negativamente sulle infezioni o sulle complicanze post-operatorie [14].

Fattori di rischio correlati alle procedure

Sede dell'intervento

Il principale fattore di rischio è la sede dell'intervento. Inoltre, limitatamente alla colecistectomia, l'intervento eseguito in laparoscopia è gravato da rischi inferiori rispetto a quello eseguito dopo laparotomia.

Durata dell'intervento

Procedure chirurgiche che durano più di tre ore sono gravate da rischi più elevati di complicanze respiratorie [15].

Tipo di anestesia

L'anestesia spinale o epidurale è gravata da una minor incidenza di complicanze post-operatorie ed è preferibile in caso di coesistente aumento del rischio per fattori correlati al paziente.

Sondino naso-gastrico

L'uso del sondino naso-gastrico aumenta il rischio di polmonite post-operatoria.

Resezione polmonare e toracotomia

L'incidenza delle complicanze dopo toracotomia e/o resezione polmonare è di circa il 30% ed è dovuta non solo all'ablazione del parenchima polmonare ma anche alla disfunzione meccanica della gabbia toracica che ne consegue. Gran parte degli studi si basano sul parametro FEV1 (volume espirato in 1 secondo) ottenibile dalla spirometria (Tab. 3).

Il parametro FEV1 post-peratorio è facilmente calcolabile con il metodo di Juhl [16] o con la scintigrafia ventilatoria e perfusoria che oramai ha del tutto soppiantato il lateral position test [17] e la broncospirometria separata. Valori superiori a 1,2 l/sec indicano una buona operabilità mentre valori inferiori a 0,6 l/sec indicano un rischio inaccettabile per un intervento [18]. Per il FEV1 post-operatorio calcolato è stato indicato il valore di 0,8 l/sec come limite per un intervento senza basarsi su reali dati sperimentali ma per analogia con il limite funzionale di severa dispnea per i pazienti affetti da malattie croniche ostruttive polmonari [19]. Attualmente tale valore viene indicato solo come valore limite per predire l'insorgenza di severe complicanze respiratorie post-operatorie. La scintigrafia polmonare, utile nel calcolo del FEV1 post-operatorio, tuttavia, non è un buon indicatore della mortalità e morbilità post-operatoria in chirurgia toracica, mentre la TAC riesce meglio a predire la volumetria polmonare residua dopo l'intervento [20].

Attualmente le indicazioni all'esecuzione di una scintigrafia polmonare per il calcolo del FEV1 post-operatorio sono la presenza di:

- grave deficit ventilatorio ostruttivo con FEV1 < del 60% del teorico;
- ostruzione endobronchiale nota o sospettata;
- significativa massa linfonodale ilare;
- significativo interessamento pleurico della malattia;
- pazienti selezionati già sottoposti a resezione polmonare.

Tabella 3. Valori soglia di basso rischio nella valutazione pre-operatoria di pazienti candidati a resezione polmonare

Parametro	**Valore soglia per pazienti a basso rischio**
FEV1	> 60%
DLCO	> 60%
FEV1 postoperatorio	> 800 ml
FEV1 postoperatorio	> 40%
DLCO postoperatorio	> 40%
VO2MAX durante sforzo	> 15 ml/Kg/min

Per quanto riguarda il valore degli studi sugli scambi gassosi un certo valore predittivo per la mortalità e morbilità post-operatoria viene riconosciuto alla diffusione alveolo-capillare [21]. Le prove da sforzo al cicloergometro, il test dei 6 minuti di cammino ed il test di salita delle scale sono stati recentemente utilizzati per individuare il rischio operatorio in chirurgia toracica basandosi sul concetto che l'enfisema polmonare riduce il massimo consumo di ossigeno [22].

Smith [23] ha rilevato la più alta incidenza di complicanze post-operatorie in un gruppo di pazienti sottoposti a pneumonectomia fra coloro che avevano un consumo di ossigeno massimale inferiore a 15 ml/Kg/min, mentre Bechard [24] ha individuato in 10 ml/Kg/min la soglia sotto la quale la mortalità post-operatoria aumenta in modo considerevole. Anche una soglia anaerobica inferiore a 11 ml/Kg/min si è rivelata essere un buon indicatore di aumento di mortalità post-operatoria [25].

Più semplice e notevolmente predittivo appare essere il test dello stair climbing: secondo Olsen un limite di 3 piani di scale individua un soggetto con rischio accettabile per toracotomia [26].

In conclusione il calcolo del FEV1 post-operatorio, la prova da sforzo al cicloergometro e la diffusione alveolo-capillare, da soli o associati, sono in grado di darci un quadro completo ed abbastanza preciso non solo dei rischi di morte ma anche di severe complicanze post-operatorie in chirurgia toracica (Tabb. 4, 5).

Tabella 4. Valori soglia di alto rischio nella valutazione pre-operatoria di pazienti candidati a resezione polmonare

Parametro	Valore soglia per pazienti ad alto rischio
PaCO2	> 45 mmHg
PaO2	< 50 mmHg
FEV1 postoperatorio	< 700 ml
FEV1 postoperatorio	< 40%
Età	> 70 anni
VO2MAX durante sforzo	< 10 ml/Kg/min

Tabella 5. Criteri basati sull'evidenza nella valutazione dei candidati a toracotomia

- Tutti i pazienti candidati a toracotomia dovrebbero eseguire una spirometria
- I pazienti che rientrano nei criteri sottoindicati dovrebbero fare anche una scintigrafia polmonare
- I pazienti ad alto rischio in base al FEV1 calcolato post-operatorio dovrebbero essere candidati ad un test da sforzo
- Se il test da sforzo indica un consumo di ossigeno di picco inferiore a 10-15 ml/Kg/min, esso identifica un paziente ad alto rischio di mortalità e morbilità post-operatoria
- Solo dei dati limitati consigliano l'uso di indici di rischio pre-operatori

Chirurgia cardiaca

L'incidenza delle complicazioni polmonari in cardiochirurgia è alta ed include polmoniti, broncospasmo, e collasso lobare in circa il 40% dei casi oppure la necessità di ventilazione meccanica prolungata nel 5-10% dei casi ed una disfunzione respiratoria generalizzata in gran parte dei pazienti sottoposti a bypass [27, 28].

Le cause di queste complicanze sono in gran parte correlate alla toracotomia ed alla disfunzione meccanica della gabbia toracica che ne consegue. L'uso della mammaria interna per il bypass e l'età elevata sono fattori prognostici sfavorevoli sui valori spirometrici post-operatori [29]. La FRC si riduce ed alla dimissione è ancora più bassa del 20% rispetto al valore basale: tale parametro ritorna ai valori originari appena dopo 3 mesi [29].

Contrariamente ai pazienti sottoposti a resezione polmonare, la spirometria non ha alcun valore predittivo sulle complicanze post-operatorie.

Due soli fattori sembrano essere rilevanti a questo proposito: l'uso di un "topical slush" e la scelta di un bypass cardiopolmonare.

Nella prima evenienza si osserva una prevalenza di paralisi del nervo frenico superiore al 30% e di collasso del lobo polmonare inferiore maggiore dell'80%.

Nel secondo caso dopo 24 ore dall'intervento la pressione parziale di ossigeno è ridotta di più del 30% ed il gradiente alveolo-arterioso per l'ossigeno è aumentato di più del 150%. Queste alterazioni scompaiono dopo 6 settimane.

Si ritiene che l'etiologia di tale grave disfunzione sia riconducibile a un rilascio di una moltitudine di citochine ad azione infiammatoria che determinano gravi conseguenze sugli scambi gassosi.

Chirurgia addominale

Le cause delle complicanze respiratorie post-operatorie in chirurgia addominale sono riconducibili alla disfunzione della muscolatura della parete addominale, alla posizione supina, allo sviluppo di ascite, che concorrono a ridurre di più del 70% la pressione transdiaframmatica [30-32].

Tabella 6. Spirometria: sensibilità e specificità dei tests spirometrici nella valutazione del rischio degli interventi sui quadranti superiori dell'addome

Autori	Anno	Complicanza	Incidenza	Sensibilità	Specificità
Stein	1962	Qualsiasi	0,35	0,95	0,78
Collins	1968	Polmonite	0,44	0,26	0,83
Stein	1970	Qualsiasi	0,30	0,87	0,48
Latimer	1971	Qualsiasi	0,76	0,59	1,00
Appelberg	1974	Qualsiasi	0,14	0,92	0,57
Sugimachi	1985	Polmonite	0,40	0,28	0,75
Fan	1987	Qualsiasi	0,55	0,49	0,78

La disfunzione del diaframma è autonomica e non pare determinata dal frenico o dai suoi centri motori. La spirometria si è rivelata inadeguata a selezionare pazienti ad alto rischio di complicanze respiratorie in questo tipo di chirurgia (Tabella 6). I dati clinici che si sono dimostrati predittivi per il rischio di complicanze sono: l'abitudine al fumo, la presenza di una COPD, l'obesità, un elevato periodo di degenza, l'uso del sondino naso-gastrico.

Incisioni più piccole e un uso più diffuso delle tecniche d'intervento per via laparoscopica potrebbero ridurre l'incidenza delle complicanze polmonari che ora si attesta sul 30%.

La valutazione del paziente candidato a chirurgia addominale dovrebbe comprendere una valutazione generale del paziente (età, body mass index, comorbilità, capacità di performance) e del tipo di approccio chirurgico previsto.

La spirometria è indicata in quei pazienti ove la evidente compromissione funzionale obbliga il medico a prendere in considerazione l'esecuzione di un ciclo di riabilitazione respiratoria in fase pre-operatoria.

Esofagectomia

I pazienti che vengono sottoposti ad esofagectomia presentano delle complicanze respiratorie in una percentuale che varia tra il 25% ed il 50% dei casi. Il rischio di complicanze post-operatorie è collegato ai seguenti fattori [33-35]:

- età del paziente;
- quadro spirometrico;
- diffusione alveolo-capillare;
- stato nutrizionale;
- presenza di COPD;
- accesso chirurgico (è preferibile una toracotomia laterale);
- perdite di sangue durante l'intervento;
- estubazione non precoce.

Lo sviluppo di complicanze respiratorie aumenta la mortalità operatoria di 7 volte. Per tale motivo è consigliabile prima dell'intervento stabilire [36]:

- i dati antropometrici;
- lo stato nutrizionale;
- lo stato generale del paziente (Goldman index, ASA index);
- il quadro spirometrico e della diffusione alveolo-capillare;
- il tipo di approccio chirurgico.

Come ridurre il rischio

Anamnesi ed esame obiettivo

Un'accurata raccolta e classificazione di alcuni sintomi come la tosse e l'espettorato (indicativi per la presenza di COPD), o la dispnea (con scale apposite come la Visual Analogic Scale o la scala di Borg), che ben correlano con l'insorgenza di complicanze respiratorie in fase post-operatoria, può dare delle informazioni preziose ed a basso costo che possono rappresentare la base per ulteriori indagini più sofisticate [37, 38] ed un utile momento per spiegare al paziente i provvedimenti terapeutici atti a ridurre il rischio pre-operatorio.

Astensione dal fumo

Il rischio collegato al fumo di sigaretta incomincia a ridursi in un periodo che va dalle 4 alle 8 settimane prima dell'intervento. Il miglioramento della clearance muco-ciliare e della funzione delle piccole vie aeree è alla base della riduzione del rischio. I benefici derivanti dalla riduzione della carbossiemoglobina (che ha una emivita di 6 ore) sono evidenti, invece, dopo pochi giorni di astensione.

Obesità

Pur non rappresentando di per sé un fattore di aumento di mortalità operatoria, l'obesità aumenta il rischio per lo sviluppo di atelettasie polmonari nella fase post-operatoria [39]. La riduzione consistente del peso corporeo sembra abbassare il rischio respiratorio collegato a questa patologia.

Fisioterapia respiratoria

Molte tecniche fisioterapiche sono state proposte per ridurre le complicanze polmonari post-operatorie [13, 40] attraverso l'incremento volumetrico del polmone. Esse includono:

- la percussione toracica;
- il drenaggio posturale;
- la ventilazione a pressione positiva;
- la spirometria incentiva;
- la ventilazione controllata.

In particolare, la spirometria incentiva, per i bassi costi ed i risultati simili a quelli della fisioterapia respiratoria classica, appare la tecnica più indicata nella fase post-operatoria [41] con una percentuale di abbattimento del rischio relativo di circa il 50% [42].

Farmaci: antibiotici, broncodilatatori steroidi

Nei pazienti affetti da COPD la terapia antibiotica profilattica pre-operatoria dovrebbe essere riservata ai pazienti con documentata positività colturale dell'escreato [13] e dovrebbe essere protratta per almeno 10 giorni posponendo la data dell'intervento se si tratta di chirurgia di elezione.

Nei pazienti affetti da COPD ed asma la terapia con steroidi e broncodilatatori per via inalatoria (aerosols, aerosols dosati) è efficace nel ridurre il broncospasmo ed il rischio di polmonite nella fase post-operatoria [43].

Controllo del dolore post-operatorio

L'analgesia epidurale post-operatoria riduce la frequenza delle complicazioni polmonari nei pazienti a rischio elevato. Nello studio di Cuschieri [44], ad esempio, in 75 pazienti operati di colecistectomia (31 avevano una malattia polmonare) sottoposti ad analgesia epidurale o terapia analgesica per via parenterale il tasso di complicazioni polmonari è stato del 24% e del 56%, rispettivamente. Tale dato non è stato ulteriormente confermato ma nessuno studio ha dimostrato un eccesso di morbilità respiratoria dopo analgesia epidurale. Essa è raccomandata dopo interventi ad alto rischio toracici, addominali e procedure vascolari maggiori. Una meta-analisi dell'uso del blocco post-operatorio dei nervi intercostali non ha dimostrato una riduzione statisticamente significativa del rischio di complicanze [45].

Bibliografia

1. Ali J, Weisel RD, Layug AB et al (1974) Consequences of postoperative alterations in respiratory mechanics. Am J Surg 128:376-382
2. Meyers JR, Lembeck L, O'Kane H et al (1975) Changes in functional residual capacity of the lung after operation. Arch Surg 110:576-583
3. Alexander JI, Spence AA, Parikh RK et al (1973) The role of airway closure in postoperative hypoxaemia. Br J Anaesth 45:34-40
4. Vaughan RW, Wise L (1975) Choice of abdominal operative incision in the obese patient: a study using blood gas measurements. Ann Surg 181:829-835
5. Craig DB (1981) Postoperative recovery of pulmonary function. Anesth Analg 60:46-52
6. Bastin R, Moraine J-J, Bardocsky G et al (1997) Incentive spirometry performance. Chest 111:559-563
7. Simonneau G, Vivien A, Sartene R et al (1983) Diaphragm dysfunction induced by upper abdominal surgery. Am Rev Respir Dis 128:899-903
8. Djokovic JL Hedlkey-Whyte J (1979) Prediction of outcome of surgery and anesthesia in patients over 80. JAMA 242:2301-2306
9. Goldman L, Caldera DL, Nussbaum SR et al (1977) Multifactorial index of cardiac risk in noncardiac surgical procedures. N Engl J Med 297:845-850
10. Wong D, Weber EC, Schell MJ et al (1995) Factors associated with postoperative pulmonary complications in patients with severe chronic obstructive pulmonary disease. Anesth Analg 80:276-284

11. Phillips EH, Carroll BJ, Fallas MJ et al (1994) Comparison of laparoscopic cholecystectomy in obese and non-obese patients. Am Surg 60:316-321
12. Warner MA, Offord KP, Warner ME et al (1989) Role of preoperative cessation of smoking and other factors in postoperative pulmonary complications: a blinded prospective study of coronary artery bypass patients. Mayo Clin Proc 64:609-616
13. Stein M, Cassara EL (1970) Preoperative pulmonary evaluation and therapy for surgery patients. JAMA 211:787-790
14. Kabalin CS, Yarnold PR, Grammer LC (1995) Low complications rate of corticosteroids-treated asthmatics undergoing surgical procedures. Arch Intern Med 155:1379-1384
15. Celli BR, Rodriguez KS, Snider GL (1984) A controlled trial of intermittent positive pressure breathing, incentive spirometry and deep breathing exercises in preventing pulmonary complications after abdominal surgery. Am Rev Respir Dis 130:12-15
16. Juhl B, Frost NA (1975) Comparison between measured and calculated changes in the lung function after operation for pulmonary cancer. Acta Anaesthesiol Scand 57 Suppl 39-45
17. Schoonover GA, Olsen GN, McLain WC et al (1984) Lateral position test and quantitative lung scan in the preoperative evaluation for lung resection. Chest 86:854-891
18. Kearney DJ, Lee TH, Reilly JJ et al (1994) Assessment of operative risk in patients undergoing lung resection. Importance of predicted pulmonary function. Chest 105:753-759
19. Olsen GN, Block AJ, Swenson EW et al (1975) Pulmonary function evaluation of the lung resection candidate: a prospective study. Am Rev Respir Dis 111:379-387
20. Wu MT, Chang JM, Chiang AA et al (1994) Use of quantitative CT to predict postoperative lung function in patients with lung cancer. Radiology 191:257-262
21. Ferguson MK, Reeder LB, Mick R (1995) Optimizing selection of patients for major lung resection. J Thorac Cardiovasc Surg 109:275-283
22. Wakayama K, Kurihara N, Fujimoto S et al (1993) Relationship between exercise capacity and the severity of emphysema as determined by high resolution CT. Eur Respir J 6:1362-1367
23. Smith TP, Kinasewitz GT, Tucker AY et al (1984) Exercise capacity as a predictor of post-thoracotomy morbidity. Am Rev Respir Dis 129:730-734
24. Bechard D, Wetstein L (1987) Assessment of exercise oxygen consumption as preoperative criterion for lung resection. Ann Thorac Surg 44:344-349
25. Older MB, Smith MB, Courtney MB, Hone R (1993) Preoperative evaluation of cardiac failure and ischemia in elderly patients by cardiopulmonary exercise testing. Chest 104:701-704
26. Olsen GN, Bolton JW, Weiman DS et al (1991) Stair climbing as an exercise test to predict the postoperative complications of lung resection. Two years' experience. Chest 99:587-590
27. Hammermeister KE, Burchfiel C, Johnson R et al (1990) Identification of patients at greatest risk for developing major complications at cardiac surgery. Circulation 82 Suppl. IV: IV-380-IV-389
28. Taggart DP, El-Fiky M, Carter R et al (1993) Respiratory dysfunction after uncomplicated cardiopulmonary bypass. Ann Thorac Surg 56:1123-1128
29. Berrizbeitia LD, Tessler S, Jacobowitz IJ et al (1989) Effect of sternotomy and coronary bypass surgery on postoperative pulmonary mechanics. Chest 96:873-876
30. Lyager S, Wernberg M, Rajani N et al (1979) Can postoperative pulmonary conditions be improved by treatment with the Bartlett-Edwards incentive spirometer after upper abdominal surgery? Acta Anaesthesiol Scand 23:312-319
31. Hall JC, Tarala RA, Hall JL et al (1991) A multivariate analysis of the risk of pulmonary complications after laparotomy. Chest 99:923-927
32. Kocabas A, Kara K, Ozgur G et al (1996) Value of preoperative spirometry to predict postoperative pulmonary complications. Respir Med 90:25-33

33. Law SYK, Fok M, Wong J (1994) Risk analysis in resection of squamous cell carcinoma of the esophagus. World J Surg 18:339-346
34. Ferguson MK, Martin TR, Reeder LB et al (1996) Determinants of pulmonary complications following esophagectomy. In: Peracchia A, Rosati R, Bonavina L et al (eds) Recent advances in diseases of the esophagus. Monduzzi Editore, Milano, pp 527-532
35. Hennessy TPJ (1996) Respiratory complications in oesophageal surgery. In: Peracchia A, Rosati R, Bonavina L et al (eds) Recent advances in diseases of the esophagus. Monduzzi Editore, Milano, pp 533-535
36. Ferguson MK (1999) Preoperative assessment of pulmonary risk. Chest 115:58S-63S
37. Milledge JS, Nunn JF (1975) Criteria of fitness for anesthesia in patients with chronic obstructive lung disease. BMJ 3:670-673
38. Rao MK, Reilley TE, Schuller DE et al (1992) Analysis of risk factors for postoperative pulmonary complications in head and neck surgery. Laryngoscope 102:45-47
39. Latimer RG, Dickman M, Day WC et al (1971) Ventilatory patterns and pulmonary complications after upper abdominal surgery determined by preoperative and postoperative computerized spirometry and blood gas analysis. Am J Surg 122:622-632
40. Gracey DR, Divertie MB, Didier EP (1979) Preoperative pulmonary preparation of patients with chronic obstructive pulmonary disease. Chest 76:123-129
41. Hall JC, Tarala R, Harr J et al (1991) Incentive spirometry versus routine chest physiotherapy for prevention of pulmonary complications after abdominal surgery. Lancet 337:953-956
42 Brooks-Brunn JA (1995) Postoperative atelectasis and pneumonia. Heart Lung 24:94-115
43. Garibaldi RA, Britt MB, Coleman ML et al (1981) Risk factors for postoperative pneumonia. Am J Med 70:677-680
44. Cuschieri RJ, Morran CG, Howie JC et al (1985) Postoperative pain and pulmonary complications: comparison of three analgesic regimens. Br J Surg 72:495-498
45. Ballantyne JC, Carr DB, deFerranti S et al (1998) The comparative effects of postoperative analgesic therapies on pulmonary outcome: cumulative meta-analyses of randomised, controlled trials. Anesth Analg 86:598-612

Capitolo 18

Monitoraggio clinico e strumentale in anestesia e rianimazione: controllo delle vie aeree

G. Frova, F. Petrini

La maggior parte dei gravi incidenti attribuibili alla sola anestesia dipende dal controllo inadeguato delle vie aeree, la cui gestione è una delle competenze principali dell'anestesista rianimatore [1, 2]. Nel paziente in narcosi elettiva, come in condizioni critiche, la ventilazione compromessa e l'alterata pervietà della via aerea inducono a ricorrere all'intubazione tracheale per ovviare a tali inconvenienti e per consentire la ventilazione meccanica senza rischi di inalazione. Come ogni "azione terapeutica" a rischio, il controllo così realizzato delle vie aeree deve essere però preceduto da una fase di "valutazione", che solo di recente è stata valorizzata in tutta la sua importanza.

La strategia di seguito proposta è applicabile abitualmente nella maggior parte dei pazienti, sia in sala operatoria sia nel pronto soccorso e in emergenza, specie in ospedale; fanno caso a sé situazioni cliniche particolari, che esulano dal campo di trattazione, nelle quali le modalità di controllo della via aerea sono del tutto peculiari. Tra queste, in particolare, si annoverano il controllo delle vie aeree nel traumatizzato della colonna, nella gravida, nel bambino e nel paziente in terapia intensiva.

Molti dei fattori in gioco nel caso di difficile gestione delle vie aeree in grado di influenzare la gravità dei danni che ne derivano sono legati all'esperienza dell'operatore. Indubbiamente l'anestesiologia consente di acquisire una notevole dimestichezza con molte tecniche e dispositivi. La sempre maggiore diffusione di dispositivi proposti come alternativi e meno invasivi rispetto al tubo e alla tracheotomia d'urgenza, deve far riflettere sulla necessità di un sempre più aggiornato training in questo settore per tutto il personale sanitario, e in particolare per quei sanitari non specialisti che non utilizzano nella loro attività routinaria la laringoscopia diretta [3-8].

Controllo preoperatorio

È caratterizzato dalla raccolta anamnestica approfondita e da una visita clinica completa e mirata. I dati anamnestici più significativi, oltre alle patologie e ai loro esiti a carico di testa e collo, sono quelli desumibili da precedenti anestesie e da eventuali problematiche insorte nella gestione della via aerea. Un controllo mirato non è da limitare all'attività anestesiologica di elezione, ma va raccomandato anche in situazioni di urgenza, sia in sala operatoria che nel pronto soccorso, intra ed extra-ospedaliero. Anche in urgenza/emergenza lo scopo è quello di prevedere e quantizzare ogni difficoltà di ventilazione e intubazione, per pianificare una strategia adatta a risolverla. Tale controllo si basa sull'esame del paziente di fronte e di profilo, sul rilievo di alcune misure e sulla esecuzione di alcuni test [9, 10].

Nell'ultimo decennio è infatti emerso che oltre il 90% delle difficoltà di controllo delle vie aeree è prevedibile; difficoltà impreviste si presentano tuttavia con frequenza ancora elevata, fatto scarsamente giustificabile tenuto conto che da oltre 10 anni al problema è stata data specifica attenzione [2, 10].

La conoscenza delle linee-guida è presupposto necessario ma non sempre sufficiente, in quanto l'esperienza dell'operatore ha un ruolo non indifferente [3-5] ed individuale è la sua responsabilità diretta. L'operatore inesperto, dinanzi a deviazioni dalla norma anche modeste, dovrà perciò ricorrere al parere di un collega esperto per pianificare le modalità di controllo.

La difficoltà a intubare o ad evidenziare la glottide col laringoscopio sono particolarmente facili da prevedere prima dell'induzione solo se i segni premonitori sono particolarmente alterati; il compito è assai più complesso quando è modesta la variazione dalla norma di più componenti, fatto che sfugge spesso ad un esame superficiale.

L'affidabilità dei test è correlata alla loro sensibilità, specificità e riproducibilità [7, 9]; dal momento che il loro utilizzo dipende anche da semplicità e rapidità di effettuazione, viene raccomandato di eseguire sempre almeno i più significativi, che sono stati identificati in:
- valutazione della visibilità delle strutture faringee (test di Mallampati);
- misura della distanza mento-pomo d'Adamo (distanza tiro-mentoniera);
- grado di apertura della bocca (distanza interincisiva).

L'esperienza insegna tuttavia che, soprattutto dinanzi ad una modesta alterazione di più parametri, sia opportuno un esame clinico che valuti anche:
- motilità in flesso-estensione del collo;
- grado di sublussazione della mandibola rispetto al mascellare.

La previsione di grave difficoltà d'intubazione coi mezzi standard si basa su estreme deviazioni dalla norma anche di un singolo indice predittivo:
- distanza tiro-mentoniera inferiore a 6 cm;
- marcata protrusione del mascellare non correggibile con la spinta in avanti della mandibola;
- grave ipoplasia della mandibola;
- flessione obbligata del collo;
- distanza interincisiva pari o inferiore a 30 mm (importante sottolineare che sotto i 20, il dato non è più previsione di probabile difficoltà grave, ma diviene certezza di impossibilità);
- classe IV di Mallampati.

La previsione di generica difficoltà è invece giustificata in presenza di più fattori "borderline", come una distanza interdentaria tra 30 e 35 mm, l'appartenenza alla classe III di Mallampati, un modesto prognatismo non correggibile, una distanza mento-tiroidea tra 60 e 65 mm, una ridotta mobilità del capo e del collo, una obesità significativa, ecc.

L'ostacolo alla ventilazione non è altrettanto prevedibile se non in modo assai generico, ma una ipotesi di difficoltà a ventilare un paziente associata a probabile difficoltà d'intubazione può modificare radicalmente la strategia prevista. L'utilizzo della maschera facciale (MF) è probabilmente difficile o impossibile quando il collo è corto e largo, vi è sproporzione tra dimensione della lingua e spazio orofaringeo (come evidenziabile col test di Mallampati), vi è micrognazia, naso grosso, obesità, edentulia, presenza di barba, guance incavate e/o anamnesi positiva per russamento o apnea ostruttiva. Tutti questi rilievi non sono peraltro indicativi di ostacoli all'uso della maschera laringea (LMA), che può trovare un limite nel suo inserimento quando la distanza interincisiva è molto limitata o vi sono masse intraorali, fino alla totale inefficacia se vi è ostruzione laringea o sottolaringea.

Controllo della ventilazione

L'induzione della narcosi endovenosa, anche se eseguita con una sequenza rapida (RSI) allo scopo di consentire l'isolamento precoce delle vie aeree in emergenza, comporta apnea e compromissione della pervietà delle alte vie aeree, fenomeno accentuato in posizione supina. La manovra di sublussazione della mandibola e il ricorso ad una cannula rino o orofaringea che allontani palato molle e lingua dalla parete posteriore, consente di ventilare meglio in MF. Una aderenza inadeguata al viso del paziente, o ostacoli all'uso della cannula, possono vanificare la ventilazione ed indurre conseguenze immediate gravi. La LMA, anche grazie alla semplicità di apprendimento, ha consentito di superare molti di questi ostacoli, caratteristica che dovrebbero avere anche altri presidi sopraglottici, impropriamente detti "non invasivi", ma che sono meno diffusi e considerati a tutt'oggi di minore efficacia, oltre che gravati da maggiori rischi [10, 11].

Con questi presupposti, la LMA (e in alternativa probabilmente il Combitube) è stata riconosciuta dalle LG internazionali di ALS quale valida alternativa al tubo tracheale [12]. Il timore fondato di non riuscire a ventilare in MF, può indurre ad usare la LMA da sveglio in locale o in narcosi inalatoria senza paralisi muscolare. La prosecuzione in taluni interventi in LMA dopo fallimento della intubazione o fondata preoccupazione di una difficile intubazione è tuttavia una scelta complessa, condizionata, oltre che dall'esperienza, da molti fattori (dilazionabilità dell'intervento, grado di urgenza, rischio di vomito, ecc.)

Controllo della via aerea nella difficoltà prevista

Nel caso che l'intubazione sia ritenuta indispensabile per la conduzione dell'intervento, la strategia è influenzata dal tipo di difficoltà ipotizzato (a ventilare e/o a intubare), dal grado di difficoltà ipotizzato (grave o borderline), dalla differibilità (elezione, urgenza, emergenza), dal tipo di urgenza (chirurgica, respiratoria), dalla sede dell'intervento (toracico, addominale, ecc.), dall'entità del rischio di vomito e/o di inalazione, dall'esperienza dell'operatore, dalla possibilità di disporre di aiuto, dall'attrezzatura disponibile immediatamente o comunque reperibile presso altri servizi, dal grado di collaborazione del paziente e dal suo consenso alle strategie proposte dopo informazione sui rischi connessi.

Quando l'intubazione non è indispensabile, ricorrere alla ALR non è di per sé un percorso a basso rischio in caso di difficoltà grave; in questi casi è consigliato procedere a tecniche d'intubazione da sveglio e, in condizioni elettive, è anche giustificato annullare un programma chirurgico o, in alternativa, trasferire un paziente, se non si ha l'attrezzatura adatta e l'esperienza sufficiente [13, 14]. Intubare in anestesia locale e mantenimento del respiro rimane la procedura a minor rischio. Tra le diverse soluzioni proponibili, le metodiche eseguite sotto controllo visivo (fibroscopio, laringoscopio di Bullard) o rigorosamente guidate (per via retrograda), sono a minor rischio delle procedure cieche (nasale alla cieca, LMA-Fastrach) o semicieche (Trachlight) [3-7].

L'intubazione da sveglio richiede una specifica preparazione psicologica e fisica del paziente. L'anestesia di superficie rino-orofaringea e intratracheale sono adeguate senza ricorrere a blocchi nervosi tronculari (linguale e laringeo superiore). In condizioni elettive e a basso rischio di depressione respiratoria o vomito, si può usare una sedazione controllata. La mancanza di collaborazione (bambini, deficit mentali) obbliga alla intubazione fibroscopica in narcosi. In casi particolari (forte sospetto che insorga difficoltà a ventilare) si può essere costretti ad un accesso preliminare alla via aerea (cricotirotomia o tracheotomia) per garantire l'ossigenazione.

L'intubazione su fibroscopio (FBS) è la tecnica più indicata e utilizzata a paziente sveglio [15]. Lo strumento ha un range così ampio di potenziali applicazioni in anestesia (come in rianimazione) da giustificarne l'acquisizione nonostante gli alti costi di acquisto e gestione. Il FBS specifico per intubazione è più robusto e rigido, ma il diametro esterno ridotto comporta un canale operativo sottile, con frequente inadeguatezza di aspirazione. La procedura prevede preossigenazione, monitoraggio della saturazione e mantenimento del respiro spontaneo anche in sedazione o anestesia generale. Si procede poi alla scelta della via di introduzione più adatta (in genere si dà la preferenza alla via nasale nel soggetto sveglio e orale nel soggetto in narcosi) e alla anestesia topica dell'intero percorso.

La manovra d'intubazione nel soggetto sveglio può essere fatta con modalità diverse [15, 16]:

- introduzione nella narice più pervia del FBS fino a metà della trachea, con tubo definitivo ritirato al manipolo dello strumento, e successivo scivolamento del tubo dal naso fino in trachea;
- introduzione di un tubo di piccolo calibro in narice fino all'orofaringe; passaggio del FBS nel tubo fino a vedere la glottide; progressione dello strumento fino a metà della trachea e scivolamento successivo del tubo; eventuale cambio di misura con uno scambia-tubi;
- introduzione della LMA standard a paziente sveglio e anestesia topica; introduzione del FBS su cui è montato o un tubo di diametro adatto alla LMA o un catetere introduttore di Aintree fino in trachea; rimozione di FBS e LMA e successivo scivolamento di un tubo tracheale sull'introduttore o cambio di misura con uno scambia-tubi.

L'emergenza extraospedaliera e in genere una situazione di distress respiratorio grave sono fattori che limitano il suo impiego. Se l'esame clinico (anche in emergenza!) consente di prevedere solo una difficoltà modesta (borderline), la decisione dipenderà soprattutto dalla prevista ventilabilità in maschera facciale con o senza cannula orofaringea. Se vi è sufficiente garanzia di ventilabilità, si può indurre la narcosi ed eventualmente rilasciare il paziente, decidendo la strategia in funzione della laringoscopia ottenuta. A differenza della previsione di grave difficoltà, la ALR è ritenuta in questo caso un'alternativa giustificata.

Quando nei soggetti non collaboranti è d'obbligo il ricorso alla narcosi, si utilizzano presidi speciali (maschera con membrana forata per FBS e cannula scanalata) che permettono di ventilare durante l'inserimento del FBS; la tecnica è meno semplice e sicura di quella nel soggetto sveglio ed è consigliata solo a chi ha esperienza.

Controllo della via aerea nella difficoltà d'intubazione imprevista

Consiste quasi sempre in una difficoltà laringoscopica inaspettata, mentre il paziente non è più cosciente per l'induzione, non ha riflessi protettivi e non respira più per la miorisoluzione o la depressione centrale farmacologica. Rispetto alle difficoltà previste, si lavora con ristretti margini di tempo, aspetti emozionali rilevanti, necessità di conoscere gli obiettivi prioritari e di sfruttare abilità personale e informazione preesistente. È opportuna una continua riflessione sulla sicurezza di una strategia, anche farmacologica, proiettata in avanti o verso il ritorno sui propri passi. L'obiettivo prioritario è mantenere l'ossigenazione del paziente e riconoscere precocemente una modificata ventilabilità.

La laringoscopia può migliorare rivedendo le modalità con cui è stata eseguita la manovra e manipolando correttamente la laringe. Se si ottiene un grado 1 o 2 della scala di Cormack e Lehane, si può procedere con l'attrezzatura standard, eventualmente usando un mandrino corto; il grado 2 ha però un range ampio e la vista della sola faccia dorsale delle aritenoidi è assimilabile al grado 3. In questi casi, la tecnica più efficace è quella dell'introduttore tracheale.

Un grado 4 immodificabile sconsiglia ogni tentativo intubatorio e induce, in elezione, a riportare il paziente al respiro spontaneo e alla coscienza. In evenienze meno gravi del grado 4 e con buona ventilabilità e riossigenazione, sono possibili altri tentativi, ma si consiglia di limitarli a tre-quattro includendo in essi anche la semplice laringoscopia iniziale. È comunque opportuno non usare più la stessa tecnica del primo tentativo, ma presidi e procedure "alternativi", usando ad esempio, una lama più lunga della Macintosh normale o la lama retta, ricorrendo al mandrino corto rigido opportunamente curvato, alla pinza di Magill o all'introduttore tracheale. L'eventuale insuccesso dopo 4 tentativi (anche prima se si instaura un deficit di ossigenazione!) consiglia di avviare una strategia di rientro e rinunciare alla intubazione laringoscopica abituale prima che si instaurino complicanze come difficoltà a ventilare per edema traumatico, inalazione, lesioni iatrogene, e soprattutto danni da ipossia [3-5].

Non riuscire più a ventilare in maschera facciale un paziente in apnea nel quale non si è riusciti ad intubare la trachea, impone invece il ricorso immediato alla LMA classica o alle sue varie versioni assai meno diffuse [6, 10-12, 17]. Se non si ottiene una rapida riossigenazione, la manovra salvavita è l'accesso rapido alla trachea per via transcervicale. L'accesso tracheale si ottiene con due metodiche: o pungendo la trachea con agocannula o con una cricotirotomia percutanea. Si penetra in entrambi i casi attraverso la membrana crico-tiroidea, che è di facile reperimento, avascolare, superficiale e protetta posteriormente. Ogni anestesista dovrebbe disporre sul suo tavolo di lavoro di almeno un presidio destinato a tale scopo e conoscerne bene l'impiego, perché tali manovre in emergenza hanno una morbidità tanto più alta quanto minore è l'esperienza dell'operatore [7]; sempre più spesso infatti la letteratura ricorda che tale manovra è annoverata tra i compiti dell'anestesista.

Controllo di posizione del tubo

Dopo un'intubazione indaginosa, che non abbia permesso di vedere il passaggio del tubo tra le corde vocali, è sempre opportuno, oltre ai rilievi clinici abituali che possono essere fonte di errore, avere la garanzia che il tubo sia nella via aerea collegandosi al capnografo o ricorrendo alla prova di aspirazione con bulbo autoespansibile o siringa. All'estubazione del paziente, può essere invece opportuno inserire nel tubo un introduttore senza mandrino o uno scambia-tubi di sicurezza.

Meno grave della intubazione esofagea misconosciuta è la dislocazione del tubo in un bronco, del tutto eccezionale nella intubazione rino-tracheale, ma non rara nel soggetto normale o con collo corto intubato dalla bocca.

Controllo dei presidi indispensabili

È compito dell'anestesista verificare la presenza e l'efficienza di una serie di presidi indispensabili per fronteggiare le evenienze impreviste più frequenti.

È ritenuta necessaria la costante presenza in sala operatoria almeno delle seguenti attrezzature: a) laringoscopio con lama curva standard e lunga; b) tubi tracheali di diametro diverso (da 5 a 8 ID escludendo la chirurgia pediatrica); c) pinza di Magill; d) mandrino corto malleabile e rigido; e) introduttore tracheale cavo; f) maschera laringea n. 3, 4 e 5 (o Combitube 37); g) agocannula per puntura crico-tiroidea; h) set per cricotirotomia percutanea.

Il loro impiego appropriato e tempestivo eviterà che un'inaspettata difficoltà evolva verso il disastro. Altre attrezzature non destinate all'emergenza (fibroscopio, set per retrograda, ecc.) possono essere tenute a disposizione, ma non sono ritenute indispensabili per la fase salvavita del controllo delle vie aeree.

Bibliografia

1. Hagberg C (2000) Handbook of difficult airway management. Churchill Livingstone, London
2. Caplan RA, Posner KI, Waed RJ, Cheney FW (1990) Adverse respiratory events in anesthesia: a closed claims analysis. Anesthesiology 72:828-833
3. SIAARTI (1998) Linee guida per l'intubazione difficile e la difficoltà di controllo delle vie aeree nell'adulto. Minerva Anestesiol 64:361-371
4. Societé Française d'Anaesthésie et de Réanimation (1996) Expertise collective intubation difficile. Ann Fr Anaesth Réanim 15:207-214
5. ASA Task Force on Management of the Difficult Airway (1993) Practice guidelines for management of the difficult airway. Anesthesiology 78:597-602

6. Frova G, Petrini F, Guarino A, Favero R (1999) Il controllo delle vie aeree in emergenza intra-ospedaliera. In: Martinelli G et al (eds) Aggiornamenti in anestesia, rianimazione e terapia antalgica. CIC Edizioni Internazionali, Roma, pp 125-134
7. Eindhoven GB, Drecksen B, Regtien JG et al (2001) A practical clinical approach to management of the difficult airway. Eur J Anaesthesiol 18 (Suppl. 23): 60-65
8. Mason RA (1998) Education and training in airway management. Br J Anaesth 81:305-307
9. Walls RM (2000) Manual of the emergency airway management. Lippincott, Philadelphia
10. Miller DM, Youkhana I, Pearce C (2001) The laryngeal mask and VBM laryngeal tube compared during spontaneous ventilation. A pilot study. Eur J Anaesthesiol 18:593-598
11. Gaitini L, Vaida SJ, Mostafa S et al (2001) The Combitube in elective surgery. Anesthesiology 94:79-82
12. ERC (2000) Introduction to ACLS 2000: overview of recommanded changes in ACLS from the Guidelines 2000 Conference. Resuscitation 46:103-107
13. Yentis SM, Dob DP (2001) High regional block - the failed intubation of the new millennium? Int J Obstet Anesth 10:159-161
14. Kar GS, Jenkins JG (2001) High spinal anaesthesia: two cases encountered in a survey of 81 322 obstetric epidurals. Int J Obstet Anesth 10:189-191
15. Ovassapian A (1996) Fiberoptic endoscopy and the difficult airway, 2th edn. Lippincott-Raven, Philadelphia
16. Joo HS, Kapoor S, Rose DK, Naik VN (2001) The intubating LMA after induction of general anaesthesia versus awake fiberoptic intubation in patients with difficult airways. Anesth Analg 92:1342-1346
17. Brain AIJ, Verghese C, Strube PJ (2000) The LMA ProSeal – a laryngeal mask with an oesophageal vent. Br J Anaesth 8:650-654

Capitolo 19

Monitoraggio della fatica dei muscoli respiratori

R. Alvisi, C.A. Volta, S. Petrini, G. Gritti

Il termine "fatica" è spesso usato nell'accezione comune per indicare sia stanchezza che debolezza; tuttavia, la corretta definizione parla della particolare condizione in cui il muscolo non riesce più a sviluppare la forza e/o la velocità necessaria per sostenere un carico. Tale condizione è reversibile con il riposo e non deve essere confusa con la debolezza, che è invece una condizione in cui la capacità di generare forza da parte di un muscolo riposato è ridotta [1].

La fatica dei muscoli respiratori può essere definita come l'incapacità di continuare a generare pressioni sufficienti a mantenere la ventilazione alveolare e può esordire acutamente (asma, sepsi, shock cardiogeno, ecc.) oppure svilupparsi in maniera subdola nei pazienti che devono generare in modo cronico, o comunque per lungo tempo, alte pressioni per superare le resistenze elastiche e dinamiche dell'apparato respiratorio. Un cenno a parte meritano quelle patologie (per esempio, le malattie neuromuscolari) caratterizzate dalla debolezza dei muscoli inspiratori, che hanno un elevato rischio di sviluppo della fatica respiratoria.

Fisiopatologia

La sede ed i meccanismi fisiopatologici alla base della fatica rimangono controversi. Si possono distinguere una "fatica centrale" ed una "fatica periferica" [2].

La "fatica centrale" è imputabile ad una riduzione degli stimoli nervosi motori di provenienza dai centri superiori. La ridotta frequenza di scarica però potrebbe essere il risultato di afferenze inibitorie provenienti dai muscoli respiratori affaticati, attivate da alterazioni del metabolismo locale (basso pH, ischemia, aumentata osmolarità). Non è ancora chiaro se, nel momento in cui insorge l'affaticamento, tale depressa attività del sistema nervoso centrale sia primitiva oppure sia un meccanismo di adattamento per proteggere il muscolo e prevenirne l'esaurimento.

La "fatica periferica" può risultare sia da una difettosa propagazione dell'impulso attraverso la giunzione neuromuscolare (fatica di trasmissione) sia da una disfunzione dell'apparato delle fibre muscolari (disaccoppiamento eccitazione-contrazione). La conseguenza è comunque una riduzione della forza generata.

Attualmente si è portati a credere che il declino della forza durante la fatica diaframmatica, sia attribuibile in proporzioni quasi equivalenti al ridotto drive motorio centrale ed alla ridotta contrattilità dei muscoli periferici.

Il muscolo scheletrico può essere paragonato ad una macchina che converte energia chimica in lavoro e calore. La sua efficienza dipende però non solo dalla disponibilità di energia, ma anche da una molteplicità di fattori interconnessi [3].

Le principali alterazioni metaboliche che comportano fatica neuromuscolare sono la deplezione delle riserve energetiche e l'accumulo dei prodotti del metabolismo.

L'ATP sintetizzato nei mitocondri e la fosfocreatina diffondono nelle cellule contrattili, al cui interno specifici enzimi idrolizzano i legami pirofosforici, liberando l'energia necessaria per il funzionamento delle pompe ioniche e dei "legami a ponte" tra i miofilamenti; la riduzione dei composti ad alta energia significa quindi riduzione di efficienza del sistema.

L'accumulo di ione fosfato e di H^+ (proveniente dall'acido lattico) provoca un deficit contrattile riducendo la sensibilità delle miofibrille al Ca^{2+} e la tensione massima sviluppata. L'H^+ inoltre esercita un effetto negativo diretto (non mediato dal pH) sul processo contrattile. Recenti scoperte hanno confermato ed enfatizzato il ruolo di altre sostanze nella genesi di una ridotta efficienza delle fibre muscolari in condizioni patologiche e/o di aumento del carico di lavoro.

Nei pazienti affetti da broncopneumopatia cronica, si è riscontrato un aumento di molecole pro-infiammatorie circolanti (IL6, IL8, TNF-α e proteina C reattiva) ed una riduzione del tasso ematico di ormoni anabolici (testosterone e IGF-1) [4] in grado di aggravare la perdita di fibre muscolari causata dall'ipercapnia [5] e dall'ipossia [6]. Si è notata inoltre una bassa capacità di sintesi di fattori anti-ossidanti (GSH) rispetto ai soggetti normali durante i test di resistenza allo sforzo, che farebbe propendere per una ridotta capacità di adattamento all'esercizio [7].

In situazioni di aumento del carico muscolare, sia pur transitorio, si verifica una infiltrazione di globuli bianchi tra le miocellule con un concomitante aumento della produzione di citochine e di radicali liberi (OH^-, H_2O_2, anione superossido) in grado di alterare la normale morfologia con conseguente perdita di forza contrattile [8].

La resistenza muscolare è determinata dall'equilibrio tra domanda energetica e disponibilità di substrati. Normalmente vi sono cospicue riserve e la fatica si sviluppa solo quando la domanda di energia eccede la quota di energia fornita. Molti studi concludono quindi che la fatica è il risultato di un processo dinamico in cui i meccanismi di compenso siano stati esauriti. Si può allora pensare che esista una soglia della fatica (che rappresenta il livello più basso di carico meccanico che non può essere sostenuto indefinitamente) ed una forza critica, superata la quale, inizia la fatica.

È noto che il lavoro del mantice respiratorio è dato dal prodotto della pressione inspiratoria media (PI) per il volume minuto. Ricordando che il flusso è uguale a volume/tempo, se indichiamo con V_T/T_I il flusso inspiratorio medio e con TI/T_{TOT} la frazione di tempo inspiratorio (*duty cycle*), avremo che il lavoro dei muscoli respiratori è:

$$P_I\ (V_T/T_I)\ (T_I/T_{TOT})$$

La possibilità di sopperire al carico di lavoro dipende non solo dalla quantità dei supporti energetici disponibili (Us), ma anche dalla capacità di utilizzarli ovvero dall'efficienza (E) del sistema. Tale possibilità è quindi funzione di fattori, quali il contenuto arterioso di O_2, la concentrazione ematica e le riserve di substrati, il flusso sanguigno muscolare..

In conclusione, osservando i fattori che determinano l'equilibrio tra domanda energetica e disponibilità di substrati [P_I (V_T/T_I) (T_I/T_{TOT}) = Us E], si può affermare che una riduzione dei supporti (Us) e/o dell'efficienza (E) determina un cambiamento dei valori critici di pressione (P_I), flusso (V_T/T_I) e "duty cycle" (T_I/T_{TOT}) con conseguente diminuizione della forza critica sviluppabile e della soglia di fatica [9].

Quadro clinico

L'espressione clinica della fatica dei muscoli respiratori è l'insufficienza ventilatoria con ipercapnia insorta acutamente, ma può verificarsi frequentemente con sviluppo insidioso anche nel paziente con ritenzione cronica di CO_2.

La fatica è stata descritta, ad esempio, nei pazienti che falliscono un tentativo di estubazione: questi pazienti riducono il loro V_T, diminuendo il tempo inspiratorio (T_I) per diminuire la pressione sviluppata ad ogni respiro e risparmiare energia. La riduzione del V_T è, almeno inizialmente, compensata aumentando la frequenza respiratoria (così che il volume minuto è mantenuto o anche aumentato). Questo tipo di ventilazione comporta un aumento dello spazio morto ed ipercapnia se il volume minuto (V'_E) non aumenta proporzionalmente secondo la relazione $PaCO_2 = K \times V'CO_2/[V_T \times f\,(1-V_D/V_T)]$. Nella condizione di fatica estrema il drive respiratorio diminuisce: il VT, la frequenza ed il V'_E si riducono fino all'arresto respiratorio [10]. L'esame obiettivo del paziente può evidenziare elementi restrittivi, ostruttivi o patologie neuromuscolari generalizzate. La dispnea, l'attivazione dei muscoli accessori della respirazione, i rientramenti intercostali evidenziano lo sforzo del paziente, mentre un respiro alternante, asincrono o paradosso, valutato con la semplice osservazione e/o palpazione della parete toracica ed addominale, può testimoniare un'attività diaframmatica precaria o assente, risultato di un carico respiratorio affaticante, debolezza o paralisi. Un buon criterio clinico per discernere la debolezza dalla fatica è il recupero della forza muscolare dopo un adeguato periodo di riposo.

Perché l'insufficienza respiratoria dovuta a "fatica" diventi manifesta è necessario un tempo più o meno lungo che è dovuto ad una combinazione di carico respiratorio elevato, ridotta competenza muscolare, diminuita efficienza e ridotto apporto energetico ai muscoli respiratori. È proprio questa constatazione che deve indurre a ricercare i segni precoci del processo di affaticamento per prevenire lo scompenso respiratorio eliminandone la causa, ove possibile, o supportando la ventilazione del paziente finché la causa non sia stata rimossa.

L'interesse clinico della "monitorizzazione" della fatica dei muscoli respiratori è rivolto ad individuare non solo la gravità dell'insufficienza respiratoria manifesta, ma anche i segni premonitori ed i fattori eziologici più critici, specifici del soggetto osservato.

Valutazione della funzione muscolare

La valutazione strumentale dell'attività neuromuscolare è orientata, soprattutto, ad analizzare i potenziali d'azione (elettromiografia) e la forza (pressione) sviluppati in seguito ad una attività spontanea corrente a riposo, sotto sforzo o in risposta a stimoli elettrici o magnetici diversi per frequenza e durata.

Sono state impiegate tecniche complesse o invasive per ricerche cliniche o di laboratorio ed altre più semplici, talora meno precise ma utilizzabili in condizioni di monitoraggio. Accenneremo ad entrambe per una migliore comprensione ed interpretazione del significato e dell'affidabilità di quelle proposte per impiego clinico.

Elettromiografia

L'elettromiografia (EMG) misura i potenziali d'azione prodotti dalla contrazione di gruppi di fibre muscolari.

Il segnale elettrico viene raccolto per mezzo di elettrodi mono o bipolari, intramuscolari ad ago, applicati alla superficie cutanea o incorporati in una sonda esofagea [2,11].

Dalla sede e dal tipo di elettrodi impiegati dipendono l'area e la selettività delle fibre muscolari indagate e la qualità del segnale che può anche essere condizionato da interferenze di attività di altri gruppi muscolari, del cuore o di altri impianti elettrici.

Il segnale elettrico viene poi amplificato, filtrato ed elaborato con un processo di integrazione per quantificare e tipizzare l'attività muscolare.

Il segnale EMG integrato è proporzionale alla tensione sviluppata dal muscolo ed al suo consumo di ossigeno e non è influenzato da problemi di meccanica respiratoria, ma non si riesce a standardizzare e quantificare il segnale in unità riproducibili. Perciò il risultato dell'EMG non può essere utilizzato per confronti quantitativi tra pazienti diversi, ma solo per valutazioni qualitative o per verificare una variazione di attività nello stesso soggetto in un periodo di osservazione relativamente breve durante il quale non cambiano le condizioni di registrazione.

L'elettromiogramma può essere analizzato per le frequenze che lo compongono (trasformata di Fourier) così da quantificare la prevalenza delle alte (H) o delle basse (L) frequenze.

Uno spostamento dello spettro di frequenza verso le basse frequenze corrisponde ad una riduzione del rapporto H/L, che è stato dimostrato essere un indice precoce di affaticamento, con il limite di poter essere utilizzato solo verificandosi una variazione sul medesimo paziente, che è il controllo di se stesso [12].

L'EMG è stata molto utilizzata per dimostrare l'attività elettrica durante l'impiego di diverse modalità di ventilazione assistita [13]. Infatti, le modificazioni dell'attività elettrica e dello spettro di frequenza si manifestano rapidamente sia se interviene una condizione affaticante sia nel recupero, quando la ventilazione viene supportata efficacemente.

In ambiente intensivistico l'EMG trova impiego, associata alla elettroneurografia, anche nella diagnosi della insufficienza respiratoria acuta neuromuscolare nel contesto di una "critical illness myopathy and neuropathy" [14].

Per monitorare l'attività contrattile del diaframma, l'EMG è stata utilizzata spesso contemporaneamente a registrazioni di pressioni e transdiaframmatica e/o in risposta a stimolazione volontaria od elettrica o magnetica.

Forza muscolare

La valutazione della forza (o debolezza) dei muscoli si ricava dalla misurazione delle pressioni sviluppate: la pressione transdiaframmatica (Pdi), calcolata dalla registrazione simultanea della pressione esofagea (Pes) e della pressione gastrica (Pga); la Pes da sola o la pressione rilevata nelle vie aeree (Paw).

La misurazione della Pdi è più specifica della Pes per gli studi sui muscoli respiratori, ma l'uso clinico della Pes è più diffuso, non solo perché più semplice, ma anche perché fornisce dati utili per lo studio della meccanica respiratoria.

La misurazione della Pes e della Pga richiede il posizionamento di sonde con palloncino. Per quanto la tecnica di misurazione della Pes sia relativamente semplice e siano disponibili sonde e strumenti per il monitoraggio, la sua applicazione richiede attenzioni per evitare artefatti ed avere informazioni valide.

È interessante ricordare che per validare la posizione del palloncino esofageo si esegue un "test di occlusione": si occludono le vie aeree a fine espirazione e si invita il paziente a fare alcuni sforzi inspiratori. Durante questa manovra Pes e Paw devono essere uguali, perchè la pressione transpolmonare è zero in quanto non vi è flusso [15].

Ciò permette di sottolineare che la Paw registrata in condizioni di occlusione corrisponde esattamente alla pressione intratoracica.

La Pdi e la Pes possono essere misurate durante l'intero ciclo respiratorio in respirazione spontanea, a riposo o durante esercizio. Dall'analisi della curva pressione-tempo si possono ottenere la variazione durante l'atto respiratorio e la pressione inspiratoria media che, più della prima, è espressione del lavoro e del carico respiratorio.

La registrazione della Paw durante l'intero ciclo respiratorio può essere ottenuta solo in ventilazione a pressione positiva e non fornisce informazioni sull'attività muscolare del paziente se non nel caso particolare di tentativi inspiratori durante ventilazione a volume controllato: la differenza tra l'area sottesa della curva Paw/tempo registrata in condizione di rilasciamento e quella registrata con contrazione muscolare corrisponde all'area ottenuta da una registrazione di Pes [16].

In respirazione spontanea, la Paw può essere misurata solo durante un'occlusione delle vie aeree. In tali condizioni statiche e in seguito ad uno sforzo respiratorio massimale si misurano la pressione inspiratoria massima (MIP o PI max) e la pressione espiratoria massima (MEP o PE max) espressione della forza globale di muscoli respiratori.

Lo sforzo inspiratorio massimo può essere misurato anche a livello transdiaframmatico (Pdi max) ed esofageo (Pes max) con analoga manovra di occlusione.

Il paziente viene incoraggiato a sostenere il massimo sforzo per almeno 1 secondo. Per ridurre la difficoltà di esecuzione si può chiedere di eseguire la manovra dello "sniff", un breve rapido sforzo inspiratorio attraverso il naso.

I valori di pressione massima nelle vie aeree sono influenzati dal volume polmonare al quale si esegue la manovra, dal grado di collaborazione del paziente e dalla presenza o meno di un tubo endotracheale.

Il volume polmonare influenza la proprietà tensione-lunghezza dei muscoli respiratori: un aumento del volume riduce la lunghezza delle fibre dei muscoli inspiratori e quindi anche la forza sviluppata.

La conseguenza pratica di ciò è, da una parte, una minor efficacia della contrazione muscolare, dall'altra la necessità di standardizzare le condizioni in cui si misura la forza muscolare [17]. La PI max dovrebbe essere misurata dopo espirazione a volume residuo e la PE max a capacità polmonare totale. Per altri le misurazioni dovrebbero essere ottenute al volume della capacità funzionale residua, cioè a fine espirazione, in condizioni di equilibrio delle forze elastiche del sistema respiratorio. Tuttavia, questa condizione è più difficile da ottenere nel paziente non intubato. La presenza di un tubo endotracheale facilita molto la misurazione di Paw in quanto elimina l'esigenza di evitare di chiudere la glottide e di collassare le guance durante la manovra.

Un altro problema è quello della collaborazione del paziente e della sua capacità di eseguire uno sforzo volontario.

La tecnica attualmente usata, più diffusa per il paziente intubato e poco collaborante, è quella proposta da Marini che prevede un'occlusione totale delle vie aeree per 20 secondi o 10 respiri, effettuata a capacità funzionale residua [18]. La manovra è facilitata dall'impiego di un semplice raccordo ad Y dotato su una branca di una valvola unidirezionale espiratoria, sull'altra di un'otturatore pneumatico, da attivare verso la fine dell'espirazione, ed al centro di un raccordo per il trasduttore di pressione.

Il valore normale della PI max supera i 140 cmH_2O anche nel paziente anziano, valore 5-10 volte superiore a quello necessario per mobilizzare il VT in una respirazione normale, infatti i valori proposti per predire il successo dello svezzamento variano da 15 a 30 cmH_2O [19]. La PI max ha un'importanza particolare nel paziente con broncopneumopatia cronica ostruttiva (BPCO) nel quale coesistono elementi di aumento del carico inspiratorio, di debolezza muscolare intrinseca e di svantaggioso rapporto lunghezza-tensione del diaframma [20]. In uno studio su 28 pazienti BPCO difficili da svezzare il valore della PI max indicativo per mantenere l'autonomia respiratoria è risultato di 44 cmH_2O [21].

Stimolazione elettrica del nervo frenico

Lo standard di riferimento per valutare la massima contrazione del diaframma è la risposta elettrica o meccanica ad una stimolazione sopramassimale del nervo frenico per mezzo di un elettrodo ad ago o di superficie.

La stimolazione elettrica del nervo frenico permette di eliminare le influenze del sistema nervoso centrale e di misurare la Pdi indipendentemente dal grado di collaborazione del paziente e dalla sua capacità di eseguire correttamente la manovra. Il nervo frenico è accessibile alla stimolazione nel suo decorso cervicale posteriormente al muscolo sterno cleidomastoideo.

Gli elettrodi ad ago sono invasivi e potenzialmente pericolosi ma richiedono un voltaggio minore, quindi meno doloroso, rispetto all'uso degli elettrodi transcutanei. Molti studi propongono la stimolazione magnetica cervicale (CMS) per evitare gli inconvenienti di invasività e dolore della stimolazione elettrica, ma questa tecnica può essere gravata dalla presenza di artefatti per cui sono richieste ulteriori verifiche per stabilire il suo ruolo come strumento di monitoraggio in Terapia Intensiva [22-25].

I nervi frenici destro e sinistro vengono stimolati indipendentemente con stimoli ripetuti, per posizionare correttamente l'elettrodo o la bobina magnetica, e di intensità crescente per ottenere uno stimolo massimale che assicuri l'attivazione di tutto il nervo.

La risposta alla stimolazione viene correntemente fatta registrando la Pdi, talora la Pes, la Paw, e l'EMG.

La stimolazione del nervo può essere fatta con impulsi di frequenza variabile da 1 a 100 Hz e della durata da 0,5 a 2 secondi.

La stimolazione con frequenze crescenti serve per classificare la fatica in forme ad alta e bassa frequenza. Il rapporto tra la frequenza usata per la stimolazione e la rispettiva Pdi può essere descritto con curve forza-frequenza [26].

Sottoponendo l'apparato muscolare ad un carico elevato, una stimolazione ad alta frequenza di scarica (> 60 Hz) produce la massima tensione muscolare, ma la forza rapidamente cala se lo stimolo continua (fatica ad alta frequenza). Se la stimolazione è a bassa frequenza (< 20 Hz) la forza prodotta inizialmente è più bassa, ma è mantenuta per più tempo (fatica a bassa frequenza).

Con la rimozione del carico, il muscolo riprende rapidamente la propria capacità contrattile nella fatica ad alta frequenza, dopo molte ore nella fatica a bassa frequenza [27].

Per tracciare una curva forza-frequenza completa è necessario erogare una stimolazione tetanica, che però viene normalmente evitata per gli scarsi contributi clinici e per il dolore provocato.

La stimolazione nervosa adottata più frequentemente è quella sopramassimale singola ad 1 Hz. La pressione di risposta a tale stimolazione è definita "Twich" o "Twich pressure" [25].

E' importante sottolineare che la frequenza di stimolazione del nervo frenico non è in relazione e non deve essere confusa con l'analisi di frequenza dell'EMG.

Diagnosi e monitoraggio della fatica dei muscoli respiratori

La definizione più comunemente accettata di fatica dei muscoli respiratori fa riferimento a tre condizioni: 1) ridotta capacità di sviluppare forza o velocità di contrazione, 2) conseguenza di un'attività sotto carico e 3) reversibilità con il riposo. La diagnosi clinica è ostacolata dalla mancanza di un riferimento di base prima della comparsa di fatica, per cui può essere necessario indagare la capacità di recupero dopo un periodo di riposo. Il problema diagnostico è non solo quello di dimostrare una riduzione della capacità, che potrebbe altrimenti essere attribuibile a debolezza secondaria a svariate cause (patologia neuromuscolare, squilibrio elettrolitico, ecc.), ma anche di rilevare l'aumento del carico ventilatorio, nella consapevolezza che una riduzione di questo può favorire il recupero della funzione contrattile.

Le implicazioni di questa visione multifattoriale del problema della insufficienza respiratoria secondaria a fatica sono evidenti. Spesso coesistono più fattori corresponsabili dello scompenso ed il clinico è stimolato ad individuarli ed a correggerli: la diagnosi di fatica è anche la diagnosi delle cause e dei meccanismi che in quel particolare soggetto hanno provocato o possono condurre a scompenso da fatica.

Un altro approccio è quello di rilevare le modificazioni precoci indotte dal processo dell'affaticamento, che, anche prima della riduzione della forza, possono riguardare le caratteristiche dell'EMG, la velocità di rilasciamento del muscolo, il drive o il pattern (volume, flusso, tempo) respiratori.

Diverso è il problema di determinare se il processo dell'affaticamento ha un'origine centrale o periferica legata a deficit di trasmissione dell'impulso o a deficit contrattile. Nella fatica di tipo centrale la risposta EMG o Pdi ad uno sforzo volontario è diminuita, ma è normale se ottenuta con una stimolazione diretta del nervo frenico. Nella fatica di trasmissione le risposte EMG e Pdi sono diminuite con ogni tipo di stimolazione, mentre nella fatica di tipo contrattile la risposta EMG è normale e Pdi è diminuita sia dopo sforzo volontario che dopo stimolazione del nervo frenico [2].

La fatica ad alta o bassa frequenza è difficile da dimostrare per il problema di applicare tecniche sofisticate a pazienti critici o forse anche perché il sistema nervoso centrale adotta strategie per evitare queste forme di fatica, modificando il drive centrale, adottando un pattern di respiro frequente e superficiale al prezzo di ipercapnia ed acidosi.

Il rapporto H/L potrebbe essere un riferimento importante per la diagnosi di fatica in quanto un abbassamento si verifica precocemente e precede la perdita di forza. Tuttavia, non vi è un valore assoluto del rapporto H/L associato al processo di affaticamento e sarebbe necessario un monitoraggio EMG veramente difficile da ottenere in condizioni cliniche. Così le promesse iniziali di questa tecnica non sono state confermate.

La riduzione della massima velocità di rilasciamento (MRR) dei muscoli respiratori si verifica precocemente con un carico inspiratorio elevato e precede la perdita di forza. Può essere misurata da contrazioni, volontarie o stimolate, registrate sulle curve di Pdi, Pes, Paw o a livello nasofaringeo. La misura è espressa come percentuale di perdita di forza in 10 ms [26]. Forme d'onda valide per la misurazione sono state ottenute e validate in campo clinico con la manovra dello sniffamento (sniff) o dopo stimolazione magnetica dal gruppo di Moxham [28].

Monitorare il processo dell'affaticamento significa valutare la riserva funzionale di cui il soggetto dispone per affrontare un eventuale aumento delle richieste o per riuscire a mantenere la situazione attuale senza che si verifichi un progressivo peggioramento. Un parametro in grado di esprimere questa capacità di resistere è un "indicatore di endurance".

Indicatori di endurance

Un indicatore di endurance prevede, normalmente, il confronto fra l'energia richiesta e quella disponibile, o tra il lavoro sostenuto e quello sostenibile.

Bellemare e Grassino [29] hanno suggerito un indice tensione-tempo (TTI) per il diaframma partendo dal presupposto che le richieste energetiche aumentano proporzionalmente con la pressione media sviluppata dal muscolo (Pdi), espressa come frazione della capacità massima (Pdi/Pdi max), ed al rapporto tra tempo inspiratorio e durata del ciclo respiratorio (inspiratory duty cycle: T_I/T_{TOT}).

$$TTI = (Pdi/Pdi\ max) \times (T_I/T_{TOT})$$

Quando il valore del TTI è inferiore al valore soglia di 0,15 il carico respiratorio può essere sostenuto indefinitamente, ma se eccede il valore critico di 0,15-0,18 il carico può essere sostenuto solo per un tempo limitato. Il TTI è, dunque, un indice di resistenza o "endurance" [29]. Per analogia il TTI può essere applicato ai muscoli respiratori nel loro insieme misurando la pressione inspiratoria pleurica o esofagea invece di quella transdiaframmatica:

$$TTI = (Pes/Pes\ max) \times (T_I/T_{TOT})$$

La componente principale del TTI è il rapporto Pes/Pes max in quanto TI/T_{TOT} non si discosta molto dal valore 0,4; infatti, anche Pes/Pes max si correla direttamente con il tempo di endurance sia per il muscolo scheletrico che per i muscoli respiratori [9]. La validità del TTI nel paziente critico è stata criticata in quanto lo studio sperimentale di Bellemare e Grassino non ricostruisce esattamente la realtà clinica [2]. Peraltro, la misurazione del tempo limite dell'endurance dei muscoli respiratori, effettuata imponendo un carico respiratorio esterno, è diffusamente accettata. Anche recentemente è stato confermato che il tempo di endurance può essere predetto dal rapporto carico/capacità in un ampio range di strategie respiratorie [30, 31].

La rilevanza clinica del TTI risiede non solo nella potenziale capacità di predire l'endurance, ma anche nel mettere in evidenza i fattori che la determinano. Il numeratore, la pressione inspiratoria media, è la pressione che i muscoli respiratori sviluppano ad ogni respiro per sostenere il carico resistivo e quello elastico sia dei polmoni che della gabbia toracica. Il denominatore esprime la massima forza che può essere sviluppata e che è condizionata dall'efficienza, dal drive respiratorio e dalla trasmissione nervosa e neuromuscolare.

La misurazione del TTI richiede l'uso di sonde con palloncino posizionate nello stomaco e/o nell'esofago, per cui la sua utilizzazione clinica è limitata e sono state proposte diverse modalità alternative per la valutazione della pressione inspiratoria media e della pressione inspiratoria massima.

Oltre al TTI ed agli indici derivati direttamente da esso, l'endurance può essere dedotta dal rapporto di altri parametri tra loro affini, il cui numeratore e denominatore sono sempre, rispettivamente, espressione del carico o della prestazione attualmente richiesta e della capacità o prestazione massima. Così il VT può essere rapportato alla capacità vitale (V_T/V_C), la ventilazione minuto alla ventilazione massima (V'_E/MMV). Anche la $P_{0,1}$, che è un indice di drive inspiratorio ed è proporzionale al lavoro respiratorio, è stata rapportata alla pressione inspiratoria massima ($P_{0,1}$/MIP) dimostrando una buona capacità predittiva.

Pressione inspiratoria - carico respiratorio

Il carico respiratorio può essere valutato dalla Pes anche calcolando il prodotto pressione tempo (PTP) per la durata del ciclo respiratorio.

Oltre alle tecniche che si avvalgono della misurazione della pressione esofagea, la pressione inspiratoria media può essere stimata in modo più grossolano sia in ventilazione meccanica che in respirazione spontanea.

Marini [18] con il metodo del trapezoide propone:

$$Pmedia = Ppicco - (Ppausa\ inspiratoria - Ppausa\ espiratoria)/2$$

I limiti e i vantaggi di questa tecnica risiedono nella semplicità di misurazione delle pressioni nelle vie aeree durante ventilazione meccanica a flusso costante.

L'equazione del moto ha il pregio di sottolineare le tre principali componenti della pressione inspiratoria (pressione resistiva, pressione elastica e pressione intrinseca di fine espirazione) e far comprendere come sia utile seguire l'evoluzione dell'elemento più critico:

$$PI = R(V_T/T_I) + VT/2C + PEEPi$$

Per stimare la pressione inspiratoria in ventilazione spontanea è stato proposto di misurare alla bocca il delta di pressione del primo tentativo inspiratorio dopo un'occlusione di fine espirazione. Questo metodo è particolarmente applicabile al paziente intubato e con ostruzione cronica che gli impedisce di avvertire l'ostacolo e reagire modificando il drive respiratorio [21].

Altri indicatori

Quasi tutti i parametri di carico, capacità ed endurance sono stati proposti come indici di "outcome di weaning" e ne è stato individuato un valore soglia predittivo della riuscita o del fallimento dello svezzamento. Il tentativo di ottenere la massima accuratezza diagnostica ha indotto ad integrare fattori diversi, i più significativi, e quasi sempre questi "indici integrati" contengono parametri di capacità e carico a testimoniare l'importanza del processo dell'affaticamento nella genesi dell'insufficienza respiratoria. Un esempio di questi indici è il CROP, acronimo di compliance, rate, oxygenation e pressure, che ha dimostrato un'ottima accuratezza diagnostica sia in gruppi con insufficienza respiratoria di varia origine, sia in pazienti COPD [21-32].

Una menzione particolare merita l'indice di ventilazione rapida e superficiale f/VT. Esso esprime probabilmente la modificazione del "pattern" respiratorio nel paziente che va incontro a scompenso [32].

Conclusioni

Malgrado il tema della fatica sia dibattuto da tempo, non vi sono chiare indicazioni sui parametri o sulle tecniche da applicare nel monitoraggio clinico, probabilmente perché i test già impiegati per dimostrare l'affaticamento dei muscoli respiratori nell'individuo sano ed in varie situazioni patologiche, sono poco idonei per la complessità tecnica e strumentale. Così è, almeno allo stato attuale, per la misura delle curve forza-frequenza, per il Twich occlusion test, per i test che misurano l'attività elettrica muscolare (EMG, analisi dello spettro di frequenza, rapporto H/L) e per la misurazione della massima velocità di rilasciamento (MRR).

La fatica dei muscoli respiratori, interpretata come squilibrio tra l'energia spesa e quella disponibile, è ben dimostrata nello shock. Negli altri pazienti con ipercapnia acuta o cronica vi è qualche dubbio, tuttavia è estremamente suggestivo e clinicamente utile interpretare il fenomeno come una discrepanza tra il carico e la capacità respiratoria e confrontare, anche misurandoli ripetutamente, questi due aspetti. Individuare e seguire nel tempo gli elementi critici aiuta a verificare la correttezza e l'efficacia del trattamento, che mira a ridurre le richieste ai muscoli respiratori e a migliorarne la contrattilità e la resistenza.

Bibliografia

1. NHLBI Workshop (1990) Respiratory muscle fatigue: report of the respiratory muscle fatigue workshop group. Am Rev Respir Dis 142:474-480
2. Tobin MJ, Laghi F (1998) Monitoring of respiratory muscle function. In: Tobin MJ (ed) Principles and practice of intensive care monitoring. McGraw-Hill, New York, pp 497-544
3. Roussos C, Zakynthinos S (1996) Fatigue of the respiratory muscles. Intensive Care Med 22:134-155
4. Debigaré R, Coté C, Maltais F (2001) Peripheral muscles wasting in chronic obstructive pulmonary disease. Am J Respir Crit Care Med 164:1712-1717
5. Kumagai M, Kondo T, Ohta Y, Ishihara T (2001) Size and composition changes in diaphragmatic fibers in rats exposed to chronic hypercapnia. Chest 119:565-571
6. Simpson JA, van Eyk JE, Iscoe S (2000) Hypoxemia-induced modification of troponin I and T in canine diaphragm. J Appl Physiol 88:753-760
7. Rabinovich RA, Ardite E, Troosters T et al (2001) Reduced muscle redox capacity after endurance training in patients with chronic obstructive pulmonary disease. Am J Respir Crit Care Med 164:1114-1118
8. Jiang TX, Reid WD, Road JD (2001) Free radical scavengers and diaphragm injury following inspiratory resistive loading. Am J Respir Crit Care Med 164:1288-1294
9. Roussos C (1985) Function and fatigue of respiratory muscles. Chest 88:124S-132S
10. Cohen C, Zagelbaum G, Gross D et al (1982) Clinical manifestations of inspiratory muscle fatigue. Am J Med 73:308-316
11. Luo YM, Lyall RA, Lou Harris M et al (1999) Quantification of the esophageal diaphragm electromyogram with magnetic phrenic nerve stimulation. Am J Respir Crit Care Med 160:1629-1634
12. Gross D, Grassino A, Ross D, Macklem PT (1979) Electromyogram pattern of diaphragmatic fatigue. J Appl Physiol 46:1-7
13. Hilbert G, Choukroun ML, Gbikpi-Benissan G et al (1998) Optimal pressure support level for beginning weaning in patients with COPD: measurement of diaphragmatic activity with step-by-step decreasing pressure support level. J Crit Care 13:110-118
14. Latronico N, Guarneri B, Alongi S et al (1999) Acute neuromuscular respiratory failure after ICU discharge. Report of five patients. Intensive Care Med 25:1302-1306
15. Baydur A, Behrakis PK, Zin WA et al (1982) Simple method for assessing the validity of the esophageal balloon technique. Am Rev Respir Dis 126:788-791
16. Marini JJ, Capps JS, Culver BH (1985) The inspiratory work of breathing during mechanical ventilation. Chest 89:56-63
17. Righini ER, Alvisi R, Capuzzo M et al (1990) Four methods of maximal inspiratory pressure determination. Acta Anaesth Italica 41:137-145
18. Marini JJ (1990) Lung mechanics determinations at the bedside: instrumentation and clinical application. Respir Care 35:669-696

19. Bruton A (2002) A pilot study to investigate any relationship between sustained maximal inspiratory pressure and extubation outcome. Heart Lung 31:141-149
20. Barbarito N, Ceriana P, Nava S (2001) Respiratory muscles in chronic obstructive pulmonary disease and asthma. Min Anestesiol 67:653-658
21. Alvisi R, Volta CA, Righini ER et al (2000) Predictors of weaning outcome in chronic obstructive pulmonary disease patients. Eur Respir J 15:656-662
22. Similowski T, Straus C, Attali V et al (1998) Cervical magnetic stimulation as a method to discriminate between diaphragm and rib cage muscle fatigue. J Appl Physiol 84:1692-1700
23. Polkey MI, Duguet A, Luo Y et al (2000) Anterior magnetic phrenic nerve stimulation: laboratory and clinical evaluation. Intensive Care Med 26:1065-1075
24. Mills GH, Ponte J, Hamnegard CH et al (2001) Tracheal tube pressure change during magnetic stimulation of the phrenic nerves as an indicator of diaphragm strength on the intensive care unit. Br J Anaesth 87:876-884
25. Watson AC, Hughes PD, Louise Harris M et al (2001) Measurement of twitch transdiaphragmatic, esophageal, and endotracheal tube pressure with bilateral anterolateral magnetic phrenic nerve stimulation in patients in the intensive care unit. Crit Care Med 29:1476-1478
26. Moxham J (1990) Respiratory muscle fatigue: mechanisms, evaluation and therapy. Br J Anaesth 65:43-53
27. Laghi F, D'Alfonso N, Tobin MJ (1995) Pattern of recovery from diaphragmatic fatigue over 24 hours. J Appl Physiol 76:176-184
28. Kyroussis D, Johnson LC, Hamnegard CH et al (2002) Inspiratory muscle maximum relaxation rate measured from submaximal sniff nasal pressure in patients with severe COPD. Thorax 57:254-257
29. Bellemare F, Grassino A (1983) Force reserve of the diaphragm in patients with chronic obstructive pulmonary disease. J Appl Physiol 55:8-15
30. Hart N, Hawkins P, Hamnegard CH et al (2002) A novel clinical test of respiratory muscle endurance. Eur Respir J 19:232-239
31. Ramirez-Sarmiento A, Orozco-Levi M, Barreiro E et al (2002) Expiratory muscle endurance in chronic obstructive pulmonary disease. Thorax 57:132-136
32. Yang KL, Tobin MJ (1991) A prospective study of indexes predicting the outcome of trials of weaning from mechanical ventilation. N Engl J Med 324:1445-1450

Capitolo 20

Capnografia in situazioni cliniche particolari

U. Lucangelo, G. Degrassi, F. Antolini

La possibilità di impiegare un monitoraggio non invasivo, di indubbia valenza clinica, ha conferito alla capnografia un ruolo peculiare nella valutazione della funzione ventilatoria in corso di anestesia. Tale monitoraggio permette la visualizzazione continua della concentrazione di CO_2 espressa in funzione del tempo (capnografia convenzionale), o del volume espiratorio (capnografia volumetrica). Il capnogramma convenzionale può essere diviso in una parte inspiratoria ed una espiratoria, quest'ultima composta dalle classiche quattro fasi.

Nel capnogramma volumetrico, a differenza del convenzionale, la fase espiratoria viene suddivisa in tre fasi: la fase I rappresenta lo spazio morto delle vie aeree e corrisponde alla quota di gas espirato priva di CO_2; la fase II, caratterizzata da una crescita significativa della CO_2, corrisponde alla commistione tra l'aria presente nello spazio morto anatomico e quella proveniente dalle unità alveolari più rapide; la fase III rappresenta esclusivamente la CO_2 alveolare (Fig. 1).

Vengono qui riportate alcune situazioni che, a differenza della routine clinica, necessitano un'attenta interpretazione dei dati capnografici, che risultano utili, solo ed esclusivamente, se considerati nel corretto contesto.

Capnografia in ventilazione spontanea

Il monitoraggio della CO_2 è oggi di fondamentale importanza non soltanto in corso di ventilazione meccanica ma anche nel paziente postoperatorio che ventila spontaneamente. La possibilità di monitorare, in modo non invasivo, il pattern ventilatorio spontaneo assume una notevole valenza clinica nel periodo postoperatorio, in cui una delle principali cause di morbidità e mortalità sono legate a problemi respiratori.

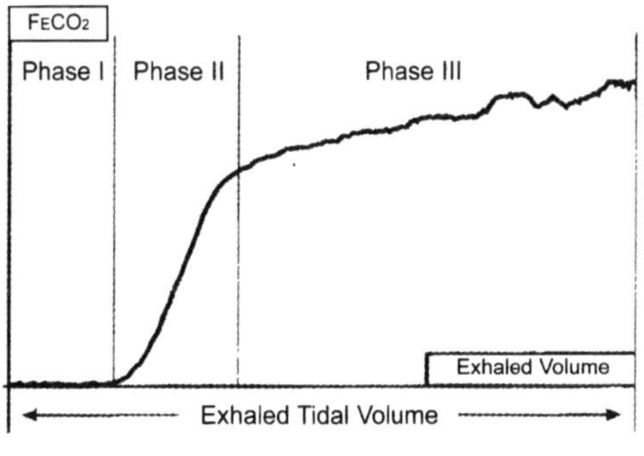

Fig. 1. Le tre fasi della capnografia volumetrica (single breath test-CO_2)

La misurazione dell'end-tidal CO_2 può essere eseguita nei pazienti in ventilazione spontanea in due modi:

1. utilizzando un catetere che viene introdotto, per via nasale, nella faringe e collegato ad un analizzatore tipo side-stream. Tale procedura è abbastanza ben tollerata e fornisce un'adeguata stima dell'anidride carbonica espirata dal paziente [1];
2. attraverso un boccaglio semirigido in plastica connesso ad un sensore combinato che oltre alla stima della CO_2 permette anche quella del volume corrente espiratorio (CO_2SMO+ Novametrix CO_2SMO+, Novametrix Medical Systems, Wallinford, CT, USA) [2].

Il monitoraggio della $P_{ET}CO_2$ ha lo scopo di identificare tempestivamente situazioni di ipoventilazione alveolare e di broncospasmo senza ricorrere in prima battuta all'emogasanalisi [3].

È importante, comunque, sottolineare che nei pazienti sani in cui la differenza alveolo-arteriosa è minima, un aumento dello spazio morto, conseguente ad un'alterazione del rapporto ventilazione/perfusione, comporta un valore di end-tidal CO_2 non più correlabile al valore di PCO_2 arteriosa. Infatti, come descritto negli studi di Lenz [2] e Yuan-Lin [1], eseguiti nel periodo postoperatorio, in pazienti senza patologie polmonari, la correlazione tra la $PaCO_2$ e $P_{ET}CO_2$ si è rivelata molto stretta, confermando l'utilità della capnografia nei soggetti con un rapporto V/Q normale (V/Q = 0,8).

Ulteriori studi sono tuttavia necessari per attribuire la medesima valenza clinica del monitoraggio capnografico, durante la ventilazione spontanea, nei pazienti broncopatici cronici e con importanti alterazioni del rapporto V/Q.

Capnografia durante l'utilizzo della maschera laringea (LMA)

La diffusione della maschera laringea risale al 1988; la sua utilizzazione è in costante aumento nonostante il suo impiego, in alternativa all'intubazione orotracheale (IOT), rimanga ancora oggetto di discussione. Una buona tollerabilità e la capacità di garantire anche in situazioni di emergenza un'adeguata ventilazione ne fanno uno strumento indispensabile per l'anestesista rianimatore.

La LMA viene usata con successo anche in campo pediatrico nell'ambito del quale Chhibber e coll. [4] hanno messo in relazione la capnografia con la maschera laringea. Gli Autori hanno studiato la relazione tra la $P_{ET}CO_2$ e la $PaCO_2$ in 22 pazienti pediatrici sottoposti ad anestesia generale e ventilati alternativamente con LMA e protesi endotracheale (IOT). I risultati ottenuti dimostrano che non esiste una sostanziale differenza, nei soggetti con peso superiore a 10 Kg, tra l'end-tidal CO_2 misurata via LMA e quella misurata via IOT. Tuttavia, tale correlazione viene persa nei soggetti di peso inferiore a 10 Kg nei quali l'end-tidal CO_2 misurata via LMA presenta valori superiori rispetto a quella misurata via IOT. Gli Autori ipotizzano che, in questa categoria di pazienti, l'impiego della LMA produca un incremento del rapporto tra spazio morto e volume corrente che potrebbe determinare ipoventilazione alveolare.

Tale fenomeno potrebbe verificarsi anche in corso di ventilazione spontanea con LMA dove le variazioni della $P_{ET}CO_2$ non riflettono quelle della $PaCO_2$ [5].

Viceversa nell'adulto, durante ventilazione spontanea, non si verificano tali discrepanze essendo praticamente identici i valori di $P_{ET}CO_2$ misurati via IOT e via LMA [6]. Una possibile spiegazione del diverso comportamento fra adulti e soggetti pediatrici potrebbe identificarsi nei differenti circuiti ventilatori impiegati.

Capnografia in pediatria

Grazie alle caratteristiche di assoluta non invasività, il monitoraggio capnografico ha trovato largo impiego anche in campo pediatrico e secondo Coté, l'analisi dell'end-tidal CO_2 permette una rapida identificazione dell'iper o ipocapnia [7]. Tuttavia, per la corretta interpretazione dei dati capnografici in pediatria bisogna fare le seguenti considerazioni:

a. nel bambino molto piccolo ventilato a bassi volumi correnti e con frequenze respiratorie elevate, il valore della CO_2 non è facilmente misurabile. Badgwell [8] ha dimostrato che, nei soggetti con peso corporeo maggiore di 12 Kg, il campionamento dei gas espirati poteva essere eseguito, come per gli adulti, all'estremità orale del tubo endotracheale. Viceversa nei soggetti con meno di 12 Kg, la CO_2 doveva essere prelevata, utilizzando un apposito catetere, dalla parte distale (tracheale) del tubo;

b. un aspetto fisiopatologico molto importante riguarda l'effetto dello sviluppo polmonare sulla morfologia dell'onda capnografica. Ream [9] ha analizzato l'andamento della curva capnografica in bambini con una range di età compreso tra 5 mesi e 17 anni evidenziando una progressiva normalizzazione della fase terza della curva con il progredire dello sviluppo. La crescita polmonare, infatti, comporta un aumento numerico delle unità acinari con conseguente incremento della superficic alveolare e riduzione delle resistenze alla diffusione dei gas. La crescita morfometrica del polmone determina quindi una riduzione del gradiente alveolo-arterioso di CO_2 con relativo appiattimento e normalizzazione della fase terza. Appare evidente che qualsiasi interpretazione del capnogramma deve essere correlata all'età del paziente, e la ritardata stabilizzazione della fase terza, può essere spia di una patologia polmonare silente.

Capnografia in neurochirurgia

"I pazienti neurochirurgici sono esposti ad un aumentato rischio di danno secondario al sistema nervoso centrale. Il pronto riconoscimento e trattamento di complicanze intraoperatorie risulta di particolare importanza per i neuroanestesisti". Questo è quanto espresso da Werner [10] e supportato dai risultati del Closed Claims Study [11] della Società Americana degli Anestesisti in cui un outcome sfavorevole, dopo complicanze intraoperatorie, è risultato prevenibile con l'uso di tecniche di monitoraggio adeguate. Il gruppo di ricerca di Neuroanestesia della Società tedesca di Anestesia e Terapia Intensiva [12] ha esaminato la diffusione, nella pratica clinica in neuroanestesia, dei sistemi di monitoraggio, confrontando i risultati di un questionario sottoposto ai Dipartimenti d'anestesia in Germania nel

1991 e nel 1997. Nel 1997, come monitoraggio nella neurochirurgia tumorale e vascolare, in genere il 100% degli anestesisti in Germania utilizzava: ECG, ossimetria pulsatile, capnografia, pressione arteriosa invasiva, temperatura e pressione venosa centrale. Meno standardizzato risulta l'uso del Doppler precordiale e dell'ecocardiografia transesofagea (Tab. 1). Il monitoraggio intraoperatorio, nella pratica clinica nel 1997, sebbene molto più diffuso rispetto al 1991, non è risultato standardizzato, suggerendo limiti economici, mancanza di pratica e conoscenza di alcune tecniche [12].

Capnografia per la valutazione dell'ipocapnia e dell'ipercapnia cerebrale

La capnografia viene comunemente usata come controllo dei livelli di CO_2 durante anestesia per interventi di craniotomia e procedure neurovascolari. La manipolazione intraoperatoria della $PaCO_2$, sebbene tradizionalmente considerata parte integrante del management neuroanestetico, può avere effetti non previsti e deleteri sull'emodinamica cerebrale. In un encefalo normale, ogni mmHg di variazione della $PaCO_2$ determina una variazione del flusso ematico cerebrale (CBF) del 2,5%, si ha un aumento lineare del CBF in relazione all'aumento della PaCO2 in un range di $PaCO_2$ di 20-80 mmHg (Tab. 2).

Tabella 1. Diffusione in neuroanestesia in Germania dei sistemi di monitoraggio per la diagnosi d'embolia venosa [12]

Tecnica	1991	1997
Capnometria	94%	100%
Doppler precordiale		
Istituti universitari	89%	63%
Ospedali	67%	83%
Ospedali privati	61%	87%
Ecocardiografia transesofagea		
Istituti universitari	25%	50%
Ospedali	11%	25%
Ospedali privati	17%	40%

Tabella 2. Autoregolazione del flusso sanguigno cerebrale

Meccanismo metabolico
- Il CBF si modifica del 2-4% per ogni mmHg di variazione della $PaCO_2$ (i vasi di resistenza si modificano in maniera inversamente proporzionale alla $PaCO_2$)
- Il CBF aumenta di 4-5 volte per PaO_2 di 15-20 mmHg (i vasi di resistenza si dilatano per $PaO_2 < 50$ mmHg) [13]

Meccanismo miogenico
- Le resistenze vascolari cerebrali variano in maniera inversamente proporzionale alla pressione di perfusione cerebrale (CPP) (CBF costante in range di CPP tra 50 e 160 mm Hg) [14]

L'ipercapnia intraoperatoria (che determina un aumento del volume ematico cerebrale secondario a vasodilatazione) e la profonda ipocapnia (che può determinare ischemia cerebrale) devono essere indagabili in modo affidabile.

L'iperventilazione è un'importante manovra d'emergenza che diminuisce la pressione intracranica riducendo il flusso ematico cerebrale (CBF) e il volume ematico cerebrale (CBV) [15]. Può prevenire l'erniazione cerebrale nei pazienti con un ematoma che si espande velocemente prima di una craniotomia decompressiva, l'entità della diminuzione della pressione intracranica dipende largamente dalla complicanza intracranica del paziente. Comunque, la prudenza è importante nei pazienti in cui il trauma induca una diminuzione della massa sanguigna cerebrale, riduca il $CMRO_2$ e alteri la risposta alla CO_2. In questi pazienti anche una moderata ipocapnia può ulteriormente favorire l'ischemia, ridurre la saturazione venosa giugulare di O_2, e causare un'acidosi lattica cerebrale, senza una vantaggiosa caduta della pressione intracranica. Il mantenimento di valori di $PaCO_2$ nei limiti della normalità, e la promozione di un flusso ematico cerebrale nei limiti della norma intorno all'encefalo ischemico o potenzialmente ischemico, è un importante principio durante anestesia per intervento di aneurisma cerebrale (specialmente durante l'ipotensione indotta o il clippaggio temporaneo dell'aneurisma), endoarterectomia o durante la rimozione di MAV.

Affidabilità del gradiente $PaCO_2$-$P_{ET}CO_2$

La capnografia fornisce una stima della $PaCO_2$. Generalmente la $P_{ET}CO_2$ sottostima la $PaCO_2$. Numerosi studi [16] sono stati condotti per valutare l'affidabilità della capnografia. Takki [17], Russell [18, 19], Weinger e Brimm [20] e Donati e coll. [21] hanno trovato rispettivamente un gradiente medio ($PaCO_2$-$P_{ET}CO_2$) di 3,6 mmHg, 5,47 mmHg, 4,24 mmHg e di 3,28 mmHg. Considerando che i neuroanestesisti hanno trovato con la capnografia una costante guida durante la manipolazione intraoperatoria dei livelli di $PaCO_2$, sorprende trovare poco interesse in letteratura sui pazienti neurochirurgici [22]. Le prime pubblicazioni si devono a Mackersie, Karagianes [23] ed Engoren [24] che hanno valutato l'uso della capnografia in pazienti ricoverati in Terapia Intensiva con trauma cranico. I primi studi in neuroanestesia sono di Russell, Graybeal [18, 19, 25] e Isert [26] che rilevano un gradiente $PaCO_2$-$P_{ET}CO_2$ inaspettatamente elevato. Grenier e coll. [27] nel 1998 hanno valutato l'attendibilità della $P_{ET}CO_2$ come stima della $PaCO_2$ in interventi neurochirurgici di durata maggiore alle 3 ore. Isert e Grenier [26, 27] riscontrano con la capnografia una corretta stima della $PaCO_2$ solo nel 82% dei casi. Nel 18% dei casi la differenza è superiore ai 4 mmHg. In più del 25% dei casi si hanno, in successive misurazioni, modificazioni del gradiente in direzione opposta, caratteristica segnalata anche da Russell e Graybeal nel 18,4% dei casi. Grenier mostra un gradiente medio di 6 ± 4 mmHg, valore leggermente più alto di quello descritto da Isert [26] (4 ± 4 mmHg) e Sharma [28] (5 ± 2 mmHg), nonché del valore espresso da Nunn e Hill [29] per interventi in anestesia generale. La natura del gradiente $PaCO_2$-$P_{ET}CO_2$ è complesso [24], ed è frequentemente inaspettatamente alto o perfino negativo (4% delle misurazioni nello studio di Grenier). Un gradiente negativo può essere presente in pazienti ventilati con frequenze basse e alti volumi [30]. Infatti, in questo modo si ha un lento svuotamento degli alveoli con una lunga costante di tempo. Un gradiente negativo si riscontra con maggiore frequenza nel parto cesareo, nel bambino, in interventi laparoscopici e dopo intervento cardiochirurgico.

Sempre a Grenier [27] si deve l'analisi del gradiente $PaCO_2$-$P_{ET}CO_2$ in relazione alla posizione assunta dal paziente. L'Autore considera la posizione supina, prona, laterale e seduta. Nella posizione supina si ha un gradiente di 6 ± 3 mmHg leggermente più basso rispetto ai lavori di Russell [25] e Graybeal [19]. In posizione laterale il gradiente risulta maggiore (7 ± 3 mmHg), si ritiene sia dovuto a un'alterazione del rapporto ventilazione/perfusione con un aumento dello spazio morto alveolare. Nella posizione seduta si ottengono valori medi di gradiente simili a quelli ottenuti per la posizione prona. I meccanismi coinvolti sono però diversi. Il paziente seduto subisce delle modificazioni emodinamiche dovute alla diminuzione del ritorno venoso, mentre a livello polmonare la posizione assunta consente una buona perfusione delle basi con ottimizzazione del rapporto ventilazione-perfusione. In posizione prona la capacità funzionale residua è ridotta dalla pressione addominale, l'escursione del diaframma risulta limitata.

I risultati presentati da Grenien e quanto espresso da Isert [26] fanno ritenere la capnografia non adatta per il controllo dei valori di $PaCO_2$. Per interventi di durata superiore alle 3 ore il controllo emogasanalitico (EGA) risulta indispensabile [27]. Al contrario, Sharma [28, 31] ritiene ci sia una costante relazione tra la $PaCO_2$ e la $P_{ET}CO_2$ e che questa si mantenga nel tempo. Secondo Sharma la $P_{ET}CO_2$ può essere usata come guida affidabile della $PaCO_2$ anche in interventi di durata superiore alle 4 ore. Nunn e Hill [29] e Kerr [32] nel 1996 suggeriscono che durante anestesia in soggetti "sani" (in assenza di patologie polmonari) la relazione tra le due misurazioni si mantenga sufficientemente costante da poter utilizzare la $P_{ET}CO_2$ come misura continua e indiretta della CO_2 arteriosa.

Nonostante le discordanti indicazioni sull'accuratezza del monitoraggio capnografico, rimane uno strumento indispensabile nel monitoraggio del paziente da sottoporre ad intervento neurochirurgico. Permette di individuare situazioni pericolose per la vita del paziente, un'intubazione in esofago, una disconnessione dal ventilatore, un'ipoventilazione alveolare o un'embolia polmonare.

Capnografia e diagnosi di embolia venosa

La prevenzione ed il trattamento dell'embolia venosa o paradossa (Tab. 3) nei pazienti in posizione seduta risulta di fondamentale importanza in neurochirurgia [33, 34].

Il gruppo di ricerca in neuroanestesia della Società Tedesca di Anestesia e Terapia Intensiva ha diffuso nel 1995 le linee guida [35] per una rapida diagnosi dell'embolia, suggerendo un monitoraggio con: ECG, capnografia, pulso-ossimetro, pressione arteriosa invasiva, pressione venosa centrale e Doppler precordiale; l'ecocardiografia transesofagea (TEE) viene indicata come opzionale.

Tabella 3. Trattamento in caso di VAE

- Convertire la miscela anestetica in O2 puro
- Inondare il campo operatorio di soluzione fisiologica e coprirlo con garze imbevute
- Modificare la posizione del paziente sul tavolo operatorio (posizione laterale)
- Aspirare l'aria tramite il catetere posto in atrio dx
- Somministrare plasma expander ed eventualmente efedrina

L'embolia venosa (VAE) si può verificare ogni volta che la pressione venosa nella sede dell'intervento è inferiore alla pressione atmosferica. Può avere effetti devastanti nei pazienti sottoposti a neurochirurgia in posizione seduta [36]. La possibilità di VAE in pazienti in posizione prona è più remota ma si registrano casi in letteratura [37]. Per molti anni si è ritenuto che l'uso della PEEP potesse prevenire la VAE o l'embolia paradossa, tutto ciò è stato smentito da Giebler e coll. [22, 38]. L'incidenza di VAE varia notevolmente (dal 15% al 76%) in ragione dei sistemi utilizzati per la diagnosi [39-41] (Fig. 2). Mammoto e coll. [42] riferiscono la presenza di microbolle d'aria, in atrio destro, in tutti i pazienti sottoposti a neurochirurgia in posizione supina valutati con l'ecocardio transesofageo. Numerosi Autori [22, 43, 44] ritengono l'ecocardio transesofageo l'indagine intraoperatoria più accurata per la diagnosi di VAE e di embolia paradossa; tutti sono altresì concordi nel raccomandare l'utilizzo della $P_{ET}CO_2$ e del Doppler precordiale [44] qualora l'TEE non sia disponibile [42].

Riassumendo quindi i sistemi di monitoraggio richiesti in neurochirurgia comprendono: ECG, ossimetria pulsatile, capnografia, pressione arteriosa invasiva, temperatura, pressione venosa centrale e Doppler precordiale o ecocardiografo transesofageo. Queste richieste si giustificano con l'alto rischio di danno cerebrale secondario associato a questo tipo di chirurgia.

La posizione del paziente per intervento sulla fossa cranica posteriore [36, 43], ad esempio, pone a rischio di VAE, lo stesso rischio, anche se con un'incidenza minore, si associa alla posizione prona [37]. La capnografia da sola non rappresenta uno strumento precoce per diagnosticare una VAE, per questo si raccomanda l'uso del Doppler precordiale qualora il TEE non fosse disponibile.

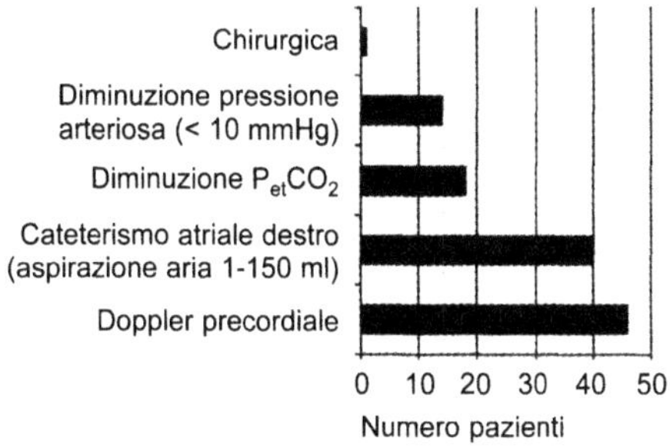

Fig. 2. Diagnosi di embolia venosa riportate da Young nel 1986 (più sistemi vengono utilizzati per ogni paziente)

La capnografia è un monitoraggio essenziale per i pazienti che si sottopongono ad anestesia generale. Utile per la diagnosi e il management dell'intubazione esofagea, endobronchiale, ostruzione delle vie aeree, broncospasmo, stati ipermetabolici, embolia polmonare e venosa e dello shock cardiogeno. Utile nell'identificare problemi meccanici nei circuiti anestetici.

La diffusione della capnografia, ha portato molti anestesisti a non verificare l'ipocapnia con controlli emogasanalitici intraoperatori, considerando la capnografia affidabile e stima costante della $PaCO_2$ durante neurochirurgia. Alcuni Autori [23, 28, 32] ritengono sufficiente un monitoraggio non invasivo in pazienti relativamente giovani che non presentino trauma toracico o patologia polmonare, ritengono che una volta stabilito il gradiente, questo tenda a mantenersi costante. La maggior parte degli Autori [18, 26, 27], però, non ritengono stabile il gradiente e suggeriscono un monitoraggio invasivo in tutti i pazienti sottoposti a questa chirurgia. Il gradiente $PaCO_2$-$P_{ET}CO_2$ può essere inaspettatamente alto o addirittura negativo, può cambiare in misurazioni successive e modificarsi cambiando la posizione del paziente sul letto operatorio. L'importanza di uno stretto controllo intraoperatorio della $PaCO_2$ durante neuroanestesia – più specificatamente, l'iperventilazione di routine, e la nostra fiducia sulla capnografia per guidare la fase intraoperatoria – è stata rivalutata. C'è una crescente comprensione degli effetti avversi dell'ipoventilazione e dell'ipocapnia, specialmente su un encefalo patologico o ischemico [26]. Per questo, dagli studi più recenti [26, 27] si evince la necessità di un monitoraggio con metodica invasiva.

Capnografia in chirurgia toracica

La capnografia può essere utilizzata in corso di chirurgia toracica, con delle finalità ulteriori rispetto a quelle usuali d'impiego:

1. capnografia come monitoraggio non invasivo della $PaCO_2$ durante anestesia toracica;
2. valutazione della morfologia dell'onda capnografica durante anestesia toracica;
3. valutazione del rapporto ventilazione/perfusione di entrambi i polmoni (doppia capnografia);
4. valutazione degli effetti emodinamici dell'insufflazione di anidride carbonica durante toracoscopia.

Capnografia come monitoraggio non invasivo della $PaCO_2$ durante anestesia toracica

La differenza esistente tra la PCO_2 arteriosa e quella end-tidal è strettamente dipendente dalla presenza di una patologia polmonare sottostante. Il trattamento chirurgico del carcinoma polmonare rappresenta l'indicazione più comune per eseguire una toracotomia nell'adulto. I pazienti affetti da carcinoma polmonare sono quasi invariabilmente dei fumatori, e di conseguenza sono dei broncopneumopatici, e perciò durante l'anestesia avranno un gradiente $PaCO_2$-$P_{ET}CO_2$ aumentato, anche in decubito supino [46].

Nello studio condotto da Werner e coll. [47] su 17 pazienti, il gradiente medio $PaCO_2$-$P_{ET}CO_2$ era di circa 5 mmHg in posizione supina con una $PaCO_2$ di 28 mmHg ed una frequenza ventilatoria di 10 atti/min.

I polmoni ricevono approssimativamente una frazione identica della ventilazione quando il paziente si trova in decubito supino, mentre in decubito laterale la ventilazione del polmone antigravitario è maggiore [47]. Tuttavia, il flusso ematico polmonare è dipendente dalla forza di gravità ed è perciò diminuito nel polmone antigravitario. Tutto ciò esita in una diminuzione della $P_{ET}CO_2$ del polmone antigravitario in decubito laterale. Perciò, come dimostrato dallo studio di Werner e coll. [47], il gradiente $PaCO_2$-$P_{ET}CO_2$ era zero per il polmone inferiore ed 11 mmHg per quello antigravitario.

Dal momento che la ventilazione del polmone antigravitario aumenta, si può supporre che se la $P_{ET}CO_2$ venisse misurata dalla miscela gassosa proveniente da entrambi i polmoni, la differenza $PaCO_2$-$P_{ET}CO_2$ mista, potrebbe essere maggiore [46, 47].

L'incisione della parete toracica produce un aumento della pressione arteriosa polmonare media [47] che induce un incremento nell'eliminazione della CO_2 da parte del polmone antigravitario ed una riduzione della quota di spazio morto fisiologico omolaterale. Il gradiente $PaCO_2$-$P_{ET}CO_2$ del polmone antigravitario si riduce quindi ogniqualvolta uno stimolo chirurgico determini un incremento della pressione arteriosa polmonare media.

Inoltre, l'apertura della pleura aumenta l'eliminazione della CO_2 da parte del polmone antigravitario e perciò riduce il gradiente $PaCO_2$-$P_{ET}CO_2$. La retrazione del polmone produce esattamente gli effetti opposti. Il gradiente del polmone gravitario, non risente molto di queste manovre; questo rimane di piccole dimensioni. Se si utilizzasse un monitoraggio combinato dell'end-tidal CO_2, la differenza $PaCO_2$-$P_{ET}CO_2$ diminuirebbe una volta aperta la pleura, ed aumenterebbe ancora durante retrazione.

Ventilazione monopolmonare

Quando si interrompe la ventilazione del polmone antigravitario per consentire lo svolgimento dell'atto chirurgico, la perfusione di questo polmone non cessa completamente a meno che non venga clampata l'arteria polmonare. Si crea perciò uno shunt destra-sinistra nel polmone antigravitario, il cui effetto è quello di aumentare la $PaCO_2$ ed il gradiente $PaCO_2$-$P_{ET}CO_2$. Tuttavia, questo gradiente potrebbe non essere affatto maggiore rispetto a quello precedente bipolmonare [46, 47].

Effetti di prolungate manovre espiratorie sul gradiente $PaCO_2$-$P_{ET}CO_2$ durante toracotomia

In 16 pazienti sottoposti ad esofagectomia per via toracoaddominale, è stato studiato l'effetto che due manovre espiratorie prolungate potevano avere nel migliorare il valore predittivo della $P_{ET}CO_2$ sulla $PaCO_2$ [48].

Sono stati misurati il valore della PCO_2 alla fine di una singola espirazione prolungata (P_E1CO_2), e la PCO_2 alla fine di un'espirazione prolungata preceduta da un periodo di iperinflazione dei polmoni (P_E2CO_2) sia durante laparotomia, sia in decubito laterale per toracotomia con ventilazione bipolmonare, sia durante ventilazione monopolmonare.

Durante laparotomia il gradiente $PaCO_2$-$P_{ET}CO_2$ era di 9,75 (SD ± 3) mmHg e tale è rimasto per tutto lo studio. Le due manovre hanno ridotto la differenza arterioso-espiratoria di PCO_2 soprattutto durante ventilazione monopolmonare.

Questi risultati concordano con quelli ottenuti da Bhavani-Shankar e coll. [49], dove la $P_{ET}CO_2$ così "spremuta" riduceva il gradiente $PaCO_2$-$P_{ET}CO_2$ in pazienti gravide sottoposte a chirurgia laparoscopica (49) (Tab. 4).

Comunque, il valore di $ETCO_2$ ottenuto con queste manovre durante laparotomia e toracotomia, si avvicina scarsamente al valore di $PaCO_2$. Gli Autori [48] suggeriscono che queste manovre non dovrebbero essere più praticate durante anestesia per migliorare il valore predittivo della $P_{ET}CO_2$ sulla $PaCO_2$.

Differenza tra $PaCO_2$ e $P_{ET}CO_2$ dopo trapianto polmonare bilaterale

È stato valutato il gradiente $PaCO_2$-$P_{ET}CO_2$ ed il rapporto ($PaCO_2$-$P_{ET}CO_2$)/$PaCO_2$ (misura dello spazio morto alveolare) in sette pazienti sottoposti a trapianto polmonare bilaterale [50] (Tab. 5).

L'andamento della differenza tra PaCO2 e $P_{ET}CO_2$ suggerisce l'esistenza di un rapido miglioramento del rapporto ventilazione/perfusione. Dopo 24 ore i valori erano molto vicini agli intervalli fisiologici (si suppone che debbano essere di 4-5 mmHg).

Una possibile spiegazione di questi risultati potrebbe risiedere nel danno da ischemia-riperfusione del microcircolo.

Un'alterazione della distribuzione del flusso ematico polmonare con alveoli non perfusi potrebbe apparire clinicamente come spazio morto alveolare e ciò si osserva immediatamente dopo trapianto polmonare. La normalizzazione dell'alterato rapporto ventilazione/per fusione, che si verifica in circa 24 ore, sta ad indicare una ridistribuzione della perfusione polmonare ed un ristabilimento della microcircolazione.

Tabella 4. Effetto delle manovre espiratorie prolungate sul miglioramento del valore predittivo della PETCO2 sulla PaCO2

VALORI MEDI (SD) MMHG	PACO2-PETCO2	PACO2-PE1CO2	PACO2-PE2CO2
Fine dell'interv. addome	9,75 (3)	6 (3,7)	4,5 (3,7)
TLV per 20 min	10,5 (3,7)	7,5 (4,5)	3 (4,5)
OLV per 20 min	9,75 (3)	3 (3,7)	- 0,75 (3,7)
OLV per 50 min	10,5 (3,7)	2,2 (4,5)	-1,5 (3,7)
TLV dopo chiusura cute	9 (3,7)	3,7 (5,2)	0,75 (4,5)

Tabella 5. Andamento del gradiente PaCO2-PETCO2 e del rapporto (PaCO2-PETCO2)/PaCO2 dopo trapianto bipolmonare

Variabili	**Tempo dopo trapianto polmonare**				
Media (SD)	10 min	1 hr	3 hr	12 hr	24 hr
$PaCO_2$-$P_{ET}CO_2$ mmHg	16 (5)	14 (5)	9 (4)	6 (3)	5 (3)
($PaCO_2$-$P_{ET}CO_2$)/$PaCO_2$	0,36 (0,13)	0,33 (0,13)	0,21 (0,12)	0,15 (0,07)	0,11 (0,06)

Valutazione della morfologia dell'onda capnografica durante anestesia toracica

Queste sono le anomalie dell'onda capnografica che si possono osservare durante anestesia toracica:

1. capnogrammi con aumento della pendenza della fase III dovuto ad un'alterazione significativa del rapporto V/Q come si osserva nelle affezioni polmonari. La parte iniziale del pendio è rappresentato da quelle zone ben ventilate con un elevato rapporto V/Q (basse concentrazioni di CO_2), mentre l'ultima parte rispecchia quegli alveoli scarsamente ventilati e con un basso rapporto V/Q (alte concentrazioni di CO_2) (Fig. 3);
2. capnogramma bifasico: la "fase III" del capnogramma rappresenta l'aria alveolare mista nel punto di campionamento della CO_2. Perciò, se i polmoni hanno rapporti V/Q e costanti di tempo espiratorio nettamente differenti, come nel decubito laterale, si potrà apprezzare un'onda capnografica "bifasica" [51] (Fig. 4). Rispetto al polmone gravitario, il polmone antigravitario ha basse resistenze al flusso aereo, alto rapporto V/Q (secondario al basso flusso sanguigno dovuto alla forza di gravità) ed una bassa concentrazione di CO_2. La parte iniziale dell'onda bifasica di CO_2 è dovuta all'aria espirata dal polmone superiore che contiene concentrazioni più basse di CO_2, mentre la parte terminale è prevalentemente dovuta alla CO_2 proveniente dal polmone sottostante (in cui è maggiormente concentrata). Un capnogramma così lo si può osservare in seguito a trapianto monopolmonare. Anche alcuni pazienti COPD potrebbero mostrare un piccolo plateau espiratorio bifasico se questi pazienti presentano, in entrambi i polmoni, due distinte popolazioni alveolari con costanti di tempo molto differenti tra loro. In queste circostanze, durante l'inspirazione gli alveoli a rapido scambio sono iperinflati (la loro compliance è elevata) cosicché la loro concentrazione di CO_2 è bassa, mentre gli alveoli più lenti si svuotano solamente durante l'ultima parte dell'espirazione, rilasciando maggiori quantità di CO_2 [51, 52];

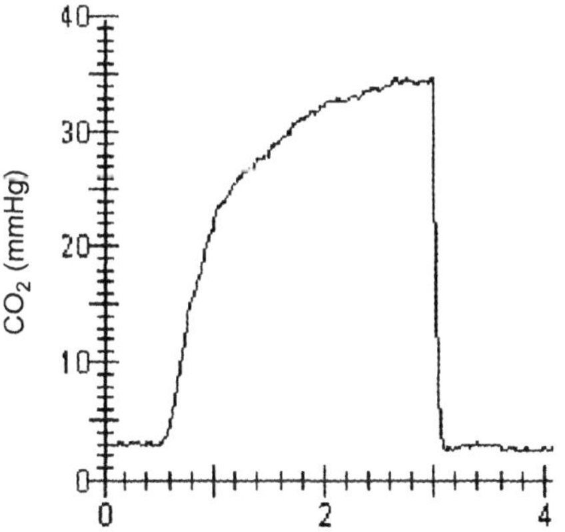

Fig. 3. Capnogramma che evidenzia un'alterazione significativa del rapporto V/Q

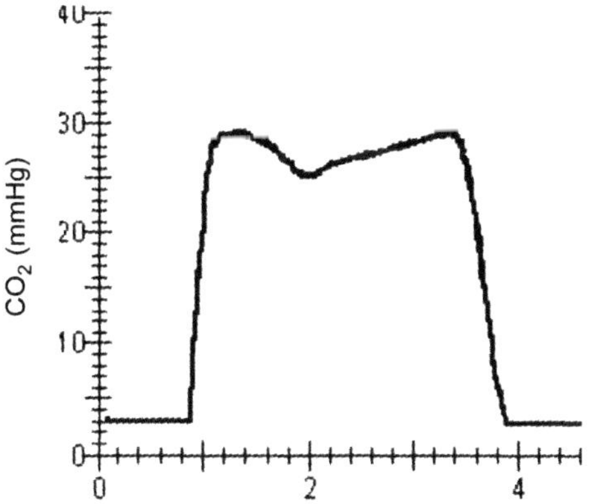

Fig. 4. Capnogramma bifasico (per spiegazioni vedi testo)

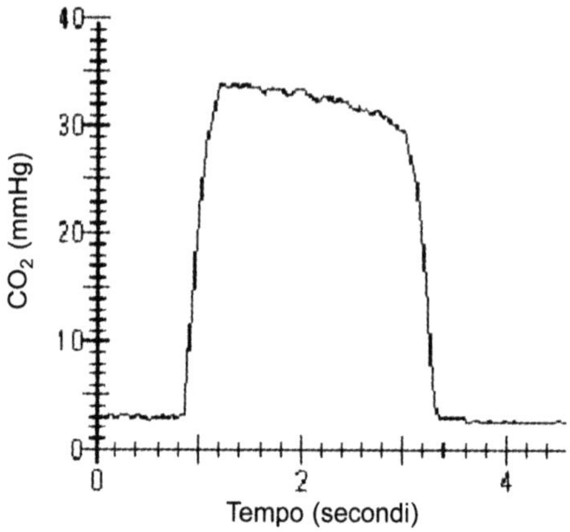

Fig. 5. Nei pazienti enfisematosi può esserci occasionalmente un'inversione della fase III del capnogramma

3. fase III del capnogramma rovesciata: si osserva occasionalmente in pazienti enfisematosi. La pendenza della fase III può essere rovesciata in tali pazienti in cui si ha una rilevante distruzione delle membrane alveolo-capillari ed una riduzione degli scambi gassosi (Fig. 5).

Capnografia bipolmonare

La capnografia convenzionale analizza l'aria mista espirata proveniente da entrambi i polmoni. Quando sussiste un difetto fisiopatologico in un solo polmone, questo sistema non si dimostra vantaggioso. La capnografia bipolmonare supera questa limitazione analizzando l'aria separatamente dai due lumi di un tubo doppio lume (DLT) [53, 54].

La capnografia duplice si può realizzare utilizzando due capnografi per analizzare le onde di CO_2 di ogni lume di un DLT [53]. Poiché utilizzare due monitor per misurare l'end-tidal CO_2 in sala operatoria può risultare scomodo e poco pratico, si può utilizzare un congegno, come mostrato in Figura 6, suggerito da Bhavani-Shankar e coll. [54]. Questo device è costituito da un rubinetto ad esclusione a tre vie connesso, per mezzo di due cateterini, a due adattatori interposti tra ogni lume della Y del tubo a doppio lume. Ciò permette l'analisi dei gas espirati da ogni singolo polmone oppure da entrambi i polmoni.

La metodica standard d'analisi della $P_{ET}CO_2$ dal tubo bilume (capnogrammi di un singolo polmone ottenuti mediante l'interruzione della ventilazione del polmone controlaterale) può inoltre mostrare il rapporto ventilazione/perfusione del polmone. Nondimeno, la capnografia duplice ci consente di valutare il rapporto ventilazione/perfusione di ogni singolo polmone in pazienti che non possono tollerare la ventilazione monopolmonare così a lungo da raggiungere un nuovo "steady state".

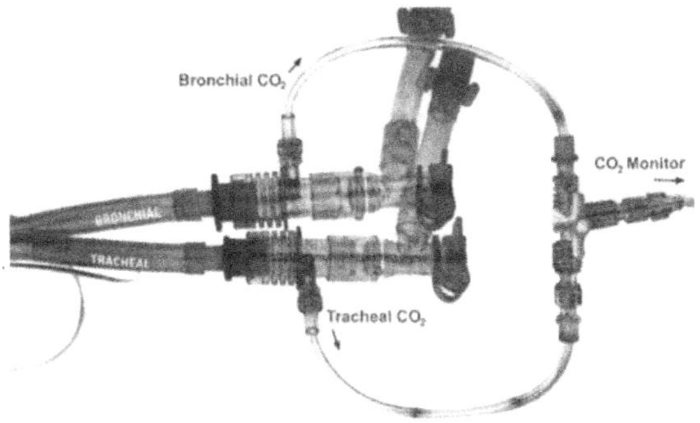

Fig. 6. Dispositivo per la capnografia duplice

In mancanza di un tubo bilume, si può utilizzare un fibroscopio a fibre ottiche per ottenere la $P_{ET}CO_2$ da ogni polmone. Questa tecnica ci consente di valutare il rapporto ventilazione/perfusione di ogni singolo polmone in pazienti con o senza tubo endotracheale. Tuttavia, è possibile che il campionamento dell'aria bronchiale tramite fibroscopio a fibre ottiche possa venir contaminato dall'aria proveniente dal polmone controlaterale, soprattutto quando il flusso espiratorio diminuisce a meno di 150 ml/min (quantità di flusso campionata dal capnografo).

Comunque, tale contaminazione potrebbe essere diagnosticata analizzando la forma della curva capnografica. È improbabile che vi sia contaminazione in presenza di una curva di CO_2 di normale morfologia proveniente da ogni singolo polmone [55]. Perciò, in queste circostanze, una differenza tra le altezze del plateau alveolare di CO_2 di ogni singolo polmone ci suggerisce la presenza di una differenza nel rapporto V/Q dei due polmoni.

Impieghi della capnografia duplice:

1. la broncoscopia è probabilmente il metodo migliore per verificare il corretto posizionamento dei tubi bilume. Comunque, anche la capnografia può essere utilizzata con successo per confermare il corretto posizionamento di un tubo bilume, per scoprire malposizionamenti, ostruzioni unilaterali o dislocazioni accidentali di un tubo bilume [53]. Uno dei vantaggi intrinseci della capnografia è la possibilità di un monitoraggio continuo e non invasivo. Il corretto posizionamento di un tubo bilume può essere verificato mediante l'analisi della forma d'onda della CO_2 di ogni polmone ed anche durante le manovre di clampaggio e declampaggio della ventilazione monopolmonare. Inoltre, è possibile esaminare periodicamente la morfologia delle onde capnografiche. Una modificazione del valore end-tidal della CO_2 o della sua forma d'onda, potrebbe segnalarci prontamente un malposizionamento del tubo bilume, oppure un'inadeguata ventilazione ed eliminazione di CO_2 dai polmoni;
2. identificazione di difetti di perfusione secondari a tromboembolia, tumori, emotorace: Bhavani-Shankar e coll. [56] hanno riportato un caso in cui un paziente candidato a pneumonectomia destra non era in grado di tollerare una ventilazione monopolmonare a causa dell'ipossiemia e l'emogasanalisi mostra-

va un ampio gradiente $PaCO_2$-$P_{ET}CO_2$. La capnografia duplice rivelava un gradiente $PaCO_2$-$P_{ET}CO_2$ due volte maggiore nel polmone sinistro rispetto al destro. Perciò, l'intervento fu limitato ad una pleurectomia e l'ulteriore approfondimento diagnostico tramite ecocardiografia ed angiografia polmonare confermò la presenza di un trombo di grosse dimensioni nell'arteria polmonare sinistra.

In un altro report [57], le informazioni ottenute per mezzo della doppia capnografia hanno consentito al team di anestesia di offrire una documentata consulenza riguardo la preoccupazione espressa dal team chirurgico sulla possibilità di un'accidentale clippaggio vasale durante un intervento di chirurgia toracica particolarmente complesso. Malgrado la ventilazione monopolmonare (polmone destro), l'arteria polmonare sinistra si dimostrava di difficile visualizzazione, e crebbe la possibilità che questo vaso fosse stato occluso accidentalmente (con una graffa) durante la resezione cuneiforme. Gli anestesisti ipotizzarono che se ci fosse stata realmente un'occlusione, si sarebbe prodotto un deficit di perfusione unilaterale maggiore, caratterizzato da un marcato decremento del trasporto di CO_2 al polmone sinistro, ed una corrispondente diminuzione del valore di end-tidal CO_2 dal polmone sinistro che poteva essere rilevata da una doppia capnografia. Fu iniziata una ventilazione bipolmonare e misurati i capnogrammi di ogni polmone [56]. Simili furono i valori di end-tidal CO_2 dei due polmoni (36 mmHg a sinistra, 38 mmHg a destra), così come la morfologia delle onde capnografiche. Da ciò si dedusse che non sussisteva alcuna grossa limitazione al flusso dell'arteria polmonare sinistra. A conferma di questa ipotesi ci fu un successivo studio Doppler intraoperatorio che dimostrò una normale pervietà dell'arteria polmonare sinistra con normale velocità di flusso.

Altri impieghi sono: spiegare l'anomalia delle forme d'onda sui capnogrammi. Per esempio, le onde capnografiche bifasiche si osservano in pazienti con trapianto monopolmonare [58]. La doppia capnografia potrebbe confermare l'eziologia del capnogramma bifasico mostrando le caratteristiche individuali dei singoli polmoni.

Valutazione degli effetti emodinamici dell'insufflazione d'anidride carbonica durante toracoscopia

Più si fanno complesse le procedure di toracoscopia, e più diviene importante un adeguato incremento del monitoraggio. È stato dimostrato che l'insufflazione di CO_2 determina compressione del polmone e la cancellazione delle lesioni subpleuriche, e che agisce come costrittore quando si associa a cambiamenti della postura del paziente. Comunque, un recente studio ha dimostrato che nei maiali l'insufflazione di CO_2 durante toracoscopia ha effetti emodinamici negativi.

Sono stati studiati 32 pazienti sottoposti a toracoscopia per valutare gli effetti dell'insufflazione della CO_2 su parametri clinici (end-tidal CO_2, SaO_2, pressione arteriosa media, frequenza cardiaca, pressione venosa centrale) [59]. Le misurazioni sono state effettuate a livello basale, all'inizio della ventilazione monopolmonare, e ad un livello di pressione intrapleurica compresa tra 2 e 14 mmHg. Gli

Autori hanno trovato che l'insufflazione di CO_2 tra 2 e 14 mmHg non aveva alcun effetto significativo sul valore end-tidal di CO_2, sulla saturazione arteriosa in ossigeno e sulla pressione arteriosa media, ma la pressione venosa centrale aumentava da 7,00 ± 1,5 mmHg a 17,30 ± 2,53 mmHg ($P < 0,05$). Da ciò si conclude che l'insufflazione di CO_2 durante toracoscopia non ha effetti emodinamici negativi. Comunque, una bassa pressione di insufflazione (< 10 mmHg) rappresenta un complemento di sicurezza per la condotta routinaria di procedure toracoscopiche.

Peden e Prys-Roberts [33] hanno studiato 10 pazienti sottoposti a laparoscopica per dissezione toracica e cervicale dell'esofago durante esofagectomia. Il polmone destro fu collassato occludendo la ventilazione destra di un tubo bilume e la CO_2 fu insufflata nella cavità pleurica destra per comprimere il polmone. Nella maggioranza dei pazienti aumentò la pressione delle vie aeree e l'end-tidal CO_2 a dispetto delle alterazioni ventilatorie. In 5 pazienti cadde improvvisamente la pressione sistolica tra i 15 e i 35 mmHg. In 4 pazienti, la SpO_2 diminuì al 91% o meno nonostante una FiO_2 di 1,0. Se la CO_2 veniva insufflata troppo rapidamente, o se il polmone non si sgonfiava adeguatamente, il quadro clinico appariva quello di un pneumotorace iperteso. Un paziente sviluppò un enfisema chirurgico ed un pneumotorace controlaterale.

L'ipossia e l'instabilità emodinamica potrebbero essere causate dall'incremento della pressione intratoracica dovuta alla rapida o all'eccessiva insufflazione di CO_2, oppure ad un inadeguato sgonfiaggio del polmone in risposta alla compressione esercitata dalla CO_2. Il quadro clinico risultante è quello di un pneumotorace iperteso. Se ciò dovesse accadere, l'endoscopio dovrebbe essere ritirato immediatamente, la CO_2 eliminata e si dovrebbe stabilizzare il paziente, prima di un'ulteriore cauta reinsufflazione di CO_2.

Per evitare questi eventi, la CO_2 dovrebbe essere insufflata quanto più lentamente possibile fino al raggiungimento della compressione polmonare desiderata. Gli Autori [33] suggeriscono di ventilare i polmoni con ossigeno 100% prima di sgonfiare il polmone, e di utilizzare un'altra sorgente di ossigeno a 1 L/min per il polmone sgonfiato in modo da rendere più tollerabile la desaturazione che potrebbe ancora esserci. Il lume del tubo bronchiale deve essere aperto all'aria prima dell'insufflazione di CO_2 in modo da consentire il gonfiaggio del polmone una volta che venga compresso.

Capnografia in decubito laterale in ventilazione bipolmonare

Il decubito laterale a ventilazione bipolmonare può provocare, similmente a quanto esposto nel precedente capitolo le medesime alterazioni del rapporto V/Q, del ritorno venoso e dello spazio morto. Lo studio di Pansard e coll. [34] è uno dei pochi lavori, eseguiti in ambito urologico, che considera le variazioni fisiopatologiche di tale decubito. Sono stati comparati i valori della $PaCO_2$, misurata mediante emogas analisi arteriosa, con i relativi valori di $P_{ET}CO_2$ durante anestesia generale in 25 pazienti sottoposti a nefrectomia. Scopo dello studio era di valutare le variazioni del gradiente alveolo-arterioso di CO_2 dopo induzione dell'anestesia, posizionamento del paziente in decubito laterale, a distanza di 20 minuti, e dopo riposizionamento in decubito supino. Durante le misurazioni non si sono registrate importanti variazioni emodinamiche, mentre si è verificata una diminuzione della temperatura corporea, che è stata presa in considerazione per il calcolo della $PaCO_2$ secondo la seguente formula:

$$PaCO_2\ (mmHg) = PaCO_2\ (37°C) \times 10^{0.019(t°-37)}$$

dove t° corrisponde alla temperatura corporea del paziente.

Lo studio ha dimostrato un aumento della differenza alveolo arteriosa di CO_2 dopo posizionamento in decubito laterale (7,9 mmHg) e un aumento progressivo durante il mantenimento dell'anestesia (8,8 mmHg dopo 65 minuti e 8,9 mmHg dopo 85 minuti). È facile comprendere come tali risultati siano legati alla particolare postura del paziente, che oltre a provocare le caratteristiche alterazioni del rapporto V/Q a livello polmonare, produce una riduzione del ritorno venoso a causa della flessione degli arti inferiori. A fine intervento con la ripresa del decubito supino avviene la progressiva normalizzazione del gradiente alveolo-arterioso che ritorna ai valori iniziali.

Molti rimangono comunque i fattori che durante un intervento chirurgico possono influenzare il gradiente alveolo-arterioso come, ad esempio, il sanguinamento, la ventilazione meccanica, l'impiego di una pressione positiva di fine espirio che conferiscono, in corso di nefrectomia, all'emogasanalisi arteriosa un'indubbia valenza clinica.

Capnografia in cardioanestesia

La pressione parziale di fine espirazione, $P_{ET}CO_2$, si definisce come il massimo valore di CO2 durante il plateau alveolare del capnogramma. In questo caso la $P_{ET}CO2$ si approssima al valore d'anidride carbonica arteriosa senza tuttavia mai eguagliarlo per la commistione di sangue proveniente dagli alveoli, poco o per nulla ventilati, e per il contributo ematico refluo dai vasi bronchiali. Normalmente questa differenza prende il nome di gradiente $PaCO_2$-$P_{ET}CO_2$ che nei soggetti sani è inferiore a 1 mmHg ma può aumentare fino a 4-5 mmHg in corso di anestesia generale. In pazienti, affetti da patologia polmonare con alterazione del rapporto ventilazione/perfusione il gradiente aumenta in modo imprevedibile fino a 10-20 mmHg per effetto di una riduzione della ventilazione alveolare. In tal caso la $P_{ET}CO_2$ non riflette più la $PaCO_2$.

Normalmente un gradiente pressorio prossimo allo zero rispecchia una condizione fisiologica; un suo aumento può dipendere dalla ventilazione di regioni ipoperfuse (con conseguente calo della $P_{ET}CO_2$) e/o da uno shunt destro-sinistro (con aumento relativo della $PaCO_2$). Inoltre, altre cause di incremento del gradiente si possono riscontrare in corso di embolia polmonare, arresto cardiaco, durante l'applicazione di una PEEP, e nei soggetti ventilati meccanicamente con volumi correnti bassi e frequenza respiratoria alta.

In alcuni casi, durante l'anestesia generale, è possibile che si registri un gradiente $PaCO_2$-$P_{ET}CO_2$ negativo: tale evento è principalmente legato ad errori di misura, o può dipendere dall'utilizzo di volumi correnti troppo elevati con frequenze respiratorie basse, per cui i valori di $P_{ET}CO_2$ saranno superiori a quelli della $PaCO_2$.

Nel corso di interventi di bypass aorto-coronarico (BAC) diverse procedure possono interagire con gli scambi gassosi e quindi modificare il gradiente $PaCO_2$-$P_{ET}CO_2$ [46]. La sternotomia, senza apertura delle pleure, aumenta in maniera considerevole la capacità funzionale residua del polmone, mentre alla chiusura si registra una riduzione dei volumi polmonari con un valore di FRC inferiore a quello iniziale [35]. L'utilizzo poi della circolazione extracorporea (CEC) comporta un accumulo di liquido a livello del parenchima polmonare con importanti modificazioni dell'elastanza respiratoria [35, 46, 60].

Nonostante gli innumerevoli fattori che alterano la funzione respiratoria in corso di anestesia, sorprende come in ben due studi Fletcher e coll. [34, 61] non hanno evidenziato alcun cambiamento statisticamente significativo del gradiente PaCO2-PETCO2 nei quattro stadi presi in considerazione (prima della sternotomia, dopo sternotomia a sterno retratto, dopo CEC con sterno ancora retratto, a chiusura dello sterno), in corso di intervento per BAC (Tab. 6).

In 26 pazienti su 43 studiati (60%) il gradiente non superava il valore di 0,4 Kpa (3,0 mmHg), in 12 pazienti (28%) era risultato tra 0,4 e 0,8 Kpa e solo in 5 superava il valore di 0,8 Kpa (6,0 mmHg). Gli Autori, inoltre, non hanno registrato significative differenze tra il gradiente pre-CEC e post-CEC e dopo la chiusura dello sterno. Solo in 7 pazienti, il gradiente era stato maggiore di 0,5 Kpa (3,75 mmHg) rispetto al suo valore iniziale [61].

Questi risultati evidenziano una relativa stabilità del gradiente alveolo-arterioso, che contrastano sotto un profilo clinico, con le notevoli modificazioni fisiopatologiche che avvengono in corso di cardioanestesia. Una possibile spiegazione di tale risultato viene fornita dallo studio precedentemente pubblicato da Fletcher e coll. [60], i quali hanno dimostrato un aumento statisticamente significativo della quota di spazio morto alveolare (Vdalv/Vtalv, con un incremento del valore medio da 0,32 a 0,35; $P < 0,05$) e un simultaneo innalzamento della pendenza della fase III (incremento del 20%) del capnogramma volumetrico in corso di BAC. La diretta conseguenza clinica di queste variazioni, porta, quale risultato finale, alla relativa stabilità del gradiente alveolo-arterioso di CO_2.

Tabella 6. Medie (± SD) $PaCO_2$-$P_{ET}CO_2$ nelle quattro fasi durante bypass aortocoronarico: risultati di due studi [60, 61]

Studio	**N° Pazienti**	**Pre sternotomia**	**Post sternotomia**	**Post CEC**	**Post chiusura sterno**
Fletcher (1986)	13	7 mmHg ± 2	7,5 mmHg ± 3	7,5 mmHg± 2	8 mmHg ± 2
Fletcher (1989)	43	4,5 mmHg ± 2	4,5 mmHg ± 7	4,5 mmHg ± 3	4,5 mmHg ± 3

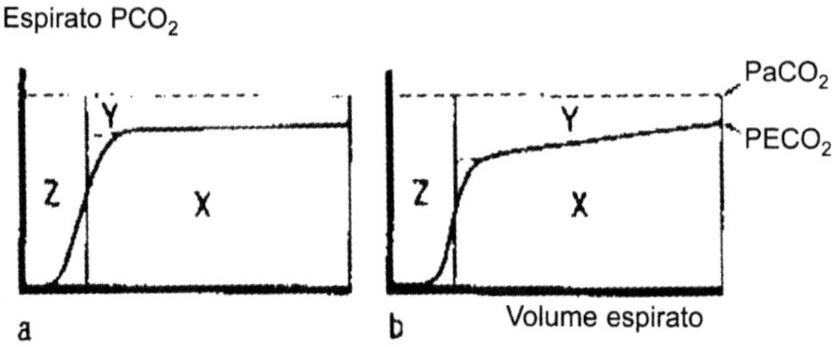

Fig. 7a,b. Capnografia volumetrica: rappresentazione, mediante SBT-CO_2, dello spazio morto alveolare (Y) e di quello anatomico (Z). L'area X rappresenta il volume di CO_2 eliminata per atto espiratorio. Le aree Z e Y corrispondono rispettivamente allo spazio morto anatomico e a quello alveolare. La frazione di spazio morto alveolare VDalv/VTalv è uguale a Y/(X+Y). La fase III separa l'area X dall'area Y. a SBT-CO_2 di un soggetto sano. La quota di spazio morto alveolare è minima e il valore del gradiente alveolo-arterioso è basso. La pendenza della fase III rimane costante durante l'espirio mantenendo il gradiente stabile al variare del volume corrente espirato. b SBT-CO_2 di un paziente con una patologia respiratoria. Il gradiente alveolo-arterioso misurato a fine espirio è simile a quello di un soggetto sano, mentre il VDalv/VTalv risulta maggiore per l'accentuata pendenza della fase III

Inoltre, non va dimenticato che esistono altri fattori che possono influenzare le variazioni del gradiente quali l'età del paziente ($PaCO_2$-$P_{ET}CO_2$ = - 0.65+ 0.0204 * età), il tabagismo estremamente diffuso tra i pazienti sottoposti ad interventi di BAC, e la broncopatia cronica ostruttiva (Fig. 7).

Di recente Myles e coll. [62], hanno monitorato in maniera continua il gradiente alveolo-arterioso in 20 pazienti sottoposti a BAC. Questi Autori, a differenza dei precedenti studi, hanno evidenziato una variazione statisticamente significativa (P < 0,001) del gradiente prima e dopo CEC senza però riscontrarne l'inversione. I dati più significativi dello studio hanno evidenziato una significativa e contemporanea riduzione della $PaCO_2$ e della $P_{ET}CO_2$ subito dopo anestesia, con stabilità del gradiente $PaCO_2$-$P_{ET}CO_2$, che si manteneva invariato fino all'inizio della CEC. Entrambe le variabili rimanevano costanti anche nella fase successiva alla CEC. Tuttavia, il gradiente $PaCO_2$-$P_{ET}CO_2$ in questa fase presentava, come visibile in Fig. 8, un trend incrementale che si dimostrava statisticamente significativo a partire dal 10 minuto post-CEC. Questo valore (7,8 mmHg) confrontato con quello registrato al decimo minuto dopo l'induzione dell'anestesia (9 mmHg) risultava essere significativamente più basso (P = 0,006). I valori temporali successivi dimostravano un incremento progressivo del gradiente nella fase post-CEC che alla fine dell'osservazione raggiungeva i valori pre-CEC (Fig. 8).

Le cause di questi risultati discordanti andrebbero probabilmente ricercate nel differente pattern ventilatorio utilizzato da Fletcher [61]: l'impiego, infatti, di frequenze respiratorie piuttosto alte (20 atti/minuto) con conseguente volume corrente basso non permette lo svuotamento completo delle unità alveolari più lente

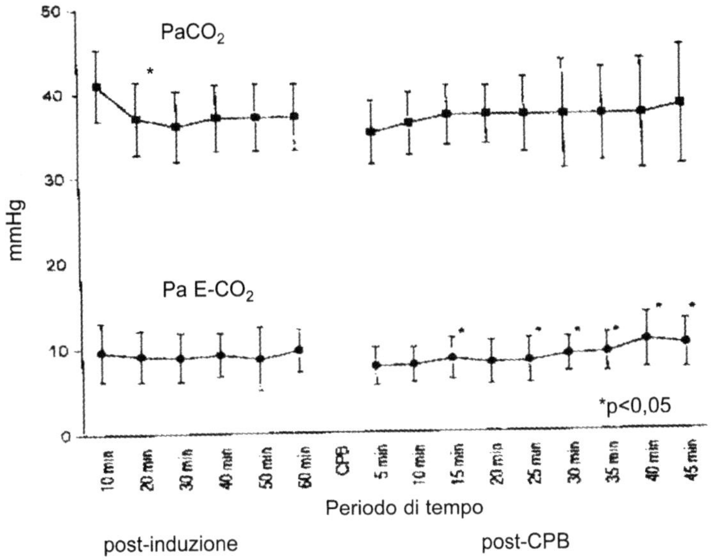

Fig. 8. Variazioni della $PaCO_2$ e del gradiente $PaCO_2$-$P_{ET}CO_2$ in cardioanestesia. Medie (SD) [62]

(con basso V/Q). Myles [60], invece, utilizzando per la ventilazione, frequenze respiratorie basse con conseguenti volumi correnti alti (10 ml/kg), più adatti a consentire lo svuotamento anche degli alveoli a lenta costante di tempo, ha registrato una più elevata $P_{ET}CO_2$ e quindi un gradiente più basso dopo CEC. Inoltre, la $P_{ET}CO_2$ può essere considerata un indicatore più attendibile della $PaCO_2$ [62] solo nella fase post-CEC, dove si riscontrano piccole ma significative variazioni del gradiente $PaCO_2$-$P_{ET}CO_2$.

Da questi differenti risultati si può comprendere come nell'ambito della cardioanestesia intervengono numerosissimi fattori che singolarmente o in associazione possono modificare la $PaCO_2$ e/o la $P_{ET}CO_2$. Sebbene ulteriori studi siano necessari per chiarire definitivamente il ruolo del gradiente $PaCO_2$-$P_{ET}CO_2$ in cardiochiurgia, appare evidente come il singolo dato assuma scarsa valenza clinica. Viceversa un'analisi temporale, sotto forma di trend, potrebbe in futuro essere impiegata nel monitoraggio del paziente cardiochirurgico nel periodo perioperatorio.

La capnografia quale monitoraggio non invasivo della gittata cardiaca

L'utilità clinica della $P_{ET}CO_2$, nel monitoraggio della funzione respiratoria, è largamente condivisa nella pratica anestesiologica, ma negli ultimi anni, soprattutto nel campo della cardiochirurgia, è stato proposto anche come monitoraggio emodinamico alternativo [63], durante interventi di by-pass aortocoronarico. La sua interpretazione nel campo della cardioanestesia rimane, tuttavia, ancora controversa in relazione alle peculiari modificazioni metaboliche, respiratorie ed emodinamiche che si verificano durante l'atto chirurgico. Appare quindi evidente che l'informazione desunta dalla $P_{ET}CO_2$ debba essere valutata in condizioni di "steady state" di almeno due delle tre variabili che la determinano (produzione tissutale di anidride carbonica, gittata cardiaca e ventilazione alveolare) [64].

Negli ultimi anni diversi studi hanno valutato la $P_{ET}CO_2$ quale stima indiretta e non invasiva del flusso arterioso polmonare (PAQt) in corso di manovre di rianimazione cardiopolmonare [65]. Inoltre, utilizzando la tecnica del "rirespiro" la $P_{ET}CO_2$ è stata recentemente proposta per la determinazione non invasiva della gittata cardiaca [66].

Maslow e coll. [67] hanno utilizzato il monitoraggio della $P_{ET}CO_2$ quale stima indiretta della funzionalità cardiaca e del PAQt durante lo svezzamento dalla circolazione extracorporea (CEC). Gli Autori hanno dimostrato che, in pazienti normotermici e senza patologia polmonare clinicamente evidente sottoposti a bypass aortocoronarico, la $P_{ET}CO_2$ era strettamente correlata con il flusso arterioso polmonare, misurato mediante ecocardiografia transesofagea (TEE) in corso di svezzamento, nonchè con la gittata cardiaca, ottenuta mediante il catetere di Swan-Ganz subito dopo l'uscita dalla CEC. I risultati di questo studio hanno, infatti, evidenziato che nel 93% dei pazienti valori di $P_{ET}CO_2$ superiori a 30 mmHg si associavano ad una CO post-CEC maggiore di 4 l/min ovvero ad un indice cardiaco > 2 l/min/m2; al contrario, per valori di $P_{ET}CO_2$ superiori a 34 mmHg gli incrementi del PAQt e del CO non producevano concomitanti variazioni della $P_{ET}CO_2$ la cui stabilità rifletteva un aumento della ventilazione alveolare, da diminuzione dello spazio morto.

Sebbene questi risultati siano estremamente incoraggianti, l'utilizzo della $P_{ET}CO_2$ quale sistema di monitoraggio emodinamico non invasivo, durante lo svezzamento dalla circolazione extracorporea, presenta delle limitazioni nei soggetti con patologia respiratoria concomitante, con valvulopatie, e nei casi di prolungata bassa portata. Nell'attesa che ulteriori studi definiscano con maggior chiarezza i limiti della capnografia, auspichiamo che tale monitoraggio trovi sempre maggiore impiego nella pratica clinica.

Capnografia in laparoscopia

Nel 1901 Kelling sperimenta in Germania la possibilità di esplorare la cavità peritoneale di cane con un cistoscopio di Nitze. Da allora, Jacobeus (1910), Bernheim (1911), Zollikofer (1925), Veress (1938), Hopkins e Kapany (1950-1960) contribuiscono all'evoluzione della tecnica e della strumentazione per laparoscopia. Nel 1951 Kolk descrive la sua esperienza relativa ad oltre 2000 interventi. Inizia nel 1960 l'uso della laparoscopia a scopo terapeutico.

Modificazioni fisiologiche indotte dalla tecnica laparoscopica

La rapida diffusione di questa tecnica in ginecologia, urologia e chirurgia generale è dovuta alla minima invasività, ridotta morbosità postoperatoria [68, 69] e minor degenza ospedaliera [70].

Gli organi addominali sono visualizzati mediante insufflazione intra-addominale di CO_2, i.e. pneumoperitoneo. La CO_2 risulta relativamente innocua per il peritoneo ed altamente solubile nel sangue. L'insufflazione di 25-30 litri di CO_2 nei primi 30 minuti può causare effetti cardio-respiratori negativi.

Potenziali complicanze intraoperatorie sono da correlare agli effetti emodinamici [71, 72] e respiratori indotti dal pneumoperitoneo [73, 74], e all'ipercapnia, indotta dalla CO_2 insufflata. La comparsa di complicanze è influenzata dalla posizione del paziente sul letto chirurgico (Trendelenburg, Trendelenburg inverso), dalla durata della procedura, dal volume di gas usato per la procedura, dall'età del paziente e dalla presenza di concomitanti patologie cardio-polmonari [73]. L'aumento della pressione intra-addominale (la pressione desiderata è usualmente intorno ai 15 mmHg) determina un aumento del ritorno venoso nella fase iniziale, a causa dell'aumento della pressione venosa splancnica, successivamente si ha una diminuzione del ritorno venoso per aumento delle pressioni addominale e toracica. L'aumento delle resistenze vascolari sistemiche (SVR) deriva dall'aumento delle resistenze venose, dalla compressione dell'aorta addominale e dall'aumento del post-carico dovuto a fattori umorali come le catecolamine, la vasopressina e il sistema renina-angiotensina. L'effetto complessivo è una diminuzione dello stroke volume e della gittata cardiaca. L'importanza di questi effetti dipende dall'entità del gas insufflato (Tab. 7), dalla funzione emodinamica di base e dallo stato del volume intravascolare [73, 75].

Baraka [77] descrive il caso di un paziente di 75 anni, iperteso in trattamento con captopril e nadololo andato in contro a un collasso cardio-vascolare dopo rimozione troppo rapida del pneumoperitoneo alla fine dell'intervento. La tecnica laparoscopica deve essere praticata con particolare attenzione in pazienti cardiopatici al fine di ridurre le fluttuazioni emodinamiche.

Tabella 7. Effetti emodinamici dell'ipercapnia indotta dalla tecnica laparoscopica [72, 76]

Ipercapnia	Effetti emodinamici
> 9,3 kPa	⇑ SVR, ⇑ MAP, ⇓ CVP, ⇓ stroke volume
6,7-9,3 kPa	miocardio-depressore diretto, vasodilatatore ed ⇑ stimolazione simpatica
6-6,7 kPa	effetti emodinamici non significativi

Tabella 8. Cause di ipercapnia e acidosi in laparoscopia

- Assorbimento della CO_2 dal peritoneo
- Diminuzione della compliance polmonare
- Insufficiente ventilazione

L'insufflazione in peritoneo, oltre a determinare effetti emodinamici, impedisce il movimento del diaframma [74, 78], causando una diminuzione del volume minuto espirato contrapposto ad un aumento del carico di CO_2 da eliminare [79]. Blobner e coll. [80] riferiscono un aumento della $PaCO_2$ del 40%, con raggiungimento del plateau dopo 40 minuti (Tab. 8). L'ipercapnia acuta determina acidosi respiratoria, induce modificazioni a carico dell'apparato cardio-circolatorio e del sistema nervoso centrale [81, 82]. Secondo uno studio di Iwasaka e coll. [79] la compliance polmonare si riduce del 40% con un aumento della pressione di picco e di plateau, in paziente correttamente miorilassato. Wittgen [74] afferma che, indipendentemente da ventilazione ed ossigenazione adeguate, pazienti con patologia cardiaca [75] o respiratoria hanno una differente risposta all'insufflazione peritoneale di CO_2. In questi pazienti, infatti, la frequenza di acidosi respiratoria [74] e di ipercapnia è più elevata [55]. Questa tecnica chirurgica è sconsigliata nei soggetti con insufficienza respiratoria assoluta (enfisema scompensato) o relativa (grave obesità o grave anemia). Nonostante la tecnica laparoscopica venga considerata a bassa morbidità è importante, alla luce di quanto sopra esposto, un attento monitoraggio della $PaCO_2$.

Valutazione del gradiente $PaCO_2$-$P_{ET}CO_2$ e della curva capnografica in laparoscopia

Numerosi studi hanno valutato l'attendibilità della $P_{ET}CO_2$ come indice della $PaCO_2$. Non sempre la $P_{ET}CO_2$ è risultata un indice affidabile. Nel 1990 Brampton e Watson [55] stabiliscono che il gradiente artero–alveolare della CO_2 non è influenzato dalla tecnica anestesiologica, dalla durata dell'intervento e dell'anestesia. Durante laparoscopia il gradiente artero-alveolare di CO_2 dovrebbe rimanere costante con pari aumento di entrambi i parametri. Si registra invece una notevole variabilità di risultati con gradiente stabile, aumentato [83, 84], diminuito [85, 86] o negativo [84]. I dati presentati da Bures [87] danno un gradiente costante o leggermente diminuito. Bures non registra gradienti aumentati, ma giustifica l'aumento del gradiente, presentato da altri Autori [84-86], con un possibile aumento [88] dello spazio morto alveolare durante l'insufflazione. Una diminuzione della gittata cardiaca durante la posizione di Trendelenburg inversa, e una compressione della base polmonare nella posizione di Trendelenburg, possono essere invocate come possibili cause di un gradiente aumentato. La variabilità del gradiente può dipendere dalla mancata valutazione della temperatura corporea nella lettura dell'emogasanalisi. I gas ematici devono essere corretti per la temperatura corporea al fine di evitare una sovrastima della $P_{ET}CO_2$. Bures [87] ha dimostrato come una diminuzione della temperatura di 0,9 °C determini una sovrastima media di 4,9 mmHg del gradiente artero-alveolare. Il gradiente può risultare anche negativo. Wahba e Mamazza [84] indicano come la pendenza verso l'alto della curva capnografica possa indicare disomogeneità nello svuotamento delle unità alveolari o un notevole carico di CO_2 esogena o un aumento dell'eliminazione della CO_2, dovuto all'impostazione di parametri ventilatori caratterizzati da bassa frequenza respiratoria, grandi volumi e buona perfusione alveolare. Questi Autori hanno trovato un gradiente diminuito o negativo quando la $P_{ET}CO_2$ era maggiore di 41 mmHg durante colecistectomia laparoscopica. Il gradiente può diminuire per insufflazione extraperitoneale o può indicare l'insufflazione di un elevato volume di CO_2. Molti dati suggeriscono che un importante carico di CO_2 favorisca un'inversione nel gradiente artero-alveolare.

Un gradiente artero-alveolare negativo si registra frequentemente in laparoscopia in pediatria. La $P_{ET}CO_2$ può portare a sovrastimare la $PaCO_2$ con il rischio di iperventilare il paziente. Nello studio presentato da Laffon e coll. [89] la valutazione del gradiente in 61 bambini sottoposti ad intervento laparoscopico ha dimostrato la presenza di gradienti negativi prima e dopo insufflazione peritoneale. Non ci sono chiare spiegazioni al riguardo.

La chirurgia laparoscopica in donne gravide non è un'evenienza frequente. Amos e coll. [90] hanno documentato 4 morti fetali in 7 donne gravide sottoposte a laparoscopia. Benchè Amos non abbia presentato dati relativi all'emogasanalisi di queste pazienti, l'acidosi respiratoria viene descritta come possibile fattore favorente la morte fetale. Cruz e coll. [91] hanno messo in discussione la validità della capnografia come stima della $PaCO_2$, dopo aver condotto degli studi su pecore gravide. Nelle pecore si registrava acidosi fetale e materna tutte le volte che l'insufflazione veniva condotta solo sotto guida capnografica. Lo studio di Bhavani-Shankar e coll. [92] effettuato su 8 donne gravide non ha dimostrato differenze nel gradiente durante laparoscopia. Questo è in contrasto con quanto ottenuto da Cruz e coll. [91] e Hunter e coll. [93], in cui il gradiente aumentava di circa 10 mmHg. Il gradiente più alto dai dati di Bhavani-Shankar [92] è di 5,1 mmHg rispetto ai 16-25 mmHg osservati da Cruz [91] e Hunter [93] nelle pecore. Non ci sono molti dati in letteratura sulla laparoscopia in gravidanza, se le condizioni della paziente lo permettono si tende a rimandare l'intervento. Comunque, dai dati in nostro possesso la capnometria risulta essere un monitoraggio affidabile. Bhavani-Shankar [92] riferisce di 23 pazienti trattate con laparoscopia in gravidanza, tutte hanno portato a termine la gravidanza senza problemi.

Durante laparoscopia pelvica in Trendelenburg, un aumento del 20-30% del volume minuto è necessario per mantenere la normocapnia [94]. Baraka [95, 96] consiglia un aumento del volume minuto del 25%. Wahba [84] aumenta del 12-16% la ventilazione minuto. Questa soluzione non può essere applicata a pazienti con malattie polmonari in cui sono state registrate gravi acidosi respiratorie durante laparoscopie. Come riportato da molti Autori [95, 96] la capnografia non è un indice affidabile in questi pazienti. Wahba [84] non considera affidabile la $P_{ET}CO_2$ per valori > 41 mmHg o in presenza di alti volumi di CO_2 insufflati. Wittgen giudica non affidabile la $P_{ET}CO_2$ per la diagnosi di ipercapnia in pazienti con patologia cardio-respiratoria.

Complicanze associate alla tecnica laparoscopica

Il monitoraggio capnografico aiuta nella diagnosi di alcune rare complicanze della tecnica laparoscopica, quali l'enfisema sottocutaneo e l'embolia gassosa.

L'enfisema sottocutaneo si accompagna ad un rapido aumento della $P_{ET}CO_2$, si verifica quando l'ago di Verres viene accidentalmente dislocato nel tessuto sottocutaneo. In questi casi è necessario escludere l'evenienza di un pneumotorace bilaterale, complicanza molto rara della procedura laparoscopica ma riportata in letteratura [97].

Una progressiva e rapida caduta della $P_{ET}CO_2$ può indicare un'embolia gassosa. Procedure laparoscopiche più lunghe, pressioni di insufflazione più alte, esposizione del fegato, diversi posizionamenti del paziente e altri fattori possono teoricamente aumentare l'incidenza di embolizzazione. Prima di fare diagnosi di embolia gassosa, devono essere escluse altre cause di improvviso collasso cardio-vascolare durante laparoscopia, come emorragie intra-addominali, tromboembolia polmonare, pneumotorace [98] o pneumomediastino, rottura diaframmatica, eccessiva pressione intra-addominale e riflesso vaso-vagale. Oppenheimer e coll. [99] hanno dimostrato nei cani che l'embolia gassosa determina un cambiamento bifasico della $P_{ET}CO_2$. Si ha un iniziale aumento della $P_{ET}CO_2$ probabilmente dovuto all'escrezione della CO_2 che era stata assorbita dal sangue, dai polmoni. La successiva diminuzione della CO_2 si spiega con la chiusura delle arteriole polmonari da parte delle bolle di CO_2 che determinano un aumento dello spazio morto alveolare.

Il Doppler precordiale è considerato la tecnica più sensibile per individuare emboli gassosi con un volume di 0,1 ml. Ha un 10% di falsi negativi perché è un sistema non quantitativo. Viene suggerito da molti Autori [100] l'uso combinato del Doppler precordiale e della capnografia. L'embolia [101], con CO_2 si verifica più spesso nelle fasi iniziali della laparoscopia, con il picco di incidenza a 20-60 minuti dall'inizio della procedura [92], come conseguenza della puntura di vasi ematici intra o extra addominali, vasi venosi o arteriosi aperti a elevata pressione, per accidentale inserzione di un trocar nel fegato, o per inserzione transuterina del gas. Un fattore eziologico importante nella formazione di un embolo di CO_2 è l'alta pressione di insufflazione. Altro fattore predisponente è l'apertura di vie venose, come di solito avviene nei traumi chirurgici. I segni clinici dell'embolia dipendono dal volume di gas e da quanto riesce ad entrare nella circolazione sistemica. Un bolo di gas embolizzato determina una importante diminuzione della gittata cardiaca con scompenso cardiaco destro. Un'improvvisa e grave diminuzione della pressione arteriosa, aritmia, soffio cardiaco a ruota dentata, cianosi ed edema polmonare sono i segni clinici con cui può esordire un'embolia da CO_2. Il paziente necessita di un'immediata rianimazione cardiorespiratoria, viene posto nella posizione di Durant [102] (decubito laterale sinistro con abbassamento della testa), e posizionato un catetere venoso centrale per l'aspirazione del gas [103]. Un'embolia da CO_2 deve essere sospettata in corso di laparoscopia ogni volta che si abbia un improvviso decadimento emodinamico con importante diminuzione della $P_{ET}CO_2$ e dell'ossigenazione [104].

Il numero e la tipologia degli interventi eseguiti in laparoscopia è in crescente aumento. Le complicanze intraoperatorie di questa tecnica sono correlate agli effetti cardio-polmonari del gas insufflato, al pneumoperitoneo, al riassorbimento sistemico della CO_2 e al rischio di insufflazione extraperitoneale di gas, embolia gassosa venosa e danno alle strutture intra-addominali.

Benchè ci siano evidenze della buona tolleranza della tecnica in pazienti relativamente sani, sono esposti al rischio di complicanze i pazienti con patologia cardio-vascolare. L'aumento della IAP durante insufflazione di CO_2 ha effetti bifasici sull'emodinamica. Quando la IAP si porta a circa 40 cmH_2O (29,4 mmHg) la vena cava inferiore risulta compressa impedendo il ritorno venoso dagli arti inferiori e dagli organi addominali, il risultato finale è una diminuzione del volume ematico centrale. Quando la IAP è relativamente bassa ($\leq$ 20 cmH_2O, 14,7 mmHg), il volume ematico si sposta più facilmente dagli organi addominali alla vena cava inferiore fino all'atrio destro (l'effetto della IAP sul ritorno venoso dipenderà dalla CVP di base).

L'aumento della pressione intra-addominale e il carico esogeno di CO_2 determinano delle modificazioni anche nella dinamica respiratoria. La diminuzione della capacità funzionale residua (FRC), associata soprattutto al posizionamento in Trendelenburg del paziente, e l'aumento della $PaCO_2$ impongono delle modificazioni dei parametri impostati sul ventilatore. Gli Autori [84, 94] consigliano un aumento del volume minuto del 15-30%. Particolare attenzione nell'impostazione dei parametri deve essere osservata nei pazienti affetti da patologia respiratoria. In questa tipologia di pazienti si ritiene necessario monitorare la $PaCO_2$ con controlli emogas analitici. La maggior parte degli Autori [79, 85, 86, 92] pur registrando in corso di laparoscopia gradienti aumentati, diminuiti e negativi, ritiene la capnografia un monitoraggio sufficiente nei pazienti ASA 1-2. Al fine di ridurre il gradiente artero-alveolare si consiglia di correggere i valori emogas analitici per la temperatura corporea.

Conclusioni

Si evince, dagli esempi descritti in questo capitolo, come il monitoraggio capnografico rivesta un ruolo fondamentale anche nelle situazioni cliniche più complesse nelle quali le interazioni emodinamiche e ventilatorie non sempre possono essere interpretate in maniera immediata. Per tale motivo, un corretto approccio teorico, e una "ragionata" interpretazione delle informazioni fornite dalla CO_2 espirata deve indurre l'anestesista ad una continua revisione critica dei più sottili meccanismi fisiopatologici che ne stanno alla base.

Bibliografia

1. Liu S.-Y., Lee T.-S. (1992) Accuracy of capnography in nonintubated surgical patients. Chest 102:1512-1515
2. Lenz G, Heipertz W, Epple E (1991) Capnometry for continuous postoperative monitoring of nonintubated, spontaneously breathing patients. J Clin Monit 7:245-248
3. Koulouris NG, Latsi P (2001) Noninvasive measurement of mean alveolar carbon dioxide tension and Bohr's dead space during tidal breathing. Eur Respir J 17:1167-1174

4. Chhibber AK, Kolano JW, Roberts WA (1996) Relationship between end-tidal and arterial carbon dioxide with laringeal mask airways and endotracheal tubes in children. Anesth Analg 82:247-250
5. Spahr-Schopfer IA, Bissonnette B, Hartley EJ (1993) Capnometry and the pediatric laryngeal mask airway. Can J Anaesth 40:1038-1043
6. Hicks I, Soni N, Shephard J (1993) Comparison of end-tidal and arterial carbon dioxide measurements during anaesthesia with the laryngeal mask airway. Br J Anaesth 71:734-735
7. Coté CJ, Rolf N (1991) A single-blind study of combined pulse oximetry and capnography in children. Anesthesiology 74:980-987
8. Badgwell JM, McLeod ME (1987) End-tidal PCO2 measurements sampled at distal and proximal ends of the endotracheal tube in infants and children. Anesth Analg 66:959-964
9. Ream RS, Schreiner MS (1995) Volumetric capnography in children. Anesthesiology 82:64-67
10. Werner C, Kochs E (1998) Monitoring of the central nervous system. Curr Opin Anesth 11:459-465
11. Caplan RA, Posner KL, Ward RJ et al (1990) Adverse respiratory events in anesthesia: a closed claims analysis. Anesthesiology 72:828-833
12. Himmelseher S, Pfenninger E, Werner C, for the Scientific Neuroanesthesia Research Group of the German Society of Anesthesia and Intensive Care Medicine (2001) Intraoperative monitoring in neuroanesthesia: a national comparison between two surveys in Germany in 1991 and 1997. Anesth Analg 92:166-171
13. Cold GE (1990) Cerebral blood flow in acute head injury. Acta Neurochir (Suppl. 49)
14. Rosner MJ, Daughton S (1990) Cerebral perfusion pressure management in head injury. Trauma 30:933-941
15. Hoffman WE, Grundy BL (1989) Neuroanatomy and neurophysiology. In: Barash PG, Cullen BF, Stoelting RK (eds). Clinical anesthesia.: J.B. Lippincott Company, Philadelphia, pp 819-847
16. Nunn JF (1987) Carbon dioxide. In: Nunn JF (ed). Applied respiratory physiology, 3rd ed., Butterworth, London, pp 207-234
17. Takki S, Aromaa U, Kauste A (1972) The validity and usefulness of the end-tidal PCO2 during anesthesia. Ann Clin Res 4:278-284
18. Russell G, Graybeal J (1995) The arterial to end-tidal carbon dioxide difference in neurosurgical patients during craniotomy. Anesth Analg 81:806-810
19. Russell G, Graybeal J, Stroudt J (1990) Stability of arterial to end-tidal PCO2 during postoperative cardiorespiratory support. Can J Anaesth 37:560-566
20. Weinger M, Brimm J (1989) End-tidal carbon dioxide as a measure of arterial carbon dioxide during intermittent mandatory ventilation. J Clin Monit 3:73-79
21. Donati F, Maille J, Boulanger M, Sahab P (1985) End-tidal carbon dioxide tension and temperature changes after coronary artery bypass surgery. Can Anaesth Soc J 32:272-277
22. Glenski J, Cucchiara R (1986) Transcutaneous O2 and CO2 monitoring of neurosurgical patients: detection of air embolism. Anesthesiology 64:546-550
23. Mackersie R, Karagianes T (1990) Use of end-tidal carbon dioxide tension for monitoring induced hypocapnia in head-injured patients. Crit Care Med 18:764-765
24. Engoren M (1992) Evaluation of capnography to predict arterial CO2 in neurosurgical patients. J Neurosurg Anesthesiol 4:241-244
25. Russell G, Graybeal J (1992) End-tidal carbon dioxide as an indicator of arterial carbon dioxide in neurointensive care patients. J Neurosurg Anesth 4:245-249
26. Isert P (1994) Control of carbon dioxide levels during neuroanesthesia: current practice and an appraisal of our reliance upon capnography. Anaesth Intensive Care 22:435-441

27. Grenier B, Verchére E, Mesli A et al (1999) Capnography monitoring during neurosurgery: reliability in relation to various intraoperative positions. Anaesth Analg 88:43-48
28. Sharma S, Cruise C, McGuire G (1993) Stability of the arterial to end-tidal carbon dioxide gradient during anesthesia for prolonged neurosurgical procedures [abstract]. Can J Anaesth 40:A37
29. Nunn JF, Hill DW (1960) Respiratory dead space and arterial to end-tidal CO2 tension difference in anesthetized man. J Appl Physiol 15:383-389
30. Fletcher R, Jonson B (1984) Dead-space and the single breath test for carbone dioxide during anaesthesia and artificial ventilation. Br J Anaesth 56:109-119
31. Sharma S, McGuire G, Cruise C (1995) Stability of the arterial to end-tidal carbon dioxide gradient during anesthesia for prolonged neurosurgical procedures. Can J Anaesth 42:498-503
32. Kerr M, Zempsky J, Sereika S et al (1996) Relationship between arterial carbon dioxide and end-tidal carbon dioxide in mechanically ventilated adults with severe head trauma. Crit Care Med 24 (5):785-790
33. Peden CJ, Prys-Roberts C (1991) Capnothorax: implications for the anaesthetist. Anaesthesia 48(8):664-666
34. Pansard JL, Cholley B (1992) Variation in arterial to end-tidal CO2 tension differences during anesthesia in the "kidney rest" lateral decubitus position. Anesth Analg 75:506-510
35. Johnmarker C, Nordstron L, Werner O (1986) Changes in fuctional residual capacity during cardiac surgery. Br J Anaesth 58:428-432
36. Stone G, Schwartz A, Berman M et al (1997) Air embolization in seated, sedated, spontaneously breathing, neurosurgical patients. Anesthesiology 87(5):1244-1246
37. Albin M, Ritter R, Pruett C, Kalff K (1991) Venous air embolism during lumbar laminectomy in the prone position: report of three cases. Anesth Analg 73:346-349
38. Giebler R, Kollenberg B, Pohlen G, Peters J (1998) Effect of positive end-expiratory pressure on the incidence of venous air embolism and on the cardiovascular response to the sitting position during neurosurgery. Br J Anaesth 80:30-35
39. Young ML, Smith DS, Murtagh F et al (1986) Comparison of surgical and anesthetic complications in neurosurgical patients experiencing venous air embolism in the sitting position. Neurosurgery 18:157-161
40. Perkins NAK, Marshall WK, Bedford RF (1982) Atrial pressures in the seated position. Implication for paradoxical air embolism. Anesthesiology 57:493-497
41. Papadopoulos G, Kuhly P, Brock M et al (1994) Venous and paradoxical air embolism in the sitting position: a prospective study with TEE. Acta Neurochir 126:140-143
42. Mammoto T, Hayashi Y, Ohnishi Y, Kuro M (1998) Incidence of venous and paradoxical air embolism in neurosurgical patients in the sitting position: detection by transesophageal echocardiography. Acta Anaesthesiol Scand 42:643-647
43. Porter JM, Pidgeon C, Cunningham AJ (1999) The sitting position in neurosurgery: a critical appraisal. Br J Anesth 82:117-128
44. Schmitt H, Hemmerling T (2002) Venous air emboli occur during release of positive end-expiratory pressure and repositioning after sitting position surgery. Anesth Analg 94:400-403
45. Symons NLP, Leaver HK (1985) Air embolism during craniotomy in the seated position: a comparison of methods for detection. Can Anaesth Soc J 32:174-177
46. Fletcher R (1990) The arterio-end-tidal CO_2 difference during cardiothoracic surgery. J cardiothorac Anesthesiol 4:105-117
47. Werner O. Malmkvist G, Beckman A et al (1984) CO_2 elimination from each lung during endobronchial anaesthesia. Br J Anaesth 56:995-1001

48. Tavernier B, Rey D, Thevenin J, Triboulet P, Scherpereel P (1997) Can prolonged expiration manoeuvres improve the prediction of arterial PCO_2 from end-tidal PCO_2? Brit J Anaesth 78:536-540
49. Bhavani Shankar K, Steinbrook R, Mushlin PS, Freiberger D (1998) Transcutaneous carbon dioxide monitoring during laparoscopic surgery in pregnancy. Can J Anaesth 45:164-169
50. Jellinek H, Hiesmayr M, Simon P et al (1993) Arterial to end-tidal CO2 tension difference after bilateral lung transplantation. Crit Care Med 21:1035-1040
51. Benumof JL (1995) Anesthesia for thoracic surgery. 2nd edition. W B Saunders company, pp 245-250
52. Carlon GC, Ray C, Miodownik S et al (1988) Capnography in mechanically ventilated patients. Crit Care Med 67:579-581
53. Shafieha MJ, Sit J, Kartha R et al. (1986) End Tidal CO_2 analyzers in proper positioning of the double lumen tubes. Anesthesiology 64: 844.
54. Shankar KB, Moseley HSL, Kumar AY (1992) Dual end tidal CO_2 monitoring and double lumen tubes. Can J Anaesth 39:100-101
55. Brampton WJ, Watson RJ (1990) Arterial to end-tidal carbon dioxide tension difference during laparoscopy. Magnitude and effect of anaesthetic technique. Anaesthesia 45:210-214
56. Shankar KB, Russell R, Aklog L, Mushlin P (1999) Dual capnography facilitates detection of a critical perfusion defect in an individual lung. Anesthesiology, 90:302-304
57. Russell R, Bhavani Shankar K, Mushlin PS (2000) Another application of dual capnography. Anesthesiology 92:1:288-289
58. Lynne W, Scott W, Modica PA et al (1991) Capnography in a patient after a single lung transplant. Anesthesiology Vol 74:621-622
59. Wolfer RS, Krasna MJ, Hasnain JU, McLaughlin JS (1994) Hemodynamic effects of carbon dioxide insufflation during thoracoscopy. Ann Thorac Surg 58:404-407
60. Fletcher R, Malmkvist G, Niklason L, Jonson B (1986) On-line measurement of gas exchange during cardiac surgery. Acta Anaesthesiol Scand 30:295-299
61. Fletcher R, Vientemilla F (1989) Changes in the arterial to end-tidal PCO_2 differences during coronary artery bypass grafting. Acta Anaesthesiol Scand 33:656-659
62. Myles PS, Story DA, Higgs MA, Buckland MR (1997) Continuous measurement of arterial and end-tidal carbon dioxide during cardiac surgery: Pa-$ETCO_2$ gradient. Anaesth Intens Care 25:459-463
63. Isserles SA, Breen PH (1991) Can changes in end-tidal PCO_2 measure changes in cardiac output? Anaesth Analg 73:808-814
64. Feng WC, Singh AK (1994) Intraoperative use of the end-tidal carbon dioxide tension to assess cardiac output [letter]. J Thorac Cardiovasc Surg 108:991-992
65. Callahan M, Barton C (1990) Prediction of outcome of cardiopulmonary resuscitation from end-tidal carbon dioxide concentration. Crit Care Med 18:358-362
66. Orr JA, Haryadi DG, Dipling KK, et al. (1999) Partial CO_2 rebreathing indirect Fick technique for non-invasive measurement of cardiac output [abstract]. Anaesthesiology 91:A544
67. Maslow A, Stearns G, Bert A et al (2001) Monitoring end-tidal carbon dioxide during weaning from cardiopulmonary bypass in patients without significant disease. Anesth Analg 92:306-313
68. Aissa I, Hollande J, Clergue F (1994) Pulmonary function during and following laparoscopy. Curr Opin Anesthesiol 7:548-553
69. Grace PA, Quereshi A, Coleman J et al (1991) Reduced postoperative hospitalization after laparoscopic cholecystectomy. Br J Surg 78:150-154
70. Breton G, Poulin E, Fortin C et al (1991) Clinical and hemodynamic evaluation of cholecystectomies performed under laparoscopy. Ann Chir 45:783-790

71. Girardis M, Da Broi U, Antonutto G, Pasetto A (1996) The effect of laparoscopic cholecystectomy on cardiovascular function and pulmonary gas exchange. Anesth Analg 83:134-140
72. Koivusalo AM, Kellokumpu I, Ristkari S, Lindgren L (1997) Splanchnic and renal deterioration during and after laparoscopic cholecystectomy: a comparison of the carbon dioxide pneumoperitoneum and the abdominal wall lift method. Anesth Analg 85:886-891
73. Galizia G, Prizio G, Lieto E et al (2001) Hemodynamic and pulmonary changes during open, carbon dioxide pneumoperitoneum and abdominal wall-lifting cholecystectomy. A prospective, randomized study. Surg Endosc 15(5):477-482
74. Wittgen C, Andrus C, Fitzgerald S et al (1991) Analysis of the hemodynamic and ventilatory effects of laparoscopic cholecystectomy. Arch Surg 126:997-1001
75. Irwin MG, Ng JK (2001) Transesophageal acoustic quantification for evaluation of cardiac function during laparoscopic surgery. Anaesthesia 56:623-629
76. Windberger U, Siegl H, Ferguson JG et al (1995) Hemodynamic effects of prolonged abdominal insufflation for laparoscopic procedures. Gastroint Endosc 41:121-129
77. Baraka A (1994) Cardiovascular collapse after carbon dioxide exsufflation in a patient undergoing laparoscopic cholecistectomy. Anest Analg 78:603
78. Erice F, Fox GS, Salib YM et al (1993) Diaphragmatic function before and after laparoscopic cholecystectomy. Anesthesiology 79:966-975
79. Iwasaka H, Miyakawa H, Yamamoto H et al (1996) Respiratory mechanics and arterial blood gases during and after laparoscopic cholecystectomy. Can J Anaesth 43(2):129-133
80. Blobner M, Felber AR, Gogler S et al (1993) Zur resorption von kohlendioxid aus dem pneumoperitoneum bei laparoskopischen cholezystektomien. Anaesthesist 42:288-294
81. Simpson DM, Panerai RB, Evans DH et al (2000) Estimating normal and pathological dynamic responses in cerebral blood flow velocity to step changes in end-tidal pCO2. Med Biol Eng Comp 38:535-539
82. Huettemann E, Terborg C, Sakka SG et al (2002) Preserved CO2 reactivity and increase in middle cerebral blood flow velocity during laparoscopic surgery in children. Aesth Analg 94(2):255-260
83. Ciofolo MJ, Clergue F, Seebacher J, Lefevre G, Viars P (1990) Ventilatory effects of laparoscopy under epidural anesthesia. Anesth Analg 70:357-361
84. Wahba RWM, Mamazza J (1993) Ventilatory requirements during laparoscopic cholecystectomy. Can J Anaesth 40:206-210
85. Joris JL, Noirot DP, Legrand MJ et al (1993) Hemodynamic changes during laparoscopic cholecystectomy. Anesth Analg 76:1067-1071
86. Puri GD, Singh H (1992) Ventilatory effects of laparoscopy under general anaesthesia. Br J Anaesth 68:211-213
87. Bures E, Fusciardi J, Lanquetot H et al (1996) Ventilatory effects of laparoscopic cholecystectomy. Acta Anaesth Scand 40:566-573
88. Fizgerald SD, Andrus CH, Baudendistel LJ et al (1992) Hypercarbia during carbon dioxide pneumoperitoneum. Am J Surg 163:186-190
89. Laffon M, Gouchet A, Sitbon P et al (1998) Difference between arterial and end-tidal carbon dioxide pressures during laparoscopy in paediatric patients. Can J Anaesth 45(6):561-563
90. Amos JD, Schorr SJ, Norman PF et al (1996) Laparoscopic surgery during pregnancy: a word of caution. Am J Surg 171:435-437
91. Cruz AM, Sutherland LC, Duke T (1996) Intraabdominal carbon dioxide insufflation in the pregnant ewe. Anesthesiology 85:1395-402
92. Bhavani-Shankar K, Steinbrook R, Brooks D et al (2000) Arterial to end-tidal carbon dioxide pressure difference during laparoscopic surgery in pregnancy. Anesthesiology 93:370-373

93. Hunter JG, Swanstrom L, Thornburg K (1995) Carbon dioxide pneumoperitoneum induces fetal acidosis in a pregnant ewe model. Surg Endosc 9:272-279
94. Tan PL, Lee TL, Tweed WA (1992) Carbon dioxide absorption and gasexchange during pelvic laparoscopic. Can J Anaesth 39:677-681
95. Baraka A, Jabbour S, Hammoud R et al (1994) End-tidal carbon dioxide tension during laparoscopic cholecystectomy. Anaesthesia 49:304-306
96. Baraka A, Jabbour S, Hammoud R et al (1994) Can pulse oximetry and end-tidal capnography reflect arterial oxygenation and carbon dioxide elimination during laparoscopic cholecystectomy. Surg Laparo Endosc 4(5) :353-356
97. Lew JKL, Gin T, Oh TE (1992) Anaesthetic problems during laparoscopic cholecystectomy. Anaesth Intensive Care 20:91-92
98. Gabbott DA, Dunkley AB, Roberts FL (1992) Carbon dioxide pneumothorax occuring during laparoscopic cholecystectomy. Anaesthesia 47:587-588
99. Oppenheimer MJ, Durant TM, Stauffer HM et al (1956) In vivo visualization of intracardiac structures with gaseous carbon dioxide. Am J Physiol 186:325-334
100. Landercasper J, Miller GJ, Strutt PJ et al (1993) Carbon dioxide embolization and laparoscopic cholecystectomy. Surg Lap Endo 3(5):407-410
101. Mann C, Boccara G, Fabre JM et al (1997) The detection of carbon dioxide embolism during laparoscopy in pigs: a comparison of transesophageal doppler and end-tidal carbone dioxide monitoring. Acta Anaesth Scand 41:281-286
102. Durant TM, Oppenheimer MJ, Lynch PR, et al. (1954) Body position in relation to venous air embolism : a roentgenological study. Am J Med Sci 227:509-520
103. Schulman D, Aronson HB (1984) Capnography in the early diagnosis of carbon dioxide embolism during laparoscopy. Can Anaesth Soc J 31(4):455-459
104. Haroun-Bizri S, Eirassi T (2001) Successful resuscitation after catastrophic carbon dioxide embolism during laparoscopic cholecystectomy. Eur J Anaesth 18:118-121

Capitolo 21

Ventilazione percussiva ad alta frequenza (VPAF) in corso di ARDS: ruolo del monitoraggio delle curve di pressione, flusso e volume

U. Lucangelo, L. Fontanesi, F. Antolini

Nel 1967 Ashbaugh e coll. [1] riportarono la loro esperienza clinica in un gruppo di 12 pazienti adulti affetti da insufficienza respiratoria acuta, caratterizzata da ipossiemia refrattaria all'aumento della frazione inspiratoria di ossigeno (FiO_2) ma sensibile alla ventilazione con pressione positiva di fine espirazione; tale sindrome presentava i caratteri della malattia delle membrane ialine, tipica dell'età infantile.

Da allora, l'acute respiratory distress syndrome (ARDS) è stata oggetto di numerose indagini volte, da una parte, a chiarire le cause e gli aspetti fisiopatologici, dall'altra ad attuare misure preventive e ad ottimizzarne il trattamento [2], tanto dal punto di vista generale quanto da quello strettamente legato alla ventilazione meccanica.

Tralasciando gli aspetti nosologici, fisiopatologici ed i provvedimenti terapeutici (codificati e sperimentali) finora impiegati nel paziente affetto da ARDS, per i quali si rimanda il lettore alle recenti pubblicazioni, questo capitolo si propone di presentare la ventilazione percussiva ad alta frequenza (VPAF) come strategia ventilatoria alternativa alla ventilazione meccanica convenzionale (VMC); saranno quindi analizzati i dati riportati in letteratura circa l'applicazione di questa modalità di ventilazione ed i principi che ne possono giustificare l'utilizzo, nell'ottica della cosiddetta "strategia protettiva".

Definizione, eziologia e quadro radiologico

Secondo la definizione dell'European-American Consensus Conference Committee [3], l'ARDS viene considerata una forma grave di acute lung injury (ALI); ambedue i quadri condividono i seguenti caratteri clinico-strumentali: (a) esordio acuto; (b) infiltrati bilaterali alla radiografia del torace; (c) ipossiemia; (d) assenza di ipertensione atriale sinistra (PCWP $\leq$ 18 torr). Il grado di ipossiemia risulta maggiore nell'ARDS ed è definito con un rapporto $PaO_2/FiO_2 < 200$, laddove un valore inferiore a 300 identifica l'ALI. Rispetto alla definizione inizialmente proposta da Ashbaugh e Petty [1] e alla successiva di Murray [4], tale criterio presenta il vantaggio di discriminare il grado di ipossiemia in base al semplice calcolo del rapporto PaO_2/FiO_2; in tal modo è possibile stratificare i pazienti in categorie omogenee, uniformare i criteri diagnostici e rendere più semplice l'eventuale ammissione dei pazienti nei trials clinici. D'altra parte, nella definizione dell'European-American

Consensus Conference Committee, non vengono considerate le condizioni generali del paziente e l'eventuale coinvolgimento di altri organi; inoltre, il rilievo di infiltrati bilaterali alla radiografia del torace non può essere considerato specifico, potendo coesistere, ad esempio, un quadro di edema polmonare.

A questo proposito, sono stati creati dei sistemi di classificazione a punteggio, in grado di valutare non solo l'entità del singolo danno polmonare (come avviene per il "lung injury score" di Murray [4], che considera esclusivamente il quadro radiologico, il rapporto PaO_2/FiO_2, il valore della PEEP applicata e la compliance polmonare), ma anche la presenza, o meno, di altri fattori; ad esempio, il metodo noto con l'acronimo "GOCA" assegna uno specifico punteggio in base al rapporto PaO_2/FiO_2 (G = gas exchange; il valore è accompagnato da una lettera che identifica il livello della PEEP applicata), alla presenza di uno scompenso d'organo (O = organ failure; viene valutato il coinvolgimento del solo polmone o anche di altri apparati), all'eziologia (C = cause, in caso di lesione polmonare diretta o indiretta) e alla presenza di malattie concomitanti (A = associated diseases) [5].

La Tabella 1 riassume i principali fattori eziologici responsabili dell'ARDS primitiva e secondaria.

La sepsi batterica, in particolare se sostenuta da Gram negativi, è una delle cause più frequenti di ARDS, che risulta in questo caso particolarmente infausta, con una sopravvivenza inferiore al 10%, in confronto al 54% dei pazienti settici ma senza ARDS [7].

La sindrome di Mendelson è la seconda causa di ARDS: la capacità lesiva del liquido gastrico è correlata al contenuto acido del succo gastrico stesso. Studi su animali hanno dimostrato che il pH deve essere inferiore a 2,5 per provocare una significativa lesione acuta polmonare; anche nell'uomo il pH critico sembra attestarsi attorno a tale valore. Quando la quantità del liquido aspirato è consistente, circa un paziente su tre sviluppa entro breve tempo l'ARDS.

Tabella 1. Principali cause di ARDS [6]

Lesione polmonare diretta	**Lesione polmonare indiretta**
Cause più frequenti	**Cause più frequenti**
Polmonite	Sepsi
Aspirazione di contenuto gastrico	Grave trauma associato a shock e a politrasfusioni
Cause meno frequenti	**Cause meno frequenti**
Contusione polmonare	Circolazione extracorporea
Embolia gassosa	Overdose
Semi-annegamento	Pancreatite acuta
Inalazione di sostanze tossiche	Trasfusione di derivati del sangue
Edema polmonare da riperfusione dopo trapianto o embolectomia polmonare	

Una considerazione a parte spetta al politraumatismo che, se non associato ad ipotensione o a massive trasfusioni di sangue, presenta una bassa incidenza di ARDS, fatta eccezione per i casi in cui esiste un trauma toracico diretto con contusione polmonare.

Tuttavia, quando il traumatismo si associa ad importante ipotensione o a trasfusioni massive di sangue (oltre le dieci unità), la probabilità di sviluppare l'ARDS aumenta considerevolmente.

Grazie all'impiego della tomografia assiale computerizzata (TAC), sono state acquisite informazioni di enorme interesse clinico, sia sotto il profilo fisiopatologico che descrittivo. Tuttavia, a distanza di trenta anni, tale sindrome presenta ancora notevoli zone d'ombra; infatti, non esiste un test diagnostico o un indicatore specifico che la possa identificare con certezza e attualmente viene ancora definita da un insieme di criteri clinici, radiologici, fisiologici e anatomopatologici che sono periodicamente aggiornati.

Nell'ARDS in fase precoce si è rilevato che il danno al polmone non è omogeneo: zone sane coesistono con zone di consolidamento, edema e/o atelettasia. Studi morfologici mediante tomografia computerizzata hanno evidenziato che la disomogeneità polmonare è espressa da aree normalmente aerate e da aree di tessuto denso e non aerato, queste ultime localizzate nelle regioni dipendenti del polmone in conseguenza dell'incremento di peso. Le regioni sane del polmone mantengono proprietà meccaniche normali dato che la compliance polmonare specifica risulta normale. Tale parte di polmone residuo sano è stata definita "baby lung" [8-10].

La fase tardiva dell'ARDS è invece morfologicamente molto più complessa, in quanto è caratterizzata da un completo sovvertimento della struttura polmonare. Alla fase di edema acuto segue la fibrosi con evoluzione delle lesioni simili a quelle enfisematose. Tale quadro è dipendente dalla durata della ventilazione meccanica e prevalentemente si localizza nelle regioni dipendenti del polmone.

Essendo l'ARDS una patologia in continua evoluzione, sono state scelte arbitrariamente settantadue ore quale limite di passaggio fra la fase acuta e quella tardiva.

Ventilazione meccanica e uso della PEEP

Nel trattamento del paziente affetto da ARDS, il supporto ventilatorio riveste un ruolo preminente, ponendosi come logico obiettivo il mantenimento di scambi gassosi adeguati. Tuttavia, è stato largamente dimostrato che un'errata strategia ventilatoria può esitare nel mantenimento dei processi responsabili del danno polmonare e, conseguentemente, nella genesi di importanti complicanze.

Nel corso degli anni, i fondamenti della ventilazione meccanica hanno subito una profonda revisione; a questo proposito basti pensare che nel 1972 Pontoppidan [11] raccomandava una ventilazione basata sull'utilizzo di volumi correnti elevati (10-15 ml), onde evitare "dyspnea and inadeguate chest expansion even though arterial oxigenation and carbon dioxide are normal". Ad oggi, numerosissimi trials hanno evidenziato un miglioramento dell'outcome dei pazienti trattati con volumi correnti di gran lunga inferiori. Come verrà di seguito esposto, tale atteggiamento costituisce soltanto un aspetto della cosiddetta "strategia protettiva del polmone", i cui cardini si basano sull'evidenza che il danno polmonare associato alla ventilazione meccanica (ventilation-induced lung injury, VILI) è riconducibile a pressioni e volumi elevati, alle forze di stiramento causate dalla ciclica apertura e chiusura degli alveoli, che conducono al barotrauma/volutrauma/biotrauma [12].

Utilizzo della PEEP e ventilazione protettiva del polmone

L'uso della PEEP è stato finora considerato una procedura standard da applicarsi routinariamente nei pazienti con ARDS. La PEEP, tuttavia, non deve essere usata in maniera indiscriminata, ma deve essere opportunamente calibrata a seconda degli effetti emodinamici e delle caratteristiche del sistema respiratorio.

La sua applicazione non è da considerarsi terapeutica per il polmone, dal momento che non modifica l'aumento della permeabilità della membrana alveolo-capillare e non riduce il processo infiammatorio; tuttavia, nella fase critica di alterazione degli scambi gassosi, essa permette il miglioramento dell'ossigenazione in maniera proporzionale alla quota di polmone che viene reclutata, secondo un andamento deducibile dalla curva statica pressione-volume; tale evento consente quindi di ridurre la FiO_2 a valori non tossici.

Il razionale di una corretta "strategia ventilatoria" è legato ai seguenti punti:
1) importanza del corretto impiego della PEEP con lo scopo di mantenere aperti gli alveoli, di evitare il fenomeno dello "shear stress trauma" e dell'iperinflazione polmonare;
2) importanza della costruzione di una curva volume/pressione del sistema respiratorio al letto del paziente, per distinguere la sovradistensione alveolare dal reclutamento;
3) ulteriore scissione della curva di compliance del sistema respiratorio nella componente polmonare (CL) e toracica (CW) che permette di separare due categorie di pazienti affetti da ARDS: la prima con danno primitivo polmonare in cui la CL è diminuita a dispetto di una CW normale e nella quale l'effetto della PEEP è basso; la seconda caratterizzata da un danno polmonare indiretto (ad esempio, sepsi o peritonite) con CL relativamente normale ma con una CW bassa. In questa categoria di pazienti l'effetto della PEEP è notevole ed immediato [13, 14];
4) impiego di bassi volumi correnti come proposto dalla A.R.D.S. Network [15];
5) la pressione di plateau deve rimanere possibilmente inferiore a 35 cmH_2O. Quando la pressione di plateau supera questo valore, deve essere considerata una riduzione del volume corrente fino a 5 ml/kg. Tuttavia, un valore di pressione di plateau eccedente i 35 cmH_2O può essere accettata in tutte quelle condizioni che si associano ad una diminuzione della compliance della gabbia toracica [16].

Ventilazione ad alta frequenza

La ventilazione ad alta frequenza (HFV) è comparsa nella pratica clinica agli inizi degli anni '70. Da allora le varie tecniche (high frequency positive pressure ventilation, HFPPV; high frequency jet ventilation, HFJV; high frequency oscillation,

HFO) sono state oggetto di numerose indagini, volte ad evidenziarne i possibili vantaggi, in termini di outcome e di diminuita incidenza di complicanze. Purtroppo, non solo il reciproco confronto, ma anche quello con la VMC sono risultati estremamente difficoltosi, a causa dell'assoluta mancanza di una loro classificazione universalmente condivisa; inoltre, molti degli studi erano stati inizialmente condotti su modelli animali, utilizzando spesso tecniche ed equipaggiamenti diversi. Nonostante tali premesse, la HFV continua a suscitare un certo interesse in quanto, utilizzando piccoli volumi correnti, consente l'uso di volumi di fine espirazione maggiori (end expiratory lung volume, EELV) attraverso i quali è possibile ottenere un miglior reclutamento; inoltre, essendo la frequenza respiratoria di gran lunga maggiore rispetto alla VMC, è possibile mantenere i valori della $PaCO_2$ vicini alla norma [17]. In uno studio sperimentale, Dreyfuss e coll. [18] hanno quantificato il danno polmonare mediante il rilievo dell'acqua polmonare vascolare, del peso del polmone a secco e della quota di albumina, nei topi ventilati utilizzando basse pressioni e volumi elevati, pressioni e volumi elevati ed infine pressioni elevate e bassi volumi. E' stato dimostrato che le elevate pressioni, pur potendo provocare uno stiramento eccessivo delle unità alveolari, non sono dannose se associate a bassi volumi.

Ventilazione percussiva ad alta frequenza

La ventilazione percussiva ad alta frequenza (VPAF) è stata introdotta nella pratica clinica agli inizi degli anni '80. Pur trattandosi di una modalità di ventilazione ad alta frequenza, ai principi di quest'ultima unisce quelli della ventilazione convenzionale.

Principi di funzionamento

Il ventilatore a percussione può essere definito come un sistema "time cycled" e a pressione controllata, unito ad un dispositivo che consente il passaggio dei gas provenienti dal generatore pneumatico al quale esso è collegato: tale dispositivo, elemento chiave della ventilazione a percussione, è denominato "phasitron" e rappresenta l'interfaccia tra paziente e macchina [18]. Il funzionamento del "phasitron" si basa sul principio di Venturi: per ciascuna parte di gas proveniente dal sistema pneumatico ad alta pressione, il pistone presente al suo interno permette di richiamare fino a 5 parti d'aria dal sistema a bassa pressione, mescolate alle particelle nebulizzate. Il piccolo volume d'aria presente all'interno del phasitron viene quindi fatto passare attraverso condotti di diametro progressivamente minore, in modo da aumentarne la velocità e diminuire la pressione. All'aumento della pressione all'interno delle vie aeree corrisponde una diminuzione della quota d'aria richiamata dall'esterno. Le sue funzioni possono essere così riassunte:

1) immettere il volume di gas nelle vie aeree ad una determinata pressione;
2) amplificare tale volume, fino a 5 volte, mediante l'entrata di aria dal circuito a bassa pressione;

3) adattarsi (automaticamente) alle variazioni di resistenza polmonari convertendo il flusso in pressione e viceversa attraverso il principio di Venturi. Il controllo del flusso permette di aumentarne la distribuzione nelle vie aeree, evitando la ventilazione preferenziale ed il pericolo di baro-volutrauma;
4) provvedere ad una precisa sincronizzazione degli intervalli inspiratorio/espiratorio, con il minimo ritardo inerziale del pistone;
5) mantenere una costante comunicazione con l'ambiente esterno, garantendo in questo modo la massima sicurezza;
6) permettere il controllo continuo della pressione delle vie aeree;
7) permettere l'umidificazione e la somministrazione di farmaci in aerosol;
8) provvedere alla somministrazione di un insieme di piccoli volumi fino al raggiungimento della pressione desiderata, mantenendo quindi il polmone ad un plateau oscillatorio.

L'erogazione in successione di piccoli volumi correnti, con una frequenza variabile tra i 200 ed i 900 cicli/min e sovraimposti ad un normale ciclo inspiratorio/espiratorio, a pressione controllata, permette la somministrazione del volume corrente. I parametri programmabili sono la pressione inspiratoria di picco (PIP), il tempo inspiratorio (TI), il tempo espiratorio (TE), la pressione positiva di fine espirazione (PEEP), la CPAP e la frequenza di percussione.

Durante la fase inspiratoria, il progressivo accumulo di microvolumi permette di incrementare gradatamente la pressione ed il volume totale nelle vie aeree, evitando la ventilazione preferenziale degli alveoli non ostruiti e favorendone conseguentemente il reclutamento; inoltre, l'elevata frequenza consente lo scioglimento delle secrezioni, migliorando pertanto la toilet bronchiale. Nella fase espiratoria il flusso viene interrotto, permettendo il ritorno della pressione delle vie aeree al valore di base ed evitando quindi l'"air trapping"; è interessante notare che la fase espiratoria non è del tutto passiva, come accade nella ventilazione convenzionale, poiché anche il volume espiratorio può essere frazionato, facilitando quindi lo spostamento delle secrezioni verso l'alto.

Il sistema di nebulizzazione disposto in serie nel circuito rende possibile l'umidificazione dell'aria circolante fino al valore del 100%, nonché la somministrazione di farmaci broncodilatatori e volti a ridurre le forze di adesione e coesione delle secrezioni stagnanti.

Principali contributi della letteratura

I dati finora disponibili in letteratura [19-23] circa le possibili applicazioni della VPAF si sono rivelati alquanto frammentari e a volte contraddittori. La maggior parte di essi riguarda il trattamento dell'insufficienza respiratoria conseguente ad ustione ed inalazione di fumo, che rappresenta peraltro la patologia per la quale questa modalità di ventilazione fu originariamente concepita. Tali studi sono stati condotti tanto nella popolazione pediatrica quanto nel paziente adulto, con lo scopo di confrontare l'eventuale modificazione dei parametri respiratori (PaO_2/FiO_2, $PaCO_2$), il setting ventilatorio (RR, PEEP, PIP) e l'assetto emodinamico rispetto a quanto ottenuto con la VMC; alcuni di essi hanno, inoltre, analizzato i risultati riguardanti la percentuale di complicanze nelle due diverse modalità di ventilazione.

Esiste un sostanziale accordo riguardo il mantenimento di un adeguato rapporto PaO_2/FiO_2, ottenuto mediante una diminuzione della FiO_2, della pressione di picco (PIP) e a parità di $PaCO_2$. Tali risultati erano già stati evidenziati in uno studio di Hurst e coll. [20], in cui venivano posti a confronto i parametri ottenuti mediante VMC, HFJV e VPAF in un gruppo di pazienti con insufficienza respiratoria post-traumatica; tale popolazione era stata suddivisa in due categorie (19 pazienti con insufficienza respiratoria ipossiemica, 14 pazienti con insufficienza respiratoria ipercapnica). Tale studio dimostrava una diminuzione statisticamente significativa, rispetto alla VMC, della $PaCO_2$, nei pazienti di entrambi i gruppi trattati con VPAF; inoltre, evidenziava una diminuzione della presione media delle vie aeree (Pawm), della PIP e della PEEP in assenza di variazioni emodinamiche. Tuttavia, il dato forse più eclatante riguardava la percentuale di pazienti che presentavano complicanze legate al barotrauma; tale evento si era infatti verificato nell'11% dei pazienti trattati con VMC, nel 6,5% di quelli trattati con HFJV e in nessuno dei pazienti trattati con VPAF. Nello stesso anno uno studio di Barrette e coll. [21] dimostrava una diminuzione statisticamente significativa, rispetto alla VMC, della PIP e della Pawm in pazienti con aumentata pressione intracranica, trattati con VPAF; tali risultati si correlavano con una diminuzione, anch'essa statisticamente significativa, della pressione intracranica (ICP). Dati analoghi sono stati in seguito ottenuti in un altro studio di Hurst [22], condotto in un gruppo di pazienti che presentavano una elevata ICP; oltre alla diminuzione statisticamente significativa di quest'ultima, nei pazienti trattati con VPAF si assisteva ad una concomitante diminuzione di PEEP, PIP e Pawm.

Per quanto attiene al trattamento dei pazienti affetti da ARDS, in uno studio condotto su 32 pazienti Velmahos e coll. [23] hanno confrontato i dati ottenuti con VMC rispetto a quelli osservati dopo un ora e a distanza di 48 ore dall'inizio del trattamento con VPAF. Il rapporto PaO_2/FiO_2 presentava un incremento altamente significativo del valore ottenuto con VMC rispetto a quello dopo 48 ore di trattamento, così come avveniva per PIP e Pawm, la diminuzione delle quali si dimostrava altamente significativa già dopo la prima ora; tali condizioni si verificavano in assenza di variazioni significative del pH, della $PaCO_2$ e della pressione arteriosa media.

Analisi delle curve ottenute con VPAF

Come precedentemente accennato, la VPAF è una ventilazione che associa i caratteri della VMC con quelli della HFV; l'analisi grafica della curva generata dal ventilatore evidenzia, infatti, un atto respiratorio a pressione controllata, sul quale viene inscritta un'oscillazione, a frequenza variabile, il cui profilo richiama l'onda generata in corso di HFO. Il tempo espiratorio può essere completamente passivo, oppure presentare anch'esso un andamento oscillatorio ed eventualmente una PEEP.

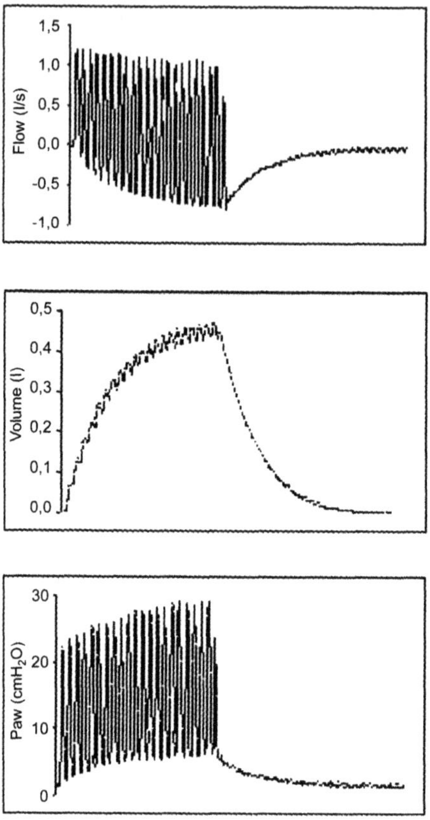

Fig. 1. Sono rappresentate le curve di flusso, volume e pressione delle vie aeree durante un ciclo VPAF della durata di sei secondi (rapporto I:E = 1:1)

La Figura 1 rappresenta rispettivamente le curve di flusso, pressione e volume ottenute sperimentalmente mediante VPAF, in condizioni di elastanza e resistenza normali. La curva di flusso dimostra una fase iniziale, nella quale la quota positiva è preponderante; a questa segue una seconda fase di equilibrio, in cui le quote d'aria in ingresso ed in uscita dal sistema risultano pressoché sovrapponibili; tale andamento trova riscontro nelle onde di pressione e volume nelle quali, dopo una fase progressiva di "crescita", viene raggiunto un plateau oscillatorio.

L'impatto di tale comportamento sul mantenimento di adeguati scambi gassosi riveste un ruolo fondamentale; nella prima fase, infatti, il progressivo accumulo di microvolumi d'aria è responsabile del "rimescolamento" della miscela gassosa contenuta nel sistema e quindi dei fenomeni di convezione, che si traducono nel washout della CO_2; nella seconda, una volta raggiunto il plateau pressorio desiderato e, conseguentemente, un determinato volume corrente, il sistema si trova in una condizione di equilibrio in cui il flusso netto determina i fenomeni di diffusione, ossia di incremento dell'ossigenazione.

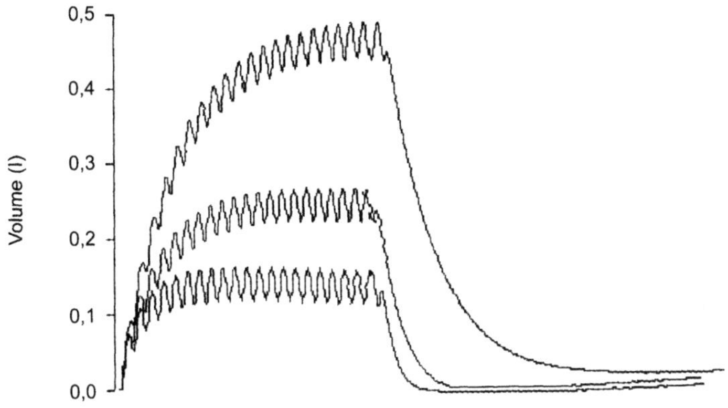

Fig. 2. Dall'alto verso il basso sono rappresentati i volumi erogati durante VPAF all'elastanza pari rispettivamente a 10, 20, e 50 cmH20/ml. Anche in questo caso il ciclo di VPAF ha una durata di sei secondi (rapporto I:E = 1:1), mantenendo invariato il setting ventilatorio

Volume in corso di VPAF

In Figura 2 sono rappresentate le curve di volume ottenute durante VPAF, a parità di setting ventilatorio. Le curve di volume sono state ottenute a tre differenti valori di elastanza a parità di resistenze. La curva con carico elastico minore presenta inizialmente maggiori salti incrementali di "volumi subtidal" che si stabilizzano in oscillazioni di ampiezza costante nella fase di "plateau" teleinspiratorio, che occupa una minima parte del tempo inspiratorio. Con l'incremento del carico elastico i salti incrementali dei "volumi subtidal" si esauriscono precocemente stabilizzandosi in un plateau che occupa gran parte del tempo inspiratorio. Questo fenomeno si verifica tanto più precocemente quanto maggiore è il carico elastico applicato che comporta anche in questo caso una riduzione del volume totale erogato.

Razionale dell'utilizzo della VPAF nell'ARDS

Alla luce di quanto finora esposto riguardo le strategie ventilatorie raccomandate nel paziente affetto da ARDS, è opportuno esporre brevemente gli aspetti peculiari che sottendono la scelta di alcune modalità di ventilazione [24].

La ventilazione a pressione controllata (PCV), attraverso l'erogazione di un elevato flusso inspiratorio, consente un rapido aumento della pressione delle vie aeree e del volume; in tal modo, durante la fase inspiratoria, il volume può distribuirsi in maniera più uniforme nelle regioni con differenti costanti di tempo; tale comportamento si correla con l'incremento della pressione media alveolare (MAP), che a sua volta si traduce in una migliore ossigenazione. Il volume corrente, tuttavia, può subire ampie oscillazioni, dipendenti dall'incremento di pressione dal livello basale (PEEP) a quello impostato, dalla compliance e dall'eventuale pressione intratoracica negativa generata dallo sforzo inspiratorio del paziente; inoltre, in presenza di resistenze elevate o di un tempo inspiratorio troppo breve, la ventilazione alveolare può essere drasticamente diminuita, con conseguente ipercapnia ed acidosi.

L'incremento della MAP e quindi il miglioramento dell'ossigenazione possono essere ottenuti anche mediante ventilazione a rapporto invertito (IRV); se ciò si verifica senza un incremento della pressione o del volume di fine inspirazione a causa dell'air trapping, PEEP e FiO_2 possono essere diminuite, limitando quindi il pericolo di barotrauma e di tossicità da ossigeno.

Appare pertanto evidente come la MAP giochi un ruolo preminente nel miglioramento degli scambi gassosi. In modelli animali di ALI e nei neonati affetti da distress respiratorio, maggiori incrementi dell'ossigenazione si sono ottenuti quando l'aumento della MAP è seguito ad incrementi della PEEP, mantenendo costante il rapporto I:E, piuttosto che con l'aumento del tempo inspiratorio, mantenendo costante la PEEP. Nell' ARDS, l'incremento della MAP ottenuto con IRV non si associa ad aumento dell'ossigenazione, a meno che non ci siano incrementi della pressione o del volume alveolare di fine espirio, indotti dalla auto-PEEP. Numerosi studi [25-28] hanno, inoltre, evidenziato una diminuzione dello spazio morto fisiologico e della $PaCO_2$ con IRV; quest'ultimo meccanismo è verosimilmente legato ad una migliore clearance della CO_2 quando questa raggiunge il massimo valore nel corso del ciclo respiratorio. Va comunque notato che non esistono studi controllati che attestino un miglioramento dell'outcome dei pazienti trattati con IRV. Un limite di questa modalità di ventilazione è rappresentato dalla necessità di sedare e curarizzare il paziente.

Tra le strategie alternative di ventilazione, la HFV sta destando un rinnovato interesse in quanto, pur essendo i volumi correnti utilizzati estremamente ridotti, consentono comunque il raggiungimento di un volume tale da permettere il reclutamento alveolare ed evitare nel contempo il danno da stiramento; l'elevata frequenza permette, inoltre, il mantenimento di normali valori di $PaCO_2$.

In base a tali premesse, la VPAF sembra soddisfare molti dei requisiti riconosciuti come essenziali nella strategia ventilatoria protettiva. Con le altre modalità di ventilazione ad alta frequenza essa condivide infatti la somministrazione di piccoli volumi; nel caso della VPAF, come precedentemente specificato, la somministrazione in successione di microvolumi d'aria consente il raggiungimento di un plateau oscillatorio al valore di pressione desiderato. Nella nostra esperienza, il dato interessante risiede nel fatto che il miglioramento degli scambi gassosi è stato ottenuto utilizzando un rapporto invertito in assenza di variazioni della PEEP rispetto al valore impostato con la ventilazione convenzionale [29, 30]. Una possibile spiegazione potrebbe derivare dall'analisi delle curve prima illustrate. Osservando le curve di flusso, volume e pressione ottenute in condizioni normali, si nota che l'incremento pressorio presenta un andamento progressivo, che rappresenta la fase convettiva, laddove il raggiungimento del plateau, che occupa una piccola quota del tempo inspiratorio, coincide con la fase diffusiva. Variando il carico elastico, la quota preponderante del tempo inspiratorio è rappresentata dal plateau, in cui si verifica un rimescolamento continuo della miscela gassosa in ingresso ed in uscita: grazie a tale meccanismo si ottiene pertanto un efficace "mixing".

In conclusione, la VPAF potrebbe essere impiegata in tutte quelle situazioni cliniche di grave ipossiemia refrattaria alla ventilazione meccanica convenzionale. Il monitoraggio delle curve di flusso, volume e pressione assumono un ruolo fondamentale per una migliore gestione della VPAF che, oltre a produrre un innegabile miglioramento degli scambi gassosi, potrebbe essere applicata come "strategia ventilatoria protettiva".

Bibliografia

1. Ashbaugh DG, Bigelow DB, Petty TL et al (1967) Acute respiratory distress in adults. Lancet 2:319-323
2. Gullo A (2002) Spectrum of acute lung inyury, ARDS, sepsis. Minerva Anestesiol 68:45-53
3. Bernard GR, Artigas A, Brigham KL et al (1994) The American-European Consensus Conference on ARDS: definitions, mechanisms, relevant outcomes and clinical trial coordination. Am J Respir Crit Care Med 149:818-824
4. Murray JF, Matthay MA, Luce JM (1988) An expanded definition of adult respiratory distress syndrome. Am Rev Respir Dis 138:720-723
5. Artigas A, Bernard GR, Carlet J et al (1998) The American-European consensus conference on ARDS. Definitions, mechanisms, relevant outcomes and clinical trial coordination. Am J Respir Crit Care Med 157:1332-1347
6. Ware LB, Matthay MA (2000) The acute respiratory distress syndrome. N Engl J Med 342:1334-1349
7. Kaplan RL, Sahn SA, Petty TL (1979) Incidence and outcome of the respiratory distress syndrome in gram-negative sepsis. Arch Intern Med 139:867-869
8. Gattinoni L, Pelosi P, Brazzi L (1985) Computed tomography in adult respiratory distress syndrome. Respiratory Therapy 4:79-83
9. Gattinoni L, Pesenti A, Torresin A et al (1986) Adult respiratory distress syndrome profiles by computed tomography. J Thorac Imag 1:25-30
10. Gattinoni L, Pesenti A, Bombino M et al (1988) Relationship between lung computed tomographic densities in patients with acute respiratory failure. Anesthesiology 74:15-23
11. Pontoppidan H, Geffin B, Lowenstein E (1972) Acute respiratory failure in the adult. N Engl J Med 287:799-806
12. Gattinoni L, Chiumello D, Russo R (2002) Reduced tidal volumes and lung protective ventilatory strategies: where do we go from here? Curr Opin Crit Care 8:45-50
13. Pelosi P, Cereda M, Foti G et al (1995) Alterations of lung and chest wall mechanics in patients with acute lung injury: effect of positive end expiratory pressure. Am J Respir Crit Care Med 152:532-537
14. Pelosi P, Croci M, Chiumello D et al (1996) Direct or in direct injury differently affects respiratory mechanics during acute respiratory failure. Intensive Care Med 22:105
15. The Acute Respiratory Distress Syndrome Network (2000) Ventilation with lower tidal volume as compared with traditional tidal volume for acute lung injury and the acute respiratory distress syndrome. N Engl J Med 342:1301-1308
16. Slutsky AS (1993) Mechanical ventilation. Chest 104:1833-1859
17. Krishnan JA, Brower RG (2000) High frequency ventilation for acute lung injury and ARDS. Chest 118:795-807
18. Dreyfuss D, Soler P, Bassett G et al (1988) High inflation pressure pulmonary edema. Am Rev Respir Dis 137:1159-1164

19. Product information (1997) Percussionaire Corporation, Sandpoint, ID
20. Hurst JM, Branson RD, De Haven CB (1987) The role of high-frequency ventilation in post-traumatic respiratory insufficiency. J Trauma 27:236-241
21. Barrette RR, Hurst JM, Branson RD et al (1987) A comparison of conventional mechanical hyperventilation with two forms of high frequency ventilation for the control of intracranial pressure in closed head injury. Respir Care 32:733-740
22. Hurst JM, Branson RD, Davis K Jr (1988) High frequency percussive ventilation in the management of elevated intracranial pressure. J Trauma 28:1363-1367
23. Velmahos GC, Chan LS, Tatevossian R et al (1999) High-frequency percussive ventilation improves oxigenation in patients with ARDS. Chest 116:440-446
24. Brower RG, Fessler HE (2000) Mechanical ventilation in acute lung injury and acute respiratory distress syndrome. Clin Chest Med 21:491-510
25. Al-Saady N, Bennet E (1985) Decelerating inspiratory flow waveform improves lung mechanics and gas exchange in patients on intermittent positive-pressure ventilation. Intensive Care Med 11:68-75
26. Knelson J, Howatt W, DeMuth G (1970) Effect of respiratory pattern on alveolar gas exchange. J Appl Physiol 29:328-331
27. Sykes M, Lumley J (1969) The effetc of varying inspiratory:expiratory ratios on gas exchange during anaesthesia for open-heart surgery. Br J Anaesth 41:374-380
28. Vazquez de Anda GF, Hartog A, Verbrugge SJ et al (1999) The open lung concept: pressure-controlled ventilation is as effective as high-frequency oscillatory ventilation in improving gas exchange and lung mechanics in surfactant-deficient animals. Intensive Care Med 25:990-996
29. Lucangelo U, Fontanesi L, Bird FM (2001) High frequency percussive ventilation. In: Gullo A (ed) Anaesthesia pain intensive care and emergency medicine. 16th Postgraduate Course in Critical Care Medicine. Springer, Milano, pp 163-171
30. Lucangelo U, Fontanesi L, Antonaglia V et al (2002) High-frequency percussive ventilation (HFPV). Case Reports. Minerva Anestesiol, in press

Capitolo 22

Priorità e strategie di trattamento nel trauma toracico

G. Liguori, M. Cortale

Il problema del trauma toracico ha una grande importanza pratica, visto che una lesione toracica clinicamente rilevante è presente in oltre la metà dei pazienti deceduti per causa traumatica, anche se essa rappresenta la causa di morte in una quota molto più limitata di casi (10% nella casistica di Glinz [1], 20-25% secondo Lo Cicero [2]). In questo capitolo rientrano numerose sindromi cliniche tra loro eterogenee sia in rapporto all'organo interessato, sia alla causa che le ha provocate, sia al tipo di intervento terapeutico necessario. La complessità del problema clinico è resa ancora maggiore dal fatto che le lesioni toraciche si associano con grande frequenza a lesioni di altri organi ed apparati. Nel trauma toracico il rapporto con l'età ha una grande importanza clinica. Nel bambino l'elasticità della parete protegge dalle fratture dello sterno e delle costole, ma nello stesso tempo espone al rischio di lesioni interne. Gli anziani hanno una parete rigida e sono esposti a lesioni ossee anche per traumi a bassa energia. In età avanzata la mortalità è elevata anche nei traumi minori. I traumi penetranti sono rari nel bambino e nell'anziano e sono invece tipici dei giovani adulti.

Nel trauma toracico in alcuni casi la diagnosi è relativamente semplice, tanto che i soli elementi obbiettivi o il ricorso ad una radiografia standard del torace possono essere sufficienti a chiarire il quadro clinico. Va considerato che il trauma toracico chiuso isolato è raro e che in oltre il 75% dei casi sono associate lesioni extratoraciche [1]. In questi casi la diagnosi può essere molto complessa e richiedere la raccolta di un gran numero di informazioni attraverso il contributo di diversi specialisti e l'impiego di mezzi di indagine sofisticati. Il problema assume aspetti diversi nelle successive fasi del soccorso al traumatizzato toracico, a partire dal momento del soccorso sul luogo dell'incidente per finire con la diagnosi e il trattamento definitivo delle lesioni specifiche dopo il ricovero in ospedale.

Le priorità e le strategie terapeutiche difronte al politraumatizzato, facendo in particolare riferimento al trauma toracico, vanno valutate in modo diverso nella fase preospedaliera e in quella ospedaliera in rapporto alle diverse condizioni ambientali e organizzative nelle quali ci si trova ad agire. La fase preospedaliera è organizzata in modo profondamente diverso nelle varie nazioni e le soluzioni proposte non sono fino ad oggi supportate dall'evidenza di ricerche scientificamente validate, ma piuttosto dall'intuizione dei singoli responsabili politici della sanità sul territorio. Maggiori certezze ci sono per quanto riguarda la gestione del politraumatizzato in ospedale, anche se rimangono numerose le questioni dibattute di non univoca soluzione.

Fase preospedaliera

Il concetto che ha modificato i criteri di organizzazione del soccorso preospedaliero del traumatizzato è stato quello della "Golden Hour". Con questo termine si è voluta sottolineare l'importanza del trattamento precoce del traumatizzato, da prestarsi durante la prima ora dopo l'incidente. Poiché nella maggioranza dei casi, a causa dei tempi tecnici che si impiegano per la chiamata, l'arrivo sul luogo dell'incidente, le operazioni di recupero e il trasporto in ospedale, il traumatizzato trascorre buona parte di questo periodo fuori dall'ospedale, l'obiettivo che è stato posto ai moderni servizi di emergenza è quello di prestare un soccorso avanzato sulla scena dell'incidente. La percentuale di morti che possono essere evitate con un'assistenza preospedaliera efficiente è, in realtà, poco chiara ed oggetto di valutazioni contrastanti: ad esempio alcuni Autori [3] hanno stimato che il 39% delle morti per incidente che avvengono prima dell'arrivo in ospedale sono evitabili mentre più recentemente Limb e coll. [4] valutano che questa percentuale sia inferiore al 2% e Nicholl e coll. [5] che sia solo dell'1,4%. Dati così diversi giustificano la conclusione [6] che nel campo del soccorso preospedaliero l'accordo tra gli esperti è molto scarso. Anche nel caso in cui le morti evitabili fossero in numero percentualmente modesto, la loro prevenzione, che è un obiettivo sempre giustificato dal punto di vista medico e morale, può esserlo anche dal punto di vista economico, visto che il Dipartimento dei Trasporti del Regno Unito ha stimato che una morte per trauma viene a costare 774 000 sterline.

La scelta del livello di assistenza da prestare in sede extraospedaliera nel traumatizzato dipende innanzi tutto dalle condizioni del paziente, ma è condizionata anche dalla distanza dall'ospedale più vicino, dai mezzi disponibili sul posto e dal livello professionale dell'équipe medica di pronto soccorso. A questo proposito le organizzazioni dei vari Paesi anche con sistemi politico-economici simili sono molto diverse: in Europa, ad esempio, mentre in Italia, Francia, Germania, Belgio e Turchia per il soccorso al politraumatizzato vengono di regola impiegate équipes che comprendono il medico-rianimatore, nelle altre nazioni vengono impiegati essenzialmente paramedici. In paesi come l'Olanda e la Svezia non vengono mai inviati medici per il soccorso sul luogo dell'incidente [6]. Spesso, come avviene in Italia, viene contemporaneamente inviato sul campo sia il personale sanitario che i vigili del fuoco e la polizia. In questo modo è possibile eseguire più operazioni contemporaneamente e questo riduce i tempi complessivi del soccorso. In questo caso è di fondamentale importanza, al fine di un primo soccorso efficace, che sul luogo dell'incidente sia possibile la facile identificazione delle competenze dei diversi soccorritori che necessariamente verranno ad agire contemporaneamente. A questo scopo in Italia il personale medico è contraddistinto da giacche munite di strisce fluorescenti rosse e bianche, gli agenti di polizia da divise con strisce blu e bianche, i vigili del fuoco da divise con strisce bianche e gialle. Gli stessi segni di riconoscimento devono essere applicati sui veicoli e sui contenitori delle attrezzature appartenenti ad ognuno dei gruppi citati.

Il primo compito dell'équipe sanitaria di pronto intervento è quello di provvedere ad un esame iniziale delle condizioni del paziente, mirata alla valutazione delle funzioni vitali secondo i criteri dell'ABC.

L'ostruzione delle vie aeree è un evento relativamente frequente e molto grave perché potenzialmente causa di ipossiemia e danno cerebrale. Anche ostruzioni parziali possono profondamente influenzare l'esito finale dell'incidente, in particolare nel trauma cranico. La pervietà delle vie aeree superiori può essere ostacolata dalla presenza nell'orofaringe di corpi estranei, sangue o secrezioni: in questo caso essa deve essere immediatamente ripristinata mediante aspirazione o asportazione manuale dei materiali responsabili dell'ostruzione. Se invece questa è provocata dalla caduta della lingua si interverrà mediate sollevamento della mandibola e introduzione delle cannule di Mayo.

Quando l'ostruzione non può essere risolta con le manovre precedentemente descritte si rende necessaria l'intubazione endotracheale la cui realizzazione "sul campo" non è certamente agevole soprattutto nei pazienti con collo immobilizzato dal collare cervicale, tanto che la sua opportunità ed utilità sono ancora in discussione. I problemi potenziali legati all'intubazione sulla scena dell'incidente dipendono dalla necessità di disporre di personale esperto, dal fatto che si tratta spesso di pazienti difficili da intubare e in caso di fallimento è necessario disporre di una strategia alternativa specie se si usano farmaci che rendono il paziente apnoico. Una di queste può essere la maschera laringea, ma le esperienze con questo dispositivo sul campo sono molto limitate. Ultima ratio è la cricotiroidotomia per la quale vengono riportate in letteratura percentuali di successo inaspettatamente elevate [7].

A prescindere da questo problema va sottolineato anche che l'intubazione deve essere eseguita con molta precauzione nel sospetto di pneumotorace e in presenza di enfisema sottocutaneo del collo o stridore respiratorio, segni che possono essere rivelatori di una lesione laringea.

La fase successiva è quella del ripristino della funzione respiratoria che può richiedere l'intubazione e la ventilazione meccanica quando la frequenza respiratoria è superiore a 35 atti al minuto, quando esiste uno shock profondo o un grave trauma cranico.

Nel trauma toracico una delle cause di compromissione della funzione respiratoria può essere il pneumotorace, soprattutto se iperteso. Il sospetto clinico di pneumotorace iperteso deriva dalla presenza di dispnea e cianosi, con un emitorace iperdisteso ed immobile, enfisema sottocutaneo, ipertimpanismo associato a riduzione o scomparsa del murmure vescicolare, deviazione della trachea verso il lato opposto. L'obiettivo terapeutico immediato è la conversione del pneumotorace ipertensivo in pneumotorace semplice, mediante introduzione di un'agocannula nel secondo-terzo spazio intercostale sull'emiclaveare. L'efficacia del drenaggio con agocannula è stata di recente messa in dubbio da Cullinane e coll. [8] sulla base della valutazione dei risultati di 25 procedure: essi concludono che il drenaggio sul campo con agocannula è spesso inefficace e che può costituire un gesto inutile e pericoloso.

L'opportunità di realizzare sul luogo dell'incidente un drenaggio definitivo del cavo pleurico mediante tubo di drenaggio intrapleurico è uno dei punti che sono maggiormente oggetto di discussione: questo gesto, molto semplice e sicuro in ambiente attrezzato, può essere difficile sul campo in condizioni ambientali e meteorologiche avverse e quindi potenziale causa di lesioni iatrogene. E' riportato in letteratura che i tubi toracici sono stati inseriti in tutti i visceri toracici e sottodiaframmatici e anche nel cavo pleurico controlaterale. Esso però in alcune circostanze può rappresentare un provvedimento indifferibile, in particolare nei pazienti con pneumotorace che richiedono un'intubazione tracheale o in quelli per i quali, a causa della distanza o della situazione logistica, si prevede un tempo di trasporto superiore ad un'ora. Per evitare malfunzionamenti o complicazioni la manovra deve essere eseguita nel rispetto della sterilità e con l'impiego di una tecnica corretta: anestesia locale e puntura esplorativa con ago per confermare la presenza del pneumotorace, incisione della cute e delle parti molli a livello del V spazio intercostale al di sopra della linea intermammillare anteriormente all'ascellare media. Di fronte al minimo dubbio, prima di inserire il tubo armato è preferibile introdurre nel cavo pleurico un dito esploratore o, quanto meno, aprire la pleura parietale con una Kelly e apprezzare l'ingresso e/o la fuoriuscita di aria dalla cavità. Per la realizzazione di un drenaggio intercostale in emergenza sono oggi disponibili set sterili pronti che contengono guanti, telini, aghi, bisturi, strumenti chirurgici monouso, tubo di drenaggio e valvola unidirezionale di Heimlich che permette all'aria e ai fluidi di fuoriuscire ma non di entrare nel cavo pleurico. Nel sistema ATLS viene consigliato di utilizzare tubi privi di trocar che sono potenzialmente gravati da rischio di lesione di organi endotoracici come polmone, diaframma, grossi vasi, cuore o organi addominali erniati in cavo pleurico [9]. Questo è particolarmente importante nei pazienti ventilati con pressione positiva o con Ambu nei quali è anche necessario che sia sospesa la ventilazione al momento di aprire la pleura per permettere il collasso polmonare e ridurre i rischi di lesione parenchimale [10].

Per quanto riguarda la stabilità circolatoria, vanno presi in considerazione il tamponamento cardiaco e le emorragie massive.

Il tamponamento cardiaco è sempre sospettato in presenza di ipotensione, riduzione del polso periferico, polso paradosso, turgore delle vene del collo ed ovattamento dei toni cardiaci. Di questi sintomi il più tipico e costante è il polso paradosso. La verifica e il trattamento del tamponamento vengono attuati mediante pericardiocentesi, manovra che, se le condizioni del paziente lo permettono, è ovviamente preferibile eseguire dopo il trasporto in Ospedale dove può essere eseguita con maggiore semplicità e sicurezza sotto guida ecografica.

L'emorragia massiva si manifesta con un quadro di shock ipovolemico associato a segni locali rappresentati da emorragie esterne o segni clinici di emotorace o emoperitoneo. Mentre il controllo delle emorragie esterne con la compressione diretta o mediante posizianamento di lacci emostatici è una misura di indiscussa efficacia, il ruolo di altri provvedimenti più invasivi è controverso. Ad esempio del tutto sconsigliabile è in questa fase il drenaggio del cavo pleurico in presenza di emotorace, senza la possibilità di un rapido accesso alla sala operatoria né disponibilità di trasfusioni. Recentemente alcune perplessità sono state avanzate anche sull'opportunità di una reintegrazione volemica preospedaliera nei pazienti emorragici: in primo luogo l'incannulazione venosa aumenta il tempo di intervento sul campo e ritarda il trasporto del paziente in ospedale. In uno studio recente questo ritardo è stato stimato in media di 12 minuti [5] e va considerato che quando i tempi di trasporto sono brevi la quantità di liquidi che si possono infondere durante il tragitto è comunque limitata. A parte questi problemi di tipo organizzativo, non esiste accordo sull'utilità stessa della reintegrazione volemica in rapporto al suo obiettivo principale che è quello di ripristinare e mantenere la perfusione tissutale. Alcuni studi suggeriscono infatti che la correzione dell'ipotensione mediante infusione di liquidi in fase preospedaliera, prima cioè di essere in condizioni di procedere all'accesso chirurgico, può avere l'effetto di accelerare la perdita di sangue (che viene sostituito con liquidi privi di capacità di trasportare ossigeno), può far riprendere un'emorragia che era stata tamponata dalla formazione di un ematoma, può scompensare un tamponamento pericardico [11]. Questi dati ben si accordano con i dati riportati in tema di ferite del cuore da Gervin e coll. già nel 1982 [12], dai quali risulta che i pazienti stabilizzati con fluidoterapia sul luogo dell'incidente hanno una sopravvivenza significativamente peggiore rispetto a quelli trasportati senza essere preventivamente sottoposti a procedure terapeutiche preliminari. Il problema del trattamento sul campo dell'ipovolemia acuta è ben esemplificato anche dall'esperienza riportata da Cayten [13], dalla quale risulta che i pazienti traumatizzati ipotesi al momento del soccorso extraospedaliero che venivano trattati con fluidoterapia sul luogo dell'incidente giungevano in ospedale con parametri vitali vicini alla norma ma, paradossalmente, avevano una mortalità globale più elevata rispetto ai pazienti trasportati senza preventiva stabilizzazione emodinamica. Il problema presenta aspetti diversi nel trauma chiuso e in quello aperto. Negli ultimi anni sono stati eseguiti diversi studi tendenti a valutare i rischi e i benefici di una fluidoterapia preospedaliera senza però giungere a risultati conclusivi.

Un lavoro di notevole interesse in questo campo è quello recentemente pubblicato da Turner e coll. [14], per la completezza dell'analisi della letteratura e per l'importante contributo personale rappresentato da una casistica randomizzata. In questo studio sono stati confrontati due protocolli di trattamento sul campo, il primo dei quali prevedeva la somministrazione precoce di fluidi al momento della valutazione iniziale, il secondo nessuna somministrazione di liquidi durante la prima ora. Nello studio sono entrati 1309 pazienti. Tra i due gruppi non è risultata una differenza statisticamente significativa nella mortalità cruda (9,8 verso 10,4%) né nella mortalità corretta in funzione di 11 diverse caratteristiche. Gli autori concludono che non esiste alcuna evidenza che la somministrazione preospedaliera di liquidi sia dannosa per il paziente e che, quindi, la questione della fluidoterapia rimane irrisolta e si estende anche alla somministrazione di liquidi nel dipartimento di emergenza e nel corso della fase preoperatoria della rianimazione.

Il soccorso attivo sul campo, la cui utilità è controversa in presenza di emorragie da lesione di grossi vasi, riscuote maggiori consensi nel trattamento dell'insufficienza respiratoria acuta: questo tipo di soccorso si basa essenzialmente, a seconda della situazione clinica, sul ripristino della pervietà delle vie aeree, sulla ventilazione meccanica previa intubazione orotracheale e sul drenaggio del cavo pleurico. Va a questo proposito sottolineato che un'équipe di pronto soccorso addestrata per eseguire l'intubazione orotracheale deve essere in grado anche di eseguire correttamente il drenaggio del cavo pleurico per il rischio, sempre presente nelle ferite penetranti e nei traumi chiusi del torace, che la ventilazione meccanica induca un pneumotorace iperteso. Da studi eseguiti negli Stati Uniti [15] sembra emergere che un'organizzazione del soccorso di livello ALS è in grado di ridurre la mortalità per trauma. Nell'esperienza della guardia aerea svizzera di pronto soccorso riportata da Demartines e coll. [16], su 974 pazienti trasportati con elicottero il 36,3% erano stati trattati sul luogo dell'incidente con intubazione endotracheale e il 7,4% con toracostomia. In quest'ultimo gruppo di pazienti, che erano in totale 37 ed avevano un I.S.S. medio di 32, si sono registrate una mortalità globale del 13,5%, che è giudicata bassa se rapportata all'indice di gravità, e nessuna complicanza iatrogena. Nella casistica del soccorso aereo di Hannover [17] su 221 traumatizzati trasportati, il 37,1% erano stati intubati sul campo e il 9,1% sottoposti a toracostomia. Nessuna complicanza poteva essere imputata a queste manovre e l'analisi statistica mostrava un significativo miglioramento della sopravvivenza globale.

Un parametro di grande interesse ai fini della valutazione della qualità organizzativa di un servizio di pronto intervento è rappresentato dalle "morti evitabili". Secondo l'esperienza riportata da un gruppo italiano le morti evitabili sono determinate più frequentemente da errori e da ritardi durante il trattamento intraospedaliero piuttosto che da un inadeguato soccorso durante la fase extraospedaliera [18]. In questa casistica il 13% di tutte le morte evitabili erano state causate da uno pneumotorace o da un emotorace. Casi di morti evitabili causate da pneumotorace vengono riportate anche da altri Autori [19, 20].

Trattamento di emergenza in ospedale

All'arrivo del traumatizzato al pronto soccorso le priorità saranno le stesse adottate sul luogo dell'incidente: dopo aver verificato lo stato delle funzioni vitali (esame ABC), si inizia una prima valutazione clinico-strumentale del paziente alla ricerca di lesioni che comportino pericolo di vita. In questa fase il medico può giovarsi del supporto di diversi mezzi di indagine, primo tra tutti la radiografia diretta del torace che costituisce la procedura diagnostica di base. Tutti i pazienti con trauma toracico devono essere sottoposti a questo esame, ad eccezione di quelli che richiedono una toracotomia di emergenza o il drenaggio di un pneumotorace iperteso. In seguito può essere necessario ricorrere anche ad esami più complessi (quali TC, ecografia, broncoscopia) le cui indicazioni e la cui sequenza non possono essere standardizzate, ma devono essere valutate di volta in volta in base all'evolversi delle condizioni del paziente. Nella sala di emergenza la realizzazione degli esami e l'attuazione delle procedure terapeutiche devono procedere di pari passo: infatti, in molti casi il trattamento di emergenza di lesioni che mettono in pericolo la vita del paziente può risultare indicato man mano che lo svilupparsi del procedimento diagnostico chiarisce la situazione clinica. Naturalmente una sequenza logica delle procedure diagnostiche e terapeutiche deve essere seguita anche nel paziente critico ma, quando la situazione clinica lo richiede, il programma prestabilito deve essere modificato o interrotto per provvedere all'intubazione, alla rianimazione circolatoria, al drenaggio del cavo pleurico, alla detenzione di un tamponamento cardiaco o all'esplorazione chirurgica.

Nei pazienti con gravi quadri di emergenza toracica, accanto a quello del chirurgo toracico è spesso necessario il contributo diagnostico e terapeutico di più specialisti, quali il rianimatore, il radiologo, l'ecografista, il cardiologo, il cardiochirurgo. Nei politraumatizzati possono essere coinvolti anche il neurochirurgo, il chirurgo generale, il chirurgo vascolare, l'ortopedico. In questi casi il problema è molto complesso sia sul piano clinico che su quello organizzativo e diviene indispensabile l'attribuzione della responsabilità decisionale ad uno solo dei componenti dell'équipe, con il ruolo di coordinatore. Nelle emergenze toraciche questi potrà essere, a seconda delle situazioni cliniche ed ambientali, il medico dell'unità dell'emergenza, il chirurgo toracico o il rianimatore. Idealmente le funzioni di coordinatore dovrebbero essere affidate ad un membro anziano dell'équipe, con esperienza in materia di traumatologia e sufficiente autorità e prestigio nei confronti dei colleghi.

Nei pazienti che vanno incontro ad arresto cardiaco al momento dell'arrivo in ospedale deve essere presa in considerazione l'opportunità di eseguire una toracotomia nel Dipartimento di Emergenza. Si tratta di una manovra di salvataggio che ha avuto momenti di popolarità e momenti di quasi completo abbandono. Recentemente una revisione della letteratura sulla procedura è stata condotta da Rhee e coll. [21] che hanno raccolto i dati relativi a 24 studi per un totale di 4620 pazienti trattati, con una sopravvivenza complessiva del 7,4%. Analizzando i tipi di trauma la sopravvivenza era dell'1,4% nel trauma chiuso, del 4,3% nelle ferite da arma da fuoco e del 16,8% in quelle da pugnale. Gli Autori concludono che la toracotomia nel dipartimento di emergenza è indicata nei pazienti con ferite penetranti del torace che non rispondono alla fluidoterapia e che perdono i segni vitali nell'area di emergenza. Indicazioni relative sono i pazienti nelle medesime condizioni cliniche con traumi penetranti dell'addome o con traumi chiusi. La toracotomia è invece controindicata nei pazienti senza nessun segno di vita già sul luogo dell'incidente.

La tecnica consigliata è la seguente: il torace viene aperto rapidamente dopo sommaria preparazione della cute con toracotomia anterolaterale sinistra mentre contemporaneamente si provvede ad assicurare la ventilazione e un accesso venoso. Una volta aperto il torace si provvede a seconda dei casi al controllo dell'emorragia, alla pericardiotomia, all'occlusione dell'aorta discendente per aumentare la perfusione del cuore e del cervello, al massaggio cardiaco diretto.

Diagnosi e trattamento delle lesioni specifiche

Una volta escluse o risolte le situazioni di immediato pericolo di vita, il paziente può essere sottoposto con procedimento elettivo a tutti gli esami necessari per un bilancio diagnostico completo. In questa fase si deve tenere presente che le metodiche di immagine, anche quelle più moderne, rappresentano il quadro esistente in quel particolare istante, mentre la situazione clinica può essere soggetta a variazioni anche rapide. Una monitorizzazione della funzione respiratoria mediante emogasanalisi ripetute e l'esecuzione di radiografie di controllo del torace rappresentano pertanto i provvedimenti di base nel trattamento di ogni emergenza toracica. A questi provvedimenti si aggiungeranno di volta in volta quelli che risultino indicati dalla situazione clinica: controllo dell'emocromo, della pressione, della diuresi, ecc.

La lesione di riscontro più frequente è la frattura costale. Nella maggior parte dei casi essa non richiede trattamento chirurgico e la sua importanza clinica sta solo nella frequente contemporanea esistenza di emopneumotorace. Una terapia antalgica, una mobilizzazione precoce e una fisioterapia respiratoria, eventualmente completate da broncoaspirazione, sono necessarie per prevenire complicanze polmonari. La presenza di fratture multiple contigue può configurare il quadro del lembo mobile con conseguente respiro paradosso e relative ripercussioni sulla dinamica ventilatoria. I lembi posteriori sono in genere ben tollerati in quanto il decubito supino è sufficiente a limitare i movimenti paradossi. Problemi di instabilità della parete sono più frequenti nei lembi anteriori e laterali. Anche in questi casi la terapia antalgica gioca un ruolo terapeutico fondamentale, ma si deve essere pronti a praticare l'intubazione e la ventilazione assistita nei pazienti con distress respiratorio o con valori emogasanalitici di franca insufficienza respiratoria. La stabilizzazione chirurgica del mobile rimane un argomento controverso. Essa viene generalmente attuata quando la toracotomia è indicata per altri motivi o quando si può ritenere che la stabilizzazione del lembo possa evitare o abbreviare la ventilazione assistita.

Le fratture costali si associano spesso a lacerazioni polmonari con emopneumotorace o a lesioni di altri organi endotoracici e sono il più delle volte le lesioni associate a condizionare il decorso clinico e la prognosi.

Altra lesione frequente è il pneumotorace che va sempre trattato mediante drenaggio del cavo con toracostomia, specialmente nei pazienti che richiedono una ventilazione assistita. I principi e la tecnica del drenaggio sono sovrapponibili a quelli trattati in precedenza. Al pneumotorace traumatico si associa con grande frequenza l'emotorace che nella maggior parte dei casi si risolve rapidamente con il drenaggio. Una toracotomia d'urgenza è però indicata nelle forme massive che provocano instabilità emodinamica. Vanno valutati per la toracotomia anche i casi con un drenaggio iniziale superiore ai 1500 cc e quelli con una perdita ematica oraria superiore ai 200 cc. Il controllo chirurgico delle emorragie parietali può essere semplice e risolutivo quando esista una lesione unica di un vaso intercostale o della mammaria interna mentre può essere problematica nei sanguinamenti diffusi da fratture costali multiple. I sanguinamenti da lacerazione polmonare possono essere trattati con sutura diretta o con resezione polmonare tipica.

La contusione polmonare è generalmente provocata da un trauma chiuso, ma è presente anche nelle meno frequenti ferite penetranti del polmone, in particolare in quelle da arma da fuoco. Dal punto di vista anatomopatologico sono caratterizzate da versamento ematico negli spazi alveolari e interstiziali. Si tratta di lesioni evolutive che tendono ad estendersi nel corso delle prime 12-24 ore. Le conseguenze sulla funzione respiratoria sono correlate con l'estensione della contusione: del tutto assenti in quelle piccole possono provocare gravi insufficienze respiratorie quando sono di notevole estensione o multiple. Un altro fattore che condiziona la gravità del quadro clinico è la funzione respiratoria di base. Le contusioni polmonari gravi vanno trattate con ossigenoterapia o con assistenza respiratoria invasiva sulla base delle indicazioni cliniche ed emogasanalitiche. Particolare attenzione va riservata alla fluidoterapia onde evitare un sovraccarico di liquidi. Una indicazione alla resezione chirurgica può essere discussa in presenza di un quadro di shunt con severa ipossiemia.

Le ferite penetranti del torace sono tipicamente provocate da arma bianca o da arma da fuoco ma possono essere anche il risultato dell'impatto con oggetti affilati nel corso di incidenti automobilistici o incidenti sul lavoro. Ne risulta abitualmente una ferita soffiante che rappresenta un'emergenza che mette in pericolo la vita del paziente in quanto la comunicazione del cavo pleurico con l'esterno limita drasticamente l'espansione polmonare e riduce la ventilazione. Il provvedimento d'urgenza sul campo consiste nel coprire temporaneamente il difetto usando garze, cerotti, o fogli di plastica chiusi su tre lati in modo da funzionare da valvola unidirezionale. Il cavo pleurico deve essere drenato non appena possibile attraverso una via diversa dal difetto parietale. Quando la perdita di sostanza parietale è di piccole dimensioni, come nel caso delle ferite da pugnale o da proiettili a bassa velocità, la loro chiusura chirurgica non è un problema di difficile soluzione. Quando però è di dimensioni maggiori, come nelle ferite lacerocontuse o in quelle da proiettili ad alta energia o da schegge, è necessario lo sbrigliamento e l'asportazione del tessuto devitalizzato seguita dalla chiusura della parete, eventualmente mobilizzando i tessuti ed i muscoli circostanti. L'uso di materiale protesico deve essere evitato a causa del rischio di infezione.

Molte ferite penetranti di piccole dimensioni possono essere trattate solo con drenaggio del cavo pleurico e follow-up clinico. Si deve però considerare che esiste un elevato rischio di lesioni associate intratoraciche e quindi al minimo sospetto non si deve esitare ad intervenire chirurgicamente per via toracotomiaca. Nelle ferite della base dell'emitorace sinistro, dato l'alto rischio di lesione diaframmatica è necessario un controllo di questa struttura che può avvenire anche con la semplice palpazione digitale attraverso la toracostomia di accesso per il drenaggio o attraverso una toracoscopia.

Le lesioni della trachea e dei grossi bronchi sono rare e la loro incidenza è inferiore all'uno per cento nelle vittime dei traumi maggiori [22]. Possono verificarsi sia dopo traumi chiusi e traumi penetranti e sono più frequenti a livello cervicale. Nei traumi penetranti è molto frequente l'associazione con altre lesioni maggiori, soprattutto vascolari, che richiedono un intervento precoce. Le lesioni da trauma chiuso si verificano abitualmente in prossimità della carena. I segni clinici sono funzione della localizzazione della lesione, quelle cervicali provocano enfisema sottocutaneo al collo, emottisi, disfonia e dispnea. Possono essere diagnosticate con broncoscopia o con TC del collo. La rottura della trachea toracica o dei grossi bronchi provoca enfisema mediastinico, emottisi, massive perdite di aria dal tubo di drenaggio, mancata riespansione del polmone. Questi sintomi possono essere molto sfumati in presenza di piccole lesioni. In queste situazioni, tuttavia, non è utile tentare di arrivare ad una diagnosi clinica, ma bisogna riuscire a porre correttamente l'indicazione alla broncoscopia, la quale confermerà o escluderà con certezza.

Per quanto riguarda il trattamento, in linea di principio, una lesione tracheobronchiale documentata costituisce indicazione alla riparazione chirurgica. Possono fare eccezione le piccole lacerazioni che coinvolgono meno di un terzo della circonferenza nei pazienti che non richiedono ventilazione meccanica e nei quali il polmone si riespande completamente dopo drenaggio. Questi pazienti vanno però sottoposti a stretto controllo clinico con particolare attenzione all'insorgenza di segni insufficienza respiratoria, infezioni, mediastinite. Si deve però tener presente che dal punto di vista tecnico la riparazione di una piccola lacerazione è tecnicamente semplice in fase precoce mentre diventa più problematica in fase tardiva per la retrazione dei margini e per le modificazioni infiammatorie che si stabiliscono. Le lesioni della trachea cervicale si possono riparare attraverso un'incisione a collare con sutura a punti staccati. Quelle con perdita di sostanza possono essere trasformate in una tracheostomia. Le lesioni della trachea toracica e del bronco principale destro vanno riparate attraverso un accesso toracotomico destro sul IV spazio intercostale. In questi casi può essere utile rinforzare la sutura chirurgica con un lembo muscolare che può essere ottenuto mobilizzando un muscolo intercostale o il grande dentato, attraverso la toracotomia destra si può accedere anche all'origine del bronco di sinistra. Lesioni più distali di questo bronco devono essere riparate attraverso una toracotomia sinistra.

La diagnosi di ernia diaframmatica comporta l'indicazione alla riparazione chirurgica immediata della lesione diaframmatica. La necessità di intervenire d'urgenza deriva non tanto dal rischio di strozzamento dei visceri erniati, che è in fase precoce abbastanza modesto, ma è piuttosto legata alla compromissione delle condizioni respiratorie che manifesta di regola una costante tendenza al peggioramento. In assenza di dispnea grave o di sintomi occlusivi l'intervento può anche essere dilazionato a favore di interventi di emergenza in altre sedi o di approfondimenti diagnostici che risultano indicati sulla base del quadro clinico.

La rottura in circa i due terzi dei casi è provocata da un trauma chiuso. Nei traumi penetranti nella maggior parte dei casi si tratta di ferite da arma da fuoco o da arma bianca che interessano la metà inferiore del torace o l'addome superiore.

La rottura del diaframma comporta alterazioni fisiopatologiche a carico della funzione respiratoria e di quella cardiaca che sono diverse a seconda che la rottura sia isolata o associata ad un'ernia diaframmatica. Nel primo caso, infatti, viene parzialmente o totalmente compromessa la sola funzione meccanica del diaframma, mentre nel secondo l'impegno degli organi addominali nel torace, provocando una compressione del polmone e delle strutture mediastiniche, comporta conseguenze funzionali più complesse. Infatti, la compressione polmonare che ne deriva sottrae una quota di parenchima alla ventilazione, riducendo l'estensione della superficie nella quale si verificano gli scambi dei gas, con conseguente insufficienza respiratoria di tipo restrittivo. Il dislocamento dei visceri addominali in torace provoca anche uno spostamento del mediastino verso il lato sano con compressione delle vene cave, che è ulteriormente aggravata dall'aumento della pressione intratoracica provocato dalla comunicazione tra cavità pleurica e addominale. In questo modo si riduce il ritorno venoso al cuore e di conseguenza diminuisce la gittata cardiaca.

Nei traumi chiusi la rottura diaframmatica è di regola singola e localizzata a sinistra, la soluzione di continuo è tipicamente radiale, di lunghezza considerevole compresa tra i 10 ed i 25 centimetri. Un'ampia lacerazione del diaframma è seguita costantemente dalla dislocazione toracica di visceri addominali. Gli organi che più frequentemente si impegnano nella breccia diaframmatica sono lo stomaco (85%), l'omento, il colon sinistro, la milza, il tenue, il trasverso e il lobo sinistro del fegato. In ragione della collocazione anatomica profonda del diaframma e della relativa solidità della sua struttura muscolotendinea sono solo i traumi particolarmente violenti che possono provocarne la rottura. Si comprende quindi come sia frequente l'associazione dell'ernia traumatica del diaframma con lesioni poliviscerali e come quindi la sua sintomatologia sia difficilmente discernibile nel quadro complesso del politraumatizzato. In molti casi, quindi, sono i sintomi delle lesioni associate o dello shock emorragico che frequentemente le accompagna a dominare il quadro clinico. Per questo motivo la diagnosi dell'ernia diaframmatica in fase acuta non può prescindere da una valutazione generale del paziente, ma deve seguire i protocolli diagnostici e terapeutici che regolano il primo soccorso del politraumatizzato.

Per quanto riguarda la sintomatologia clinica della rottura diaframmatica, essa è rappresentata dal dolore all'emitorace interessato, in genere alla base, che si irradia alla spalla omolaterale e si associa spesso a singhiozzo, dispnea, cianosi e turgore giugulare, che non sono però sintomi specifici dell'ernia diaframmatica, potendo comparire anche nel pneumotorace, nella contusione polmonare, nell'emotorace e nel tamponamento cardiaco.

L'iter diagnostico inizia con una radiografia diretta del torace. Nei casi più tipici l'aspetto radiografico dell'ernia diaframmatica è quello di un'opacità circoscritta, a margini netti, di densità intermedia, il profilo diaframmatico è mal definibile, mentre il mediastino e il cuore sono spostati controlateralmente. Va ricordato che in circa il 35% dei casi la radiografia del torace può essere inizialmente refertata come negativa. Se le condizioni del paziente lo consentono, può essere molto utile l'esecuzione di una radiografia del tubo digerente. L'ecografia e la tomografia computerizzata seguono alla radiografia diretta del torace nell'iter diagnostico e sono, in linea generale, esami tra loro alternativi. L'ecografia può evidenziare una raccolta liquida sovra e sottodiaframmatica con un'immagine di difetto diaframmatico. La TC permette di regola di stabilire con certezza l'esistenza di un'ernia del diaframma, sia evidenziando direttamente questa struttura, sia determinando la posizione dei visceri addominali nelle varie scansioni tomografiche. La TC è poi in grado di evidenziare con notevole accuratezza diagnostica l'eventuale presenza di segni diretti o indiretti di lesioni associate di organi toracici o addominali. Tra le tecniche invasive può risultare utile il ricorso alla toracoscopia diagnostica, in particolare nelle lesioni diaframmatiche da ferita penetrante nelle quali, essendo la lesione di continuo di piccolo diametro, l'ernia dei visceri addominali può essere tardiva e quindi non presente al momento dello studio radiologico.

L'accesso al diaframma si può realizzare sia per via toracica che per via addominale, ottenendo in entrambi i casi un'adeguata esposizione della cupola diaframmatica. Per tale motivo la scelta di utilizzare l'una o l'altra via di accesso, che è stata sempre oggetto di discussione, deriva da considerazioni diverse da quelle legate alla sola riparazione della lesione diaframmatica e in particolare dalla eventuale necessità di trattare lesioni concomitanti di altri organi, toracici o addominali. Tra le lesioni associate sono certamente più frequenti quelle addominali che per giunta richiedono quasi sempre un provvedimento chirurgico. Queste lesioni, se non riguardano visceri erniati, sono di difficile identificazione e di riparazione tutt'altro che agevole attraverso una toracotomia. L'intervento per via toracica presuppone quindi l'accertamento preoperatorio dell'assenza di lesioni addominali e richiede quindi il ricorso ad esami diagnostici complessi. L'associazione di lesioni intratoraciche che comportino un trattamento chirurgico è meno frequente e può comunque essere esclusa rapidamente attraverso la valutazione dell'esame radiografico diretto del torace.

In assenza di precise indicazioni ad un accesso toracico è quindi preferibile trattare le ernie diaframmatiche acute di sinistra attraverso una laparotomia mediana. Per questa via possiamo senza difficoltà ridurre i visceri erniati, drenare il cavo pleurico, suturare la lesione diaframmatica, esplorare l'addome e trattare le eventuali lesioni associate. Il problema presenta aspetti particolari nelle meno frequenti lacerazioni dell'emidiaframma destro, in quanto la presenza del fegato può ostacolare l'accesso al diaframma per via addominale: in questi casi, in assenza di segni clinici o radiografici di rotture di visceri addominali, è preferibile impiegare una toracotomia sul 7° o 8° spazio intercostale attraverso la quale è più agevole la riparazione del diaframma.

L'identificazione della lesione diaframmatica nel corso dell'esplorazione chirurgica non pone difficoltà nei traumi chiusi. Esiste invece il rischio che possano passare inosservate le ferite penetranti, nelle quali la soluzione di continuo può essere molto piccola e l'attenzione del chirurgo concentrata sul trattamento delle lesioni viscerali associate, che sono spesso molto gravi. Una soluzione di continuo del diaframma misconosciuta, se non si verifica l'interposizione tra i margini della ferita di visceri o di omento, può anche andare incontro a guarigione spontanea per cicatrizzazione. Più frequentemente però è destinata a complicarsi tardivamente con un'ernia diaframmatica che tende facilmente a strozzarsi a causa del piccolo diametro della porta erniaria. La possibilità di misconoscere piccole lesioni di continuo del diaframma deve essere sempre tenuta presente e il chirurgo deve sempre controllarne l'integrità nel corso di ogni laparotomia e di ogni toracotomia eseguite in urgenza per ferite penetranti.

Qualunque sia la via d'accesso prescelta, in presenza di un'ernia diaframmatica è preferibile posizionare il paziente supino sul letto operatorio, onde evitare la prolungata compressione dell'emitorace sano che potrebbe compromettere una stabilità respiratoria già precaria. L'anestesia, inoltre, deve essere condotta con tecniche che non comportino il rischio di un aggravamento della compressione mediastinica: per questo motivo devono essere evitate la ventilazione con maschera, che potrebbe provocare una dilatazione gassosa dello stomaco, e la ventilazione con PEP che, aumentando la pressione intratoracica, potrebbe ridurre ulteriormente il ritorno venoso già ostacolato dallo spostamento del mediastino.

Nelle ernie diaframmatiche croniche, essendo superato il rischio di lesioni addominali associate, esiste un accordo unanime nel preferire l'accesso toracico sul 7°-8° spazio: questa è in pratica l'unica via che permette di liberare in modo agevole le aderenze anche tenaci che con grande frequenza i visceri erniati, non essendo avvolti da un sacco erniario, contraggono con il polmone e le altre strutture intratoraciche.

I tempi dell'intervento chirurgico sono costituiti dalla riduzione dei visceri erniati, dall'eventuale trattamento delle lesioni associate, dalla chiusura della breccia diaframmatica. Nelle ernie acute i visceri erniati possono essere riportati in addome senza alcuna difficoltà attraverso un accesso laparotomico, esercitando una prudente trazione prima sulle anse del tenue, poi sullo stomaco. Quando la milza è erniata, essa deve essere ridotta uncinandone il polo superiore con il palmo della mano e non tirando sullo stomaco o sul grande omento, manovre che potrebbero provocare lacerazioni capsulari. In caso di strozzamento è opportuno allargare la porta erniaria con una breve frenotomia prima di procedere alla riduzione dei visceri. Nelle ernie croniche, una volta liberati i visceri erniati dalle aderenze toraciche, la loro riduzione in addome attraverso la lacerazione diaframmatica è in genere facile, ma talora può essere ostacolata da aderenze sottodiaframmatiche. In questo caso può risultare necessaria una laparotomia supplementare.

La chiusura della breccia diaframmatica non comporta in genere difficoltà in quanto i margini, non esistendo perdite di sostanza, si affrontano agevolmente. Nelle ferite d'arma da fuoco e in quelle da scheggia la vitalità dei tessuti deve essere valutata con attenzione. Qualche problema può presentare la riparazione delle lacerazioni croniche a seguito della retrazione cicatriziale dei margini della ferita. La sutura viene eseguita con punti in materiale sintetico non riassorbibile o a lento riassorbimento, ponendo cura a non ledere i rami terminali del frenico o il pericardio. Alcuni Autori consigliano di eseguire una sutura in duplice strato, altri di rinforzarla con un patch in materiale protesico o con lembi di fascia lata. Quando esiste una disinserzione del diaframma la sutura diretta lungo la linea di avulsione può essere difficile: in questi casi è preferibile fissare il diaframma più cranialmente.

Al termine dell'intervento deve essere verificata la capacità del polmone di riespandersi e di riempire il cavo pleurico; in caso contrario si dovrà procedere ad una decorticazione. Il cavo pleurico, indipendentemente dalla via di accesso utilizzata, deve essere drenato mediante un tubo in aspirazione.

Bibliografia

1. Glinz W (1989) Thoracic injuries - a diagnostic and therapeutic challenge. Chirurgie d'urgence. Rapports et communications au 9e Congrès International de Chirurgie d'urgence, Strasbourg, Tome I, pp 22-31
2. Lo Cicero J, Mattox KL (1989) Epidemiology of chest trauma. Surg Clin North Am 69:15
3. Hussain LM, Redmond AD (1994) Are pre-hospital deaths from accidental injury preventable ? Br Med J 308:1077-1080
4. Limb D, McGowan A, Fairfield JE, Pigott TJ (1996) Prehospital deaths in the Yorkshire Healt Region. J Accid Emerg Med 13:248-250
5. Nicholl J, Hughes S, Dixon S et al (1998) The costs and benefits of paramedic skills in pre-hospital trauma care. Health Tecnol Assessment 2:(17)1-72
6. Lockey DJ (2001) Prehospital trauma management. Resuscitation 48:5-19
7. Oliver R, Rockyvich C, Petersen C (1993) Emergency cricothyroidotomy. J Trauma 1:159-163
8. Cullinane DC, Morris JA, Bass JG, Rutheford EJ (2001) Needle thoracostomy may not be indicated in the trauma patient. Injury 32:749-752
9. American College of Surgeons, Committee on trauma (1997). ATLS Course Manual. Chicago, pp 154
10. Peek GJ, Firmin RK, Arsiwala S (1995) Chest tube insertion in the ventilated patient. Injury 26:425-426

11. Westaby S (1994) Resuscitation in thoracic trauma. Brit J Surg 81:929-931
12. Gervin AS, Fischer RI (1982) The importance of prompt transport in salvage of patients with penetrating heart wounds. J Trauma 22:443
13. Cayten CG, Murphy JG, Sthal WM (1993) Basic life support versus advanced life support for injured patients with an injury severity score of 10 or more. J Trauma 35:460
14. Turner J, Nicholl J, Webber L et al (2000) A randomised controlled trial of prehospital intravenous fluid replacement therapy in serious trauma. Health Tecnology Assessment 4:1-57
15. Messick WJ, Rutledge R, Meyer AA (1992) The association of advanced life support training and decreasd per capita trauma death rates: an analysis of 12417 trauma deaths. J Trauma 33:850-855
16. Demartines N, Kiener A, Scheidegger D, Harder F (1989) Le drainage thoracique sur le lieu de l'urgence. Rapports présentés au 9e Congrès International de Chirugie d'urgence, tome I. Strasbourg, pp 251
17. Schmidt U, Frame SB, Nerlich ML et al (1992) On-scene helicopter transport of patients with multiple injuries. Comparison of a german and an american system. J Trauma 33:548-553
18. Stocchetti N, Pagliarini G, Gennari M et al (1994) Trauma care in Italy: evidence of in-hospital preventable deaths. J Trauma 36:401-405
19. Anderson ID, Woodford M, De Dombal FT, Irving M (1988) Retrospective study of 1000 deaths for injury in England and Wales. Brit Med J 296:1305
20. Davis JW, Hoyt DB, McArdle MS, et al (1991) The significance of critical care errors in causing preventable feath in trauma patients in a trauma system. J Trauma 31:813-818
21. Rhee PM, Acosta J, Bridgeman A et al (2000) Survival after emergency department thoracotomy: review of published data from the past 25 years. J Am Coll Surg 190:288-298
22. Battistella F, Benfield JR (1994) Blunt and penetrating injuries of the chest wall, pleura and lungs. In: Shields TW (ed) General thoracic surgery, vol I. Williams & Williams, Philadelphia, pp 767

Capitolo 23

Livelli di intervento nel trauma toracico

V. Antonaglia, A. Peratoner, V. Campanile

Fisiopatologia

Il trauma toracico rappresenta il 10-15% dei ricoveri ospedalieri per trauma, negli Stati Uniti raggiunge valori di mortalità elevata (attorno al 60%) ed è responsabile del 20-25% delle morti da trauma [1].

Recentemente è stato sviluppato un sistema predittivo di valutazione della relazione tra la severità del trauma toracico e l'outcome dei pazienti [2]. Tale scala di punteggio tiene conto della dimensione delle contusioni polmonari, del numero di lobi polmonari danneggiati, del numero di fratture costali, sternali o clavicolari e del rapporto PaO_2/FiO_2, della presenza di emotorace, pneumotorace, pneumotorace ipertensivo e dell'età del paziente. Il range di valori è tra 0 e 25. Si è visto che la mortalità incrementa significativamente quando le lesioni della parete toracica sono bilaterali e quando sono gli anziani a subire il trauma toracico severo. Questo sistema denominato Trauma Thoracic Severity score (TTS) è presentato in Tab. 1 e risulta più sensibile del Thoracic ISS e del Thoracic AIS [2].

Le lesioni da trauma toracico si sviluppano essenzialmente per tre principali meccanismi fisiopatologici. Il primo e più comune è dovuto all'inerzia degli organi interni rispetto all'accelerazione-decelerazione scheletrica. Le principali lesioni toraciche da decelerazione sono: la contusione miocardica, la rottura traumatica dell'aorta, la rottura tracheobronchiale e il "flail chest", che risultano raramente coesistenti [3]. Il secondo meccanismo dipende dalla forza compressiva che supera la forza strutturale scheletrica e il terzo all'impatto ad alta velocità quando viene superata la tolleranza viscosa degli organi. A questi meccanismi si deve aggiungere quello che determina le lesioni da esplosione che colpiscono prevalentemente il torace: l'onda da iperpressione (4000-8000 m/s) seguita da quella di pressione negativa dell'esplosione generano lesioni da impatto alla superfici di interfacciamento aria-fluidi (rotture polmonari vicino al mediastino e al diaframma) e lesioni da stiramento e trazione su ligamenti e bronchi [4].

Tra i più completi studi sul trauma toracico sono da annoverare quello svizzero di Losanna [1] con 1500 casi in 10 anni di osservazione e quello policentrico americano del Major Trauma Outcome Study [5] eseguito in 60 ospedali su 15 000 pazienti con trauma toracico. In entrambi gli studi le lesioni toraciche isolate erano presenti in solamente il 20% dei pazienti, mentre l'80% presentava lesioni associate o lesioni multiple. I due studi presentano sostanzialmente la stessa incidenza del tipo di lesioni (fratture costali minori e maggiori, 10% e 35%, "flail chest" 5%, lesioni diaframmatiche 7%, lesioni cardiache 7-9%, lesioni esofagee 0,5%, rottura dell'aorta e grandi vasi 4%). Sempre da queste casistiche risulta che il 15% dei pazienti ha richiesto l'intervento chirurgico.

Tabella 1. Thoracic Trauma Severity Score (punteggio 0-25)

Coste	Pleura	Contusione	PaO_2/FiO_2	Età	Score
0	No	No	> 400	< 30	0
1-3	Pnx	1 Lobo unilaterale	300-400	30-41	1
3-6	Emo-emopnx unilaterale	1 Lobo bilaterale o 2 lobi unilaterali	200-300	42-54	2
> 3 bilaterale	Emo-emopnx bilaterale	< 2 Lobi bilaterali	150-200	55-70	3
Flail chest	Pnx iperteso	≥ 2 Lobi bilaterali	< 150	> 70	5

Lesioni traumatiche del torace

Pneumotorace

Il pneumotorace post-traumatico è una condizione di occupazione d'aria del cavo pleurico susseguente ad un evento traumatico. L'aria che si trova ad invadere lo spazio pleurico può derivare da lesioni del parenchima polmonare, con lesione quindi della pleura viscerale, o da danneggiamenti delle vie aeree di conduzione; in entrambi i casi si parla di pneumotorace chiuso. Quando invece il pneumotorace è secondario ad una lesione della parete toracica, con coinvolgimento del solo foglietto pleurico parietale, si parla di pneumotorace aperto.

Se la penetrazione d'aria nel cavo pleurico si verifica con un meccanismo a valvola, la pressione intrapleurica aumenta progressivamente spostando il mediastino controlateralmente in un quadro noto come pneumotorace iperteso. Cause rare di pneumotorace sono da un lato le lesioni traumatiche esofagee, dall'altro le lesioni di visceri addominali erniari in torace.

L'ipoventilazione polmonare che consegue ad un pneumotorace, è alla base della presentazione clinica; essa, infatti, sarà caratterizzata fondamentalmente dalla dispnea. Nel caso in cui vi sia un pneumotorace iperteso si assoceranno anche i segni e i sintomi dello shock cardiogeno. Segno patognomonico della presenza di pneumotorace è l'iperfonesi plessica all'emitorace interessato con scomparsa del murmure vescicolare nella stessa sede. La presenza di enfisema sottocutaneo non è sempre correlata al pneumotorace. Infatti, vi sono condizioni in cui pur essendoci enfisema sottocutaneo non vi è pneumotorace (ad esempio, lesioni esofagee o delle vie aeree di conduzione intramediastiniche). Vi è poi la condizione in cui pur essendoci una breccia pleurica, non si assiste al classico collasso polmonare per la presenza di sinechie che tengono il polmone ancora disteso. L'esame radiologico nella classica proiezione antero-posteriore risulta spesso già diagnostico, anche se qualche difficoltà può esserci nel diagnosticare pneumotoraci di piccola entità soprattutto in sede paracardiaca. In tali casi si parla di pneumotorace occulto ed in quest'ambito l'indagine diagnostica con migliore accuratezza risulta essere la tomografia computerizzata del torace. Ci sono casi in cui la scoperta di un pneumotorace occulto può essere incidentale nel corso di una scansione TC dell'addome superiore [6]. Il trattamento del pneumotorace è sicuramente una priorità di primo livello (spesso basta la sola ipotesi diagnostica in modo particolare in caso di pneumotorace iperteso). L'approccio terapeutico consta nell'applicazione di un drenaggio toracico posto in aspirazione. Nel caso di pneumotorace massivo che perduri da più di 24 ore, una rapida riespansione polmonare può condurre ad edema polmonare acuto per cui è consigliabile un lento ripristino dell'areazione del parenchima polmonare ponendo il drenaggio toracico a caduta e clampandolo saltuariamente. Nei casi di falde di pneumotorace di piccola entità può essere preso in considerazione un atteggiamento conservativo mediante osservazione clinica del paziente e monitoraggio della progressione del pneumotorace con esecuzione di radiografie seriate del torace. In modo particolare, in casi di pneumotorace occulto alcuni Autori hanno osservato che il posizionamento di un drenaggio toracico non è sempre imperativo, ma è indicato solo in quei pazienti che nel corso dell'osservazione clinica manifestino un peggioramento della funzione respiratoria anche indipendentemente dalla necessità di un trattamento con ventilazione a pressione positiva [7]. In quest'ambito va infatti ricordato che il posizionamento di un drenaggio toracico non è scevro da complicazioni; non solo complicanze immediate (ad esempio, perforazione polmonare, emotorace massivo o danneggiamento degli organi ipocondriaci) ma pure medio-tardive (ad esempio, empiema pleurico, lesioni da decubito a livello del parenchima polmonare). In quelle situazioni in cui sia presente solo enfisema sottocutaneo e/o enfisema mediastinico senza segni radiologici di pneumotorace, la maggioranza degli Autori è concorde nel posizionamento di un drenaggio "profilattico" essenzialmente in quei pazienti che necessitano di supporto ventilatorio in pressione positiva. Posizionato il drenaggio toracico è necessario monitorare la riespansione polmonare mediante radiografie successive; quando il polmone si è riespanso e non vi è più rimozione d'aria dal cavo pleurico, il drenaggio toracico può essere rimosso. Nelle condizioni in cui il polmone non tende a riespandersi e la perdita d'aria rimane importante, vi è necessità di valutare attentamente l'integrità delle vie aeree di conduzione mediante broncoscopia. In assenza di una discontinuità tracheobronchiale, il continuo e importante persistere della perdita pneumatica dal drenaggio toracico per più di 7 giorni impone un'esplorazione chirurgica del torace.

Emotorace

L'emotorace si realizza quando si verifica l'accumulo di sangue nel cavo pleurico. Tale accumulo ematico può essere secondario ad una lacerazione polmonare con invasione a bassa pressione dello spazio pleurico (che spesso si autolimita), oppure, quando ad essere interessato è un vaso arterioso della circolazione sistemica, il riempimento ematico del cavo pleurico può essere molto importante fino al configurarsi di un emotorace massivo. Il 60-70% dei traumi chiusi e il 50-60% dei traumi penetranti presenta un quadro di emotorace. L'emotorace è immediato nel 66%

dei casi ed è dovuto a rottura di arterie intercostali o della mammaria interna o dell'aorta o di vasi mediastinici o a lesioni cardiache, ed è invece tardivo (da 18 ore a 6 giorni dopo l'insulto traumatico) nel 33% dei casi, dovuto di solito a fratture costali multiple con dislocazione dei monconi. Il quadro clinico è dominato dalla dispnea associata eventualmente a segni e sintomi caratteristici dello shock emorragico. Classicamente l'obiettività toracica dimostra un settore di ipomobilità con scomparsa o importante riduzione del murmure vescicolare e presenza di ottusità plessica. La radiografia del torace dimostra un opacamento del campo polmonare interessato. In quest'ambito, si tenga presente che l'opacamento del solo seno costo-frenico è già compatibile con una perdita ematica di circa 500 ml, mentre l'opacamento dell'intero emitorace può essere spia di una perdita ematica di 2-3 litri. Il trattamento dell'emotorace prevede l'evacuazione del cavo pleurico mediante un drenaggio di diametro opportuno (32-40 F) posizionato nel V spazio intercostale sulla linea ascellare media. L'emotorace moderato (da 500 a 1500 ml) è di solito trattato con il solo drenaggio. Una perdita successiva di più di 200 ml/ora o una fuoriuscita totale superiore a 1500 (escludendo la perdita iniziale) o un quadro di ipotensione incoercibile, sono indici di una lesione vascolare maggiore che richiede una correzione chirurgica immediata. In visione degli esiti a distanza di un emotorace è opportuno evacuare tutte quelle raccolte ematiche organizzate visibili radiologicamente e non drenate in urgenza poiché esse possono condurre a complicanze infettive e alla formazione di fibrotorace, condizionando in modo anche molto pesante l'outcome finale del paziente [8]. L'intervento chirurgico, in tali casi, è da eseguirsi preferibilmente entro 7 giorni dall'evento traumatico (anche per via toracoscopica); interventi più tardivi sono tecnicamente più difficoltosi e richiedono per lo più una decorticazione pleurica.

Contusione polmonare

La contusione polmonare è una condizione che, nelle situazioni più gravi, è associata ad una mortalità che si avvicina al 30-40%. Una contusione che interessi più del 30% del parenchima polmonare determina un quadro di insufficienza respiratoria che necessita di ventilazione meccanica in pressione positiva. Precocemente il paziente con contusione polmonare dimostra ipoventilazione del parenchima colpito con conseguente ipossiemia arteriosa. La radiografia del torace dimostra la presenza di infiltrati a contorni mal definiti; la stessa indagine consente, ripetuta ad intervalli successivi ed in modo particolare a 24 ore dall'evento traumatico, un monitoraggio dell'evoluzione del danno parenchimale. La TC del torace consente una più rapida identificazione dell'area lesa, una quantificazione più esatta dell'entità del parenchima polmonare contuso e un migliore monitoraggio dell'evoluzione dell'area danneggiata. I pazienti con contusione polmonare di entità inferiore al 30%, con determinazione attraverso la TC del torace, possono essere trattati senza intubazione e supporto meccanico della ventilazione. Allo scopo di quantificare l'entità della contusione polmonare, quale elemento essenziale nel determinare la progressione del trattamento del paziente, è stato proposto da alcuni Autori un Pulmonary Contusion Score (PCS) da determinare all'ingresso del paziente e dopo 24 ore dall'evento traumatico [9]. Gli stessi autori concludono affermando che l'associazione del PCS con la valutazione del PaO_2/FiO_2 può essere facilmente utilizzata per determinare la necessità di supporto meccanico ventilatorio del paziente con contusione polmonare. Un vantaggio importante del PCS è quello di essere derivato direttamente dalla radiografia standard del torace senza la necessità di dover ricorrere all'indagine TC, non sempre possibile in questi pazienti in special modo se è necessario un monitoraggio della lesione polmonare.

Il trattamento conservativo della contusione si basa sui seguenti punti:
- ottimizzazione della copertura antalgica: al fine di garantire una migliore dinamica ventilatoria e assicurare la clearance delle secrezioni attraverso una tosse efficace;
- ottimizzazione dell'ossigenoterapia, dell'umidificazione delle vie aeree e della fisioterapia respiratoria in modo particolare sottolineando l'importanza di mantenere sgombre da secrezioni le vie aeree;
- adeguamento della fluidoterapia allo scopo di prevenire l'edema polmonare interstiziale.

Nei casi in cui il trattamento conservativo non sia sufficiente a mantenere gli scambi gassosi adeguati sarà indicata un'assistenza ventilatoria artificiale (ventilazione non invasiva o meccanica).

Lacerazione polmonare

La lacerazione polmonare si stabilisce quando la dinamica traumatica determina una soluzione di continuo della pleura viscerale e del parenchima polmonare. Nella maggior parte dei casi la lacerazione polmonare si manifesta con un quadro di emo-pneumotorace. Il trattamento previsto è per lo più di supporto con il drenaggio del cavo pleurico. Solo nei casi di lesioni importanti, con coinvolgimento di grossi vasi polmonari e/o di bronchi di diametro maggiore, può essere necessario l'approccio chirurgico. E' bene ricordare in quest'ambito che il danneggiamento contemporaneo di un bronco e di una vena polmonare, può dare origine al fenomeno dell'embolia paradossa con segni di ischemia localizzata nei territori serviti dal circolo sistemico (in modo particolare a livello cerebrale e miocardico).

Lesioni tracheo-bronchiali

L'incidenza delle lesioni dell'albero tracheo-bronchiale è andata aumentando nel corso del trascorrere del secolo passato [10, 11]; ciò è spiegabile da un lato per la diffusione nell'uso dei motoveicoli, e dall'altro per il progressivo miglioramento del trattamento preospedaliero dei pazienti che presentano questo tipo di lesioni.

La fisiopatologia delle lesioni tracheo-bronchiali prevede tre scenari fondamentali:
- la riduzione del diametro antero-posteriore della gabbia toracica con l'aumento del diametro trasverso tende a spostare in senso laterale i due polmoni ponendo in trazione i bronchi principali, che quindi possono lacerarsi;

- la compressione del torace nell'istante in cui la glottide sia chiusa, può produrre a carico delle vie aeree delle lesioni da "scoppio", per aumento della pressione intraluminale delle vie aeree. Più frequentemente questo meccanismo è alla base delle lesioni della pars membranosa della trachea e delle parti a minore resistenza dei bronchi;
- le forze di rapida decelerazione (classicamente nei traumi da impatto che coinvolgono i motoveicoli) agiscono sul punto di fissità del sistema tracheo-bronchiale localizzato a livello della carena; in tal modo si possono produrre lacerazioni delle vie aeree a questo livello.

Le lesioni che più frequentemente si riscontrano a carico dell'albero tracheobronchiale coinvolgono il bronco principale di destra e circa il 75% delle lesioni si localizzano entro i suoi 2 cm dalla carena [11].

Il quadro clinico di presentazione varia a seconda dell'area colpita. Nelle lesioni tracheali alte solitamente i sintomi più frequenti sono la tosse, l'emottisi, la dispnea mentre un segno importante è la presenza di enfisema sottocutaneo del collo. Alla radiografia del torace può essere presente un pneumotorace ma i segni più frequenti riguardano l'enfisema sottocutaneo con possibile pneumomediastino. Rara presentazione è quella dell'ostruzione alta delle vie aeree. Nelle lesioni più basse delle vie aeree, i sintomi più presenti sono la tosse, la dispnea, l'emottisi con presenza di enfisema sottocutaneo e spesso intramediastinico. Spesso è presente un pneumotorace con caratteristiche di massività e recidività nonostante il corretto posizionamento di un drenaggio pleurico. Nelle lesioni tracheo-bronchiali la broncoscopia è l'esame diagnostico di scelta. Le fratture tracheali minori guariscono spontaneamente nell'arco di 7-10 giorni previo trattamento tracheostomico allo scopo di ridurre la pressione intraluminale durante i colpi di tosse. Le sezioni traverse ad ampio diametro della trachea impongono un controllo immediato e sicuro delle vie aeree mediante intubazione su guida broncoscopica o, nei casi più gravi, mediante cervicotomia ed intubazione selettiva del moncone tracheale distale. È chiaro che il ripristino tracheale in questi casi può solo che essere chirurgico. Le lesioni bronchiali, che coinvolgono meno di un terzo della circonferenza bronchiale stessa, possono essere trattate in modo conservativo con il solo drenaggio toracico se questo è sufficiente a mantenere espanso il polmone del lato coinvolto. Nelle sezioni bronchiali maggiori la riparazione chirurgica è imperativa e deve essere il più precoce possibile.

Lesioni esofagee

Le lesioni esofagee hanno un'incidenza molto bassa nei traumi chiusi del torace (0,1%), mentre sono un'entità in aumento nei traumi toracici penetranti (armi da fuoco e da taglio). Il quadro clinico della perforazione esofagea varia a seconda della sede della lesione. Nelle perforazioni cervicali il paziente lamenta disfagia e tosse mentre i segni più frequenti sono l'enfisema sottocutaneo del collo e, non frequentemente, un ematoma del collo con resistenza ai movimenti passivi. La radiografia standard del torace dimostra l'enfisema sottocutaneo e a volte il pneumomediastino e l'ispessimento delle parti molli del collo. Nelle lesioni esofagee toraciche è presente di solito il pneumomediastino e può esserci la presenza di pneumotorace. Questo tipo di lesioni è maggiormente associato a complicanze di tipo settico. In caso di sospetto di lesione esofagea è indicato uno studio contrastografico con mezzo di contrasto idrosolubile e, nei casi di negatività di questo esame, va eseguita un'esofagoscopia con la minore insufflazione possibile dell'organo cavo. Il trattamento delle lesioni esofagee è fondamentalmente chirurgico e deve essere il più precoce possibile allo scopo di ridurre l'evoluzione settica del quadro.

Lesioni del cuore e dei grossi vasi

Le lesioni del cuore e dei grossi vasi contribuiscono in modo importante alla mortalità precoce per trauma toracico chiuso o penetrante. Le ferite del cuore rappresentano il 10% delle cause di morte di tutte le lesioni da arma da fuoco ed arma bianca [12]. Le lesioni dei grossi vasi si rinvengono in un terzo dei pazienti che necessitano di una toracotomia in seguito a trauma toracico. Le rotture dell'aorta toracica discendente, per lo più dovute alla decelerazione nei traumi chiusi toracici, hanno un'incidenza del 16% nella traumatologia stradale ed è causa di morte nel 5% dei casi [13]. La percentuale di pazienti con questo tipo di lesioni, che giunge viva in ospedale, è andata progressivamente aumentando negli ultimi dieci anni; ciò grazie al miglioramento dell'assistenza extraospedaliera del paziente traumatizzato.

Contusione cardiaca

La contusione cardiaca è secondaria per lo più ad incidenti automobilistici con rapida decelerazione. Il cuore ha come punto di fissità il suo peduncolo vascolare ed in corso di decelerazione va ad urtare contro lo sterno. Una fisiopatologia diversa è invece quella che conduce a contusione miocardica per schiacciamento della gabbia toracica. La presenza di una frattura sternale o di un volet anteriore impongono una particolare attenzione per la possibile presenza di una lesione cardiaca post-traumatica. La contusione può interessare solo la superficie epicardica oppure può riguardare la parete cardiaca a tutto spessore. Rare sono le rotture delle strutture endocardiche o dei vasi coronarici. Il quadro clinico è per lo più dominato dal dolore per le lesioni parietali, mentre la lesione miocardica è nella maggioranza dei casi silente. Solo nelle lesioni transmurali può essere presente un quadro sovrapponibile a quella dell'infarto miocardico. L'ECG va eseguito in tutti i traumi toracici, e se anormale è necessario eseguire il monitoraggio continuo dell'ECG per 24-48 ore. Se invece l'ECG di ingresso è normale, il rischio di lesione miocardica è molto basso. La diagnosi viene posta in genere sulla base del movimento enzimatico che indica lisi miocellulare miocardica (creatinfosfokinasi, creatinfosfokinasi-MB, troponina) e sulla possibile modificazione del tracciato elettrocardiografico (slivellamenti del tratto ST). L'ecocardiografia può essere utile per verificare discinesie della parete miocardica e la funzionalità valvolare. Raramente la contusione miocardica è responsabile di instabilità emodinamica. In caso di sospetta contusione miocardica è necessario istituire un monitoraggio continuo dell'ECG allo scopo di evidenziare precocemente l'insorgere di turbe aritmiche e dei parametri emodinamici allo scopo di identificare nelle sue fasi più iniziali un deficit di pompa.

Lesioni dell'aorta toracica

L'aorta toracica discendente può andare più frequentemente incontro a lesioni in seguito a trauma toracico. I danneggiamenti del vaso a livello istmico sono quelli che più facilmente si possono ritrovare nei traumi toracici chiusi a causa delle forze di decelerazione. Il più delle volte l'aorta viene lesa sulla sua faccia anteriore; a questo livello, per la presenza della pleura parietale e della fascia prevertebrale, si può formare un ematoma con arresto temporaneo dell'emorragia. In tali casi si può realizzare una rottura in due tempi dell'ematoma stesso entro 48 ore dall'evento traumatico. Talvolta, invece, la rottura della pleura parietale è immediata con instaurarsi di emotorace massivo per lo più fatale. Raramente la lesione non diagnosticata può evolvere nel tempo con la formazione di un pesudoaneurisma aortico post-traumatico che può rompersi anche a distanza di vari anni. La diagnosi va sospettata innanzitutto dalla dinamica del trauma (impatto violento, rapida decelerazione), dalla presenza di lembo anteriore, di fratture sternali o delle prime due coste, e da un quadro di ipotensione resistente. L'esame radiologico standard del torace in antero-posteriore può dare dei segni significativi: allargamento del mediastino superiore a più di 8 cm (il segno più suggestivo); abbassamento del bronco di sinistra con un angolo superiore a 140°; deviazione della trachea, del sondino naso-gastrico o del tubo endotracheale verso destra; frattura della prima e della seconda costa, della scapola o dello sterno; frattura della colonna dorsale toracica; emotorace sinistro; doppio contorno aortico evidente; fratture costali multiple sinistre (questi segni vanno ricercati con il busto del paziente posto in posizione più verticale possibile). Vi è comunque un 10% di soggetti in cui la radiografia del torace è totalmente negativa. Il sospetto clinico e radiologico della lesione dell'aorta toracica richiede uno studio angiografico tranne nei casi in cui l'instabilità emodinamica del paziente imponga una toracotomia immediata. Se la radiografia del torace è negativa ma la dinamica del traumatismo può essere indicativa per una possibile lesione dell'aorta toracica, è giustificato eseguire un'angio-TAC e proseguire con l'angiografia solo se vi siano segni significativi. In mani esperte anche un'ecocardiografia transesofagea può fornire la diagnosi di lesione aortica anche senza la conferma angiografica. In caso di ematoma mediastinico stabile l'intervento chirurgico vascolare può essere procrastinato nel momento in cui vi siano altre lesioni che richiedano un trattamento stabilizzante più precoce. In tal caso vanno senza dubbio evitate le puntate ipertensive. L'intervento andrà quindi eseguito quando il paziente sarà stabilizzato. Se invece si viene a configurare il quadro di emotorace massivo o si evidenza un progressivo allargamento del mediastino, il trattamento toracotomico è di primaria importanza.

Approccio terapeutico

La fase iniziale di inquadramento di un severo trauma toracico richiede un elevato impegno diagnostico nella valutazione globale del paziente (il 60-70% dei traumi toracici presenta anche lesioni extratoraciche), e terapeutico nel trattamento dello stato di shock emodinamico e del distress respiratorio [14]. Nelle primissime fasi di valutazione del trauma toracico è indispensabile discernere tra una lesione toracica ad imminente pericolo di vita (pneumotorace iperteso, pneumotorace aperto, emo- o pneumotorace massivo, tamponamento cardiaco, embolia gassosa traumatica, "flail chest"), nel qual caso sarà necessario un'immediato intervento terapeutico, e una lesione toracica a non immediato pericolo di vita (contusione polmonare, contusione miocardica, rottura aortica, rottura diaframmatica, rottura esofagea, fratture costali multiple o emo-pneumotorace semplice).

Vi è consenso unanime in letteratura sul fatto che il pneumotorace iperteso dovrebbe essere riconosciuto clinicamente (ipotensione arteriosa, iperdistensione asimmetrica della gabbia toracica, distensione delle vene del collo, timpanismo alla percussione, rumori respiratori, deviazione tracheale, enfisema sottocutaneo) e rapidamente trattato tramite toracostomia senza attendere un'eventuale radiografia del torace. A tal proposito, le indicazioni all'immediato utilizzo della toracostomia senza conferma radiologica sono il sospetto clinico di pneumotorace iperteso e la presenza di enfisema sottocutaneo, con urgenza di ventilazione meccanica per paziente che deve essere sottoposto urgentemente ad intervento chirurgico.

Ferite aperte e penetranti della parete toracica annullano la negatività pleurica determinando pneumotorace aperto e collasso polmonare. Durante l'inspirazione, l'aria entra nel cavo pleurico ed esce durante l'espirazione. Se l'ampiezza della breccia è simile o maggiore dell'area di sezione della trachea, la ventilazione è gravemente compromessa. Se la ferita determina un meccanismo a valvola permettendo l'entrata, ma non l'uscita dell'aria, si può generare un pneumotorace iperteso con compromissione emodinamica. L'emotorace è determinato da lacerazione dei vasi intercostali o delle mammarie interne e richiede frequentemente l'intervento toracotomico. In condizioni di emergenza tamponare e chiudere la ferita aperta del torace può risultare pericoloso in presenza di concomitante breccia polmonare perché se quest'ultima lesione presenta un meccanismo a valvola si genera rapidamente un pneumotorace iperteso. È quindi indispensabile un immediato tamponamento della breccia senza una sua occlusione completa. In un secondo tempo poi sarà necessaria una toracostomia ed un eventuale intervento chirurgico.

L'emo-pneumotorace massivo rappresenta un'emergenza e deve essere prontamente drenato. Un problema decisionale di grande importanza è se farlo in condizioni di distress respiratorio in ventilazione spontanea o dopo aver intubato e sottoposto il paziente a ventilazione assistita. Nei casi in cui la presenza del pneumotorace deve essere accertata alla TC è necessario procedere all'intubazione tracheale e alla ventilazione meccanica se il distress è rilevante. Nei casi in cui il radiogramma del torace è diagnostico, la toracostomia chiusa mediante tubo di drenaggio riduce il distress respiratorio e insieme ad un'adeguata analgesia permette di gestire la maggior parte delle lesioni toraciche anche per l'esecuzione di ulteriori indagini radiografiche. In questo modo si evita di ricorrere alla ventilazione meccanica e al rischio di barotrauma ventilatorio, rischio più accentuato nei pazienti giovani coscienti in cui è difficile mantenere un livello di sedazione che consenta la ventilazione artificiale. L'introduzione del tubo di drenaggio [15] intrapleurico non è scevra di complicanze e di mal posizionamenti in mani non esperte. Il quadro di pneumotorace massivo che persiste nonostante il posizionamento di drenaggio toracico in aspirazione, in presenza di enfisema sottocutaneo massivo, di aspirazione di sangue dal tubo e di ipossiemia refrattaria, è suggestivo per la concomitanza di importante lacerazione delle vie aeree. In questo caso sarà necessaria l'esecuzione di una broncoscopia e il successivo intervento toracotomico. In presenza di lacerazione del bronco di destra può diventare importante, se possibile, inserire il tubo endotracheale a destra con cuffiaggio che occlude la breccia, mentre in caso di lacerazione del bronco di sinistra inserire il tubo endotracheale a destra ventilando solo quell'emisistema. Il quadro di emotorace massivo con perdite ematiche maggiori di 1,5 litri o con perdite ematiche maggiori di 200 ml/h per 3-4 ore, associate a instabilità emodinamica del paziente dopo fluidoterapia spinta, necessita di intervento toracotomico.

Considerando che bastano 100 ml di sangue nel tamponamento cardiaco acuto a compromettere significativamente la funzione cardiaca, conviene sempre sospettare tale condizione nel caso di traumi toracici chiusi o penetranti associati ad ipotensione ma senza segni di evidenti perdite ematiche (triade clinica: ipotensione, aumento pressione venosa, toni cardiaci attenuati). Nel caso di paziente instabile dal punto di vista cardiocircolatorio, bisogna eseguire rapidamente la pericardiocentesi con puntura sottoxifoidea a 45° verso la punta della scapola sinistra. L'aspirazione di soli 50 ml determina un netto miglioramento emodinamico. Se il paziente è invece stabile si può programmare un intervento con finestra pericardica sottoxifoidea o una toracotomia.

In corso di trauma toracico, una improvvisa ipotensione associata a comparsa di deficit neurologici in seguito all'inizio di ventilazione meccanica a pressione positiva deve far sospettare l'embolia gassosa traumatica. Anche se difficilmente rilevabili, la presenza di bolle d'aria nelle arterie retiniche (all'esame del fundus) e nel prelievo di sangue arterioso (all'emogasanalisi) confermerà tale diagnosi. Il trattamento è rappresentato anche in questo caso dalla toracotomia d'urgenza nell'attesa della quale è utile mantenere un'elevata pressione arteriosa con utilizzo di farmaci vasoattivi, per favorire il passaggio delle bolle d'aria oltre cuore e cervello attraverso la microcircolazione fino nel distretto venoso.

Il "flail chest" è conseguenza di solito di traumi chiusi ed è caratterizzato da instabilità della parete toracica con movimento paradosso durante il ciclo respiratorio. E' presente in circa il 10-20% dei traumi toracici ed è gravato da una mortalità del 50% nella popolazione anziana. Il volé costale può essere anteriore, comprendente lo sterno, laterale, associato a fratture costali o a dislocazioni anteriori e a livello della linea ascellare posteriore, o posteriore, associato a fratture costali medio-ascellari e a fratture o dislocazioni vicino al collo o alla testa delle coste. In quest'ultimo caso la posizione supina del paziente con la parete interessata contro il letto la stabilizza adeguatamente. Di solito nasconde una contusione importante sottostante ed è frequentemente associato ad un emotorace che una parete muscolosa può rendere poco evidente. Se è esteso, vi è indicazione alla ventilazione meccanica a pressione positiva associata a toracotomia per prevenire un eventuale pneumotorace iperteso e per drenare l'eventuale emotorace. Se il movimento paradosso non è grave, si può evitare la ventilazione meccanica a favore di una ventilazione non invasiva. E' comunque fondamentale in tutti i casi un adeguato controllo del dolore mediante analgesia, in special modo peridurale, e la prevenzione delle complicanze infettive.

Le fratture costali semplici non sono associate a significative lesioni degli organi interni o a pneumotorace o emotorace e il quadro clinico può essere silente, tanto che il paziente può essere dimesso dal dipartimento di emergenza e presentare una polmonite da atelettasia da ipoventilazione nei giorni successivi, oppure il quadro clinico è rappresentato dal dolore alla respirazione e dalla dolorabilità alla pressione del sito di frattura. L'esame fisico è di solito adeguato per la diagnosi di fratture costali nel paziente cosciente. Il trattamento più efficace è l'analgesia che consenta l'escursione toracica per una adeguata ventilazione. L'infiltrazione contemporanea di più nervi intercostali interessati, con anestetici locali può garantire un'analgesia efficace. Migliori risultati si ottengono con l'analgesia peridurale continua. Nella nostra pratica sono necessari almeno 10 ml di ropivacaina allo 0,2% nello spazio peridurale toracico per una analgesia che consenta una adeguata escursione toracica. Oltre a ridurre il dolore e a prevenire le infezioni polmonari, l'analgesia peridurale con infusione continua tramite pompa elastomerica previene spesso il deterioramento dell'insufficienza respiratoria ed evita la necessità della ventilazione meccanica [16, 17]. Se sono lese le prime 2 coste, l'energia traumatica può aver leso le strutture nervose e vascolari adiacenti (plesso brachiale e vasi succclavi). Alterazioni della perfusione e dei polsi arteriosi degli arti superiori, lesioni nervose del plesso brachiale, ematomi alla base del collo o a livello mediastinico o extrapleurico alla radiografia del torace sono precise indicazioni all'arteriografia. Si deve sospettare la lesione cardiaca in presenza di dislocazioni condrocostali e di fratture sternali e lesioni addominali, come la lacerazione epatica e la rottura di milza, in presenza di fratture dalla VI, VII costa in giù. In presenza di fratture multiple delle coste sottostanti alla settima è indispensabile posizionare un sondino nasogastrico a causa della distensione gastrica e della ridotta escursione diaframmatica.

Le fratture sternali rappresentano la conseguenza dell'impatto diretto della parte anteriore del torace o la lesione da accentuata flessione delle vertebre. Può associarsi a dislocazione condrocostale di più coste e al "flail chest". Le fratture sternali sono localizzate di solito trasversalmente a livello del corpo dello sterno o della sua giunzione con il manubrio. Essendo lo sterno sottocutaneo, l'esame fisico può permettere di rilevare il segno del gradino della frattura altamente dolorabile. Bisogna sempre sospettare lesioni dei grandi vasi del torace o dei bronchi in presenza di frattura sternale, ma soprattutto la contusione miocardica perché il cuore può essere stato compresso tra sterno e vertebre.

Alla lacerazione diretta pleuro-parenchimale dovuta alle fratture costali si può associare l'accelerazione con stiramento del tessuto alveolare dalle strutture ilari a maggior densità con formazione di contusioni polmonari. Le lacerazioni polmonari causate con questi meccanismi diretti o indiretti sono state classificate da Wagner e Jamieson [18] in maniera quantitativa in base alla TC del torace. Il sanguinamento conseguente a livello parenchimale può portare all'epatizzazione polmonare o riversarsi a livello pleurico. Se la contusione ha estensione limitata, senza instabilità delle parete toracica o altre gravi lesioni associate, è opportuno evitare il ricorso all'intubazione tracheale e alla ventilazione meccanica, per limitare il rischio di barotrauma ventilatorio e di infezioni polmonari. Con il monitoraggio della funzione respiratoria ed emodinamica, con il controllo strumentale dell'ematosi, con il controllo delle secrezioni tracheo-bronchiali, del dolore e del bilancio idrico è possibile limitare la ventilazione invasiva ai casi gravi. Wagner e Jamieson [18] ritengono che la TC possa definire la necessità di ventilazione artificiale in base alla percentuale di consolidazione degli spazi aerei.

Livelli di intervento

La strategia di valutazione e gestione del paziente con trauma toracico prevede essenzialmente due livelli di intervento. Il primo livello viene attuato all'arrivo del paziente in pronto soccorso o area di emergenza e consiste nell'iniziale valutazione clinica (esame obiettivo, parametri vitali, Glasgow Coma Scale), nella stabilizzazione respiratoria (ossigenoterapia o intubazione e ventilazione meccanica), nella stabilizzazione cardiocircolatoria, nell'eventuale posizionamento di drenaggio toracostomico (per lesioni ad imminente pericolo di vita) e catetere venoso centrale e successivamente nella diagnostica strumentale (radiografia e/o TC del torace) [19]. Subito dopo le indagini radiologiche si procede ad eventuale posizionamento di un primo drenaggio toracostomico (qualora non sia stato posizionato subito) o di un secondo drenaggio (qualora il primo non sia sufficiente). In questa fase può risultare molto utile lavorare sul paziente all'interno della sezione TAC in modo che a richiesta sarà possibile effettuare scansioni TC mirate subito dopo la toracostomia per controllare l'ottimale posizionamento del drenaggio. La prima fase si conclude con il proseguimento della stabilizzazione del paziente e con il suo trasporto in ambiente intensivo.

Il secondo livello di intervento viene attuato in Terapia Intensiva e può avere come target un paziente intubato, in ventilazione meccanica oppure un paziente non intubato, in respiro spontaneo. Nel primo caso l'obiettivo deve essere il perseguimento di adeguate analgesia [20], sedazione e curarizzazione e l'ottimizzazione dell'interazione macchina-paziente utilizzando un tipo di ventilazione che tenga particolarmente in considerazione i danni da barotrauma. Nel secondo caso, invece, l'obiettivo principale è garantire un'analgesia il più ottimale possibile (ideale l'analgesia peridurale) [21, 22] che permetta poi al paziente di rimanere in respiro spontaneo supportato da ossigenoterapia ed eventualmente da dispositivi di ventilazione non invasiva (CPAP, maschera facciale, maschera nasale, casco) [23]. Per entrambi i casi poi riveste un ruolo di primaria importanza la messa in opera di misure rilevanti come l'antibioticoprofilassi, il drenaggio posturale, la fisiokinesiterapia respiratoria e la toilette continua delle vie aeree, intesa come broncoscopie di pulizia, umidificazione attiva delle vie aeree e aerosol-terapia.

Per quanto riguarda l'analgesia in corso di trauma toracico si può attuare un'analgesia di tipo endovenoso con farmaci oppioidi (meperidina, fentanyl, morfina, tramadolo) a boli, in infusione continua, in pompa elastomerica o con dispositivo

PCA, oppure un'analgesia loco-regionale con somministrazione di farmaci anestetici (ropivacaina, bupivacaina) e oppiacei (morfina) per via peridurale (bolo iniziale e seguente infusione in pompa elastomerica) o in corso di blocco paravertebrale o dei nervi intercostali [24].

Vi sono svariati studi in letteratura che dimostrano che in corso di trauma toracico dopo la stabilizzazione del paziente, il posizionamento precoce di un catetere peridurale a livello toracico e l'inizio dell'analgesia peridurale, permettono ai pazienti intubati, di ridurre i tempi di ventilazione meccanica supportando tale manovra, il weaning ventilatorio. Nei pazienti non intubati, invece, l'analgesia peridurale, garantendo una buona dinamica respiratoria e scambi gassosi adeguati, consente al paziente di rimanere in respiro spontaneo [25, 26] e l'assenza di dolore gli consente di tossire permettendo una buona capacità a liberarsi dalle secrezioni tracheo-bronchiali. Si riducono così importanti fattori di rischio legati alle polmoniti associate alla ventilazione artificiale (VAP).

Nostra esperienza

Ci sembra utile, in conclusione, riportare alcuni dati della nostra casistica. Ci siamo limitati a prendere in considerazione gli ultimi 8 mesi durante i quali abbiamo avuto modo di trattare 12 pazienti con trauma toracico con età media di 42,2 anni e TTS medio di 9,1. Di questi pazienti, 6 (gruppo 1: età media 37,4 anni e TTS medio 7,07) sono stati trattati con approccio ventilatorio invasivo, mentre gli altri 6 (gruppo 2: età media 48,83 anni e TTS medio 10,05) hanno ricevuto una ventilazione di tipo non invasivo. I pazienti presentavano un trauma toracico singolo o associato a fratture scheletriche e/o a rottura di milza, senza trauma cranico severo e la scelta di procedere o no a intubazione e ventilazione dopo primitiva stabilizzazione con toracostomia e ossigenoterapia dipendeva esclusivamente dal giudizio del sanitario di turno.

I pazienti del gruppo 1 sono stati intubati dall'accoglimento, sedati e curarizzati e sottoposti a ventilazione meccanica di tipo convenzionale. L'analgesia è stata ottimizzata tramite utilizzo di farmaci oppioidi (fentanyl o meperidina a dosaggio rispettivamente di 25-100 µg/h o 0,1 mg/Kg/h).

I pazienti del gruppo 2 sono stati trattati con tecniche di ventilazione non invasiva (ossigenoterapia controllata, CPAP mask, ventilazione non invasiva con pressure support, NIPPV) ed è stata garantita un'analgesia di tipo peridurale continuo mediante pompa elastomerica (miscela di ropivacaina 675 mg e morfina 6 mg a 10 ml/h, concentrazione di ropivacaina di 0,2-0,25% e volume di 10 ml/h a livello peridurale dorsale).

In tre pazienti sono stati eseguiti cicli di alcune ore di ventilazione percussionata ad alta frequenza (HFPV) tramite boccaglio [27], con buona risposta in termini di rimozione delle secrezioni e di miglioramento degli scambi gassosi. Anche se tutti i pazienti sono stati dimessi dalla Terapia Intensiva e sono sopravvissuti a 2 mesi dal trauma, abbiamo rilevato una notevole differenza di complicanze e di durata di degenza in T.I. a favore dei pazienti non intubati nonostante presentassero una maggior gravità delle lesioni toraciche (Tab. 2).

Tabella 2. Casistica di pazienti con trauma toracico trattati con ventilazione invasiva (Gruppo 1) e non invasiva (Gruppo 2)

	Età	TTS	Analgesia	Ventilazione	Degenza	Complicanze
Gruppo 1	23	6	e. v. fentanyl	Invasiva	8	-
	51	7	e. v. fentanyl	Invasiva	13	Atelettasia
	35	6	e. v. meperidina	Invasiva	10	-
	32	11	e. v. fentanyl	Invasiva	39	Shock settico
	46	9	e. v. fentanyl	Invasiva	19	Sepsi MRSA
	26	7	e. v. meperidina	Invasiva	19	VAP
Gruppo 2	79	17	peridurale T7-8	NIV	7	Escara facciale
	29	7	peridurale T8-9	NIV	5	-
	50	11	peridurale T7-8	NIV	6	Gastrectasia
	35	10	peridurale T5-6	Ventimask	3	-
	74	11	peridurale T8-9	CPAP mask	3	-
	26	7	peridurale T6-7	NIV	7	-

Dai nostri dati si rileva chiaramente che un trattamento ventilatorio di tipo non invasivo associato ad un ottimale controllo antalgico (preferibilmente per via peridurale) può ridurre in maniera significativa le complicanze e il tempo di degenza in Terapia Intensiva. La riduzione del dolore facilita, mediante una valida capacità a tossire, la rimozione delle secrezioni tracheobronchiali. L'utilizzo di un'apparecchiatura capace di erogare la HFPV mediante boccaglio da alternare alla NIV facilita l'espettorazione e porta a risoluzione focolai contusivi migliorando rapidamente gli scambi gassosi e il quadro radiologico. E' prevedibile che una maggiore conoscenza di questa metodica di ventilazione consentirà di poterla annoverare tra i presidi di secondo intervento del trauma toracico severo.

Conclusioni

La rapidità con cui va posta la diagnosi e il riconoscimento delle condizioni di indifferibilità nel trattamento associate con le capacità manuali e strumentali per renderlo efficace, fanno dell'intervento primario al trauma toracico severo uno dei momenti più impegnativi a cui è chiamato il medico intensivista. La complessità delle problematiche accennate in questa sintesi richiede che, per la completa riuscita del trattamento, le approfondite conoscenze di fisiopatologia cardio-respiratoria si integrino con un lavoro multispecialistico di equipe che faccia fronte alle multiformi necessità terapeutiche del grave traumatizzato toracico.

Bibliografia

1. Beeson A, Saeggesser F (1983) Color atlas of chest trauma and associated injuries. Oradell, Medical Economics Books
2. Pape HC, Remmers D, Rice J et al (2000) Appraisal of early evaluation of blunt chest trauma: development of a standardized scoring system for initial clinical decision making. J Trauma 49:496-454
3. Swan KG Jr, Swan BC, Swan KG (2001) Decelerational thoracic injury. J Trauma 51:970-974
4. Katz E, Ofek B, Adler J et al (1989) Primary blast injury after a bomb explosion in a civilian bus. Ann Surg 209:484-488
5. Locicero J, Mattox KL (1989) Epidemiology of chest trauma. Surg Clin North Am 69:15-20
6. Hill SL, Edmisten T, Holtzman G et al (1999) The occult pneumothorax: an increasing diagnostic entity in trauma. Am Surg 65:254-258
7. Brasel KJ, Stafford RE, Weigelt JA et al (1999) Treatment of occult pneumothoraces from blunt trauma. J Trauma 46:987-990
8. Vassiliu P, Velmahos GC, Toutouzas KG (2001) Timing, safety and efficacy of thoracoscopic evacuation of undrained post-traumatic hemothorax. Am Surg 12:1165-1169
9. Tyburski JG, Collinge JD, Wilson RF et al (1999) Pulmonary contusion: quantifying the lesions on chest X-ray films and the factors affecting prognosis. J Trauma 46:833-838
10. Cassada DC, Munyikwa MP, Moniz MP et al (2000) Acute injuries of trachea and major bronchi: importance of early diagnosis. Ann Thorac Surg 69:1563-1567
11. Kieser AC, O'Brien SM, Detterbeck FC (2001) Blunt tracheobronchial injuries: treatment and outcomes. Ann Thorac Surg 71:2059-2065
12. Rich HM (1980) Missle injuries. Am J Surg 139:414
13. Rapaport A (1982) An epidemiologic profile of urban trauma in America. Tex Med 78:44
14. Jones RK, Jurkovic GJ, Shiatz DV et al (2001) Management of traumatic lung injury: a western trauma association multicenter review. J Trauma 51:1049-1053
15. Etoch SW, Bar-Natan MF, Miller FB et al (1995) Tube thoracostomy. Factors related to complications. Arch Surg 130:521-526
16. Wilson RF, Steiger Z (1996) Thoracic trauma: chest wall and lung. In: Wilson RF, Walt AJ (eds) Management of trauma. William and Wilkins, Baltimore, pp 315-342
17. Cogbill TH, Landercasper J (2000) Injury to the chest wall. In: Mattox KL, Feliciano D, Moore EE (eds) Trauma. McGraw-Hill, New York, pp 483-505
18. Wagner RB, Jamieson PM (1989) Pulmonary contusion evaluation and classification by computed tomography. Surg Clin North Am 69:31-40
19. Exadaktylos AK, Sclabas G, Schmid SW et al (2001) Do we really need routine computed tomografic scanning in the primary evaluation of blunt chest trauma in patients with "normal" chest radiograph?. J Trauma 51:1173-1176
20. Hedderich R, Ness TJ (1999) Analgesia for trauma and burns. Crit Care Clin 15:167-184
21. Dittman M, Steenblock U, Kranzlin M, Wolff G (1982) Epidural analgesia or mechanical ventilation for multiple rib fractures?. Intensive Care Med 8:89-92
22. Dittman M, Keller R, Wolff G (1978) A rationale for epidural analgesia in the treatment of multiple rib fractures. Intensive Care Med 4:193-197
23. Bolliger CT, Van Eeden SF (1990) Treatment of multiple rib fractures. Randomized controlled trial comparing ventilatory with nonventilatory management. Chest 97:943-948
24. Moon MR, Luchette FA, Gibson SW et al (1999) Prospective, randomized comparison of epidural versus parenteral opioid analgesia in thoracic trauma. Ann Surg 229:684-691

25. Wisner DH (1990) A stepwise logistic regression analysis of factors affecting morbidity and mortality after thoracic trauma: effect of epidural analgesia. J Trauma 30:799-804
26. Worthley LIG (1985) Thoracic epidural in the managment of chest trauma. Intensive Care Med 11:312-315
27. Hurst JM, Branson RD, DeHaven CB (1987) The role of HFV in post-traumatic respiratory insufficiency. J Trauma 27:236-242

TRAUMA

Capitolo 24

Trauma dell'addome

G. SGANGA, G. BRISINDA

La valutazione dell'addome rappresenta una delle componenti più critiche e determinanti nell'iniziale approccio al paziente politraumatizzato [1].

Il trauma addominale è una causa frequente di morbidità e mortalità rappresentando l'addome la terza regione più frequentemente coinvolta da patologie traumatiche.

La frequenza di lesioni che richiedono un trattamento chirurgico si aggira attorno al 20% [2].

Il paziente politraumatizzato spesso presenta lesioni addominali associate ad altre, quali quelle toraciche, scheletriche e/o craniche, che ne aggravano la prognosi e ne rendono più difficile la diagnosi e la terapia [3].

A seconda del meccanismo del danno, i traumi addominali si distinguono classicamente in due ampie classi: traumi chiusi e traumi penetranti (Tab.1).

I traumi chiusi sono più frequenti e generalmente sono dovuti ad un meccanismo diretto: urto, compressione, azione di corpi contundenti, percosse; meno frequenti sono i traumi dovuti a meccanismi indiretti quali brusche decelerazioni (che determinano stiramenti, lacerazioni o disinserzioni di varie strutture endoaddominali).

I traumi penetranti come le lesioni da arma da taglio (le più frequenti), da arma da fuoco e quelle cosiddette da impalamento, sono più rari, ma, specialmente nei centri urbani, rappresentano una percentuale ancora consistente.

Le differenze tra i due tipi di trauma addominale non risiedono solo nel meccanismo d'azione del danno ma anche nella frequenza delle lesioni degli organi endoaddominali, nel ragionamento diagnostico e in alcune soluzioni chirurgiche.

Tabella 1. Incidenza di lesione d'organo

Trauma chiuso		**Trauma penetrante**	
Milza	26%	Fegato	37%
Piccolo intestino	16%	Piccolo intestino	26%
Rene	24%	Stomaco	19%
Fegato	15%	Colon	14%
Parete addominale	1-3%	Omento	10%
Diaframma	1-3%	Milza	7%
Mesentere	1-3%	Rene	3-5%
Pancreas	1-3%	Pancreas	3-5%
		Duodeno	3-5%
		Diaframma	3-5%

Essendo l'addome superiore protetto dalle ultime coste il trauma toracico e quello addominale dovrebbero essere sempre considerati concomitanti fino a prova contraria; spesso, infatti, i traumi costali possono determinare importanti lesioni degli organi addominali ipocondriaci; viceversa, violenti traumi addominali possono causare interruzione del diaframma con formazione di ernie diaframmatiche. Pertanto, la possibilità di lesioni traumatiche a carico dei visceri addominali va presa in considerazione in tutti i casi di trauma del tronco, compreso il torace ed il bacino [4].

Valutazione del paziente con sospetto trauma addominale

La valutazione iniziale dell'addome ha l'obiettivo di determinare se vi siano fonti endoaddominali di sanguinamento o di contaminazione da parte di materiale intestinale. Altre lesioni, quali danni pancreatici e/o biliari, non pongono nell'immediato a rischio la vita del paziente e pertanto risultano meno urgenti. Nonostante la presenza all'interno dell'addome di differenti organi e strutture anatomiche nonché la possibilità di un ampio spettro di possibili lesioni, la domanda che il chirurgo dovrà porsi nella valutazione iniziale sarà semplicemente se vi è sangue o contaminazione peritoneale [5].

L'indicazione chirurgica andrà posta una volta messe in atto tutte le procedure di stabilizzazione cardiocircolatoria e respiratoria del paziente. Qualora non vi fossero evidenze di immediata necessità di trattamento chirurgico il paziente potrà essere ulteriormente valutato al fine di trattare altri problemi urgenti. Non vi sono problemi addominali, neppure l'eviscerazione, che abbiano la precedenza sulle misure di stabilizzazione respiratoria ed emodinamica della valutazione primaria [6].

La valutazione fisica dell'addome rappresenta una sfida per tutti coloro che si occupano di emergenza anche perché i segni di peritonite sono spesso tardivi (4 ore).

La diagnosi di lesione organo-specifica è spesso difficile e peraltro non necessaria in caso di indicazione chirurgica immediata. La presenza di aria libera, un lavaggio peritoneale diagnostico (LPD) positivo in un paziente ipoteso rappresentano un'assoluta indicazione alla laparotomia esplorativa. L'obiettivo del chirurgo sarà semplicemente identificare la necessità dell'intervento.

Gli esami di laboratorio così come indagini strumentali raffinati sono utili solo nella valutazione successiva del paziente che non presenti nelle prime fasi dell'assistenza un'immediata indicazione all'intervento chirurgico.

Lavaggio peritoneale diagnostico (LPD)

È sicuramente l'esame con più alta sensibilità e specificità (falsi negativi 0,5-1%, falsi positivi 1%); inoltre, la facilità ed i tempi rapidi in cui può essere eseguito, unitamente alla bassa incidenza di complicanze, fanno sì che il LPD costituisca un test diagnostico fondamentale nella valutazione dei pazienti con trauma chiuso dell'addome (Tab. 2).

Tabella 2. Indicazioni principali al lavaggio peritoneale diagnostico

Dolore o dolorabilità addominale
Ipotensione inspiegabile
Fratture delle ultime coste
Fratture pelviche
Fratture delle vertebre toraciche o lombari
Paraplegia o tetraplegia
Alterazioni dello stato di coscienza

L'unica vera controindicazione assoluta al LPD è la immediata indicazione alla laparotomia d'urgenza.

Controindicazioni relative al lavaggio peritoneale sono rappresentate da:
- gravidanza;
- presenza di cicatrici da pregressi interventi chirurgici addominali;
- obesità;
- cirrosi avanzata o una preesistente coagulopatia.

Le limitazioni del LPD riguardano la sua non attendibilità nella documentazione dei traumi retroperitoneali, della vescica, del diaframma, dei visceri cavi (a meno di una identificazione di bile, feci o batteri).

Se dal catetere si aspira francamente sangue, si impone subito la necessità di una laparotomia esplorativa (Tab. 3). Se l'aspirazione è negativa bisogna eseguire il lavaggio della cavità peritoneale introducendo 20 ml/Kg di soluzione fisiologica o Ringer lattato: effettuato il lavaggio, un campione (75 ml circa) viene inviato in laboratorio per l'analisi. Se il risultato è dubbio si può ripetere il lavaggio dopo 4-6 ore.

Studi clinici retrospettivi recenti dimostrano che la principale indicazione all'intervento in caso di emoperitoneo documentato (LPD o ECO o TC positive) è rappresentata dalla stabilità emodinamica del paziente indipendentemente dall'entità del grado di lesione dell'organo o dall'entità dell'emoperitoneo stesso.

Tabella 3. Il LPD viene considerato positivo se:

- Dal catetere si aspira francamente sangue (sono sufficienti 10 ml nel bambino, 20 ml negli adulti)
- Globuli rossi > 100 000/mm^3
- Globuli bianchi > 500/mm^3 (dopo almeno 3 ore dal trauma)
- Diastasi > 175 U/100 ml
- Batteri (all'esame microscopico diretto con Gram)
- Bile (per il colore verdastro o per > di bilirubina)
- Particelle di cibo

Radiografia di torace, addome, pelvi

Sono eseguite al fine di identificare i seguenti reperti:
- fratture costali, ernia diaframmatica;
- presenza di aria libera (rottura di un viscere cavo);
- presenza di gas nella regione duodenale (possibile rottura duodenale retroperitoneale);
- scomparsa del profilo dello psoas (emorragia retroperitoneale, possibile rottura retroperitoneale duodenale o pielo-ureterale con formazione di un urinoma);
- ingrandimento dell'ombra renale (rottura di rene con ematoma perirenale);
- frattura delle vertebre lombo-sacrali;
- frattura della pelvi.

Esami radiologici contrastografici

Sono indicati nel sospetto di lesioni di specifici organi intraaddominali, chiaramente in assenza di altre lesioni richiedenti una laparotomia d'urgenza, e se le condizioni cliniche generali del paziente lo consentono:
- urografia, in presenza di ematuria;
- Rx delle prime vie digerenti con gastrografin e colangiopancreatografia retrogra da endoscopica (CPRE), nel sospetto di un trauma duodenopancreatico.

Ecografia

Tra gli esami diagnostici nel trauma addominale l'ecografia sta assumendo un ruolo sempre più significativo soprattutto grazie all'introduzione delle scansioni FAST (focused abdominal sonography for trauma) che permettono, anche in mani non particolarmente esperte, di identificare la presenza di versamento nello spazio epatorenale, splenorenale, nello scavo pelvico e nel pericardio (regola delle 4P). In mani più esperte, tale indagine ha il vantaggio di rilevare alterazioni ecostrutturali (ematomi sottocapsulari, intraparenchimali, fratture, lacerazioni) degli organi parenchimatosi e fornire informazioni su retroperitoneo, vescica, diaframma, pleura, aorta.

Circa la diagnosi dell'emoperitoneo, devono essere presenti almeno 50-70 cc di liquido; inoltre, è necessario avere la vescica piena per una migliore visione della pelvi. Complessivamente questa tecnica presenta una sensibilità (84%) ed una accuratezza diagnostica (85%) inferiori rispetto al LPD, ed inoltre tali valori sono influenzati dall'esperienza dell'ecografista. Considerando, tuttavia, la non invasività, la facilità di esecuzione, la quantità di informazioni che è in grado di fornire, l'ecografia rappresenta un ottimo esame diagnostico in quei casi che non necessitano di laparotomia urgentissima e/o nei casi di LPD dubbio. Risulta, inoltre, indiscutibilmente utile nei pazienti con pregresse laparotomie, con disordini della coagulazione e in caso di gravidanza.

Tomografia computerizzata (TC)

La TC costituisce l'esame diagnostico che fornisce le maggiori informazioni, ma richiede tempo per l'esecuzione e quindi è eseguibile solo nei pazienti emodinamicamente stabili.

I principali vantaggi sono quelli di valutare lesioni anatomiche non rilevabili dal LPD e con una precisione maggiore rispetto all'ecografia:
- ematoma dei muscoli retti;
- lesioni di organi solidi intraperitoneali (milza e fegato);
- lesioni retroperitoneali: pancreas, reni ed ureteri (con l'iniezione di m.d.c. endovenoso); duodeno (con la somministrazione nello stomaco di m.d.c. idrosolubile - gastrografin); vasi retroperitoneali; ematoma retroperitoneale; rinoma;
- emoperitoneo.

I limiti e gli svantaggi della TC sono rappresentati soprattutto da:
- scarsa valutazione dei visceri cavi;
- necessità di trasportare il paziente nella sala radiologica (problemi logistici di trasporto);
- necessità di collaborazione da parte del paziente;
- difficoltà di esecuzione nei pazienti agitati (necessità di sedazione) e nei pazienti comatosi che richiedono ventilazione artificiale;
- necessità di interpretazione dell'esame da parte di un radiologo esperto.

Poiché la priorità nel paziente con trauma dell'addome è quella di stabilire la presenza di un emoperitoneo (indicazione assoluta alla laparotomia urgente), sono stati condotti alcuni studi per valutare comparativamente l'accuratezza diagnostica della TC e del LPD nella diagnosi dell'emoperitoneo. In uno di questi studi il LPD è risultato più sensibile ed accurato della TC (sensibilità del LPD del 100% verso il 25% della TC), in quanto la TC ha una maggiore incidenza di falsi negativi.

Angiografia

Le indicazioni principali riguardano:
- assenza o riduzione asimmetrica dei polsi arteriosi degli arti inferiori;
- ematuria da trauma renale;
- ematoma retroperitoneale pelvico (sospetto o documentato alla TC) conseguente a frattura pelvica, per la diagnosi angiografica di sede dell'emorragia e per un eventuale trattamento mediante embolizzazione dell'arteria ipogastrica o dell'arteria glutea superiore.

L'angiografia presenta gli stessi problemi logistici della TC.

Laparoscopia

In vari studi tale metodica si è dimostrata estremamente valida nell'evitare il ricorso a laparotomie non necessarie (5-40% dei casi) (Tab. 4) [7]. Ulteriori vantaggi sono rappresentati dalla possibilità di intervenire direttamente in caso di lesioni "minori";

Tabella 4. Indicazioni alla laparotomia in urgenza

- Ipotensione con evidenza di lesione addominale:
  - ferita d'arma da fuoco
  - ferita da taglio
  - trauma chiuso con presenza di sangue al LPD
- Peritonite precoce o tardiva
- Ipotensione ricorrente dopo adeguata rianimazione
- Aria libera in addome
- Lesione diaframmatica
- Evidenza cistografica di perforazione vescicale intraperitoneale
- Evidenza alla TAC di lesione pancreatica, ileo-colica, epatica, splenica e/o renale
- Positività di esame Rx contrastografico del tratto gastrointestinale superiore e/o inferiore
- Persistente rialzo delle amilasi con reperto obiettivo addominale positivo

ne consegue, rispetto al ricorso a laparotomia, una riduzione dei giorni di ricovero (1,4 verso 5,1), una riduzione della morbidità (3% verso 22%), con diminuzione dei costi di ospedalizzazione. Inoltre, si evidenziano un minor dolore postoperatorio, un miglior risultato estetico, una più precoce mobilizzazione e ripresa delle normali attività quotidiane e lavorative.

Circa un 19% delle laparoscopie vengono convertite in laparotomie per emorragia massiva, instabilità emodinamica, intolleranza al pneumoperitoneo, impossibilità di visualizzare le strutture anatomiche.

"Damage control" nel trauma addominale

La strategia del "damage control", nata dalla considerazione dell'impatto della chirurgia su individui le cui condizioni fisiopatologiche sono già rese precarie dall'evento trauma, rappresenta una delle maggiori innovazioni apportate all'approccio chirurgico al paziente traumatizzato negli ultimi 20 anni [8].

I principi del "damage control" sono stati accettati con riluttanza dai chirurghi in tutto il mondo, in quanto essi sembrano contrapporsi ai principi generali della chirurgia e cioè che la migliore operazione per il paziente è quella che prevede una procedura definitiva [9].

In ogni caso, appare evidente che il paziente gravemente politraumatizzato è molto più probabile che muoia per una sorta di "insufficienza metabolica intraoperatoria" piuttosto che per problematiche legate alle procedure chirurgiche di riparazione definitiva delle lesioni traumatiche stesse. Di fatto pazienti con emorragie massive, gravemente ipotesi e con acidosi e sofferenti di coagulopatia, non sopravvivono a procedure complesse quali epatectomie o duodenocefalopancreasectomie.

Appare più sicuro affrontare contemporaneamente con le più avanzate tecniche intensivologiche e di rianimazione la problematica metabolica insieme ad una temporanea correzione chirurgica, rimandando la correzione definitiva delle lesioni traumatiche ad una successiva laparotomia (staged laparotomy), quando il problema metabolico è stato controllato [10].

Il team chirurgico, alle luce di queste evidenze si deve chiedere quale è la possibilità di sopravvivenza per un paziente così critico sottoposto ad un complesso intervento chirurgico.

Obiettivo del "damage control" sono il controllo dell'emorragia e la riduzione della eventuale contaminazione, grazie a tecniche rapide di "bail-out" che evitano in prima istanza resezioni e ricostruzioni. Tale trattamento viene seguito dalla stabilizzazione in ambiente intensivistico quindi da un reintervento programmato di ricostruzione (Fig. 1).

La maggior parte dei pazienti con trauma addominale e con indicazione chirurgica viene comunque trattata secondo i criteri tradizionali senza necessità di un reintervento.

La condizione che, invece, più spesso richiede la strategia "bail-out" del "damage control" è rappresentata dal paziente scompensato difficilmente gestibile in sala operatoria:

- ipovolemia grave (perdita di 4-5 l di sangue);
- acidosi grave (pH < 7,25);
- ipotermia (T 34 °C);
- coagulopatia [11].

Il "damage control" rappresenta comunque la prima scelta in ogni caso in cui l'entità della lesione viscerale sia tale che l'eventuale riparazione chirurgica rappresenterebbe un danno superiore ai limiti fisiologici del paziente [12].

La strategia operatoria più opportuna va scelta non appena l'entità del danno venga determinata e questo deve avvenire nei primi minuti dell'intervento.

Il controllo dell'emorragia può essere ottenuto utilizzando tecniche come il "packing" o l'uso di cateteri con pallone comunemente utilizzati in chirurgia (ad esempio, il catetere di Sengstaken-Blakemore nel tramite di un trauma penetrante trapassante il fegato).

Il rischio di un'eccessiva contaminazione può essere arginato suturando meccanicamente a monte e a valle, quindi resecando, un eventuale tratto intestinale leso.

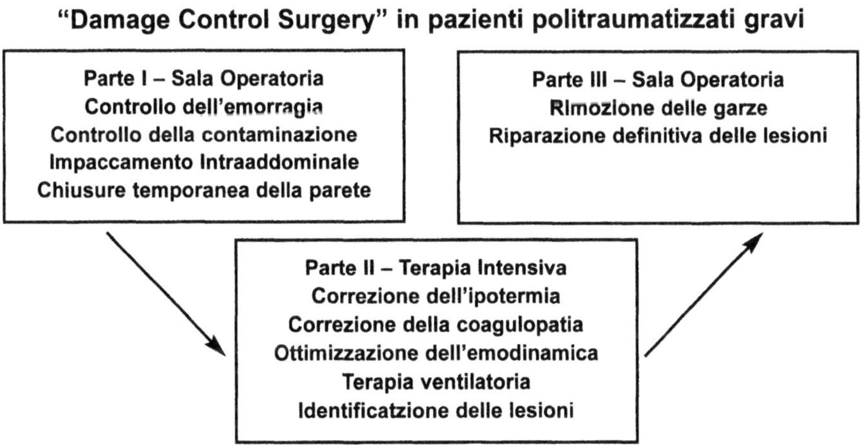

Fig.1. La figura schematizza il percorso alla luce del "Damage Control"

In caso di damage control la necessità di una stomia di protezione o detensiva rappresenta solo una perdita di tempo. Ogni lesione delle vie biliari extraepatiche va semplicemente drenata all'esterno. Le lesioni vascolari retroperitoneali richiedono particolari accorgimenti specie qualora interessino la zona I (mediale).

La chiusura dell'addome deve essere quanto mai rapida (unico strato) e preventiva di un'eventuale sindrome compartimentale addominale [13]. In tutti i casi in cui l'accostamento dei margini fosse sotto tensione vengono suggerite tecniche di trattamento aperto come l'uso della "Bogotà Bag".

Il paziente andrà quindi rapidamente trasferito nell'Unità di Terapia Intensiva per la stabilizzazione (correzione dell'ipovolemia, dell'acidosi, della coagulopatia e dell'ipotermia) e nuovamente operato per il trattamento definitivo "non appena possibile".

Per sintetizzare, tenendo conto che nell'immediato la sopravvivenza di un paziente traumatizzato grave dipende dal suo equilibrio fisiologico e non dalla sua integrità anatomica, il "damage control" si propone come estensione in sala operatoria della moderna "trauma resuscitation" [14].

Approccio chirurgico sistematico alle lesioni dei singoli organi

Traumi della milza

La milza rappresenta l'organo più frequentemente danneggiato nei traumi chiusi dell'addome.

Si distinguono tre tipi di trattamento:

1. La splenectomia d'urgenza costituisce la terapia standard, in caso di emoperitoneo > 1000 ml. Consente di eliminare radicalmente la fonte dell'emorragia, e di ridurre il numero di trasfusioni necessarie. Le complicanze più importanti sono: l'ascesso subfrenico, la fistola pancreatica, la fistola gastrica, la sepsi post-splenectomia. I pazienti splenectomizzati sono 50-200 volte più esposti a gravi infezioni da batteri capsulati (polmonite, meningite, setticemia) e la mortalità di tali infezioni varia dal 10% all'80%. Sebbene l'incidenza di tali infezioni sia tutt'altro che frequente è consigliabile eseguire il vaccino antipneumococcico.
2. La splenorrafia ed altri trattamenti chirurgici conservativi quali sutura delle lesioni spleniche con l'ausilio di omento, Avitene, Dacron, Teflon; l'incapsulamento della milza con mesh di Vicryl o Dexon; le resezioni parziali. I pazienti non devono presentare instabilità emodinamica (quindi perdite ematiche 500-1000 ml), né altre importanti lesioni intraaddominali.
3. Il trattamento conservativo va perseguito soprattutto nei bambini con stabilità emodinamica. Nell'adulto tale approccio è alquanto controverso; le indicazioni sono l'assoluta stabilità emodinamica, la trasfusione di meno di due unità di sangue (quindi perdite < 500 ml), la presenza di lacerazioni minori. In circa il 70% dei casi risulta però necessario intervenire chirurgicamente in un secondo tempo. I pazienti devono essere sottoposti ad un accurato monitoraggio clinico, laboratoristico (ematocrito) ed ecografico.

Traumi del fegato

Le lesioni del fegato sono molto variabili come gravità: dalle piccole lacerazioni non sanguinanti, alla disinserzione dalla vena cava inferiore con gravissima emorragia.

I pazienti con instabilità emodinamica e LPD o FAST positivo richiedono una laparotomia urgente. In caso di lesioni importanti (documentate mediante ecografia, TC) è attualmente discussa l'indicazione chirurgica d'urgenza in caso di stabilità emodinamica.

In caso di indicazione chirurgica va sempre valutata l'eventuale necessità di un intervento "damage control".

Per ottenere una temporanea emostasi delle lacerazioni sanguinanti, in modo tale da avere un campo chirurgico esangue per il tempo necessario ad eseguire l'emostasi chirurgica, si possono eseguire alcune manovre che interrompono l'afflusso e/o l'efflusso di sangue dal fegato:
- la manovra di Pringle (clampaggio manuale o con clamp vascolare del ligamento epatoduodenale vicino all'ilo epatico - contenente a. epatica, v. porta, via biliare);
- la compressione dell'aorta addominale all'origine;
- il clampaggio della v. cava inferiore sottoepatica e sovraepatica;
- il posizionamento di uno shunt intracavale, che presenta il vantaggio di consentire il ritorno venoso al cuore dalla vena cava inferiore sottoepatica (posizionato attraverso la v. giugulare interna destra).

In alcuni casi si può ottenere l'emostasi mediante copertura del fegato con numerose garze (packing). Le tecniche di emostasi comprendono:
- elettrocoagulazione delle lesioni superficiali;
- sutura della lacerazione (epatorrafia) con ausilio dell'omento o di collanti emostatici (Avitene, colla di fibrina, surgicel);
- legatura dell'arteria epatica;
- resezione epatica minore;
- lobectomia epatica.

Il trattamento non chirurgico dei traumi epatici si limita ai pazienti con stabilità emodinamica e lesioni non sanguinanti (lacerazioni ed ematomi intraepatici). In questi casi è d'obbligo eseguire un accurato monitoraggio clinico, dell'ematocrito, ecografico o TC, o in alcuni casi angiografico con eventuale embolizzazione [15].

Traumi dello stomaco

Raramente rappresentano delle lesioni mortali, ma spesso sono associate a lesioni di organi adiacenti (fegato, milza, colon). Possono risultare misconosciute soprattutto se lesioni che interessano:
- giunzione gastroesofagea;
- grande curvatura a livello dell'inserzione omentale e splenica;
- piccola curvatura a livello dell'inserzione del ligamento gastro-epatico;
- parete posteriore.

La maggior parte delle lesioni (circa il 98%) possono essere trattate con una semplice rafia; si può ricorrere ad una piloroplastica quando è interessato il piloro stesso. Solo in caso di transezione completa o parziale o di estesa devascolarizzazione, si ricorrerà a gastroresezione.

Traumi del duodeno e del pancreas

Le lesioni di questi organi sono meno frequenti. Rappresentano circa il 10% delle lesioni traumatiche addominali; nel 75% dei casi conseguono ad un trauma penetrante, nel rimanente 25% ad un trauma chiuso.

Nei traumi chiusi si verifica generalmente una compressione violenta a livello epigastrico (come accade, ad esempio, negli incidenti stradali per l'urto contro il volante) con conseguente compressione del duodeno e del pancreas contro la colonna vertebrale; ciò provoca un trauma diretto del parenchima pancreatico ed una rottura da scoppio del duodeno (maggiore frequenza alla II-III porzione).

Il quadro clinico spesso è di modesta entità, ed è caratterizzato soprattutto da una lieve dolorabilità addominale. La presenza di vomito o di abbondante drenaggio nasogastrico di tipo biliare deve suggerire la possibilità di trauma duodenale sotto forma di un ematoma intramurale che occlude il lume duodenale.

Il dosaggio delle diastasi plasmatiche presenta numerose limitazioni di sensibilità e specificità; pertanto la diastasemia non deve essere interpretata come parametro per confermare o escludere un trauma duodeno-pancreatico.

Le rotture del duodeno possono essere documentate mediante Rx-diretta dell'addome (rilevando la presenza di gas intorno al polo superiore del rene destro o lungo il muscolo psoas destro), Rx-addome con assunzione di gastrografin (spandimento del m.d.c.). Per documentare lesioni pancreatiche è necessario eseguire una TC addominale con m.d.c. endovenoso e gastrografin. Nei casi dubbi, e se le condizioni del paziente lo permettono, si può eseguire una CPRE per documentare lesioni del sistema duttale pancreatico.

Traumi del piccolo intestino e del mesentere

Si verificano soprattutto in caso di trauma penetrante (circa 90%); occorrono solamente nel 5-15% dei casi di trauma chiuso dell'addome. Le piccole perforazioni inducono lo sviluppo di peritonite con dolorabilità addominale, segni di irritazione peritoneale, necessità di maggiore infusione dei liquidi. Le lacerazioni del mesentere causano emorragia intraperitoneale e devascolarizzazione del tratto intestinale corrispondente. Il LPD fornisce informazioni molto utili riguardo questo tipo di lesione e pone precise indicazioni alla laparotomia urgente.

Il trattamento prevede la sutura delle piccole perforazioni, e la resezione con anastomosi primaria dei tratti intestinali devascolarizzati o con lesioni multiple.

In caso di lesione distale dell'a. mesenterica inferiore, con conseguente ischemia segmentale, si impone una resezione, senza alcun tentativo di riparazione del danno vascolare; invece, nel caso di una lesione prossimale è assolutamente necessario riparare il danno all'arteria, onde evitare un'ischemia dell'intero intestino.

Lesioni del colon

Spesso si tratta di lesioni da scoppio o da stiramento dei mesi, e può essere interessata qualunque parte del colon.

Le possibilità diagnostiche sono legate all'identificazione della perforazione (esame obiettivo, LPD positivo per materiale fecale, aria libera all'Rx-diretta addome) o al riscontro, come lesione associata, in corso di intervento chirurgico per emoperitoneo.

Le possibilità terapeutiche vanno dalla semplice rafia (piccola lesione), alla rafia più colostomia (lesione da scoppio del sigma-retto), alla resezione-anastomosi con o senza colostomia (importante lesione o ischemia), alla esteriorizzazione (grave lesione).

Il comportamento terapeutico varierà, inoltre, a seconda delle lesioni associate, della presenza o meno di shock, delle condizioni generali del paziente, situazioni che possono condizionare la tenuta della sutura o dell'anastomosi colica.

Fratture pelviche

Le gravi fratture pelviche si accompagnano ad importanti emorragie retroperitoneali, a volte aperte in peritoneo, nonché a lesioni di vescica, vagina e retto.

La priorità nelle fratture pelviche è rappresentata dal controllo dell'emorragia. Ove possibile sarebbe auspicabile il posizionamento d'urgenza di uno stabilizzatore esterno.

Se l'emorragia è intraperitoneale si impone la laparotomia d'urgenza. Se l'emorragia è retroperitoneale, è invece indicata l'arteriografia e l'embolizzazione dell'arteria ipogastrica o di suoi rami periferici responsabili dell'emorragia.

La radiografia e la TC delle pelvi forniscono la documentazione completa delle fratture e delle lesioni associate. Il LPD consente di distinguere l'emorragia intraperitoneale da quella retroperitoneale. Se il LPD è positivo il paziente deve essere sottoposto a laparotomia urgente, e se nel corso di quest'ultima si reperta un importante ematoma retroperitoneale il paziente alla fine dell'intervento va trasportato immediatamente in sala radiologica per eseguire l'arteriografia. Se il LPD è negativo (in presenza di frattura pelvica ed instabilità emodinamica) bisogna eseguire l'arteriografia e l'eventuale embolizzazione terapeutica. Va però ricordata la possibilità di una falsa positività del LPD negli ematomi retroperitoneali pelvici per un fenomeno di trasudazione di globuli rossi attraverso la sierosa peritoneale.

Trattamento alternativo assai utile per ottenere il controllo dell'emorragia, soprattutto se di provenienza venosa, è la fissazione esterna delle fratture pelviche.

Traumi urogenitali

L'uretrorragia, gli ematomi scrotali e perineali, il riscontro di una prostata non palpabile sono tutti indici di lesione uretrale. In questi casi, prima di procedere ad una cateterizzazione vescicale con Foley, bisogna eseguire una Rx-uretrografia per confermare o escludere la lesione. In presenza di una lesione uretrale documentata è controindicato il cateterismo vescicale e la vescica stessa va drenata per via sovrapubica.

L'ematuria rappresenta il segno principale dei traumi renali e delle vie urinarie. La sua presenza è una indicazione precisa ad eseguire una Rx-urografia, una ecografia, una TC addome con m.d.c. endovenoso, una Rx-cistografia (con iniezione di m.d.c. attraverso il catetere vescicale).

Bibliografia

1. Salomone III JA (2000) Abdominal trauma, blunt. www.emedicine.com/emerg/topic1.html
2. AA VV (2000) Abdominal trauma. www.madsci.com/manu/trau_abd.html.
3. Sauaia A, Moore FA, Moore EE et al (1995) Epidemiology of trauma deaths. J Trauma 38:185-193
4. American College of Surgeons (2000) Abdominal trauma algorithm. Bulletin of American College of Surgeons 80:6
5. Sganga G (2002) Valutazione clinico-strumentale del trauma addominale. www.uniroma1.it/CUPS/valutraum.PDF
6. American College of Surgeons - Commitee on trauma - (1997) Advanced trauma life support® for doctors, 6th edn. Instructor Course Manual, Chicago
7. Brandt CP, Priebe PP, Jacobs DG (1995) Potential of laparoscopy to reduce non-therapeutic trauma laparotomies. Am Surg 60:416
8. Zacharias SR (1999) Damage control surgery. AACN Clinical Issues 10(1)
9. Mattox K (1997) Introduction, background, and future projections of damage control surgery. Surg Clin North Am 77:753-759
10. Burch JM, Denton JR, Noble RD (1997) Physiologic rationale for damage control surgery. Surg Clin North Am 77:779-782
11. Moore EE (1996) Staged laparotomy for the hypothermia, acidosis, and coagulopathy syndrome. Am J Surg 172:405-410
12. Hirshberg A, Walden R (1997) Damage control for abdominal trauma. Surg Clin North Am 77:813-820
13. Burch JM, Moore EE, Moore FA, Franciose R (1996) The abdominal compartment syndrome. Surg Clin North Am 76:833-842
14. Martin RR, Byrne M (1997) Postoperative care and complications of damage control surgery. Surg Clin North Am 77:929-942
15. Fang JF, Chem RI, Lim BC et al (2000) Blunt hepatic injury: minimal intervention is the policy of treatment. J Trauma 49:722-728

Capitolo 25

Diagnostica per immagini nei traumi addominali

R. Pozzi Mucelli, E. Mosconi

La diagnostica per immagini ha compiuto un notevole avanzamento nella diagnostica dei traumi addominali grazie all'introduzione dell'ecografia e della tomografia computerizzata. Queste due tecniche hanno sostituito le precedenti indagini radiologiche per la valutazione del paziente traumatizzato in quanto, rispetto alle indagini di radiologia diagnostica tradizionale, presentano vantaggi sotto il profilo dell'efficacia diagnostica, della rapidità di esame e della non invasività delle procedure diagnostiche.

Ecografia e tomografia computerizzata sono due tecniche differenti che presentano vantaggi e svantaggi che è opportuno conoscere per il loro corretto utilizzo. Ai fini di una più chiara e semplice esposizione vanno considerate distintamente; alla fine del testo si trarranno delle considerazioni conclusive.

Ecografia

L'ecografia presenta molti aspetti positivi nella valutazione dei traumi addominali, soprattutto per quanto concerne i traumi addominali chiusi.

L'approccio al paziente traumatizzato deve considerare, prima di tutto, il mantenimento delle funzioni vitali. La diagnostica per immagini non deve infatti rappresentare un ostacolo alle manovre terapeutiche e sotto questo profilo l'ecografia presenta degli aspetti ideali in quanto è rapida, può essere eseguita al letto del malato ed è ragionevolmente accurata.

Gli aspetti della rapidità di esecuzione e della "spostabilità" dell'apparecchio ecografico rappresentano degli elementi estremamente validi per la valutazione del paziente traumatizzato. Oggi tutti gli apparecchi ecografici sono montati su ruote e quindi possono essere spostati agevolmente sia nel reparto di radiologia che al di fuori di questo; esistono inoltre degli apparecchi di dimensioni di poco superiori a quelli di un normale computer portatile.

Questi aspetti non giustificherebbero peraltro l'utilizzo dell'ecografia se questa tecnica non fosse ragionevolmente accurata. Vi sono diversi studi in letteratura che hanno documentato, su casistiche piuttosto consistenti di centinaia di casi, elevati valori di sensibilità, specificità e accuratezza diagnostica. In particolare, per quanto concerne il riconoscimento del liquido libero in cavità addominale, la sensibilità dell'ecografia varia tra l'80% e il 90%; la specificità ha valori del 100%, mentre l'accuratezza diagnostica è molto elevata (85-95%) [1-4].

Sulla base di questi risultati l'ecografia può quindi essere a ragione proposta come prima indagine nello studio del paziente con trauma addominale.

A questo proposito è giusto sottolineare che, in virtù degli elevati valori di accuratezza diagnostica, l'ecografia ha sostituito il lavaggio peritoneale per il riconoscimento dell'emoperitoneo [2, 4]. L'ecografia consente un facile riconoscimento della presenza di liquido libero in cavità peritoneale ed è quindi divenuta un metodo di screening nel paziente traumatizzato (Fig. 1). Sono state messe a punto e proposte delle tecniche di esame semplificate, quale la tecnica FAST (focused abdominal sonography for trauma) che consiste nell'effettuazione di un numero limitato di scansioni ecografiche, in particolare in sede mediana, subito inferiormente all'apofisi ensiforme, in sede longitudinale destra, per il rilevamento del liquido nello spazio epatorenale di Morrison (Fig. 1a), in sede laterale sinistra, per l'evidenziazione della milza e di eventuale fluido in sede perisplenica, e in ambito pelvico per riconoscere il versamento nel cavo di Douglas (Fig. 1b). Questa tecnica, estremamente schematica, non ha l'obiettivo di effettuare un'esplorazione completa dell'addome, bensì di verificare solo l'esistenza di versamento libero in cavità addominale [5-9]. In presenza di un reperto ecografico positivo si stabilisce la necessità di un intervento chirurgico immediato senza ulteriori indagini. Ovviamente si tratta di una tecnica limitata, che non richiede una esperienza elevata da parte dell'operatore e, per questa ragione, non è accettata da tutti gli operatori [10]. Va anche sottolineato che una riuscita tecnica dell'esame, soprattutto per quanto concerne la rilevazione di liquido nel cavo di Douglas, richiede che la vescica sia distesa, aspetto non sempre realizzabile e non sempre presente; d'altra parte in molti casi l'esplorabilità del paziente viene ad essere limitata e quindi possono verificarsi falsi negativi. Tra le cause di diagnosi false negative vanno inoltre considerate le possibilità di un fluido ecogeno, che di conseguenza risulta mal differenziabile dalle altre strutture, l'eventuale obesità che rappresenta un fattore nettamente limitante l'esame ecografico, la presenza di enfisema sottocutaneo e l'assenza di "finestre acustiche".

Va anche considerato che la presenza di emorragia in sede retroperitoneale, a differenza di quella peritoneale, è di difficile riconoscimento in ecografia.

a b

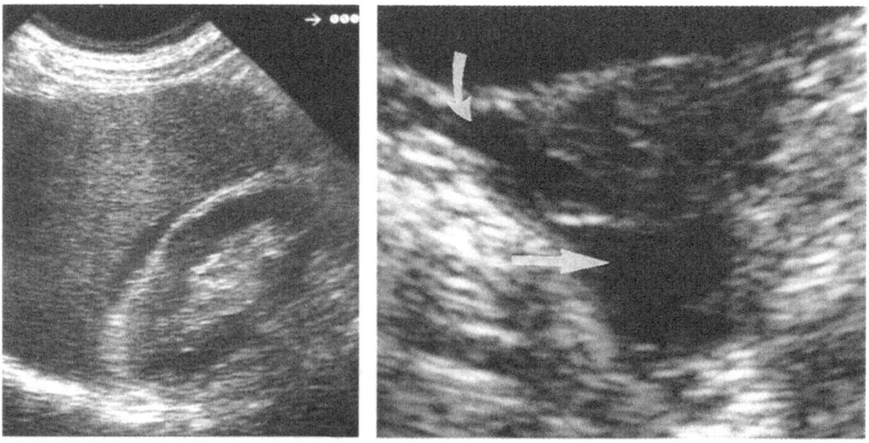

Fig 1a, b. Ecografia addominale: emoperitoneo. La presenza di emoperitoneo va ricercata in sedi preferenziali: spazio epatorenale (tasca di Morrison) (**a**) e cavo del Douglas (**b**). In queste sedi si riconoscono anche piccole raccolte fluide con aspetto ecografico ipo-anecogeno

Esistono poi delle situazioni nelle quali il trauma non provoca un emoperitoneo pur in presenza di una lesione ad un organo parenchimatoso o ad un viscere cavo. Sono inoltre descritte, e in realtà ben note, situazioni di lesioni addominali con emoperitoneo a manifestazione tardiva.

Tutte queste limitazioni non devono ridurre il valore dell'ecografia che rimane l'indagine di prima scelta nell'esplorazione del paziente traumatizzato in quanto i vantaggi sono superiori agli svantaggi prima descritti. Tuttavia, si deve considerare con prudenza un uso limitato alla sola ecografia nella valutazione di questi pazienti e sottolineare l'importanza di una professionalità nell'esecuzione dell'esame ecografico soprattutto in un paziente critico quale è il paziente con trauma addominale.

Aspetti ecografici

Emoperitoneo

L'emoperitoneo si presenta ecograficamente con un aspetto di raccolta anecogena o in alternativa debolmente esogena in relazione alla presenza di un contenuto corpuscolato nel contesto del liquido. Come detto in precedenza tale liquido tende a raccogliersi negli spazi declivi e quindi più tipicamente nello spazio epatorenale (spazio di Morrison) e cavo del Douglas (Fig. 1a, b).

L'aspetto ecostrutturale del liquido dipende inoltre dalle varie fasi evolutive; esso può risultare infatti debolmente ecogeno per poi divenire, nelle ore successive, francamente anecogeno. L'aspetto ecostrutturale del liquido comunque è aspecifico in quanto l'emoperitoneo tende a presentare aspetti sostanzialmente analoghi ad altri liquidi che possono riversarsi nella cavità retroperitoneale, quali la bile, l'urina o materiale gastroenterico.

Lesioni parenchimali

Le lesioni a carico del fegato, della milza, dei reni tendono a presentare aspetti analoghi per cui verranno considerate insieme [11-13]. Anche altri organi possono andare incontro a lesioni traumatiche con frequenza nettamente inferiore: il pancreas raramente viene coinvolto nei traumi chiusi dell'addome; anche i surreni generalmente non sono coinvolti dai traumi e in relazione alla loro sede e alle loro piccole dimensioni, non vengono visualizzati dall'esame ecografico. Analoghe difficoltà esistono per i traumi dei visceri cavi che non sono adeguatamente visualizzati in ecografia.

Le alterazioni più comuni che si riscontrano a carico degli organi parenchimatosi sono la contusione parenchimale, l'ematoma, la lacerazione e la rottura dell'organo.

La *contusione parenchimale* consiste in un modico sanguinamento che si localizza in sede intraparenchimale; l'aspetto consiste in un'area iperecogena, nelle fasi iniziali; i suoi margini tendono ad essere sfumati ed irregolari. La contusione rappresenta la lesione meno severa e tende ad andare incontro a guarigione; pertanto negli esami di controllo il reperto si normalizza.

L'*ematoma parenchimale* presenta aspetti dipendenti dal momento in cui l'esame ecografico viene eseguito. Nelle fasi acute, subito dopo il trauma, l'aspetto dell'ematoma è iperecogeno, in modo simile a quanto avviene nella contusione parenchimale. Anche i contorni tendono ad essere irregolari e sfumati. Nei giorni successivi l'aspetto dell'ematoma tende invece ad essere ipoecogeno con aree anecogene. In questa fase i margini diventano più netti e regolari. La giustificazione dell'aspetto ecostrutturale degli ematomi dipende dalla quantità di emoglobina nelle fasi iniziali rispetto alle fasi tardive. Va però considerato che anche nelle fasi iniziali possono verificarsi aspetti di disomogeneità ecostrutturale per la coesistenza di focolai lacero contusivi.

Una forma particolare di ematoma è rappresentata dall'*ematoma sottocapsulare* che si colloca sia nel fegato, nella milza e nel rene al di sotto della capsula che riveste questi organi; di conseguenza il parenchima è compresso. L'aspetto ecostrutturale ripete quelli già descritti per l'ematoma, per quanto in generale, trattandosi di lesioni a formazione non immediata, tendono a prevalere gli aspetti di ipoecogenicità.

Le *lacerazioni parenchimali* consistono in una interruzione della capsula con associata lesione del parenchima. Le lacerazioni non sono in generale ben visibili in ecografia a meno che non siano di notevoli dimensioni. La lesione presenta un aspetto sfumato, disomogeneo, con margini non ben definibili.

La *rottura dell'organo* presenta un aspetto ecostrutturale sovvertito con coesistenza di aree di iper e ipoecogenicità; va considerato che nelle rotture e nelle lacerazioni coesistono ematomi sottocapsulari e, più frequentemente, raccolte ematiche nelle immediate vicinanze dell'organo leso.

Tomografia computerizzata

La tomografia computerizzata presenta notevoli vantaggi nella valutazione dei pazienti traumatizzati. Questi vantaggi consistono nella elevata efficacia diagnostica, superiore a quella di qualsiasi altra indagine di diagnostica per immagini in relazione alla esplorazione completa in tutte le situazioni di tutti gli organi parenchimatosi e dei visceri cavi, nonché del peritoneo e del retroperitoneo. E' anche ben noto come la tomografia computerizzata presenti risultati ottimali non solo a livello addominale, ma anche a livello del torace, del cranio, della colonna vertebrale e delle strutture muscolo scheletriche che possono essere coinvolte contemporaneamente nei grandi traumatismi. Sotto questo profilo quindi la tomografia computerizzata è l'indagine preferibile nei grandi traumi e nei politraumi, e, sulla base di queste considerazioni, dovrebbe essere considerata preferibile rispetto alle altre indagini e anche rispetto all'ecografia [14-17]. La realtà clinica peraltro è differente in quanto i traumi sono di entità diversa da lievi, moderati e severi. Pertanto se si può concordare sul fatto che la tomografia computerizzata dovrebbe essere preferita nei traumi particolarmente severi, è vero che molte altre situazioni possono essere gestite con un approccio più semplice. Infatti, in molti centri, la disponibilità di apparecchiature ecografiche è molto superiore rispetto a quelle della tomografia computerizzata. Spesso è presente una sola apparecchiatura di tomografia computerizzata nell'ambito della struttura radiologica che deve affrontare numerose situazioni cliniche. La TAC comporta inoltre, per la sua riuscita tecnica, anche l'impiego di mezzi di contrasto iniettati per via endovenosa e in secondo luogo di radiazioni ionizzanti. Per quanto nel caso di pazienti con un trauma addominale l'aspetto relativo alle radiazioni ionizzanti sia di secondaria importanza, rispetto alla gravità dell'evento clinico, è opportuno tenere presente che, trattandosi molto spesso di pazienti in giovane età, va posta sempre una particolare cautela nell'impiego dei raggi X.

La tomografia computerizzata è sempre stata ritenuta un'indagine estremamente efficace nella valutazione dei traumi addominali. Questa efficacia è ulteriormente aumentata con l'evoluzione tecnologica delle apparecchiature in quanto l'introduzione della tecnica "spirale" e, più recentemente "multistrato" ha ulteriormente velocizzato l'esecuzione dell'esame TAC. Queste tecniche consentono l'acquisizione in tempi molto ridotti di ampi volumi e quindi di tutto l'addome (tempi compresi tra 30 e 60 secondi). L'esame può inoltre essere esteso in tempi brevissimi anche ad altri distretti anatomici (torace, cranio).

La tecnica multistrato, rispetto alla tecnica spirale, velocizza ulteriormente l'esame TAC riducendo la durata dell'esame del 50% o più. Ne consegue che il tempo più lungo nell'effettuazione di un esame TAC viene ad essere quello del posizionamento del paziente, mentre l'esame vero e proprio viene ad essere ridotto a pochi minuti. Allo stesso tempo si ottengono informazioni complete sulla presenza di versamenti peritoneali e retroperitoneali e, soprattutto, sui danni parenchimali.

Aspetti semeiologici

Emoperitoneo

L'emoperitoneo in TC si presenta con un aspetto densitometrico che varia tra le fasi immediate dopo il trauma alle fasi successive; infatti, l'aspetto dell'emorragie dipende dalla presenza della componente emoglobinica che è maggiore nelle fasi iniziali e si riduce nelle fasi successive e in particolare nei giorni successivi; come risultato l'emoperitoneo nelle fasi immediatamente post-traumatiche è relativamente iperdenso rispetto alla densità dei parenchimi (fegato, milza, rene) (Fig. 2) ma poche ore dopo tende a diventare iso-ipodenso. Come per l'ecografia anche in tomografia computerizzata l'emoperitoneo si collocherà nelle sedi declivi quali lo spazio epatorenale o il cavo di Douglas.

Lesioni parenchimali

Le lesioni parenchimatose, in analogia a quanto visto in ecografia vengono suddivise in contusione parenchimale, ematoma, lacerazione e rottura.

La *contusione parenchimale* in TC a si presenta coma una lesione debolmente iperdensa in quanto si tratta di lesioni dove prevalgono le componenti edematosa ed emorragica; nelle fasi acute l'emorragia è sempre relativamente iperdensa e quindi, nell'esame ottenuto senza mezzo di contrasto determina una sfumata iperdensità nell'organo leso. Dopo iniezione di mezzo di contrasto la contusione risulta meglio visibile con aspetto di ipodensità in quanto il parenchima aumenta la sua densità.

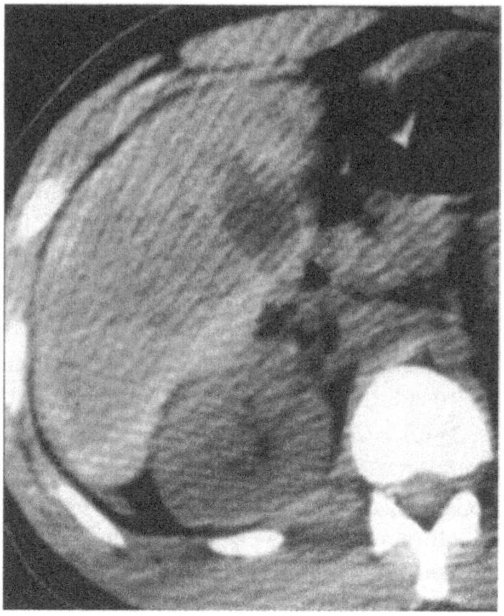

Fig. 2. TC addominale: emoperitoneo. L'aspetto TC dell'emoperitoneo è caratterizzato da una falda liquida che circonda gli organi addominali (fegato, milza); se l'esame TC viene effettuato precocemente (prime ore) rispetto al trauma la falda liquida, nell'esame senza mezzo di contrasto per via endovenosa, potrà apparire iperdensa rispetto ai parenchimi.

Per l'*ematoma* vale quanto detto a proposito dell'emorragia peritoneale. L'ematoma infatti è, nell'esame ottenuto senza mezzo di contrasto, iperdenso nelle fasi acute e successivamente, con il passare dei giorni isodenso e quindi ipodenso (Fig. 3a). È evidente che nella fase di isodensità l'ematoma può risultare non visibile nell'esame senza mezzo di contrasto; inoltre, vanno rilevati aspetti di disomogeneità che sono piuttosto comuni a carico degli ematomi. Dopo mezzo di contrasto l'ematoma risulta sempre ipodenso in tutte le fasi in quanto l'aumento di densità del parenchima è sempre superiore alla densità dell'ematoma (Fig. 3b).

Gli eventuali ematomi sottocapsulari sono ben evidenziati dalla TC in quanto questi determinano una evidente impronta sul parenchima contiguo che viene compresso; in generale tali ematomi sono di aspetto ipodenso e vengono meglio evidenziati nell'esame ottenuto con mezzo di contrasto per via endovenosa.

L'aspetto della *lacerazione* tende ad essere di tipo lineare o ramificato; la lesione coinvolge un contorno dell'organo parenchimatoso ed è meglio dimostrata nell'esame ottenuto con il mezzo di contrasto per via endovenosa. Nelle immediate vicinanze della lacerazione si tende a riconoscere la presenza di emoperitoneo che poi può diffondere ai vari spazi peritoneali (Fig. 4).

La *rottura* è una lesione più severa rispetto alla lacerazione e si estende da un contorno all'altro dell'organo parenchimale leso. L'aspetto è disomogeneo, con aree iperdense e ipodense nell'esame effettuato senza mezzo di contrasto; aspetto invece costantemente ipodenso nell'esame condotto con mezzo di contrasto (Fig. 5).

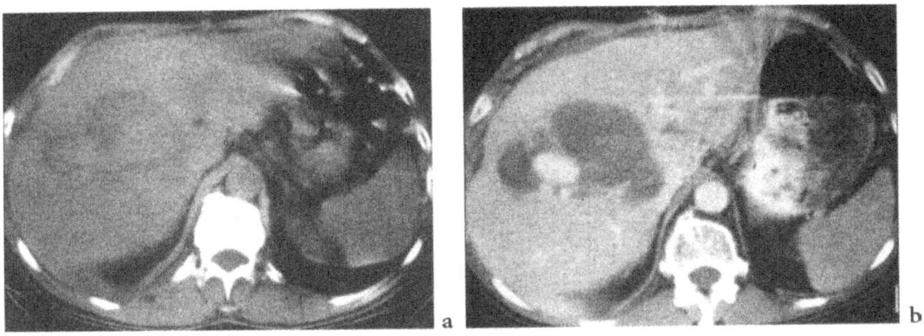

Fig. 3a, b. TC addominale: ematoma parenchimale. **a** Esame senza mezzo di contrasto per via endovenosa: l'ematoma presenta una lieve iperdensità centrale e ipodensità periferica. **b** Esame con mezzo di contrasto per via endovenosa: l'ematoma, non essendo vascolarizzato, è ipodenso rispetto al parenchima epatico e risulta meglio visibile in questa fase. È inoltre apprezzabile formazione iperdensa ovalare espressione di aneurisma post-traumatico (freccia)

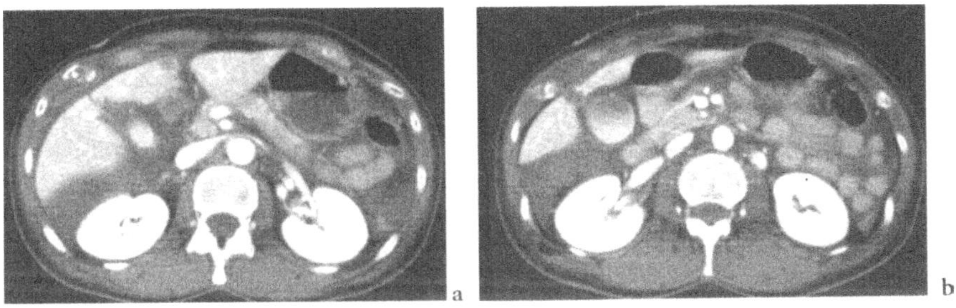

Fig. 4a, b. TC addominale: lacerazione epatica con emoperitoneo. **a, b** In prossimità del profilo inferiore del lobo destro del fegato si rileva una immagine lineare ipodensa (freccia) espressione di lacerazione. Coesiste abbondante versamento peritoneale di tipo ematico, in prevalenza nello spazio epatorenale.

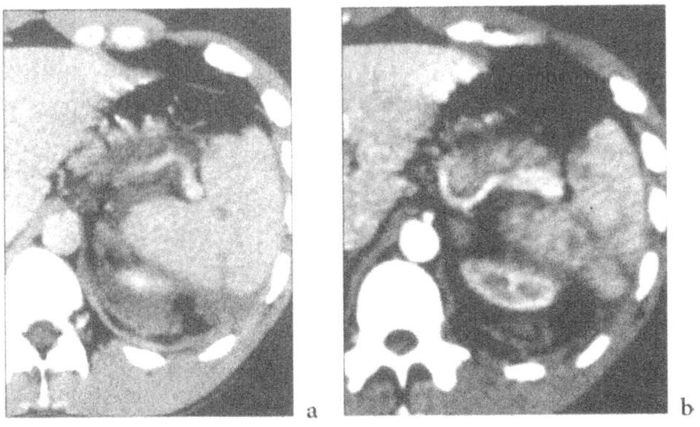

Fig. 5a, b. TC addominale: rottura splenica. **a, b** In entrambi i casi si riconoscono immagini lineari con aspetto ramificato, che arrivano alla superficie esterna della milza. Coesiste iniziale emoperitoneo.

Rispetto all'ecografia la TAC consente un'agevole visualizzazione di lesioni vascolari che completano l'esplorazione dell'addome. La TAC consente, inoltre, la visualizzazione di lesioni dei visceri cavi, anche se esistono anche per questa tecnica delle difficoltà nell'evidenziazione di lesioni a carico dei vari tratti del tubo gastroenterico.

Conclusioni

La gestione radiologica del paziente con trauma addominale richiede un'appropriata conoscenza delle possibilità e dei limiti delle tecniche di diagnostica per immagine. Oggigiorno il radiologo è facilitato nel suo compito dalla disponibilità dell'ecografia e della tomografia computerizzata che hanno sostituito le precedenti indagini dotate di scarsa sensibilità, specificità e accuratezza diagnostica e di relativa invasività.

L'ecografia è sicuramente indagine preferibile nei traumi addominali in relazione alla sua disponibilità, facilità di impiego e buoni risultati diagnostici. E' peraltro fondamentale conoscere i limiti dell'ecografia che sono legati soprattutto a limitazioni nella esplorabilità del paziente e alla difficoltà di visualizzazione di alcune lesioni a carico degli organi parenchimatosi.

La TAC è un'indagine più accurata e per questa ragione è preferibile nei gravi politraumi nei quali si sospetta il coinvolgimento di più organi e di diversi distretti anatomici. La disponibilità è peraltro minore rispetto a quella della ecografia e, per questa ragione, nel caso dei traumi esclusivamente addominali, il suo utilizzo dovrebbe essere limitato ai quadri non risolti dall'indagine ecografica.

Bibliografia

1. Liu M, Lee CH, P'eng FK (1993) Prospective comparison of diagnostic peritoneal lavage, computer tomographic scanning, and ultrasonography fro the diagnosis of blunt abdominal trauma. J Trauma 35:267-270
2. McKenney M, Lentz K, Nunez D et al (1994) Can ultrasound replace diagnostic peritoneal lavage in the assessment of blunt trauma? J Trauma 37:439-441
3. Bode PJ, Edwards MJ, Kruit MC, van Vugt AB (1999) Sonography in a clinical algorithm for early evaluation of 1671 patients with blunt abdominal trauma. AJR Am Roentgenal 172:905-911
4. Paajanen H, Lahti P, Nordback I (1999) Sensitivity of transabdominal ultrasonography in detection of intraperitoneal fluid in humans. Eur Radiol 9:1423-1425
5. Rozycki GS, Ochsner MG, Jaffin JH, Champion HR (1993) Prospective evaluation of surgeons' use of ultrasound in the evaluation of trauma patients. J Trauma 34:516-527
6. McKenney MG, McKenney KL, Compton RP et al (1998) Can surgeons evaluate emergency ultrasound scans for blunt abdominal trauma? J Trauma 44:649-653
7. McGahan JP, Rose J Coates TL et al (1997). Use of ultrasonography in the patient with acute abdominal trauma. J Ultrasound Med 16:653-662
8. McGahan JP, Richards JR (1999) Blunt abdominal trauma: the role of emergent sonography and a review of the literature. AJR Am J Roentgenol 172:897-903
9. Lingawi SS, Buckley AR (2000) Focused abdominal US in patients with trauma. Radiology 217:426-429

10. Shanmuganathan K, Mirvis SE, Sherbourne CD et al (1999) Hemoperitoneum as the sole indicator of abdominal visceral injuries: a potential limitation of screening abdominal US for trauma. Radiology 212:423-430
11. Richards JR, McGahan JP, Pali MJ, Bohnen PA (1999) Sonographic detection of blunt hepatic trauma: hemoperitoneum and parenchymal patterns of injury. Trauma 47:1092-1097
12. Richards JR, McGahan JP, Jones CD et al (2001) Ultrasound detection of blunt splenic injury. Injury 32:95-103
13. McGahan JP, Richards JR, Jones CD, Gerscovich EO (1999) Use of ultrasonography in the patient with acute renal trauma. J Ultrasound Med 18:207-213
14. Kinnunen J, Kivioja A, Poussa L et al (1994) Emergency CT in blunt abdominal trauma of multiple injury patients. Acta Radiol 35:319-322
15. Richards JR, Derlet RW (1998) Computed tomography for blunt abdominal trauma in the ED: a prospective study. Am J Emerg Med 16:338-342
16. Becker CD, Gal I, Baer HU, Vock P (1996) Blunt hepatic trauma in adults: correlation of CT injury grading with outcome. Radiology 201:215-220
17. Mirvis SE, Whitley NO, Vainwright JR, Gens DR (1989) Blunt hepatic trauma in adults: CT-based classification and correlation with prognosis and treatment. Radiology 171:27-32

ASPETTI DI TECNOLOGIA E CLINICI INTRA E POST-OPERATORI

Capitolo 26

Controllo dell'apparecchio di anestesia

S. Mencherini, A. Braschi

"*Una parte consistente degli incidenti da anestesia generale è correlata al non corretto funzionamento o assemblaggio delle apparecchiature di anestesia. Una delle cause che ha prodotto parte di questi incidenti è il mancato controllo preoperatorio delle apparecchiature di anestesia*". Con questa asserzione inizia l'opuscoletto edito dalla Mandragola nel 1992, contenente le raccomandazioni del Gruppo di Studio S.I.A.A.R.T.I. per la sicurezza in anestesia sul controllo dell'apparecchio di anestesia. In linea con numerose altre Società Internazionali (americana, francese, ecc.) viene ricordato all'anestesista quanto sia indispensabile la verifica quotidiana e/o pluriquotidiana di quello che rappresenta il suo principale strumento di lavoro all'interno della sala operatoria.

Fino a qualche anno fa semplice sistema con un numero esiguo di costituenti, raramente dotato di sensori e di allarmi elettronici sul proprio funzionamento, l'affidabilità di un apparecchio di anestesia doveva fondarsi sulla qualità dei componenti assemblati e sulla loro manutenzione corretta. Attualmente gli sviluppi delle tecnologie elettromedicali hanno creato un sistema complesso, comprendente particolari a logica fluida, controlli elettronici attivi e passivi, meccanismi servocontrollati. L'apparecchio di anestesia consente la somministrazione di O_2 e di anestetici inalatori, oppure di miscele di O_2/aria con o senza alogenati; permette la ventilazione manuale, spontanea o meccanica, rimuovendo la CO_2; inoltre, nella sua forma più sofisticata, consente la rilevazione dei parametri vitali (respiratori, cardiocircolatori). La complessità strutturale corrisponde ad una elevata sicurezza, ma, di contro, si accompagna anche all'esigenza di una maggiore conoscenza dell'apparecchio e di un livello di controllo superiore. È quindi chiaro che per un corretto controllo e per depistare tempestivamente un deficit a carico di una componente, è necessario che l'anestesista conosca al meglio l'apparecchio in suo possesso. Fondamentale resta il lavoro di Otteni (Fig. 1) che schematizza le componenti di un apparecchio di anestesia in 3 strutture assemblate:

- sistema di alimentazione, dove avviene l'ingresso e la miscelazione dei gas e vapori;
- sistema anestetico propriamente detto, dove le miscele anestetiche vengono erogate al paziente;
- sistema di scavenging (anti-inquinamento), che convoglia verso l'ambiente esterno le miscele erogate.

Le norme che prescrivono gli aspetti costruttivi di un apparecchio di anestesia, così come la conduzione ed il funzionamento sono, in Italia, la CEI 62-21 per la parte elettrica e la UNI 9305 per la parte fluidica. Esiste, inoltre, l'obbligo di impiegare solamente apparecchi omologati. Qualora l'apparecchio sia costituito da elementi omologati, ma prodotti da case costruttrici diverse, è necessario verificarne la compatibilità reciproca e la coerenza dell'insieme. A latere, si ricorda anche il Decreto Legislativo 30 dicembre 1992, n. 502, con le relative estensioni, che tratta dei requisiti tecnologici di minima delle sale operatorie.

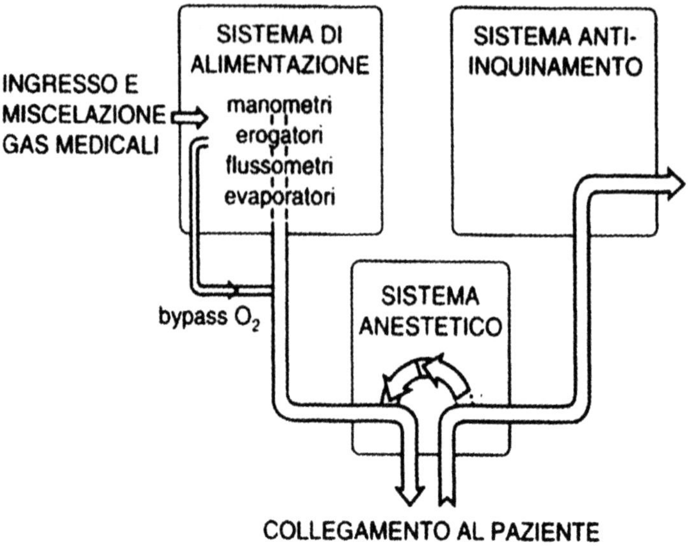

Fig. 1. Componenti di un apparecchio di anestesia (Otteni JC, EMC 36-180-A10)

Un primo controllo dell'apparecchio di anestesia è eseguito dalla casa produttrice, che periodicamente, in base al raggiungimento di una determinata quota di ore di lavoro o in base ad intervalli temporali fissi, si occuperà della manutenzione straordinaria di flussimetri-miscelatori, vaporizzatori. All'anestesista spetta il controllo totale all'inizio di ogni seduta operatoria e, auspicabilmente, un controllo parziale tra ogni anestesia. Fondamentale è il ricorso al manuale di istruzioni per il funzionamento, da cui ciascuno può trarre una check-list (Tab. 1). Numerosi apparecchi di anestesia eseguono un'auto-test all'accensione, che può indicare l'eventuale malfunzionamento delle varie componenti, ad eccezione del sistema anestetico.

Il controllo di un apparecchio di anestesia coincide con il singolo controllo dei seguenti componenti:
- collegamenti elettrici;
- collegamento dei gas;
- controllo del gas erogato;
- flussimetri;
- vaporizzatori;
- ossigeno d'emergenza;
- test di verifica di perdite sul sistema di miscelazione;
- preparazione del circuito;
- circuito rotatorio con assorbitore;
- ventilatore;
- sistema di evacuazione dei gas anestetici;
- sistema di ventilazione d'emergenza;
- ossigeno d'emergenza;
- aspiratore;
- strumentario specifico e sistemi di monitoraggio.

Tabella 1. Esempio di check-list fornita dalla S.I.A.A.R.T.I.

CHECK-LIST APPARECCHIO DI ANESTESIA

APPARECCHIO DI ANESTESIA		
GAS MEDICALI	- collegamenti	O
	- pressione impianto	O
FLUSSOMETRI	- identificazione gas	O
	- sistema cut-off	O
EVAPORATORE	- identificazione anestetico	O
VENTILATORE	- tenuta circuito	O
	- valvola limitatrice di pressione	O
	- allarme di deconnessione	O
CIRCUITO PAZIENTE	- collegamenti	O
SISTEMA DI EVACUAZIONE	- collegamenti	O
	- entità aspirazione	O
ASPIRATORE	- collegamenti	O
	- entità aspirazione	O
SISTEMI DI MONITORAGGIO		
Elettrocardiografo e frequenzimetro		O
Rilevatore di pressione arteriosa		O
Manometro vie aeree		O
Spirometro		O
Ossimetro		O
Saturimetro a polso		O
Capnometro		O
Termometro		O
PRESIDI DI BASE		
Set per infusione venosa		O
Va e vieni		O
Maschere facciali		O
Cannule di Mayo		O
Laringoscopio con lame		O
Tubi tracheali		O
Mandrino e lubrificante		O
Pinza di Magyll		O
Tubo corrugato		O
Fonendoscopio		O
Pallone autoespansibile		O
Filtro antibatterico		O
Sondini per aspirazione		O
Sondini naso gastrici		O

N.B: Verificare la disponibilità dei farmaci e dei presidi tecnici per l'emergenza (defibrillatore, pace maker, set per drenaggio toracico, ecc.)

Data ____________ Firma ____________

L'anestesista potrà avvalersi dell'ausilio di personale paramedico debitamente istruito, conscio comunque della propria responsabilità diretta. La compilazione di un "diario" potrà consentire una dettagliata spiegazione al tecnico sulle carenze riscontrate e servirà come promemoria a tutti gli anestesisti che si avvicenderanno in quella sala. Qualora nel corso della medesima seduta operatoria l'apparecchio di anestesia dovesse venire spento per qualunque motivo o alcune delle sue parti dovessero essere sostituite (ad esempio, anestesie condotte su pazienti infetti), è auspicabile un nuovo controllo totale.

Eventuali incidenti devono essere segnalati tempestivamente.

Collegamenti elettrici

Verificare l'integrità delle spine e dei cavi; questi ultimi non devono presentare interruzioni, angolature o inginocchiamenti. Collegare quindi all'impianto di alimentazione. Il testo S.I.A.A.R.T.I. cita: "*A garanzia del perfetto funzionamento degli impianti elettrici deve essere installato un gruppo di continuità, dedicato al blocco operatorio, atto a garantire per almeno due ore il funzionamento delle apparecchiature ritenute indispensabili alla vita del paziente, le luci di emergenza, gli eventuali apparecchi di laboratorio e le eventuali postazioni informatiche. Oltre al gruppo di continuità è necessaria la presenza di un generatore elettrogeno di corrente, preferibilmente dedicato al blocco operatorio, che entri in funzione entro 20 secondi dalla caduta di tensione e garantisca l'alimentazione anche delle restanti utenze*". Sono richieste almeno sei prese elettriche (2 A) per letto operatorio, se possibile divise in due gruppi.

Collegamento dei gas

Verificare le prese dell'impianto centrale di erogazione dei gas medicali ed eseguire correttamente la connessione. I connettori sono quasi tutti ad innesto rapido e sono dotati di dispositivi di sicurezza, consentendo allacciamenti e deconnessioni corrette. Sono presenti valvole unidirezionali sul versante dell'apparecchio. Anche per questi tubi, controllare l'assenza di piegature o di inginocchiamenti; se la lunghezza è eccessiva, arrotolarli con anse morbide. Tra connettori e l'impianto di alimentazione sono collocate delle guarnizioni (O-ring) che ne ottimizzano la tenuta. Esiste un codice-colore, che assegna il bianco all'O_2, il bianco/nero all'aria, l'azzurro al N_2O e il giallo all'impianto di aspirazione. La pressione di esercizio fornita dal sistema di erogazione centrale deve essere di 4-5 atmosfere, leggibile su manometri a vista inseriti nel circuito, di colore diverso a seconda del gas a cui si riferiscono. La stessa pressione, denotando l'assenza di perdite nei cavi, si deve ritrovare sui manometri di cui sono dotati gli apparecchi di anestesia e deve essere costante, con un flusso di 20 l/min per ciascuna presa. Verificare il funzionamento di allarmi acustici, installati nelle sale operatorie o nel blocco, che si attivano in caso di caduta della pressione di alimentazione.

Ogni letto operatorio deve essere dotato di almeno due prese per O_2, due per aria medicale e due per N_2O.

Deve essere disponibile nel blocco almeno una bombola di O_2.

Nel caso di apparecchi di anestesia alimentati a bombola occorrerà verificare il tipo di gas presente in ciascuna bombola (tuttavia, i connettori delle bombole ed i loro corrispondenti sull'apparecchio di anestesia non possono essere scambiati, minimizzando la possibilità di errore) e la tenuta del sistema ad alta pressione. Se aprendo e chiudendo la valvola della bombola si osserverà una caduta di pressione sul manometro, spia della pressione interna, occorrerà ricercare la perdita. Le bombole vanno rimpiazzate quando la pressione misurata all'interno è inferiore ad un quarto del suo contenuto massimo. Anche le guarnizioni poste tra bombola e connettori vanno sostituite ad ogni cambio di bombola. I riduttori di pressione di ciascuna bombola vanno collegati da personale esperto e per nessuna ragione bisognerà fare forza sulle filettature.

Tra connettore e apparecchio di anestesia sono posizionati dei filtri, atti a proteggere il paziente ed il sistema da eventuali impurità.

Esiste una differenza tra connettori del sistema alla rete, che svolgono la funzione di valvole, e i connettori alla bombola, che non presentano innesti a pressione e sono congegni passivi. La tenuta fra l'uscita della bombola e l'ingresso del connettore è garantita dalla pressione stessa del gas che sposta un elemento flottante del connettore all'apertura del rubinetto della valvola.

La forma ed il funzionamento dei diversi connettori sono definiti dalla normativa internazionale UNI, che stabilisce diametri, passi delle filettature e profondità.

Collegamento del gas erogato

Per gli apparecchi dotati di analizzatori di O_2, è necessario eseguire la calibrazione dell'analizzatore secondo le istruzioni delle casa costruttrice. Successivamente l'analizzatore verrà collegato al miscelatore, poi alla sorgente di alimentazione dell'O_2, mantenendo chiusa la fonte di N_2O e il vaporizzatore. Collegare la Y dell'apparecchio di anestesia ad un palloncino a tenuta e procedere secondo i seguenti steps:
- analizzatore a contatto dell'aria ambiente: lettura di $FiO_2 = 21\% \pm 0,02$;
- flusso di O_2 al 100%, l'analizzatore leggerà una concentrazione di O_2 di 100;
- apparecchio collegato a N_2O, l'analizzatore leggerà le diverse concentrazioni di O_2, erogando flussi diversi di N_2O, rispetto ad uno fisso di O_2:
  - O_2 (2 l/min) + N_2O (1 l/min) = 66% di O_2
  - O_2 (2 l/min) + N_2O (2 l/min) = 50% di O_2
  - O_2 (2 l/min) + N_2O (3 l/min) = 40% di O_2

In caso di deconnessione dell'alimentazione di O_2, verificare l'attivazione dell'allarme e la cessazione automatica dell'erogazione di N_2O (sistema cut-off). L'erogazione di O_2 e di N_2O è controllata con accorgimenti meccanici o pneumatici, in modo che la concentrazione di O_2 non possa risultare inferiore al 25%. Miscele ipossiche possono formarsi in caso di errato rifornimento di gas, malfunzionamenti meccanici o pneumatici, perdite, erogazione di gas inerti.

In caso di sistemi di anestesia non dotati di analizzatore dell'O_2, si deve procedere al cosiddetto "test del singolo gas": controllare la corrispondenza precisa tra il raccordo dell'apparecchio e la presa di O_2 (qualunque essa sia); deconnettere gli altri gas. A questo punto aprire tutti i flussimetri e verificare che il gas sia presente solo nel flussimetro dell'O_2. Successivamente raccordare il N_2O (qualunque sia la fonte) all'apparecchio di anestesia ed aprire il flussimetro corrispondente: il N_2O dovrà fluire solamente all'interno di questo.

Controllare il sistema di allarme per mancanza di O_2. Fissare un flusso di O_2 e N_2O (2 l/min) e successivamente interrompere l'erogazione di O_2. Si dovrà inserire l'allarme sonoro e il flusso di N_2O dovrà cessare. Se il flusso di O_2 viene ripreso, l'allarme si interromperà.

Flussimetri

Sono costituiti da un rubinetto dotato di un'uscita a tubo trasparente, verticale, con sezione interna che aumenta dal basso verso l'alto. Il galleggiante, alloggiato all'interno, ha sezione minore e viene sollevato dal flusso in uscita fino a quando il suo peso non raggiunge l'equilibrio con il flusso del gas. Sulla colonnina graduata si legge il valore assoluto del flusso. Il flussimetro è controllato da un rubinetto che regola il flusso dei gas con regolazioni manuali, con possibilità di fini aggiustamenti. Si ricorda che la manopola dell'O_2 ha un particolare profilo che la rende riconoscibile al tatto. La normativa UNI 9305 ne stabilisce dimensioni e forma.

È raccomandata la presenza di un flussimetro-miscelatore che assicuri una concentrazione di O_2 uguale o superiore al 21%. Essi devono permettere la somministrazione di bassi flussi per l'anestesia a circuito chiuso e flussi elevati per evitare la reinalazione di CO_2 con alcuni sistemi di anestesia. Il loro flusso deve essere regolabile tra i 250 ml/min di O_2 e i 30 l/min di miscela gassosa. Qualora vengano associati 3 flussimetri, essi prevedono un selettore che permette l'erogazione di una miscela di O_2/aria o O_2/N_2O e un monitor indissociabile dal blocco.

Controllare, aprendo il flusso dei gas, che il galleggiante di ciascun flussimetro si sollevi e si muova liberamente lungo la scala. Una vola interrotto il flusso di gas, il galleggiante deve tornare a livello zero.

I flussimetri devono essere:
- controllati prima e dopo l'impiego dell'apparecchio;
- chiusi dopo aver chiuso i gas ed eliminato quelli presenti nel circuito;
- aperti solo dopo l'alimentazione dell'apparecchio e dopo verifica degli indici.

Si ricorda inoltre che la normativa UNI MS 9305 al punto 10.5 stabilisce: "*Dove ossigeno ed altri gas sono rilasciati dai rispettivi flussometri in un collettore comune, l'ossigeno deve essere rilasciato a valle degli altri gas*". E si legge al punto 10.6: "*Il flussometro o i flussometri per l'ossigeno devono essere situati ad una estremità della testata rotametrica*".

Vaporizzatore

Controllare che il vaporizzatore sia posizionato verticalmente e saldamente alloggiato al sistema portante dell'apparecchio di anestesia. Il collegamento corretto potrà essere verificato dalla possibile erogazione del vapore, vale a dire dallo scorrimento libero della manopola on-off fino a fine corsa. Successivamente chiudere il vaporizzatore e verificare la corretta direzione del flusso di gas. Essi non devono erogare una concentrazione maggiore o minore del 20% dell'impostato.

Attualmente i vaporizzatori sono dotati di un sistema di caricamento tipo "pin-safety", con un sistema di collegamento vaporizzatore-bottiglia di alogenato specifico per ogni vapore. Gli alogenati correntemente usati oggi (isoflurano, sevoflurano, desflurano) presentano connessioni per il caricamento peculiari, accanto ad un codice-colore specifico: rosa scuro per l'isoflurano, giallo per il sevoflurano, azzurro per il desflurano.

Successivamente erogare un flusso di 6-8 l/min di O_2 a vaporizzatore chiuso, occludendo la Y del circuito e le valvole di scarico, creando quindi una pressione che si trasmetta al vaporizzatore. A questo punto controllare l'assenza di perdite, verificando l'assenza di flusso e non apprezzando olfattivamente alogenati.

Ricordiamo che un corretto funzionamento del vaporizzatore è importante anche per prevenire l'inquinamento ambientale.

In caso di collegamento di un vaporizzatore da un apparecchio ad un altro, esso deve essere preventivamente svuotato. In caso di elementi portanti più di un vaporizzatore, deve essere resa impossibile l'attivazione di più di uno. Sull'apparecchio di anestesia devono essere disposti in modo tale che l'ultimo della serie appartenga all'anestetico più potente e più volatile.

La protezione del vaporizzatore contro variazioni di pressione che si possono generare è garantita dalla presenza di una valvola di non-ritorno, di una valvola di sovrapressione o di un riduttore di flusso. Il tipo di dispositivo presente condiziona la scelta del test di perdita del sistema di alimentazione in gas fresco.

I vaporizzatori richiedono tarature periodiche (annuali), che devono essere registrate e certificate.

Ossigeno di emergenza

A flussimetri chiusi e con l'apparecchio collegato alla sorgente di O_2, premere il pulsante dell'O_2 di emergenza. Il pallone collegato alla Y si deve riempire regolarmente. Al rilascio del pulsante, il flusso si deve interrompere, determinando lo sgonfiamento del pallone.

Il bypass permette un flusso di O_2 minimo di 500 ml, vale a dire di 30 l/min, senza diminuzione apprezzabile della pressione di alimentazione. La sua attivazione è congeniata in modo da impedirne l'attivazione accidentale (barotrauma) o il rilascio in continuo. Il flusso di O_2 in uscita dal bypass non attraversa il/i vaporizzatore/i.

Test per verifica di perdite sul sistema di miscelazione

Con il vaporizzatore dapprima chiuso e successivamente aperto, collegare un manometro al punto di uscita delle miscele gassose, verificare il raggiungimento di una determinata pressione e il mantenimento.

Preparazione del circuito

Controllare il corretto assemblaggio del circuito con l'uscita dei gas freschi, con i raccordi per devices respiratori e con il sistema di scavenging.

Circuito rotatorio con assorbitore

Controllare il colore dell'indicatore contenuto nella calce sodata (assorbitore di CO_2); se vira al violetto, dovrà essere sostituita (impossibile ventilazione a circuito chiuso). Il violetto di etile viene aggiunto alla calce sodata per facilitare il controllo dell'integrità dell'assorbente e vira dal colore bianco al violetto quando il pH dell'assorbente diminuisce, come risultato dall'assorbimento della CO_2. Verificare il corretto assemblaggio dei tubi del circuito e successivamente procedere al controllo delle valvole, collegando un pallone di 0.5 l alla Y del circuito, facendovi fluire O_2 e verificando l'apertura e la chiusura delle valvole unidirezionali mediante ritmiche compressioni sul pallone. Un modo più affidabile, secondo la Società Francese, consiste nel rimuovere il raccordo ad Y e nel ventilare separatamente attraverso la branca inspiratoria ed espiratoria. Utilizzando una maschera, l'anestesista dovrà poter inspirare ma non espirare dalla branca inspiratoria e viceversa.

Controllare la tenuta del sistema rotatorio, chiudendo la valvola di scarico per l'eccesso di gas, la Y del circuito con la mano e riempiendo il pallone con l'O_2 di emergenza: comprimendo il pallone, la pressione nel circuito deve restare costante.

In caso di anestesia a bassi flussi, può essere considerata accettabile una fuga massima di 100-200 ml/min per un livello pressorio di 30 cmH_2O nell'adulto a livello del sistema di anestesia. A livello del sistema di alimentazione di gas freschi, la fuga non deve essere maggiore di 50 ml/min a 30 cmH_2O.

Ventilatore

Permette la regolazione dei seguenti parametri: volume corrente o volume minuto, frequenza respiratoria, rapporto I/E, pressione positiva di fine espirazione mediante una valvola di PEEP, la cui attivazione accidentale è impossibile. È inoltre dotato di valvola di sovrapressione. Può permettere l'anestesia a bassi flussi e la ventilazione in O_2 e aria.

Il controllo del funzionamento e delle regolazioni del ventilatore deve essere eseguito in accordo con le indicazioni del manuale fornito dalla casa costruttrice. Va verificato il funzionamento della valvola limitatrice di pressione, che si attiva occludendo la Y del circuito a ventilatore in funzione. Controllare, dove possibile, i movimenti della concertina.

Il ventilatore deve essere dotato di analizzatore della concentrazione espirata di O_2, sistema di allarme acustico sulla pressione di insufflazione e spirometro con sensore su branca espiratoria, dotato di allarme di deconnessione.

Le sale operatorie che prevedono solamente interventi di chirurgia minore possono essere dotate di apparecchio di anestesia senza ventilatore automatico.

Sistema di evacuazione dei gas anestetici

I sistemi di scavenging sono composti da cinque elementi:
- insieme di raccolta;
- tubatura di adduzione;
- interfaccia tra sistema di raccolta e di eliminazione;
- tubatura di eliminazione;
- sistema (attivo o passivo) di eliminazione.

Controllare che il sistema di scavenging sia correttamente collegato alla valvola di scarico dedicata. Il sistema non deve presentare occlusioni e deve permettere il regolare fluire dei gas.

In caso di sistema aspirativi, bisogna controllare che la pressione negativa non si trasmetta al circuito paziente: riempire il circuito paziente con O_2 ed occludere la Y, controllando che il pallone del circuito non tenda a svuotarsi con il sistema di scavenging attivo.

Sistema di ventilazione d'emergenza

Per ogni apparecchio di anestesia presente in sala deve essere rapidamente disponibile un pallone Ambu, per la ventilazione del paziente in aria ambiente.

Ossigeno d'emergenza

Controllare la presenza di una bombola di O_2, il collegamento ad un qualsiasi sistema di ventilazione (anche manuale) e la presenza di una quantità sufficiente di O_2 all'interno.

Aspiratore

Controllare il corretto assemblaggio del sistema di aspirazione (tubi, reservoir, manometro) dedicato all'apparecchio di anestesia. L'impianto di aspirazione centralizzato (colore giallo sulla colonna dei gas medicali) deve garantire una pressione minima di aspirazione di 500 mmHg (40 l/min costanti) per ciascuna presa (Documento S.I.A.A.R.T.I.). Ogni postazione deve essere dotata di almeno due prese di vuoto.

Disponibilità di strumentario specifico e sistemi di monitoraggio

Verificare che sia presente un carrello con materiale anestesiologico rapidamente trasportabile, con maschere facciali, cannule, tubi endotracheali di varie dimensioni, cuffiati e non, armati e non, maschere laringee, cannule tracheostomiche, strumentario per intubazione difficile, pinze di Magyll, sondini naso-gastrici.

Controllare che i laringoscopi, con lame di varie lunghezze, siano funzionanti adeguatamente. Accertarsi della presenza dei farmaci per l'anestesia e per l'emergenza.

Verificare la presenza in sala ed il corretto funzionamento del sistema di monitoraggio indispensabile: monitor ECG con frequenzimetro, apparecchio per rilevazione di pressione arteriosa non invasiva, sonda di temperatura, saturimetria a polso.

Auspicabile il monitoraggio della $EtCO_2$ e della $FiCO_2$ e della frazione inspiratoria/espiratoria degli alogenati, di cui la maggior parte degli apparecchi di anestesia abilitati per circuito a bassi flussi possiede.

Rientrano nell'elenco delle apparecchiature e monitoraggi disponibile all'occorrenza:
- carrello attrezzato per trasporto di defibrillatore (possibilità di pacemaker), monitor ECG, saturimetro a polso, ventilatore da trasporto;
- sistemi di misurazione della pressione arteriosa invasiva;
- capnometro;
- stimolatore neuromuscolare;
- amplificatore di brillanza e/o apparecchio radiologico;
- sistemi di riscaldamento e raffreddamento.

I sistemi di monitoraggio durante anestesia sono descritti nel documento "Raccomandazioni per gli standard di monitoraggio in Anestesia". Nella ristrutturazione o costituzione di future sale operatorie, vanno tenuti presente i requisiti contenuti nelle normative in fase di elaborazione da parte del Comitato Europeo di Standardizzazione (CEN) per quanto riguarda le prese per i gas medicali, l'apparecchio di anestesia e le strumentazioni di monitoraggio (Documento S.I.A.A.R.T.I.).

Check-out

Al termine di ogni seduta è raccomandato:
- chiudere i flussometri ed i vaporizzatori;
- deconnettere l'apparecchio dalla sorgente di gas;
- deconnettere l'apparecchio dalle prese elettriche;
- rimuovere l'eccesso di alogenato dai vaporizzatori;
- disattivare il sistema di scavenging.

Problematiche connesse all'impiego dei ventilatori

Circuiti respiratori

La deconnessione è la causa più importante di incidenti in anestesia. Si verifica più frequentemente a livello della Y e può essere completa o incompleta. Può essere evidenziata anche dal movimento della concertina crescente, che non riesce a riempirsi. Si ribadisce l'importanza di un allarme di deconnessione.

Blocco concertina

Si possono verificare delle perdite a questo livello, con inadeguata ventilazione del paziente. Se la valvola di sovrapressione è malfunzionante, si potrà verificare ipoventilazione per scarico nel sistema di scavenging della miscela anestetica o barotrauma, in caso di blocco in chiusura. Un eccesso di pressione negativa del sistema di scavenging blocca la valvola in entrambe le fasi della respirazione.

Sistema di controllo

Sono problemi di natura meccanica e/o elettrica. Un filtro intasato potrà determinare barotrauma.

Dispositivi di sorveglianza dell'apparecchio di anestesia

Un sistema di anestesia completo comprende un manometro, un volumetro, un analizzatore di O_2, un capnografo, un analizzatore di vapore anestetico e un allarme di deconnessione.

L'analizzatore di O_2 permette il rapido riconoscimento di miscela ipossica o al contrario di una miscela a concentrazione di O_2 maggiore di quella impostata, dovuta, ad esempio, ad un difetto di alimentazione del N_2O. Completa i dati derivanti dalla saturimetria a polso.

Il capnografo depista alcuni difetti del sistema e deconnessioni accidentali, aiuta a riconoscere il corretto posizionamento tracheale del tubo, contribuisce al regolamento ottimale del pattern ventilatorio, segnala la comparsa di complicanze circolatorie e/o metaboliche.

L'analizzatore di vapore anestetico permette le anestesie a bassi flussi.

L'allarme di deconnessione è fondamentale in caso di sistema collegato ad un ventilatore. Si avvale di un manometro, di un volumetro o di un capnografo.

Umidificazione

La corretta erogazione dei gas attraverso un apparecchio di anestesia dipende dal grado di purezza e secchezza dei gas anestetici, forniti come gas anidri puri. La presenza di umidità può essere causa di malfunzionamento delle valvole ed inesattezza dei flussometri. Tuttavia, le miscele anestetiche vanno modificate, poiché sono note le ripercussioni sulle vie aeree di un paziente della mancanza di umidificazione, anche per anestesie di breve durata.

Il grado minimo di umidità raccomandato in anestesia è il 60%. Il vapore acqueo all'interno dei tubi corrugati del pallone aumenta significativamente l'umidità nel sistema a circuito chiuso. Attenzione alla condensa in caso di anestesie condotte in pazienti trattati con particolari gas (NO).

Letture consigliate

Andrews JJ (1992) Sistemi per erogazione di anestetici inalatori. In: Miller (ed), Anestesia. Edizione italiana a cura di G Bellocci. Antonio Delfino Editore, Roma, pp 187-242

Blasetti G, Romano E (1997) L'apparecchio per anestesia: gas medicali, flussometri e vaporizzatori. In: Romano E (ed) Anestesia generale e speciale. UTET, pp 189-198

Food and Drug Administration (1986) Raccomandazioni per il controllo degli apparecchi di anestesia

Gruppo di Studio S.I.A.A.R.T.I. per la sicurezza in Anestesia (1992) Controllo dell'apparecchio di anestesia. Edizioni La Mandragola, Siena

Gruppo di Studio S.I.A.A.R.T.I. per la sicurezza in Anestesia (1995) Requisiti minimi strutturali, tecnologici ed organizzativi per le sale operatorie. Linee Guida S.I.A.A.R.T.I. 1995

Otteni JC, Boyer C, Hug PF, Diebolt JR (1980) Circuits et vaporisateur pour l'anesthésie par inhalation. Encyclopédie Médico-Chirurgicale 36-180-A10

Otteni JC, Steib A, Galani M, Freys G (1994) Appareil d'anesthésie. Introduction. Encyclopédie Médico-Chirurgicale 36-100-B10

Otteni JC, Boyer C, Diebolt JR, Dumitresco BE (1994) Manomètres et régulateurs de pression - Débitmètres. Encyclopédie Médico-Chirurgicale 36-100-B10

Otteni JC, Steib A, Galani M, Freys G (1994) Appareil d'anesthésie. Systèmes d'alimentation en gaz frais. Encyclopédie Médico-Chirurgicale 36-100-B20

Otteni JC, Steib A, Galani M, Freys G (1994) Appareil d'anesthésie. Systèmes aneshtésiques. Encyclopédie Médico-Chirurgicale 36-100-B30

Otteni JC, Steib A, Galani M, Freys G (1994) Appareil d'anesthésie. Ventilateurs. Encyclopédie Médico-Chirurgicale 36-100-B40

Otteni JC, Steib A, Galani M, Freys G (1994) Appareil d'anesthésie. Systèmes antipollution. Encyclopédie Médico-Chirurgicale 36-100-B50

Otteni JC, Steib A, Galani M, Freys G (1994) Appareil d'anesthésie. Surveillance de l'appareil d'anesthésie. Encyclopédie Médico-Chirurgicale 36-100-B60

Romano E (1997) L'apparecchio per anestesia: una moderna stazione anestesiologica. In: Romano E (ed) Anestesia generale e speciale. UTET, pp 199-204

Romano E, Auci E (1997) I circuiti respiratori. In: Romano E (ed) Anestesia generale e speciale. UTET, pp 205-210

S.F.A.R. (1994) Recommandations concernant l'appareil d'anesthésie et sa vérification avant utilisation

Capitolo 27

Monitoraggio e sicurezza nell'immediato periodo post-operatorio

Y. Leykin, G. Zannier

Il monitoraggio e la sicurezza nell'immediato periodo post-operatorio in pazienti che siano stati sottoposti ad anestesia generale, locoregionale e/o sedazione, e che quindi possono presentare un certo grado di compromissione residua delle funzioni respiratorie, cardiocircolatorie e neuropsichiche [1], devono essere considerati come l'ultimo atto di un percorso in cui il medico anestesista si prende cura del paziente.

Questo percorso ha inizio nel periodo preoperatorio, con la valutazione del rischio operatorio e l'attuazione di misure che consentano di portare il paziente in sala operatoria nelle migliori condizioni cliniche; continua con il periodo intraoperatorio e termina quindi nel post-operatorio, allorché la situazione clinica dovuta all'anestesia praticata non è più considerata "una potenziale urgenza/emergenza medico chirurgica".

La presa in carico da parte dell'anestesista delle condizioni del paziente durante tutto questo percorso [2], introduce il concetto che egli sia il responsabile di quella che possiamo definire medicina perioperatoria.

Sicurezza nel periodo post-operatorio

La sicurezza nel periodo post-operatorio [3] è strettamente correlata a vari fattori:
- dove deve venire svolta l'osservazione;
- quali sono gli obiettivi che ci si propone di raggiungere;
- quale sarà il personale utilizzato per effettuare il monitoraggio clinico e l'assistenza;
- il monitoraggio strumentale;
- il modello organizzativo che verrà adottato.

Sala di risveglio

Attualmente è sempre più riconosciuta l'utilità della "recovery room" (RR) definita anche PACU (*post anesthesia care unit*) o TIPO (terapia intensiva post-operatoria), non solo per la qualità dell'assistenza post-operatoria, ma anche per una ottimale organizzazione del flusso dei pazienti fra le diverse aree, permettendo un migliore utilizzo del personale dei reparti, alleggerito dai notevoli carichi di lavoro che comporta l'osservazione post-operatoria [4].

Il concetto di RR non è sempre stato presente nell'organizzazione degli Ospedali. La prima descrizione di una "recovery room" risale al 1801 a Newcastle,

Inghilterra [5]; mentre solo 70 anni dopo fu creata una RR negli Stati Uniti, al Massachussetts General Hospital.

Nel 1863 Florence Nightingale descrisse la PACU, ma è solo dopo la seconda guerra mondiale che le RR negli Stati Uniti vengono regolarmente progettate nella costruzione dei nuovi ospedali. Tali strutture erano utilizzate per permettere ai pazienti di recuperare lo stato di coscienza in relativa sicurezza, per ristabilire la temperatura corporea e anche per evitare che gli altri degenti dovessero assistere a non gradevoli episodi di vomito post-operatorio [6].

Nel 1947 venne meglio puntualizzata la reale necessità di avere una RR, un articolo apparso su JAMA [7], evidenziava le morti perioperatorie associate a ostruzione delle vie respiratorie, ribadendo la necessità delle RR per prevenire gli effetti dell'atto anestesiologico e chirurgico, che determinano alterazioni delle funzioni fisiologiche che si prolungano nell'immediato periodo post-operatorio.

L'associazione degli anestesisti della Gran Bretagna e dell'Irlanda [8] definisce la RR come *"un'area nella quale vengono ammessi i pazienti provenienti dalle sale operatorie e dove rimangono fino al recupero della coscienza e della stabilizzazione della funzionalità circolatoria"*. Tiret e coll. nel 1982 [9] hanno evidenziato in uno studio la presenza di complicanze maggiori associate alla condotta anestesiologica in circa 1/700 casi, e che dei casi che erano giunti a morte o stato di coma, metà erano dovuti a depressione respiratoria post-operatoria. La depressione respiratoria risultava fatale nel 70% dei casi nei reparti di degenza e nel 29% se aveva luogo in sala operatoria, Terapia Intensiva o in RR. Gli Autori concludevano che la prognosi per i pazienti era correlata alla disponibilità di una RR anestesiologica.

Nei tardi anni '80 negli Stati Uniti il sempre maggior utilizzo della chirurgia in regime di day-hospital ha aumentato la popolarità delle RR.

Linee guida riguardanti la gestione del paziente nell'immediato periodo post-operatorio

Le società anestesiologiche [10] delle varie nazioni hanno formulato delle linee guida riguardanti la gestione del paziente nell'immediato periodo post-operatorio. Nella tabella 1 vengono riportate e messe a confronto le linee guida italiane, francesi, tedesche, australiane, canadesi e degli Stati Uniti [11], confrontando le seguenti caratteristiche:

- necessità della "recovery room";
- criteri di ammissione dei pazienti in tale struttura;
- aspetti ambientali e di collocazione;
- cartella clinica della RR;
- trasporto del paziente dalla sala operatoria;
- ruoli professionali nella RR;
- tipo di monitoraggio;
- criteri e responsabilità della dimissione;
- aspetti medico legali;
- day-surgery.

Dal confronto delle linee guida si evidenzia che in alcuni paesi le linee guida hanno valore di legge e in altri, quale ad esempio l'Italia, sono formulate sotto forma di raccomandazioni.

In Francia, la SFAR (Société Francaise d'Anesthesie et de Réanimation) [12] negli anni 1990 e 1994, ha pubblicato le linee guida che devono essere applicate in quanto legge (Décret n°94-1050 du Décembre 1994).

L'ASA (American Society of Anesthesiology) nel 1994 formulò i criteri aggiornati [13] per gli standards per il controllo post-operatorio dei pazienti:

- tutti i pazienti sottoposti ad anestesia generale, loco-regionale o altri tipi di anestesia necessitano di un adeguato controllo post-operatorio;
- il paziente deve essere accompagnato nella sala di risveglio da personale del team di anestesia;
- il trasporto deve essere sorvegliato ed in caso di necessità deve essere applicata la terapia adeguata;
- il personale della sala di risveglio deve ricevere una adeguata consegna del paziente;
- le condizioni del paziente devono essere costantememte valutate;
- il medico è responsabile delle dimissioni del paziente dalla sala di risveglio.

In Italia, invece, le linee guida elaborate nel 1994 dal gruppo di studio SIAARTI per la sicurezza in Anestesia e Terapia Intensiva, sono state pubblicate sotto forma di raccomandazioni [14] e vengono proposte come un obiettivo da raggiungere. Per questo, la situazione ospedaliera italiana riguardante tale argomento è estremamente disomogenea, sia per quanto riguarda il personale medico infermieristico, sia per quanto concerne le strutture edilizie, tecnologiche.

Sorveglianza post-operatoria: linee guida SIAARTI

Un paziente che sia stato sottoposto ad anestesia generale, locoregionale e/o sedazione può presentare un certo grado di compromissione residua delle funzioni respiratoria, cardiocircolatoria e neuropsichica. Può necessitare, pertanto, di sorveglianza temporanea da parte di personale infermieristico specializzato, in un ambiente idoneo all'osservazione ed al monitoraggio fino al completo recupero delle funzioni vitali e dello stato di veglia.

La sorveglianza post-operatoria può essere effettuata nella stessa sala operatoria oppure in un'area di risveglio appositamente attrezzata.

Se l'anestesista che ha effettuato l'anestesia non può personalmente assistere il paziente durante la fase di risveglio, dovrà fornire al personale infermieristico che effettuerà il controllo tutte le informazioni cliniche necessarie, nonchè le indicazioni sul tipo di sorveglianza e/o assistenza più opportune.

Il personale infermieristico addetto alla sorveglianza post-operatoria deve essere in grado di riconoscere precocemente la destabilizzazione delle funzioni vitali e fornire assistenza opportuna in attesa dell'arrivo dell'anestesista.

La sorveglianza e l'assistenza da parte dell'anestesista o del personale infermieristico specializzato devono essere assicurate anche durante l'eventuale trasferimento dalla sala operatoria all'area di risveglio e/o aree intensive.

Tabella 1. Confronto delle linee guida

Parametri	USA (ASA)	Australia
Necessità di R.R.	Indispensabile	Prevista
Pz che vanno in R.R. dopo l'intervento	Tutti, a meno che non ci sia un ordine specifico dell'anestesista	Non precisato
Previsione che il pz vada direttamente dalla sala operatoria in *rianimazione*	—	—
Responsabilità dell'anestesista in R.R.	Sì	Sì
Regolamento R.R.	Esistono degli *standards* che possono essere superati sulla base del giudizio dell'anestesista responsabile	Esiste un *documento*
Capacità minima di posti letto in R.R.	—	Almeno 1,5 posti letto per sala operatoria
Rapporto scritto e *cartella clinica* in R.R.	Indispensabile	Indispensabile
Contiguità della R.R. con il complesso operatorio	Si rimanda al progetto degli organi che hanno licenza e credito della struttura	Sì
L'anestesista della sala operatoria accompagna il pz. in R.R.	Sì	Sì
Monitoraggio del pz. *durante il trasporto*	Deve sempre essere assicurato	Non è descritto, ma è precisato che l'anestesista segue il pz. fino al completo trasferimento
Adeguata consegna del pz all'arrivo in R.R.	Sì	Sì (deve essere verbale e per iscritto)
Pulsiossimetro nella fase iniziale del recupero (specificato nel regolamento)	Sì	Sì
Sistema di punteggio in R.R.	Sì: - all'ammissione - durante il ricovero - alla dimissione	—
Continuità del monitoraggio in PACU	È previsto e specificato il tipo di monitoraggio che dipende dalle condizioni cliniche del pz.	È previsto ed i parametri di osservazione devono essere registrati ad intervalli appropriati e regolari
Rapporto infermieri profess./pazienti	Viene demandato agli organi responsabili della struttura	Non meno di 1 infermiere ogni 3 pz. e 1 infermiere per ogni pz. incosciente o che non ha ancora recuperato i riflessi protettivi
Responsabilità della *dimissione*	*Anestesista* Esistono dei *criteri di dimissione* approvati che variano a seconda che il pz. vada in: 1. unità di cura intensiva 2. stanza di ospedale 3. unità di ricovero breve 4. a casa In assenza del medico responsabile sarà l'infermiera a decidere se il pz. soddisfi o meno i criteri di dimissione. Il *nome del medico* va sempre annotato sulla cartella	*Anestesista*
Day-surgery	—	—
Regolamento particolare per pz. ostetriche	Il *Pulsiossimetro* non è da applicare durante il recupero della pz. sottoposta ad anestesia locoregionale durante il parto	—

Francia	Canada	Germania	Italia
Indispensabile	Indispensabile	Prevista	È indicato che il pz. può necessitare di sorveglianza post-operatoria temporanea
Non precisato	Non precisato	Tutti	Non precisato
Sì	—	Sì	—
Sì Esiste una *legge* con i relativi articoli	Sì Esiste una *politica amministrativa* in accordo con le *regole* adottate dall'ospedale	Sì Esistono *linee guida*	Sì Esiste un *documento* elaborato dal gruppo SIAARTI per la sicurezza in anestesia e terapia intensiva
4 posti letto	—	Dipende da: n° di sale operatorie, tipo di interventi, durata della permanenza del pz.	Vanno adeguati all'attività delle sale operatorie che vi afferiscono
Indispensabile	Indispensabile	Indispensabile	I dati devono essere annotati sulla cartella di anestesia o sulla cartella clinica del pz. (non è prevista una cartella specifica per la R.R.)
Prevista per legge	—	Sì	Sì
Non precisato Non si interrompe durante il trasporto	Sì Può esserci o meno a seconda delle condizioni cliniche del pz.	Sì Non è precisato, ma è indicato che l'anestesista dovrebbe accompagnare il pz. nella R.R.	Non precisato Deve sempre essere assicurato
Questo punto non è descritto nella legge	Sì	Sì	Sì
Sì	Sì	Sì	Sì, insieme ad altri parametri
—	—	—	—
Articolo D 712-45 La sorveglianza deve essere continua fino al completo recupero	Non chiaramente specificato. Deve essere appropriato e scelto in base alle condizioni cliniche del pz	Indispensabile e deve essere dettagliatamente documentato	L'*anestesista decide* il tipo di monitoraggio da applicare
Articolo D712-49 Se sono occupati 6 o più posti letto, sono necessari 2 infermieri di cui 1 obbligatoriamente specializzato in anestesia	Non precisato	Calcolato in base a: 1- n° di pz. da sorvegliare, 2- orario di apertura della R.R. 3- periodo in cui avviene la sorveglianza	Non precisato
L'*anestesista* decide il trasferimento in un altro settore ospedaliero o autorizza la dimissione in accordo con il *chirurgo* che ha eseguito l'intervento nel caso il pz. torni a casa (Articolo R 712-2-1:day-surgery)	*Anestesista*, ma la responsabilità può essere delegata, non è precisato a chi, in accordo con le regole dell'ospedale	*Anestesista* Esistono dei *criteri di dimissione* che devono essere soddisfatti e variano se il pz. va direttamente a casa (Day-surgery)	*Anestesista* con l'obbligo di annotare l'*ora* della dimissione e il *nome del medico* che vanno scritti: - sulla cartella di anestesia - sulla cartella clinica del pz.
Articolo R 712-2-1	Una nota particolare riguarda la dimissione del pz. in day-surgery	Esistono linee guida specifiche	—
La sala travaglio può fungere da PACU	—	—	—

Nella fase di risveglio il paziente deve essere sottoposto a sorveglianza dei parametri vitali: respiratori (ossigenazione, frequenza respiratoria, ampiezza e simmetria delle escursioni toraciche), cardiocircolatori, (frequenza cardiaca e pressione arteriosa sistemica) e neurologici (stato di coscienza, riflessi di protezione delle vie aeree quali tosse e deglutizione, orientamento temporo-spaziale, esecuzione di ordini semplici). Vanno inoltre controllati temperatura corporea, diuresi e forza neuromuscolare (stringere la mano, alzare la testa e muovere gli arti). La sorveglianza riguarda anche gli accessi vascolari e le eventuali perdite ematiche.

È opportuno che questi dati vengano annotati sulla cartella di anestesia oppure sulla cartella del paziente.

La sorveglianza clinica può essere completata, ove le condizioni del paziente lo richiedano, da un monitoraggio strumentale.

Il paziente deve essere sorvegliato fino a quando non abbia recuperato i riflessi di protezione delle vie aeree, l'orientamento temporo-spaziale e non si sia realizzata una soddisfacente stabilizzazione dei parametri vitali.

La dimissione dall'area di risveglio viene decisa dall'anestesista dopo aver verificato la sussistenza delle predette condizioni.

Si raccomanda che le informazioni cliniche e strumentali relative al paziente durante la fase di risveglio (evoluzione, condizioni al momento del trasferimento al reparto di degenza), le eventuali prescrizioni, nonché l'ora delle dimissioni ed il nome del sanitario che ha prestato l'assistenza e ne ha deciso il trasferimento, siano annotate sulla cartella di anestesia e sulla cartella clinica del paziente.

Obiettivi della "recovery room"

Gli obiettivi [15] della "recovery room" sono:
- smaltimento dell'effetto farmacologico degli anestetici generali;
- stabilizzazione dei parametri vitali (circolazione e ventilazione);
- stabilizzazione della temperatura corporea;
- controllo del bilancio idroelettrolitico;
- intervento intensivo in caso di una complicanza acuta;
- impostazione di un'adeguata analgesia post-operatoria;
- recupero dell'attività motoria in caso di anestesia loco-regionale.

Per il raggiungimento di tali obiettivi di sicurezza e assistenza, è fondamentale la presenza in recovery room di personale specializzato sia medico che infermieristico [14], dedicato alle cure dei pazienti nell'immediato post-operatorio.

Solo la presenza e la continua formazione professionale di tale personale permette di raggiungere gli scopi prefissi. Questo personale deve essere dedicato, perché solamente attraverso la continuità lavorativa e l'acquisizione di esperienza professionale, i risultati saranno adeguati.

A tale proposito, da uno studio di prossima pubblicazione, che analizza i primi 2 anni di attività della TIPO presso il nostro ospedale di Santa Maria degli Angeli di Pordenone, si è potuto notare che il volume di attività della struttura è costante nei primi 2 anni, a dimostrazione che gli aspetti organizzativi erano stati affrontati adeguatamente, ma risulta che la complessità dei casi trattati è aumentata, e che i trasferimenti in Rianimazione sono diminuiti. Questo riteniamo dipenda dalla sempre maggiore esperienza e competenza che il personale ha acquisito nel corso del tempo, fattori da cui non si può prescindere, al di là delle dotazioni strutturali e del monitoraggio strumentale.

Ruolo e qualifica del personale medico e infermieristico

La sorveglianza e l'assistenza in RR devono essere assicurate da infermieri professionali coordinati da un medico anestesista [14] dedicato e presente in RR.

Il compito dell'anestesista consiste nella prescrizione della terapia farmacologica, fluidoterapia, richiesta di esami ematochimici e/o strumentali, consulenze, nel predisporre un'adeguata analgesia post-operatoria, nell'applicazione della ventilazione meccanica se necessaria, e a lui spetta la decisione sul trasferimento del paziente al reparto di provenienza o in Terapia Intensiva.

Il ruolo dell'infermiere consiste in: conoscenza dell'anamnesi del paziente e delle problematiche inerenti il decorso post-operatorio, registrazione dei parametri vitali all'arrivo, monitoraggio strumentale del paziente, controllo della cute, delle ferite chirurgiche, dei drenaggi e dei cateteri, somministrazione delle terapie prescritte dal medico.

Il personale infermieristico deve essere capace di riconoscere in maniera tempestiva alterazioni delle funzioni vitali e deve fornire l'adeguata assistenza in attesa dell'arrivo del medico.

Aspetti ambientali e di collocazione della RR

La RR dovrebbe essere posta in vicinanza delle sale operatorie [16] per rendere più rapido il delicato periodo del trasporto.

Il numero dei posti letto e del personale ad essi dedicato, deve essere adeguato al volume dell'attività operatorie. Opportuna sarebbe la presenza di un posto letto isolato per infetti e immunodepressi.

La temperatura deve essere mantenuta fra 21 e 22 °C e l'umidità tra il 38% e il 45%.

L'areazione deve essere adeguata anche per la possibilità che i pazienti nella fase di risveglio continuino ad eliminare gas anestetici.

I collegamenti con laboratorio, centro trasfusionale e radiologia dovrebbero essere rapidi.

Trasporto del paziente dalla sala operatoria

La sicurezza e il monitoraggio nel post-operatorio devono avere inizio con un corretto trasferimento del paziente alla "recovery room" [13, 14, 16], ponendo la massima cura nel mantenere la stabilità delle funzioni vitali.

Il paziente che deve accompagnato sempre dal medico anestesista e dall'infermiere professionale, dovrà essere monitorato con ECG per l'attività cardiaca e pulsiossimetro per la saturazione periferica di ossigeno. La somministrazione di ossigeno sarà necessaria in tutti i pazienti che siano stati sottoposti ad anestesia generale.

Durante il trasporto dovrà essere conservata la temperatura corporea mediante l'uso di coperte o di telini termici.

L'utilizzo di mobilizzatori è auspicabile al fine di limitare gli effetti emodinamici dovuti allo spostamento del paziente.

Criteri di dimissione e di trasferimento dalla "recovery room"

Alla fine del periodo di ricovero in RR, durante il quale il paziente inizialmente può essere ancora incosciente e senza validi riflessi di difesa delle vie aeree, e successivamente recupera tutte le normali funzioni fisiologiche (ad esempio, coscienza, autonomia respiratoria), si giunge alla valutazione sul trasferimento [1] del paziente al reparto di appartenenza o in Terapia Intensiva.

Questo momento, non programmabile a priori, riveste una importanza notevole in quanto risulterebbe che i pazienti dimessi prematuramente presentino una più elevata incidenza di complicanze postoperatorie maggiori.

D'altro canto, ricoveri che si prolunghino oltre il tempo necessario, inciderebbero sulla funzionalità della RR, aumentandone i costi e creando possibili ansie per il paziente e i suoi familiari.

La decisione riguardante la dimissione dalla RR è di competenza del medico anestesista e deve avvenire allorquando il paziente sia pienamente cosciente, i suoi parametri cardiocircolatori siano stabili, non presenti segni di depressione respiratoria, non vi sia sanguinamento, nausea o vomito e la terapia antalgica sia efficace. Per i pazienti sottoposti ad anestesia loco regionale si valuta anche la ripresa della attività motoria [14].

La minzione e l'assunzione di liquidi *per os* non sono considerati dalle linee guida internazionali in maniera uniforme.

All'estero, in particolare modo negli Stati Uniti, vengono adottati dei sistemi di valutazione che prendono in considerazione i vari aspetti prima citati.

Maggiormente adottate sono lo score di Andrete (Tab. 2) per i pazienti ricoverati e il sistema PADSS (*postanesthesia discharge scoring system*, Tab. 3) per la dimissione dei pazienti sottoposti a day surgery o ambulatoriali.

In Italia attualmente la dimissione dei pazienti in day surgery non è previsto avvenire direttamente dalla "recovery room" ma deve sempre passare attraverso una struttura ospedaliera intermedia (day-hospital).

Monitoraggio strumentale in "recovery room"

La sorveglianza clinica viene completata da un monitoraggio strumentale.

La SIAARTI ha definito nelle sue raccomandazioni [14] per la sorveglianza post-anestesiologica il seguente elenco delle apparecchiature, raccomandate e opzionali, per il paziente in "recovery room".

Tabella 2. Score di Aldrete

Parametri	Punteggio
Motilità volontaria o a comando	
4 estremità	2
2 estremità	1
0 estremità	0
Respirazione	
respiro profondo e tosse attiva	2
dispnea, respiro superficiale o limitato	1
apnea	0
Circolazione	
PA sistolica +/- 20 mm Hg rispetto il valore pre-anestesia	2
PA sistolica +/- da 20 a 50 mm Hg rispetto il valore pre-anestesia	1
PA sistolica +/- 50 mm Hg rispetto il valore pre-anestesia	0
Coscienza	
sveglio	2
risvegliabile alla chiamata	1
non risvegliabile	0
Colore	
normale	2
pallido, marezzato, giallastro, ecc.	1
cianotico	0

Tabella 3. PADSS

Parametri	Punteggio
Segni vitali	
minore o uguale al 20% dei valori preoperatori	2
dal 20 al 40% dei valori preoperatori	1
40% dei valori preoperatori	0
Ambulazione e stato mentale	
orientato *** ed andatura stabile	2
orientato *** o andatura stabile	1
nulla	0
Dolore o nausea e vomito	
minimo	2
moderato	1
severo	0
Sanguinamento chirurgico	
minimo	2
moderato	1
severo	0
Entrate ed uscite	
ha assunto fluidi ed ha urinato	2
ha assunto fluidi o ha urinato	1
nulla	0

*** Il paziente è sufficientemente orientato nel tempo, conosce il suo nome e la sua posizione nello spazio

Apparecchiature raccomandate:
- monitor ECG;
- defibrillatore;
- misuratori pressione arteriosa;
- sistemi di O_2 terapia (flussometri, umidificatori, maschere, ecc.);
- sistemi di ventilazione manuali;
- sistemi di aspirazione;
- laringoscopio;
- tubi endotracheali e cannule;
- saturimetro a polso;
- termometri;

opzionali:
- capnometro;
- ventilatore meccanico;
- pompe peristaltiche e a siringa;
- stimolatore neuromuscolare;
- pace-maker:
- termistori.

Il numero di queste apparecchiature va rapportato al tipo di patologia chirurgica trattata ed al numero dei pazienti.

Altri sistemi di monitoraggio che risultano utili in RR per specifici casi sono: il Bis (*bispectral index*) che è in grado di misurare gli effetti dei farmaci anestetici e sedativi sul cervello; il monitor visualizza un valore compreso tra 0 (nessuna attività cerebrale) e 100 (paziente completamente sveglio) permettendo il monitoraggio continuo del livello di sedazione e della perdita di coscienza. Ideato per l'attività di sala operatoria per una migliore gestione intraoperatoria dei farmaci, con risvegli migliori e riduzione degli effetti collaterali, trova una interessante applicazione anche nel monitoraggio della ripresa della coscienza nel post-operatorio.

Haemosonic [17] nel paziente ancora intubato e che presenti instabilità emodinamica, consente mediante una tecnica non invasiva e atraumatica, un monitoraggio emodinamico continuo utilizzando la tecnologia a ultrasuoni. Consiste in una sonda transesofagea, rivestita da un "jacket" monouso contenente gel acustico. La sonda è composta da due trasduttori acustici, uno Doppler e l'altro M-Mode, che, attraverso la misurazione Doppler del flusso in aorta discendente e la misurazione in M-Mode del diametro dell'aorta discendente, forniscono in continuo la misurazione del flusso aortico. Questa strumentazione permette una veloce interpretazione dei cambiamenti del flusso ematico, fornisce parametri riguardanti la contrattilità ventricolare sinistra e permette di cogliere precocemente le modificazioni delle resistenze vascolari. La possibilità di acquisire, in tempo reale, dati concernenti l'emodinamica del paziente permette di ottimizzare le terapie farmacologiche con inotropi e la fluidoterapia. Il dispositivo è di facile e rapida utilizzazione.

Risveglio fisiologico

Il risveglio fisiologico dall'anestesia generale può essere suddiviso in tre fasi:
- I fase: ritorno della coscienza e dei riflessi (la durata fisiologica non dovrebbe superare i 30 minuti);
- II fase: recupero della capacità di pensiero e movimento (la durata può essere di alcune ore);
- III fase: ritorno completo della funzionalità psicomotoria (alcuni giorni).

Nella prima fase deve essere eseguita una valutazione iniziale che deve considerare:
- A: Airway (vie aeree pervie, aspirazione, ossigenazione);
- B: Breathing (movimento toracico, cianosi);
- C: Circulation (pressione arteriosa, frequenza cardiaca, perfusione);
- D: Drugs, drips and drains, and dressing (farmaci, infusioni e drenaggi, e medicazioni);
- E: Extras (specifici del singolo paziente: valori glicemici, polsi periferici, ecc.).

La seconda fase del monitoraggio post-operatorio, che ha luogo sempre in "recovery room", verrà eseguita mediante l'osservazione dei seguenti parametri:
- pressione arteriosa;
- frequenza cardiaca;
- frequenza respiratoria;
- temperatura corporea;
- ossimetria;
- ECG.

Tipo e frequenza di complicazioni in "recovery room"

Nonostante i miglioramenti nel monitoraggio e nella conduzione dell'anestesia una considerevole percentuale di complicanze [18] è riscontrata in "recovery room".

I dati che si possono ricavare dai vari studi variano dal 7% al 30%. Bisogna sottolineare che questi dati differiscono anche in relazione a quali complicanze vengono studiate.

Nello studio di Hines e coll. [18] su 18 473 pazienti sono state verificate complicanze nel periodo post-operatorio nel 23,7% dei casi, così suddivise:
- nausea e vomito 9,8%;
- ostruzione vie aeree superiori 6,9%;
- ipotensione 2,7%;
- aritmie 1,4%;
- ipertensione 1,1%;
- ischemia miocardica 0,3%;
- edema polmonare 0,1%.

Le principali complicanze postoperatorie [19] riscontrate nella "recovery room" del 2° Servizio di Anestesia dell'Ospedale Civile "S. Maria degli Angeli" di Pordenone negli ultimi due anni si sono presentate nel 25,13% dei casi:

- cardiocircolatorie 13,15%;
- respiratorie 3,62%;
- agitazione e disorientamento 0,48%;
- brivido 0,38%;
- ipertermia 0,38%;
- nausea e vomito 3,62%;
- oliguria 2,10%;
- ipotermia 1,24%.

I dati relativi al secondo anno di attività sono sovrapponibili ai precedenti, anche se è aumentata in maniera significativa la presenza di pazienti sottoposti a chirurgia maggiore e il loro ASA, e nel contempo sono diminuiti i trasferimenti in Rianimazione. Nei due anni di attività non si è mai verificato alcun episodio di arresto cardiaco né alcun decesso.

Nausea e vomito

La nausea e il vomito post-operatorio (PONV) [18] rimangono le complicanze più frequentemente osservate in RR (dal 20 al 30%), e si prolungano in percentuale anche più elevata nel periodo post-operatorio successivo. Le percentuali riscontrate nella nostra TIPO sono risultate sigificativamente più basse (3,61%). Questo fatto è attribuibile all'applicazione estensiva e precisa dei protocolli di terapia antalgica in uso presso il nostro Servizio e applicati già nella parte finale dell'anestesia e proseguiti sia durante la presenza del paziente in TIPO sia dopo la sua dimissione in reparto.

I fattori di rischio identificati per PONV sono:

- sesso femminile;
- età giovanile;
- anamnesi positiva per PONV;
- non fumatori;
- stato emotivo;
- paziente a stomaco pieno;
- obesità;
- chirurgia addominale, laparoscopica e strabismo;
- scarso controllo del dolore post-operatorio;
- uso di analgesici oppiodi.

Nonostante l'uso routinario dei vari farmaci antiemetici, la loro reale efficacia è stata scarsamente studiata.

L'idroperidolo e la metoclopramide sono i farmaci prevalentemente utilizzati nella profilassi della PONV, ma non sempre con risultati soddisfacenti, e presentano comparsa di effetti collaterali.

L'ondasetron ha una spiccata azione antiemetica [20] accompagnata da scarsi effetti collaterali ma presenta un costo elevato.

Il vomito e la nausea postoperatori possono essere definiti come un piccolo problema difficile da eliminare, ma che è causa di insoddisfazione per il paziente e può causare ritardi nella dimissione del paziente dalla RR.

Problemi respiratori

Le complicanze respiratorie nel periodo post-operatorio costituiscono un problema importante per l'anestesista. La frequenza di complicanze gravi [21] è però rara (1,9%).

I fattori che aumentano il rischio di problemi respiratori sono:

- obesità;
- età avanzata;
- chirurgia addominale;
- durata dell'intervento;
- uso pre e intraoperatorio di oppioidi;
- paralizzanti neuromuscolari;
- ostruzione delle vie aeree durante la fase di risveglio.

Le più frequenti complicanze respiratorie osservate in RR sono: ipossiemia, ipoventilazione, ostruzione delle vie aeree, broncospasmo, laringospasmo, aspirazione e pneumotorace.

Per prevenire gli episodi di ipossiemia ($SaO_2 < 90\%$) risulta fondamentale il pronto riconoscimento da parte del personale di tali episodi, mediante l'utilizzo del pulsiossimetro e la somministrazione di ossigeno [22] a concentrazioni variabili fra 40-50%.

L'ipoventilazione in RR deve essere riconosciuta dalla frequenza respiratoria bassa o da una frequenza respiratoria rapida e superficiale.

L'ipoventilazione può essere determinata dall'uso di oppiodi e l'utilizzo di antagonisti può rapidamente risolvere la situazione, prestando però attenzione alla minore durata d'azione dell'antagonista rispetto all'oppioide.

Il diminuito stato di coscienza nel paziente sottoposto ad interventi in anestesia generale nell'immediato post-operatorio è un importante fattore di rischio per l'insorgenza sia degli episodi ipossiemici che della ipoventilazione, in quanto inizialmente i sintomi possono non essere evidenti.

L'ostruzione delle vie aeree, secondaria a un livello di coscienza depresso e all'effetto residuo dei rilassanti neuromuscolari, e il sanguinamento chirurgico che comprometta la pervietà delle vie aeree necessitano di essere immediatamente riconosciuti.

L'aspirazione è una complicanza rara [23] e quasi mai seguita da complicanze respiratorie. Gli studi mettono in evidenza che episodi di aspirazione clinicamente apparente, se non sviluppano sintomi entro due ore, non provocherebbero sequele respiratorie.

Il pneumotorace può essere associato a talune procedure chirurgiche (chirurgia addominale alta, nefrectomia e nefrostomia percutanee).

L'inserimento di un tubo di drenaggio, secondo le linee guida più recenti, è indicato nei pazienti in ventilazione meccanica a pressione positiva e in quelli in ventilazione spontanea che appaiano sintomatici o all'indagine radiologica abbiano un pnx superiore al 20%.

Possiamo quindi affermare che la prevenzione delle complicanze respiratorie in RR si ottiene mediante la precoce identificazione dei pazienti a rischio, evitando l'utilizzo di farmaci a lunga durata che agiscano sullo stato di coscienza, mediante un'efficace terapia antalgica, e principalmente attraverso un attento monitoraggio clinico e strumentale da parte di personale addestrato al riconoscimento di tali evenienze e in grado di attuare le manovre d'urgenza necessarie in tali situazioni.

Complicanze cardiocircolatorie

Le complicanze cardiocircolatorie in RR sono eventi relativamente frequenti e strettamente correlati sia ai problemi preoperatori del paziente (coronaropatia, ipertensione e scompenso congestizio) [24] sia a fattori legati alle procedure chirurgiche (durata dell'intervento, chirurgia vascolare ed emergenze, ecc.).

Inoltre, altri fattori che possono essere collegati alle complicanze cardiocircolatorie sono i problemi respiratori acuti in RR, il dolore post-operatorio, nausea, vomito e l'agitazione.

Le crisi ipertensive, l'ipotensione, alterazioni della frequenza e del ritmo cardiaco sono gli eventi più frequentemente osservati [25].

La conoscenza dei fattori di rischio preoperatori del paziente, una corretta conduzione dell'anestesia che assicuri la stabilità emodinamica con un'adeguata fluidoterapia, l'uso corretto dei farmaci e la prevenzione di altri problemi generali, sono basilari per ridurre il rischio di insorgenza di tali complicanze.

Altre complicanze più rare, ma sicuramente più serie, sono l'ischemia miocardica e l'edema polmonare.

L'ischemia miocardica può però, come nel periodo preoperatorio, presentarsi in maniera silente [26] (difficoltà a differenziarla dal dolore post-operatorio, effetti residui dei farmaci intraoperatori, effetto dell'analgesia post-operatoria).

Risulta pertanto importante l'identificazione dei pazienti a rischio che necessiteranno di un monitoraggio intraoperatorio e post-operatorio adeguato con monitoraggio ECG continuo, con osservazione continua del tratto ST [27] e registrazioni dell'ECG a 12 derivazioni.

Peraltro, se le alterazioni del tratto ST e le alterazioni del ritmo cardiaco possono essere segnali di una possibile ischemia miocardica, numerosi studi [2] evidenziano un'alta percentuale di alterazioni non significative.

Pertanto, nel sospetto di IMA è opportuno ricorrere all'ecografia transesofagea o toracica, alla determinazione delle modificazioni enzimatiche, al monitoraggio continuo dell'ECG, che potrebbe essere necessario anche dopo le dimissioni dalla RR.

L'edema polmonare nel periodo post-operatorio non è generalmente dovuto a sovraccarico di liquidi, tranne in pazienti con scompenso congestizio severo che abbiano ricevuto grandi quantità di acqua libera (turp e isteroscopie).

Inoltre, è stata riscontrata l'insorgenza di edema polmonare non cardiogenico in seguito a ostruzione delle vie aeree superiori, da trattarsi con l'apertura delle vie aeree con il trattamento sintomatico (diuresi e PEEP).

Dolore

Il dolore post-operatorio è una sensazione spiacevole dal punto di vista sensoriale ed emotivo, associata a un danno tissutale potenziale o reale.

Gli effetti nocivi del dolore possono causare disfunzioni [28] del sistema cardiocircolatorio, gastrointestinale, urinario, endocrino e causare, in situazioni estreme, complicanze anche letali.

Pertanto in tutti i pazienti sottoposti ad intervento chirurgico vi dovrà essere il controllo del dolore post-operatorio, che dovrà essere contenuto ai livelli di VAS 3-4 (VAS: scala visiva da 0 a 10). Verranno adottati protocolli definiti in base all'intensità del dolore (elevato, medio-alto, medio, lieve) e la terapia analgesica [29] dovrà avere inizio già nelle fasi finali dell'intervento.

Si potrà ricorrere all'utilizzo di diversi devices (elastomeri per infusione continua endovenosa o peridurale; PCA; infusione in peridurale a boli; blocchi nervosi continui).

La valutazione clinica avverrà mediante l'utilizzo di scale di valutazione del dolore (VAS, scale verbali, ecc.) e dei segni oggettivi in rapporto al dolore: è opportuno l'utilizzo di una cartella clinica di monitoraggio per la valutazione dei tempi di recupero e delle complicanze.

I pazienti ricoverati in RR verranno seguiti anche nei reparti per la durata di 48-72 ore dal personale della RR sotto la supervisione del medico anestesista dedicato.

Ipertermia, brivido e ipotermia

L'ipertermia è relativamente rara. L'aumento della temperatura corporea fino a 39 °C, non accompagnato da complicanze, non risulta un grave problema. La terapia sarà correlata alla causa scatenante e alle condizioni del paziente.

Più frequente è l'osservazione di brivido e ipotermia in RR come conseguenza di effetto deprimente sui centri della regolazione della temperatura corporea da parte degli anestetici usati e come perdita di calore durante gli interventi di chirurgia maggiore [9].

L'abbassamento della temperatura corporea al di sotto di 35,5 °C può causare pericolose aritmie cardiache, il brivido inoltre può aumentare il consumo in O_2 e favorire l'insorgenza di ischemia miocardica [30, 31].

La prevenzione del brivido e dell'ipotermia deve iniziare intraoperatoriamente con l'utilizzo di riscaldatori esterni, circuiti respiratori a bassi flussi, umidificatori riscaldati e infusione di liquidi riscaldati. Il controllo della temperatura [30] dovrà essere attuato anche nelle fasi di trasporto in RR e durante la permanenza in RR.

Risveglio ritardato, stato confusionale e agitazione psicomotoria

La presenza di queste alterazioni in RR dopo 30 minuti dall'arrivo del paziente [9], è relativamente frequente e in aumento dato l'incremento del numero di pazienti anziani [32] sottoposti a interventi chirurgici.

Vari sono i fattori scatenanti :

- età avanzata;
- disorientamento preoperatorio;
- anamnesi di abuso alcolico;
- utilizzo intraoperatorio di anticolinergici, BZP, barbiturici;

- ipossiemia;
- distensione della vescica;
- dolore acuto;
- ipovolemia;
- alterazioni idroelettrolitiche;
- ipoglicemia;
- ipercapnia.

La diagnosi precoce delle cause e il loro trattamento [33] sono essenziali per la riduzione della durata dei sintomi e dei tempi di permanenza in RR.

Conclusioni

La corretta gestione dell'immediato periodo post-operatorio è basilare per l'esito positivo dell'intervento chirurgico e per la sicurezza del paziente, in quanto vengono ridotte le complicanze postoperatorie.

Questo può avvenire mediante il ricovero del paziente nel periodo post-operatorio in "recovery room", struttura adibita al monitoraggio clinico-strumentale da parte di personale infermieristico appositamente addestrato e sotto la supervisione del medico anestesista [34].

Questo modello assistenziale permette di prevenire e/o trattare tempestivamente le complicanze del periodo post-operatorio. Riteniamo di fondamentale importanza la formazione professionale e la competenza nel monitoraggio clinico del personale infermieristico che deve essere capace di riconoscere in maniera tempestiva alterazioni delle funzioni vitali e deve fornire l'adeguata assistenza in attesa dell'arrivo del medico.

La "recovery room", non deve essere intesa come sostitutiva della Terapia Intensiva, ma deve essere la struttura in cui si conclude il percorso di cure preoperatorie, intraoperatorie e postoperatorie attuate dall'anestesista, e che termina allorquando la situazione clinica del paziente non rappresenta più una potenziale "urgenza-emergenza" medico chirurgica [34].

Bibliografia

1. Brown M, Brown EM (1997) Comprehensive postanesthesia care. Williams & Wilkins, Baltimora
2. Leykin Y, Costa N, Gullo A (2001) Recovery Room: aspetti clinici e organizzativi. Minerva Anestesiol 67:539-554
3. Leykin Y, Costa N, Gullo A (2001) Analisi e confronto delle linee guida riguardanti la gestione della Recovery Room. Minerva Anestesiol 67:563-571
4. Feeley TW (1990) The postanesthesia care unit. In: Miller RD ed Anesthesia 3rd en. Churcill Livingstone, New York, pp 2113-2133
5. Zuck D (1995) Anaesthetic and postoperative recovery rooms. Some notes on their early history. Anaesthesia 50:435-438
6. Keith D, Rose MD (1996) Recovery room problems or problems in the PACU. Can J Anaesth 43:R116-R122

7. Ruth HS, Haugen FP, Grove DD (1947) Anesthesia study commission. Findings of eleven years activity. JAMA 135:881-884
8. Eltringham R, Casey W, Durkey M (1998) Postoperative recovery and pain relief. Springer-Verlag, London
9. Tiret L, Desmots JM, Hatton F, Vourc'h G (1986) Complications associated with anesthesia a prospective survey in France. Can Anaesth Soc J 33:336-344
10. Institute of Medicine (1992) Guidelines for clinical practice: from their development to use. National Academic Press, Washington DC
11. Leykin Y, Nadalin G, Furlan S, Costa N (2000) Modello organizzativo della "recovery room" FEEA (Fondation Européenne d'Enseignement en Anesthésiologie). Corso postuniversitario in Anestesiologia, Lignano, 14-16 Aprile 2000
12. Journal Officiel de la Republique Francaise, 8 decembre 1994
13. ASA. Standards for Postanesthesia Care (Approved by House of Delegates on October 12, 1998 and last emended on October 23, 1990)
14. SIAARTI Gruppo di studio per la sicurezza in anestesia e terapia intensiva (1994) Raccomandazioni per la sorveglianza post-anestesiologica. Editore SIAARTI, Firenze, pp 1-9
15. Luzzani A, Priolo S, Pellegrini V (2000) Linee guida sul monitoraggio clinico e la sicurezza nel periodo post-operatorio. In: Gullo A, Gattinoni L (eds) Medicina intensiva e perioperatoria. Springer-Verlag Italia, Milano, pp 459-469
16. Virtual Congress of the Royal Australians College of Surgeons (1999) www.virtualcongress.racs.edu.au./openindex.htm
17. Boulnois JL, Pechoux T (2000) Non-invasive cardiac output monitoring by aortic blood flow measurement with the Dynemo 3000. J Clin Monit comput 16:127-140
18. Hines R, Barash PG, Watrous G, O' Connor (1992) Complications occurring in the postanesthesia care unit a survey. Anesth Analg 74:503-509
19. Leykin Y, Costa N, Furlan S et al (2001) Esperienza di un anno di attività. Minerva Anestesiol 67:555-562
20. Whatcha MF, White PF (1992) Postoperative nausea and vomiting. Its etiology, treatment and prevention. Br J Anaesthesiol 77:162-184
21. Rose DK, Cohen MM, Wiggleswarth DM, DeBoer DP (1994) Critical respiratory events in the postanesthesia care unit. Anesthesiology 81:410-418
22. Nunn JF (1994) Applied respiratory physiology. IV edn Butterworths, London
23. Warner MA, Warner ME, Weber JG (1993) Clinical significance of pulmonary aspiration during the perioperative period. Anaesthesiology 78:56-62
24. Rose DK, Cohen MM, DeBoer DP, Math M (1996) Cardiovascular events in the postanesthesia care unit. Contribution of risk factors. Anesthesiology 84:772-781
25. Mangano DT (1990) Perioperative cardiac morbidity. Anesthesiology 72:153-184
26. Edwards ND, Reilly CS (1994) Detection of perioperative myocardial ischaemia. Br J Anaesth 72:104-115
27. Warltier DC, Pagel PS, Kersten JR (2000) Approaches to the prevention of perioperative myocardial ischemia. Anesthesiology 92:253-259
28. Keehlet H (1989) Surgical stress: the role of pain and analgesia. Br J Anaesth 63:189-195
29. Nolli M, Nicosia F (2000) La gestione del dolore post-operatorio. Obiettivi, identificazione ed organizzazione delle procedure di sviluppo di un programma di terapia del dolore acuto post-operatorio. ALR Rivista di Anestesia Loco-Regionale e Terapia Antalgica 9:155
30. Frank SM, Fleisher LA, Breslow MJ et al (1997) Perioperative maintenance of normothermia reduces the incidence of morbid cardiac events. A randomised data. JAMA 277:1127-1134
31. Sessler DI (2000) Temperature monitoring. In: Miller RD, Cucchiara RF, Miller ED, Reves JG, Roizen MF, Savarese JJ (eds) Anesthesia. Churcill Livingstone, Philadelphia, pp 1367-1389

32. Parik SS, Chung F (1995) Postoperative delirium in the elderly. Anesth Analg 80: 1223-1232
33. Mosaner W, Cesar G (1999) Le complicazioni in sala di risveglio post-operatoria: gli stati confusionali. In: CPART (Collegio Primari Anestesia e Rianimazione del Triveneto): la sala di risveglio post-operatoria. Abstracts del Convegno Nazionale, 27 Novembre 1999
34. CPART (Collegio dei Primari di Anestesia e Rianimazione del Triveneto) Gruppo di studio "La sala di risveglio post-operatoria" (1999). Criteri clinici di ammissibilità in sala di risveglio post-operatoria: gli eventi avversi predittivi del ricovero. Acta Anaesthesiol Italica Anaesth Intensive Care Italy 50:81-103

Capitolo 28

Analgesia post-operatoria: farmaci e tecniche

G. Galimberti, A. Gullo

Un'efficace controllo del dolore acuto post-operatorio (DPO) è di estrema importanza non solo per limitare gli effetti negativi fisiopatologici connessi alla ferita chirurgica ed alla risposta da "stress" che l'accompagna, ma anche per migliorare la qualità della degenza post-operatoria del paziente, per permettere una precoce mobilizzazione, fisioterapia e nutrizione enterale con conseguente precoce dimissione ospedaliera. Nonostante l'analgesia post-operatoria abbia fatto notevoli progressi sia nel campo della conoscenza dei meccanismi d'azione che delle tecniche e dei farmaci da utilizzare, la somministrazione di oppioidi per via intramuscolare fatta al bisogno rimane ancora la tecnica analgesica maggiormente utilizzata nei reparti chirurgici. La misurazione del dolore al letto del paziente viene fatta ancora in modo sporadico ed arbitrario ed una percentuale dal 30% al 75% dei pazienti soffre di dolore da moderato a severo dopo l'operazione [1-7]. Molteplici sono le cause di questo inadeguato trattamento analgesico, quali un'esagerata paura degli effetti collaterali degli oppioidi, come la depressione respiratoria e l'assuefazione, un'inadeguata conoscenza delle implicazioni negative del DPO e la scarsa conoscenza dei farmaci e delle tecniche analgesiche a disposizione [1, 8]. Un altro elemento importante è la sensazione che il dolore sia ancora vissuto da una parte considerevole del personale sanitario come un evento naturale, una condizione quasi imprescindibile correlata alla patologia ed all'intervento chirurgico. Infine, per un adeguato approccio al DPO bisogna considerare numerosi elementi, quali il tipo e la durata dell'intervento chirurgico (minore, intermedio, maggiore), il tipo di anestesia, le caratteristiche psico-etniche-sociologiche e le pregresse esperienze del paziente, le risorse disponibili in termini di farmaci, dispositivi e personale soprattutto di tipo infermieristico. La letteratura ormai ampia sull'argomento e gruppi di esperti in tutto il mondo affermano che il miglioramento del trattamento del DPO non è legato tanto allo sviluppo od utilizzo di tecniche o miscele analgesiche sofisticate quanto al miglioramento degli aspetti organizzativi legati alla gestione e valutazione del DPO nelle strutture ospedaliere. Uno degli aspetti più importanti è la misurazione regolare del DPO e la sua registrazione sulla cartella clinica del paziente assieme agli altri parametri vitali (pressione arteriosa, frequenza cardiaca e respiratoria, temperatura). Lo sviluppo dei Servizi di controllo del DPO (acute postoperative service, APS) in molti ospedali è legato al riconoscimento che un DPO incontrollato e severo aumenta la morbilità e mortalità dei pazienti ed alla necessità di ottimizzare l'organizzazione delle risorse umane e strumentali già in uso [9]. Dopo l'esperienza pilota di numerose APS statunitensi ed europee anche a livello nazionale l'importanza di un adeguato trattamento del dolore acuto post-operatorio è stata recepita non più come un aspetto secondario e marginale della cura ma come un elemento prioritario nell'approccio qualitativo al paziente chirurgico.

Legislazione

La gestione del controllo del DPO ha recentemente assunto valenza legislativa in Italia sottolineando l'urgenza della problematica a livello nazionale e la necessità di rendere omogeneo il trattamento su tutto il territorio nazionale. L'accordo tra il Ministero della Sanità, le Regioni e le Provincie Autonome ha portato alla stesura delle linee guida inerenti il progetto "Ospedale senza dolore" [10]. In tale progetto accanto al dolore oncologico ed alle cure palliative si parla esplicitamente di DPO e delle figure abitualmente dedicate agli interventi di controllo del dolore.

Tale progetto si articola in tre fasi:

- fase preliminare: vengono identificate a livello regionale le procedure atte a garantire il coordinamento e sviluppo delle linee guida; viene identificato a livello di ogni singola azienda sanitaria il responsabile per l'applicazione delle linee guida e viene quindi costituito a livello aziendale un Comitato "Ospedale senza dolore" (COSD) composto da un referente della direzione sanitaria, da medici ed infermieri coinvolti e dedicati al trattamento del DPO. Il processo applicativo, inserito nel sistema aziendale di gestione della qualità, deve predisporre il materiale informativo per gli utenti e gli strumenti di rilevamento del dolore da inserire nella cartella clinica (scala analogico visiva, VAS);
- fase formativa: analisi e valutazione dello stato delle conoscenze sul dolore del personale curante; programmazione dell'attività formativa, attivazione di modalità organizzative per la misurazione e gestione del dolore; verifica dell'efficacia della formazione e certificazione;
- fase informativa: presentazione del progetto ai vertici aziendali e sviluppo di adeguati mezzi illustrati di comunicazione da consegnare al paziente al suo ingresso in ospedale e da distribuire all'interno dell'ospedale; predisposizione di adeguati strumenti informativi all'interno delle strutture sanitarie (cartellonistica) nei punti di maggior passaggio di personale curante, presso i reparti e i servizi ambulatoriali e diagnostici.

La costituzione a livello aziendale del COSD è finalizzata alla coordinazione delle differenti équipe impegnate nel progetto "Ospedale senza dolore", alla formazione continua del personale dedicato all'assistenza del paziente chirurgico ed alla promozione di protocolli di trattamento delle differenti tipologie di dolore. La formazione del personale deve avere carattere multidisciplinare ed interdisciplinare e deve essere mirata all'apprendimento dei concetti di base di neurofisiologia e tipologia del dolore, alle caratteristiche e modalità di trattamento del dolore acuto, alla farmacologia clinica con nozioni in particolare sull'uso degli oppioidi e della morfina, alle modalità di trattamento non farmacologico del dolore, ai criteri ed agli strumenti di valutazione del dolore (scala OMS, scale equianalgesiche). L'attività di formazione continua deve rientrare nella formazione obbligatoria e quindi essere inclusa nelle ore di lavoro del personale. La rilevazione a letto del dolore del paziente dovrà essere inserita tra le competenze dell'infermiere che dovrà ricevere opportuna informazione riguardo l'uso dei diversi strumenti di valutazione del dolore convalidati dalla letteratura (righelli, scale analogiche, analogo visivo, scale verbali, scale colori) e dovrà segnare l'intensità del dolore direttamente sulla cartella clinica in modo da seguirne l'evoluzione e l'efficacia del trattamento analgesico. Il COSD dovrà elaborare dei protocolli di trattamento del dolore che tengano conto della scala analgesica dell'OMS, indicando un indice di intensità oltre il quale è necessario un intervento urgente (ad esempio, VAS > 3). Se il dolore rimane al di sopra di tale livello per due rilevazioni consecutive la terapia analgesica va riconsiderata. Le singole aziende sanitarie devono poi rendere disponibili vari e differenziati dispositivi per l'infusione e la somministrazione dei farmaci (pompe elastomeriche, pompe siringhe, pompe con reservoir, pompa per PCA) e valutare periodicamente la prevalenza del dolore in ospedale, il grado di soddisfazione dei pazienti, il grado di preparazione raggiunto dagli operatori sanitari utilizzando un questionario su attitudini e conoscenze, l'avvenuta misurazione del dolore e la sua regolare registrazione sulla cartella clinica. Possono essere di volta in volta avviati nelle singole aziende sanitarie studi per verificare l'impatto sull'outcome dei pazienti dato dal trattamento del dolore acuto post-operatorio ed il consumo totale di farmaci analgesici nel singolo ospedale.

Recenti acquisizioni fisiopatologiche

Il danno cellulare e tissutale determinato dall'intervento chirurgico determina l'attivazione di una risposta infiammatoria con rilascio di numerosi mediatori quali gli ioni potassio, la bradichinina (BK), la serotonina (5-HT) e numerosi eicosanoidi (prostaglandine, prostacicline, leucotrieni). La BK e gli ioni potassio determinano un'attivazione recettoriale con reclutamento anche di neuroni non squisitamente nocicettivi come quelli definiti WDR (wide dynamic range) mentre le prostaglandine abbassano la soglia di stimolazione del dolore e prolungano la sensibilizzazione dolorifica. Si verifica quindi una sorta di iperalgesia periferica dove l'intensità dolorifica indotta da uno stimolo risulta enormemente accentuata. Di conseguenza aumenta anche la frequenza e l'intensità delle stimolazioni che afferiscono al midollo spinale che possono scatenare il cosiddetto fenomeno del "wind-up" od "iperalgesia midollare" responsabile, a sua volta, di sindromi iperalgiche od allodiniche [11-14]. Tale fenomeno di sensibilizzazione centrale è legato ad un aumento del numero e delle connessioni sinaptiche dei neuroni WDR a livello delle corna posteriori del midollo spinale che costituirebbero una sorta di vera e propria "memoria" del dolore sofferto. Questo evento aiuta a comprendere l'importanza del vissuto personale e delle pregresse esperienze dolorifiche sofferte nel condizionare il successivo bisogno di farmaci analgesici nel periodo post-operatorio. Di fatto, un dolore severo e prolungato determina un'attivazione abnorme delle fibre C amieliniche con rilascio di vari neurotrasmettitori di tipo eccitatorio quali l'acido aminoglutammico e l'aspartato con successiva attivazione dei recettori per l' N-metil-D-aspartato (NMDA) e dell' acido alfa-amino-3-idrossi-5-metil-4-isoxazolproprionico (AMPA) localizzato nelle corna posteriori del midollo [15]. I recettori per l'NMDA, in particolare, inducono il rilascio di sostanza P e neurochinina A (NK A) mantenendo l'ipersensibilità spinale e potenziando la trasmissione di messaggi nocicettivi [16]. Come conseguenza di questa attivazione recettoriale vi è sia una rapida entrata di ioni calcio (Ca^{2+}) a livello cellulare e una trascrizione di proto-oncogeni, quali c-Fos e c-Jun [17]. Tale attivazione potrebbe costituire il legame tra neuromediatori e neuroplasticità midollare. La comparsa di neoantigeni a livello dei neuroni spinali, come espressione fenotipica dei protoncogeni sopra citati, potrebbe essere il primo segnale di una modificazione strutturale e stabile della sintesi proteica, responsabile d'una traccia indelebile del dolore sofferto. Nello sviluppo delle sindromi dolorose croniche numerosi altri fattori quali i livelli di ossido nitrico [18], la regolazione del flusso locale ed il meccanismo glutaminergico [19, 20] sembrano giocare un ruolo importante a livello spinale. Più recentemente, per aumentare l'efficacia del trattamento analgesico post-operatorio, si è tentato di ridurre l'attivazione dei recettori NMDA mediata dal rilascio di neurotrasmettitori di tipo eccitatorio. La ketamina in formulazione racemica blocca in modo non competitivo l'attivazione del recettore NMDA [21, 22]. Dosi subanestetiche endovenose di ketamina e destrometorfano somministrate prima della fine dell'intervento chirurgico riducono il dolore post-operatorio [23, 24], ed in associazione con gli oppioidi e gli anestetici locali per via peridurale aumentano l'efficacia dell'analgesia [25, 26]. L'associazione di ketamina levogira e ropivacaina nell'analgesia peridurale è più efficace della sola ropivacaina nell'analgesia post-operatoria dopo intervento di protesi totale di ginocchio [26]. Al contrario, l'amantadina, un altro antagonista non competitivo del recettore NMDA, già utilizzato nella terapia del morbo di Parkinson, nella demenza e nella spasticità, alla dose preoperatoria di 200 mg non migliora sostanzialmente l'analgesia post-operatoria in donne sottoposte ad intervento di isterectomia per via laparotomica [27]. Negli ultimi dieci anni il recettore NMDA ha suscitato un ulteriore interesse legato al suo coinvolgimento nello sviluppo dell'iperalgesia post-operatoria indotta da oppioidi (opioid-induced hyperalgesia, OIH). È stato infatti osservato che l'utilizzo intraoperatorio di elevate dosi di oppioidi, in particolare morfina e remifentanil, sia endovena che per via spinale, può determinare un'attivazione abnorme del recettore NMDA con un successivo aumento della richiesta di farmaci analgesici [28, 29]. Più controverso è il ruolo giocato dal recettore AMPA. È stato osservato che i farmaci antagonisti del recettore AMPA sono efficaci nell'inibire la fase acuta del dolore ("first pain") legata all'attivazione dei recettori meccanotermici e delle fibre mieliniche Aδ [30] ma risultano scarsamente efficaci nel dolore tardivo, sordo e prolungato ("second pain") indotto da una stimolazione dei recettori WDR o polimodali (C-polimodal nociceptors, C-PMNs) e delle fibre C amieliniche [31]. I dati in letteratura sono comunque non omogenei e concordi [32]. Interessanti sembrano le proprietà analgesiche del YM872, un nuovo antagonista del recettore AMPA, nella somministrazione sia spinale [33] che intraperitoneale post-operatoria [34].

Valutazione clinica del dolore

Vista la complessità della dimensione dolore che rimane comunque un'esperienza soggettiva, è consigliabile utilizzare una combinazione di metodi soggettivi/oggettivi per la sua misurazione. Il paziente può facilmente descrivere alcune variabili del dolore come l'intensità, la frequenza e la qualità mentre l'incapacità ad eseguire un movimento od un respiro profondo associato alle smorfie facciali, alla vocalizzazione ed agli atteggiamenti posturali può essere agevolmente quantificato in modo oggettivo. In genere, per finalità cliniche sono utilizzate misure soggettive a dimensione singola come la VAS (Fig. 1). Questo metodo risulta semplice, facile da comprendere, indipendente dal linguaggio, facilmente ripetibile, può essere usato anche in bambini di età superiore ai 7 anni ed è economico. Lo svantaggio principale di questo test è la sua eccessiva semplificazione rendendo il dolore un'esperienza monodimensionale, ha una frequenza di insuccesso o non applicabilità del 7%, specie nell'immediato periodo post-operatorio, ed è influenzato da diversi fattori psicofisici non ultimo l'uso di una certa coordinazione visivo-motoria. Possono essere usati dei metodi integrati in cui alla scala numerica è associata una linea retta (usualmente di 100 mm di lunghezza) in cui vi è una sorta di continuum d'intensità, talora espressa con una diversa tonalità colorimetrica, tra i due ancoraggi verbali che stanno alle estremità (usualmente "nessun dolore" ed "il più forte dolore immaginabile").

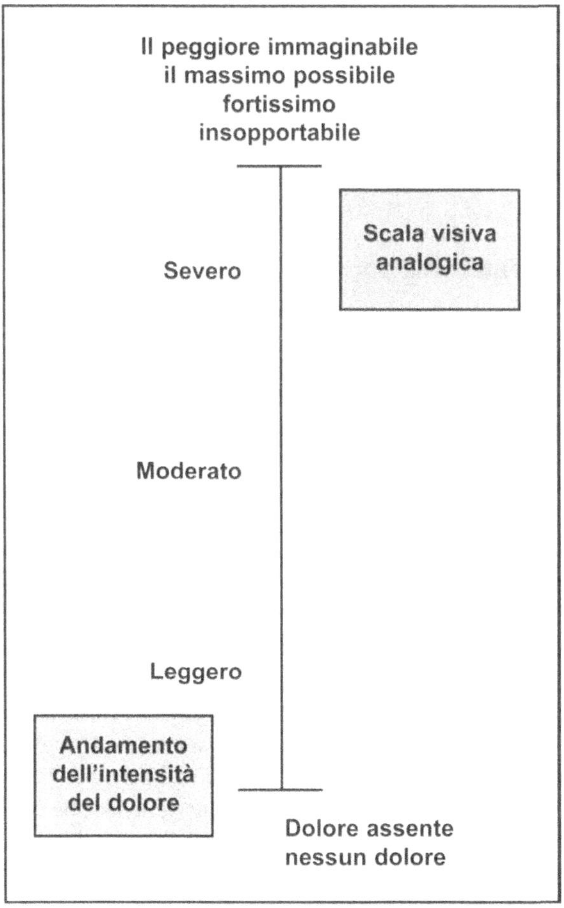

Fig. 1. Scala analogica visiva basale (VAS) ed integrata con ancoraggi verbali (GRS)

I pazienti vengono istruiti a rappresentare il proprio dolore spostando un apposito cursore lungo la scala analogica utilizzata. Nelle primissime ore postoperatorie può essere utile integrare questo metodo con una semplice scala numerica chiedendo al paziente di rappresentare il proprio dolore scegliendo un numero tra 0 e 10 (scala numerica verbale, VNS) od usando la scala di sollievo del dolore nel quale gli estremi definiscono il grado di sollievo del dolore (lo zero indica nessun sollievo, mentre il dieci indica un sollievo completo). Un altro metodo di misura del dolore post-operatorio molto utilizzato è la scala verbale a 4-5 punti (verbal rating scale, VRS) dove le categorie utilizzate sono rispettivamente: nessun dolore, dolore lieve, moderato e severo o in alternativa lievissimo, moderato, abbastanza forte, forte ed atroce.

L'utilità di questi metodi di valutazione del dolore è stata dimostrata dall'esperienza e dalla letteratura clinica sul dolore cronico [35, 36]. In questo contesto la scala analogica visiva risulta superiore alle scale ad intervalli fissi ed a quelle verbali [37, 38]. Più recentemente il VAS è stato utilizzato nella misurazione del dolore nell'immediato periodo post-operatorio in modo da comparare gli effetti di differenti tecniche di analgesia. Il VAS ha un'imprecisione che può arrivare fino ai ± 20 mm, per cui risulta utile associarlo alle misurazioni obbiettive del dolore quali la presenza di nausea e vomito, la sudorazione, il rilevamento di elevate frequenze respiratorie e cardiache, la presenza di altri segni clinici che attestino una compromissione ed una sofferenza psico-fisica, quali la presenza di alterazioni della mimica facciale, di gemiti, di immobilità eccessiva o di massaggio della parte dolente.

Trattamento farmacologico

I farmaci antinfiammatori (FANS) svolgono sicuramente un ruolo chiave nel trattamento del dolore acuto post-operatorio in quanto nel sito chirurgico si verifica un'importante attivazione della cascata dell'acido arachidonico con liberazione di mediatori della flogosi, attivazione del complemento e dei fattori emocoagulativi. I FANS vanno poi associati a dei farmaci analgesici veri e propri di tipo oppioide, se somministrati per via endovenosa, tenendo presente che, generalmente, il dolore post-operatorio si riduce con il tempo rendendo quindi proporzionalmente più basso il fabbisogno di analgesici. Parimenti a quanto già dimostrato nell'anestesia generale, anche nell'analgesia si applica il concetto di sinergismo farmacologico preferendo, anziché l'uso di un singolo farmaco a dosi tali da manifestare effetti collaterali, una miscela analgesica di più farmaci con differenti meccanismi d'azione. Tale sinergismo risulta conveniente sia perché l'effetto è più che semplicemente additivo sia perché usando dosi proporzionalmente più basse si aumenta la sicurezza del paziente. In analgesia tale approccio multimodale al paziente si traduce anche nell'utilizzo combinato di tecniche differenti. Possiamo, per esempio, associare un FANS per via endovenosa ad una somministrazione peridurale di anestetico locale o nell'infusione in peridurale di una miscela di anestetico locale ed oppioide, dove il primo blocca i canali del sodio mentre il secondo interagisce con i recettori μ a livello spinale. Recentemente, sono stati proposti altri analgesici cosiddetti "non convenzionali" come gli agonisti del recettore $\alpha 2$ (ad esempio, clonidina e dexmedetomidina), gli antagonisti del recettore per l'NMDA, come la ketamina e l'amantadina, ed altri ad azione neuromodulatrice, come gli agonisti per il recettore della tirosinchinasi o della galanina ed i bloccanti del canale del sodio (ad esempio, ziconotide) (Tab. 1).

Tabella 1. Analgesici non convenzionali usati in un approccio multimodale

Bloccanti adrenergici
- noradrenalina
- guanetidina
- fentolamina

α_2 agonisti
- clonidina
- dexmedetomidina

Antagonisti del recettore NMDA
- ketamina racemica e levogira
- destrometorfano
- amantadina

Altri neuromodulatori
- neurochinine
- agenti sul recettore per la tirosin-chinasi
- bloccanti del canale del sodio
- bloccanti del canale del calcio: ziconotide
- agenti sul recettore della galanina
- antagonisti per il recettore della 5-HT: alosetron

Tabella 2. Anestetici locali per il trattamento del dolore acuto post-operatorio

Agente	% Bolo	Durata (ore)	Max. dose/die (mg)	% Soluzione per infusione	Commenti
Lidocaina					
Infiltrazione	0,5-1	1-2	300	-	Rapido inizio
Perdurale	1,5-2	1-2	500	0,3-0,7	Intenso blocco
Plesso o nervo	0,75-1,5	1-3	500	0,5-1,0	motorio
Bupivacaina					
Infiltrazione	0,125-0,25	1,5-4	175	-	Evitare le concen-
Peridurale	0,25-0,75	2-5	225	0,063-0,125	trazioni 0,75% in
Plesso o nervo	0,25-0,5	4-24+	225	0,5-1,0	ostetricia. A basse concentrazioni blocco prevalentemente sensitivo. Cardiotossicità Dopo rapida iniezione i.v.
Ropivacaina					
Infiltrazione	0,2	2-6	200	-	Blocco differenziale
Peridurale	0,2-1	0,5-5	200	0,1-0,3	(sensitivo/motorio)
Plesso o nervo	0,2-0,75	2-6	225	0,5	Ridotta cardiotossicità

Anestetici locali

Le tecniche di analgesia regionale usate per la chirurgia come l'infiltrazione della ferita chirurgica con anestetici a lunga durata d'azione, il blocco di nervi periferici e le tecniche di blocco continuo, sia periferico che centrale, possiedono numerosi vantaggi come la riduzione delle perdite ematiche, l'eccellente controllo del dolore post-operatorio e la minima interferenza sull'apparato cardiorespiratorio. La Tabella 2 riassume le concentrazioni più usate degli anestetici locali, la massima dose giornaliera consigliata e le caratteristiche del blocco anestetico.

La singola infiltrazione della ferita chirurgica può garantire una buona analgesia per diverse ore e può essere prolungata mediante un sottile catetere che permetta un'infusione continua. L'infiltrazione della cute, effettuata prima della fine della chirurgia od ancor meglio prima dell'incisione cutanea, è una tecnica semplice ed interessante che ormai si è dimostrata efficace in svariati interventi chirurgici [39]. La letteratura non ne consiglia l'uso in chirurgia toracica e cardiaca e quando viene eseguita un'anestesia loco-regionale. Non ci sono differenze significative di efficacia tra la ropivacaina e la bupivacaina quando siano usate a dose equipotenti. L'unico reale vantaggio della ropivacaina è la minor incidenza di effetti tossici cardiovascolari o neurologici quando vengono infiltrati elevati volumi di anestetico locale. Nelle ferite chirurgiche o traumatiche è possibile posizionare direttamente nell'area lesionata un catetere venoso e connetterlo ad una pompa elastomerica da 2 ml/ora infondendo ropivacaina allo 0,75% o della bupivacaina allo 0,25% per trenta ore.

L'anestesia spinale fornisce un'eccellente analgesia per la chirurgia della metà inferiore del corpo con un buon controllo del dolore anche diverse ore dopo la fine dell'intervento chirurgico. Esperienze cliniche, comunque limitate, hanno usato la via spinale per la somministrazione in continuo mediante microcatetere di anestetico locale ed oppioide, anche se l'analgesia peridurale rimane la tecnica di gran lunga più utilizzata.

L'analgesia peridurale continua richiede una specifica manualità da parte del medico ed un'educazione specifica per il personale infermieristico che gestirà il paziente chirurgico nei reparti di degenza. L'analgesia peridurale continua è estremamente efficace anche se vanno sempre considerati i possibili e potenzialmente pericolosi effetti collaterali come l'ipotensione da blocco del simpatico, il blocco sensitivo e motorio, la nausea e la ritenzione urinaria. L'associazione dell'anestetico locale con l'oppioide permette di ridurre i dosaggi di entrambi i farmaci svolgendo al tempo stesso un favorevole effetto sinergico.

Analgesici non oppioidi

I più comuni farmaci analgesici sono gli antinfiammatori non steroidei (FANS). Sono indicati nel trattamento del dolore chirurgico lieve e moderato, da soli od in associazione con il tramadolo o con degli oppioidi deboli-moderati come la meperidina. Tutti i FANS, a parte l'acetaminofene, hanno sia azione antinfiammatoria che analgesica ed il meccanismo d'azione predominante è l'inibizione dell'enzima ciclossigenasi che catalizza la conversione dell'acido arachidonico nelle prostaglandine, leucotrieni ed altri mediatori della flogosi.

Tutti i FANS hanno lo stesso meccanismo d'azione per cui non c'è nessun vantaggio nell'associarli. I FANS in genere sono più efficaci nel dolore superficiale (cute, mucose, articolazioni, ossa) e possono essere utilmente associati con gli oppioidi. La scelta del FANS dovrebbe essere fatta in base alla disponibilità del farmaco, ai costi ed alla durata d'azione (Tab. 3). Tutti i FANS possono avere effetti collaterali come l'azione antiaggregante piastrinica, che può allungare il tempo di sanguinamento, e l'inibizione della sintesi delle prostaglandine, che può portare ad emorragia gastrica ed alterare la funzione renale.

Il paracetamolo ha proprietà analgesiche centrali ed antipiretiche ma scarsissimo effetto antinfiammatorio. È usato ampiamente nel trattamento del dolore acuto post-operatorio spesso come "preemptive analgesia" alla dose orale o rettale di 0,5-4 g/die. Un uso prolungato del paracetamolo può causare epatotossicità a causa della produzione di metabolici tossici.

Tabella 3. FANS di più comune utilizzo nell'analgesia post-operatoria

Farmaco	Dose/die (adulti)	Dose/die (bambini)*	Commenti
Acetaminofene	650-975 mg/4 ore	10-15 mg/Kg/4 ore	Manca l'azione antinfiammatoria rispetto agli altri FANS
Aspirina	650-975 mg/4 ore	10-15 mg/Kg/4 ore°	Inibisce l'aggregazione piastrinica potendo causare emorragia post-operatoria
Ibuprofene	400 mg/4-6 ore	10 mg/Kg/6-8 ore	
Ketoprofene	25-75 mg/6-8 ore	-	
Meclofenamato	50 mg /4-6 ore	-	
Acido mefenamico	250 mg/6 ore	-	
Naproxene	550 mg come dose iniziale, seguita da 275 mg/6-8 ore	5 mg/Kg/12 ore	
Salicilato di sodio	325-650 mg/3-4 ore	-	
Ketorolac	30-60 mg i.v. or i.m. come bolo e poi 15-30 mg/6 ore	-	i.v. o i.m. non va somministrato per più di 5 giorni

* Le raccomandazioni dei farmaci in pediatria sono limitati a quei soli FANS per i quali c'è una consolidata esperienza in letteratura

° Controindicati in presenza di febbre o di altre malattie virali

Il tramadolo idrocloridrato è un farmaco di sintesi con proprietà analgesiche centrali il cui meccanismo non è completamente conosciuto ma sembra essere duplice. Da una parte si lega ai recettori μ per gli oppioidi, dall'altra inibisce il reuptake di norepinefrina e serotonina contribuendo a modulare la trasmissione del segnale dolorifico al cervello. Il tramadolo non inibisce la produzione di PG e quindi risulta estremamente ridotto il rischio di sanguinamento gastrico e di nefrotossicità. Gli effetti collaterali più frequentemente osservati sono le vertigini, la nausea, la stipsi, la cefalea e la sonnolenza. È indicato nel dolore lieve e moderato alla dose iniziale di 0,5-1 mg/Kg. La dose di mantenimento è di 300-500 mg/die. L'inizio dell'analgesia si verifica in circa 20-30 minuti con una durata di 4-6 ore. I pazienti con una Cl_{CR} < 30 ml/min devono assumere il farmaco ad intervalli non inferiori alle 12 ore ed alla dose massima giornaliera di 200 mg. I pazienti con insufficienza epatica devono ridurre la dose a 50 mg ogni 12 ore mentre deve essere raddoppiata nei pazienti epilettici in trattamento con carbamazepina.

Particolare importanza stanno assumendo, specie nel trattamento del dolore cronico, i farmaci COX-2 selettivi, dove cioè l'inibizione della ciclossigenasi-2 (COX-2), o isoenzima inducibile rispetto all'isoforma COX-1 o costitutiva, è prevalente. I farmaci attualmente in commercio come il celecoxib ed il rofecoxib hanno dimostrato un'efficacia clinica sovrapponibile a quella degli altri FANS, un'apparente minor incidenza di effetti collaterali ed un costo decisamente più elevato, tuttavia, non esistono ancora valutazioni di tipo farmacoeconomico.

Analgesici oppioidi

Il dolore post-operatorio severo richiede la somministrazione di farmaci oppioidi da soli od in associazione con i FANS. La somministrazione precoce, prima della fine della chirurgia, permetterà di raggiungere i livelli terapeutici del farmaco nel sangue. La somministrazione degli oppioidi può essere effettuata o con la tecnica del bolo unico ripetuto ad intervalli fissi o con l'infusione continua. In entrambi i casi è importante effettuare una "dose carico" in modo da raggiungere in tempi rapidi la minima concentrazione analgesica efficace (MEAC) (Tab. 4). Se viene iniziata un'infusione endovenosa continua senza il bolo iniziale, il tempo necessario a raggiungere la MEAC sarà approssimativamente uguale a sei volte l'emivita terminale del farmaco. Nel caso, per esempio, della meperidina, il cui $t_{1/2\beta}$ risulta di 4 ore circa, il tempo necessario per raggiungere un effetto analgesico soddisfacente con un'infusione endovenosa in corso sarà di circa 24 ore. La dose carico viene calcolata conoscendo il volume di distribuzione del farmaco (Vd) e la MEAC. Successivamente sarà più semplice mantenere la dose plasmatica efficace con la somministrazione ad intervalli regolari o mediante infusione continua dei farmaci analgesici (Tab. 5).

L'infusione endovenosa continua risulta vantaggiosa nel raggiungere la concentrazione plasmatica efficace e nel mantenerla nel tempo. La velocità d'infusione viene calcolata considerando la MEAC, il flusso ematico epatico (0,6-1 l/min) e la clearance del farmaco. Nel caso della meperidina, per esempio, la dose carico sarà, per un paziente di 70 Kg pari a circa 100 mg endovena (Vd = 200 l; MEAC = 0,5 mg/l) mentre la velocità d'infusione sarà pari a circa 20-30 mg/ora (flusso ematico epatico = 0,6-1 l/min; MEAC = 0,5 mg/l; $Cl_{meperidina}$ = 0,3-0,5 mg/min o 18-20 mg/ora). Praticamente, considerando che il tempo di dimezzamento della concentrazione plasmatica è di circa 3 ore per la maggior parte degli oppioidi e di 5 ore solo per il tramadolo e considerando che la dose necessaria per mantenere il MEAC è pari a metà della dose carico, sarà sufficiente dividere la metà della dose carico per il tempo di emivita del farmaco per conoscere la velocità d'infusione oraria da somministrare. Nel caso della meperidina, per esempio, se abbiamo somministrato 100 mg in bolo endovena, la velocità d'infusione sarà circa di 15 mg/ora. Quest'ultima modalità di calcolo della velocità d'infusione anche se risulta semplice dal punto di vista pratico tende a sottostimare il fabbisogno analgesico.

L'infusione continua di oppioidi risulta vantaggiosa mediante l'utilizzo delle pompe elastomeriche in cui il flusso predefinito è direttamente determinato dalla relazione di Poiseuille. L'infusione mediante elastomero è affidabile, accurata, sicura, maneggevole, non richiede manutenzione, è bene accetta dal paziente e dall'infermiere, non è manomettibile, non richiede addestramento ed è relativamente economica. È possibile utilizzare la somministrazione in PCA (patient controlled analgesia) nella quale è il paziente che, a seconda delle sue necessità, si autosomministra, entro limiti posologici prefissati, il farmaco analgesico. Tale metodica migliora l'analgesia del paziente in quanto è lui stesso che regola la propria terapia analgesica e generalmente riduce il consumo del farmaco.

Tabella 4. MEAC, dose carico e potenza relativa degli oppioidi. (Modificato da [41])

Oppioide	MEAC (mg/L)	Dose carico ev (mg/Kg)	Potenza relativa (morfina = 1)
Alfentanil	15	0,03-0,05	1
Buprenorfina	0,38	0,004	42
Meperidina	455	1,5-2	0,04
Morfina	16	1,5-2	1
Sufentanil	0,04	0,0002	400
Tramadolo	289	0,7-1,4	0,05

Tabella 5. Dosi equianalgesiche degli oppioidi

Farmaco	Dose parenterale equianalgesica	Dose iniziale raccomandata per adulti > 50 Kg	Dose iniziale raccomandata per adulti < 50 Kg
Morfina	10 mg /3-4 ore	10 mg /3-4 ore	0,1 mg/Kg/3-4 ore
Codeina	75 mg /3-4 ore	60 mg /2 ore	Non raccomandata
Meperidina	100 mg/3 ore	100 mg/3 ore	0,75 mg/Kg/2-3 ore
Metadone	10 mg /6-8 ore	10 mg /6-8 ore	0,1 mg/Kg/6-8 ore
Ossimorfone	1 mg/3-4 ore	1 mg/3-4 ore	Non raccomandata
Buprenorfina	0,3-0,4 mg/6-8 ore	0,4 mg/6-8 ore	0,004 mg/Kg/6-8 ore
Pentazocina	50 mg/3-4 ore	Non raccomandata	Non raccomandata

Tecniche di analgesia loco-regionale

Nell'analgesia regionale si controlla il dolore solo in una parte specifica del corpo. Un ago o più spesso un catetere viene posizionato vicino alle strutture nervose che interessano l'area del corpo che deve essere operata e in questa sede vengono iniettati i farmaci analgesici (ad esempio, chirurgia della mano, protesi di ginocchio, chirurgia ricostruttiva dei legamenti del ginocchio, plastica della cuffia dei rotatori, laparotomia esplorativa, toracotomia). Vi sono diversi tipi di analgesia regionale di cui le più conosciute sono quella spinale, peridurale e quella regionale propriamente detta.

Analgesia spinale continua

L'anestesia spinale continua (CSA) ha numerosi vantaggi rispetto all'anestesia peridurale ed all'anestesia spinale a bolo singolo (single shot spinal anaesthesia, SSA): la più sicura certezza della corretta localizzazione del catetere (liquido cerebrospinale), la possibilità di somministrare lentamente ed a dosi refratte i farmaci riducendo al minimo l'instabilità cardiovascolare, i ridotti quantitativi di farmaci utilizzati tali da ridurre la tossicità, la possibilità di prolungare l'anestesia a seconda delle esigenze chirurgiche e la possibilità di utilizzarla per l'analgesia post-operatoria. La CSA d'altra parte è una tecnica che richiede un certo dispendio di tempo, è associata ad una discreta incidenza di cefalea, alla possibilità di rottura del catetere ed all'insorgenza di complicanze neurologiche serie come la sindrome della cauda equina [41, 42]. La CSA è indicata nella chirurgia agli arti inferiori e del basso addome nel paziente anziano e ad alto rischio. La CSA può essere utilizzata anche nel paziente con trauma per la buona stabilità emodinamica ed il rapido inizio dell'effetto [43] e nell'analgesia per lunghi periodi di tempo nel paziente oncologico.

Ci sono comunque pochi studi pubblicati in letteratura sull'uso della CSA nell'analgesia post-operatoria [42, 44-47] ed uno solo che ne paragona gli effetti analgesici con la peridurale continua [48].

Numerosi farmaci sono stati utilizzati come la bupivacaina, la morfina ed il midazolam. L'infusione di una combinazione di 1 mg/ora di bupivacaina associata a 8 µg/ora di morfina in pazienti sottoposti ad artroplastica dell'anca e del ginocchio conferisce un'analgesia post-operatoria simile a quella ottenuta con la bupivacaina alla velocità d'infusione di 2 mg/ora ma con minor blocco motorio [49]. Sebbene la morfina somministrata per via spinale prolunghi l'analgesia post-operatoria, si associa con effetti collaterali maggiori come la depressione respiratoria tardiva ed un alta incidenza di nausea e vomito. Sembra che l'aggiunta del midazolam alla bupivacaina per via spinale produca una migliore analgesia post-operatoria senza ritardi nel recupero della deambulazione e della capacità di svuotare la vescica [50].

Analgesia peridurale continua

L'analgesia peridurale continua ha avuto una crescente diffusione sia per la sua efficacia che tollerabilità. Frequentemente è il paziente stesso che si autosomministra il farmaco come nella PCA endovenosa. L'utilizzo poi di anestetici locali "a blocco differenziato", come la bupivacaina a basse dosi e la ropivacaina, permette ai pazienti addirittura di camminare (analgesia per il parto). Nel parto indolore l'analgesia peridurale rappresenta senza dubbio la tecnica anestesiologica più efficace e sicura per il controllo del dolore durante il travaglio ed il parto. Il catetere peridurale viene abitualmente posizionato a livello L3-L4 e fatto risalire verso l'alto per circa 3 cm. Quando la dilatazione cervicale è giunta ad almeno 2-3 cm, con testa impegnata e con contrazioni uterine che si succedono ad intervalli di circa 3-5 minuti con l'intensità di 30 mmHg al cardiotocografo, si somministra una dose carico, in genere costituita da 5 ml di ropivacaina allo 0,2% più 100 mcg di fentanyl diluiti a 10-13 ml totali con soluzione fisiologica, che determina la comparsa dell'effetto analgesico desiderato in genere dopo circa 15 minuti. Il mantenimento può essere effettuato o con la tecnica del "top-up" con boli di 5 ml di ropivacaina 0,2% diluiti a 10 ml con soluzione fisiologica o, nell'infusione continua con elastomero, con 10 ml/ora di ropivacaina allo 0,1%. È possibile utilizzare, in alternativa al fentanyl, il sufentanyl alla dose di 10 mg, durante il bolo, in associazione con la ropivacaina e in infusione continua alla dose rispettivamente di 0,8 mg/ml di ropivacaina e 0,1 mg di sufentanyl. La combinazione ropivacaina-sufentanyl si associa a minimi effetti di blocco motorio e simpatico, ad un potente effetto analgesico e ad un rapido inizio d'azione.

Numerosi studi hanno dimostrato che l'analgesia peridurale riduce la risposta fisiopatologica alla chirurgia oltre che controllare il dolore legato alla chirurgia stessa.

L'analgesia peridurale è associata con un minor bisogno e minor durata della ventilazione meccanica, con una degenza più breve nelle Unità di Terapia Intensiva, con una mobilizzazione e nutrizione più precoce, con una degenza ospedaliera più breve e con dei costi più bassi [51]. L'analgesia peridurale sembra influenzare positivamente l'outcome dell'immediato periodo post-operatorio mentre la sopravvivenza a lungo termine sembra essere legata ad altri fattori come lo stato preoperatorio del paziente ed il tipo d'intervento chirurgico.

Blocchi regionali analgesici

Numerosi sono i blocchi nervosi che possono essere usati per alleviare il dolore post-operatorio. Ricordiamo l'infiltrazione della ferita, il blocco intercostale, il blocco paravertebrale e l'analgesia intrapleurica. Ciascuna di queste tecniche ha vantaggi e svantaggi ma tutte permettono di evitare gli effetti sistemici degli analgesici come la depressione respiratoria, una sedazione eccessiva e gli effetti allucinatori. Il blocco nervoso periferico può essere ottenuto usando anestetici locali (lidocaina, bupivacaina) in associazone con oppioidi di tipo agonista (morfina, buprenorfina) ed agonisti $\alpha 2$ adrenergici (xylanina, medetomidina). Recente ed innovativa è l'autosomministrazione di anestetici locali da parte di pazienti sottoposti a vari tipi di chirurgia, ortopedico (chirurgia del ginocchio, della spalla, dell'alluce valgo) che generale (chirurgia della mammella, riparo di ernia inguinale, e legatura di vene varicose) [52]. Tale tecnica prevede il posizionamento di un sottile (22G) catetere peridurale multilume in posizione sottocutanea a livello della ferita chirurgica, in posizione sottoacromiale, all'interno dell'articolazione o nella guaina del plesso ascellare. Il catetere è connesso ad una pompa elastomerica di 50-100 ml riempita di anestetico locale che permette di erogare 10 dosi da 10 ml ciascuna. Quando il paziente sente dolore apre l'infusione della pompa e successivamente dopo un periodo di 6 minuti, o prima se vi è sollievo del dolore, la chiude.

Organizzazione dei Servizi di Controllo del dolore acuto post-operatorio

L'istituzione delle Unità di Controllo del dolore acuto post-operatorio (APS) sono fortemente raccomandate da gruppi di esperti provenienti da tutto il mondo come uno strumento essenziale per ottimizzare la qualità del dolore acuto post-operatorio e garantire al tempo stesso, la massima sicurezza a tutti i pazienti operati [53-55].

Storicamente la prima APS fu introdotta in Germania nel 1985 [56] anche se la prima descrizione organica del modello utilizzato fu pubblicata da Ready e coll. nel 1988 [57]. Da allora, le APS si sono ampiamente e diffusamente sviluppate negli Stati Uniti e, al momento attuale, tutte le principali unità ospedaliere ne sono provviste. In Europa la situazione è invece piuttosto disomogenea; troviamo infatti un'ampia diffusione delle APS nei paesi del nord Europa come l'Inghilterra, la Francia, la Svezia e l'Olanda mentre in altri paesi, compresa l'Italia, la gestione del dolore post-operatorio rimane ancora non standardizzata in molti centri e spesso imperniata sulle risorse e capacità dei singoli individui con rischio di una gestione inadeguata del dolore post-operatorio.

C'è comunque ancora un forte dibattito riguardo il tipo di organizzazione delle APS correlato alla diversa tipologia dei servizi sanitari nazionali nei singoli paesi, che rendono difficile se non addirittura impraticabile una standardizzazione, e alla necessità ubiquitaria di contenere i costi di gestione. Al momento attuale i principali modelli organizzativi di APS sono quello americano basato sull'anestesista e quello svedese basato sull'infermiere e supervisionato dall'anestesista. Il modello americano di APS garantisce un livello di gestione del dolore acuto post-operatorio altamente qualificato ed efficace. L'approccio standard include la visita medica giornaliera di ogni paziente, l'utilizzo di tecniche analgesiche sofisticate come l'analgesia peridurale continua e la PCA, il monitoraggio dell'intensità del dolore, la verifica dell'efficacia analgesica della tecnica utilizzata attraverso il grado di soddisfazione del paziente, la qualità del sonno, la richiesta di oppioidi, il livello dell'attività svolta e gli effetti collaterali. Lo staff dell'APS è interdisciplinare ed è composto da anestesisti strutturati, medici specializzandi in anestesia, infermieri professionali particolarmente addestrati per queste mansioni, farmacisti, fisioterapisti, psicologi ed altre figure di volta in volta presenti. Il principale limite alla sua esportazione in Europa consiste negli alti costi di gestione improponibile per la maggior parte dei paesi (circa 100-300 dollari per paziente), la perdita di continuità di gestione del paziente da parte dell'anestesista ed il numero relativamente basso di pazienti seguiti. Al contrario il modello svedese di APS è un modello a basso costo (circa 1,5 dollari per paziente) in quanto non crea un nuovo servizio ma ottimizza le figure professionali già presenti all'interno della struttura ospedaliera, e segue un numero così alto di pazienti da avvicinarsi quasi alla totalità dei pazienti operati. Ogni paziente sottoposto ad intervento chirurgico viene inquadrato in un determinato protocollo analgesico post-operatorio che include linee guida ed ordini standard elaborati dallo staff dell'APS in collaborazione con i chirurghi e gli infermieri di ogni reparto e viene quindi lasciato alla gestione di ogni singola unità chirurgica. Un'infermiera professionale particolarmente addestrata nella gestione del dolore acuto post-operatorio (infermiera del dolore) effettua un controllo giornaliero di tutti i reparti chirurgici controllando che i protocolli analgesici siano correttamente applicati, valutando l'eventuale necessità di ricaricare le pompe per l'infusione dei farmaci, risolvendo problemi correlati alla gestione del paziente. L'anestesista responsabile dell'APS, che è comunque impegnato nella sua attività di sala operatoria od in terapia intensiva, svolge un ruolo di supervisore e di educatore del personale sanitario dell'APS e dei reparti chirurgici.

Bibliografia

1. Cohen FL (1980) Postsurgical pain relief: patients' status and nurses' medication choices. Pain 9:265-274
2. Maier C, Raetzel M, Wulf H (1994) Audit in 1989 and 1994 of the Department of Anaesthesiology and Intensive Care, Hospital of Christian, Albrechts University, Schwanenweg, Kiel, Germany
3. Neugebauer E, Hempel K, Sauerland S et al (1998) The status of perioperative pain therapy in Germany. Results of a representative, anonymous survey of 1000 surgical clinics. Chirurg 69:461-466
4. Donovan M, Dillon P, McGuire L (1983) Incidence and characteristics of pain in a sample of medical-surgical inpatients. Pain 30:69-78
5. Kuhn S, Cooke K, Collins M et al (1990) Perceptions of pain relief after surgery. Br Med J 300:1687-1690
6. Owen H, McMillan V, Rogowski D (1990) Postoperative pain therapy: a survey of patients' expectations and their experiences. Pain 41:303-307
7. Weis OF, Sriwatanakul K, Alloza JL et al (1983) Attitutes of patients, housestaff, and nurses toward postoperative analgesic care. Anesth Analg 2:70-74
8. Rawal N (1999) Organization of acute pain services. In: Gullo A (ed) Regional anaesthesia, analgesia and pain management. Springer-Verlag Italia, Milano, pp 227-234
9. Provvedimento 24 maggio 2001. Accordo tra il Ministero della Sanità, le regioni e le province autonome sul documento di linee-guida inerente il progetto "Ospedale senza dolore". G.U. Serie generale n. 149. 29.06.200120
10. Kehlet H (1991) The surgical stress response: should it be prevented? Can J Surg 34:565-567
11. Kehlet H (1989) Surgical stress: the role of pain and analgesia. Br J Anaesth 63:189-195

12. Biebuyck J (1995) Epidural anesthesia and analgesia. Anesthesiology 82:1474-1506
13. Coderre TJ, Katz J, Vaccarino AL et al (1993) Contribution of central neuroplasticity to pathological pain: review of clinical and experimental evidence. Pain 52:259-285
14. Liu H, Mantyh PW, Basbaum AI (1997) NMDA-receptor regulation of substance P release from primary afferent nociceptors. Nature 386:721-724
15. Harris JA, Corsi M, Quartaroli M et al (1996) Upregulation of spinal glutamate receptors in chronic pain. Neuroscience 74:7-12
16. Schaible H-G, Jarrott B, Hope PJ et al (1990) Release of immunoreactive substance P in the spinal cord during development of acute arthritis in the knee joint of the cat: a study with antibody microprobes. Brain Res 529:214-223
17. Curran T, Margan JI (1994) Fos: an immediate-early transcription factor in neurons. J Neurobiol 26:403-412
18. Meller ST, Gebhart GF (1993) Nitric oxide (NO) and nociceptive processing in the spinal cord. Pain 52:127-136
19. Coderre TJ (1993) The role of excitatory amino acid receptors and intracellular messengers in persistent nociception after tissue injury in rats. Mol Neurobiol 7:229-246
20. Wong HY, Carpenter RL, Kopacz DJ et al (1993) A randomized, double-blind evaluation of ketorolac tromethamine for postoperative analgesia in ambulatory surgery patients. Anesthesiology 78:6-14
21. Orser BA, Pennefather PS, MacDonald JF (1997) Multiple mechanisms of ketamine blockade of N-methyl-D-aspartate receptors. Anesthesiology 86:903-917
22. Øye I, Paulsen O, Maurset A (1992) Effects of ketamine on sensory perception: evidence for a role of N-methyl-D-aspartate receptors. J Pharmacol Exp Ther 260:1209-1213
23. Aida S, Yamakura T, Baba H et al (2000) Preemptive analgesia by intravenous low-dose ketamine and epidural morphine in gastrectomy: a randomized double-blind study. Anesthesiology 92:1624-1630
24. Suzuki M, Tuesda K, Lansing PS et al (1999) Small-dose ketamine enhances morphine-induced analgesia after outpatient surgery. Anesth Analg 89:98-103
25. Helmy SAK, Bali A (2001) The effect of the preemptive use of the NMDA receptor antagonist dextromethrophan on postoperative analgesic requirements. Anesth Analg 92:739-744
26. Himmelseher S, Ziegler-Pithamitsis D, Argiriadou H et al (2001) Small-dose S(+)-ketamine reduces postoperative pain when applied with ropivacaine in epidural anesthesia for total knee arthroplasty. Anesth Analg 92:1290-1295
27. Gottschalk A, Schroeder F, Ufer M et al (2001) Amantadine, a N-methyl-D-aspartate receptor antagonist, does not enhance postoperative analgesia in women undergoing abdominal hysterectomy. Anesth Analg 93:192-196
28. Celerier E, Rivat C, Jun Y et al (2000) Long-lasting hyperalgesia induced by fentanyl in rats: preventive effect of ketamine. Anesthesiology 92:465-472
29. Li X, Angst MS, Clark JD (2001) Opioid-induced hyperalgesia and incisional pain. Anesth Analg 93:204-209
30. Hunter JC, Singh L (1994) Role of excitatory amino acid receptors in the mediation of the nociceptive response to formalin in the rats. Anesth Analg 174:217-221
31. Coderre TJ, Melzack R (1992) The contribution of excitatory amino acids to central sensitization and persistent nociception after formalin-induced tissue injury. J Neurosci 12:3665-3670
32. Simmons RM, Li DL, Hoo KH et al (1998) Kainate GluR5 receptor subtype mediates the nociceptive response to formalin. Neuropharmacology 37:25-36
33. Nishiyama T, Gyermek L, Lee C et al (1999) The spinal and nociceptive effects of a novel competitive AMPA receptor antagonist, YM872, on thermal or formalin-induced pain in rats. Anesth Analg 89:143-147

34. Nishiyama T, Gyermek L, Lee C et al (1999) The systemically administered competitive AMPA receptor antagonist, YM872, has analgesic effects on thermal or formalin-induced pain in rats. Anesth Analg 89:1534-1537
35. Scott J, Huskisson EC (1976) Graphic representation of pain. Pain 2:175-184
36. Gaston-Johansson F, Gustafsson M (1990) Rheumatoid arthritis: determination of pain characteristics and comparison of RAI and VAS in its measurement. Pain 41:35-40
37. Jensen MP, McFarland CA (1993) Increasing the reliability and validity of pain intensity measurement in chronic pain patients. Pain 55:195-203
38. Joyce CRB, Autshi DW, Mason RM (1975) Comparison of fixed interval and visual analog scales for rating chronic pain. Eur J Clin Pharmacol 8:415-420
39. Ready LB (1990) Acute postoperative pain. In: Miller RD (ed) Anesthesia, 3rd edn. Churchill Livingstone, New York, pp 2135-2146
40. Lehmann KA (1991) Patient-controlled intravenous analgesia for postoperative pain relief. Advances in pain. Research and Therapy 18:481-506
41. Horlocker TT, McGregor DG, Matsushige DK et al (1997) A retrospective review of 4767 consecutive spinal anesthetics: central nervous system complications. Anesth Analg 84:578-584
42. Denny NM, Selander DE (1998) Continuous spinal anaesthesia. Br J Anaesth 81:590-597
43. Wilhelm S, Standl T, Burmeister M et al (1997) Comparison of continuous spinal with combined spinal-extradural anesthesia using plain 0.5% bupivacaine in trauma patients. Anesth Analg 85:69-71
44. Bachman M, Laasko E, Niemi L et al (1997) Intrathecal infusion of bupivacaine with or without morphine for postoperative analgesia after hip and knee arthroplasty. Br J Anaesth 78:666-670
45. Burckett KR, Denny NM (1991) Initial experience of continuous subarachnoid diamorphine infusion for postoperative pain relief. Regional Anaesth 16:253-256
46. Niemi L, Pitkamen M, Dunkel P et al (1996) Evaluation of the usefulness of intrathecal bupivacaine infusion for analgesia after hip and knee arthroplasty. J Anaesth 77:544-545
47. Niemi L, Pitaken MT, Tuominen MK et al (1993) Comparison of intrathecal fentanyl infusion with intrathecal morphine infusion or bolus for postoperative pain relief after hip arthroplasty. Anesth Analg 77:126-130
48. Standl T, Eckert S, Schulte am Esch J (1995) Microcatheter continuous spinal anaesthesia in the post-operative period: a prospective study of its effectiveness and complications. Eur J Anaesthesiol 12:273-279
49. Niemi L, Pitkanen M, Tuominem M (1994) Technical problems and side effects associated with continuous intrathecal or extradural post-operative analgesia in patients undergoing hip arthroplasty. Eur J Anaesthesiol 11:469-474
50. Batra YK, Chari P, Dhillon MS et al (1999) Addition of intrathecal midazolam to bupivacaine produces better post-operative analgesia without prolonging recovery. Int J Clin Pharmacol Ther 10:519-523
51. Liu S, Carpenter RL, Neal JM (1995) Epidural anesthesia and analgesia. Anesthesiology 82:1474-1506
52. Rawal N, Axelsson K, Hylander J et al (1998) Postoperative patient-controlled local anesthetic administration at home. Anesth Analg 86:86-89
53. American Society of Anesthesiologists Task Force on Pain Management, Acute Pain Section (1995) A practical guidelines for acute pain managements in the peri-operative setting. Anesthesiology 82:1071-1081
54. Max MB, Donovan M, Portenoy RK (1991) American Pain Society Quality Assurance Standards for Relief of acute pain and cancer pain, Committee on Quality Assurance Standards, American Pain Society. In: Bond MR, Charlton JE, Woolf GJ (eds) Proceedings of the VIth World Congress on Pain. Elsevier, New York, pp 185-189

55. Ready LB, Edwards WT (1992) Management of acute pain. A practical guide, Task Force on acute pain, International Associate for the Study of Pain. Seattle, IASP
56. Maier C, Kibbel K, Mercker S et al (1994) Postoperative pain therapy at general nursing stations. An analysis of eight years of experience at an anesthesiological acute pain service. Anaesthesist 43:385-397
57. Ready BL, Oden R, Chadwick HS et al (1988) Development of an anesthesiology-based postoperative pain management service. Anesthesiology 68:100-106

Capitolo 29

Valutazione della perfusione splancnica

G. Berlot, A. Tomasini

Introduzione

L'apparato gastroenterico (AGE) rappresenta attualmente uno dei settori dell'organismo maggiormente considerati nello studio fisiopatologico della sepsi e della disfunzione multipla d'organo (multiple organ dysfunction syndrome, MODS). Sebbene non vi siano ancora dati chiari che dimostrino come il passaggio di germi e/o sostanze da essi derivati sia implicato nella patogenesi della sepsi, sono ormai note le modificazioni che la mucosa intestinale può subire in condizioni di ipoperfusione o sotto l'effetto di vari mediatori della sepsi [1-3]. La via finale comune di tali alterazioni è costituita dalla riduzione della funzione di barriera anatomica esercitata dalla mucosa intestinale [4] e dal conseguente aumento della sua permeabilità, come dimostrato in condizioni sia sperimentali che cliniche [5-7]. Negli ultimi venti anni lo sviluppo tecnologico ha permesso di studiare a letto del paziente l'emodinamica sistemica, e da qui l'attenzione si è spostata verso le alterazioni funzionali del microcircolo, con l'intento di riconoscere e prevenire quanto più precocemente possibile fenomeni di disturbo della perfusione regionale associati o meno a fenomeni di "furto di sangue" verso letti vascolari privilegiati; tale fenomeno potrebbe costituire in effetti la prima tappa dello sviluppo di danno tissutale. Da quando l'interesse dei ricercatori si è accentrato sulle variazioni relative dell'emodinamica sistemica e di quella distrettuale splancnica in risposta a condizioni fisiopatologiche diverse e/o a stimoli farmacologici, è risultato chiaro che la circolazione mesenterica è largamente indipendente da quella sistemica, rendendo impossibile prevedere variazioni dell'una in base a manipolazioni dell'altra (Fig. 1).

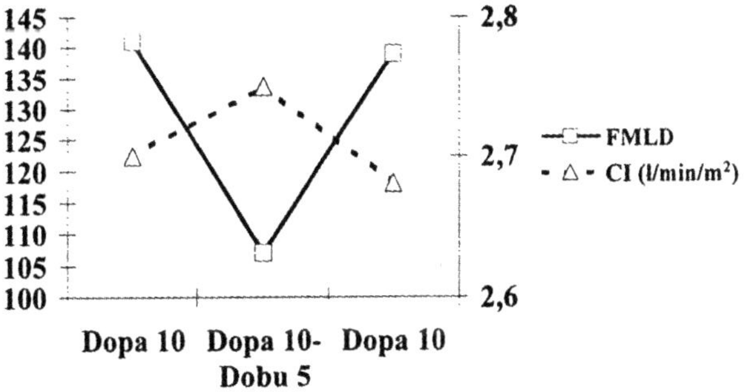

Fig. 1. Misurazione contemporanea dell'indice cardiaco (*CI*, triangolo) e del flusso gastrico con metodologia laser- Doppler (*FLMD*, quadrato) in un paziente durante trattamento con farmaci vasoattivi: all'aumento dell'indice cardiaco si associa una diminuzione sostanziale della perfusione gastrica

Di conseguenza, la particolare sensibilità della mucosa intestinale anche a minime riduzioni dell'apporto di ossigeno ha determinato la necessità di sviluppare sistemi di monitoraggio capaci di valutare il flusso splancnico in condizioni fisiologiche che in corso di stimolazioni farmacologiche o di patologie critiche. Va comunque rilevato che lo studio della perfusione splancnica non ha ancora trovato una larga diffusione nella pratica clinica, per motivi legati (a) al costo dei sistemi impiegati e alla loro (relativa) complessità d'impiego; (b) al fatto che, come per altre tecniche di monitoraggio, non è ancora chiara la loro precisa collocazione clinica.

Anatomia del microcircolo splancnico

L'AGE svolge molteplici funzioni, quali l'assorbimento di microalimenti, la secrezione di enzimi e ormoni, l'eliminazione di sostanze tossiche; collabora inoltre in maniera sostanziale alla funzione immunitaria e a quella termoregolatrice. Questa complessa attività necessita di una vascolarizzazione arteriosa adeguata garantita dai rami arteriosi del tripode celiaco, dell'arteria mesenterica superiore e mesenterica inferiore, che attraverso numerose anastomosi irrorano l'apparato gastrointestinale in tutta la sua estensione. La rimozione del sangue venoso refluo è svolta dalla vena porta che raccoglie il totale del flusso ematico splancnico [1].

L'importante attività di assorbimento è garantita dall'estesa superficie mucosale disponibile. Tale estensione è raggiunta grazie alla particolare organizzazione della mucosa intestinale nell'unità strutturale del microvillo. La sua particolare architettura a dito di guanto amplifica enormemente la superficie a disposizione ma allo stesso tempo lo rende particolarmente vulnerabile agli insulti ischemici. Infatti, la vascolarizzazione del microvillo è organizzata secondo un sistema a controcorrente ed è privo di una rete capillare propriamente detta. La componente arteriosa si sviluppa dalla base del microvillo verso l'apice, e quella venosa, che trasporta il sangue refluo, in direzione opposta. Ciò determina la presenza di un gradiente della pressione parziale di ossigeno (pO_2) dalla base del microvillo maggiormente ossigenata all'apice, molto più sensibile a qualsiasi riduzione dell'apporto di O_2 e sede di lesioni istologiche in caso di ischemia. Nonostante lo spessore della mucosa e sottomucosa rappresenti soltanto il 25% circa dello spessore dell'intera parete intestinale, più del 75% del flusso arterioso splancnico viene qui distribuito, a testimonianza dell'intensa attività metabolica svolta da questa zona. Takala e coll. [3] hanno dimostrato come in condizioni fisiologiche il trasporto (DO_2), il consumo (VO_2) e l'estrazione di ossigeno (O_2ER) a livello splancnico si mantengano simili ai valori sistemici (Tab. 1), e che anche in caso di aumentato metabolismo il DO_2 incrementa a soddisfare l'aumentato VO_2. Grazie alla sua estensione, l'apparato gastrointestinale svolge un importante ruolo nella regolazione del volume ematico circolante, e ha una significativa capacità di adattarsi a condizioni di ridotto DO_2 incrementando la O_2ER. In stati di estrema ipossia, l'O_2ER può aumentare fino al 90% con il progressivo sviluppo di danno mucosale e del parenchima epatico qualora l'ipoperfusione persista. .

Tabella 1. Variabili di flusso sistemiche e splancniche. (Modificato da [3])

Variabile	Splancnico	Sistemico	%
Flusso ematico (l/min)	0,5-0,8	2,5-4,0	20-30
VO_2 (ml/min/m2)	20-40	110-150	20-35
O_2ER	0,22-0,35	0,22-0,30	30

Fisiopatologia

L'inadeguata perfusione splancnica determina lo sviluppo di acidosi della mucosa intestinale, evento relativamente comune nel paziente critico anche se non di univoco significato clinico, soprattutto in termini dei rapporti intercorrenti tra la severità e durata dell'acidosi stessa e le possibili conseguenze cliniche. Episodi di acidosi transitoria della mucosa intestinale sono stati osservati in più del 50% dei pazienti con segni di insufficienza circolatoria, nel 50% dei pazienti nel corso e/o in seguito ad interventi di cardiochirurgia elettiva e nel 18% dei pazienti sottoposti a chirurgia dell'aorta addominale [3].

L'ipoperfusione dell'AGE e la sua conseguente acidosi della mucosa enterica predispone al fenomeno della traslocazione batterica, ovvero al passaggio di germi e prodotti batterici dal lume intestinale circolo portale e sistemico, con il conseguente possibile sviluppo di sepsi e MODS [8]. Il meccanismo mediante il quale i batteri penetrano nella parete intestinale non è interamente chiarito: in base ad evidenze sperimentali è stato ipotizzato che (a) i germi superano la barriera intestinale attraverso discontinuità microscopiche dell'epitelio splancnico [9, 10]; oppure (b) che macromolecole e batteri sono inizialmente fagocitati dagli enterociti e trasportati attraverso la mucosa da una via transcellulare energia-dipendente [11]. Sebbene in condizioni fisiologiche quest'ultimo meccanismo consenta l'assorbimento di macromolecole, insulti alla mucosa quali l'ipoperfusione e il danno termico possono facilitare il passaggio anche di microrganismi e/o sostanze di derivazione batterica [11, 9].

L'ipoperfusione della mucosa enterica si verifica in caso di occlusione del tripode celiaco o delle due arterie mesenteriche in seguito allo sviluppo di placche arteriosclerotiche o a fenomeni tromboembolici. Tuttavia, nel paziente critico la causa più frequente è rappresentata dall'eccessiva vasocostrizione arteriolare della mucosa durante stati di bassa gittata cardiaca determinati da ipovolemia o da riduzione della portata cardiaca. In queste condizioni il sovrapporsi dell'azione catecolaminergica e del sistema renina-angiotensina amplifica l'aumento delle resistenze vascolari periferiche [12] con conseguente ridotto DO_2 alla mucosa. Tuttavia, fenomeni di vasocostrizione arteriolare si sono osservati anche in modelli sperimentali di sepsi, endotossiemia e peritonite asettica in assenza di riduzione della gittata cardiaca. Tale situazione sarebbe probabilmente determinata dal rilascio di sostanze vasocostrittrici quali il platelet activating factor (PAF), il tromboxano A2 e il leucotriene D4, o dalla ridotta produzione di vasodilatatori quali l'ossido nitrico

(NO). Inoltre, al danno diretto prodotto dall'ipoperfusione si può sovrapporre il danno da riperfusione con la produzione di radicali liberi dell'O_2 in grado di aggredire l'integrità epiteliale [1]. Parallelamente a tali situazioni, nel paziente critico esistono altri fattori in grado di incrementare la carica batterica intestinale, quale il ridotto flusso biliare, l'uso di farmaci che riducono la secrezione acida gastrica, l'ileo e l'uso di antibiotici a largo spettro [10, 13].

Sistemi di monitoraggio

Nell'ambito clinico un sistema di monitoraggio ideale dovrebbe garantire l'accuratezza della misurazione e la sua riproducibilità temporale, fornire una risposta rapida senza interferenze da parte dell'operatore, essere facile da utilizzare, non provocare danni iatrogeni, permetterne un uso continuo e o comunque prolungato nel tempo e possedere un buon rapporto costo/beneficio. Nella pratica quotidiana spesso soltanto alcune di queste caratteristiche vengono soddisfatte con conseguenti limitazioni nell'utilizzo del sistema. Per quanto concerne la valutazione del flusso splancnico devono inoltre essere considerati dei limiti imposti dalla struttura stessa del settore indagato: il microcircolo della mucosa intestinale è organizzato secondo un network tridimensionale complesso in un apparato che svolge contemporaneamente molteplici funzioni e che è difficilmente raggiungibile con sistemi di monitoraggio non invasivi o atraumatici.

Negli ultimi vent'anni lo studio della fisiopatologia della sepsi e della MODS ha progressivamente chiarito il ruolo fondamentale svolto dai settori più periferici dell'organismo. Attualmente sono a disposizione diverse tecniche di monitoraggio per la valutazione del flusso splancnico. Tali tecniche mirano a ottenere informazioni settoriali e non influenzate da alterazioni emodinamiche sistemiche, dal momento che numerosi studi hanno dimostrato che (a) vi possono essere importanti alterazioni della perfusione gastrointestinale in assenza di significative variazioni emodinamiche sistemiche e (b) tali variazioni si verificano entro periodi temporali brevi [14, 15].

Nella scelta del sistema vanno considerati vantaggi e svantaggi relativi sia all'utilizzo clinico che alla qualità dei dati ottenuti.

Tonometria gastrointestinale

La tonometria gastrointestinale rappresenta una tecnica di monitoraggio della perfusione splancnica semplice da utilizzare, con una bassa invasività, e consente di ottenere informazioni specifiche sul microcircolo splancnico. In termini pratici essa consiste in un sondino nasogastrico o rettale modificato con l'aggiunta di un palloncino posto all'estremità distale, entro la quale si raccoglie la CO_2 prodotta dalla mucosa gastrica o colica. La sua misurazione, contemporanea a quella dell'HCO_3 del sangue arterioso, consente il calcolo del pH intramucosale (pHi) utilizzando l'equazione di Henderson-Hasselbach e quindi permette il riconoscimento di uno stato di acidosi intramucosale gastrica o colica conseguente all'ischemia [16]. In base a considerazioni di carattere anatomico e fisiopatologico, il pH misurato in tali distretti viene considerato corrispondente a quello della mucosa intestinale nel suo insieme [17]. Sebbene in letteratura vi siano dati discordanti circa la sua attendibilità in termini sia prognostici a lungo termine che di guida della terapia [17], è ormai assodato che un pHi gastrico < 7,35 si associa all'aumento di mortalità sia in pazienti con patologie mediche che chirurgiche [18]. Tale monitoraggio è gravato da alcune limitazioni: (a) modificazioni della CO_2 indotte dalla ventilazione meccanica possono influenzare l'equazione di Henderson-Hasselbach; (b) non è dimostrato che il HCO_3 sistemico corrisponda a quello presente nel sangue che perfonde la mucosa gastrica; (c) non tutti gli emogasanalizzatori forniscono letture precise della CO_2 endoluminale, portando quindi a delle stime errate del pHi; (d) il pHi gastrico risente inevitabilmente delle alterazioni del pH sistemico non necessariamente correlate ad uno stato di bassa portata o di sepsi (ad esempio, in pazienti con acidosi metabolica in corso di insufficienza renale cronica [19]; (e) fattori non prevedibili quali il ristagno gastrico ed il riflusso di succo pancreatico possono influire nel calcolo del pH. Per tali motivi al posto della misurazione diretta del pHi, è stato proposto di utilizzare la differenza mucoso-arteriosa o mucoso-teleespiratoria di CO_2 [20]. Tale monitoraggio consiste sostanzialmente in un capnometro che misura, ad intervalli prestabiliti, la concentrazione di CO_2 che si raccoglie all'interno del palloncino distale. Analogamente a quanto dimostrato in precedenza con la misurazione del pHi, utilizzando tale metodica, Imai e coll. [21] hanno dimostrato che gradienti pCO_2 gastro-teleespiratori persistentemente elevati si associavano ad un aumento significativo dell'insorgenza di complicanze postoperatorie in un gruppo di pazienti cardiochirurgici.

Saturimetria del sangue della vena epatica

In base alle accennate considerazioni sulla non corrispondenza tra variazioni dell'emodinamica sistemica e splancnica nel corso di diverse patologie critiche, risulterebbe utile la misurazione della concentrazione di O_2 nel sangue refluo dall'intestino, tecnologicamente possibile utilizzando cateteri a fibre ottiche inseriti nella vena epatica sotto guida fluoroscopica o utilizzando come guida la diminuzione fisiologica della saturazione di O_2, osservabile nella vena cava inferiore in prossimità dello sbocco delle vene sovraepatiche. Malgrado la sua apparente (relativa) validità, alcuni studi hanno dimostrato come a causa del particolare ruolo del fegato l'attività metabolica del distretto epatosplancnico non possa essere dedotta dalle relazioni DO_2/VO_2 esistenti nella circolazione sistemica [11, 22]. Per questo motivo, sono state sviluppate alcune metodiche che combinano la misurazione del flusso ematico con la valutazione dell'attività metabolica epatica.

Clearance del verde di indocianina

Il verde indocianina (ICG) è una sostanza colorante che viene iniettata per via endovenosa ad una velocità di infusione costante. Dopo un periodo di equilibrio, le concentrazioni di ICG vengono misurate nel sangue arterioso epatico e portale mediante analisi spettrofotometrica condotte ad una lunghezza d'onda di 805 nm. In condizioni stabili, il flusso ematico epato-splancnico viene misurato mediante la formula (1):

$$Q_{spl} = IR_{ICG} /([ICG_{art}] - [ICG]_{venep}) * (1\text{-}ht) \quad (1)$$

dove Q_{spl} è il flusso ematico epatosplancnico; IR_{ICG}, la velocità di infusione dell'ICG; ICG_{art}, la concentrazione arteriosa di ICG; ICG_{venep} la concentrazione di ICG nella vena epatica; Ht l'ematocrito.

Tale tecnica comporta alcune severe limitazioni di ordine sia pratico che metodologico: (a) è necessario l'incannulamento delle vene sovraepatiche; (b) l'estrazione epatica di ICG risente di una notevole variabilità individuale, essendo riportati in letteratura valori variabili dal 15% all'85%; (c) tale valore può essere influenzato da interventi terapeutici quali l'infusione di dobutamina o altri composti vasoattivi con variazioni rispetto al baseline che possono arrivare al 50% [11]. In alternativa a tale metodica è stata proposta l'infusione di ICG in bolo, che consente la valutazione del flusso ematico epatosplancnico mediante la formula (2):

$$Q_{spl}= \Delta ln/[(ICG]/ \Delta t * V_{sangue}/(1\text{-}[ICG]_{venep}/[[ICG]_{art}, \quad (2)$$

dove Q_{spl} è il flusso ematico epatosplancnico; V_{sangue} il volume ematico; ICG_{art} la concentrazione arteriosa di ICG; ICG_{venep} la concentrazione di ICG nella vena epatica.

Il volume ematico viene estrapolato dalla concentrazione arteriosa di ICG fino al tempo 0. Per quanto i risultati ottenuti con tale metodica siano in linea di massima sovrapponibili a quelli derivati con l'infusione continua, alcuni studi hanno riportato una minore accuratezza [11].

Indipendentemente dalla metodica usata, tale tecnica si presenta estremamente invasiva, richiede l'impiego di una sostanza relativamente costosa e si presta a numerosi artefatti [11, 23].

Flussometria laser-Doppler

La flussometria laser-Doppler rappresenta una tecnica relativamente nuova per la valutazione della perfusione splancnica. Essa si basa sul principio dell'effetto Doppler provocato dalla riflessione di una luce laser al momento del contatto con i globuli rossi circolanti. Le modificazioni subite dalla luce incidente sia per intensità che per direzione vengono captate dal sistema rilevatore e analizzate dal software predisposto. Il parametro ottenuto da tale analisi è denominato unità di perfusione ed è direttamente proporzionale alla concentrazione dei globuli rossi e alla loro velocità nel microcircolo studiato [24]. Lo studio della perfusione gastrica si attua utilizzando una sonda simile ad un sondino naso-gastrico lungo la quale si sviluppano le fibre ottiche adatte alla trasmissione della luce laser. L'unità di perfusione ottenuta non ha un significato in termini di valore assoluto. Infatti, attualmente né in condizioni sperimentali né in clinica è stato identificato un valore sotto al quale è certa una condizione di ipoperfusione. Quindi, i dati ottenuti con la flussometria laser-Doppler acquistano significato solo nel loro andamento temporale e non in termini assoluti. Tale monitoraggio ha il vantaggio di essere semplice nell'utilizzo, di non essere invasivo, di fornire risultati in tempo reale e soprattutto, per le sue caratteristiche, di essere un monitoraggio adatto per studiare variazioni di perfusione a specifiche sollecitazioni terapeutiche, quali fluidoterapia, farmaci isotropi, ventilazione meccanica. Elizalde e coll. [25] hanno osservato che il flusso gastrico ridotto rilevato con la tecnica della flussometria si associa ad un valore di pHi più basso, testimoniando lo stretto legame tra la ridotta perfusione e lo sviluppo di acidosi intramucosale.

Applicazioni cliniche

Come esposto numerose tecnologie sono disponibili attualmente per una valutazione diretta o indiretta della perfusione splancica. Alcune di tali metodiche sono (relativamente) non invasive, mentre altre richiedono un'elevata invasività ed una tecnologia disponibile solo presso Centri altamente specializzati. Potrebbe essere utile quindi, prima di iniziare un monitoraggio del flusso ematico splancnico, identificare quale potrebbe essere il candidato ideale a tale tipo di approccio. Innanzi tutto va considerato che, in aggiunta alle citate fluttuazioni spontanee del flusso ematico splancnico [14], la ventilazione meccanica [26] e la somministrazione di agenti vasoattivi [27] costituiscono di per se stessi degli importanti fattori di perturbazione del flusso splancnico, tanto che, per quanto riguarda i farmaci, il loro effetto può risultare addirittura impredittibile, comportando degli effetti diversificati a livello sistemico e splancnico (Fig. 1). Di conseguenza, stante l'elevato costo delle metodiche descritte e la loro complessità che facilita la scorretta acquisizione dei dati e/o la loro scorretta gestione, pare opportuno che i Centri interessati acquisiscano competenza con una tecnica in particolare e che i pazienti da sottoporre al monitoraggio vengano selezionati in base alla loro complessità clinica e/o alla somministrazione contemporanea di più farmaci vasoattivi.

Conclusioni

Per l'elevata sensibilità della mucosa gastrointestinale a qualsiasi tipo di insulto ischemico, è importante poter riconoscere prontamente alterazioni di perfusione e poter prevenire lo sviluppo dell'ischemia tessutale in situazioni ritenute a rischio, quali stati di shock, interventi di grossa chirurgia, vasculopatie periferiche, ecc. Qualsiasi tipo di monitoraggio dovrebbe quanto più rispettare le caratteristiche del monitoraggio ideale. In realtà ciò è molto difficile da ottenere. Attualmente sono a disposizione diverse tecniche di valutazione della perfusione splancnica. Nessuna di queste garantisce una perfetta attendibilità dei dati raccolti, né supera tutte difficoltà connesse allo studio del microcircolo in clinica.

Bibliografia

1. Deitch EA (1992) Multiple organ failure. Pathophysiology and potential future therapy. Ann Surg 216:117-134
2. Fiddian-Green R (1995) Gastric intramucosal pH, tissue oxygenation and acid base balance. Br J Anaesth 74: 591-606
3. Takala J (1996) Determinants of splanchnic blood flow. Br J Anaesth 77:50-55
4. Fink M (1993) Adequacy of gut oxygenation in endotoxemia and sepsis. Crit Care Med 21:S4-S8
5. Yu P, Martin CM (2000) Increased gut permeability and bacterial translocation in *Pseudomonas pneumonia*-induced sepsis. Crit Care Med 28:2573-2577
6. Doig CJ, Sutherland LR, Sandham D et al (1998) Increased intestinal permeability is associated with the development of multiple organ dysfunction syndrome in critically ill ICU patients. Am J Respir Crit Care Med 158:444-451
7. Oudemans-van Straaten HM, van der Voort PJ, Hoek FJ et al (2000) Pitfalls in gastrointestinal permeability measurement in ICU patients with MOF using differential sugar absorption. Intensive Care Med 28:130-138
8. Mythen MG, Webb AR (1994) The role of gut mucosal hypoperfusion in the pathogenesis of post-operative organ dysfunction. Intensive Care Med 20:203-209
9. Deitch EA, Morrison J, Berg R, Specian RD (1990) Effect of hemorrhagic shock on bacterial translocation, intestinal morphology and intestinal permeability in conventional and antibiotic-decontaminated rats. Crit Care Med 18:529-536
10. Marshall JC (1999) Gastrointestinal flora and its alterations in critical illness. Curr Opin Crit Care 5:119-125
11. Brinkmann A, Calzia E, Trager K, Radermacher P (1998) Monitoring the hepatosplanchnic region in the critically ill patient. Measurement techniques and clinical relevance. Intensive Care Med 24:542-556
12. Reilly PM, MacGowan S, Miyachi M et al (1992) Mesenteric vasoconstriction in cardiogenic shock in pigs. Gastroenterology 102:1968-1975
13. Pastores SM, Katz DP, Kvetan V (1996) Splanchnic ischemia and gut mucosal injury in sepsis and the MODS. Am J Gastroenter 91:1697-1710
14. Sakka SG, Reinhart K, Wegscheider K, Meier-Hellmann A (2001) Variability of splanchnic blood flow in patients with sepsis. Intensive Care Med 27:1281-1287
15. Jakob SM, Roukonen E, Vuolteenaho O et al (2001) Splanchnic perfusion during hemodialysis evidence for marginal tissue perfusion. Crit Care Med 29:1393-1398
16. Lebuffe G, Robin E, Vallet B (2001) Current topics: gastric tonometry. Intensive Care Med 27:317-319
17. Poeze M, Takala J, Greve JWM, Ramsay G (2000) Preoperative tonometry is predictive for mortality and morbidity in high risk surgical patient. Intensive Care Med 26:1272-1281
18. Chapman MV, Mythen MG, Webb AR, Vincent JL (2000) Report from the meeting: gastrointestinal tonometry: state of the art. Intensive Care Med 26:613-622
19. Diebel L, Kozol R, Wilson RF et al (1996) Gastric intramucosal acidosis in patients with chronic kidney failure. Surgery 113:520-526
20. Huang CH, Tsai YH, Lin MC et al (2001) Gastric intramucosal pCO2 and pH variability in ventilated critically ill patients. Crit Care Med 29:88-95
21. Imai T, Sekiguchi T, Nagai Y et al (2002) Continuous monitoring of gastric intraluminal carbon dioxide pressure, cardiac output and end-tidal carbon dioxide pressure in the perioperative period in patients receiving cardiovascular surgery using cardiopulmonary bypass. Crit Care Med 30:44-51

22. Reinelt H, Radermacher P, Fischer G et al (1997) Effects of a dobutamine-induced increase in splanchnic blood flow on hepatic metabolic activity in patients with septic shock. Anesthesiology 86:818-824
23. Uusaro A, Ruokonen E, Takala Y (1995) Estimation of splanchnic blood flow by the Fick principle in man and problems in the use of indocyanine green. Cardiovasc Res 30:106-112
24. Leahy MJ, de Mul FFM, Nilsson GE, Maniewski R (1999) Principles and practice of the laser-Doppler perfusion technique. Technol Health Care 7:143-149
25. Elizalde JI, Hernandez C, Llack J et al (1998) Gastric mucosal acidosis in mechanically ventilated patients: role of mucosal blood flow. Crit Care Med 26:827-832
26. Mutlu GM, Mutlu EA, Factor P (2001) GI complications in patients receiving mechanical ventilation. Chest 119:1222-1241
27. Silva E, DeBacker D, Creteur J, Vincent JL (1998) Effects of vasoactive drugs on gastric intramucosal pH. Crit Care Med 26:1749-1758

INFEZIONI

Capitolo 30

Epidemiologia delle infezioni in Terapia Intensiva

A.M. Acquarolo

La definizione più semplice del termine "epidemiologia" è la seguente: "*studio della distribuzione degli eventi legati alle malattie nella popolazione umana*" [1].

È chiaro che di fronte al rilevante problema delle infezioni in Terapia Intensiva, la conoscenza dell'epidemiologia delle infezioni stesse rappresenta il primo passo irrinunciabile per un efficace trattamento delle stesse [2].

Come è noto, le infezioni vengono suddivise in infezioni comunitarie ed infezioni nosocomiali. Le infezioni comunitarie sono, per definizione, acquisite fuori dall'ambiente ospedaliero e, pertanto, presenti o in incubazione al momento del ricovero ospedaliero del paziente. Le infezioni nosocomiali, invece, sono strettamente legate alla permanenza stessa del paziente in ospedale, non sono in incubazione al momento dell'ospedalizzazione del paziente e, convenzionalmente, non sono clinicamente manifeste prima che siano trascorse almeno 48 ore di ricovero.

Particolare attenzione viene attualmente rivolta al problema delle infezioni nosocomiali in quanto, essendo strettamente legate all'ospedalizzazione ed alle pratiche assistenziali, sono teoricamente prevenibili. È per questo motivo che in questi ultimi decenni è cresciuto enormemente l'interesse delle autorità sanitarie e delle compagnie di accreditamento e di assicurazione che operano in campo sanitario, specie d'oltreoceano, al problema delle infezioni nosocomiali.

Pertanto, focalizzeremo l'attenzione precipuamente sull'epidemiologia delle infezioni nosocomiali, e, ancora, più specificatamente, sull'epidemiologia delle stesse in Terapia Intensiva.

Dimensione del problema

Nonostante i ricoveri in Terapia Intensiva rappresentino soltanto una piccola parte della totalità dei ricoveri in ambiente ospedaliero (8-15%), circa un quarto della totalità delle infezioni nosocomiali vengono diagnosticate proprio nei pazienti ricoverati nell'area critica [3, 4]. Tali pazienti presentano innumerevoli particolarità che li rendono straordinariamente suscettibili all'acquisizione di infezioni nosocomiali: si pensi alla gravità intrinseca dei pazienti medesimi ed alle molteplici problematiche legate alla sopravvivenza di pazienti in condizioni sempre più compromesse, come anche alla necessità dell'uso sempre più estensivo di presidi medico-chirurgici invasivi [5].

Per i tempi futuri si prevede che le aree critiche andranno incontro a progressive espansioni: i modelli ospedalieri moderni, infatti, prevedono una riduzione progressiva dei posti letto nelle aree non critiche a fronte di un aumento progressivo dei posti letto nelle aree critiche. Di conseguenza, potremo prevedere che anche il problema delle infezioni nosocomiali, così determinante nell'area critica per le sue conseguenze in termini di morbilità, mortalità ed incremento di costi, possa assumere un peso via via più rilevante nell'immediato futuro [6].

In questi ultimi decenni, come già accennato, si è assistito, specie nei paesi d'oltre oceano, ad una progressiva crescita di interesse delle autorità sanitarie verso il problema delle infezioni nosocomiali. Infatti, i dati nazionali statunitensi relativi al biennio 1975-1976 avevano dimostrato che la frequenza delle infezioni nosocomiali si aggirava intorno a 5,7 episodi/100 ricoveri in ospedali per pazienti acuti; frequenza, questa, che appariva ben superiore alla frequenza di ricovero per patologie estremamente diffuse quali l'infarto miocardico o il cancro. Nel 1991 l'extra costo legato alle cure dovute alla comparsa di infezioni nosocomiali, sempre negli Stati Uniti, era stato quantificato intorno ai 2,38 bilioni di dollari/anno. Nei paesi, poi, dove la durata media dei ricoveri ospedalieri è maggiore rispetto agli Stati Uniti, come avviene in Europa, il rischio di contrarre infezioni nosocomiali è ancora più rilevante [7].

Sorveglianza delle infezioni

Partendo dall'osservazione che le infezioni nosocomiali determinano un incremento della mortalità e dei costi nella gestione dei pazienti ospedalizzati, sono stati avviati vari programmi per la sorveglianza ed il contenimento delle infezioni nosocomiali, che vedono i reparti chirurgici e le terapie intensive come siti di interesse specifico, essendo questi ultimi i sottoambienti ospedalieri a più alta densità di incidenza di infezioni nosocomiali.

Ci sono molte evidenze in letteratura che sostengono come la raccolta, l'analisi e la diffusione dei dati di sorveglianza delle infezioni rappresentino il primo e più efficace provvedimento atto a contenere le infezioni nosocomiali. La sorveglianza, infatti, non si configura come un semplice esercizio metodologico di raccolta dati; essa, infatti, fa dell'osservazione degli eventi il punto di partenza per il riconoscimento dei problemi di prioritaria importanza, per la definizione dei cambiamenti della pratica medica e per la verifica dell'efficacia dell'applicazione delle misure adottate.

Attualmente diverse commissioni per l'accreditamento ospedaliero statunitensi, quali la American Hospital Association, la Joint Commission on Accreditation of Healthcare Organizations (JCAHO) e la Health Care Financing Administration, ritengono indispensabile la presenza di programmi di sorveglianza e di controllo delle infezioni nosocomiali. La realtà americana ha addirittura tentato di interpretare l'incidenza delle infezioni nosocomiali di un singolo ospedale come uno dei parametri utili per la definizione della qualità delle prestazioni erogate dalla struttura sanitaria stessa.

Ad un sistema di sorveglianza delle infezioni nosocomiali, si richiede di avere informazioni sull'incidenza basale delle varie infezioni, sull'insorgenza di eventi epidemici, sull'andamento delle resistenze antibiotiche, sulla comparsa di "eventi sentinella". I dati così ottenuti potranno essere utilizzati dai singoli ospedali sia per poter paragonare la propria situazione infettivologica con quella di altre realtà ospedaliere e per avviare delle comparazioni inter-ospedaliere, sia per poter stilare protocolli di terapia antibiotica empirica ritagliati a misura delle singole realtà ospedaliere, sia per poter avviare opportuni progetti di controllo delle infezioni nosocomiali.

Le modalità con cui eseguire la sorveglianza delle infezioni nosocomiali, possono essere svariate, e, a seconda degli investimenti eseguiti nel settore, si potranno condurre ricerche epidemiologiche differenziate che potranno portare di volta in volta a una diversa accuratezza di informazioni. I modelli di sorveglianza delle infezioni più utilizzati, presentati in ordine decrescente di investimento di risorse, sono: la sorveglianza attiva nel reparto in studio, la sorveglianza di laboratorio, gli studi di prevalenza.

La sorveglianza attiva prevede la raccolta dati in continuo all'interno del singolo reparto sorvegliato estesa ad un intervallo temporale di mesi o anni. È il tipo di sorveglianza che comporta maggior dispendio di risorse ma che fornisce i risultati più completi.

La sorveglianza di laboratorio si pone come una metodica più economica, ma meno precisa. Essa consiste nella raccolta di dati di isolamenti microbici storati nei laboratori di microbiologia o nella raccolta di dati di utilizzo di antibiotici, di solito forniti dalla farmacia ospedaliera. Quest'ultima può fornire dati sul consumo delle singoli classi di antibiotici, nonché sulla frequenza di comparsa dei vari microrganismi, di eventuali eventi epidemici o sull'andamento delle resistenze agli antibiotici.

Infine, gli studi di prevalenza sono i più economici; raccogliendo dati infettivologici in un momento puntuale della storia di un reparto o di un ospedale, ci forniscono un'immagine di dettaglio della dimensione del problema. Il limite di tale modalità di raccolta dati è quello per cui i dati di prevalenza, per il modo stesso con cui vengono ottenuti, non rappresentano necessariamente gli eventi mediamente attesi nella singola realtà in oggetto e le comparazioni interospedaliere devono essere eseguite con molta prudenza.

Qualunque sia il modello metodologico seguito per la sorveglianza delle infezioni nosocomiali, è necessario che alcuni criteri generali vengano osservati: vi deve essere una precisa definizione delle infezioni nosocomiali condivisa ed applicata da chiunque aderisca al progetto; bisogna definire i tipi di infezioni e gli ambienti ospedalieri oggetto dell'indagine, preferendo la monitorizzazione delle infezioni più facilmente prevenibili e selezionando i reparti con maggiore o con più rilevante pressione infettivologica; inoltre, qualora la o le infezioni nosocomiali studiate siano associate all'utilizzo di procedure invasive, bisogna definire la durata di esposizione alle procedure medesime.

Modello NNIS

Il modello di sorveglianza attualmente più noto è lo statunitense National Nosocomial Infections Surveillance System (NNIS).

Esso consiste nella sorveglianza attiva delle infezioni nei reparti a rischio (solitamente Terapie Intensive e reparti chirurgici). Prevede definizioni ben precise delle infezioni sorvegliate, una nutrita "task force" ospedaliera ben addestrata e dedicata esclusivamente al problema delle infezioni nosocomiali, fornita di un congruo numero di infermieri per il controllo delle infezioni nosocomiali, ed un ricco programma educativo e formativo. È attivo dal 1970 e coordinato dai Center of Disease Control (CDC).

Tale progetto permette non solo la rilevazione dei dati sulle infezioni nosocomiali, ma anche l'aggregazione degli stessi in un database nazionale. È stato avviato nel 1970 in 62 ospedali statunitensi ed arruola attualmente più di 300 ospedali in 42 stati americani. I "reports" pubblicati dal NNIS rappresentano la banca dati più ricca disponibile attualmente al mondo sulle infezioni nosocomiali nelle aree "calde" degli ospedali (aree chirurgiche, unità di terapia intensiva pediatriche ed adulte) [8, 9].

Tale progetto accentra l'attenzione sulle infezioni più facilmente prevenibili, quali le infezioni associate ai "devices" diagnostici e terapeutici: le polmoniti nei pazienti meccanicamente ventilati, le infezioni urinarie e le batteriemie primarie nei pazienti portatori di cateteri urinari o vascolari.

I metodi tradizionali di sorveglianza forniscono delle incidenze "crude" delle infezioni nosocomiali. Così forniti, i dati sulle infezioni ospedaliere sono di difficile interpretazione e difficilmente utilizzabili per comparazioni interospedaliere. Infatti, la gravità dei pazienti studiati e l'intensità di applicazione di strumentazioni diagnostico-terapeutiche invasive può variare notevolmente in pazienti ricoverati in differenti Terapie Intensive. Considerato il mancato ritrovamento di correlazioni significative fra i vari indici di gravità del paziente ricoverato in Terapia Intensiva (ISS; APACHE; TISS; PRIMS) e l'incidenza delle infezioni nosocomiali, il NNIS ha trovato molto utile correlare l'incidenza delle infezioni associate all'uso dei "devices" invasivi con la durata dell'utilizzo dei medesimi. L'incidenza delle infezioni viene espressa, pertanto, come numero di episodi infettivi diagnosticati in 1000 giornate di esposizione dei pazienti al dispositivo (vascolare, urinario, ventilatorio).

La frequenza di un'infezione associata ad un dispositivo invasivo viene calcolata utilizzando la seguente espressione:

(Numero delle infezioni associate all'uso di un dispositivo invasivo per uno specifico apparato/ Numero dei giorni di utilizzo del dispositivo) x 1000.

La scelta di mettere in rapporto l'incidenza delle infezioni correlate ai dispositivi invasivi con l'utilizzo dei medesimi, ha il vantaggio di ridurre il peso di vari fattori interferenti e di rendere più facili le comparazioni interospedaliere dei dati.

Nel caso di rianimazioni neonatali il rischio di acquisizione di infezioni è associato al peso alla nascita dei neonati.

I dati vengono espressi in percentili, che rappresentano una misura della variazione dello specifico tipo di infezione nelle Terapie Intensive aderenti allo studio del NNIS [10].

I dati sono stati stratificati per i sottotipi di Terapie Intensive, fatto, questo, scarsamente applicabile alla nostra realtà europea in cui solitamente le Terapie Intensive sono polivalenti.

L'analisi dei dati di sorveglianza condotta tra il 1992 ed il 1998 su circa mezzo milione di pazienti ricoverati in 205 Terapie Intensive ha mostrato che le polmoniti nosocomiali (PNEU) rappresentano il 31%, le infezioni urinarie (UTI) il 23% e le batteriemie primarie (BSI) il 14% di tutte le infezioni segnalate. Nell'insieme queste infezioni associate a dispositivi invasivi rappresentano ben il 68% di tutte le infezioni segnalate (Fig. 1).

Nel marzo del 2000 è stato pubblicato dai CDC l'ultimo rendiconto che rappresenta l'andamento delle infezioni nel decennio 1990-1999 [9, 11].

L'incidenza delle singole infezioni varia a seconda del tipo di Terapia Intensiva considerato.

Riportiamo a seguito i dati relativi alle più comuni infezioni nosocomiali associate all'uso di "devices", relative al biennio 1997-1999.

Le infezioni più numerose sono apparse le polmoniti associate al ventilatore con una frequenza massima di 14,4 episodi/1000 giornate di utilizzo del presidio ventilatorio nelle rianimazioni chirurgiche contro i 5,4 episodi/1000 giornate di utilizzo del ventilatore nelle rianimazioni pediatriche.

Seguono le batteriemie legate ai cateteri venosi centrali, per le quali l'incidenza più alta, pari a 7,9 episodi/1000 giorni di cateterismo, è stata rinvenuta nelle rianimazioni pediatriche e l'incidenza più bassa, pari a 4,8 episodi/1000 giorni di cateterismo, nelle unità coronariche, e le infezioni delle vie urinarie, per le quali l'incidenza più alta, pari a 7,3 episodi/1000 giorni di cateterismo, è stata rinvenuta nelle rianimazioni mediche e l'incidenza più bassa, pari a 5,1 episodi/1000 giorni di cateterismo, nelle rianimazioni pediatriche (Tab. 1).

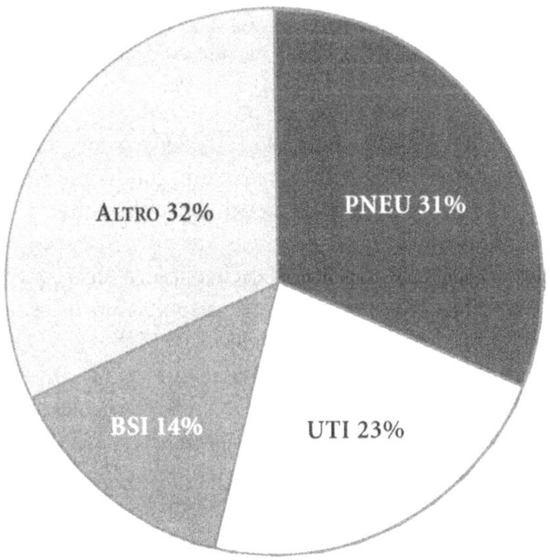

Fig. 1. Distribuzione delle infezioni nosocomiali nelle Terapie Intensive (NNIS 1992-1998). *PNEU*, polmoniti nosocomiali; *UTI*, infezioni urinarie; *BSI*, batteriemie primarie

Tabella 1. Frequenza delle infezioni associate all'uso di "devices", espressa per tipo di "device" e tipo di Terapia Intensiva (NNIS 1997-1999)

Tipo di ICU/Tipo di infezione	N. ICU	gg/devices	Infezioni associate a "devices"			
				Percentili		
			Media	10th	50th	90th
CORONARICA						
UTI associate al catetere	112	413,686	6,5	1,0	5,5	13,4
BSI CVC-associate	112	257,793	4,8	0,0	4,0	8,6
Polmoniti associate al ventilatore	108	174,688	9,2	0,3	7,1	16,4
MEDICA						
UTI associate al catetere	135	914,016	7,3	1,9	6,4	11,6
BSI CVC-associate	136	651,238	6,1	1,6	5,3	9,9
Polmoniti associate al ventilatore	133	619,173	7,8	1,9	6,8	14,8
PEDIATRICA						
UTI associate al catetere	70	212,765	5,1	0,0	4,8	9,8
BSI CVC-associate	73	297,494	7,9	1,0	6,9	12,6
Polmoniti associate al ventilatore	73	304,255	5,4	0,0	4,0	10,9
CHIRURGICA						
UTI associate al catetere	157	1 215,152	5,5	1,2	4,6	9,4
BSI CVC-associate	157	974,157	5,6	1,3	5,1	9,2
Polmoniti associate al ventilatore	157	678,520	14,4	5,5	12,5	24,0

L'incidenza di infezioni è descritta come numero di episodi infettivi/1000 giornate di utilizzazione del relativo dispositivo (urinario, vascolare o respiratorio). *UTI*, infezioni urinarie; *BSI*, batteriemie primarie; *CVC*, cateteri venosi centrali

Nei pazienti con batteriemie primarie lo Stafilococco coagulasi negativo è risultato essere il patogeno più frequentemente isolato, con incidenza progressivamente crescente negli ultimi 6 anni. Nei pazienti con polmonite, i patogeni più frequentemente ritrovati sono lo *Staphylococcus aureus*, e lo *Pseudomonas aeruginosa*; inoltre, i Gram negativi, considerati nell'insieme, sono responsabili di più del 50% dei casi. I patogeni più frequentemente responsabili delle infezioni urinarie sono *Escherichia coli*, *Enterococco* ed i funghi [3, 9] (Tab. 2).

Uno degli obiettivi dei sistemi di sorveglianza è quello di monitorare l'andamento delle resistenze agli antibiotici, problema particolarmente sentito nelle Terapie Intensive ove la pressione selettiva esercitata dall'uso estensivo degli antibiotici è particolarmente viva. Attualmente nelle Terapie Intensive americane lo Stafilococco aureo è resistente alla meticillina (MRSA) in più del 50% dei casi e l'Enterococco resistente alla vancomicina (VRE) è stato individuato in più di un quarto delle infezioni da Enterococco. Particolare preoccupazione si associa al riconoscimento di infezioni nosocomiali causate da Enterobatteri produttori di betalattamasi ad ampio spettro (ESBL), specialmente nel caso della *Klebsiella pneumoniae*, ed all'isolamento di ceppi multiresistenti di *Pseudomonas aeruginosa* [12].

Tabella 2. Germi patogeni più comunemente isolati nelle Terapie Intensive mediche (NNIS 1992-1997)

Patogeno	**BSI %** n. 2971	**PNEU %** n. 4389	**UTI %** n. 4956
Stafilococco coagulasi-negativo	36	1	2
Enterococco	16	2	14
Staphylococcus aureus	13	20	2
Candida albicans	6	5	21
Klebsiella pneumoniae	4	8	6
Pseudomonas aeruginosa	3	21	10
Enterobacter	3	9	5
Candida sp	3	1	5
Escherichia coli	3	4	14
Candida glabrata	2	0,2	5
Acinetobacter	2	6	1
Serratia marcescens	1	4	0,7
Altri funghi	0,8	1	8
Citrobacter	0,5	2	1
Proteus	0,5	2	2
Aspergillus	0	0,6	0

BSI, batteriemie primarie; *PNEU*, polmoniti; *UTI*, infezioni urinarie

La *Klebsiella* produttrice di ESBL è solitamente resistente alle cefalosporine di terza generazione e all'aztreonam; vi è l'evidenza che la comparsa di ESBL sia associata all'uso esteso di antibiotici e che l'uso preferenziale di beta lattamine associate ad un inibitore delle beta-lattamasi (come piperacillina/tazobactam, amoxicillina/acido clavulanico, ampicillina/sulbactam o ticarcillina/acido clavulanico) abbia un effetto protettivo.

Altri ceppi che generano particolare allarme sono quelli di *Pseudomonas* resistenti all'imipenem o alle cefalosporine di terza generazione o quelli di *Enterobacter* resistenti a quest'ultime. Anche la resistenza dello *Pseudomonas* ai chinolonici sta rapidamente aumentando. Tutti questi pattern di resistenza appaiono significativamente più diffusi nelle Terapie Intensive rispetto ai comuni reparti. Nella Tabella 3 sono riportati i dati di resistenza dei più comuni patogeni isolati nelle Terapie Intensive; inoltre, i dati dell'anno 1999 sono comparati con i dati raccolti nel quinquennio precedente: si nota un preoccupante incremento delle resistenze per la maggior parte dei patogeni esaminati.

Di particolare interesse è l'isolamento progressivamente crescente di ceppi di *Candida* con sensibilità ridotta agli azoli, sia di *C. albicans* o *glabrata* con resistenza acquisita, e di ceppi di *C. krusei* intrinsecamente resistente.

Tabella 3. Dati di resistenza dei più importanti patogeni isolati nelle infezioni in Terapia Intensiva acquisite relativi al 1999, paragonati con le resistenze presentate dagli stessi germi nel periodo 1994-1998

	Resistenze 1999 (%)	**Incremento di resistenza (%) 1999 vs 1994-1998**
Vancomicina/Enterococco	25,9	47
Meticillina/*S. aureus*	54,5	43
Meticillina/S. coagulasi negativa	86,7	2
Cefalosporine di terza generazione/*E. coli*	3,2	23
Cefalosporine di terza generazione/*K. pneumoniae*	8,9	-1
Imipenem/*P. aeruginosa*	18,5	35
Chinolone/*P. aeruginosa*	23,0	49
Cefalosporine di terza generazione/*P. aeruginosa*	20,0	<1
Cefalosporine di terza generazione/*Enterobacter* spp	36,4	3

Attualmente un discreto gruppo di ospedali aderenti al progetto NNIS sta partecipando al progetto ICARE (Intensive Care Antimicrobial Resistence Epidemiology); quest'ultimo ha come obiettivo quello di acquisire informazioni circa l'utilizzo degli antibiotici (espresso come defined daily dose/1000 giorni di ricovero con report differenziati in percentili per tipo di Terapia Intensiva) e l'andamento delle resistenze. Un'osservazione molto interessante è quella per cui solo nel 30% dei casi le prescrizioni antibiotiche rappresentano una terapia mirata, mentre nel restante dei casi si tratta di terapie empiriche o profilattiche. Inoltre, lo studio sull'appropriatezza dell'utilizzo della vancomicina ha mostrato che una percentuale variabile dal 30% all'80% delle terapie empiriche e dal 20% al 25% delle terapie mirate con vancomicina risultano di fatto inappropriate [12].

Modelli europei e lo studio EPIC

Vari paesi europei hanno sperimentato l'applicazione della metodologia di sorveglianza del NNIS, primi fra tutti la Germania con il progetto KISS e l'Inghilterra con il progetto NINSS, tuttavia attualmente in Europa manca ancora una rete di rilevazione ed elaborazione unitaria dei dati [13-16]. Il programma KISS, iniziato in Germania nel 1997 con l'adesione di 25 Terapie Intensive, contava nel 1999 ben 113 Terapie Intensive.

In Svizzera la sorveglianza delle infezioni nosocomiali è stata instaurata negli anni '80 e nel 1992 diversi ospedali universitari hanno aderito al programma Swiss Noso Network.

Lo studio più noto in Europa sull'andamento delle infezioni nosocomiali in Terapia Intensiva è lo studio EPIC (European Prevalence of Infection in Intensive Care), condotto nell'aprile del 1992 attraverso la somministrazione di un questionario alle Terapie Intensive europee. Si tratta del primo studio europeo di prevalenza "1-day" che ha arruolato ben 10 000 pazienti in 1417 Terapie Intensive di 17 diversi paesi dell'est europeo. Come criteri diagnostici per le singole infezioni sono stati adottati quelli emanati dai CDC [17].

Nello studio EPIC il 45% in media della totalità dei pazienti studiati presentava infezioni, nella metà dei casi (20,6%) tali infezioni risultavano acquisite in Terapia Intensiva, con una variabilità compresa fra il 9,7% in Svizzera ed il 31,6% in Italia (TAB. 4). Inoltre, nel 13,7% dei casi le infezioni erano state acquisite in comunità e nel rimanente 9,7% l'infezione era stata acquisita in ospedale, anche se fuori dalla Terapia Intensiva.

La polmonite è risultata essere l'infezione acquisita in Terapia Intensiva più frequente e diagnosticata nel 46,9% dei casi di infezioni nosocomiali, seguita dalle infezioni delle basse vie respiratorie (18%), delle vie urinarie (18%), dalle batteriemie (12%) e dalle infezioni della ferita chirurgica (7%).

Lo studio, prevedendo un follow-up a 6 settimane dal giorno dello studio, ha ritrovato una significativa correlazione fra la frequenza delle infezioni acquisite in Terapia Intensiva e la mortalità ($R^2 = 0,68$). La polmonite è risultata essere l'infezione legata alla maggiore incidenza di mortalità, anche se risulta difficile definire quanto la mortalità in eccesso presentata dai pazienti con polmonite sia direttamente attribuibile ad essa.

Tabella 4. Numero di pazienti partecipanti allo studio EPIC, prevalenza di infezioni acquisite in Terapia Intensiva e mortalità in Terapia Intensiva stratificate per i paesi partecipanti allo studio

	N. pazienti	% infezioni ICU-acquisite	% mortalità
Austria	420	20	15.3
Belgio	669	17.2	14.9
Irlanda	91	18.7	11.8
Francia	2359	24.2	18.7
Germania	2010	17.3	14.9
Grecia	200	30.5	28.5
Italia	617	31.6	20.3
Lussemburgo	29	17.2	13.0
Olanda	472	15.7	13.8
Portogallo	120	23.3	23.9
Spagna	1233	27.0	19.4
Scandinavia	649	10.5	9.8
Svizzera	329	9.7	8.4
Inghilterra	840	16.0	19.9
Totale	10 038	20.6	16.8

I microorganismi più frequentemente isolati appartenevano al gruppo delle Enterobacteriaceae (34,4%). Lo studio EPIC ha confermato l'alta incidenza di infezioni da Gram positivi, specialmente da *Staphyloccocus aureus* (30,1%), mentre lo Stafilococco coagulasi negativo si è attestato sul 19,1%. La prevalenza dello *Staphylococcus aureus* meticillino resistente si aggirava in media intorno al 60% delle infezioni da Stafilococco aureo. La sensibilità alla vancomicina era solitamente conservata. La più alta prevalenza di MRSA era rinvenuta in Italia (81% degli Stafilococchi) ed in Francia (78,4%). Per gli Stafilococchi coagulasi negativa, l'incidenza della meticillino-resistenza si aggirava intorno al 70%.

Lo *Pseudomonas ae.* presentava un'incidenza pari al 28,7%. Nel 65% dei casi presentava resistenza alla gentamicina, nel 38% alle ureidopenicilline, nel 28% al ceftazidime, nel 26% alla ciprofloxacina, nel 21% all'imipenem.

L'incidenza degli isolamenti fungini è risultata particolarmente elevata, raggiungendo il 17,1% degli isolati, anche se una dovuta riserva viene fatta riguardo l'interpretazione di tale dato, essendo difficilissimo distinguere i casi di semplice colonizzazione dai casi di infezione propriamente detta.

Il 62,3% dei pazienti riceveva antibiotici nel giorno della raccolta dati e le cefalosporine hanno rappresentato la classe antibiotica più prescritta. Il 5,6% dei pazienti erano sottoposti a decontaminazione selettiva gastrointestinale.

Fattori di rischio riconosciuti per l'incidenza delle infezioni acquisite in Terapia Intensiva sono stati: l'utilizzo di presidi invasivi, la presenza di trauma fra le cause di ricovero del paziente, la profilassi dell'ulcera gastrica (il sucralfato è sembrato un fattore favorente l'incidenza delle polmoniti), la lunghezza del ricovero intensivo.

Fattori di rischio riconosciuti per aumentata mortalità sono stati: l'età superiore ai 60 anni, la presenza di disfunzione d'organo al ricovero, la durata del ricovero, il punteggio APACHE, la presenza di polmonite, di sepsi clinica, di batteriemia, di cancro.

Lo studio ha presentato alcuni limiti: vi è rappresentato solo il 40% delle Terapie Intensive europee; è stato impossibile verificare il corretto utilizzo del questionario da parte dei centri partecipanti; è difficile definire quanti dei microorganismi isolati rappresentassero semplici colonizzanti e quanti veri patogeni – e questo è particolarmente valido per il caso delle polmoniti da ventilatore, per le quali sono stati utilizzati i criteri diagnostici dei CDC, piuttosto sensibili ma relativamente poco specifici.

Molto interessante è risultato essere la distribuzione delle infezioni nei vari paesi dell'Europa che più che riflettere differenze nelle procedure e negli standard terapeutici, riflette una diversa disponibilità di letti intensivi fra il nord ed il sud dell'Europa.

Molto recentemente è stato pubblicato uno studio epidemiologico multicentrico multinazionale (Europa, Canada, Israele) che ha arruolato 28 Terapie Intensive e più di 14 000 pazienti. È stata eseguita una sorveglianza attiva delle infezioni diagnosticate nei pazienti ricoverati in Rianimazione per un periodo di un anno circa. Al momento del ricovero in Terapia Intensiva il 21,1% dei pazienti sono risultati infetti (l'11,9% per infezioni comunitarie ed il 9,2% per infezioni nosocomiali). Il 18,9% degli 8353 pazienti che rimanevano ricoverati per più di 48 ore contraeva un'infezione nosocomiale acquisita in Terapia Intensiva, con un'incidenza maggiore nelle Terapie Intensive miste e mediche rispetto a quelle chirurgiche. Tra le infezioni acquisite in Terapia Intensiva la polmonite era quella più frequentemente diagnosticata. Contraevano più frequentemente un'infezione nosocomiale Terapia Intensiva-acquisita i pazienti che già risultavano infetti all'ingresso in Terapia Intensiva. Infine, la mortalità globale "cruda" in Terapia Intensiva era pari al 20,4%, ma con una spiccata variabilità in rapporto allo stato infettivo del paziente, andando dall'11,5% nel paziente non infetto al 43,6% nel paziente con infezione nosocomiale all'ingresso su cui successivamente veniva diagnosticata una nuova infezione nosocomiale durante la degenza intensiva [18].

Programma SENIC

I dati raccolti attraverso i sistemi di sorveglianza sono utili non soltanto per conoscere ed identificare i problemi prioritari, ma anche per verificare i risultati dell'applicazione di eventuali programmi di controllo delle infezioni. Nel 1970 i CDC hanno avviato il programma SENIC (Study on the Efficacy of Nosocomial Infection Control) per verificare se i programmi di controllo delle infezioni nosocomiali erano efficaci nel ridurre l'incidenza delle infezioni associate ai dispositivi terapeutici. Il progetto SENIC ha suggerito che un terzo delle infezioni in studio sono prevenibili con l'applicazione di adeguati programmi e che la sorveglianza è lo strumento essenziale ed irrinunciabile per la riduzione dell'incidenza delle infezioni medesime.

Vari Autori hanno segnalato come la semplice adesione degli ospedali al progetto NNIS ha determinato una maggiore aderenza all'osservanza delle raccomandazioni per la prevenzione delle infezioni ed una riduzione dell'incidenza delle infezioni stesse [19-21]. In particolare, il NNIS ha segnalato una riduzione dell'incidenza delle batteriemie del 32-43% nell'ultimo decennio negli ospedali aderenti al progetto [19].

Vista l'esperienza degli Stati Uniti, c'è da augurarsi che anche in Europa vengano migliorati ed incoraggiati opportuni progetti per implementare politiche di controllo delle infezioni nelle Terapie Intensive, essendo fermamente convinti che tali progetti possano migliorare l'outcome dei pazienti critici e le performances delle Terapie Intensive medesime.

Bibliografia

1. Friedman GD (1988) Epidemiologia per discipline biomediche, terza edn. McGraw-Hill, New York
2. Trilla A (1994) Epidemiology of nosocomial infections in adult intensive care units. Int Care Med 20:S1-S4
3. Richards MJ, Edwards JR, Culver DH, Gaynes RP (1999) Nosocomial infections in medical intensive care units in the Unites States. National Nosocomial Infections Surveillance System. Crit Care Med 27:887-892
4. Wenzel RP, Thompson RL, Landry SM et al (1983) Hospital acquired infections in intensive care unit patients: an overview with emphasis on epidemics. Infect Control 4:371-375

5. NNIS System (1991) Nosocomial infection rates for interhospital comparison: limitations and possible solutions. Infect Control Hosp Epidemiol 12:609-621
6. Archibald L, Phillips L, McGowan JE Jr (1997) Antimicrobial resistance in hospital and outpatients in the Unites States: the increasing importance of the intensive care. Clin Infect Dis 24:211-215
7. Spencer RC (1994) Epidemiology of infection in ICUs. Intensive Care Med 20:S2-S6
8. Emori TG, Culver DH, Horan TC (1991) National Nosocomial Infections Surveillance System (NNIS): description of surveillance methods. Am J Infect Control 19:19-35
9. NNIS System (1999) National Nosocomial Infections Surveillance System (NNIS) report, data summary from January 1990-May 1999, Issued June 1999. Am J Infect Control 27:520-532
10. Jarvis WR, Edwards JR, Culver DH et al (1991) Nosocomial infection rates in adult and pediatric intensive care units in the Unites States. Am J Med 91 (Suppl 3B):185S-191S
11. NNIS System (2000) Monitoring hospital-acquired infections to promote patient safety - United States, 1990-1999. MMWR 49:149-153
12. Fridkin SK, Gaynes RP (1999) Antimicrobial resistance in intensive care units. Clin Chest Med 20:303-316
13. Hauer T, Lacour M, Schulgen G et al (1996) Nosocomial infections intensive care units. A nation-wide prevalence study. Anaesthesist 45:1184-1191
14. Geffers C, Koch J, Sohr D et al (2000) Establishment of a national database for ICU-associated infections. First results from the "Krankenhaus-Infection-Surveillance-System". Anaesthesist 49:732-737
15. Pittet D, Harbarth S, Ruef C et al (1999) Prevalence and risk factors for nosocomial infections in four University hospitals in Switzerland. Infect Control Hosp Epidemiol 20:37-42
16. NINSS team (2000) A national surveillance scheme for hospital-associated infections in England. J Hosp Infection 46:1-3
17. Vincent JL, Bihari DJ, Suter PM et al (1995) The prevalence of nosocomial infection in intensive care units in Europe. Results of the European prevalence of infection in intensive care (EPIC) study. JAMA 274:639-644
18. Alberti C, Brun-Buisson C, Burchardi H et al (2002) Epidemiology of sepsis and infection in ICU patients from an international multicentre cohort study. Intensive Care Med 28:108-121
19. CDC (2000) Bloodstream infection rates decline 43% in hospital participating in CDC's NNIS system. Focus Hosp Infect 9
20. Gaynes RP, Solomon S (1996) Improving hospital-acquired infection rates: the CDC experience. Jt Comm J Qual Improv 22:457-467
21. Managan LP, Banerjee SN, Jarvis WR, (2000) Association between implementation of CDC recommendations and ventilator-associated pneumonia at selected US hospitals. Am J Infect Control 28:222-227

Capitolo 31

Prevenzione e controllo delle infezioni associate a dispositivi intravascolari in corso di monitoraggio emodinamico

R.M. MELOTTI, I. BACCHILEGA

L'ospedale può rappresentare, per il paziente un luogo a rischio per l'acquisizione di infezioni da altri pazienti, dal personale, da attrezzature/presidi contaminati o dallo stesso ambiente ospedaliero [1]. Nell'ambito dell'ospedale le unità di Terapia Intensiva (TI) sono tra i reparti a più alto rischio per l'acquisizione di infezioni ospedaliere per il concorrere di numerosi fattori [2]:

- le condizioni, spesso critiche, del paziente;
- il frequente ricorso a procedure diagnostico-terapeutiche invasive;
- la presenza contemporanea in una area limitata di pazienti altamente suscettibili e/o di pazienti infetti;
- l'uso di farmaci immunodepressori;
- la selezione locale di microrganismi di difficile eradicazione.

Durante la degenza ospedaliera in Italia vengono trattati nei reparti di TI, solo il 2,5% circa dei pazienti, [3], il 2% in Europa e circa il 15-20% negli Stati Uniti, ma in TI si sviluppano circa un quarto di tutte le infezioni nosocomiali [4] ed il 90% circa degli eventi epidemici che si verificano in ospedale interessa pazienti ricoverati in TI [4].

L'incidenza, prevalenza delle infezioni nosocomiali in TI è sproporzionalmente alta 21-34% [5, 6], se comparata con l'incidenza delle infezioni nelle aree non intensive. I risultati delle diverse indagini condotte in TI sono tra loro difficilmente confrontabili poiché il disegno dei diversi studi può prevedere criteri diagnostici differenti, la valutazione di indicatori diversi e non sempre la frequenza di infezioni viene rapportata al case-mix dei pazienti [5-7].

Il National Nosocomial Infection Surveillance [8] per superare tale problematiche dal 1991 rileva le infezioni in funzione del concorrere del principale fattore di rischio, durata di esposizione ai dispositivi, e le stratifica per tipologia di TI (anche se la tipologia delle TI è solo un surrogato del case-mix) rendendo i dati più "leggibili" e confrontabili.

La presenza contemporanea di molteplici fattori e l'elevato rischio di infezioni impongono di mettere a punto ed adottare sistematicamente nelle TI strategie ed interventi finalizzati alla prevenzione delle infezioni nosocomiali [2], tenendo presente che:

- le misure raccomandate devono essere di sicura efficacia nella prevenzione delle infezioni, applicabili nel contesto operativo della TI ed essere integrate con gli altri interventi assistenziali;
- è necessario valutare il rapporto esistente tra il costo delle misure di prevenzione ed isolamento proposte e la loro documentata efficacia;

- esistono diversi rischi di trasmissione delle infezioni (da paziente a paziente, da paziente ad operatore, da operatore a paziente);
- spesso, almeno nelle fasi iniziali dell'intervento assistenziale, si opera in assenza di una diagnosi ben definita e di una attribuzione eziologica del quadro infettivo.

Tabella 1. Infezioni associate a dispositivi intravascolari: definizioni [26]

Colonizzazione del catetere	Crescita di 15 o più CFU (coltura semiquantitativa) o di 10^3 o più CFU (coltura quantitativa) da un tratto distale o prossimale del catetere in assenza di sintomi clinici di accompagnamento
Infezione associata a catetere	1) Crescita di 15 o più CFU (coltura semiquantitativa) o di 10^7 o più CFU (coltura quantitativa) da un tratto distale o prossimale del catetere in presenza di uno dei seguenti sintomi: febbre > 38 °C, dolore, eritema, calore nella sede di inserimento del catetere, con emocolture negative o non eseguite e nessun altra evidente causa di febbre, in caso di presenza di questa come unico sintomo 2) Pus al sito di uscita del catetere con emocolture negative o non eseguite
Batteriemia associata a catetere	Isolamento di uno stesso microrganismo (per esempio stessa specie, antibiogramma) (NB: per gli Stafilococchi coagulasi-negativi occorrerebbe una tipizzazione più precisa, perchè ceppi di stafilococco isolati contemporaneamente dalla punta del catetere e dal sangue non sono necessariamente gli stessi) da una coltura semiquantitativa o quantitativa di un tratto di catetere e dal sangue (prelevato preferibilmente da una vena periferica) di un paziente con sintomi clinici associati di sepsi (almeno uno dei seguenti: febbre > 38 °C, ipotensione con sistolica < 90 mmHg, oliguria < 20 ml/h) e nessuna altra fonte apparente di infezione. In assenza di conferma del laboratorio, la scomparsa dei sintomi dopo la rimozione di un catetere "sospetto" da un paziente con sepsi può essere considerata una prova indiretta di sepsi associata a catetere

Epidemiologia delle infezioni associate a dispositivi intravascolari

I dispositivi intravascolari consentono il monitoraggio di molteplici parametri emodinamici, ma espongono il paziente critico al rischio di complicanze infettive locali e sistemiche [9].

I pazienti ricoverati in TI sono ad alto rischio di sviluppare infezioni associate a dispositivi intravascolari (Tab. 1) perchè questi possono essere stati inseriti in situazioni di emergenza, senza rispettare le tecniche di asepsi, vengono manipolati molte volte al giorno per la somministrazione di infusioni, farmaci, emoderivati e per la misurazione di parametri emodinamici o per il prelievo di campioni di sangue [9].

Il sito di inserzione del catetere, con colonizzazione della punta del catetere è la fonte più frequente delle CR-BSI (*catheter-related bloodstream infection*) che si sviluppano nei primi 10 giorni di cateterizzazione [10, 11], la contaminazione del punto di raccordo del catetere è il più probabile meccanismo di infezione nelle cateterizzazioni a più lungo termine [2].

Il rischio di infezione varia in funzione delle condizioni del paziente (tipo e severità della patologia), tipo di TI, tipo di catetere (tunnelizzato verso non tunnelizzato, succlavia verso giugulare) e delle condizioni di inserimento (elezione verso emergenza).

Nella Tabella 2 è riportata l'incidenza di CR-BSI del periodo gennaio 1992 - giugno 2001 stratificata per tipologia di TI nei centri aderenti al NNIS [8].

Negli Stati Uniti si stimano circa 15 milioni di giornate-CVC/anno in TI [12], se la media di CR-BSI è di 5,3 per 1000 giorni catetere [8], possiamo stimare ogni anno nelle TI americane circa 80 000 CR-BSI con circa 9600 - 20 000 decessi. La mortalità attribuibile alle CR-BSI varia dal 12% al 25%, ed il costo attribuibile per infezione varia da 3700 ai 29 000 dollari. Per i cateteri arteriosi periferici l'incidenza di CR-BSI è 2,9/1000 giorni catetere. Per i cateteri arteriosi polmonari l'incidenza di CR-BSI è 5,5/1 000 giorni catetere se non eparinati, 2,6/1000 se eparinati.

Tabella 2. Patogeni più frequentemente isolati in corso di batteriemia [13, 14]

Patogeno	**1986-1989** %	**1992-1999** %
Streptococchi coagulasi negativi	27	37
Staphylococcus aureus	16	13
Enterococco	8	13
Batteri Gram negativi	19	14
Escherichia coli	6	2
P. aeruginosa	4	4
Enterobacter	5	5
K. pneumoniae	4	3
Candida spp	8	8

Tabella 3. Incidenza di CR-BSI del periodo Gennaio 1992 - Giugno 2001 stratificata per tipologia di TI nei centri aderenti al NNIS [8]

Tipologia di Terapia Intensiva	N. Unità	Giorni con CVC	CR-BSI*
Coronarica	102	252 325	4,5
Cardiotoracica	64	419 674	2,9
Medica	135	671 632	5,9
Medica-Chirurgica			
Sedi di insegnamento	123	579 704	5,3
Tutte le altre	180	863 757	3,8
Neurochirurgica	47	123 780	4,7
Pediatrica	74	291 831	7,6
Chirurgica	153	900 948	5,3
Traumatologica	25	116 709	7,9
Ustionati	18	43 196	9,7
Respiratoria	7	21 265	3,4

$^*\ \dfrac{\text{numero di CR-BSI x 1000}}{\text{numero di giorni con CVC}}$

Microorganismi responsabili delle infezioni associate a dispositivi intravascolari

Tra il 1986 e il 1989, gli Stafilococchi coagulasi-negativi seguiti dallo *Staphylococcus aureus* sono risultati gli agenti eziologici più frequenti per batteriemia, contando rispettivamente per il 27% e 16% (Tab. 3) [13]. I dati del periodo 1992-1999 indicano che gli Stafilococchi coagulasi-negativi seguiti dagli enterococchi sono gli agenti che vengono isolati più frequentemente in corso di batteriemia [14]. Gli Stafilococchi coagulasi-negativi costituiscono circa il 37% [14] e lo *Staphylococcus aureus* il 12,6% degli isolamenti per batteriemia. Rilevante è il fenomeno della resistenza degli *S. aureus* isolati. Nel 1999, per la prima volta nella storia del NNIS, è stata riportata una resistenza dello *S. aureus* alla oxacillina maggiore del 50% [14].

Patogenesi delle infezioni associate a dispositivi intravascolari

La migrazione di microrganismi presenti sulla cute attraverso il sito di inserzione del catetere con colonizzazione della punta del catetere è la causa più frequente di infezioni dei catereri venosi periferici (CVP), utilizzati per brevi periodi di tempo [10, 11]. La contaminazione del mozzo del catetere è un importante contributo alla colonizzazione [15-17].

Occasionalmente, i cateteri possono infettarsi a distanza con materiale proveniente da un altro focus di infezione. Due importanti determinanti delle batteriemie associate ai cateteri sono il materiale di cui è costituito il dispositivo e la virulenza del microrganismo infettante. Studi fatti in vitro hanno dimostrato che i cateteri in cloruro di polivinile sembrano essere meno resistenti all'aderenza di microrganismi rispetto ai cateteri in Teflon, silicone elastomerico, o poliuretano [18, 19].

Tabella 4. Categorie stabilite dalla CDC e HICPAC per le raccomandazioni di prevenzione

Categoria IA Misure fortemente raccomandate per tutti gli ospedali e sostenute da studi sperimentali ed epidemiologici ben disegnati
Categoria IB Misure fortemente raccomandate per tutti gli ospedali e considerate efficaci da esperti nel settore e dall'Hospital Infection Control Practices Advisory Committee (HICPAC). Esse si basano su un forte razionale teorico e su evidenze che ne suggeriscono l'uso, anche se possono non essere stati condotti studi scientifici
Categoria II Misure suggerite per l'adozione in molti ospedali. Tali raccomandazioni sono sostenute da studi clinici o epidemiologici, da un forte razionale teorico o da studi definitivi applicabili ad alcuni, ma non a tutti gli ospedali
Assenza di raccomandazione Tema irrisolto. Pratiche per le quali non esistono sufficienti evidenze scientifiche e un consenso sulla loro efficacia

Alcuni materiali hanno superficie irregolare che favorisce l'aderenza di alcune specie microbiche (ad esempio Stafilococchi coagulasi negativi, *Acinetobacter calcoaceticus* e *Pseudomonas aeruginosa*) [20-22].

Inoltre, alcuni materiali risultano essere più trombogenici di altri, una caratteristica che predispone alla colonizzazione del catetere e si associa alle infezioni [22, 23].

Strategie per la prevenzione delle infezioni correlata a dispositivi intravascolari in corso di monitoraggio emodinamico

Le infezioni ospedaliere non costituiscono una complicanza inevitabile del ricovero: lo Study of Efficacy of Nosocomial Infection Control (SENIC) ha dimostrato che almeno un terzo delle infezioni ospedaliere globalmente considerate è prevenibile adottando misure di controllo di efficacia dimostrata. Anche le infezioni acquisite in TI potrebbero essere significativamente contenute adottando misure dimostrate efficaci a interrompere la catena di trasmissione. Esiste una ricchissima letteratura che ha dimostrato l'efficacia sia in ambito sperimentale che nella pratica di specifiche misure di controllo. Recentemente, il NNIS ha riportato, negli oltre 200 ospedali partecipanti al sistema di sorveglianza, una significativa riduzione nel periodo 1990-1999 dei tassi aggiustati di infezione ospedaliera in TI per i tre principali siti di infezione (tratto respiratorio, infezioni urinarie e CR-BSI) [24].

Tale successo viene attribuito dagli Autori all'adozione negli ospedali partecipanti di un sistema di audit clinico permanente basato su indicatori di performance e di pratiche assistenziali rispondenti a standard condivisi.

Uno studio condotto in circa 1000 TI di 14 Paesi europei, che valutava la compliance delle misure di controllo per la prevenzione delle infezioni nosocomiali, evidenziava che solo il 21% delle TI rispondenti applicava tutte le raccomandazioni per la prevenzione delle CR-BSI [25]. In questa sede ci limitiamo ad affrontare alcuni dei punti più critici nella gestione dei CVC e cateteri arteriosi avendo come riferimento le linee guida del CDC [26], ed i più recenti dati della letteratura [9]; tra parentesi viene indicata la categoria della raccomandazioni secondo la classificazione Centers of Disease Control (CDC)/Healthcare Infection Control Practices Advisory Committee (HICPAC) (vedi Tab. 4).

Formazione del personale

La formazione del personale ha un ruolo primario nella prevenzione delle CR-BSI: viene infatti raccomandata la diffusione di moduli formativi sulle indicazioni d'uso e le procedure per l'inserimento e la gestione dei dispositivi intravascolari e sulle misure appropriate di controllo per la prevenzione delle infezioni associate a dispositivi intravascolari (IA) [27] e l'identificazione di un tutor, con competenza specifica, per l'istruzione e il controllo dei medici che eseguono le procedure (IA) [27-29]. Anche il personale addetto agli interventi di pulizia deve essere istruito e periodicamente aggiornato sulle infezioni e sui protocolli di prevenzione.

È evidente che il numero di infermieri dovrebbe essere adeguato al livello di cura. Negli altri Paesi europei le terapie intensive sono classificate, in funzione del livello di cura in TI di I, II, III livello. In Italia spesso nell'ambito della stessa TI si ritrovano letti sia "intensivi" che "subintensivi", questo fa sì che la necessità di personale infermieristico vari in funzione non solo del numero dei posti letto ma anche del livello di cura [30].

Il rapporto ideale infermiere/posti letto sarebbe di 1:1 per i letti intensivi e scenderebbe a 1:3/4 per quelli subintensivi [31, 32].

Nel 1990 uno studio condotto in undici Paesi europei [25] aveva evidenziato che l'Italia risultava essere al settimo posto per quanto riguardava il rapporto infermieri:posti letto in TI.

Ogni 12 posti letto si dovrebbe disporre delle competenze professionali di un fisioterapista; tutte le TI dovrebbero avere un tecnico addetto alla gestione delle apparecchiature.

Sorveglianza delle infezioni associate al catetere

La sorveglianza delle CR-BSI è altamente raccomandata per monitorare l'andamento e l'evoluzione temporale dell'incidenza di infezioni ed individuare criticità nell'applicazione delle pratiche di controllo delle infezioni (IA) [14, 33].

È opportuno rilevare il numero di CR-BSI per 1000 giorni catetere, per potersi confrontare con dati nazionali ed internazionali (IB) [14, 33]. È opportuno inoltre rilevare dati clinici che consentano di stratificare la popolazione per gravità e motivo del ricovero [2].

Utilizzo di procedure invasive

Le infezioni ospedaliere sono prevenibili sia adottando misure assistenziali atte a ridurre il rischio di infezione (presidi sanitari più sicuri, comportamenti appropriati), che riducendo la proporzione di pazienti esposti a specifiche procedure invasive ad alto rischio di infezione (eliminazione dell'uso inappropriato). Per poter intervenire su questo secondo aspetto, è utile disporre di dati, comparabili per gruppi di pazienti omogenei da un punto di vista clinico, sul ricorso a specifiche procedure invasive da confrontare con quanto rilevato in TI. Sia il NNIS [8] che il protocollo europeo HELICS raccomandano di rilevare dati sulla esposizione a ventilazione assistita, catetere venoso centrale, catetere urinario (qualora vengano incluse nella sorveglianza le infezioni urinarie). Secondo i dati del GiViTI [34] nel 51,5% dei pazienti ricoverati nelle TI italiane viene incannulata una arteria e nel 7,5% viene posizionato un catetere di Swan-Ganz.

Selezione del punto di inserimento del catetere

Nello scegliere il sito di inserzione del catetere si devono valutare i rischi e benefici tra le complicanze infettive e le complicanze meccaniche (IA) [9]. Per diminuire il rischio infettivo è preferibile utilizzare la vena succlavia per l'inserimento dei CVC non tunnelizzati, piuttosto che una vena giugulare interna o femorale (IA) [35].

Per i cateteri arteriosi, l'inserimento negli arti inferiori non sembra presentare rischi maggiori [2]. È sconsigliata la scelta routinaria di approccio chirurgico (IA) [9].

Selezione del catetere

Si dovrebbe inserire un CVC con il minor numero possibile di lumi, in relazione alle reali necessità del paziente (IB) [9].

Materiale del catetere

I cateteri realizzati in Teflon o poliuretano sembrano essere associati a minori complicanze rispetto a quelli in cloruro di polivinile o polietilene [36]. Gli aghi di acciaio sono a volte utilizzati in alternativa ai normali cateteri sintetici per gli accessi venosi periferici, ed hanno la stessa percentuale di complicanze infettive dei cateteri in Teflon. Tuttavia, l'utilizzo di aghi in acciaio è frequentemente complicata dall'infiltrazione dei fluidi somministrati nel tessuto sottocutaneo, complicanza che può essere potenzialmente seria se il liquido di infusione risulta essere irritante [37].

Clorexidina/sulfadiazina argento

I cateteri rivestiti di clorexidina/sulfadiazina argento, nella superficie luminale esterna, sono stati proposti per diminuire le CR-BSI. Due meta-analisi hanno dimostrato che questi cateteri riducono il rischio di CR-BSI se comparati ai cateteri standard non rivestiti. Rimane da determinare la possibilità di insorgenza di microrganismi resistenti ai cateteri rivestiti da clorexidina/sulfadiazina argento; sono stati riportati rari episodi di anafilassi. L'utilizzo di questi cateteri può essere costo efficace in pazienti in TI, ustionati, neutropenici e in emergenza [26].

Minociclina/rifampicina

In uno studio multicentrico randomizzato, i CVC impregnati, sia internamente che esternamente, con minociclina/rifampicina sono stati associati ad una minore percentuale di CR-BSI rispetto ai cateteri rivestiti da clorexidina/sulfadiazina argento. Non è stata segnalata resistenza alla minociclina/rifampicina in vivo, ma alcuni studi in vitro segnalano la possibilità di un aumento di microrganismi minociclina e rifampicina resistenti, tra cui lo stafilococco [26].

Platino/argento

I metalloioni hanno un'ampia attività antimicrobica e sono utilizzati in cateteri e cuffie per prevenire la CR-BSI. Un catetere impregnato di una combinazione di platino/argento è divenuto disponibile in Europa ed è stata recentemente approvato dalla FDA per l'utilizzo negli Stati Uniti. Non sono disponibili studi pubblicati sull'efficacia nella pratica clinica di questi cateteri.

I cateteri con un rivestimento esterno di clorexidina/sulfadiazina argento si sono dimostrati efficaci nella riduzione delle CR-BSI [38], ma sono molto più costosi dei cateteri standard [38]; anche i cateteri con le superfici interna ed esterna con minociclina/rifampicina si sono dimostrati efficaci, ma si teme l'insorgenza di resistenze [39]. Non vi sono evidenze sui cateteri platino/argento.

Pertanto si raccomanda di riservare l'impiego di CVC impregnati di antimicrobico o antisettico a condizioni particolari:

- persistenza di un'alta incidenza di CR-BSI nonostante la piena aderenza a tutte le precauzioni di barriera (ad esempio, più di 3,3/1000 giorni catetere) (IB) [39-41];
- pazienti ad alto rischio, neutropenici con prevista cateterizzazione superiore a 4 giorni (II) [39-41].

Misure di barriera durante l'inserimento del CVC

Devono essere messe in atto tutte le raccomandazioni relative al lavaggio delle mani (IA) [42] e si deve utilizzare una tecnica sterile, indossare camice sterile, guanti sterili, copricapo, mascherina chirurgica e predisporre campo sterile per l'inserzione di CVC (IA) [26].

Disinfezione della cute

La pulizia/disinfezione della cute è ritenuta una delle misure più importanti per la prevenzione delle infezioni correlata al catetere. Si deve trattare la cute con antisettico appropriato, contenente il 70% di alcol, il 10% di povidone-iodio, o tintura di iodio al 2% prima dell'inserimento del catetere (IA) e si deve lasciare l'antisettico sul sito di inserimento per un periodo di tempo appropriato; se si utilizza la tintura di iodio deve essere rimossa con alcol [26].

Cura del catetere e del sito di inserimento

Il rischio di CR-BSI non differisce utilizzando medicazioni trasparenti o garze [9], bisogna però assicurarsi che i materiali e le soluzioni utilizzate per la medicazione siano compatibili con il materiale costitutivo del catetere (IB) [43, 44]; la medicazione deve essere sostituita quando si bagna, si sporca, si stacca o quando è necessaria un'ispezione del sito di inserimento (IA) [45, 46]. Sostituire la medicazione ogni 2 giorni se si utilizzano le garze ed ogni 7 giorni se trasparente (IB) [46]. Per i CVC tunnelizzati o impiantati sostituire la medicazione non più di 1 volta a settimana, finché il sito di inserzione è cicatrizzato (IB) [46].

Se un catetere multilume è utilizzato per somministrare nutrizione parenterale è indicato dedicare un lume esclusivamente per l'alimentazione (II). Non è indicato l'utilizzo routinario di "antibiotic lock" a scopo preventivo, deve essere riservato a speciali circostanze (ad esempio, paziente con catetere a lungo termine o port che ha una storia di batteriemie associate al catetere multiple nonostante la tecnica asettica ottimale) (II) [47-50].

Spugna impregnata di clorexidina (Biopatch)

Secondo i dati di uno studio multicentrico una spugna impregnata di clorexidina (Biopatch) collocata sul sito di inserzione di arteria e CVC a breve termine, può ridurre il rischio di colonizzazione del catetere e di CR-BSI. Non sono stati segnalati effetti avversi sistemici [51].

Filtraggio in linea

Il filtraggio in linea riduce l'incidenza delle flebiti correlate all'infusione. Non ci sono invece ancora dati per supportare la loro efficacia nella prevenzione delle infezioni associate a cateteri intravascolari e sistemi di infusione. Quindi nessuna raccomandazione particolare può essere fatta in favore del filtraggio in linea per la riduzione del rischio di CR-BSI [26].

Sostituzione del catetere

Si sconsiglia la sostituzione routinaria di CVC o PICC per prevenire le infezioni associate a catetere (IB) [52-54].

I cateteri in arteria polmonare non devono essere sostituiti di routine prima di 7 giorni, come metodo per prevenire le infezioni associate al catetere (IB) [45, 55].

Non rimuovere CVC o PICC in sola presenza di febbre, ma eseguire una accurata valutazione clinica considerando la possibilità di non rimuovere il catetere se è presente evidenza di infezione in altra sede (II) [56].

Profilassi antibiotica sistemica

Non esistono evidenze che la profilassi orale o parenterale antibatterica ed antifunginea possa ridurre l'incidenza di CR-BSI negli adulti. Tuttavia, due studi condotti su neonati a basso peso hanno dimostrato, in seguito ad una profilassi con vancomicina, una riduzione delle CR-BSI ma non una riduzione della mortalità. Dal momento che l'utilizzo della vancomicina per la profilassi è un fattore di rischio per l'acquisizione di enterococci vancomicina resistenti (VRE), è opinione diffusa che il rischio di acquisire VRE superi il beneficio di una profilassi antibiotica con vancomicina [26].

Gestione del paziente con episodio febbrile acuto

Le linee guida [57] per la gestione delle CR-BSI prevedono che in presenza di episodio febbrile acuto inspiegato i CVC, in pazienti con quadro patologico di media severità, non vengano rimossi di routine. Il CVC dovrebbe essere rimosso se il paziente ha eritema o purulenza del sito di inserzione o segni clinici di sepsi. Se le emocolture sono positive e il CVC è stato cambiato su guida e ha una colonizzazione significativa, dovrebbe essere rimosso e posizionato in una nuova sede. Nei pazienti senza evidenza di infezione persistente, o se il microrganismo infettante è uno Stafilococco coagulasi negativo e se non c'è il sospetto di una complicanza locale o metastatica si può non rimuovere il CVC.

Si dovrebbe eseguire, se non è controindicata, una ecocardiografia transesofagea (TEE) per escludere vegetazioni intracardiache in pazienti con CR-BSI da Stafilococco aureo; se la TEE non è disponibile o se risulta negativa, si dovrebbe programmare la durata della terapia in base alla clinica di ogni paziente.

Se in paziente con CR-BSI, dopo rimozione del CVC, persiste una batteriemia o funginemia, o in assenza di miglioramento clinico (specialmente se il CVC è stato rimosso da più di tre giorni ed è stata iniziata un'appropriata terapia antibiotica) si dovrebbero rapidamente ricercare eventuali trombosi settiche, endocardite infettiva, e altre infezioni metastatiche.

Pazienti febbrili con valvulopatie o pazienti con neutropenia il cui catetere ha evidenziato una crescita significativa di *S. aureus* o di *Candida* in colture quantitative o semiquantitative, in assenza di CR-BSI, dovrebbero essere seguiti scrupolosamente.

Nei pazienti con CR-BSI, dopo rimozione del CVC, si dovrebbe reinserire un CVC dopo aver iniziato una terapia antibiotica sistemica appropriata.

L'esame colturale del catetere dovrebbe essere fatto solamente quando si sospetta una CR-BSI, sono raccomandate colture quantitative o semiquantitative del catetere, non sono raccomandate le colture qualitative.

Quando si esegue l'esame colturale di un catetere si dovrebbe sottoporre ad esame sia la punta che la porzione sottocutanea del catetere stesso.

Per infezioni sospette del catetere arterioso polmonare, si dovrebbe eseguire un esame colturale anche della punta dell'introduttore.

Sistema di monitoraggio

Utilizzare trasduttori monouso (IB) [9], quando non è possibile sterilizzare i trasduttori riutilizzabili, seguendo le istruzioni del produttore (IA) [26] e sostituirli (monouso o riutilizzabili) ogni 96 ore; sostituire gli altri componenti del sistema, inclusi i raccordi, lavaggio continuo, e soluzione di lavaggio ogni volta che viene sostituito il trasduttore (IB) [26].

Manutenzione dei sistemi di monitoraggio della pressione

Utilizzare solo componenti sterili del sistema di monitoraggio della pressione (inclusi i dispositivi di calibrazione e le soluzione di lavaggio) (IA) [26]. È opportuno minimizzare il numero delle manipolazioni e accessi al sistema di monitoraggio ed è consigliato un sistema di lavaggio chiuso (ad esempio, lavaggio continuo), piuttosto che aperto (ad esempio, siringa e rubinetto) (II) [26]. Quando l'accesso al sistema di monitoraggio è attraverso una membrana, si deve pulire la membrana con una soluzione antisettica prima dell'uso (IA).

Non somministrare soluzioni glucosate o la nutrizione parenterale attraverso il circuito di monitoraggio della pressione (IA) [26].

Bibliografia

1. Moro ML (1993) Infezioni ospedaliere. Prevenzione e controllo. Centro Scientifico Torinese
2. Gruppo Italiano di Studio sulle infezioni gravi (GISIC) (1999) Infezioni in Terapia Intensiva, Milano
3. Apolone G, Melotti R, Repetto F, Iapichino G (1994) Cost containment: Europe. Italy. New Horiz 2:350-356
4. Wenzel RP, Thompson RL, Landry SM et al (1983) Hospital-acquired infections in intensive care unit patients: an overview with emphasis on epidemics. Infect Control 4:371-375
5. Vincent JL, Bihari DJ, Suter PM et al (1995) The prevalence of nosocomial infection in intensive care units in Europe. Results of the European Prevalence of Infection in Intensive Care (EPIC) Study. EPIC International Advisory Committee. JAMA 274:639-644

6. Ippolito G, Albertoni F, Dionigi RV et al (1990) Studio nazionale di incidenza delle infezioni nosocomiali in unità di terapia intensiva. Medico e Paziente 66-73
7. Richards MJ, Edwards JR, Culver DH, Gaynes RP (1999) Nosocomial infections in medical intensive care units in the United States. National Nosocomial Infections Surveillance System. Crit Care Med 27:887-892
8. National Nosocomial Infections Surveillance (NNIS) System Report (2001) Data summary from January 1992 - June 2001, issued August 2001. Am J Infect Control 29:404-421
9. Naomi P, O'Grady, Alexander M et al (2002) Centers for disease control and prevention. Guidelines for the prevention of intravascular catheter-related infections. MMWR Recomm Rep 2002 Aug 9;51 (RR-10):1-29
10. Mermel LA, McCormick RD, Springman SR, Maki DG (1991) The pathogenesis and epidemiology of catheter-related infection with pulmonary artery Swan-Ganz catheters: a prospective study utilizing molecular subtyping. Am J Med 91:197S-205S
11. Maki DG, Weise CE, Sarafin HW (1977) A semiquantitative culture method for identifying intravenous-catheter-related infection. N Engl J Med 296:1305-1309
12. Mermel LA (2000) Prevention of intravascular catheter-related infections. Ann Intern Med 132:391-402
13. Schaberg DR, Culver DH, Gaynes RP (1991) Major trends in the microbial etiology of nosocomial infection. Am J Med 91:72S-75S
14. National Nosocomial Infections Surveillance (NNIS) System Report (1999) Data summary from January 1990 - May 1999, issued June 1999. Am J Infect Control 27:520-532
15. Sitges-Serra A, Linares J, Perez JL et al (1985) A randomized trial on the effect of tubing changes on hub contamination and catheter sepsis during parenteral nutrition. JPEN J Parenter Enteral Nutr 9:322-325
16. Raad I, Costerton W, Sabharwal U et al (1993) Ultrastructural analysis of indwelling vascular catheters: a quantitative relationship between luminal colonization and duration of placement. J Infect Dis 168:400-407
17. Linares J, Sitges-Serra A, Garau J et al (1985) Pathogenesis of catheter sepsis: a prospective study with quantitative and semiquantitative cultures of catheter hub and segments. J Clin Microbiol 21:357-360
18. Sheth NK, Franson TR, Rose HD et al (1983) Colonization of bacteria on polyvinyl chloride and Teflon intravascular catheters in hospitalized patients. J Clin Microbiol 18:1061-1063
19. Ashkenazi S, Weiss E, Drucker MM (1986) Bacterial adherence to intravenous catheters and needles and its influence by cannula type and bacterial surface hydrophobicity. J Lab Clin Med 107:136-140
20. Locci R, Peters G, Pulverer G (1981) Microbial colonization of prosthetic devices. IV. Scanning electron microscopy of intravenous catheters invaded by yeasts. Zentralbl Bakteriol Mikrobiol Hyg [B] 173:419-424
21. Locci R, Peters G, Pulverer G (1981) Microbial colonization of prosthetic devices. I. Microtopographical characteristics of intravenous catheters as detected by scanning electron microscopy. Zentralbl Bakteriol Mikrobiol Hyg [B] 173:285-292
22. Nachnani GH, Lessin LS, Motomiya T, Jensen WN (1972) Scanning electron microscopy of thrombogenesis on vascular catheter surfaces. N Engl J Med 286:139-140
23. Stillman RM, Soliman F, Garcia L, Sawyer PN (1977) Etiology of catheter-associated sepsis. Correlation with thrombogenicity. Arch Surg 112:1497-1499
24. National Nosocomial Infections Surveillance (NNIS) System Report (2000) Data summary from January 1992 - April 2000, issued June 2000. Am J Infect Control 28:429-448
25. Moro ML, Melotti RM, Ippolito G (1992) [National survey on the action taken at the intensive care units to control hospital infections]. Minerva Anestesiol 58:1285-1296

26. Pearson ML (1996) Guideline for prevention of intravascular device-related infections. Hospital Infection Control Practices Advisory Committee. Infect Control Hosp Epidemiol 17:438-473
27. Sherertz RJ, Ely EW, Westbrook DM et al (2000) Education of physicians-in-training can decrease the risk for vascular catheter infection. Ann Intern Med 132:641-648
28. Eggimann P, Harbarth S, Constantin MN et al (2000) Impact of a prevention strategy targeted at vascular-access care on incidence of infections acquired in intensive care. Lancet 355:1864-1868
29. Davis D, O'Brien MA, Freemantle N et al (1999) Impact of formal continuing medical education: do conferences, workshops, rounds, and other traditional continuing education activities change physician behavior or health care outcomes? JAMA 282:867-874
30. Iapichino G (2002) Daily classification of complexity/level of intensive medical care. Does it allow the monitoring of the managerial process in ICU? Minerva Anestesiol 68:71-75
31. Iapichino G Apolone G Melotti R et al (1994) Intermediate intensive units: definition, legislation and need in Italy. Monaldi Arch Chest Dis 49:493-495
32. Ferdinande P (1997) Recommendations on minimal requirements for Intensive Care Departments. Members of the Task Force of the European Society of Intensive Care Medicine. Intensive Care Med 23:226-232
33. National Nosocomial Infections Surveillance (NNIS) System Report (1998) Data summary from October 1986 - April 1998, issued June 1998. Am J Infect Control 26:522-533
34. Apolone G, Bertolini G, D'Amico R et al (1996) The performance of SAPS II in a cohort of patients admitted to 99 Italian ICUs: results from GiViTI. Gruppo Italiano per la Valutazione degli interventi in Terapia Intensiva. Intensive Care Med 22:1368-1378
35. Goetz AM, Wagener MM, Miller JM, Muder RR (1998) Risk of infection due to central venous catheters: effect of site of placement and catheter type. Infect Control Hosp Epidemiol 19:842-845
36. Maki DG, Ringer M (1987) Evaluation of dressing regimens for prevention of infection with peripheral intravenous catheters. Gauze, a transparent polyurethane dressing, and an iodophor-transparent dressing. JAMA 258:2396-2403
37. Tully JL, Friedland GH, Baldini LM, Goldmann DA (1981) Complications of intravenous therapy with steel needles and Teflon catheters. A comparative study. Am J Med 70:702-706
38. Mermel LA (2000) Prevention of intravascular catheter-related infections. Ann Intern Med 132:391-402
39. Darouiche RO Raad II, Heard SO et al (1999) A comparison of two antimicrobial-impregnated central venous catheters. Catheter Study Group. N Engl J Med 340:1-8
40. Veenstra DL, Saint S, Saha S et al (1999) Efficacy of antiseptic-impregnated central venous catheters in preventing catheter-related bloodstream infection: a meta-analysis. JAMA 281:261-267
41. Collin GR (1999) Decreasing catheter colonization through the use of an antiseptic-impregnated catheter: a continuous quality improvement project. Chest 115:1632-1640
42. Larson EL (1995) APIC guideline for handwashing and hand antisepsis in health care settings. Am J Infect Control 23:251-269
43. Rao SP, Oreopoulos DG (1997) Unusual complications of a polyurethane PD catheter. Perit Dial Int 17:410-412
44. Riu S, Ruiz CG, Martinez-Vea A et al (1998) Spontaneous rupture of polyurethane peritoneal catheter. A possible deleterious effect of mupirocin ointment. Nephrol Dial Transplant 13:1870-1871
45. Maki DG, Stolz SS, Wheeler S, Mermel LA (1994) A prospective, randomized trial of gauze and two polyurethane dressings for site care of pulmonary artery catheters: implications for catheter management. Crit Care Med 22:1729-1737

46. Laura R, Degl'Innocenti M, Mocali M et al (2000) Comparison of two different time interval protocols for central venous catheter dressing in bone marrow transplant patients: results of a randomized, multicenter study. The Italian Nurse Bone Marrow Transplant Group (GITMO). Haematologica 85:275-279
47. Carratala J, Niubo J, Fernandez-Sevilla A et al (1999) Randomized, double-blind trial of an antibiotic-lock technique for prevention of gram-positive central venous catheter-related infection in neutropenic patients with cancer. Antimicrob Agents Chemother 43:2200-2204
48 Easom A (2000) Prophylactic antibiotic lock therapy for hemodialysis catheters. Nephrol Nurs J 27:75
49 Henrickson KJ, Axtell RA, Hoover SM et al (2000) Prevention of central venous catheter-related infections and thrombotic events in immunocompromised children by the use of vancomycin/ciprofloxacin/heparin flush solution: a randomized, multicenter, double-blind trial. J Clin Oncol 18:1269-1278
50 Vercaigne LM, Sitar DS, Penner SB et al (2000) Antibiotic-heparin lock: in vitro antibiotic stability combined with heparin in a central venous catheter. Pharmacotherapy 20:394-399
51. Maki DG, Mermel LA, Klugar D (2000) The efficacy of a chlorhixidine impregnated sponge (Biopatch) for the prevention of intravascular catheter-related infection - a prospective randomized controlled multicenter study. In: Interscience Conference on Antimicrobial Agents and Chemotherapy, Toronto, Ontario, Canada
52. Eyer S, Brummitt C, Crossley K et al (1990) Catheter-related sepsis: prospective, randomized study of three methods of long-term catheter maintenance. Crit Care Med 18:1073-1079
53. Cook D, Randolph A, Kernerman P et al (1997) Central venous catheter replacement strategies: a systematic review of the literature. Crit Care Med 25:1417-1424
54. Cobb DK, High KP, Sawyer RG et al (1992) A controlled trial of scheduled replacement of central venous and pulmonary-artery catheters. N Engl J Med 327:1062-1068
55. Raad I, Umphrey J, Khan A et al (1993) The duration of placement as a predictor of peripheral and pulmonary arterial catheter infections. J Hosp Infect 23:17-26
56. Widmer AF (1997) Management of catheter-related bacteremia and fungemia in patients on total parenteral nutrition. Nutrition 13:18S-25S
57. Mermel LA, Farr BM, Sherertz RJ et al (2001) Guidelines for the management of intravascular catheter-related infections. Infect Control Hosp Epidemiol 22:222-242

Capitolo 32

Analisi sull'efficacia della decontaminazione selettiva del tratto digerente

M. VIVIANI, R. DEZZONI, A. GULLO

Le infezioni in Terapia Intensiva (TI) rappresentano una delle maggiori problematiche nell'ambito intensivistico in quanto spesso sono il motivo del ricovero, si accompagnano ad insufficienza d'organo e sono legate ad una elevata mortalità che può variare tra il 10% ed il 70%. Per tali motivi il controllo e la prevenzione degli eventi infettivi in rianimazione gioca un ruolo importante nella gestione del malato critico.

La decontaminazione selettiva del tratto digerente (SDD) suscita da molti anni un notevole interesse, ma anche considerevoli dubbi riguardo la sua efficacia e la possibilità di esercitare una pressione selettiva tale da indurre la selezione di germi resistenti. Recentemente, i dati riportati in letteratura hanno confermato che tale strategia preventiva si è dimostrata efficace nel ridurre l'incidenza di infezioni polmonari in TI e la mortalità dei pazienti sottoposti al trattamento [1]. L'obiettivo di questa revisione è quello di analizzare la metodica sulla base delle conoscenze fisiopatologiche che regolano la complessa interazione tra paziente ed agente patogeno e di valutarne i vantaggi, gli svantaggi e gli eventuali limiti.

Definizioni

Per una chiara comprensione della problematica è utile innanzitutto definire alcuni concetti generali che forniscano una visione integrata del rapporto che può intercorrere tra agente patogeno e paziente.

Acquisizione: con questo termine si intende la presenza transitoria di un germe potenzialmente patogeno a livello orofaringeo e/o rettale, ovvero l'isolamento di un germe patogeno da una singola coltura di sorveglianza.

Stato di portatore: consiste nell'isolamento di un germe potenzialmente patogeno in almeno due colture di sorveglianza consecutive nell'arco della settimana.

Colonizzazione: viene intesa come l'isolamento di un microrganismo in un organo o apparato considerato fisiologicamente sterile (polmone, sangue, ecc.) in assenza di segni di flogosi. La carica batterica solitamente è inferiore a 10^5 colonie formanti unità per ml (CFU/ml).

Indice di patogenicità intrinseca (IPI): rappresenta il rapporto tra il numero di pazienti che sviluppano infezioni causate da un determinato microrganismo ed il numero di pazienti portatori dello stesso microrganismo. In generale usando questo indice si possono distinguere germi a bassa (IPI = 0,01-0,03), media (IPI = 0,1-0,3) ed alta patogenicità (IPI = 0,9-1) (Tab. 1).

Tabella 1. Grado di patogenicità dei singoli microrganismi e loro principali localizzazioni

Localizzazione	**LPM (IPI = 0,01-0,03)**	**PPM (IPI = 0,1-0,3)**	**HPM (IPI = 0,9-1)**
Faringe	*Veionella* spp *Peptostreptococci* *Streptococcus viridans* *Streptococcus pyogenes* *Lactobacilli* *Str. pneumoniae* *Moraxella catarrhalis* *Haemophylus* spp *Staphylococcus aureus* (*) *Candida* spp	*Streptococcus pneumoniae* *Haemophylus influenzae* *Moraxella catarrhalis* MRSA *Candida* spp *Klebsiella* spp *Proteus* spp *Enterobacter* spp *Morganella* spp *Citrobacter* spp *Serratia* spp *Pseudomonas* spp *Acinetobacter* spp *Escherichia coli*	*Shigella* spp *Salmonella* spp
Intestino	*Anaerobes* spp *Escherichia coli* *Enterococcus faecalis* (*) *St. epidermidis* *Candida* spp	*Escherichia coli* *Candida* spp *Klebsiella* spp *Proteus* spp MRSA *Enterobacter* spp *Morganella* spp *Citrobacter* spp *Serratia* spp *Pseudomonas* spp *Acinetobacter* spp	*Shigella* spp *Salmonella* spp
Cute	*St. epidermidis* *St. aureus* (*) Difteroidi *Propionibacterium acnes*	MRSA *Pseudomonas* spp *Acinetobacter* spp *Enterobacter* spp	
Genito-urinario	*Enterococcus* spp (*) *Lactobacillus* *Bacteroides* spp *Candida* spp	*Enterobacter* *Pseudomonas* spp	

(*) ceppi sensibili alla meticillina

LPM, micrognanismi a bassa patogenicità; *PPM*, microrganismi potenzialmente patogeni; *HPM*, micrognanismi ad alta patogenicità; *MRSA*, *Staphylococcus aureus* meticillino resistente

Colture di sorveglianza: sono rappresentate dai tamponi eseguiti a livello orofaringeo e rettale al momento dell'ingresso del paziente in TI e quindi bisettimanalmente. Il primo tampone è importante nell'identificare il tipo di flora patogena di cui il soggetto è portatore al momento dell'ammissione in TI, mentre le successive individuano rapidamente l'acquisizione di eventuali agenti patogeni a loro volta responsabili di una possibile colonizzazione ed infezione degli organi interni. L'esecuzione dei tamponi di sorveglianza è comunemente eseguita in tutti i pazienti che vengono intubati e ventilati meccanicamente per un tempo previsto superiore a 3 giorni ed è continuata fino al momento dell'estubazione.

Decontaminazione selettiva del tratto digerente: è una strategia di profilassi delle infezioni in TI che si avvale della somministrazione di antibiotici topici non assorbibili, della infusione di antibiotici per via sistemica nei primi 4 giorni dopo il ricovero (cefalosporine di III generazione), dell'applicazione di alti standard di igiene e della esecuzione delle colture di sorveglianza.

Classificazione delle infezioni in Terapia Intensiva

Prima di affrontare la problematica riguardante il ruolo della decontaminazione selettiva del tratto digerente, è opportuno fornire una revisione dell'origine delle infezioni in Terapia Intensiva. Queste, convenzionalmente, vengono classificate seguendo un criterio di tipo temporale [2]. Gli eventi a carattere infettivo che si sviluppano in TI precocemente (in genere entro le 48 ore dall'ammissione) vengono definiti di origine comunitaria o nosocomiale a seconda che il paziente provenga dalla comunità o dall'ospedale, mentre quelli che si manifestano più tardivamente (generalmente dopo le 48 ore) sono definiti come acquisiti in Terapia Intensiva. Questo modello, ampiamente adottato, presenta comunque alcune difficoltà di inquadramento. Ciò dipende principalmente dal fatto che il lasso di tempo che intercorre tra il ricovero e l'insorgenza dell'infezione non può essere standardizzato e dal fatto che la manifestazione clinica e microbiologica dell'infezione varia a causa della complessa interazione tra l'ospite ed i microrganismi patogeni. Logicamente ad una variazione del cut off temporale corrisponde inevitabilmente una sovra o sottostima delle infezioni realmente acquisite in Terapia Intensiva rispetto a quelle comunitarie e ospedaliere.

Una valida alternativa è rappresentata da un approccio di tipo fisiopatologico. Recentemente, infatti, è stata proposta una classificazione basata sullo stato di portatore che risulta essere indipendente dal fattore tempo [3]. Essa è incentrata sulla capacità dei singoli microrganismi di modificare la normale flora enterica e sul fatto che il tratto gastrointestinale svolge un ruolo fondamentale nello sviluppo delle patologie infettive nei soggetti gravi ricoverati in Terapia Intensiva. Da un punto di vista generale le infezioni possono essere suddivise in *endogene* ed *esogene* a seconda che queste siano rispettivamente precedute o meno dallo stato di portatore. Le infezioni di tipo endogeno, a loro volta, possono essere distinte in primarie e secondarie. Nel primo caso il paziente è portatore a livello orofaringeo e/o intestinale del microrganismo potenzialmente patogeno causa di infezione già al momento dell'accoglimento in Terapia Intensiva. Nel secondo caso il paziente acquisisce lo stato di portatore durante la sua degenza in rianimazione sviluppando successivamente l'infezione. In questa seconda eventualità la diffusione dei PPM avviene principalmente attraverso la contaminazione delle mani dei singoli operatori sanitari per inadeguatezza o inadempienza delle misure precauzionali. Per ottenere questo tipo di classificazione le colture diagnostiche non sono sufficienti e devono essere implementate dall'esecuzione delle colture di sorveglianza (tampone faringeo e rettale) che vanno iniziate all'ingresso del paziente in TI e poi proseguite bisettimanalmente fino alla sua dimissione. Da questo tipo di campioni andranno ricercati non solo i germi potenzialmente patogeni, ma anche il loro grado di crescita con metodo semiquantitativo.

Usando tale tipo di classificazione si è evidenziato come la gran parte delle infezioni non è acquisita in Terapia Intensiva. Infatti, i germi responsabili di questo tipo di infezioni sono presenti a livello gastrointestinale già al momento del ricovero in rianimazione. Gli eventi infettivi realmente acquisiti in Terapia Intensiva sono rappresentati dalle altre due categorie (S.E. ed EXO nella Figura 1). Nel primo caso l'infezione sarà preceduta dallo stato di portatore, nel secondo lo stato di portatore non sarà presente. L'infezione esogena può verificarsi in un momento qualsiasi della degenza in TI e dipende principalmente dal grado di igiene e dalle misure precauzionali attuate (lavaggio delle mani, sterilizzazione degli strumenti, pulizia e disinfezione degli ambienti, ecc.) e per questo motivo può variare sensibilmente. Uno studio recente ha dimostrato, usando tale modello, che la gran parte degli episodi infettivi che si sviluppano in Terapia Intensiva sono di tipo primario endogeno (60%), mentre il rimanente 40% è di tipo secondario endogeno ed esogeno [4] e ha evidenziato inoltre che, allungando il cut off temporale a circa 9 giorni, è possibile stabilire una certa corrispondenza tra metodo fisiopatologico e temporale. La classificazione fisiopatologica, pur entrando in netto contrasto con quella di tipo tradizionale dove si asserisce che la gran parte dei processi infettivi è acquisita in Terapia Intensiva (adottando generalmente un cut off a 48 ore), sembra essere più razionale nel determinare la vera origine delle infezioni in TI. Nella Figura 1 viene riportata l'esperienza personale registrata su un largo numero di pazienti ricoverati in Terapia Intensiva e viene messa in evidenza la differenza tra i due tipi di classificazione nei soggetti trattati con SDD, come già dimostrato da precedenti lavori.

Cosa è la decontaminazione selettiva del tratto digerente

L'efficacia della decontaminazione selettiva del tratto digerente si basa sul concetto secondo il quale solo un limitato numero di germi, definiti potenzialmente patogeni (PPM), sono responsabili delle infezioni in TI (Tab. 2). Questi, seguendo un "pattern" endogeno prevedibile, dapprima sono acquisiti dai pazienti critici, i quali successivamente sviluppano lo stato di portatore generalmente prima a livello orofaringeo e poi gastroenterico. Lo stadio finale di questo processo è rappresentato dalla colonizzazione e dall'infezione degli organi interni normalmente sterili (basse vie aeree, sangue, vescica) [3]. Alternativamente l'infezione può essere causata dall'ingresso diretto degli agenti patogeni nell'organo bersaglio attraverso strumenti e presidi non ben sterilizzati o per scarse misure d'igiene. I germi responsabili delle infezioni sono, a loro volta, suddivisi in microrganismi patogeni comunitari, presenti solitamente al di fuori dell'ambiente ospedaliero e isolati nelle colture di pazienti precedentemente sani, e ospedalieri. Questi ultimi sono principalmente bacilli opportunisti Gram negativi aerobi (Tab. 2) che vanno a colonizzare il tratto gastrointestinale di soggetti con patologie associate sia croniche che acute già ospedalizzati. L'insediamento della flora patogena, specie di origine ospedaliera, è favorito non solo da una predisposizione fisiopatologica (alterazione dei siti recettoriali a livello mucoso) presente nel malato critico, ma anche dall'uso di dispositivi invasivi e manovre terapeutiche come il tubo endotracheale, il sondino nasogastrico, la ventilazione meccanica e la somministrazione di farmaci (antibiotici ad ampio spettro, inibitori dell'acidità gastrica, nutrizione enterale).

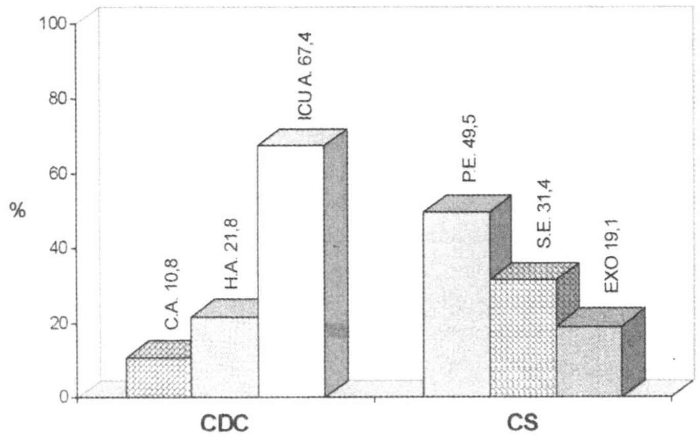

Fig. 1. Classificazione delle infezioni su 639 pazienti ricoverati in TI e ventilati per più di tre giorni (323 soggetti infetti per un totale di 471 episodi infettivi) secondo il criterio temporale (*CDC*) e fisiopatologico (*CS*). *C.A.*, infezioni acquisite in comunità; *H.A.*, infezioni acquisite in ospedale; *ICU A.*, infezioni acquisite in Terapia Intensiva; *P.E.*, infezioni primarie endogene; *S.E.*, infezioni secondarie endogene; *EXO*, infezioni esogene

Tabella 2. Microrganismi potenzialmente patogeni comunitari e ospedalieri comunemente causa di infezione nei pazienti ricoverati in Terapia Intensiva

Microrganismi patogeni comunitari	*Streptococcus pneumonitae* *Haemophilus influenzae* *Moraxella catarrhalis* *Escherichia coli*	*Staphylococcus aureus* (*) *Enterococcus* (*) *Candida* spp
Microrganismi patogeni ospedalieri	*Klebsiella* *Proteus* *Acinetobacter* *Citrobacter* *Morganella*	*Pseudomonas* *Serratia* *Enterobacter* MRSA *Enterococcus* (ceppi resistenti)

(*) ceppi sensibili alla meticillina
MRSA, *Staphylococcus aureus* meticillino resistente

Da quanto è stato discusso sopra, risulta evidente che la prevenzione delle infezioni in TI ha l'obbligo di seguire diverse modalità le quali devono essere complementari tra loro a seconda che l'origine infettiva sia di tipo endogeno od esogeno. In senso generale la decontaminazione selettiva del tratto digerente rappresenta una strategia atta a prevenire le infezioni endogene ed esogene causate da microrganismi potenzialmente patogeni nei pazienti ricoverati in Terapia Intensiva che necessitano di ventilazione meccanica per un periodo prolungato (superiore a tre giorni). Per ottenere tali obiettivi [5] ci si avvale dei seguenti presidi:

- somministrazione di antibiotici non assorbibili per via topica (orofaringe e sondino nasogastrico);
- uso di antibiotici per via parenterale (cefalosporine di III generazione) immediatamente dopo il ricovero per un periodo limitato (3-4 giorni);
- adozione di alti livelli di igiene e di disinfezione;
- esecuzione delle colture di sorveglianza.

Più specificatamente la miscela degli antibiotici topici, composta classicamente da polimixina E (colimicina), tobramicina ed amfotericina B (PTA), ha come obiettivo l'eradicazione dei germi potenzialmente patogeni dal tratto gastrointestinale prevenendo così l'insorgenza delle infezioni secondarie endogene causate quasi esclusivamente da microrganismi ospedalieri. La PTA non ha effetto sugli episodi infettivi di tipo primario endogeno che si manifestano nella fase precoce di degenza in rianimazione perché in questo caso i pazienti sono portatori dell'agente patogeno già all'ingresso in TI. Per controllare le infezioni primarie endogene deve essere somministrato un antibiotico per via sistemica nei primi quattro giorni di degenza. A tale scopo vengono indicate le cefalosporine di III generazione che sono estremamente efficaci sui microrganismi di tipo comunitario (cefotaxime), ma anche su quelli di tipo ospedaliero (il ceftazidime molto spesso è attivo sullo *Pseudomonas aeruginosa*). Il cefotaxime è solitamente somministrato quando il paziente viene ricoverato in TI direttamente dalla comunità, mentre il ceftazidime è riservato ai soggetti provenienti da un altro reparto ospedaliero diverso dalla terapia intensiva o a quelli accolti direttamente dalla comunità, ma che hanno subito a causa delle loro malattie di base (ad esempio, insufficienza respiratoria cronica, diabete) diversi ricoveri in ambito ospedaliero.

L'adozione di un elevato standard di igiene, come il lavaggio delle mani, la disinfezione delle sorgenti inanimate, l'isolamento dei pazienti e l'ottimizzazione delle barriere architettoniche, ha invece l'obiettivo di controllare le infezioni di tipo esogeno ed in maniera complementare quelle di tipo secondario endogeno. In tale contesto le colture di sorveglianza svolgono un ruolo essenziale in quanto il loro impiego fornisce informazioni importanti sul tipo di flora presente al momento del ricovero in TI e le sue eventuali modifiche nel tempo, identifica precocemente i soggetti portatori di germi multiresistenti e soprattutto permette di verificare continuamente l'efficacia della strategia impiegata. Per esempio, la progressiva riduzione della conta semiquantitativa ottenuta per ogni microrganismo patogeno nei singoli campioni di sorveglianza verifica l'efficacia dell'azione della PTA, mentre un suo eventuale aumento può essere espressione di una scorretta somministrazione o di una resistenza verso gli antibiotici topici impiegati.

L'uso della SDD non trova applicazioni solamente in campo intensivistico, ma è stata utilizzata anche con successo nella prevenzione di infezioni nei pazienti che devono essere sottoposti ad interventi di chirurgia maggiore (resezione esofago-gastrica, trapianto di fegato, cardiochirurgia), nei soggetti con pancreatite acuta ed in quelli radiotrattati per neoplasie del collo. In questi casi ci si avvale sempre della PTA, delle colture di sorveglianza e degli elevati standard di igiene senza però l'impiego di antibiotici per via sistemica, che vengono invece somministrati a scopo profilattico al momento dell'esecuzione dell'intervento chirurgico.

Efficacia dell'SDD

La decontaminazione selettiva del tratto digerente svolge la sua azione primaria sulla flora intestinale. L'uso topico della combinazione antibiotica determina l'eradicazione dei batteri potenzialmente patogeni e ne previene la possibile colonizzazione e supercrescita [6]. La PTA, infatti, è attiva sui Gram negativi aerobi (AGNB) (*Haemophilus* spp., *E. coli*, *Klebsiella*, *Pseudomonas*, *Proteus*, *Acinetobacter*, *Citrobacter*, *Enterobacter*) e miceti (*Candida* spp.), ma è inefficace sulla flora anaerobia e su molti Gram positivi (*Staphyloccus aureus* meticillino resistente o MRSA) che sono intrinsecamente resistenti a questa miscela di antibiotici. La mancata eliminazione dei microrganismi anaerobi, che rappresentano in condizioni non patologiche la gran parte della flora intestinale, ha un vantaggio rilevante, perché permette di mantenere il più possibile intatta la microecologia intestinale inibendo anche in questo modo la crescita dei germi potenzialmente patogeni.

L'azione della PTA, che è molto rapida a livello faringeo, si instaura nell'arco di cinque-nove giorni (a seconda dell'attività della peristalsi) a livello intestinale. L'abbattimento della carica microbica dei PPM permetterebbe da un lato di ridurre la microinalazione diretta dei PPM dall'orofaringe verso la trachea [7] e dall'altro la translocazione batterica a livello enterico [8] (Fig. 2).

Nella Figura 2 viene illustrata la riduzione della carica microbica a livello orofaringeo ed intestinale dopo l'applicazione della PTA. Tali dati sono stati ricavati dall'analisi di un campione di oltre 250 pazienti.

L'eliminazione degli agenti potenzialmente patogeni verrebbe ottenuta grazie alle alte concentrazioni raggiunte dagli antibiotici non assorbibili (PTA) in sede faringea ed enterica al contrario di ciò che accade per gli antimicrobici somministrati per via parenterale i quali, raggiungendo a livello intestinale concentrazioni non battericide e fluttuanti, favorirebbero le condizioni ideali per la selezione di ceppi multiresistenti.

Per testare la validità della decontaminazione selettiva del tratto digerente sono stati condotti svariati studi dagli anni '80 fino ad oggi. Recentemente sono state pubblicate due metanalisi che hanno analizzato i trials randomizzati e controllati pubblicati in oltre un decennio [1, 9]. La valutazione dei dati ha dimostrato che la SDD ha ridotto significativamente l'incidenza delle infezioni polmonari in Terapia Intensiva (65% rispetto al gruppo placebo). L'efficacia è stata maggiore quando alla PTA è stata associata la somministrazione di cefalosporine di III generazione per via sistemica, tanto che nei soggetti trattati con questa modalità si è registrata anche una riduzione significativa della mortalità. Nonostante la maggior parte dei lavori abbia dimostrato l'efficacia della SDD, vi sono tuttavia degli studi [10, 11] in

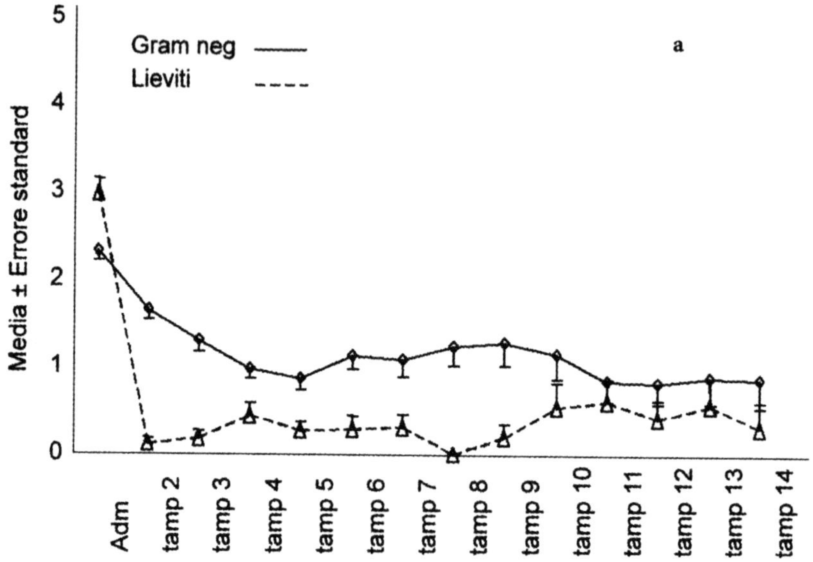

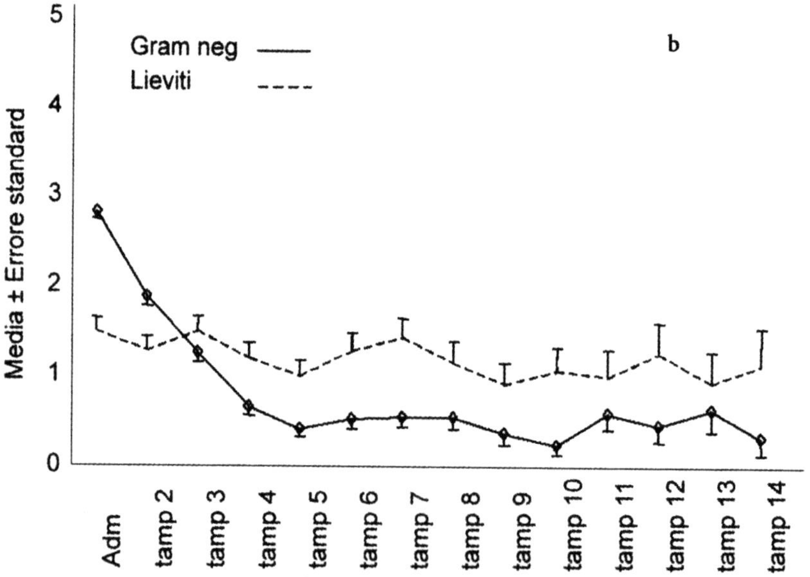

Fig 2. a, b. Azione della PTA a livello faringeo (**a**) e a livello rettale (**b**) dall'ammissione fino alla fine del trattamento con protocollo SDD in 263 pazienti intubati e ventilati meccanicamente per più di tre giorni. *Adm*, tamponi faringei e rettali eseguiti al momento dell'accoglimento dei pazienti in TI; *tamp 2-14*, tamponi eseguiti bisettimanalmente durante la degenza. Nelle ordinate viene rappresentata la conta semiquantitativa (1, rarissime colonie; 2, rare colonie; 3, alcune colonie; 4, numerose colonie; 5, numerosissime colonie) dei PPM elencati nella Tab. 2

cui la riduzione delle infezioni respiratorie non è stata comprovata. Ciò è da attribuire probabilmente non al fallimento della metodica, ma al fatto che il protocollo SDD non è stato impiegato correttamente (mancata somministrazione dell'antimicrobico per via endovenosa, inappropriato dosaggio della PTA, variazioni della composizione della PTA) e dal fatto che sono state considerate anche le infezioni sulle quali la SDD classica non ha effetto, come quelle da Gram positivi (MRSA). In alcuni studi, per esempio, la tobramicina è stata sostituita con altri antimicrobici quali la gentamicina, la neomicina o la norfloxacina abolendo in tal modo l'effetto sinergico che la tobramicina e la colimicina esercitano sullo *Pseudomonas aeruginosa* [12]. Altre volte l'efficacia della PTA è stata inficiata dalla riduzione della dose giornaliera della polimixina [13].

La diminuzione della carica microbica di germi potenzialmente patogeni a livello gastrointestinale responsabili di infezione, non è però la sola motivazione dell'efficacia della SDD. L'applicazione di antibiotici topici determinerebbe, attraverso l'eradicazione degli AGNB, anche un abbattimento dei livelli di endotossine in sede gastroenterica. Questo effetto, a sua volta, implicherebbe un minor assorbimento di endotossine dal sistema reticolo endoteliale e quindi un recupero più rapido dell'attività immunitaria a livello sistemico [14]. Va sottolineato, inoltre, che l'uso della PTA con o senza antibiotico per via parenterale non è in grado di abbattere le infezioni se non viene associato a rigorose misure igieniche. Che questi sistemi preventivi siano complementari viene dimostrato dal fatto che il lavaggio delle mani da solo non riesce ad abbattere le infezioni in terapia intensiva [15]. Come visto in precedenza la gran parte degli episodi infettivi in TI è di origine primaria endogena, cioè causati da microrganismi di cui il paziente è già portatore al momento del ricovero in rianimazione e quindi impossibili da eradicare soltanto con l'applicazione delle norme igieniche o attraverso l'isolamento dei casi a rischio. Tali procedure, molto più efficaci quando integrate alla decontaminazione selettiva, riducono significativamente l'incidenza di infezioni determinate da agenti patogeni ospedalieri [10].

Per quanto riguarda la mortalità, i dati forniti da D'Amico e coll. [1] mostrano che questa è diminuita del 20% nei pazienti trattati con l'uso della PTA in associazione all'antibiotico sistemico, mentre l'applicazione della sola PTA ha indotto una riduzione della mortalità che però non ha raggiunto la significatività. Nella metanalisi di Nathens e coll. [9], che prende in considerazione pazienti di tipo chirurgico, è stato evidenziato come l'associazione PTA e antibiotico sistemico ha ridotto la mortalità del 30%. Risultati così convincenti non sono stati ottenuti da metanalisi precedenti e ciò potrebbe essere spiegato sia col fatto che i singoli trials avevano arruolato un numero di casi insufficienti per una adeguata valutazione statistica, sia con la mancata applicazione di un protocollo standard [16]. La riduzione delle infezioni e della mortalità sembrerebbe quindi confermare l'associazione tra infezione e mortalità stessa. Tuttavia, vanno fatte alcune considerazioni a tale riguardo. Poiché la mortalità attribuibile dipende principalmente dalla severità della patologia sottostante, la prevenzione e la diminuzione della infezioni polmonari non potrebbe spiegare da sola una maggior sopravvivenza [17]. È da chiarire infatti se la morte dei pazienti in Terapia Intensiva avvenga "per" infezione o "con" l'infezione.

Recentemente, è stato anche valutato l'impatto dell'uso della SDD sui costi. È noto come la maggior parte delle spese in TI vada attribuito all'uso dei farmaci, al costo dello staff impiegato, ai test di laboratorio, all'impiego delle apparecchiature ed alla durata del ricovero dei singoli pazienti. Se l'utilizzazione della decontaminazione selettiva da un lato comporta un maggior consumo di antibiotici (PTA e cefalosporine) ed una maggior richiesta di colture microbiologiche, dall'altro dovrebbe ridurre l'uso di antibiotici sistemici, spesso costosi, e nel complesso i tempi di degenza. Sebbene in realtà sia molto difficile effettuare un'analisi adeguata dei costi a causa delle numerose variabili che possono potenzialmente incidere sulle spese, Garcìa e coll. [18] hanno recentemente condotto uno studio molto articolato nel quale viene dimostrato come l'uso della SDD abbia ridotto le spese attraverso una diminuzione dei tempi di ventilazione meccanica (e quindi di degenza), una riduzione dell'impiego di antibiotici ed un minor utilizzo di procedure diagnostiche.

Resistenze ed SDD

La principale critica all'impiego prolungato della decontaminazione selettiva del tratto digerente risiede nella possibile selezione e/o sviluppo di ceppi resistenti con conseguenti effetti negativi sulla microecologia e sui limiti di trattamento dei pazienti. In realtà nessuno degli oltre 30 studi randomizzati e controllati sull'SDD condotti sinora ha dimostrato la presenza di germi resistenti agli antibiotici topici impiegati nell'arco di oltre un decennio [1]. Solo due studi [19, 20] hanno riportato l'insorgenza di resistenza da parte dello *Staphylococcus aureus* verso la tobramicina topica ed il cefotaxime per via endovenosa. Tuttavia, in questi lavori non risulta chiaro se tale fenomeno sia reale o piuttosto da attribuire al fatto che più campioni contenenti lo stesso germe resistente siano stati isolati nel medesimo paziente. Le alte concentrazioni della PTA raggiunte a livello gastrointestinale impediscono di fatto la supercrescita dei Gram negativi aerobi abolendo, quindi, uno dei fattori di rischio di una mutazione verso ceppi multiresistenti. D'altra parte l'impiego delle colture di sorveglianza ha, tra i suoi vari scopi, quello di monitorare l'efficacia della metodica e di individuare germi resistenti. Al contrario sembrerebbe che proprio l'uso indiscriminato di antibiotici somministrati per via parenterale, e specialmente quelli eliminati per via biliare (fluorchinolonici e carbapenemici) favorirebbe l'insorgenza di resistenze grazie alla selezione e supercrescita di AGNB ed al sovvertimento del normale rapporto tra anaerobi ed aerobi nel tratto gastrointestinale [21].

Limiti dell'SDD

L'impiego degli antibiotici topici non è in grado, da solo, di essere efficace nel controllare le infezioni endogene in Terapia Intensiva quanto lo è l'intera complessa strategia. Se l'eradicazione dei germi potenzialmente patogeni si estrinseca nell'arco di 3-4 giorni a livello faringeo, in sede intestinale è necessario un intervallo di tempo maggiore. Come affermato sopra, ciò è da correlare principalmente al vario grado di rallentamento della peristalsi ed alla notevole alterazione della microflora tipici del malato critico. Di conseguenza per il controllo delle infezioni primarie endogene ci si deve avvalere dell'uso delle cefalosporine di III generazione per via sistemica nella prima fase del ricovero. Inoltre, la decontaminazione selettiva non è efficace nella prevenzione delle infezioni esogene le quali non sono precedute dallo stato di portatore [5]. Per questo è necessario l'impiego di elevati standards di igiene. La decontaminazione selettiva non è attiva sulla flora indigena e sui Gram positivi, specie quelli resistenti alle beta lattamasi, quindi non è in grado di ridurre l'incidenza di infezioni da catetere venoso centrale causate principalmente dallo Stafilococco epidermidis o i processi infettivi endoaddominali determinati da anaerobi ed enterococchi. Inoltre, come è noto, l'MRSA è intrinsecamente resistente alla PTA. Per quest'ultimo motivo la SDD favorisce la colonizzazione da parte di germi Gram positivi specie se multi-resistenti. Per risolvere questa problematica sono state proposte alcune soluzioni alternative come, ad esempio, l'inclusione della vancomicina (antibiotico non assorbibile) nella formulazione degli antibiotici topici. Recentemente è stato riportato come l'uso di vancomicina al 2% o al 4% aggiunta alla PTA ha determinato l'eradicazione dell'MRSA dal tratto orofaringeo [22] e gastrointestinale con riduzione significativa delle polmoniti associate al ventilatore e delle infezioni secondarie endogene da MRSA [23].

Conclusioni

La decontaminazione selettiva del tratto digerente può essere considerata uno strumento efficace nella prevenzione delle infezioni in Terapia Intensiva e più espressamente di quelle delle basse vie respiratorie tanto da essere stata raccomandata nella recente consensus realizzata dalla "Task Force" europea sulle polmoniti associate al ventilatore [24]. Il suo impiego si è dimostrato utile nel ridurre la mortalità ed i costi in Terapia Intensiva. Infine, l'applicazione dell'intero protocollo SDD permette di avere costanti informazioni sulla microecologia di reparto consentendo, di conseguenza, una verifica continua della metodica, il monitoraggio precoce delle resistenze ed una miglior razionalizzazione dell'uso degli antibiotici sistemici e della terapia empirica. Nonostante ciò la diffusione di questa strategia è rimasta ancora molto limitata. Le motivazioni sono dovute a svariati fattori: la variabilità dei risultati dei singoli studi, oggi ormai superata grazie alla pubblicazione delle recenti metanalisi; il timore dell'insorgenza di resistenze, comunque non ancora dimostrate dopo quasi vent'anni di esperienza; la mancata confidenza con la metodica che necessita di una stretta collaborazione intra ed interdisciplinare con il microbiologo ed il farmacologo; la complessità di questa strategia preventiva che non si limita soltanto all'uso degli antibiotici topici, ma anche all'impiego delle colture di sorveglianza, degli alti standard di igiene e di personale medico ed infermieristico specificatamente dedicato al monitoraggio ed al controllo periodico dei pazienti; il relativo disinteresse delle compagnie farmaceutiche correlato all'impiego di antibiotici a basso costo e considerati ormai superati.

Bibliografia

1. D'Amico R, Pifferi S, Leonetti C et al (1998) Effectiveness of antibiotic prophylaxis in critical ill adult patients: systematic review of randomised controlled trials. BMJ 316:1275-1285
2. Garner JS, Jarvis WR, Emori TG et al (1988) CDC definitions for nosocomial infections. Am J Infect Control 16:128-140
3. Van Saene HKF, Damjanovic V, Murray AE, de la Cal MA (1996) How to classify infections in intensive care units – the carrier state, a criterion whose time has come? J Hosp Infect 33:1-12
4. Silvestri L, Monti Bragadin C, Milanese M et al (1999) Are most ICU infections really nosocomial? A prospective observational cohort study in mechanically ventilated patients. J Hosp Infect 42:125-133
5. Van Saene HKF, Stoutenbeek CP, Zandstra DF et al (1998) Prevention of intensive care unit infections. In: Van Saene HKF, Silvestri L, de la Cal MA (eds) Infection control in the intensive care unit. Springer Verlag, Berlin, Heidelberg, pp 225-238
6. Ramsay G, van Saene HKF (1998) Selective decontamination in the intensive care and surgical practice: where are we? World J Surg 22:164-170
7. Young PJ, Ridley SA, Downward G (1998) Evaluation of new design of tracheal tube cuff to prevent leakage of fluid to the lungs. Br J Anaesth 80:795-799
8. Feltis BA, Wells CL (2000) Does microbial translocation play a role in critical illness? Curr Opin Crit Care 6:117-122
9. Nathens AB, Marshall JC (1999) Selective decontamination of the digestive tract in surgical patients. A systematic review of the evidence. Arch Surg 134:170-176
10. Gastinne H, Wolff M, Delatour F et al (1992) A controlled trial in intensive care units of selective decontamination of the digestive tract with non-absorbable antibiotics. N Engl J Med 326:594-599
11. Verwaest C, Verhaegen J, Ferdinande P et al (1997) Randomized, controlled trial of selective decontamination in 600 mechanically ventilated patients in a multi-disciplinary intensive care unit. Crit Care Med 25:63-71
12. Gomez EC, Markowsky SJ, Rotshafer JC (1992) Selective decontamination of the digestive tract in intensive care patients; review and commentary. Ann Pharmacother 26:963-975
13. Brun-Buisson C, Legrand P, Rauss A et al (1989) Intestinal decontamination for control of nosocomial multiresistant Gram negative bacilli. Ann Intern Med 110:873-881
14. Van Saene HKF, Silvestri L, de la Cal M (2000) Prevention of nosocomial infection in the intensive care unit. Curr Opin Crit Care 6:323-329
15. Rahman M (2000) Handwashing: unanswered questions and compliance. J Hosp Infect 45:249-250
16. Liberati A, D'Amico R, Pifferi S, Telaro E (2000) Antibiotic prophylaxis in intensive care units: meta-analyses versus clinical practice. Int Care Med 26:S38-S44
17. Krueger WA, Unertl KE (2002) Selective decontamination of the digestive tract. Curr Opin Crit Care 8:139-144
18. Garcìa MS, Cambronero Galoche JA, Diaz JL et al (1998) Effectiveness and cost of selective decontamination of the digestive tract in critically ill intubated patients: a randomized, double-blind, placebo-controlled, multicenter trial. Am J Resp Crit Care Med 158:908-916
19. Rocha LA, Martin MJ, Pita S et al (1992) Prevention of nosocomial infection in critically ill patients by selective decontamination of digestive tract. Int Care Med 18:398-404
20. Konrad F, Schwalbe B, Heeg K (1989) Kolonisations, Pneumoniefrequenz und resistenzentwicklung bei langzeitbeatmeten intenzivpatienten unter selektiver dekontamination des verdauungstraktes. Anaesthetist 38:99-103

21. Silvestri L, Mannucci F, van Saene HKF (2000) Selective decontamination of the digestive tract: a life saver. J Hosp Infect 45:185-190
22. Bergmans DCJJ, Bonten MJM, Gaillard CA et al (2001) Prevention of ventilator-associated pneumoria by oral decontamination. Am J Resp Crit Care Med 164:382-388
23. Viviani M, Berlot G, Dezzoni R et al (2000) The impact of topical vancomycin on MRSA gut carriage and infections in ICU patients. Int Care Med 26 [Sppl 3]:S292
24. ERS TASK FORCE (2001) Ventilator-associated pneumoria. Eur Respir J 17:1034-1045

Indice analitico

<u>GPSR Compliance</u>

The European Union's (EU) General Product Safety Regulation (GPSR) is a set of rules that requires consumer products to be safe and our obligations to ensure this.

If you have any concerns about our products, you can contact us on ProductSafety@springernature.com

In case Publisher is established outside the EU, the EU authorized representative is:

Springer Nature Customer Service Center GmbH
Europaplatz 3
69115 Heidelberg, Germany

Batch number: 10682323

Printed by Printforce, the Netherlands